# 骨内科学

## 第 3 版

# A System of Orthopaedic Medicine

## THIRD EDITION

**原著者** Ludwig Ombregt

**顾　问** 孙材江　邱贵兴　陶天遵　朱丽华　秦　岭

**主　译** 王　亮　陈　狄

**副主译** 宋洁富　王永福　何跃辉　周　萍　李　玉

**译　者**（以姓氏笔画为序）

| | | | | | |
|---|---|---|---|---|---|
| 于　龙 | 于　萌 | 马伟凤 | 王　尧 | 王　春 | 王　亮 |
| 王　蕾 | 王天天 | 王永福 | 王宇琴 | 王丽丽 | 王艳燕 |
| 王银河 | 元帅霄 | 尤丛蕾 | 毛　玲 | 孔西建 | 孔祥艳 |
| 卢艳慧 | 卢敏辉 | 叶　彬 | 冬　梅 | 冯海霞 | 刘　媛 |
| 刘俊丽 | 汤玉萌 | 孙　沛 | 孙　晶 | 孙晓林 | 孙健斌 |
| 孙雪娇 | 纪冉冉 | 李　玉 | 李　青 | 李大伟 | 李旭艳 |
| 杨　帆 | 杨俊华 | 肖　军 | 何跃辉 | 汪爱媛 | 宋国娟 |
| 宋洁富 | 张　明 | 张　岩 | 张　健 | 张　清 | 张子旋 |
| 张东伟 | 张金花 | 张晓梅 | 陈　飞 | 陈　狄 | 武晓晋 |
| 罗小波 | 罗展鹏 | 周　萍 | 周惠琼 | 赵　凯 | 赵志刚 |
| 南　敏 | 贾晓炜 | 贾强强 | 徐鹏慧 | 高　谦 | 郭　娟 |
| 郭　聪 | 郭亦超 | 郭鱼波 | 曹　鑫 | 龚文平 | 董红宇 |
| 陶　笙 | 程　鹏 | 程代玉 | 谢金凤 | 裴　倩 | 翟武杰 |

河南科学技术出版社

郑　州

## 内容提要

骨内科学在我国是一门新兴学科，大量患者患有非手术骨科疾病（骨内科疾病），如各部位的骨痛、肌肉痛、神经牵涉痛等慢性骨病困扰了很多人。但一直没有成体系的诊治方法问世，此书的引进可弥补此遗憾。本书所介绍的内容主要来自于骨内科医学之父 Cyriax 开发的一套严谨的临床检查体系。全书按部位分章节，分别对颈部、肩部、腰部、髋部和臀部、膝部、足踝部等不适宜骨科手术的常见疾病给出了检查的选择、综合评估、鉴别诊断和治疗，本书充分体现了系统性和多学科协作性。书中对每种治疗技术做了相当多的细节描述，并有大量清晰的、解释性的照片和图表，是非常有价值的一部工作指导书，可供骨科、老年医学科、内分泌科、康复医学科等相关科室医师参考使用。

**图书在版编目（CIP）数据**

骨内科学：第 3 版 /（美）路德维希·奥姆布雷特（Ludwig Ombregt）主编；王亮，陈狄主译 . —3 版 . —郑州：河南科学技术出版社，2022.1

ISBN 978-7-5725-0621-5

Ⅰ . ①骨… Ⅱ . ①路…②王…③陈… Ⅲ . ①骨科学—内科学 Ⅳ . ① R68

中国版本图书馆 CIP 数据核字（2021）第 233506 号

---

**出版发行**：河南科学技术出版社

北京名医世纪文化传媒有限公司

地址：北京市丰台区万丰路 316 号万开基地 B 座 1-115　　邮编：100161

电话：010-63863186　010-63863168

**策划编辑**：张利峰　孟凡辉

**文字编辑**：郭春喜

**责任审读**：周晓洲

**责任校对**：龚利霞

**封面设计**：龙　岩

**版式设计**：艺澜轩

**责任印制**：苟小红

**印　　刷**：河南瑞之光印刷股份有限公司

**经　　销**：全国新华书店、医学书店、网店

**开　　本**：787mm×1092mm　1/16　　**印张**：36.5　　**字数**：1370 千字

**版　　次**：2022 年 1 月第 1 版　　2022 年 1 月第 1 次印刷

**定　　价**：358.00 元

---

如发现印、装质量问题，影响阅读，请与出版社联系并调换

# ELSEVIER

Elsevier (Singapore) Pte Ltd.

3 Killiney Road, #08-01 Winsland House I, Singapore 239519

Tel: (65) 6349-0200; Fax: (65) 6733-1817

A System of Orthopaedic Medicine, 3E

Copyright © 2013 Elsevier Ltd. All rights reserved.

The right of Ludwig Ombregt, Pierre Bisschop, and Herman J. ter Veer to be identified as Authors of this Work has been asserted by them in accordance with the Copyright, Designs and Patents Act 1988.

First edition 1995, Second edition 2003, Third edition 2013

ISBN: 9780702031458

This Translation of A System of Orthopaedic Medicine, 3E by Ludwig Ombregt was undertaken by Henan Science and Technology Press and is published by arrangement with Elsevier (Singapore) Pte Ltd.

A System of Orthopaedic Medicine, 3E by Ludwig Ombregt 由河南科学技术出版社进行翻译，并根据河南科学技术出版社与爱思唯尔（新加坡）私人有限公司的协议约定出版。

骨内科学（第 3 版）（王亮　陈狄　译）

ISBN: 978-7-5725-0621-5 　（译著 ISBN）

著作权合同登记号：豫著许可备字 -2019-A-0027

# 第 1 版前言

本书是基于 Cyriax 建立的骨内科医学而著。James Cyriax（1904—1985），骨内科医学之父，毕生致力于开发一套严谨的临床检查体系，旨在对运动障碍做出精准的诊断。他的系统建立在一些基本理论的基础之上：牵涉痛和选择性张力——当张力作用于纤维时，受伤的结构就会受到伤害。使用这些简单的原则进行详细的临床检查是建立在应用解剖学和生理学的已知事实的基础上的。这样就可以对诊断、治疗得出合乎逻辑的结论。

本书的作者都是由 Cyriax 博士亲自培训的，后来和他一起从事教学，直到他 1985 年去世。从那以后，作者们继续他的工作，并尽可能地改进它。作者们都是执业医师，并在日常临床工作中使用该系统，用治疗充实丰富的临床经验。

传统上，骨内科学一直是医学教育中被严重忽视的领域，尽管有大量患者患有非手术骨科疾病。很多家庭医师都会证实，他 / 她的工作中有 1/5 ～ 1/4 是由抱怨肌肉骨骼疼痛的患者组成的。这种医学教育的不充分和疾病的高发病率导致大量患者没有明确的诊断或适当的治疗。

近年来，另一种趋势对骨内科学产生了重大影响。轴向计算机断层成像技术（CAT）、磁共振成像（MRI）、关节镜和超声等先进技术无疑提高了临床医师看到详细的解剖图像和结构的能力。然而，这些技术的进步也带来了喜忧参半的结果。在建立良好的临床诊断之前，它们常常被不假思索地使用，并可能增加不必要的卫生保健成本。更重要的是，通过这些检查揭示的"病变"往往不是问题的真正原因，并可能严重误导检查人员，导致对患者进行不恰当的或潜在有害的治疗。在很多情况下，技术已经取代了临床技能，而诊断和思考的能力仍然较弱。

准确的临床诊断是每位骨内科医师的首要义务。由于这些技能没有被正式教授，因此本书的目的就是提供一个系统的可以通过临床检查得出准确诊断的方法。本书所述的方法是合乎逻辑的。该系统完全依赖于基本的临床技能，不需要任何只有在医院才能找到的诊断设备。因此，它将对家庭医师、物理治疗师、风湿病学家、骨内科医师，特别是从事运动医学工作的人具有特殊的价值。需要特别强调的是鉴别诊断。此外，会有警告标识以特别提醒检查者和治疗师可能的诊疗陷阱和治疗危险。

本书所描述的大多数治疗方法都是由 Cyriax 设计的。主要表现为：肌肉、肌腱和韧带损伤的注射、浸润和深层横向按摩；对某些韧带疾病和减少不同关节软骨移位碎片的操作；对某些类型的腰椎疾患进行牵拉；对某些类型的包膜疾患进行包膜拉伸。尽管可能有许多人采用的替代疗法同样有效，但作者将仅限于那些具有可衡量的个人经验的疗法。这里描述的技术很简单，并且随着时间的推移，已经证实了它们的有效性。任何治疗要想成功，就必须在准确诊断之后，对受影响的区域进行仔细的重点治疗。基于这个原因，作者对每种治疗技术的正确表现给出了相当多的细节描述，并有大量清晰的、解释性的照片和图表支持。

最后，我们希望强调医师与理疗师密切合作的重要性。本书所提倡的骨内科医学体系需要团队合作。医师和治疗师都用同样的方法检查患者，说同样的语言，分享他们的评估和诊断。至于治疗，有些疾病对物理治疗的反应较好，而另一些则需要进一步的医疗方法，但两个专业都需要充分了解各种可能性、方式和可能的结果。

Ludwig Ombregt

Pierre Bisschop

Herman J. ter Veer

Tony Van de Velde

1995 年

# 第 3 版前言

本书自 20 年前首次出版以来，骨内科医学体系已被证明是骨内科医学领域许多医师的重要指南和工具书。20 年来，我们目睹了飞速发展的医疗技术进步，如计算机断层成像、磁共振，超声波和关节镜技术。尽管这些新的科学技术解决了很多骨科问题，但这些新技术被过度的使用，不仅提高了医疗实践成本，还可能对患者的健康造成不必要的危害。并且还存在着另一个可能的潜在危险，即过于依赖高科技检查的医师失去了临床诊断和临床思维能力。

第 3 版的大纲没有改变，仍主要侧重于临床推理和诊断。该系统首先对相关关节系统进行临床评估，对所得结果进行解释，再将疾病和病况分组为临床综合征，最后讨论各疾病的自然病程和正确处理方式。第 3 版对每个章节都做了全面的修改，包括对参考文献的修改。新版本包含了巨大的网络资源，包括（a）超过 100 个视频剪辑的检查和治疗技术；（b）所有引用文献及访问 Medline 摘要的参考文献；（c）所有的应用解剖学章节插图均来自爱思唯尔解剖学图书，（d）本书删减了一些不重要的章节。

Ludwig Ombregt

2013 年

# 译 者 前 言

骨内科的概念最早可追溯到 20 世纪 20 年代的欧洲，在当时历史和社会环境下英国骨科医师 James Cyriax 提出了骨内科的概念，用于推广非手术骨科疾患诊疗方案，主要涉及软组织损伤的非手术处理。骨科疾病数百余种，80%～90% 不需要手术治疗，可以通过非手术治疗。骨内科更强调运用内科思维理念和诊断方法，诊治骨科疾病。

随着人民生活水平提高，健康状况明显改善，人均寿命大幅延长，全球老龄化趋势加快，在我国更为显著，骨科亟待解决疾病种类亦相应发生变化，如何处理目前骨科领域不能或暂不适于手术治疗的疾病，包括骨质疏松症、骨关节炎、颈椎病、腰椎病、类风湿关节炎、骨坏死及骨肿瘤等成为临床工作者面临的严重问题。

一个完善的医学学科，常常需要"内外结合、兼收并蓄"。外科及相关学科的协调发展，有利于对疾病全面认识和防治，有利于互相支撑、共同提高。在其他的临床领域里，内、外科学科分化已经较为完善成熟，如神经科分为神经内科、神经外科；心血管科也有心血管内科、心血管外科之分；泌尿科也可分化为肾内科、泌尿外科。骨科学应当如此，建立与"骨外科"相对应的"骨内科"。

骨内科强调多学科知识融合，多种治疗方法并用，预防、医疗、保健、康复为一体，实现提高整体骨骼健康水平目标。精良的医疗技术，人性化高质量护理，个体化营养调配，物理治疗，康复治疗，心理治疗，健康指导，社区教育等，都被纳入骨内科的管理范围内。医院 - 社区联络服务，建立骨科患者全程疾病管理系统。骨内科学发展来自学科间的交叉融合和综合运用。骨内科建设和发展，不仅可提高骨科疾病的内科治疗水平，也能促进骨外科治疗效果。

全球老龄化对骨科造成了史无前例的冲击，随着对骨科疾病，尤其是对老龄化带来的骨科慢性退行性疾病早期诊断、防治和康复需求显著增高，对骨科的建设和发展提出新的要求，当今已不满足晚期单纯外科手段进行治疗，迫切希望通过早期非手术干预措施将骨科疾病消灭在萌芽阶段并对骨科疾病进行全程管理，急需在有条件医疗机构建立和发展骨内科，培养骨内科专科医师。

解放军总医院第八医学中心全军骨科中心早在 2006 年就率先提出了"综合骨科"理念，"综合骨科"是集骨外科、骨内科、康复科、中医骨伤科等为一体的新型骨科医疗管理模式，涵盖与骨科相关联的学科内容，达到为骨科患者综合诊疗的目的。"综合骨科"打破了传统单纯外科医师手术治疗骨科患者单一模式，强调"骨内外一体、手术康复一体、医护患一体、中西医一体的综合骨科诊疗模式"。这一模式引入内科及康复医师共同管理骨病患者，使骨病患者得到综合诊疗。骨内、外科相互协作，共同预防和治疗骨科疾病，有助于实现"预防为主"和"防治结合"的长远规划。2009年 3 月，解放军总医院第八医学中心建立全国首个骨内科，科室创新性开展骨科常见疾病全程、一体化非手术诊疗管理，建立骨科疾病围术期管理模式。解放军总医院第八医学中心骨内科首创"骨内科综合诊疗模式"，以内科医师为核心，以骨质疏松及骨质疏松骨折全程防控为重点，对骨相关多系统、多器官慢性退行性疾病进行非手术综合病筛查、预防、诊断、治疗、康复等全程一体化管理。骨内科宗旨是以骨病患者为中心，整合多学科资源，中西合璧，开拓创新，从而达到对骨病患者进行综合诊疗的目的。

为了更好地促进我国骨内科发展，我们组织全国专家经过三年时间完成本书翻译。本书是由骨内科医学之父 James

Cyriax(1904—1985) 及其医学团队完成，包括总论，颈椎，肩部，肘部，腕关节，拇指和手部，胸椎，腰椎，骶髂关节和尾骨，髋部和臀部，膝关节，小腿、足踝 11 篇 59 章。本书内容翔实，通俗易懂，图文并茂，可读性强。本书完全是基于 Cyriax 所建立的骨内科医学，自 20 多年前首次发表以来，骨内科医学体系已被证明是骨内科医学领域中许多医师和治疗师的可靠指南和可靠的工具。本书提供了一个系统的可以通过临床检查得出准确诊断的方法，为提升我国骨内科诊疗水平，提供了一部重要的具有实际指导意义的参考书。

感谢所有译者在百忙中付出的努力。本书若有不足之处，望同行们提出宝贵意见。

王　亮　陈　狄

2021 年 8 月 31 日

# 致　谢

　　我要感谢所有的朋友、同事、学生和专家，他们在编写和制作这一新的版本时给予了我支持、鼓励。我要特别感谢前几位共同作者 Pierre Bisschop、Herman ter Veer 和 Tony van de Velde 在第 1 版中所作的开创性工作。我还要感谢爱思唯尔的整个制作团队，特别是编辑 Rita Demetriou-Swanwick 和 Helen Leng，以及项目经理 Louisa Talbott。我也特别感谢 CreationVideo 的 Mark Slocombe 制作和编辑了这些视频剪辑。特别感谢 Stan Van Nieuwenhove 先生的照片。

# 目　录

## 第一篇　总　论

## 第二篇　颈　椎

## 第三篇　肩　部

## 第四篇　肘　　部

## 第五篇　腕关节、拇指和手部

## 第六篇　胸　　椎

## 第九篇　髋部和臀部

## 第十篇　膝　关　节

## 第十一篇　小腿、足踝

# 第一篇

# 总　论

# 第 1 章

# 疼　痛

## 一、疼痛的定义

几乎每位骨科患者都会有疼痛症状。以疼痛为主诉总是提示患者身体有一定程度的功能异常或变化，而且是生理、心理原因共同造成的结果，虽然有时一方面占优势。所有疼痛都应被认为是真实的。完全没有躯体原因的疼痛被称为"心理性疼痛"，即虽然没有周围组织损伤的存在，心理性疼痛却和躯体受损引发的疼痛一样令人难受。

疼痛研究的国际联合分类协会定义疼痛为：一种不愉快的感觉和情感经历，与真实或潜在的组织损伤或以专业术语称为的损伤相关。所以疼痛与"原始的感觉"如嗅觉、味觉、触觉、视觉、听觉不同，它是一种"情感状态"，如悲伤、爱或恨，因此一个人向另一人解释疼痛很困难。这体现在患者在描述自己疼痛程度、严重度所用的众多词汇上：刺痛、胀痛、绞痛、压痛、酸痛、难受的、濒死痛、极度痛等。因为疼痛总是一种主观体验的事实，这使之成为诊断的第一困难。用于描述疼痛的语言并不是总能被理解，检查者通常需要具有高水平的胜任能力和理解力，将患者主观描述转变为客观的和有用的陈述。

然而，不像其他的情感状态，疼痛总是在身体某些特殊部位被感知。正因如此，疼痛的定位经常缺乏精准度，它常常发生在某些远离病灶的地方——牵涉痛。这成为用疼痛症状作为诊断帮助的第二个困难。

## 二、疼痛的感知与调节

疼痛程度不仅仅依赖于外周疼痛系统，即受体和相应的传入系统的刺激强度。外周疼痛刺激的向心传导，即在向大脑皮质传导过程中受制于在不同突触间不同程度的易化和抑制调节。一位骨内科医师应首要想到的一个重要的疼痛调节部位，是在基底脊神经核的门突触，但在脊髓灰质、丘脑、大脑皮质本身中也有调节系统的存在。

### （一）外周疼痛系统

疼痛受体被定义为对有毒有害的或潜在有毒有害的（机械性或化学性）刺激敏感的神经末梢。疼痛系统的感知部分包括无髓鞘的游离神经末梢，向三维空间分布，贯穿了皮肤、皮下组织、脂肪组织、韧带、肌肉、肌腱、骨、骨膜等。临床上三个疼痛感知明确区域可能包含：皮肤（感知浅表躯体痛）、运动系统（感知深部躯体痛）和内脏（内

脏痛）。以上这些区域，只有皮肤适合用于损伤部位疼痛的精确定位。深部躯体痛和内脏痛常在特殊部位被感知，即见牵涉痛机制。

在正常环境下，这种疼痛受体系统保持非活跃状态。无髓鞘的游离神经末梢只在下列作用下去极化：包含这些神经末梢的组织受机械外力牵拉变形或损伤；或暴露于足够浓度的化学物质刺激后，如乳酸、血管收缩素、前列腺素、组胺，这些都是从局灶炎症细胞和原始传入纤维本身周围神经末梢释放的。

疼痛敏感度的另一重要影响因素是组织的pH。局部高浓度$H^+$质子发生在炎症时，随之pH的降低对疼痛敏感起作用。

### （二）传入疼痛系统

疼痛受体系统产生的神经冲动是由小的有髓神经纤维和无髓神经纤维（直径$< 5\mu m$）传输到脊髓的，大多数属于 Ad 和 C 组传入神经纤维（图 1-1）。它们的细胞体位于脊神经的背根神经节。C 神经直径很小，故其传导速度慢（1m/s），对局部麻醉药阻滞极其敏感。有髓的 Ad 神经纤维稍粗大，故其传导速度快一些（10m/s）。

疼痛传入纤维进入脊髓，在此它们分出短的上升支和下传支，在脊髓灰质背角不同群的神经元发出神经纤维，直到它们以突触为终点。大多数神经纤维与基底脊神经核中的神经元在背角基底处相联络。

疼痛传出纤维倾斜地穿过脊髓转向上方对侧区域，形成脊髓前外侧束，连接基底脊核和丘脑核团，传统上称为脊髓丘脑束。这个传导束的大部分纤维并不直接上升到丘脑，而是在脑干网状结构系统中的神经元突触传导，其他重新进入脊髓灰质核间神经元突触。然而，大多数上行疼痛传入纤维在丘脑核团中终止，有时经过几个突触交换。应强调的是，不仅是丘脑中心的神经元对外周有毒刺激有反应，机械性受体感受到的外周刺激也可激活（见下面"疼痛调节系统"）。然后丘脑核团的轴突上升到大脑皮质的神经元，形成三个丘脑皮质投射：负责感觉的投射；与情感经历有关的投射；负责记忆的投射。

第一个向大脑皮质高级旁中央区的投射对疼痛感知有作用，使患者能感知到疼痛，并在身体上呈节段性疼痛定位。

第二个丘脑皮质投射系统的激活，即投射经过中间、

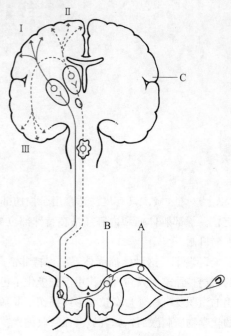

**图 1-1 传入神经系统**

投射区域：Ⅰ.感知区；Ⅱ.情感区；Ⅲ.记忆存储区。
三种水平的感觉神经元：A.初级感觉神经元；B.脊髓背角细胞(门突触)；C.丘脑连接。

前部丘脑核到前额叶，刺激与疼痛相关的情感障碍。因此，只有当疼痛传入投射到达前额皮质时，一个刺激才能感到疼痛。

第三个丘脑皮质投射连接某些中间丘脑核与同侧颞叶皮质，这里是大脑近期、远期记忆存储系统定位所在。

第四个投射系统存在于某些丘脑核团与中脑腹侧下丘脑核团之间，很可能这种丘脑下丘脑系统提供一种方法或途径，使疼痛传导进入脑中，与疼痛经历相关联，激发内脏反射如心血管和胃肠道作用和激素变化。

总而言之，疼痛受体的活动将疼痛传达到脑内四个不同的投射系统，每个系统对疼痛的全过程有特殊作用。然而，从外周受体到大脑的疼痛投射传导不是通过简单的直线系统。疼痛程度不仅仅由周围刺激程度决定，也大大依赖于外周和中枢的调节系统，以及在中枢神经系统里疼痛传入途径中不同的突触传导阶段。这些调节系统决定了经历疼痛的程度的巨大变异。有显著相似病理损伤的患者却有不同程度的疼痛体验；即使同一个患者个体，疼痛经历的程度也会随着他的情感状态、心境、对问题的关注度或别人的建议等而不同，变化很大。

**(三)疼痛调节系统**

分为外周、中枢疼痛调节系统。

**1.疼痛的外周调节** 突触调节操控外周和中枢来源疼痛的一个最重要部位是在基底脊神经核的突触。1965年，Melzack 和 Wall 两位研究者基于 Noordenbos 等的研究提出他们的理论，发表了题为"疼痛机制：一个新理论"的论文。他们称外周疼痛调节机制为门控理论(图 1-2)，

该理论基于以下三方面前提。

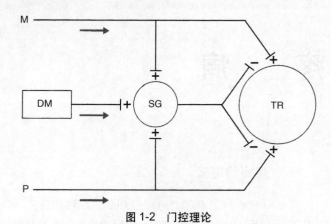

**图 1-2 门控理论**

P.小的疼痛神经纤维；M.大的机械受体纤维；TR.传递细胞(位于基底脊神经核的连接细胞)；DM.下传调节；SG.黑质胶状质区；+.兴奋作用；-.抑制作用。

(1)传入神经包含两种类型的神经纤维，小纤维(P)和大直径传入神经纤维(M)，它们从肌梭、韧带、关节囊中的各种机械受体发出。这些神经纤维产生了关于在静息关节位置、关节内压力变化、关节运动和在关节极限运动时产生的应力等多方面的信息。机械受体传导神经纤维有一个较低刺激阈，并且比小的神经纤维和疼痛系统中多数无髓神经纤维的传导速度更快一些。

(2)在背角的胶状质中，两个传入系统聚集并相互联系，一个共同作用是大直径传入纤维对位于基底脊神经核中的转换神经元有抑制作用，这种抑制作用是突触前的，并且只在小的疼痛传入纤维产生巨大的传入信号时降低。后者因此促进疼痛的中央传输。两个系统间的相互作用就是门控：沿着大纤维的脉冲传播接近门，沿小纤维传播的脉冲打开门，因此传到丘脑和皮质的脉冲能够通过。

(3)门的活性不仅受来自疼痛的和机械受体系统发出的脉冲调节，也接受来自网状系统、丘脑、大脑皮质发出的下行和反馈信息进行调节。这种疼痛的外周调节有很大的临床意义，它表明：疼痛受体系统传入活动向中枢神经系统的中心花瓣状投射，并不是直接传到大脑皮质的任何疼痛中心，而是在基底脊神经核水平的突触大门进入神经轴接受不断地调节。这一调节起源于位于相同组织上的机械受体同期活动，以及通过投射系统从脑干、大脑皮质下传的反馈。这一作用是机械受体的活动和选择性刺激能导致抑制疼痛的原因之一。

**2.疼痛的中央调节** 疼痛的感知认识也在中枢投射系统调节。

(1)在脑干网状结构中：脑干网状结构中的一个调节系统在脊神经节投射神经元上通过网状脊髓束行使一个连续的抑制作用，在生命活动中以不同频率持续释放。当患者注意力从疼痛部位转移开时，这种对疼痛传入的抑制作用被放大。这种情况发生在：当患者聚精会神于工作或

其他活动或催眠诱导时，身体其他部位出现疼痛。当血液中儿茶酚胺浓度非常高，如在极度情感紧张时，这种网状系统的抑制作用也会提高。同样，某些药物如氯丙嗪、地西泮、吗啡等也可选择性升高操控抑制系统的网状神经元的活动。

当患者注意力集中在疼痛部位或服用巴比妥类药物、咖啡因或茶碱时，抑制性网状结构活动下降，疼痛感增加。

（2）大脑皮质：尤其是额叶和中央旁回区域，反过来也调节网状结构的活动。在休息和睡眠及饮酒后，网状结构活动增加，疼痛感知被抑制。反之，当大脑皮质活动增加如焦虑、紧张、未知恐惧等状态时，网状结构活动下降。

### 三、牵涉痛

#### （一）概述

当皮肤被针头扎到时，患者能精确指出损伤部位即痛点。能够定位疼痛的能力局限在皮肤，却不能用在深部组织来源的疼痛。深部躯体痛和内脏痛常在远离痛源处被感知。因此，检查者需要了解牵涉痛的表现形式，从而不会误导寻找病灶的方向。骨科疾病的诊断常常有赖于全面的病史采集、临床查体，所以如果不清楚地理解牵涉痛的机制、产生条件等，对骨科疾病的诊断几乎不可能。

那些早期研究牵涉痛的人很快发现，某些表现虽然出现很多且毫无规律性，但它确实存在。例如，来自特定部位的疼痛总是涉及身体相同部位，泌尿系统结石引发的疼痛放射到腹股沟和睾丸，隔膜区的疾病放射到肩部，心绞痛放射到一侧或双侧上肢，髋关节炎引起的疼痛常放射到同侧膝部。疼痛向远端放射，其定位也通过某一特定方式依赖于病损程度。

1905 年，Henry Head 描述了由内脏疾病引发的腹壁牵涉痛。他利用带状疱疹的皮肤表现，描绘出皮肤的节段性神经支配。他还描述了一个相关内脏结构受损时皮肤疼痛区带。他的牵涉痛理论基础是建立在人体节段性构造和疼痛系统的概念上的。1936 年，Thornas Lewis 等做了进一步的研究。1938 和 1939 年，Kellgren 等发表研究结果：牵涉痛现象的系统性检查，证明了节段性放射痛不过身体中线。他的试验结果也被其他人证实。随后，节段性牵涉痛的概念被逐渐完善，不同皮节的精确区域被描绘成图谱。

#### （二）可能机制

1835 年，John Hunter 首次指出牵涉痛是感知上的误差这一事实。（Cyriax 引用）。很明显，如果疼痛不是在它发生的实际部位被感知，疼痛机制就不好解释。然而，由于这种错误看上去有逻辑上的一致性，特定部位的疼痛总牵涉同一部位，对这种"错误"一定有合理的解释。正如假设一个机器总是发生同样的错误，一定存在着某一个结构上或功能上的故障。这种不恰当、不完全错误的基础

肯定在疼痛机制中能找出错误计算。理论上，这种缺点在沿着疼痛传入通路的任何部位都存在，即从外周受体到脊髓突触、网状结构和感觉皮质上的投射区带。20 世纪，众多研究者探讨牵涉痛。他们提出以下两个主要的假说：

1. **脊髓水平的错误** 大多数作者倾向于这个假说。Mackenzie 描述了一个位于脊髓灰质的"激惹焦点"可能与上述现象有关。Livingston 也提出以背角突触发生的错误为基础的理论。Wedell 等和 Pomeranz 提出敏感神经元的一个双区理论：一个躯体结构的传入纤维和那些从相关内脏结构发出的突触是有共同的脊神经节的。Taylor 和 Wells 等也对牵涉痛的脊髓解释进行了争辩。他们的观点是：单独的周围感觉神经（深部躯体、皮肤、内脏）在脊髓背角汇聚到相同的细胞（图 1-3）。

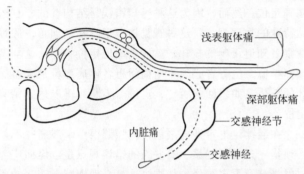

**图 1-3 分离的周围感觉神经汇聚到脊髓背角上的相同细胞上**

2. **发生在大脑感觉皮质的错误** 一些作者提出疼痛的错误传导发生在大脑感觉皮质投射区而并非在脊髓水平。Cyriax 提出这一临床概念，他的理论是基于以下一些假设前提的。

（1）牵涉痛是一种不在真正原发部位的疼痛感受经历。

（2）皮肤是一个定位疼痛准确的器官。

（3）疼痛在大脑感觉皮质经历，通过一片接一片的皮片组织在一起的。

（4）在大脑感觉皮质，皮肤是有精确代表区的。

（5）记忆存储系统定位在感觉皮质。由皮肤不断输入信息。在正常健康人较深部躯体结构输入的信息是很少的。

正如以前指出的，在大脑皮质，疼痛经历在三个不同的定位区。疼痛部位的感知，位于大脑旁中央上回；与疼痛相关的情感障碍是前额叶激发的；记忆存储在颞叶。损伤部位定位疼痛的能力局限于皮肤。当疼痛来源于深部组织时就不适用了。在预期过程中，某种疼痛记忆在大脑颞叶形成，并有很高程度的解剖定位精度。长时期记忆存储系统的功效不只是简单地与疼痛经历程度有关，也与疼痛经历持续时间或发生频率、重复发生次数有关。由于来源于皮肤的疼痛刺激频率比来源于深部结构刺激频率高得

多，疼痛记忆多集中源于皮肤来源的疼痛经历。当相同的大脑皮质细胞接受从深部结构传上来的一个疼痛信息，记忆将根据过去的经历翻译它，由于感觉皮质是节段性排列的，疼痛将被归结于一个正确的节段，但长时期记忆存储系统将不能在病损处精确定位。大脑因此将疼痛定位在有参考信息的组织——皮肤。皮肤下部位与属于疼痛传入组织中的特殊细胞相连结，因此疼痛被感知。相关皮节的皮肤疼痛感觉较深，但并不在皮肤里。

### （三）临床结果

牵涉痛的概念对骨内科医师非常重要，因为他们每天要处理这类问题。如果能清楚地理解皮质众多定位原理，检查者将易于诊断。在 Cyriax 概念中，牵涉痛遵循特定规则。感觉皮质的不准确定位是结构性的，因此很容易被适应。在某种程度上，牵涉痛可与光线在水面上折射现象相比较，观察者不能看到水面以下物体的精确定位。然而，因为这种感知错误是结构性的，且遵循特殊的物理规律，这种视觉错误很容易被纠正，假设观察者知道正确的规律，就能精确地定位物体。这与牵涉痛类似。检查者必须不断询问患者疼痛部位来确定病灶的部位，如果回答否定，定位需不断纠正以达到精确定位。

在继续讨论牵涉痛之前，应强调根性牵涉痛并不是必须指一条神经受累。有些人的错误观点是：疼痛广泛放射是涉及很多神经的依据，这是合理理解牵涉痛的障碍。用开放的眼光理解牵涉痛，读者必须不断记住，牵涉痛是一种感觉上的错误。虽然这些外周结构神经支配是节段性分布的，并不指牵涉痛是躯体神经向下传，如大腿前部疼痛并不是指一个神经结构涉及（$L_3$，股神经或股神经周围分支）。虽然 $L_3$ 神经根袖套炎症确实能导致疼痛在 $L_3$ 皮节扩散，$L_3$ 节段支配的其他任何组织损伤也能激发相同的疼痛，如髋关节或腰大肌。此时疼痛性质与程度都没有什么差别。只有以下情况疼痛有差别：被压迫或有炎症的神经根引起的疼痛和起源于其他结构创伤引起的疼痛，即感觉异常的表现。

### （四）牵涉痛的规律（知识点 1-1）

**知识点 1-1**

**牵涉痛的规律**

- 疼痛呈节段性辐射，不穿过中线
- 疼痛通常感觉很深
- 疼痛是在皮节内的远端牵涉的
- 疼痛不一定累及引起疼痛的损伤部位
- 在皮节的任何地方都能感觉到疼痛，但并不一定是整个皮节

第一个规则：牵涉痛在皮肤区边缘与引起疼痛的组织同属一个节段，疼痛机制是建立在节段性分布基础上的。疼痛受体、传入神经、感觉皮质都是节段性分布的。从同一节段发出的皮肤、深部躯体结构、内脏器官的传入神经纤维依赖于相同的背角神经元，并投射到大脑感觉皮质的同一区域。因此，属于胚胎学同一来源节段的组织，引发的牵涉痛局限于皮肤区域或皮节边缘。

为理解疼痛机制的节段性分布，有必要复习一下胚胎学（图 1-4）。

1. **胚胎形成** 当胎儿在 4—6 周时，有 42 对体节发育：4 对枕部的体节，8 对颈部体节，12 对胸部体节，4～6 对腰部体节，5 对骶节和 8～10 对尾骨的体节。最早的 2 对和最后的 7 或 8 对在发育中较早出现。每个体节腹侧分化成不同的脊椎生骨节，它们和脊索包围的神经管一起形成轴性骨骼架构的初始状态。体节的其他部分变为生肌节，外被生皮节。每对体节发育成它们自有的节段性神经分布，随后发育成脊神经节和脊神经。

按照预期程序，皮节分化成皮肤和皮下组织；肌节分化成肌肉、肌腱、韧带、关节腔、囊；骨节分化成骨骼、隔膜。虽然大多数节段的原始结构随着四肢形成在变

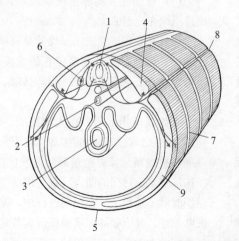
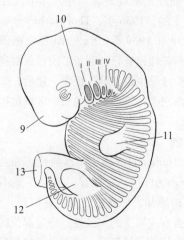

**图 1-4 胚胎形成**

1. 神经管；2. 主动脉；3. 肠道；4. 肌节；5. 皮节；6. 原始的脊神经节和脊神经；7. 节段间的肌隔膜；8. 水平隔膜；9. 前突；10. 上颌突；11. 头盖的肢芽；12. 尾部的肢芽；13. 脐带；Ⅰ～Ⅳ. 鳃弓。

化着，它们的节段性神经支配在终生是持续伴随着的。大脑皮质的投射区也保持节段性分布。

2. 肢体形成 胎儿在子宫里的第一月后，胎儿外侧端发出2对芽，近端突起在颈部下端，紧接着近尾部区域形成2个末端芽。这些突起逐渐从它们起源的圆柱形胎身节段投射。当后来肢体长得越来越成熟时，有些皮节逐渐完全和躯干分开了（图1-5）。

对于上肢，$C_5$、$C_6$、$C_7$、$C_8$ 和 $T_1$ 皮节从躯干完全分开形成了上肢外表。$T_2$ 虽然也在上肢内侧有表现，再次与躯干连接，与 $C_4$ 接近。

在下肢，$L_2$、$L_3$ 一部分，$L_4$-$L_5$ 整个皮节和从躯干收回的 $S_1$ 构成下肢。$S_2$ 在肢体部分体现，部分在半边臀部与 $L_3$ 接近。

在肢体形成期，有些肌肉经历了向心迁移，另外一些离心移动。作为一个规律，皮节比肌节向远端投射更远，有时，一块肌肉完全与上面覆盖的皮节脱离。皮节迁移的一个例子是上肢 $C_5$ 段：肌节没有扩展超过肘部，但第5颈皮节已向下到桡骨茎突。一块肌肉与它相关皮节离心脱离的例子是横膈肌（膜），起源于 $C_4$ 区：$C_4$ 皮节终止于肩胛脊和锁骨下，因此完全与胸神经支配肌肉分离出来了。另一个肌肉迁移的例子是背阔肌（$C_7$-$C_8$）从它原始部位迁移到了髂骨。第7、第8颈节，却并不占用躯干，所以几乎完全从它相关的皮节分离出肌肉。

由于这些肌肉迁移，有的区域重叠，有的不连续，故很难绘出肌节的精确图谱。然而，在这本书的合适章节，我们将指出我们所讨论的每个结构归属于哪个节段。

### （五）皮节

由一个脊神经支配的皮肤区域称为一个皮节。最早绘出皮节图谱的人是 Head 和 Campbell。他们的图谱为标准神经科课本的经典绘图提供了基础。然而，他们没有考虑到巨大的变异程度和皮节边缘区的重叠。后来，研究者如 Keegan、Garrett、Fukui 等证明：邻近的脊神经支配的一些皮节重叠非常明显。

上述现象的例子是：大腿前部疼痛可起源于 $L_2$、$L_3$。$L_2$ 皮节分散，从腹股沟向下到大腿前面，再到膝盖部位。来源于 $L_3$ 的疼痛又传到大腿前方和膝盖骨，但它能一直继续下去到大腿前面，直到足踝上部。大腿前方疼痛因此可能是 $L_2$、$L_3$ 起源。但如果它传到更远的下面直到膝盖以下，此时它的起源就是 $L_3$ 了。

另一个皮节间重叠的例子是：手与手指的牵涉痛。$C_6$ 疼痛指的是手的背面、拇指、示指。而 $C_7$ 也指手的背面、示指，也含中指、环指。当患者主诉前臂背面或手背面、示指疼痛时，此时很难确定疼痛来源于 $C_6$ 或 $C_7$。为了更好地说明疼痛来源于特殊节段性分布区，我们采用了1933年 Foerster 绘制的图表，此图表在1982年由 Cyriax 修正。

骨科中疼痛的精确定位很有意义，它需要医师使用皮节图谱，尽可能与临床事实相符。皮节图表的绘制是以 Foerter、Cole 等，Cyriax、Conesa、Wakasugi、Mitta 等的研究成果为基础的。

1. 颈皮节和胸皮节 $C_1$-$C_4$ 支配头皮（$C_1$）；颈后部、颞叶区、耳的上半部位、面部上半部位（$C_2$）；颈部、下颌区、下颌区下部（$C_3$）；下颈部、肩部、上胸前部、脊肩胛上部（$C_4$）（图1-6）。

$C_5$-$T_2$ 从躯干投射过来支配上肢皮肤（图1-7，图1-8）。

$C_5$ 支配三角肌、上肢外部到拇指根部。

$C_6$ 支配上肢的前外侧区，手鱼际肌隆起、拇指、手背部和示指。

$C_7$ 支配上肢背面、手、示指、中指、环指。

$C_8$ 支配前臂内侧、小鱼际肌隆起、手掌、三个尺侧手指。

$T_1$ 支配前臂内侧、小鱼际肌。

$T_2$ 是 Y 形分布并重叠支配，上肢内侧和腋窝，在此分为前区、后区，后者与 $C_4$ 皮节前部分边缘处重叠。

如果上肢尽量水平伸展，拇指向上，胚胎肢芽的原始位置重建，从躯干发出的皮节投射方式能够重建，这是

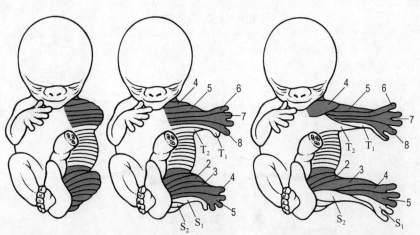

图1-5 肢体形成。随着四肢越长越偏向侧边，一些皮节从解剖学上与躯干分离

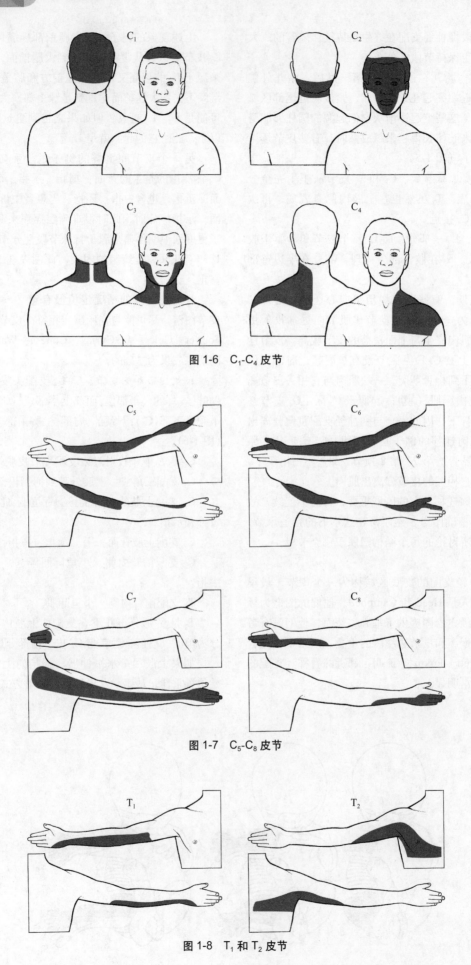

图 1-6 $C_1$-$C_4$ 皮节

图 1-7 $C_5$-$C_8$ 皮节

图 1-8 $T_1$ 和 $T_2$ 皮节

一个好方法可以用来记忆上肢单独皮节的位置（图1-9）。

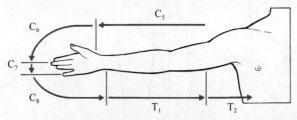

图 1-9　用箭头表示皮节的伸展上肢

从 $T_4$-$T_{12}$，皮节环绕躯干，或多或少遵循胚胎期的原始节段性结构分布（图1-10）。

$T_4$ 支配腋部和前胸的一部分。

$T_4$ 在乳头水平环绕躯干。

$T_7$ 到达下肋边缘并覆盖剑突部分。

$T_{10}$ 平脐，$T_{12}$ 到达腹股沟，并可能也在股骨粗隆和髂嵴之间的区域。

2. **腰、骶皮节**　$L_1$ 也或多或少是环形分布的（图1-11）。它包含从第 2～4 腰椎的腰部区域，并沿着半边臀部上部分和髂嵴到下腹股沟之间走行。

$L_2$ 和 $L_3$ 是两个不连续的区域，一个在下腰区和上半边臀部，一个在大腿（图1-12），半边臀部区域大部分重叠。同样，在大腿也有很多 $L_2$、$L_3$ 重叠区域；腰$_2$（$L_2$）涉及大腿从腹股沟到膝盖的全部前面区域。$L_3$ 也支配大腿前部区域，但更向下延伸，直到足踝前部和中部。

$L_4$、$L_5$ 和 $S_1$ 完全从躯干脱离，在大腿、足部表面都有重叠（图1-13，图1-14）。由此，第 3 腰皮节在臀部下方与第 2 骶皮节上缘邻近。

$L_4$ 支配大腿外侧部位，足踝以上贯穿整个大腿，在足踝中部、足内侧边缘和踇趾终止。

$L_5$ 包含大腿外侧，贯穿外侧踝以上的足部，在足背

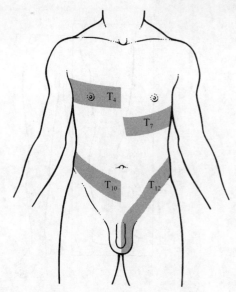

图 1-10　$T_4$，$T_7$，$T_{10}$ 和 $T_{12}$ 皮节

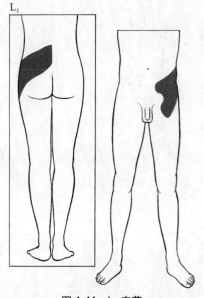

图 1-11　$L_1$ 皮节

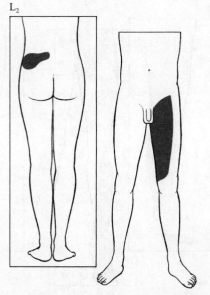

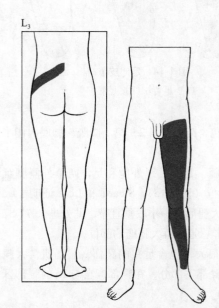

图 1-12　$L_2$ 和 $L_3$ 皮节

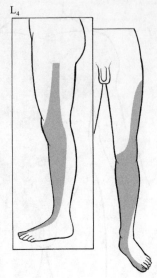
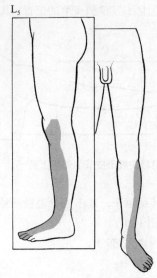

**图 1-13 L₄和 L₅皮节**

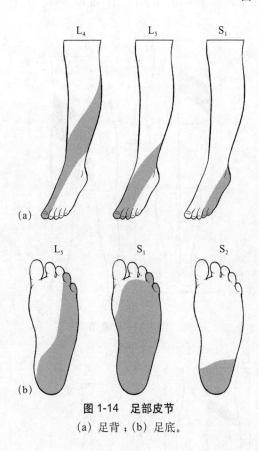

**图 1-14 足部皮节**
（a）足背；（b）足底。

1-16）。终止于接近膝部。向上到达腹股沟韧带，在那里邻近 T₂、L₁、L₂ 皮节。由此推理出腹股沟区是一个皮节汇合区，疼痛远离原始局灶部位可能是发自 T₁₂ 或 L₁、L₂ 或 S₃ 区的牵涉痛。腹股沟也常常是节段外硬膜牵涉痛的部位。

S₄ 包含鞍区、肛门、会阴、阴囊、阴茎或阴唇、阴道。

S₅ 是尾椎。

如同上肢一样，远端胚胎肢芽的原始位置可通过外展大腿 90°并向外侧旋转直到脚趾向上立着，来重新构成分布图。这种姿势可以证明皮节是从躯干投射出来的方式，同时是一个很好的方法来记忆下肢的不同皮节（图 1-17）。接近远端，然后再转向远端，出现下列状况：L₂ 在大腿前部；L₃ 在大腿和小腿，L₄ 在小腿外侧，足踝前部、足内部边缘到踇趾，L₅ 在足背部和靠里的三个足趾，S₁ 在足外侧部位，足踝外侧和小腿腓肠肌处，S₂ 在大腿后部，在臀肌处又转回躯干，分界区在会阴部，大腿和躯

部终止。L₅ 也包含踇趾、第 2、第 3 脚趾、脚底内侧半边区域。

S₁ 支配小腿、足跟、踝外侧和足，两个外侧脚趾和整个脚中心部位（图 1-15）。Sicard 和 Leca 证明：L₅ 和 S₁ 皮节也包含大腿后部一小段垂直带，此处患 L₅ 或 S₁ 坐骨神经痛的患者总是主诉大腿痛的部位。

S₂ 分布区很大，包含足跟的距面、腓肠肌、大腿全部后面、半边臀部下部分。在臀部，它与 L₃ 的腰部区域交界（图 1-15）。

S₃ 在大腿内侧一个狭窄带，与 L₂ 前、S₂ 后交界（图

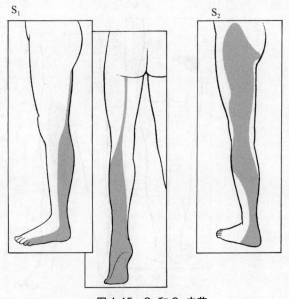

**图 1-15 S₁和 S₂皮节**

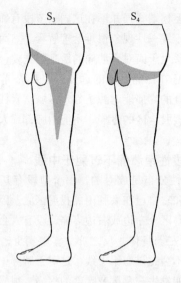

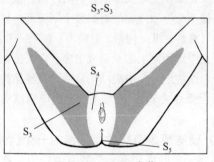

图 1-16 $S_3$-$S_5$ 皮节

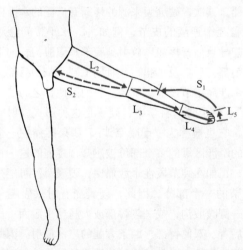

图 1-17 外展和旋转的下肢，用箭头表示对应的皮节

干之间的区域由 $S_3$、$S_4$ 组成。

### （六）皮节和肌节间的差异

上述已提及，作为胚胎发育的结果，皮节并不总是精确地覆盖其下的肌节。Cyriax 描述了人体中的皮肤与它覆盖结构有完全不同胚胎来源的 8 个区域：头部、肩胛、胸区、手部、胸腔内、腹腔内区域、臀部和阴囊。

1. 头 头骨、头、脸从两个残余枕部体节衍生而来，最初位于颈后部。在发育过程中，一对前突和两个下颌弓形成并向前折叠，形成围绕颅腔的骨骼和软组织。而头部皮肤和脸是由上部两节颈节段形成。

2. 肩胛区 即将发育成上肢的突起，从圆柱形的颈、胸结构生长出一些节段。同时，肩胛与它的肌肉连同背阔肌（$C_5$-$C_7$）在胸部皮肤（环状排列的胸皮节）和其下的肋骨、肋间肌（环状排列的骨节和肌节）之间向心移动。因此，肩胛区疼痛可有肩胛颈区和胸区来源。

3. 胸区 在上肢出芽发育期间，肩胛区发生的现象同样也发生在胸区。胸肌，从颈段（$C_6$-$C_7$）衍生而来在胸皮节和胸肌节之间向心移动。

4. 手 手掌肌肉由部分 $C_8$ 和 $T_1$ 肌节形成，但皮肤由 $C_5$、$C_6$ 肌节形成。骨间肌由 $C_8$、$T_1$ 组成，但手背部皮肤（除尺骨边缘由 $C_8$）从 $C_6$、$C_7$ 节段衍生而来。

5. 胸腔内区域 很明显胸壁和其内容物在起源上有很多差异。例如，膈肌（横膈膜）是从 $C_3$、$C_4$ 颈段衍生而来并向下移动。因此，横膈膜区损伤可能导致疼痛在颈部和上肩胛区、前胸区被感知，虽然病灶在下胸水平。心脏从 $C_8$-$T_4$ 衍生而来，所以心肌疼痛可能放射到前胸、肩膀、上肢内侧，最远到手部尺骨边缘。有人推测，心肌一小部分，可能是心耳，有 $T_3$ 起源，这就可以解释众所周知的临床事实，即心绞痛通常放射到颈前区。食管起源于 $T_4$-$T_6$，肺部有 $T_2$-$T_5$ 起源。

6. 腹腔内区域 腹壁有一个或多或少的环状结构，从剑突处的 $T_7$，经过脐处的 $T_{10}$，直到髂嵴、腹股沟韧带区的 $L_1$。在腹壁，皮节正好覆盖肌节。

大多数腹腔内器官也有一个从中胸段或下胸段的来源。胚胎分化的胃和十二指肠（$T_6$-$T_{10}$）、肝（$T_7$-$T_9$ 右侧）、胆囊（$T_6$-$T_{10}$ 右侧）、胰腺（$T_7$-$T_8$）和小肠（$T_9$-$T_{10}$），与它们在腹腔内的实际定位非常相匹配，因此这些器官受损时疼痛与它们皮肤表面很相近。然而，下胸、腰区或骶区却有较为复杂的牵涉痛模式。如肾和子宫，$T_{11}$-$L_1$ 衍生，虽然它们在腹部上部，其牵涉痛可达腹股沟区（$T_{12}$-$L_1$）。结肠受 $L_2$、$L_3$ 支配，其疼痛不仅放射下部后背，也放射到大腿前面。乙状结肠和直肠有 $S_3$-$S_5$ 起源，因此乙状结肠、直肠疾病时，患者可在髂窝、会阴、阴茎、大腿内部感受到疼痛。

7. 臀部 下腰部和外侧臀部的皮肤由 $L_1$ 衍生而来。在臀部上方，$L_2$ 和 $L_3$ 节段有相当大部分重叠区域（图 1-18）。臀部下方皮肤由 $S_2$ 支配，组成臀部的肌肉从 $L_4$-$S_1$ 节段衍生而来。因此，皮节比它们所覆盖的肌节伸展更远。

8. 阴囊 睾丸从 $T_{11}$、$T_{12}$、$L_1$ 衍生而来，附睾是 $T_{10}$ 起源，而阴囊属于 $S_4$ 皮节。因此，睾丸创伤可能不仅导致局部疼痛，而且疼痛沿着髂嵴向后放射，向上直到下胸区域。睾丸疾病经常在一侧或双侧髂窝产生疼痛。

### （七）内脏疾病的牵涉痛

牵涉痛并不是骨内科疾病所独有的现象，这一点很重要。正如早先描述的，许多内脏疾病可引起牵涉痛。为了方便那些经常面对胸痛、腹痛的医师，知识点 1-2 显示内脏节段性分布区列表。此列表是基于下列研究者的

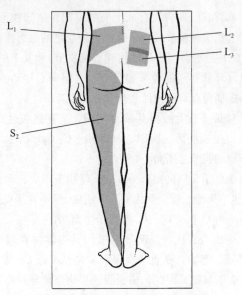

图1-18　在后背和臀部重叠的皮节

工作，如Cyriax、Willian、Warwick等和Guyto。由Van Cranenburgh摘录引用。

### 知识点 1-2

**内脏疾病的牵涉痛**

心耳　$C_8$-$T_4$（C3?）

肺　$T_2$-$T_5$

食管　$T_4$-$T_6$

横膈膜　$C_3$-$C_4$

胃和十二指肠　$T_6$-$T_{10}$

肝和胆囊　$T_7$-$T_9$（右）

脾　$T_7$-$T_{10}$（左）

胰腺　$T_8$

小肠　$T_9$-$T_{10}$

阑尾　$T_{10}$-$L_1$

肾脏　$T_{10}$-$T_{12}$（$L_1$）

输尿管　$T_{11}$-$T_{12}$

肾上腺　$T_{11}$-$L_1$

卵巢和睾丸　$T_{11}$-$T_{12}$（$L_1$）

附睾　$T_{10}$

结肠：升结肠　$T_{10}$-$L_1$

　　　结肠弯曲　$L_2$-$L_3$

　　　乙状结肠　$S_3$-$S_5$

直肠　$S_3$-$S_5$

#### （八）牵涉痛在皮节被感知较深较远

局灶痛与牵涉痛的一个重要区别就是：后者被感知很深且模糊。因此，患者不能指出局灶的精确的部位，但能大致描述疼痛部位的轮廓并描述很深的部位。

牵涉痛有一些例外，总是向远处牵涉，保持一种经验主义的临床观察和迄今在神经生理学基础上不能解释之处。从邻近身体中央的皮节节段起源的疼痛能够在远端皮

节处感受到，但远端病损并不在这同一节段有邻近中央的牵涉痛，这一不统一性现象很难合理解释。然而，这一临床观察到的现象对于面对牵涉痛的医师很重要，因为找不到病灶结构，它在疼痛区域的远处。在$L_3$皮节（膝部和下肢）远端部分的疼痛能起源于邻近区域（脊柱、臀部）；但仅在臀部或腹股沟区的疼痛，不能由膝部或大腿的病灶引起。

#### （九）节段性牵涉痛不过躯干中线

身体节段性分布是成对的，每个节段有其自己的节段性神经支配和它自己在大脑内的投射区域。因此，大脑皮质将会很容易区分左边或右边疼痛，没有人会质疑左侧$C_5$疼痛来源于左侧身体，反之亦然。事实上，起源于单侧结构的疼痛不会超过躯干中线，这对于解释中央定位的疼痛很重要，如发生在颈部或腰部的疼痛。很显然，单侧关节面病损不会导致疼痛放射到整个下腰部。只有中央定位的结构（脊柱、纵向韧带、脊髓内、脊上韧带、硬脑膜）理论上能在中线两侧引起双侧放痛。中央感觉痛或双侧感觉痛一定起源于一个中央结构或两个双侧结构（两个关节面或两个骶髂关节），但它不会是由单侧结构的一个病损引起。

#### （十）硬脑膜是节段性牵涉痛的一个例外

硬脑膜来源的疼痛有一个独有的特点。首先，由于硬脑膜是一个中线结构，它由双侧神经支配，所以疼痛放射到两侧。其次，硬脑膜来源的疼痛有广泛的牵涉区，看起来涵盖几个连续的皮节。例如，$L_5$水平腰间盘对硬膜的压力导致后背疼痛，放射到腹部和腹股沟，向下到两侧大腿前部、后部及小腿，并且向上到下胸的后部。这种形式的牵涉痛用节段很难解释。我们因此称之为"节段外牵涉痛"。由于骨内科学中，硬膜是这种形式放射痛的独特来源，它也被称为"硬膜牵涉"。如果疼痛在一个部位或可能的牵涉区域的多个部位被感知，疼痛的这一特点很难解释。正如在纯节段性牵涉痛中，硬膜牵涉可能是一个单独皮节的一个部分。因此，硬膜痛有时仅影响一小部分，如一侧腹股沟，或一侧臀部或大腿整个后面，而不是向整个后背、双侧臀部、两条大腿的广泛放射。因此，对一个多节段痛如一个神经根压迫造成的结果的鉴别诊断很困难。

一个常见的临床现象是：一个颈间盘突出压迫硬膜引起单侧肩胛内疼痛或斜方肌、胸部区域内疼痛。后者，很容易被怀疑是心绞痛。同样，因为腰区硬膜痛、非节段性的牵涉痛到髂窝和腹股沟区因而切除阑尾也很常见。

对于硬膜误导的牵涉痛的一个可能的解释是：硬膜是多节段性起源，在连续的脊椎窦神经支配前区的神经纤维之间有很大的重叠反射部分。最近有研究者描述神经向上、向下分支，纵横交错的分支分叉。研究者用很敏感的乙酰胆碱酯酶方法，在神经分支之间的更多的分叉被证明出来（图1-19）。向上的分支向上、向头部4个节段进入

硬膜神经丛水平，向下分支向尾部伸展 4 个节段。而且，在众多向上、向下分支中可见到很多垂直和水平的内在联络。结论是：硬膜神经可能伸展 8 个节段，在邻近的和对侧的硬膜神经之间有很大的重叠。这些发现可以对 Cyriax 进行的节段外硬膜牵涉痛的局限性的临床观察有一个解剖

学的解释。向上，起源于下颈部分的硬膜疼痛可能扩散到枕骨部、头骨和前额（图 1-20）。向下，它能到达 $T_7$，与肩胛骨下角相联系。向前，疼痛能占据整个胸部区域。节段外疼痛不延伸到双上肢近端一半。

中胸部椎间盘病变能导致硬膜节段外疼痛，能放射到颈下部，向下到整个腹部和上腰区（图 1-21）。

来自下腰水平的硬膜非节段性牵涉痛可能到达下胸后部，下腹部直到脐、腹股沟、臀部、骶、尾椎（图 1-22）。不像颈部硬膜——不向双上肢远端放射，来自腰部的非节

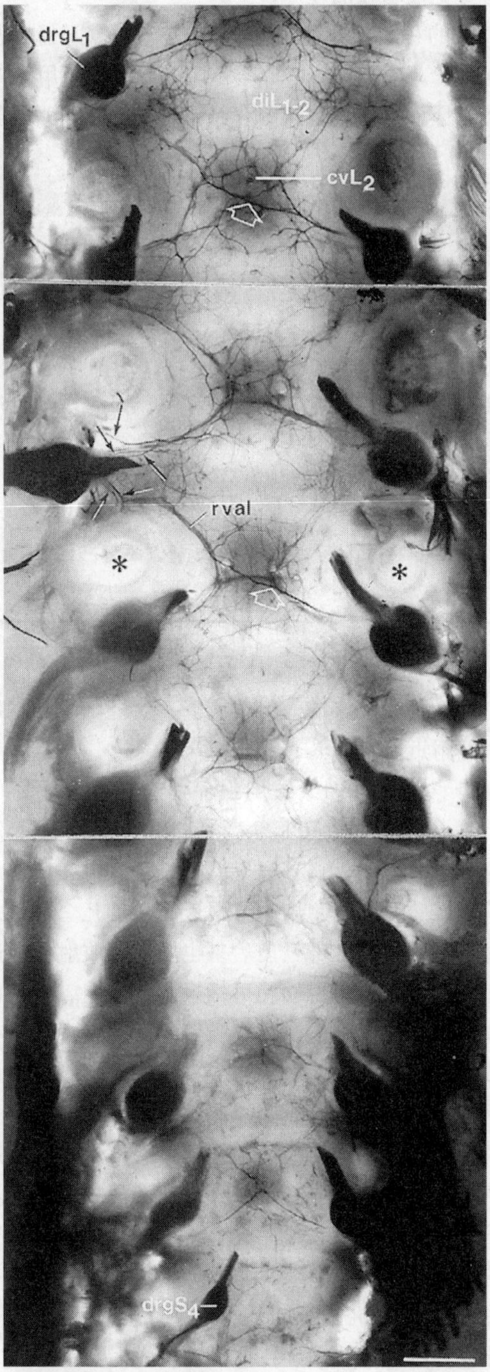

图 1-19　腰骶后纵韧带神经丛（$L_1$–$S_4$）
完全椎板切除后及脊髓和硬脊膜腹侧切除后的背面观。*. 切除一个腹侧弓的椎弓根；cv. 脊柱椎体；di. 椎间盘；drg. 脊神经节；rval. 腰动脉脊支的腹侧支；小箭 . 进入椎管的窦神经；开放的箭 . 穿过窦神经。（Reproduced with permission. from Groen GJ. Nerves and nerve plexuses of the human vertebral column. Am J Anat 1990；188：282-96.）

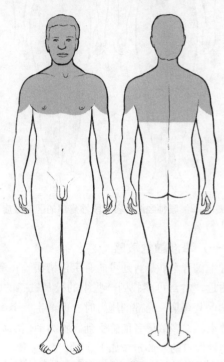

图 1-20　颈神经源性硬膜多节段性疼痛的区域限度

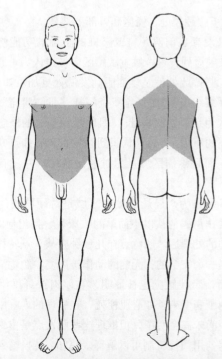

图 1-21　胸神经源性硬膜多节段性疼痛的区域限度

段性牵涉痛也涉及大腿的前、后区域，并且向下到足踝。

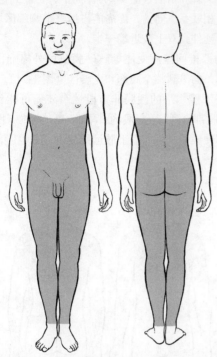

图 1-22　腰神经源性多节段性疼痛的区域限度

### （十一）牵涉触觉敏感

患者不仅有牵涉痛，还可能有定位错误。在牵涉痛区域里或附近，常常可能找到一些小的极其敏感的触发点。这些触发点上有某一局部的压力时立即产生一个深的、放射性的触觉，大多数患者能感受到，作为他们的症状，这些敏感的触发点的经典定位如下。

• 在颈硬膜压迫，斜方肌上边缘带，肩胛骨肌或颈根部。

• 在下腰硬膜处，骶区和臀部上部分。

如果没有之前对颈椎或腰椎的正确的功能检查，敏感区域被触诊到，这个触觉敏感区会被误认为是原始病损区，患者坚持此处就是疼痛明确发源处更加重如此误判。难怪"纤维织炎""肌纤维织炎"或"肌筋膜痛"综合征长期被认为是原始的病灶。"肌纤维织炎"的概念被用来解释腰痛的原因。Lewis 认识到触发点和肌痛点并不是原始病灶，而且疼痛区域虽然对触碰敏感，并没有一个聚焦点。

Cyriax 认为，局灶的敏感区域是对硬脑膜的一个压力的继发作用。他从以下简单的临床观察得出他的结论：一个成功的处理后，触觉点在几秒钟内从一点转移到另一点，而当一个完全的、无痛的动作被回复，触觉消失了。

然而，牵涉触觉也被证明，在肌肉或纤维组织病变中，在内脏病变中，如心肌梗死，在病理的内脏中，这一现象至今尚未完全明了了，但推理这些触发点是由聚集总和机制引起，用门控机制可以解释。总和 - 转换输入的兴奋作用是一个重要的疼痛机制。疼痛可能由 2 个神经脉冲源

激发：一个主要的是从病灶来源，一个次要的是从正常皮肤来源，两者叠加一起。如果一个来源被去除，另一个很难激发疼痛感觉。

### （十二）牵涉痛的决定因素

牵涉痛是一个疼痛起源的错误感知。在骨内科以下很常见：在节段之间、受累组织之间，同样条件的不同程度之间可见很明显的差异。

牵涉的程度：指感知部位和病灶点之间的距离，这依赖于四个不同因素（知识点 1-3）。有些能用已知的传导通路解释，有些不好解释，结果仅能从临床观察到。

**知识点 1-3**

**牵涉痛的影响因素**

刺激力量：刺激越强，更多牵涉痛

受累组织的位置：越在中心的病损，越多牵涉痛；越在远端的病损，越少牵涉痛

受累结构的深度：深部越多牵涉痛；表浅结构越少牵涉痛

受累组织的性质

　小的牵涉痛：骨骼和骨周围

　较多牵涉痛：肌肉

　很多牵涉痛：关节囊、韧带、黏液囊、肌腱、硬膜、硬膜周、会阴

---

1. 刺激的力量　刺激越大，牵涉痛范围越广。换句话说，严重刺激将疼痛放射很广泛，而轻微刺激将疼痛局限在病灶附近。

在骨科，这种现象被用来评估刺激程度或评价治疗效果。一个经典的例子是：$C_5$ 疼痛由肩关节炎引发。这个病有一个典型的疼痛逐渐发展的过程。首先，疼痛仅在三角肌区域感受到，距肩关节很近。随后几个月疼痛向前臂放射，开始在肘上部，但后来也向前臂放射。最严重的是，疼痛甚至在桡骨尽端和拇指根部感受到。如果治疗成功或病情恶化，疼痛逐渐远离前臂向上发展直至只在肩关节区疼痛。牵涉痛区域面积变小意味着刺激力量正在减小，而且炎症增加。严重的骶髂关节炎能引发整个 $S_1$、$S_2$ 皮节区域疼痛，即大腿后面和小腿，直到足踝、足底。如果病情好转，疼痛首先在小腿和足踝部消失。关节炎的进一步发展可能引起仅在骶髂关节周边局灶疼痛，有一些向臀部的牵涉痛。

这一现象的机制可能基于以下事实：受刺激的周围感觉神经纤维越多，大脑皮质活动就越多。

2. 受累组织的位置　疼痛看上去好像只向远处传导，如果是这样，受累器官离中线越近，牵涉痛范围就可能越广。病灶离中线越远，引起疼痛的病损定位就越准确。一般来说，手腕或足踝的病损不会引起广泛区域的疼痛，患者通常很明确知道疼痛来源。手和脚的病损也能准确指出。而且肘部和膝关节处的病损也可导致明确定位疼痛，

而不会放射到很广。以致让患者或检查医师搞混疼痛来源。病灶涉及肩部、臀部、骶髂关节、脊椎时通常会引发广泛的牵涉痛。归属于 $C_5$、$L_3$ 和 $S_1$-$S_2$ 节段的上述结构有体内最长的皮节。因此，骶髂关节炎引起腓肠肌痛或股骨关节炎引起膝痛，疼痛可向很远处放射，即损伤离中线越近，牵涉痛越不易定位。

3.受累结构的深度　早在 1939 年，Kellgren 等研究者就称，一个结构的定位能力很大程度上依赖于它距表皮的深度。这一观点后来被其他研究所证实。

来源于浅表病损的疼痛通常能被患者准确地指出，而深部病损能导致广泛的牵涉痛。我们已经看到，牵涉痛是一种感知上的错误，疼痛记忆是建立在通过皮肤的反复刺激积累的经验，这一记忆逐渐适应定位疼痛。它遵循着：离皮肤越深结构，受外部因素刺激的机会越少。当内部病理性的因素激活了这些深部定位结构，记忆机制出错，将疼痛归于受累的节段内。

4.受累结构的性质　关于牵涉痛的知识有很多矛盾

处，需要更多的研究来阐明为什么某些结构更易牵涉痛，而有些不易。例如，起源于骨骼或骨周围的疼痛，虽然通常定位很深，却很少放射痛。这并不意味着骨骼痛不太严重，但它很少有广泛的牵涉痛。这种现象对临床诊断很有价值。严重但定位准确的疼痛常常是骨科病损。例如，一个严重但定位在腰椎的疼痛是典型的骨损伤，如骨折、感染或一个椎体增生。严重、部位深，但定位于肢体的疼痛让医师容易做出骨科疾病的诊断。而且，严重但定位于肩部的疼痛，精确地感受在实际部位，总是明确在骨头受损。

在关节囊、黏液囊、韧带或肌腱病损引起的疼痛，是一种无特征性的牵涉痛，牵涉痛程度不是由组织类型决定的，肌肉起源的疼痛看起来比肌腱或骨周围嵌入组织起源的疼痛较少引起牵涉痛。严重的牵涉痛也可由外周神经系统不同部分感受的压力结果造成。牵涉痛将是节段性的或节段外的，这取决于压力的局灶定位。

（高　谦　尤丛蕾　陈　狄　翻译）

# 第2章

# 神经受压

## 一、解剖

外周神经包含神经和支持部分。一个大的多束神经由一定数量的不同束的神经纤维或纤维束组成（图2-1）。它们是由神经外膜捆绑在一起，即由中胚层组织分化的网形结缔组织压缩在一起。在人类，神经外膜通常包含30% ～ 50%的总的跨区神经束；包含成纤维细胞；胶原（Ⅰ型和Ⅲ型）；大量脂肪（可能缓冲它包绕的神经纤维）；淋巴细胞；血管（血管滋养）和游离的神经末梢。在一个单束神经，神经外膜仅包绕神经束，并和神经束膜融合一起。

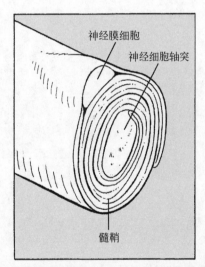

图2-1　一个周围神经由许多不同的纤维束组成

神经束膜包绕并保护一个神经束。它有两个不同分层：外层是胶原丰富的结缔组织层；内层是连续细胞组成的内部上皮层。神经束膜有一个重要功能，即在神经内膜内保持稳定的渗透压和液体压力，并作为防止化学性、细菌性入侵的一个屏障。

神经外膜和神经束膜的结缔组织拥有所谓的血液、淋巴网管系统。来源于多束神经干的游离疼痛神经末梢，植根于神经外膜和神经束膜中。

包裹于神经束膜内的是神经束——即一束神经纤维捆绑在一起，并由神经内膜保护。后者包含与神经纤维伴行的很长的胶原纤维。神经内膜的纤维的、细胞的成分浸泡在神经内液中。

神经纤维是轴突即神经细胞的远端分支（图2-2）。大多数轴突由一个髓鞘包裹，髓鞘由压缩致密的施万细胞膜形成。轴突直径波动于0.2μm（小的无髓鞘感受疼痛的轴突）到20μm（大的有髓传出运动神经轴突），长度从1cm到100cm不等。它们占细胞体积的大部分。

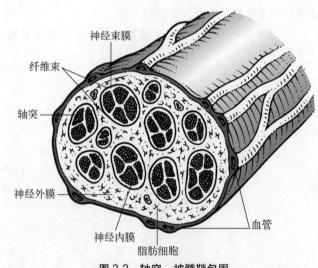

图2-2　轴突，被髓鞘包围

从中枢到外周，神经系统在临床上可分为四区（图2-3）。

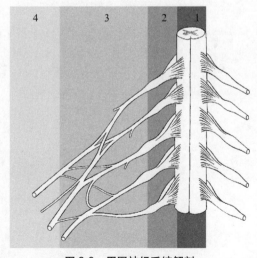

图2-3　周围神经系统解剖

1.脊髓；2.神经根；3.神经丛和神经干；4.周围神经分支。

- 脊髓。
- 脊神经，包括支配某一节段的神经纤维。
- 在臂区、骶区和远离脊神经节处，不同的脊神经形成一个神经丝，从此处发出大的多束神经干。
- 在更远处，神经干分裂为周围神经，具有运动、感觉或运动感觉均有的功能。

虽然神经束从它们的出口、从中枢神经系统到四肢远端的神经，呈现出上述总结的通常的形态，结缔支持组织的结构、功能有很大的不同。这可能解释压缩脊髓、神经根（有或无硬膜袖）、神经干和小的外周神经时临床表现的不同。

### （一）神经根

椎管内的脊神经，从脊髓前、后角发生区域发出，直到胚孔出口边缘，称为脊髓内根（图2-4）。在脊髓软脑膜内，前角根、后角根缺乏周围神经特征性的神经外膜、神经束膜。

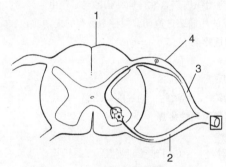

**图2-4 一个椎管内神经根的结构**
1. 脊髓；2. 腹侧根；3. 背侧根；4. 背角神经节。

近身体中央的神经小根自由地漂浮在能提供主要代谢需求的脑脊液中。在脊髓内神经根的鞘内部分，小细根被神经内膜捆在一起，但此典型的外周的周围神经要疏松得多。再远端一些，神经根被硬膜鞘包绕——硬脑膜的管状延伸，这里的神经不是自由游离的，而是由蛛网膜捆束的（图2-5）。这一区域称为脊髓内神经根的鞘外部分，位于主要硬膜囊和出孔的这段神经根长度和硬膜袖。鞘外部分在颈区较短，但在胸腰和腰段的脊髓内神经根变长，同时倾斜度增加。

后根神经节远端，在胚孔水平，前根和后根融合成一根单独束，此处神经根变为脊髓外部分。硬膜外的组织更加致密，并与脊髓外神经根的神经内膜交织在一起。

脊髓内神经根的鞘外部分即脊神经根很容易受到压迫，可能由椎间盘突出、骨性突出或一个窄的外侧凹陷所致。为理解外周神经系统这部分区域的压迫症状或炎症症状，有必要了解硬膜神经根外髓鞘涉及的重要性。硬膜鞘有很大的敏感性：它有很多疼痛神经纤维末端，尤其在前角区域，在那里它接受来自属于同一节段的窦椎神经的神经支配。来自硬膜鞘传来的疼痛是节段性分布的，且遵循

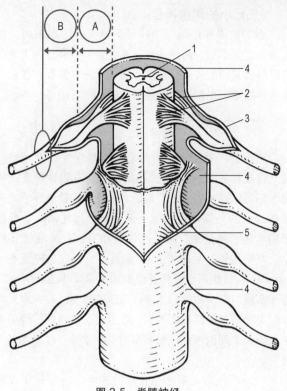

**图2-5 脊髓神经**
A. 神经根的鞘内部；B. 神经根的鞘外部；1. 脊髓；2. 腹侧和背侧的神经根；3. 脊神经节；4. 硬脑膜；5. 蛛网膜。

节段性牵涉痛的规则。没有证据证明根性疼痛是由轴突传来的。例如，压迫脊髓外神经根，此处缺乏神经根套袖，发生于某些类型的脊椎病的压迫，导致症状不是疼痛而是感觉异常和神经功能缺失。

从临床角度考虑，这种结构二元性的特点是很重要的：外部负责节段性疼痛，而薄壁组织内容物负责感觉异常和神经传导缺损。

### （二）神经丛和神经干

远离神经小孔，髓外神经根单束被一个细的、薄的但强壮的神经外膜包裹，外面是神经内膜网状结缔组织。在神经孔内几毫米内，脊神经单束分裂为几束构成神经丝。一个神经根的运动和感觉纤维混合在一起，再远一些，各种不同的连续的神经根组成的神经束有一个再分配重组。因此，臂丛是由 $C_5$-$T_2$ 神经根的众多前神经支构成。骶丛由 $L_2$-$S_5$ 构成，远端的神经束继续在肢体的大的神经干延续。

神经丛和神经干的神经束与那些神经根或外周神经区别并不大。然而，那些连接支持组织却有一些解剖上的特殊性。由于单束脊神经转变为一个多束结构，有一些增加的神经内膜组织形成一个保护性的神经组织外包层。神经外膜也被弹性蛋白纤维加强。这些神经束有一段无硬膜段，而胶原纤维斜行走向。这种结构确保在正常的肢体运动过程中神经纤维受到保护：如机械变形（压迫或拉伸）。虽然神经内膜、神经外膜包含疼痛神经末梢，但看起来相对不敏感。

## （三）小的周围神经

小的周围神经是一个神经干分支的远端末梢。神经末端通常是单束，神经内膜与神经外膜融合。外周神经有的只有感觉功能或只有运动功能，或两者都有。在它们的支持连接组织里都有疼痛神经末梢。

## 二、术语

周围神经系统病损有特征性的病理性感觉：感觉异常（钉扎样或针扎样）。虽然人体内所有包含疼痛结构的组织都可以是疼痛的一个来源，钉扎样或针扎样感觉只由某些部分的外周神经系统受损引起。因此，医学界倾向于用术语"神经炎"来描述疼痛伴有钉扎样或针扎样感觉。严格地说，后缀"-itis"指炎症。所以，神经炎一词（neuritis）只能用于外周神经受到感染或中毒损害时，即神经实质内部本质的功能障碍。这些病变被经典地分为单神经炎和多发神经炎两大类。除了肩关节区的三种单神经炎、肩关节周围神经性肌萎缩本书涉及外，以上本书中不讨论。

当外部压力加到一个正常的神经上，钉扎样或针扎样感产生，虽然神经组织起初并无炎症。如果压迫不严重，神经继续正常传导。这种外部压力在正常神经上的情况不是神经炎，需要一个完全不同的治疗方案。这种情况下，可使用术语称为"压力在神经上"或"嵌压性神经病或神经嵌压症"。

## 三、来源于周围神经的疼痛

### （一）疼痛

当位于周围神经的结缔组织中的外周疼痛受体受到刺激，通过 Aδ 神经纤维和 C 神经纤维传导到脊髓，再到大脑皮质的疼痛投射区。有研究表明，大多数起源于周围神经系统直接刺激引起的疼痛是疼痛起源。"神经痛"因此指的是其他类型的外周痛，严格遵循牵涉痛的规则，不易区分疼痛来源于韧带、肌腱或关节起源。

### （二）神经病理性疼痛

这种类型的疼痛，也被称为"去传入疼痛或神经痛"，比普通疼痛少见，由外周神经组织如撕裂、解剖或截肢后的延迟损伤造成。这种疼痛在麻醉区被感知，呈持续性、烧灼性疼痛，与体位和运动无关，虽然局部压力能显著增加疼痛感。

慢性损伤或瘢痕组织形成看起来可诱发疼痛机制，此不涉及外周疼痛机制。同样，一个新生物的形成可导致敏感性增加和自发痛。关于实验性神经瘤的研究表明：再生轴突有自发性和兴奋性，且对机械刺激敏感性增高。一个轴突里的一个动作电位可能导致一个邻近轴突的脉冲。这一"交叉沟通纤维"的机制负责一束再生轴突里动作电位的重复训练。因此，一个小的刺激导一个"自我永存"的一系列动作电位，由此引发过度的、持久存在的疼痛。

另一解释神经痛的机制是：在受创伤的大直径的机械受体抑制作用的丧失。这导致小的疼痛传入的活动相对增加，因此在脊髓背角疼痛"大门"打开。

### （三）浅表性感觉迟钝性疼痛

这种类型的疼痛也少见。典型的是弥散性多神经炎，如糖尿病性多神经病、维生素 $B_1$ 缺乏或化学性刺激。对小 C 型神经纤维的损伤导致再生轴突内的小分支的发芽，这导致兴奋性增高，在对皮肤正常触摸时有不适的疼痛感觉（触诱发痛），当轻触皮肤时，病人还主诉有烧灼感和电击感，还有点麻木（知识点 2-1）。

---

**知识点 2-1**

**神经源性疼痛**
**伤害性疼痛**
● 常见
● 神经结缔组织内伤害性疼痛结构的刺激作用
● "正常"的疼痛感，遵循节段性牵涉痛的规则
**神经病理性疼痛**
● 少见
● 神经组织损伤的结果
● 剧烈的疼痛，刺激的，灼热的烧灼感
**浅表的感觉障碍性疼痛**
● 少见
● 多发性神经炎：C 纤维受到刺激
● 外周神经支配区的感觉迟钝、触觉诱发痛和感觉缺失

---

## 四、受压时神经组织的表现

外周神经组织嵌压的定义是：神经的机械性压迫，这包括神经细胞体积减小，神经支持部分或其他相连的组织。受压迫的程度和时间长短，决定后果是轻微的还是能导致受压组织（神经组织或神经支持组织）的错位、变形和形态学改变。神经受压的临床表现是疼痛、感觉异常和功能缺失（知识点 2-2）。

### （一）疼痛

神经嵌压痛机制通常认为是：神经的结缔组织中或神经根硬膜部分的游离的神经末梢，因为压力机制或暴露于从炎性组织中释放的刺激性化学物质发生去极化，疼痛来源于包绕神经纤维的支持组织的刺激，并且在神经组织自身的病理过程中引起疼痛，即神经病理性的和麻木性疼痛，这引起以下结局。

疼痛很大程度上依赖于支撑组织中疼痛受体的密度，疼痛程度不仅依赖于受压程度，还与周围神经走行中受压的部位有关。例如，同样程度的受压所引起的疼痛在神经根比神经丛更加剧烈。

由于外源性压力首先作用在神经外部的支持结构，疼

痛通常是首发症状，有时在累及神经实质之前出现。一个慢性但中等强度的压力不足以损害外层结构的传导仅引起疼痛。因此，有可能外周神经系统检查完全正常，即使患者有神经受压。

### （二）感觉异常

针刺样感觉是判断涉及周围神经系统确定诊断的特殊病征，因为除了神经组织受压迫或炎症外，不能产生这感觉。感觉异常通常在神经组织支配的皮肤区感受到，与病灶处距离较远。因此，查明症状的具体位置很重要，因为这帮助医师确定压迫部位。

由运动（远端运动或局部压力）或压迫皮肤引起的针刺样疼痛证明症状是外部来源。在原发性周围神经受累（神经炎）针刺样痛自发地出现和消失，运动不影响针刺痛。

### （三）功能缺失

神经外膜和神经束膜最初缓冲纤维束受到的压缩作用，但随着更大的压迫作用，神经内膜里的成分随之发生结构性改变。近期研究表明，由血 - 神经屏障改变引发的根管内水肿是慢性压迫引起神经根功能障碍的最重要的原因。

有时，只有施万细胞受累，神经轴突不受损。神经髓鞘的破坏导致传导功能缺失。这种只有施万细胞受累而无轴突纤维受损的神经损伤类型称为"神经功能性麻痹或神经失用症"。如果压迫是短暂性的，施万细胞恢复不会超过 2 周。这种类型的病损常见于"星期六瘫痪"——常发生于桡神经延长的压迫后；或"花匠瘫痪"——常发生于对腓肠神经上的延迟牵拉力后。如果显著的压迫持续更长时间，将导致神经组织萎缩，随后发生轴突远端部分华勒变性，水肿、细胞增殖、结缔组织停止生长也随之发生。如果压迫持续时间再延长，在病损部位就会发生纤维变性，这使得恢复的机会几乎不可能。

## 五、临床综合征

Cyriax 区分沿周围神经受压部位不同的四种综合征，部位分别在：小的周围感觉神经、神经干或神经丛、神经根、脊髓（图 2-3）。根据受压部位不同，周围神经系统表现不同，这些不同对医师探究具体精确的受损部位有很大帮助。

### （一）小的周围神经

一个小的周围感觉神经受压可导致疼痛、感觉异常和麻木。疼痛通常是中等强度，主要症状是麻木，有时伴随感觉异常，这些症状通常有很明确的边界，患者能明确指出哪里皮肤痛觉缺失，哪里皮肤感觉正常。病变区域的中心通常完全感觉缺失。典型的病例是"感觉异常性股痛"，它是由股外侧皮神经受压所致。

### （二）神经干 / 丛

对神经干或神经丛施加轻微的和间断性的压力能导致感觉异常和麻木。突然的和严重的组织损伤可能诱发神经病理性疼痛。对一个神经干的持续压力可导致神经实质损伤，这通常不引发疼痛或感觉异常，而只是运动和感觉功能的缺失。

如果压力是间断性的，通常不会出现神经功能缺损，甚至许多年之后都不会。在神经干受压迫期间，感觉异常不出现，但只是当压力去除时发生。这是一个常识：当坐着压迫骶神经时，可导致涉及的部位无痛觉或根本没有任何症状。当人站立时压力去除，针扎、针刺样感觉才出现。中止压力和麻刺感爆发的间隔时间取决于压迫的时间长短：压迫时间越长，去除压力和症状爆发的时间间隔就越长。

压迫时长与感觉异常时长也有关联。因此，15 分钟压力后，当解除压力后 20 ～ 60 秒，针刺针扎样感觉出现，并仅仅持续 1 或 2 分钟。解除 15 小时压迫后，相隔几小时后才可能出现感觉异常，然后持续 1 ～ 2 小时，随后逐渐恢复自然正常。Cyriax 称这种奇怪的、难以解释的现象为"释放现象"。Lundburg 和 Rydevik 证明：当对神经干的压力解除、并且水肿出现时，神经内膜内结构的膜通透性波动变化，比压迫神经及其营养血管时更加显著。这可能解释这种释放现象。

压迫神经丛诱发的另一个特征性的感觉异常是：肢体或肢端的主动活动，或敲击皮肤无痛觉区，通常会引起或加剧针刺痛，这是很常见的经历：坐骨神经压力解除后，当人行走或脚踩地时，足部的感觉异常开始出现。

压迫神经丛或神经，不管在它受压路径的哪一点上，感觉异常和麻木通常在远端皮肤区域感受到。病损邻接无痛区域的上边缘但并不是总接近它。所以，不应认为，如果足部运动引发了针扎感，病损就在踝部或足部。临床查体必须包括涉及受累神经的全长支配范围的检查。

释放现象是骶丛神经和下肢神经干受压的典型表现，这种现象也见于臂丛神经受压（胸出口综合征），但神经干远离胸出口受压时无此现象。这是一个奇怪的现象，上肢神经受压仅导致感觉异常。在肘关节处对尺神经的压迫，只有压力活动时，才引起尺侧两手指的针扎感，当压力去除时，此种感觉突然停止。类似的现象发生在腕管综合征，在压力活动时，可以感到感觉异常。

### （三）神经根压迫

鞘外、脊髓内神经根受压能导致一系列典型症状（疼痛和感觉异常）和体征（运动和感觉缺失），严格按节段性分布。与神经干受压解除压力引发的针扎感相反，感觉异常仅出现在受压期间，随后停止。

疼痛表现、感觉异常、缺失和它们之间相互联系有很重要的临床意义，常常对神经根压迫诊断有很大帮助。

1. 疼痛　神经根有一个硬膜鞘，由窦椎神经支配。后者从相关的神经根衍生而出。因此，起源于硬膜鞘的疼痛严格按照节段分布。所以，对神经根硬膜袖套的压迫导致受累全部或部分皮节疼痛。特定皮节感到的疼痛连同神经受压的其他症状，可立即推测出神经根受累了。

**2. 感觉异常**  针扎、针刺样感觉来源于神经实质本身受压。在神经根压力，针扎感伴随节段性疼痛，或过几天出现，针扎、针刺样感提示神经实质薄壁组织本身受到刺激，而根性痛是硬膜鞘受压的一个综合征。

在神经根受压，在四肢远端皮节可出现感觉异常，这些区域通常没有一个特定的神经干或神经支配。正如：神经干受压、撞击皮肤可能诱发或加剧针扎、针刺感，但活动足趾、手指并不影响此种感觉。

**3. 功能缺失**  神经外组织保护作用的缺失导致神经根比神经干更容易受到直接压迫损伤。压迫通过干扰神经纤维的血液供应而干扰神经传导。神经纤维的功能缺失导致感觉、运动功能缺失。感觉异常通常与皮肤痛觉消失的出现一起消失。对一个神经根内硬膜袖的持续进展的压迫导致一个典型的综合征：疼痛、感觉异常、麻木依次随之而来，而不是同时发生。典型的例子是：椎间盘受损引起进展性增加压力；对神经根的硬膜外鞘的轻微压迫仅仅导致疼痛（图 2-6a）。当压力增加，出现感觉异常和鞘质过度兴奋引发的肌束综合征（图 2-6b）。在晚期，压力诱导神经根的缺血损害，以致功能完全缺失，包括疼痛的传导（图 2-6c）。患者此时主诉乏力、麻木，但是疼痛和感觉异常消失了。

**（四）脊髓**

对脊髓前角部分的压迫导致双侧感觉异常。如果压力慢慢进展可没有疼痛，但如果是突然加压，硬膜疼痛可能伴随感觉异常。脊髓受压的主要原因是在颈段、胸段水平的脊椎狭窄。当在胸段以上区域脊髓受压，感觉异常仅在肢体发生。受压在颈段水平，针刺感发生在所有肢体或仅在下肢感受到。感觉异常通常是双侧性的，扩展到任何脊神经、神经干或周围神经支配的皮肤边界区域。例如，病人可能主诉双手、双上肢或双下肢从膝部到足趾针刺感。这些症状的出现不是由肢体运动或敲击皮肤引发的。颈部屈曲灵活度是唯一引起针刺感的方式，即 L'Hermitte 征阳性。颈部屈曲灵活度的阳性发现，连同节段外的和双侧分布的无痛性感觉异常，为诊断早期脊髓受压提供了线索。

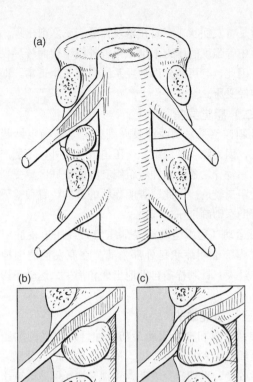

图 2-6  一个神经根进行性受压

**知识点 2-2**

**压力对神经的影响总结**

| 外周神经 | 麻木 > 感觉异常 > 疼痛 |
| --- | --- |
| | 明确地描绘区域分界区 |
| 神经干 | 感觉异常 > 麻木 > 疼痛 |
| | 模糊地描绘出区域 |
| | 释放现象 |
| | - 压迫停止后出现针刺样感觉 |
| | - 发作间隔与压迫时程有直接关联 |
| 神经根 | 疼痛 > 感觉异常 > 麻木 |
| | 症状节段性分布 |
| | 症状有慢性后延结果 |
| | 压迫现象 - 针刺感在压迫期间出现 |
| 脊髓 | 完全无痛觉（有时硬膜痛） |
| | 节段外、双侧分布的感觉异常 |
| | 阳性颈征 |

（高  谦  尤丛蕾  陈  狄  翻译）

# 第 3 章

# 结缔组织

## 一、结构组成

结缔组织是人体的基本组成部分之一，与肌肉、神经和上皮细胞相连。它将不同组织连接在一起，协助机械性和化学性保护作用，并在修复过程中也起到主导作用。

结缔组织主要由细胞外基质组成，这些细胞外基质主要由纤维蛋白和相对不定形的基质构成。结缔组织的许多特殊性质是由基质的构成决定的，其分类也主要基于其特征。

### （一）结缔组织细胞

一般结缔组织细胞可分为固有细胞群（主要是成纤维细胞）和具有不同防御功能的迁移细胞群（巨噬细胞、淋巴细胞、肥大细胞、嗜中性粒细胞和嗜酸性粒细胞），这些细胞可根据机体需求在数量和活动性方面有所变化。

成纤维细胞大部分来源于未分化的间充质干细胞，参与纤维元素和非纤维性物质的生产，是普通结缔组织中最主要的细胞成分（图 3-1）。在创面修复过程中它们特别

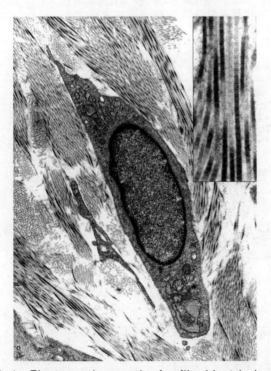

图 3-1 Electron micrograph of a fibroblast in human connective tissue, surrounded by bundles of finely banded collagen fibrils (From Standring, Gray's Anatomy, 40th edn. Churchill Livingstone, Edinburgh, 2008 with permission.)

活跃，沿纤维蛋白丝的变形运动将它们自己分散到愈合面即开始修复。成纤维细胞的活性受各种因素的影响，如组织中的氧压水平、甾体激素水平、营养和组织中的机械应力。

其他类型的细胞属于迁徙细胞，只是偶尔出现，如巨噬细胞、淋巴细胞、肥大细胞和中性粒细胞（表 3-1）。

表 3-1 结缔组织细胞类型

| 结缔组织细胞 | 固有细胞 | 成纤维细胞 |
| --- | --- | --- |
|  | 迁移细胞 | （脂肪细胞） |
|  |  | （间充质干细胞） |
|  | 肥大细胞 | 淋巴细胞 |
|  |  | 中性粒细胞 |
|  |  | 巨噬细胞 |
| 细胞外基质 | 纤维基质 | 胶原蛋白 |
|  |  | 弹性蛋白 |
|  | 纤维间基质 | 蛋白多糖 |
|  |  | 糖蛋白 |
|  |  | 水 |

### （二）细胞外基质（ECM）

细胞外基质由不溶性蛋白质纤维、原纤维基质、大分子混合物和纤维间基质组成。后者由黏合糖蛋白和可溶性复合物组成，这种可溶性复合物由碳水化合物聚合物链接到蛋白质分子（蛋白聚糖和糖胺聚糖），并与水结合形成。细胞外基质可分散组织承受的机械应力，并提供嵌入其中的细胞的结构环境；它形成一个框架，使它们黏附在一起并可以移动。

非纤维性基质：纤维间基质由蛋白多糖（一种大分子）组成，蛋白多糖结合高比例水分（60% ~ 70%）和糖蛋白。后者具有复杂的形状，是一种结合到中心蛋白核上的可溶性多糖分子（糖胺聚糖）。在软骨中，蛋白多糖依次与透明质酸（长链非硫酸化二糖）结合形成蛋白聚糖——一种洗瓶刷状的三维结构（图 3-2）。糖蛋白嵌在蛋白多糖和透明质酸之间，同时使基质的成分与细胞相连接。

蛋白聚糖的三维结构和多量水的结合使基质具有高

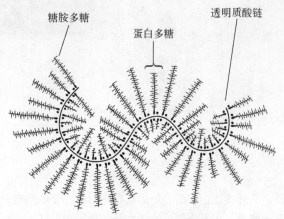

**图 3-2 复杂形状的蛋白多糖**

糖胺多糖分子（GAGs）被固定在中央核心蛋白：蛋白多糖被依次连接在透明质酸的长中心链上以形成蛋白多糖聚集体。这是典型软骨的组成。在其他类型的结缔组织中可能存在透明质酸链。(Redrawn from Walker PS with permission.)

黏性。在纤维和成纤维细胞之中形成的半流体黏性凝胶可促进结缔组织纤维之间的正常滑动。在受高强度压力的结构中（如关节软骨）存在大量蛋白多糖，但暴露在张力下的组织如肌腱和韧带蛋白多糖含量相对较小。

1. 纤维成分 包括胶原蛋白和弹性蛋白——两种不溶性的大分子蛋白质。胶原蛋白是身体的主要结构蛋白，其结构和形态随组织而变化。胶原纤维最常见于普通的结缔组织，如筋膜、韧带和肌腱。原纤维形式具有很高的拉伸强度，但是它的弹性和可伸展性较差。相比之下，弹性蛋白在断裂之前可以延伸到其原来长度的150%。弹性纤维可以在拉伸或其他相当大的变形之后使组织恢复到松弛状态。随着年龄的增长它们逐渐钙化而失去弹性。知识点3-1概述了结缔组织的成分。

### 知识点 3-1

**结缔组织成分**

细胞
- 成纤维细胞→纤维结缔组织
- 软骨细胞→软骨
- 成骨细胞和骨细胞→骨

细胞外基质（ECM）
- 纤维：胶原蛋白→细胞外基质的骨架
- 弹性蛋白→细胞外基质的弹性成分
- 蛋白多糖：细胞外基质的水合物、稳定剂和空间填充剂
- 糖蛋白：ECM 的稳定剂和连接器
- 液体

胶原蛋白的基本单位是原胶原，由成纤维细胞合成，如图3-3 步骤1-4所示。由三条多肽链（a链）组成。每一条肽链由氨基酸中的甘氨酸、脯氨酸和赖氨酸以三螺旋重复交联在一起。这种螺旋分子分泌到细胞外，通过缓慢

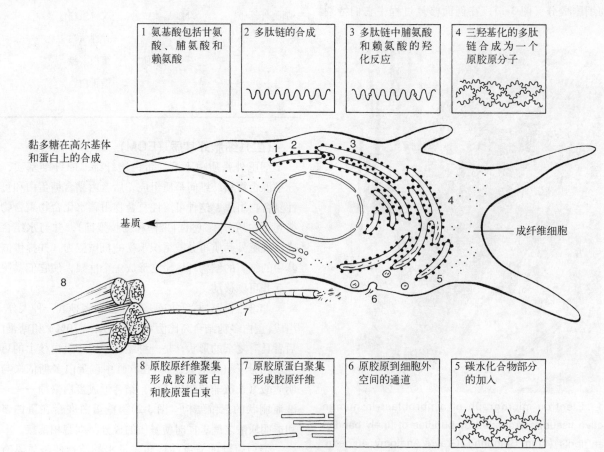

**图 3-3 成纤维细胞胶原合成的步骤**

地聚合、交联。重叠至1/4长度，平行排列，聚集成为不溶性纤维原。纤维原凝集形成束状纤维，这些纤维束再聚集形成完整结构，如韧带或肌腱。单独的纤维束成卷状，以增加结构稳定性和弹性，使组织在受力时可有小的生理变形。因此，在结构本身和插入点上，牵引力的传递更加灵活（图3-4）。尽管皮质类固醇降低胶原合成的活性，但一些激素（如甲状腺素、生长激素和睾酮）可刺激胶原合成。

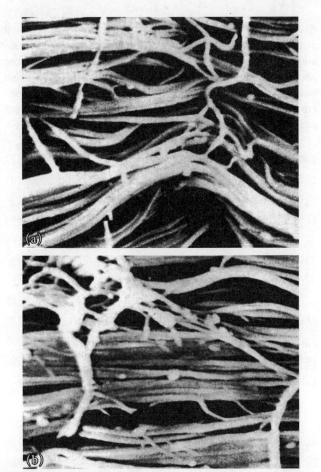

图 3-4 (a) Unloaded collagen fibres in a human knee ligament. (b) Physiological deformation after stress.[From Kennedy et al with permission（http：//jbjs.org/）]

结缔组织胶原可分为不同的类型，目前至少有14种基因分型并且仍有一些尚未分型。本书主要叙述以下重要的几种类型。

• I 型。最丰富的胶原蛋白：高密度厚实纤维，大量存在于骨骼、肌腱、韧带、关节囊和椎间盘纤维环。

• II 型。关节软骨和椎间盘髓核中的薄纤维：它们独特的性能与其富含大量的透明质酸和硫酸化蛋白聚糖形成水化和抗压性强的核心区域有关。

• III 型。主要存在于伤口愈合和瘢痕组织形成的最初阶段：它保证了新合成的基质早期机械强度，随着愈合的进程，这些比较薄弱的纤维被较强的 I 型纤维所取代。

根据纤维组织成分的分化程度，普通结缔组织也可分为规则型和非规则型。

2. 规则型 高纤维组织，如韧带、肌腱、筋膜、腱膜主要是胶原纤维性组织，它们的纤维紧致、彼此紧靠且方向一致；纤维的方向和它们承受的压力有关。韧带和肌腱中的胶原束非常强，通常损伤是在骨骼附着处发生断裂，而不是在其内部撕裂。

3. 非规则型 不规则类型的结缔组织所包含的胶原蛋白和弹性蛋白以不同的方向交织在一起。它是松散的、可伸展的和具有弹性的，存在于肌肉、血管和神经之间。它们只部分结合在一起，从而可以具有一定程度的活动性。在肌肉、神经鞘和大血管外膜中，组织密度较高，胶原纤维占很大比例，以保护这些结构免受强劲的机械应力。例如，硬脑膜就是不规则结缔组织形成的一个套子。

4. 血管形成 结缔组织的血管分布并不丰富。在密集的纤维组织中，血管通常平行排列在纵向纤维束之间，并在这些纤维之间通过分支相交通。

淋巴管相对较多，尤其是疏松的结缔组织如真皮。它们在肌腱和腱鞘中也很丰富。

5. 神经支配 在致密的结缔组织中，如韧带、肌腱和筋膜，有丰富的传入神经末梢。各种感觉感受器将信息传递给中枢神经系统，通过传入神经末梢的长度和张力的变化，能够感知到关节的位置变化和运动，并能感知到对结构有危害的损伤情况。

结构和生理学研究表明至少有四种受体存在。其中三种是有包囊的神经末梢，第四种的神经末梢是裸露无包囊的。

• 1 型（鲁菲尼末梢）在纤维关节囊的表层：它们对关节囊内的拉伸和压力做出反应，并缓慢适应低阈值。它们反映关节的位置和运动。

• 2 型主要位于纤维囊深层：它们对快速运动、压力变化和振动做出反应，且很快适应。它们的反应阈值较低，关节休息时并不活动。

• 3 型存在于韧带中：它们通过传递韧带的张力信息以防止过度的压力，它们的阈值比较高，适应慢。休息时不具有感应功能。

• 4 型为无包裹的痛觉末梢：呈网络状分布在纤维囊内，包绕着邻近的脂肪垫和血管。它们被认为能感知过度的关节运动，并能发出疼痛信号。它们的阈值很高，适应速度较慢。由于滑膜中没有这些神经末梢，故对疼痛相对不敏感。

这些感受器均通过脊髓反射弧来影响肌肉张力。脊髓反射弧由支配肌肉的神经构成，这些神经作用于关节上的肌肉。部分关节囊由特定神经支配，这些神经与拮抗肌相连。关节囊上的张力可使相连肌肉产生反射性收缩，以防止其过度伸张。因此，所有的感受器对关节的稳定和保护都起着重要作用。当囊性结构被破坏后，由于传入信号的中断，韧带知觉受到一定程度的干扰。例如，扭伤的脚踝，失去了对运动的控制。韧带和关节囊组织修复后几个月，感知仍然存在障碍。

（卢敏辉 周惠琼 翻译）

## 二、富含结缔组织的结构

### （一）滑膜关节（图 3-5）

在滑膜关节中，骨关节之间通过纤维囊连接，通常包括固有韧带来增加稳固性，常指内外副韧带。形成关节的骨表面彼此并不是直接相连的，分别由不同厚度的精确解剖学结构的透明软骨覆盖。滑膜是关节的特征性结构之一，其分泌的关节液作为一种润滑剂可以辅助相邻关节面之间的平滑运动。

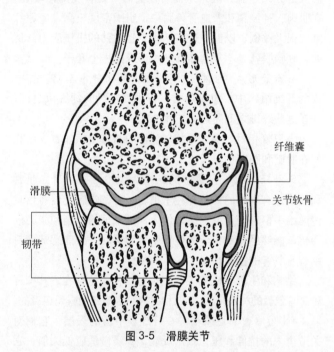

纤维囊
滑膜
关节软骨
韧带

图 3-5　滑膜关节

纤维囊和韧带：在滑膜关节中，关节两面的骨之间通过平衡交联的纤维结缔组织组成的包绕关节腔的纤维囊连接。除一些特例，每个纤维囊的两个末端均与关节末端连接的骨骼相连。纤维囊的里面和滑膜组织相连，纤维囊通常呈现为局部增厚的平行胶原纤维束，称为囊韧带（固有韧带），由它们的附属物命名。一些关节囊通过相邻肌肉的肌腱固定或进一步延伸。副韧带与关节囊是分开的，可能在囊内，也有可能在囊外。

所有的韧带都有轻微弹性，胶原占干重的 70%～80%，弹性蛋白占 3%～5%。由于它们是用来感知过度或异常的关节运动，它们在特定运动的正常限度下保持紧绷状态，但不抵抗正常运动。此外，它们还可以通过肌肉的反射性收缩来避免过度紧张。

韧带对于负荷的力学反应可以通过载荷 - 应变曲线来表现（图 3-6）。在曲线的第一部分（底部）基质几乎完全负责吸收压力及沿应力方向取代纤维。当负荷增加时，韧带组织反应越来越慢，并且只有在有足够的时间使胶原纤维束得以重排时才能最大限度地抵抗阻力。曲线的线性部分显示胶原的缓慢弹性拉伸。在这个阶段，造成变形的负荷移除后组织原有形状逐渐恢复。这种缓慢的变形被形

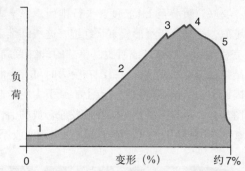

负荷

变形（%）　约7%

图 3-6　Mechanical response of the anterior cruciate ligament of the knee to a load. 1. Foot of the curve, the ground substance alone almost completely absorbs the stress. 2. Linear part of the curve, slow elastic stretching of the collagen which is known as 'creep deformation'. 3. Yield point, a non-elastic or plastic deformation occurs. 4 and 5, the ligament progressively ruptures.（Redrawn from Frankel with permission）

容为"蠕变"。分子间的交联断裂就发生在这个曲线的直线部分。那么可以设想为在生理环境下，作用在韧带上的负荷被局限在曲线所示的最低位置，这个时候胶原蛋白并没有受到过度的压力，基质的作用是最大的。胶体基质的组成和含量是决定承载力的重要部分。当负荷到达极点，韧带发生非弹性或非塑性变形，逐渐发生断裂。一些研究人员发现，在骨 - 韧带 - 骨连接中，分离常发生在插入点处。

在正常情况下，机械应力可诱导囊韧带组织机械感受器的早期触发，这样可以促使关节周围所有肌肉肌腱单元产生良好平衡的反射，避免惰性组织过载和损伤。如果这种肌肉防御失败，压力将会落在韧带上，导致韧带不能稳固关节，直至断裂。

### （二）滑膜和滑液

滑膜位于滑膜关节的非关节部分，如纤维囊、关节软骨边缘的关节内韧带和肌腱表面。滑膜内表面有少量滑膜绒毛，大小和数量随着年龄的增长而增多；还有柔韧的褶皱、条纹和脂肪垫，可以适应运动，以充填潜在的空间，并可促进滑液弥散到关节表面（图 3-7）。

滑膜的结构包含有一层细胞内膜，是一层 1～4 个细胞深度的内膜，在它的下面有包含血管和淋巴网络的疏松的结缔组织，这些血管和淋巴网络在液体的供应和清除中起到重要作用。在超微结构分析中，可以看到 A 和 B 两种细胞类型。它们不仅仅与滑液的产生密切相关，而且与关节腔碎片的吸收和清除也有关。A 细胞具有显著的吞噬功能；如果外来物质影响到关节腔环境，一些滑膜细胞也可以通过向淋巴细胞递呈抗原来激发免疫反应。

滑液是一种富含蛋白质的类似于透析液的透明黏性物质。它不仅来自于滑膜关节，也来自于滑囊和腱鞘。内膜细胞和内膜下的血管和淋巴丛负责滑液的分泌和吸收。滑膜内膜细胞也分泌透明质酸，并且有很多证据表明滑液的黏弹性和塑性在很大程度上是由其透明质酸含量所决定。透明质酸链结合到蛋白质上，这种结构带负电荷，可以结合

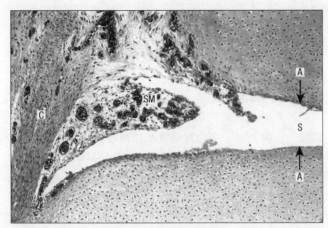

图 3-7 A section of a synovial joint and its associated highly vascular synovial membrane in a human fetal hand. The two articular cartilage surfaces (A, arrowed) are separated on the right by a layer of synovial fluid (S) secreted by the synovial membrane (SM) which extends a short distance into the joint space from the capsule (C). (From Standring, Gray's Anatomy, 40<sup>th</sup>edn. Churchill Livingstone, Edinburgh, 2008 with permission.)

水分子。这种生理过程类似结缔组织基质中蛋白聚糖的形成，最终形成一种类似鸡蛋清的黏稠液体；它的黏度根据环境产生相应变化，在低剪切速率下，水从透明质酸蛋白复合物中排出，从而滑液变得黏稠。剪切速率的增加会降低黏度，使滑液更像水。与黏度相反，弹性随着剪切率的增加而增加。黏度和弹性均随 pH 和温度的升高而降低。

**（三）软骨**

关节软骨实质上是一种特殊的结缔组织。

1. 成分 虽然软骨有相同的三个组织成分——细胞、基质和纤维，但它们的性质却不同于普通结缔组织，并且决定了其生物化学和生物力学特性。

（1）基质中蛋白聚糖的含量随着深度的增加而变化：在表层，硫酸软骨素是氨基葡聚糖的重要成分，但是在深层含有更多的硫酸角质素。高浓度的硫酸软骨素可刺激胶原纤维浓缩，在表面形成密集的网络，硫酸角质素更容易增粗深层的可动纤维。这种适应性的合成可以影响局部的结构和强度及抗压缩、抗剪切力。

（2）软骨细胞在基质中只占很小的部分：它们参与Ⅱ型胶原和基质的生成和代谢，载荷变化可刺激该过程。

软骨细胞形态随着软骨的不同结构区域而变化（图 3-8）。在浅层（1 区），细胞小而扁平，与表面平行，它们被精密切向排列的胶原纤维包绕。这个浅表薄层胶原纤维区域是无细胞的。浅层的细胞代谢低，与未被磨损的正常的健康组织一致。中间层的细胞又大又圆（2 区），放射层（3 区）的细胞也大而圆，与表面呈垂直排列。在这些更深的区域，细胞穿插在粗纤维中，被一层裹着细胞外基质的细胞外基质所包绕。通过这种方式，细胞可以应对荷载条件下产生的应力。

（3）胶原纤维的结构和位置随着软骨结构层次的增加而变化（图 3-9a）：在浅层或切向层，致密的细纤维网

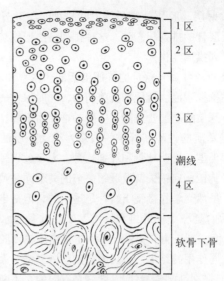

图 3-8 关节软骨的结构

1 区 . 细胞小而扁平，与表面平行；2 区 . 细胞变得更大更圆；3 区 . 细胞最大，纵向排列，垂直于表面；4 区 . 矿化的软骨。矿化与非矿化软骨之间的边界称为"潮线"。

与关节面相平行来抵抗在正常活动时关节面的某些部位受压所产生的拉力。研究发现，在运动过程中，或多或少地存在着固定模式的张力，通称为"张力线"。这些优选定向往往是在成长过程中关节受外部压力的影响形成的。在关节边缘，纤维与骨膜及关节囊相融合。

在中间层中，胶原纤维较粗，倾向于伸展形成斜锥形的三维网络结构。在无负荷的状态下，纤维的排列是无序的，但当施加载荷时，它们立即延伸变成一致垂直于所施加压力的方向（图 3-9c）。当负载被移除时，纤维回到原来的倾斜状态。这种行为在一定程度上解释了软骨组织的弹性和韧性。

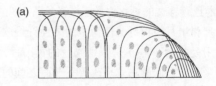

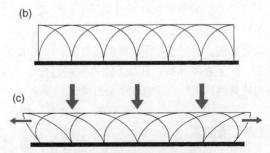

图 3-9 （a）胶原纤维在关节软骨中的排列方式；（b）和（c）胶原纤维在关节软骨中的作用；（b）无载荷状态；（c）在加载负荷过程中，它们在垂直于力的方向伸展

在放射层，胶原纤维呈放射状排列，与软骨下纤维结构及板层骨的排列相一致，这种排列最终形成从深层到表层的系列拱形结构。

2. 软骨的特征 软骨的特征包括低代谢率和转换率、硬度、高抗拉强度、抗压和抗剪切力，同时保留一些弹性和韧性；基质胶原的含量随着年龄的增加而增加。

根据基质的性质和纤维的数量，运动系统的软骨可分为两种类型：透明软骨和纤维软骨。大多数软骨是透明的，除了胸锁、肩锁关节及颞颌关节的关节面是致密的纤维组织。虽然光学显微镜下软骨是透明的，但是电子显微镜下显示的是一个原纤维和纤维系统。软骨含水量高达80%，强度、抵抗力和弹性是基质中蛋白聚糖和胶原纤维的特性共同作用的结果。带负电荷的蛋白聚糖与大量水分子结合导致软骨膨胀。然而，膨胀是有限的，不断增长的紧密相连的深浅层胶原纤维网的张力限制了它的膨胀。其结果是与关节周围弹性结构一同形成一个弹性缓冲器，分解了急性压力的影响。软骨在某种程度上还可以提供关节在极端情况下的灵活适应性。如果作用于关节的压力是短时间突发的，软骨的弹性变形几乎没有水含量的变化。然而，如果压力保持数小时，水会被移动到少或无压力的周围区域，被压缩的软骨发生塑性变形。在工程术语中，这种缓慢变形的可预测性被称作"蠕变"，在受压的第一个小时内最明显。当变形载荷移除时，组织原有形状的恢复速率与不同软骨类型有关。在持续压力存在的情况下，水分的转运也可能在软骨细胞的营养物质和代谢产物运输方面有重要意义。

关节软骨不含神经和血管，营养来源于三个途径：滑液、滑膜血管翳或短距离穿插在软骨最深层的来自骨髓腔的血管。最后一个途径只存在于生长过程中，因为生长完成后，软骨深处基质变成羟基磷灰石晶体，形成一个不能被血管和淋巴管穿透的钙化软骨区域（见图3-8的4区）。

关节盘和半月板由纤维性为主的弹性纤维软骨组成，它们的作用是接合一些不是特别吻合的关节面，如膝关节、桡腕关节；它们的功效是改善关节面之间的吻合性，分散大关节面承受的重量，吸收冲击力和弥散润滑剂。

随着年龄的增长，关节软骨变得更坚硬，但也更薄更脆，而且细胞数目逐渐减少。在正常的健康的关节这些变化非常缓慢；当关节脱水或滑液黏度永久性蜕变发生时，易引起软骨侵蚀。钙质沉积和表面破裂是退化的迹象，目前并没有证据证明可通过深层增生的软骨取代被侵蚀的软骨表面。除了在幼儿期，软骨不能再生，但有证据表明，缺损的软骨可以被新合成的胶原蛋白填充。

（徐鹏慧 周惠琼 翻译）

### （四）滑膜囊

当皮肤、肌腱、肌肉、韧带及其相连结构在变动压力状态下，滑膜囊的形成可以减少其间摩擦；这些扁平的滑膜小囊可以分离相邻的组织，使它们在细小空间自由滑动。滑膜囊内壁富含滑液的表面张力膜可以起到润滑作用；根据滑膜囊存在的位置可分为皮下、肌腱下、肌肉下及筋膜下滑膜囊，有些滑膜囊通过彼此连续的滑膜与关节腔相连。

### （五）神经

外周神经也被结缔组织包裹。传入神经与传出神经组成一个神经束，多个神经束组成神经干（图3-10）。神经束内的神经轴突大致平行排列，被疏松柔软的胶原纤维沿纵轴包绕，这种结构呈波浪状，轻微的牵拉下便会使波浪消失。

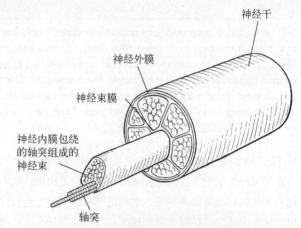

图 3-10 周围神经的结缔组织结构

神经外膜，包绕神经干的胶原纤维膜；神经束膜，包绕于每个神经束，由致密胶原蛋白和成纤维细胞层构成；神经内膜，包绕轴突，由疏松柔软的胶原构成。

每个神经束都被纤维神经束膜所包绕，神经束膜由成纤维细胞扁平层和致密胶原纤维交替排列的有序结构构成，可以向不同方向活动。构成神经束膜的纤维细胞连接在一起，形成了阻止有毒化学品、细菌和病毒扩散入侵的屏障，通过这种方式，封闭的轴突在某种程度上与外界环境隔离。轴突管内含有蛋白成分少的轴浆，向远心端流动，是脑脊液的一部分，在外周神经末端被重新吸收到血液循环中，在这方面，椎管和外周神经内间隙是相通的（图3-11）。

神经外膜包裹着神经干，是一种没有固定组织的胶原蛋白。这种包绕在神经外面的结缔组织作为一个重要的机械防护可以维持神经的传导功能。神经与周围组织的相对运动可以避免神经在运动过程中受到张力的影响。在这个过程中，轴突和周围胶原纤维两者的波纹状形态很重要：轴突的这种"波状"改变至关重要，使它们在胶原纤维被拉伸绷紧的情况下，仍能保持松弛状态。因此，在正常的运动状态下，轴突将受到胶原蛋白组织张力的保护。当发生严重的扭伤或骨折伴关节脱位时，超过胶原纤维的塑性变形范围，最终导致胶原纤维的断裂和神经组织的损伤。

神经对牵拉的耐受力远远大于挤压，但是神经的活动性允许它们向两侧移动从而避免一些压力。但当这种运

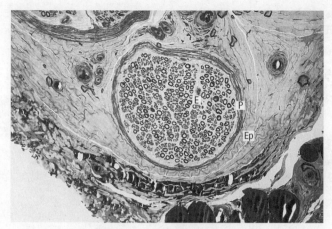

**图 3-11　人体外周神经横切面**

图中显示结缔组织鞘的构成，有髓鞘和无髓鞘的单个轴突被神经束膜包裹成束。P. 神经束膜；Ep. 神经外膜；E. 神经内膜（Courtesy of Professor Susan Standring, GKT School of Medicine, London, in Standring, Gray's Anatomy, 40th edn. Churchill Livingstone, Edinburgh, 2008 with permission.）

动空间不足或神经被牢固固定（如颈神经根）时，虽然神经外膜可吸收一些压力，但随着压力的增加神经的血液供应会受到影响；进一步压迫可能导致对神经传导性的干扰；如果压迫持续不能解除，随后会出现施万细胞和髓鞘受损，虽然轴突仍然完整，但动作电位传导受阻，导致感觉和运动功能丧失（详见第 2 章）。

### （六）肌肉

肌肉组织由特殊分化的细胞或称为肌纤维所构成，其包裹于非常细密的网状结缔组织中。肌纤维在收缩期间将肌肉细胞的拉力传递到邻近部位的骨骼。为达到这个目的，肌细胞和结缔组织网中细致的胶原纤维丝相连接。

肌节或肌丝是肌肉的基本收缩单位，肌细胞或肌纤维由肌节或肌丝组成，呈平行排列（图 3-12）。在每个肌节中，有两种不同类型的肌丝，根据不同的化学特征分为肌动蛋白丝和肌球蛋白丝。肌动蛋白丝一端附着于细胞膜内侧的 Z 线上，另一端呈游离状态，与中间的肌球蛋白丝平行交叉。在肌肉收缩时，肌动蛋白丝沿着中间的肌球蛋白丝向肌节中间滑动，使肌节上的附件拉近，Z 线之间的距离缩短，同时缩短整个收缩单位（图 3-13）。

运动可以增加肌纤维数量（肌肉肥大）。失用使肌细胞体积变小（肌肉萎缩）。

成群的肌节平行排列形成肌纤维，进而这些肌纤维在肌肉组织中再组成大小不等的肌束。

肌束内细小的胶原纤维网络被称为肌内膜，充满在肌纤维之间。通过这种方式每根肌纤维都被一层薄薄的结缔组织所包围，这些结缔组织为毛细血管提供了通道。大多数毛细血管与肌纤维平行，以利于肌纤维和毛细血管床之间代谢物质的交换。

肌束膜是环绕于肌束周围的坚韧的结缔组织，它是由平行的胶原束组成的，但部分以圆形环绕在肌纤维周围，

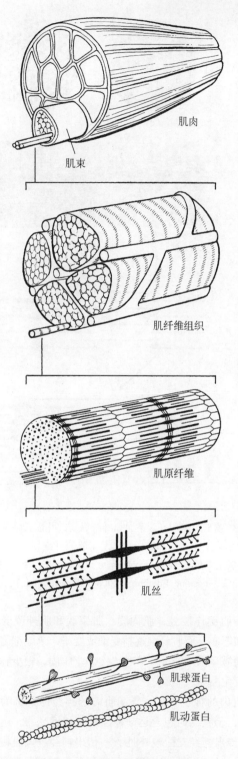

**图 3-12　骨骼肌的不同层次结构**

从横纹肌到肌束、肌纤维、肌原纤维、肌丝，一直到分子结构。肌丝是肌肉的基本收缩单位，多根肌丝平行排列形成肌纤维，肌纤维再被包裹形成肌束。结缔组织网在收缩期间通过肌腱传递肌肉细胞的拉力到邻近骨骼。

这些纤维束与肌内膜的胶原紧密相连。

肌外膜也是坚韧的结缔组织，包裹整个肌肉，与外侧肌束膜相连，并与构成肌腱、筋膜或腱膜的结缔组织相连（图 3-14）。

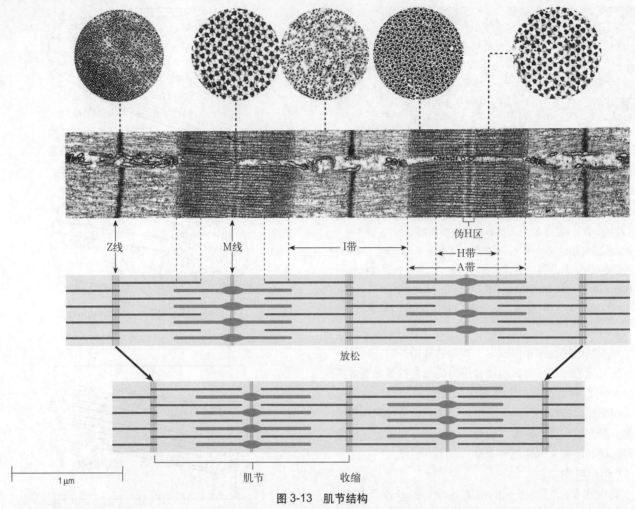

**图 3-13 肌节结构**

电子显微镜下的图形（两条肌原纤维纵切，并以长轴定向）显示粗丝和细丝的有序排列结构，它们的松弛和收缩状态体现了在收缩期间发生的变化。顶部的图片显示了肌原纤维相应肌节部位的横截面电子显微图像。在 Z 盘成正方形排列的细丝在 A 带与粗丝相互交联后呈六角形排列（Department of Physiology and Biophysics, University of Illinois at Chicago, in Standring, Gray's Anatomy, 40<sup>th</sup> edn. Churchill Livingstone, Edinburgh, 2008 with permission.）

在肌腱连接处，肌内膜、肌束膜和肌外膜变得非常坚韧和厚实，而肌纤维逐渐变细或变平，末端细胞膜形成大量褶皱呈末端膨大；这种连接非常牢固，很少在肌腱连接处发生断裂。

肌肉的神经支配：支配肌肉的神经通常称为"运动神经"，但它同时包含运动神经纤维和感受器。运动纤维中 α 传出神经支配梭外肌；γ 传出神经进入肌梭内；自主传出神经支配肌肉血管壁的平滑肌。感受器是由来自肌梭的大的有髓鞘的ⅠA 传入神经纤维和较小的Ⅱ类传入纤维，以及来自肌肉结缔组织鞘的游离神经末梢的有髓鞘和无髓鞘传入神经轴突共同组成。

**（七）肌腱**

肌腱的构成主要是胶原纤维和少量的蛋白多糖。胶原蛋白占肌腱干重的 60%～80%。

肌腱由平行排列和部分交织的胶原纤维束组成，有很强的抗拉伸性。虽然缺乏弹性蛋白，胶原蛋白难以伸展，但肌腱仍有轻微的伸展性。肌腱结构中胶原纤维呈波浪状，而且胶原纤维束相互交织，使肌腱在肌肉收缩的瞬间会轻微延长，从而减少突然牵拉对肌腱附着点的影响。

肌腱外膜或腱鞘由不规则排列的致密胶原纤维和弹性纤维构成，并与分布在肌腱束之间的疏松结缔组织相连；这些疏松结缔组织为肌腱内血管和神经提供了进出的通路。在肌腱附着点，肌腱的胶原纤维束插入骨中。研究表明，韧带结缔组织插入骨内的结构是从非矿化的纤维软骨向矿化纤维软骨到骨的一个过程。

对于年轻人，肌腱处于成长阶段，运动锻炼可以增加其纤维直径和可拉伸强度，而在成年人，这种影响很小，但规律的肌腱收缩运动对于保持其结构的完整性是必要的，已证明制动可造成肌腱抗拉强度的减小。

肌腱只有传入神经支配，且肌腱血管床很少，因此呈白色。其间的小动脉、小静脉及淋巴管相互伴行，分布于纤维束间隙的结缔组织中，没有血管穿过肌腱的骨骼附着处。

肌腱穿过韧带或骨纤维管时，形成腱鞘，将肌腱与其

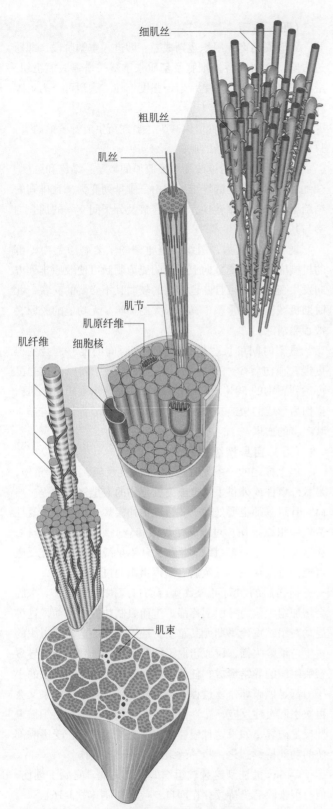

图 3-14　骨骼肌不同层次的组织结构

图中显示骨骼肌的不同组织层次结构，从完整骨骼肌到肌束、肌纤维、肌原纤维和肌丝（From Standring, Gray's Anatomy, 40th edn. Churchill Livingstone, Edinburgh, 2008 with permission.）

周围组织完全隔离开。腱鞘由两层膜形成一个完全封闭的腔（图 3-15），中间有少许滑液，起到润滑剂的作用，使肌腱的活动更容易。腱鞘内层（脏层）附着在肌腱上，外

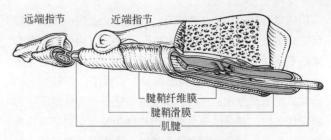

图 3-15　手指深部屈肌腱腱鞘

层（壁层）附着在骨膜和韧带等邻近的结构上。

（孔祥艳　周惠琼　翻译）

## 三、软组织损伤

### （一）序言

软组织损伤包括结缔组织组成成分的损伤及小动静脉的破裂，然后是常规的炎症反应（表 3-2），防御是炎症反应的作用之一，因其能限制损伤部位在恢复过程中的活动。

表 3-2　软组织机械损伤后的修复阶段

| 阶段 | 反应 |
| --- | --- |
| I | 炎症：清除碎屑和准备修复血管收缩（5～10 分钟），随后是血管扩张和毛细血管渗透性增加，导致 |
| | 渗出 |
| | 液体成分 |
| | 纤维蛋白原 |
| | 细胞成分 |
| II | 肉芽：形成瘢痕组织（48 小时至 6 周） |
| | 血管浸润 |
| | 成纤维细胞增殖 |
| III | 重塑（从第三周开始，可能持续 1～3 年） |
| | 血供减少 |
| | 成熟 |
| | 重塑 |

无论损伤部位和损伤程度如何，愈合主要分为三个阶段：炎症、增生（肉芽组织形成）和重塑。这些过程并不是单独发生的，而是起于炎症递质的释放，止于受损组织的重塑，是一系列细胞、细胞外基质及血管重建连续变化的结果。结缔组织的再生主要由于炎症细胞、血管、淋巴内皮细胞和成纤维细胞的作用。

### （二）炎症

炎症的最早反应是局部小动脉收缩，持续 5～10 分钟；随后血管扩张、血流加速，持续 1～3 天。在严重损伤血管的情况下，血液流出形成血肿并暂时填充受损局部。血肿内纤维蛋白聚集、血小板结合胶原纤维形成血凝块，为血管细胞和成纤维细胞的侵入提供了框架。坏死的

组织细胞释放的化学递质启动了血管变化及进一步的炎症反应。肥大细胞释放肝素（抗凝药）和组胺（血管扩张药），浆细胞产生缓激肽和 P 物质（导致疼痛和血管舒张）；血小板产生 5-羟色胺、前列腺素和生长因子，诱导细胞的迁移、增殖和分化。此外，炎症递质还会诱导白细胞迁移到受伤部位，并导致血管壁的内皮细胞肿胀；血管内皮细胞彼此分离松解导致细胞间距增大，血管通透性增加，导致血浆、细胞及蛋白质外漏。由于这些蛋白质增加了细胞外基质渗透压，导致血浆进一步外渗。整个过程是渗出阶段。血浆渗出物的液体组成部分可稀释潜在毒物和坏死细胞产物，并通过提供一些球蛋白和酶清除这些有害物质。

另一个重要的物质是纤维蛋白原，它形成广泛的纤维蛋白网，在其中成纤维细胞可以与其他修复细胞进行迁移。

渗出物中细胞成分如下：①中性粒细胞吞噬、水解细胞坏死产物；②淋巴细胞增加细胞渗透性，促进受损细胞的吞噬作用；③巨噬细胞的作用可能是吞噬、消化蛋白质，为成纤维细胞提供氨基酸；巨噬细胞存在于整个炎症过程中，协助吞噬组织碎片，同时在组织修复时也发挥关键作用。

常见炎症反应的临床表现为：肿胀、发热、疼痛、压痛和功能障碍，是身体的一种防御反应，促使患者在恢复过程中限制活动。

### （三）修复

值得一提的是，只有关节滑囊、骨骼肌和骨骼具有一定的再生能力。其余结缔组织靠胶原修复，最后形成瘢痕。

在渗出期通过稀释和形成的网络将组织碎片清除后，血管形成、成纤维细胞增殖及胶原沉积即开始，这个过程通常在损伤后 48 小时内启动，与渗出期后期重叠，紧接着是重塑期。巨噬细胞在修复过程中起主导作用：①释放的趋化因子吸引成纤维细胞、内皮细胞；②分泌生长因子刺激这两种细胞增殖；③产生乳酸促进成纤维细胞合成胶原。大剂量糖皮质激素可阻止巨噬细胞的迁移。

成纤维细胞增殖过程中可分化为肌成纤维细胞，这种细胞能够产生一种对基质的牵拉力，从而缩小修复范围。

受伤部位边缘的毛细血管，以芽生方式相互连结形成新的毛细血管微循环，为相对缺氧部位提供氧气和营养物质以促进组织修复，并带走代谢废物。新生毛细血管较脆弱，附着于新合成的胶原纤维上，这些纤维在新生毛细血管襻形成以前就已经沉积在这些部位。大量新生血管组织表面呈肉芽状外观，故称为肉芽组织。

损伤第 4 或第 5 天，胶原含量明显增加，随后缓慢增加直到 6 周。糖皮质激素可减少成纤维细胞的数量，减少胶原纤维合成，导致纤维瘢痕的坚硬度减弱。通常胶原纤维的初始排列是杂乱的，但 6 周后由于组织中纤维沿着应力线重新排列（重塑），抗拉强度不断增强。

### （四）重塑

约 3 周后肉芽组织逐渐成熟，即进入重塑阶段，即通过去除、重组和替换细胞及基质来重塑并增强瘢痕组织，最终使修复组织结构更合理，强度更佳。重塑可分为巩固和成熟两个阶段。

• 巩固阶段：血管形成减少，多数新生血管萎缩消失，只保留瘢痕组织适当的血供。

• 成熟阶段：通过改变瘢痕胶原的数量、结构和强度，杂乱幼稚而又纤弱的纤维组织由三维排列变为一致排列的结缔组织束。胶原转换、纤维连接及分子间交联的加强均参与其中。

现在普遍认为，组织修复重塑的主要刺激是内外部的机械应力。功能方向上适量的压力刺激可使胶原排列方向发生变化，并可打断已形成的较弱且不必要的交联，此时期机械应力在重塑中具有很大的影响；无功能的胶原将被吞噬清除。

重塑时间可长达数年，但随着时间的推移，会变得更慢。损伤后 6 ~ 25 个月，修复的韧带中胶原抗拉强度可达到正常的 50%，1 ~ 3 年后才能完全恢复正常。肌肉损伤后形成的瘢痕其抗拉强度恢复时间明显缩短这得益于其丰富的血供。

### （五）自身持续炎症

以上描述的一系列过程，包括炎症反应、修复和重塑，是意外事件或外科手术造成急性损伤的典型修复过程。然而，骨科医师也要处理一些慢性损伤疾病：如慢性重复性劳损和组织损伤、过度使用现象和衰退组织的过度牵拉。在这些情况下受累组织的反应往往不是线性的；炎症反应可能会持续存在，导致病态瘢痕组织的过度形成。

损伤后的制动可导致愈合伤口周围粘连形成；水肿会增加组织张力并引起疼痛，进而限制功能性运动，这种运动在组织重建早期尤其重要。缺乏适当的运动，组织的再生与消除失衡，胶原蛋白不能正确顺序排列，最终导致瘢痕组织的异常形成。任何施加在非正常修复组织上的小压力都足以破坏修复过程中新形成的纤维。这反过来又会再次引起炎症反应，恶性循环，导致低质量结缔组织被慢性反复破坏；如果这种慢性炎症状态持续存在，受影响部位的功能持续恶化，将导致组织的进一步损伤。

Cyriax 关注到这种软组织的慢性炎症，它始于创伤，但病因去除后仍持续存在即自身持续炎症（图 3-16）——易见于韧带轻微损伤后，偶尔也见于过度使用的肌腱。依据对软组织损伤导致炎症反应的认识，慢性病变的形成主要是由于在修复及重塑过程中缺乏适当的运动，从而导致瘢痕组织的粘连形成。

受损部位需要休息或运动并不取决于患者本人，此时的患者被疼痛困扰，受损部位功能丧失，患者可能会认为减少运动可以缓解以上的症状。肌肉骨骼损伤治疗的主要目标是通过在软组织炎症及修复阶段提供足够且适当的

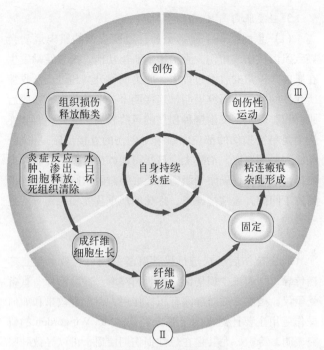

**图 3-16 自身持续炎症**

固定导致粘连形成；不恰当时机施加外力会破坏新形成的纤维，引发再次炎症反应。Ⅰ.炎症；Ⅱ.修复；Ⅲ.重塑。

活动，使受损组织恢复原有无痛状态下的功能。如果已形成慢性持续性的自身炎症，有 2 种方法可中断此过程：①局部注射皮质类固醇，可使瘢痕变得无痛，组织不再失去功能运动及抗压能力，并开始重建；②深度横向摩擦和推拿可减少无序的瘢痕组织。

**（六）制动对愈合的影响**

1. 关节囊及韧带 滑膜中血液和淋巴循环的紊乱影响营养物质的供应及代谢产物和坏死细胞的清除。固定关节会影响滑膜内衬细胞的数量，降低滑液中透明质酸的浓度。

在一项关于狗膝关节制动效果的研究中发现结缔组织过度沉积。在治疗过程中，瘢痕和关节内粘连的存在影响了关节的活动度；基质中细胞外水分丢失（4.4%），氨基葡萄糖（GAG）含量显著降低（30%～40%）；损伤组织边缘新生毛细血管的生长减少。另一项关于制动对兔膝关节影响的研究也证实了上述结果，并认为水分丢失、GAG 含量下降会减少胶原纤维间隙，进而限制正常的纤维运动。新生纤维的无序排列及新旧胶原纤维间的交联也是导致胶原迁移率降低和运动受限的重要原因。韧带、关节囊、肌腱或筋膜中基质的变化基本相同。对侧韧带和交叉韧带的一些具体研究表明，制动 3 个月后会出现韧带松弛、韧带插入部位的破坏和不能承受低应力的状况。

2. 软骨 一些作者还阐明了制动对软骨的不利影响：①纤维关节囊的缩短和增厚导致关节软骨受压承重增加 3 倍，最终可能引起关节退行性改变。②软骨中水分和 GAGs 的丢失降低了软骨的弹性。③关节囊血供减少导致

某些代谢终产物在关节表面的沉积。④坏死软骨细胞中释放出的溶酶体酶可导致软骨自溶，这与关节制动时间成正比。

3. 肌肉 肌肉对制动的反应也有相关研究，包括以下几项。

- 肌肉中毛细血管密度降低及肌肉萎缩。

- 肌力在制动的第 1 周下降最明显。石膏固定 2 周后，肌肉最大力量较前下降 20%。以有氧代谢为主的慢肌纤维比快速纤维更容易发生制动后萎缩。

- 结缔组织的增加，增殖首先发生在肌束膜间隙，有时继之以肌内膜间隙，这可能损害肌纤维的血供，加速退化，也可能使再生更加困难。虽然肌肉的结构、新陈代谢和功能在制动后会严重受损，但只要予以一定程度适当的训练，并避免再生肌肉纤维的最大限度自由生长，以上功能是可能完全恢复的。

- 肌群神经肌肉调节紊乱，同样的研究也引起了人们对心血管、呼吸、运动和自主神经等器官系统反应的关注，这些器官也可能受到影响。

**（七）运动对愈合的影响**

早在 2400 多年前，希波克拉底就指出了早期功能锻炼对大多数软组织损伤的益处。囊膜血液循环的增加（表3-3），有助于营养物质的供应和软骨碎片的清除，关节的物理运动可促进软骨吸收营养物质。

**表 3-3 制动和活动对软组织损伤的作用**

| 组织 | 制动 | 活动 |
| --- | --- | --- |
| 关节囊 | 1. 血液和淋巴循环紊乱<br>2. 严重的滑膜炎<br>3. 细胞外基质水分和氨基葡萄糖含量下降<br>4. 结缔组织过度沉积<br>5. 胶原迁移率下降<br>6. 关节内粘连<br>7. 韧带附着点松弛和毁损 | 1. 增加血液循环<br>2. 预防异常粘连<br>3. 对重塑有利<br>4. 增加韧带的强度 |
| 滑液 | 1. 黏性改变 | |
| 软骨 | 1. 增加压力<br>2. 代谢产物沉积<br>3. 弹性下降<br>4. 软骨的自溶 | 有利于营养物质吸收 |
| 肌肉 | 1. 萎缩<br>2. 力量减弱<br>3. 结缔组织增加<br>4. 肌群神经肌肉调节紊乱 | 1. 增加血液循环<br>2. 增加肌肉力量和耐力<br>3. 维持本体感觉反射，确保关节稳定性 |

关于身体活动对韧带和肌腱影响的实验结果支持以下观点：即当运动方案合适时，运动训练可增强结缔组织强度，而制动却降低结缔组织强度。训练后的动物韧带

明显增粗，韧带 - 骨连接增强，连接强度与体重之比明显增加。修复后的韧带也有类似的结果，这表明如果不制动，修复后的强度值明显提高。早期活动也会对重建产生很大影响，并防止可能限制关节活动的异常粘连的形成。

早期功能锻炼的另一个优点是对骨骼肌有积极作用：增加血液循环、肌肉强度和耐力，维持本体感觉反射，从而确保关节稳定性。

（郭 娟 周惠琼 翻译）

## 四、外伤性软组织损伤的治疗

骨科总体治疗目标是修复结缔组织在无痛状态下的功能。过去的十年里，已经明确的是功能运动治疗结缔组织是非常重要的，应该作为医师的首选方案。当然，技术的选择需要考虑以下一些因素，如损伤所处阶段、受累组织、损伤的严重程度、组织的应激性和患者的疼痛程度。

### （一）肌肉损伤

延迟的肌肉疼痛、挫伤、小的撕裂、肌炎和骨化性肌炎是骨骼肌损伤的不同类型。

1. 延迟的肌肉疼痛 众所周知，运动员有时剧烈运动后 12 ~ 24 小时才会感觉到延迟的、特别的疼痛，这种现象可能是由于受到代谢的影响，运动后高浓度的乳酸聚集引起炎症反应：扩张的血管增加了毛细血管的通透性和细胞间水肿。水肿和缺氧可能刺激游离的神经末梢导致肌肉痉挛。另一方面，最新的理论表明，肌肉内的肌节和胶原纤维的损伤导致炎症反应。

被动的拉伸和主动收缩可引起肌肉不适感。疼痛通常持续 3 ~ 4 天，在接下来的几天内会逐渐减轻。在肌肉处于完全修复之前，不恰当的热疗、非正常运动、过早的训练和跑步都会引起疼痛。

避免这种状况最好的方式是赛季前一直保持良好状态。其他预防措施建议：①开始运动前要热身；②在热身运动中包括拉伸；③在运动过程中逐渐增加运动量和延长时间；④避免肌肉过度紧张；⑤运动后进行整理活动，促进肌肉代谢产物排泄。

2. 肌肉挫伤 肌肉挫伤来自于肌腹遭受直接打击。肌肉挫伤的严重程度不一，其特点为疼痛、肌肉内或肌间出血引起的广泛肿胀。肌间出血更严重、持续时间更长，因为血肿更难消散。当运动员处于身体暖和和正在参加运动时，这种损伤并不会立即引起不适和疼痛，几个小时后才会感到僵硬和活动受限。肌肉主动抗阻力收缩可引起不适，而被动拉伸会出现肌肉疼痛和受限。

治疗包括血肿引流（3 天内），引流后直接用弹性绷带压迫治疗。建议休息一小段时间，但也不能完全长时间休息。

几天后，就可以开始温和的深部按摩和在完全屈曲状态下进行主动的肌肉收缩运动（见轻度肌肉撕裂）。

3. 轻度肌肉撕裂（肌肉拉伤）

（1）急性损伤：通常突然、过度强烈的肌肉运动会导致肌肉拉伤或扭伤，直接影响肌肉功能。撕裂经常发生在肌肉非正常的收缩过程中，肌力明显升高超过正常收缩所允许的范围。研究表明，连接两个关节的肌肉，如股后肌群和腓肠肌，发生这种损伤的风险较高。肌肉和肌腱连接处是易受损伤的部位。肌肉对创伤的直接反应是炎症、肿胀和局部出血，治疗上应该尽可能减少过度的肿胀和出血。出血不仅仅局限于肌肉，还会通过肌束膜和筋膜渗出到皮下间隙。通常情况下，疼痛的严重程度和拉伤程度是一致的。

治疗

肌肉拉伤后尽快进行局部麻醉封闭可有效地阻止疼痛传导，从而减少损伤部位的肌肉痉挛。冷敷治疗一直备受争议，虽然冷敷对痛阈有积极作用、但生理效果和如何操作应用主要还是来源于临床经验。Van Wingerden 的研究表明，冷敷，尤其是在急性损伤期使用，可以导致肿胀加重、抑制愈合过程，甚至增强炎症反应。

接下来几天，肌肉为了维持功能在完全收缩的状态下通过扩张肌腹开始主动收缩或电刺激收缩。愈合过程中再生纤维形成的网状组织可能阻碍肌肉纤维在收缩过程中的扩张功能。在接下来的愈合过程中（肉芽组织形成和组织重构），肌间异常交联和病态瘢痕组织的形成会限制肌肉组织在收缩过程中的扩张（肌肉的一个主要功能）（图 3-17）。

深度横向按摩可模仿肌肉的扩张并阻止新合成的肌原纤维交织连接在一起。深部按摩可以在肌肉损伤的当天开始，此时修复过程也已经开始，每天可以进行短时间的温和按摩。在这一阶段，有时并不推荐按摩是因为它会干扰愈合过程中损伤局部毛细血管和纤维的自身巩固。过度的被动伸展和抗阻运动都可能引起损伤部位的损害，应避免这两项活动直到肌肉完全修复。现认为损伤肌肉的收缩功能可比较快速得到修复。

一旦患者不再感到疼痛，并且肌肉能完全伸展，可以开始重复的拉伸运动，这对将来预防同类损伤起重要作用。当损伤肢体的力量已经恢复到与未受伤肢体相比只差 10% 后可以继续参加运动（通常需要 3 ~ 6 周）。

（2）慢性损伤：慢性损伤时会形成瘢痕组织，新形成的纤维横向地交织在一起。肌肉伸展范围受损，抗阻力收缩时会感到疼痛，疼痛的部位可以触及，但是当损伤发生在深部时（如肱二头肌的腹部或桡侧腕短伸肌）触诊就会很难。疼痛可能来源于正常组织和瘢痕组织交界处的过度拉伸或局部承受拉力的变化。这个解释似乎是合理的，因为在硬化性注射治疗和缺血性肌挛缩导致弥漫性纤维化后，疼痛就消失了。

治疗

建议对已经形成瘢痕组织的部位进行深度横向按摩，

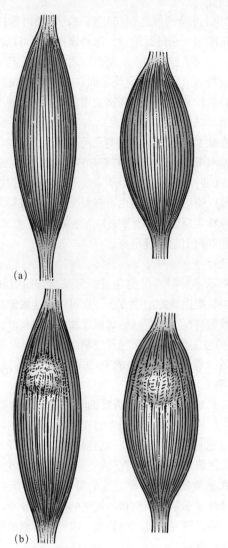

图 3-17 （a）肌腹在肌肉收缩时扩张；（b）瘢痕组织和肌间异常交联的形成阻碍了肌肉组织在收缩过程中的扩张

每周 2 次，每次持续 20 分钟。这样可以使肌肉纤维得到梳理并分开，促进异常的交联断裂，肌肉功能恢复。为了维持按摩的效果，接下来需要肌腹在完全放松的状态下进行主动收缩，规律地进行肌肉完全收缩，重复进行维持 5 分钟。当损伤发生在肌腱的连接处，主动收缩是无效的，治疗只需要深部按摩。

类固醇类药物在肌肉损伤的治疗中并不推荐。最近一项动物实验表明使用糖皮质激素短期内可能有益，但长远来看对肌肉的愈合造成不可逆的损害，包括杂乱的纤维结构形成和肌力显著下降。

4. 肌滑膜炎 Cyriax 描述肌滑膜炎是由于肌肉过度使用产生的一种疼痛状态。在严重的病例中肌滑膜炎伴随着活动时有摩擦音。这种不常见的状态似乎只发生在拇长展肌、拇指的伸肌及胫骨前肌的肌腱连接处，后者在新入伍的士兵跑步超出平常距离后很常见。

5. 骨化性肌炎 特征是良性进展性的异位骨形成，这一现象可能在肌肉、结缔组织、血管和潜在骨膜严重挫伤后发生。骨化性肌炎的发病机制仍不明确，常见于年龄在 15—30 岁的男性。高发部位为肱肌和股四头肌，有时可见于髋部内收肌、胸大肌，骨沉积常常与其下面的骨相连。

常见三个症状：①逐渐加重的疼痛；②受累肌肉出现可触及的逐渐加重的硬块；③邻近关节活动范围逐渐减少。

受累肌肉严重挫伤的发病过程对患者的早期评估有益，因为典型的影像学表现常在创伤后的 2～4 周才出现。骨化性肌炎可以模拟良恶性骨肿瘤和骨髓炎。

骨化性肌炎并没有特殊治疗，骨样物质会逐渐吸收但是完全恢复需要 1～2 年。应避免早期手术治疗，因为手术可能加剧骨形成；如果症状持续可以考虑手术，但是只有在异位骨成熟后并且影像学证实病灶没有进一步进展才考虑手术治疗。

**（二）肌腱损伤**

肌腱把肌腹产生的力量传递到骨骼；由于肌腱的直径总比肌肉直径小，所以每单位直径的肌腱承担的负荷比肌腹大。功能障碍可能来自肌腱或肌腱周边的组织（腱旁组织）。

1. 有关肌腱损伤的术语 文献上，有关肌腱损伤的术语比较混乱，在过去的几十年中，有很多词用于描述肌腱的异常，最常用的是肌腱炎，这个词主要描述临床炎性症状。Puddu 等建议肌腱变性作为一个组织学术语描述缺少炎性改变的肌腱退行性病理改变。目前这些术语往往交替使用，但没有精确的定义；有关肌腱损伤的术语应用也许更恰当的是依据肌腱病变的原发临床表现，而不考虑其所存在的病理变化。

2. 肌腱炎 当肌腱承受过度负荷可导致一些纤维撕裂，这种情况较常发生在肌腱的血供相对缺乏的部位；肌腱附着点和一些肌腱的特殊部位就是血供不足的危险地带。典型的部位如跟腱附着点上约 2.5cm 处及冈上肌腱大转子附着点附近。

25 岁以后，肌腱组织的血供随之减少（30% 左右），进一步加重肌腱的易损性。

损伤主要源于过度使用，然而，肌腱对负荷的机械反应不仅仅与外部作用力的大小相关，也与肌腱的状态紧密相关。过度使用可干扰微循环，尤其是低血供部位，对新陈代谢产生不良影响。如果这种状态持续存在，肌腱退化过程开始，称为肌腱变性。在退化开始时没有伴发炎症反应，所以临床症状和体征可能被完全忽略。

当正常负荷拉长肌腱并撕裂一些纤维时，炎症反应也开始启动。长期使用糖皮质激素治疗或一段时间的制动会对胶原的状态有负面影响并会导致纤维细胞和纤维进一步恶化和减少。运动时，寒冷的环境，不良的装备和不恰当的训练过程（如没有进行热身运动包括没有拉伸、太快地增加运动负荷和运动项目的时间、跳跃运动和急速的肌肉收缩）都会对这种状态产生负面影响。

肌腱炎的炎症反应不仅仅发生于撕裂的纤维，同时在纤维束周围的结缔组织也会出现炎症。炎症反应导致水肿、毛细血管增生、白细胞迁移和间充质细胞的浸润，从而诱导成纤维细胞分化再生和损伤部位周围结缔组织大量增生。

（1）急性创伤性损伤治疗：在急性创伤性损伤中，受伤后 48 小时新形成的胶原纤维通过形成瘢痕组织使创伤组织愈合；瘢痕组织可能持续疼痛并且弹性较差，尤其是初始炎症反应过度、肉芽形成和重塑过程不充分的急性损伤。

为了阻止过度的炎症反应和促进良好的重塑过程，适当的运动和横向按摩可使随机紊乱排列的胶原纤维转向有功能的一致方向的排列，这些方法也可以阻止异常粘连的形成。受伤后的第二天即应该开始治疗，为了不让新形成纤维断裂，按摩手法要轻柔而表浅。第一周需要每天按照这种方法治疗，接下来的第二周和第三周是隔日一次按摩。3 周后，可以加上主动的无负荷收缩运动。建议用带子或绷带保护结构、防止不适当活动。治疗过程中仔细的评估是必要的，根据局部反应程度评估活动程度。

患者创伤部位完全没有疼痛前，应谨慎恢复全负荷的活动。

（2）慢性劳损治疗：对于慢性肌腱损伤，准确针对受损部位的横向摩擦按摩是非常好的一种治疗手段，常可以使损伤完全治愈。

网络在线课程《颈椎应用解剖学》有一章讨论了这种治疗模式和效果，横向摩擦治疗的目的是使结缔组织的胶原结构呈横向运动。用这种方式可以阻止粘连形成并使已形成的粘连松动。修复中结缔组织的反复受力和运动也可能刺激胶原的形成和重塑。

另一种治疗方式是局部应用小剂量糖皮质激素。这样可以快速减少慢性炎症反应，但这也会影响胶原的增生和重塑，即糖皮质激素可能改变胶原的生物合成。因为这个原因，局部应用激素仅用于肌腱骨膜附着处，而禁用于肌腱体以防肌腱断裂；局部应用糖皮质激素的另一个不良反应是初始治疗成功后有很高复发率（约 25%）。

持续疼痛有可能是肌腱不可逆的退化病变引起，此时可以考虑手术切除；此外，仍可以采用渐进性横向按摩的治疗方法，直到患者症状完全缓解；然后可以开始康复训练。

3. *肌腱滑膜炎* 肌腱滑膜炎是一个常见的发生在肌腱具有鞘膜的踝或腕部的损伤。肌腱光滑的表面和鞘膜内层或称脏层变得粗糙，通常是由于过度使用或扭伤引起的炎症反应造成。在运动过程中，粗糙的表面因为相互摩擦而产生疼痛。严重者，触摸时可感觉细捻发音且肿胀明显；粗捻发音则要警惕风湿性疾病或结核感染的可能。

*治疗*

针对近期或慢性创伤后病变，可使用包括深度横向摩擦按摩的方法进行治疗。这种摩擦按摩可以恢复腱鞘的平滑，并使肌腱和相应的鞘内层之间恢复无痛运动。

此外，在肌腱和鞘膜之间注射少量类固醇悬浮液也是一种治疗选择。一些病例使用按摩有效，而另一些病例则应选择注射治疗。

在症状停止之前，应避免所有引起疼痛的活动。

4. *腱鞘炎* 腱鞘炎主要是腱鞘本身的病变，通常伴有明显的肿胀和触痛，但从未出现过捻发音。它可能由感知的过度使用引起，但也可自发发生。非特异的腱鞘炎应与具有特定原因的作鉴别，如由细菌感染、类风湿关节炎、痛风和淋病引起的腱鞘炎。

*治疗*

对于非特异性的腱鞘炎，可采用在肌腱和鞘膜之间注射少量类固醇的治疗方法，这可以迅速缓解症状。在症状持续的情况下，可以尝试深度横向摩擦按摩，但大部分患者可能需要手术干预切开腱鞘。

治疗特异性腱鞘炎的方法主要是治疗引起腱鞘炎的原发疾病。

5. *肌腱变性* 这是肌腱的一种退行性病变，故不伴有炎症反应，因此通常没有临床症状。病变的特征表现为组织可见明显的颜色退变和肌腱表面镜面光泽的丧失，通常被描述为"黏液样变性"。

在显微镜下，肌腱变性的特征是胶原蛋白的显著流失，纤维显示杂乱缠绕和不规则的波浪式分布，纤维间的腔隙被液体填充导致组织松弛，成纤维细胞的数量减少及细胞核变性。

除了局部破坏之外，肌腱变性还存在再生的迹象，其中包括轻度成纤维细胞增殖，毛细血管芽和新的间充质细胞的形成，新合成的胶原纤维用来填充破坏组织。如果这种肉芽组织形成不充分，则会导致肌腱坏死和钙化。

肌腱变性和黏液样变常导致自发性破裂（如肱二头肌起端，跟腱）。有人提出，以肌腱变性为特征的"典型"组织病理学变化可能不一定直接通过增加损伤感受性能给予患者警告信号；然而，使患者感到疼痛的肌腱炎可阻止患者进行引起疼痛的活动，从而防止机械性能较弱的肌腱破裂。

6. *肌腱完全断裂* 通常是由间接创伤引起，似乎总是发生在肌腱的中间位置。急性撕裂是突然发生的，通常是单次受伤的结果；慢性撕裂往往是隐匿发病，常由于退化和力量较弱的肌腱承受重复性负荷导致（参见上文）。肌腱破裂最常发生在肩膀、腕部和足跟处。肩关节的肩袖完全撕裂的现象在尸检中高达 30% ～ 60%。

跟腱和胫骨后肌腱断裂也很常见；而拇指和手指的屈肌和伸肌腱的特殊解剖学情况使它们承受高负荷，这可能改变它们的组织结构并最终使它们也易断裂。

断裂肌腱的愈合取决于肌腱本身的性能及周围组织的反应。一些肌腱如跟腱在断裂后具有良好的愈合能力，而其他肌腱则没有。例如，肩袖撕裂通常不会愈合，如果愈合了，肩部肌腱力量也会永久性地削弱。断裂的跟腱愈合与机械损伤后的一般组织反应无差别：渗出的初始阶段之后是血管肉芽形成和成纤维细胞增殖；胶原蛋白合成在损伤的第 1 周内即开始，并在约 4 周后达到顶峰，然后持续约 3 个月。成熟和重塑在第 3 周结束时即开始，并在受伤后持续长达 1 年。

愈合肌腱的机械强度与组织学修复过程有关。在修复的第二阶段，肌腱强度增加但仍不足以防止愈合伤口的进一步拉伸，出于这个原因，损伤部位必须始终固定，直到肌腱成熟过程开始（伤后约 3 周）；此时，胶原纤维的排列并不是有序的，并且重塑完全取决于施加于瘢痕组织的重复拉力。一些研究支持这样的观念，即在初始愈合阶段（3 周）之后进行的愈合肌腱的受控循环的被动负荷可有效地减少异常粘连的形成并增加愈合组织的拉伸强度。

7. **肌腱局部肿胀**　肌腱局部肿胀在手掌中的屈肌腱不少见。当这些肿胀位于掌骨远端时，它们相互咬合并且可以在屈曲时固定在腱鞘的远端，通常只有在被动牵拉协助下才能伸展。这种症状被称为"扳机"手指或拇指。

*治疗*

通过类固醇的局部使用可有助于缓解肿胀的炎性反应，如果无效，则可以选择手术切除肿胀组织 [ 瘢痕和（或）钙沉积物 ] 或切开鞘的狭窄部分。

图 3-18 给出了肌腱病变的部位和治疗概述。

| 肌腱损伤 | 部位 | 治疗 |
| --- | --- | --- |
| 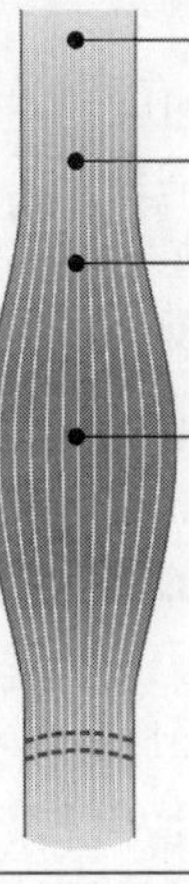 | ①肌腱骨膜 | 去炎松的局部应用或深度摩擦按摩 |
| | ②腱 | 深度摩擦按摩 |
| | ③肌腱 | 深度摩擦按摩 |
| | ④肌肉 | ·局部麻药封闭<br>·深度摩擦按摩<br>·主动收缩和电收缩 |
| | ⑤腱鞘滑膜炎 | 去炎松的局部使用或深度摩擦按摩 |
| | ⑥腱鞘炎 | 渗入（或深度摩擦按摩） |

**图 3-18　肌腱损伤的部位和治疗**

（叶　彬　周惠琼　翻译）

## （三）韧带损伤

1. **急慢性损伤的治疗原则**　急慢性损伤的处理方法依然是一个争论的话题，从不做处理到早期活动，再到石膏包扎固定，没有统一标准。然而，过去几十年实验性研究结果肯定了目前的临床疗效，扭伤的韧带经功能性负荷运动比持续制动要恢复得更好更强健。负荷运动在韧带恢复方面的效果已有广泛的研究，从当前可得到的证据来看，循环重复的载重和运动能够使重塑过程中的组织修复更好。踝关节扭伤的长期研究显示早期活动效果更好。另外，前瞻性随机研究也显示早期功能活动的良好效果。由于踝关节韧带损伤的后期康复治疗效果很好，故在损伤早期不推荐手术治疗，而应该尝试包括早期运动训练的非手术治疗方法。关于膝关节方面，有多个研究也证实，对于孤立的内侧副韧带损伤的修复，手术与否效果相当，但非手术治疗康复更快。

尽管有这些研究结果，大多内外科医师选择处理方式依赖于韧带断裂的解剖学原因。如果怀疑韧带断裂或经放射学证实断裂，治疗选择是尽快修复其损伤，给予部分或完全制动，或早期缝合，与骨折处理方法相同，将骨折部分连接恢复原状。从功能角度来考虑，这种解剖学思维并不适用于结缔组织损伤；韧带的功能不同于骨骼的功能，骨骼必须强硬坚固，而韧带必须既要允许运动又要将运动控制在一定范围内。为了达到这个目的，韧带组织必须有足够的活动度来保持它能不断变化位置。瘢痕组织的性质相同，不仅要强壮防止过度运动，还要有足够的变形性来为充足的运动提供可能性。如果忽略了这个原理，瘢痕组织过度粘连（如对于骨骼），会导致进一步的功能障碍。早期活动可以预防愈合组织及其周围粘连形成。在胶原沉积阶段给予一定的拉力可以使新生胶原纤维按应力的方向排列，同时预防胶原纤维间形成杂乱无序的交联，从而使瘢痕沿着应力的方向变得强壮。拉力也可以预防瘢痕组织与骨骼的粘连。运动能促进润滑结缔组织的重要物质蛋白多糖的合成，蛋白多糖还可以维持先前存在的纤维之间的适当间距。

在新合成的纤维形成非正常的无序交联之前就开始运动疗法会达到最好的效果。深部横向按摩和被动运动也可能是有效的，然而，结缔组织损伤性炎症和轻微活动即导致的剧烈疼痛是早期活动的强大障碍。在这种情况下，Cyriax 主张在患者初诊时即给予局部损伤部位注射小剂量的曲安西龙，这样可缩短炎症的急性反应过程，鼓励患者受伤部位早期活动，从而最大获益；但这种方式不适合弥散性损伤，此时可用深部横向按摩和被动运动代替，当疼痛减轻后可适当进行运动和锻炼。

韧带扭伤是由于缺乏肌肉对关节的制约而使关节过度活动所致。纤维软骨过渡到骨的交界区是韧带与骨分离的部位，而韧带扭伤也可能是韧带本身的结构原因引起，如膝关节内侧韧带经常在中间部位或邻近胫骨的关节线下面部位发生撕裂。一项针对大鼠内侧韧带力量承受极限的实验发现，快速增加的大负荷可导致以上提到的特定部位的韧带撕裂，这种发生节点常在韧带显著延长之前；相同负荷如果缓慢增加，则在纤维软骨过渡到骨的交界部位易发生断裂，此处的结缔组织结构最薄弱。

韧带损伤根据受损程度分为3级。1级：韧带轻度过伸，韧带结构内有微撕裂；2级：损伤较严重，韧带部分断裂；3级：韧带完全横向断裂或从附着于骨面撕脱。上述分级较随意主观，虽然根据这个分级可以区分小损伤和完全断裂，但1级与2级之间的差别很大程度上是主观性的。

韧带损伤分类也可根据韧带损伤时间长短分为：①急性期，48小时内；②亚急性期，48小时到6周之间；③慢性期，超过6周。分类的重要性在于它与治疗相关。

伴有部分撕裂的韧带扭伤常疼痛剧烈，且伴随肌肉痉挛和绞锁状态，导致临床检查困难，有时需要借助地西泮或麻醉药才能完成全面检查。膝踝关节损伤导致韧带完全断裂时不会出现剧烈的疼痛，患者行走时常不需要帮助；但这类损伤的特征性表现为"受累肢体的失控感"，可限制患者进行更强力活动：如上下楼梯、跳跃或全蹲等。

在关节损伤急性期几小时内应尽早行临床评估，否则肿痛、肌肉痉挛会导致韧带相关检查无法完成。对于1级和2级韧带损伤的患者尽快检查尤其重要，因为这类患者的以上症状体征更加明显。病史和对损伤原理的知晓有助于诊断和判断韧带损伤的部位。在很多情况下局部压痛和水肿常提示撕裂的解剖学位置。

2. 轻微韧带损伤非手术治疗 损伤韧带会自然愈合，但最重要的是在肉芽组织形成的最初阶段不要再次牵拉。例如，膝关节的内侧韧带损伤后，前10天应避免完全拉伸。

急性期应最大限度地减少外伤性反应如疼痛、肿胀。因此，早期给予加压固定及受伤肢体适当抬高很重要。

膝关节或踝关节韧带损伤后，如果必须活动应拄拐杖，次日即可以进行理疗。手法轻柔的按摩可减轻肿痛，从而减少活动受限。反复横向按摩类似于韧带下骨骼的正常活动，可以清除受损组织；这种治疗也可预防新生纤维杂乱排列，以及阻止再生纤维和原来胶原纤维非正常交联形成。急性期深部横向按摩不要超过1分钟，虽然它可以分解坚硬的瘢痕，但是也应该轻柔兼顾保证受损组织充足的活动。然后关节可以进行最大范围的被动活动以不引起疼痛为宜，并积极重复相同的动作；但在急性和亚急性期不要试图增加活动范围。对于下肢关节扭伤的患者，应给予适当的步态指导。绷带包扎关节是一种有效的辅助措施，有利于阻止过多的活动，尤其适用于焦虑的患者；患者经过以上的一系列治疗可以快速康复。

另外，也可以在损伤部位局部使用少量糖皮质激素，在发病48小时内（即在发病开始或渗出阶段），进行糖皮质激素局部注射可减轻损伤性炎症反应，防止组织结构及神经反射变异，疼痛的缓解使患者可以正常地活动关节。此时并不需要深部横向按摩。

在肉芽形成和修复的过程中应用糖皮质激素，可使成纤维细胞和胶原纤维形成减少，瘢痕形成减轻，但在炎症急性期激素注射一次效果并不明显。

过度牵拉可使韧带永久性松解导致关节不稳定。Cyriax强调，没有被肌肉固定的韧带容易松解，如胸锁关节、肩锁关节、骶髂关节、骶尾关节、耻骨联合，以及膝关节十字交叉韧带和胫腓骨下面韧带等。外伤后肌肉反射性痉挛并不能稳定关节，关节囊内韧带（如十字韧带）不能完全修复的原因也可能是滑膜环境、成纤维细胞迁移的受限及血管生成减少。

通过以上所述的处理方法，随后的创伤性炎症将会减轻，为了防止韧带松弛，可以通过关节制动来限制韧带的活动或者通过外科手术修复，这些措施最好在1周内实施。

损伤修复后，轻微韧带松弛完全可以顺应韧带的各项功能，然而慢性韧带松弛由疼痛到无痛有一个过程，也可通过局部应用糖皮质激素来减轻疼痛。

肌肉固定的关节很少发生永久性韧带松弛。反射性肌肉痉挛可使关节稳定。1级和2级韧带损伤经一系列治疗是可以痊愈的。3级损伤也有很多病例经过非手术治疗而愈合，但基本条件是损伤为单一孤立的。建议给予关节局部固定以防修复过程中韧带不必要的活动。紧绷横跨关节的肌肉肌腱可以在一定程度上减少关节的不稳定性。精准计划的力量加强训练很重要，必要时可辅助于绷带和支具。

外科修复可用致密的纤维组织来重建韧带，如阔筋膜，通过移植术，接受者的移植韧带愈合良好，但不能达到移植前的强度，无论怎样，通过移植明显提高了关节稳定性。

#### （四）关节囊损伤

外伤性关节炎、关节囊炎及滑膜炎都有类似的含义，是近期或轻或重的创伤导致的整个关节囊的炎症反应。由于这些炎症在X线下不显影，故X线检查不能排除该类疾病的存在。如果损伤到内膜下层的淋巴网和血管，滑膜的完整性和细胞功能将受到严重影响。炎症过程中小静脉通透性增加导致血浆渗出，致关节内水肿，关节囊压力增高，进一步刺激感觉感受器。疼痛和肌肉的反射性受限可进一步影响关节的功能。

如果患者描述几分钟内关节突然疼痛肿胀，要考虑关节血肿。其渗出速度和疼痛程度明显高于单纯关节液所致；与单纯积液相比触诊发现关节发热、肌肉更加紧绷。关节内积血是一种很强刺激物，对软骨有侵蚀作用，必须马上吸出，几天后还要将微带血的关节液清理干净。

损伤后，被肌肉支撑的关节即刻活动受限，呈关节囊模式（见第4章），在新发的关节炎中，肌肉反射性防御功能限制了关节活动，将造成对关节囊的进一步刺激，肌肉的弹性增加（呈硬实感），并逐渐形成特有的运动。

在慢性期，炎性反应持续存在，刺激因素包括：软骨碎片、血液成分、细胞破坏产生的酶类；这些物质活化滑膜细胞产生大量劣质关节液，内含体积小密度低的透明质酸分子。关节表面间的摩擦阻力增加，胶原蛋白过度增生；关节囊收缩，以关节囊的模式限制了关节的运动。肌肉在没有挛缩的情况下，仍非常坚硬，像拉紧的皮革。

没有肌肉附着的关节，因活动不受限而导致关节炎更加严重，这种情况下没有肌肉的挛缩，但是会出现极度的疼痛。

治疗见表 3-4。

**表 3-4　外伤性关节炎症状、体征及治疗策略**

| 炎症分期 | 症状、体征 | 治疗 |
| --- | --- | --- |
| **急性期** | 持续疼痛 | 关节腔内注射糖皮质激素 |
| | 疼痛累及范围广泛 | |
| | 关节不能承受重力 | 替代治疗 |
| | 局部发热 | 微牵张技术 |
| | 痉挛性局部感觉 | |
| **慢性期** | 在被动活动时疼痛 | |
| | 轻微疼痛反应 | |
| | 关节能够耐受重力 | |
| | 关节囊紧绷感 | 关节囊牵拉 |
| | 在引起不适疼痛以前对被动运动有抵触 | |

损伤后保持活动能够维持关节的灵活性，并能维持关节的正常结构。

新近发生的损伤，疼痛限制了活动，尽早恢复全方位活动非常重要，尤其对于易形成外伤后粘连的中老年人。一般辅助性活动和被动活动可提高血液供应、清理软骨碎片、促进水肿和关节液更快吸收，有助于软骨细胞的营养和代谢物交换，防止粘连形成和关节囊的收缩。活动度的把握以有不适感但不引起疼痛为宜。尽可能尝试各种方向的活动，每天均少量而逐渐地增加活动的范围；如果不能承受这些活动，建议关节腔内注射糖皮质激素。

在慢性期，需要反复进行长时间（如持续 1 分钟）稳定的、患者能耐受的力量来拉伸关节囊。在经过前面的几个过程后，坚韧的关节囊粘连虽有减少，但关节活动范围不会增加；此阶段病变恢复很慢，医师和患者都需要耐心和毅力，运动前 15 分钟给予短波电热理疗可减少关节囊拉伸引起的疼痛。

活动时出现一些症状和体征是强制性活动的禁忌；自发的尤其是夜间发生的广泛性疼痛，以及受累关节不能负重，均提示损伤处于急性期，强制性活动会加重病情。局部发热、渗出、肌肉痉挛是伴随症状，可局部注射糖皮质激素混悬液缓解炎症。如果患者拒绝接受治疗，可以尝试在关节中间部位采取轻微干扰的理疗，治疗师将治疗仪振幅调到不引起疼痛的最小振幅，使之在时间和深度上呈现交替性并略显无规律性。第一周每天进行治疗，以后可隔日进行，疼痛会减轻，活动范围慢慢增加，当然不是所有的损伤性炎症病例都适用。

下列外周关节损伤性炎症不应进行强制性运动（知识点 3-2）。

**知识点 3-2**

**外周关节关节炎外伤中用力运动的禁忌证**

● 肘关节
● 髋关节
● 指间关节和掌指关节
● 下桡尺关节
● 肩锁关节
● 胸锁关节
● 骶髂关节

（1）肘关节：对于新发的外伤性强直的肘关节，强制性运动不但不增加，反而可减少关节的活动范围。不主张的另外一个原因就是强制性运动还可能增加骨化性肌炎发生的风险，这个时候关节内注射激素可很快康复。

（2）髋关节：损伤性关节炎最好卧床休息。

（3）手 / 足指间关节和掌指关节：这些关节强制运动效果较差，趾关节可注射糖皮质激素治疗。

（4）远端桡尺关节：主动活动可加重症状。

（5）不能自主控制的关节：损伤后不会发生粘连，强制运动无益而有害，休息、支撑和局部糖皮质激素注射是最好方法。

治疗急 / 慢性韧带损伤见表 3-5。

**表 3-5　韧带损伤的治疗**

| 分期 | 治疗（1） | 治疗（2） |
| --- | --- | --- |
| **急性期** | | |
| 肌肉固定的关节 | | |
| 首日 | 包扎 | 48 小时内支持治疗 |
| | 抬高关节 | 局部激素注射 |
| 随后治疗 | 轻度按摩 | 主动 / 被动可控活动 |
| | 深部横向按摩 | 步法指导 |
| | 主动 / 被动可控活动 | |
| | 步法指导 | |
| 无肌肉固定的关节 | 深部横向按摩 | 注射激素或硬化剂 |
| | 制动 | 制动 |
| **慢性期** | | |
| 粘连瘢痕形成 | 深部横向按摩 + 推拿 | 注射激素 |
| 持续不稳定 | 加强力量练习和感觉训练 | 手术重构（注射硬化剂） |

（张　清　周惠琼　翻译）

# 第 4 章

# 软组织病变的临床诊断

## 一、引言

本书的重点是关于临床诊断：一种能得出正确诊断的临床推理系统。诊断过程中最关键在于对病变部位精确的解剖学描述，如在腱膜交界处浅表上的冈上肌腱炎，慢性三角肌下滑囊炎，桡侧腕伸肌起始处的病变，腓骨前下表面的骨膜炎，$L_4$-$L_5$ 水平的椎间盘突出物刺激 $L_5$ 神经根。

在过去的几十年里，新技术使骨科医学的诊断和决策发生了革命性的变化。此前，软组织病变的特点是缺乏客观检查的发现。自从超声、计算机断层扫描和磁共振成像问世以来，这种情况发生了巨大的变化。这些新技术可以显示软组织的解剖变化，因此对骨科中软组织的病变有了更充分了解。通过新技术所获得的解剖图像可能是最终的更最为准确的临床诊断。然而，这些新技术并不能代替临床评估。若在诊断过程中过早地进行影像学检查，那么它给临床诊断与治疗带来的结果是利大于弊，因为它往往会引导医师向错误的方向思考，从而做出错误的治疗决定。

首先，并非每个发现的解剖病变都会引起疼痛或功能障碍。无症状病变确实存在，其存在的数量远远超过先前的假设：多达 50% 的人存在颈椎、胸椎和腰椎的无症状的椎间盘突出。此外，老年人无症状者肩袖撕裂的高发病率也是众所周知的。据估计，在普通人群中，大约 2/3 的肩袖撕裂是无症状的。而且大量的无症状病变也在膝关节研究中得到了证实。最近一项针对无症状足球运动员的 MRI 研究显示，不少于 64% 的足球运动员有一个或多个 MRI 表现异常。另一项对无症状男性职业篮球运动员膝关节进行 MRI 扫描的研究显示，关节软骨损伤的总体患病率为 47.5%，半月板损伤的发生率为 20%。

影像学检查的另一个缺点是，它们只发现了软组织的解剖病变（如缺失、肿胀或其他结构变化），而没有发现其功能缺失（如运动无力、受限、组织松弛）。换句话说，组织在活动过程中的状态没有得到评估。

由于上述原因，在诊断过程的初始阶段，我们就不应该采用高科技可视化的检查技术，也不应该将这些技术用作初步筛查。一旦检查人员有了先入为主的观念，在寻找一个特定的病变时通常会发现那个病变，不管它是否是患者的主诉。过多和过早的影像学检查大大增加了医疗费用，但没有带来更好的结果。相反，在一个非专业的医师手中，高科技检查是具有潜在危险的，因为它们可能促使医师进行重大的、不需要的和不必要的手术。

### 骨科学诊断过程的原则

临床检查都是关于所涉及的组织的活动功能。检查者必须非常了解病变的和正常组织的活动功能。患者在被询问过程中描述的活动功能必须由检查者进行检查。须遵循以下一般原则去发现其功能活动。

1. 寻找"内在的可能性"，有些事情就很可能发生　软组织病变的行为非常典型，因此检查者将经常碰到有着相同的病史和对功能检查有着相同反应的患者。通常，患者的症状和体征与病变的存在密切的关系。因此，检查者应尝试着去发现它们内在的可能性，该术语定义为属于特定病理性疾病的一系列临床表现的症状和体征，并且可能或多或少地以该疾病的典型症状或体征被发现。

例如，在病史中患有腰痛的患者可能会提到在某天疼痛扩散到了下肢；网球肘的特点是当拾取物体时突然感到肘关节外侧刺痛；在腰椎间盘突出的病变中，疼痛可能会从一侧转移到另一侧。

功能检查也可以显示一些内在的可能性。当对抗腕关节背伸疼痛出现在肘部，网球肘的诊断是可疑的。但是如果握拳尺偏试验是阳性的话，那么网球肘的诊断就是确定的。如果是肱二头肌肌腱桡侧止点肌腱炎，不仅在对抗肘关节屈曲和旋后时会出现疼痛，而且在肘关节内旋时也会出现疼痛。在 $L_5$ 坐骨神经痛中，内侧三个脚趾有针刺感，同时可能伴有同一区域的麻木，以及姆长伸肌和腓骨肌的肌力减弱。

对于可能发生的情况有一定了解的检查者应该认识到这一点，并将其与某些患者表现出的"不可能性"进行比较，这些"不可能性"表明要么这是一种非器质性病变，要么是一种躯体性疾病，但非骨科问题或者是一种罕见的病变。当然，这些内在的可能性只有在彻底地进行临床检查时才能被识别出来。

2. 寻找客观的体征，运动部位的检查是应用解剖学的一项练习　检查应包括引起症状的询问（病史采集）和体格检查，以及尽可能客观地评估、判断和解释相应的症状和体征。

研究运动系统软组织的一大优势是，我们对它的功能解剖非常熟悉。我们清楚地知道，关节是怎么活动的，关节囊和韧带是如何引导和限制运动的，肌肉是如何发挥作用的及哪些运动是由它们引起的。

因此，运动部位的检查是应用解剖学的一项练习。依次检查每个组织或一群组织，并根据解剖学的可能性来解释这个答案。

3. 尽量避免触诊，不同组织的功能是已知的 虽然触诊常被用作一种诊断方法，但并不可靠，原因如下。

• 身体的某些部位触摸起来总是柔软的（如肱骨小结节、肱骨外上髁、斜方肌边缘）。

• 有些组织结构太深，无法通过手指触诊触及（如髋关节囊、膝关节交叉韧带）。

• 疼痛部位并不总是与病变部位（牵涉痛）相对应，有时也会出现硬脑膜受压引起的牵涉痛。

• 一些感觉改变或想欺骗检查者的患者，可能会产生误导性的回答。

在这些情况下，我们很容易理解，触诊提供不了任何帮助，甚至很有可能误导了检查者。

因此诊断在很大程度上取决于从适当的功能检查中获得的一系列半主观资料，这属于一种间接的方法。通过依次评估每个组织的功能，然后用解剖学来解释这些症状和体征，因此要求检查者能够准确地描述病变。

要求患者回答一些非常精确的问题。有器质性病变的患者准确地描述了自己的感受，并给检查者一个相当精确的临床画面。神经质或装病的患者会觉得有必要修饰一下，以便生动地描述痛苦，而不是症状。

4. 功能检查："张力选择"的原则，软组织可以承受一定的张力 运动部位的不同组织会受到拉力，这可能会使疼痛加剧，我们用检查来诱发或影响患者的症状。

通过选择性张力进行诊断的可能性很大程度上取决于每个组织的特性及收缩或被拉伸的能力。

肌肉和肌腱可能受到肌肉等长收缩或相反方向被动拉伸的张力。相比之下，韧带和关节囊可以通过被动拉伸承受张力。

如果某一检查结果是阳性的，因为它诱发了患者就诊的症状，它就会在被拉伸、挤压或收缩的结构与病变之间建立起联系。

尝试只把张力放在一个结构上的运动非常重要，这样解释就会非常简单。如果一个运动检查了多个组织，就可能需要辅助检查或者触诊，以获得进一步的信息，用以区分潜在的原因。例如，在检查踝关节外侧韧带时，使踝关节同时被动地做跖屈和内翻的运动，如果检查结果是阳性及中跗关节被动内旋运动是阴性的，就可以排除跟骨韧带的损伤。在检查肩关节时，对抗肘关节屈曲产生疼痛，表明病变部位在肱二头肌或者肱肌。如果对抗肘关节旋后的结果也是阳性，则表明病变部位在肱二头肌。

5. 尽可能多地使用生理运动，正常的运动可能会受

到干扰 此方法具有以下优点。

• 参与运动的结构是已知的（应用解剖学）。

• 运动易于控制和重现。可能会引发疼痛，但也可以清楚地发现运动的局限性和无力感。内部和内部的检查者可靠性相当高。

• 可以找到模式：疼痛模式、模式限制和弱点。了解一种已知模式能确认相应的症状和体征。

6. 区分惰性组织和收缩性组织

（1）软组织要么是惰性的，要么是可收缩性的：这种区别是整个骨外科系统所依赖的支柱之一。运动系统的软组织一方面可分为可收缩的组织（收缩结构），另一方面可分为不具有这种能力的组织（非收缩或惰性结构）（知识点 4-1）。

■ 知识点 4-1

**惰性与收缩性组织**

| 惰性组织 | 收缩性组织 |
|---|---|
| • 关节囊 | 复合体 |
| • 韧带 | • 肌肉骨骼附着部（起始处） |
| • 滑囊 | • 肌腹 |
| • 腱膜 | • 腱体 |
| • 硬脊膜 | • 腱膜附着处（止点） |
| • 神经根的硬膜套 | • 肌腱附着处 |
| • 周围神经 | |

（2）收缩结构：肌源性复合体、肌腹性复合体、肌腱交界处复合体、肌腱体复合体、肌腱骨膜交界处复合体及邻近肌腱附着的骨复合体在临床上被认为是可收缩的（图 4-1）。

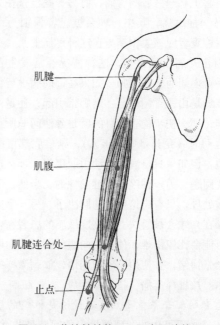

肌腱

肌腹

肌腱连合处

止点

**图 4-1 收缩性结构——肌肉肌腱单元**

检查这些结构的唯一有价值的方法是对抗最大收缩。这个动作应该等长地进行，这样产生疼痛的张力就只会落在肌肉及其相连的结构上。

反方向的被动运动会拉伸收缩组织，也会引起疼痛，但由于非收缩组织也会拉伸，因此不能用作特定的检查。例如，肩胛下肌腱的病变在对抗肩关节内旋时会产生疼痛，完全被动的外部旋转也会造成疼痛。此征符合肩胛下肌腱炎的临床表现，但无诊断价值和定位价值，因为被动运动也伸展了前关节囊和胸大肌肌腱。

然而，阻力运动引起的疼痛并不一定意味着收缩组织有问题。如果在肌腱止点附件的骨有问题（如骨折或骨紊乱），则肌肉拉伸时也会产生疼痛。收缩也可能压迫软组织下的结构，如淋巴腺或黏液囊。当这些组织发炎时，压迫也可能引起疼痛。同样也适用于邻近肌肉的疾病，如脓肿。这就解释了为什么胸锁乳突肌的收缩引起的疼痛可能是腺体炎导致的，以及为什么发生转子间滑囊炎时，臀部肌肉的收缩会引起疼痛。

（3）惰性组织：惰性结构不具有收缩和松弛的固有能力，因此只能通过被动拉伸或挤压进行检查。知识点 4-1 展示即为惰性组织。

主动运动也可以拉伸或挤压惰性结构，但由于它们也会激活收缩组织，因此解释会产生歧义，所以它不能用于检查惰性结构。例如，在手臂的主动上抬时，许多肌肉在发挥作用（如三角肌、冈上肌、前锯肌、斜方肌）。同时，关节囊的某些部位和一些韧带被拉紧（如肩锁韧带、胸锁韧带、圆锥韧带和斜方韧带），其他结构被压迫（如肩峰下滑囊、肩锁关节下韧带、冈上肌、冈下肌、肩胛下肌和肱二头肌）。

7. 专注"疼痛"，"疼痛"是患者的主诉 当检查引起疼痛时，检查人必须确定这是患者的主诉。有可能是一些动作引起了某一区域的疼痛，而另一些检查在另一区域引发了另一种疼痛，其中一种会被患者识别为目前的症状。然后检查者应该集中精力在这种疼痛上。

因为合并病变很常见，这种情况经常发生。患者可能因为手臂疼痛而来看医师。如果在询问病史后，医师还不清楚疼痛是由颈脊髓引起、肩胛带引起，还是由肩关节本身引起，那么初步检查的目的就是弄清问题所在。在检查颈部运动时（尤其是中老年人），颈椎底部可能会出现一些不适，但如果只是肩部运动引起疼痛，那么这种疼痛就是主要问题；另一种疼痛是继发性的。当然，手臂疼痛首先会被处理，只有当这个问题解决了，另一个问题（如果仍然存在）才会被解决。对高度敏感的患者在告诉医师症状时可能会比较困难，他们会向医师诉说他们所经历的每一种紧张情绪，并使用不同的词语，如刺激样疼痛、紧张样疼痛、拉扯样疼痛、拉伸样疼痛。

8. 患者的配合很重要，患者最清楚他们的症状 患者的合作是必不可少的，理解提出的问题是非常关键的。检查者希望了解哪些活动对症状有影响，以及随着时间的

推移症状是如何表现的。除心理障碍的患者外，问题越精确，越容易得到准确的答案。患者必须意识到，在功能检查期间，检查者正在寻找引起症状的检查或运动。大多数的困难出现在那些不断遭受疼痛的患者身上，因为他们倾向于积极地回答每一个问题。检查者的任务是仔细解释改变那些动作可以引起疼痛。不仅那些使疼痛加重（经常发生）的检查，那些使疼痛减轻的检查也很重要。

9. 考虑到患者的个性，患者是一个独立的个体 尤其是病史会让我们了解患者的性格。这样我们对疼痛的反应可以进行评估，并建立疼痛程度的图像。这些发现可以与检查时实际发现的情况相关联。

从病史和体格检查中获得的资料可能具有治疗意义：例如，大多数患者可以接受主动治疗，如推拿或深部横向按摩，但临床医师可能会对那些不能接受主动治疗的患者有另外的认识。

10. 在轻信和过度怀疑之间保持平衡，客观是一种公正的态度 骨科疾病产生的症状和体征可能难以客观分析。患者有理由为某种个人利益而假装生病，因此通常在运动系统中使用临床特征来建立他们的征信资料。

尽管检查者必须警惕假装病，但在临床治疗过程中也必须保持清醒的认识。不能太快地诊断出"精神病性疼痛"。只有在病史和功能检查过程中遇到许多内在的不确定因素时，检查者才应该怀疑患者病史的真实性。此外，如果发现一系列病变是自相矛盾的话，那么患者说谎的可能性就很大，因为同时出现几个问题的可能性不大。

11. 仅在必要时采取影像学检查，看不能代替思考 在骨科学疾病诊断的过程中，临床检查是第一位的，影像学检查虽然有时非常有价值，但仅在以下情况下需要。

- 排除功能检查不能完全确诊的主要病变。
- 排除某些治疗措施（操作或穿刺）的禁忌证。
- 确认临床检查后的初步诊断。

---

> **！ 注意**
>
> 纳入该临床评价体系的有以下警示信号：某些症状或症状和体征的组合表明正在发生一些前所未有的情况，因此提醒检查者可能存在潜在的严重情况。可能的警告信号包括上腰椎区域疼痛、多个颈椎神经根缺失，或儿童髋关节的囊状结构的缺失等。这些警告信号的出现将使检查者警惕，并表明需要辅助临床检查、进一步的影像学或参考神经科医师、内科医师、心脏病学家或肿瘤学家的诊疗建议。这些警告信号将在后面的章节中进一步讨论。

## 二、临床评估

### （一）病史

病史对于诊断是至关重要的，它是一种非常常见的

确定症状的方法，以至于大多数检查者没有意识到可以从中获得多少信息。

患者是最好的信息来源，因为他们正在遭受病痛的折磨，并能准确地告诉医师他们的感受。所以，检查者的任务是将主观症状转化为解剖和功能性结论。

西里亚克斯说："每个患者都有自己的真相。他将提供诊断所依据的资料。如果医师的解释经常被证明是正确的，他就必须有意识地保持谦逊，不是对患者，而是对隐藏在患者内心的真相。"

病史采集是一项缓慢的工作，需要时间、耐心和专注；医师须尽一切可能获得最大的详细信息。不应接受对主诉模糊的、一般性的描述，而应寻求准确和详细的答案。

大多数患者，当他们坦率的时候，能够对医师的问题提供准确的答案，或者能够自发地给出一个组织结构良好、详细和按时间顺序排列的病史资料。他们尽可能地提供对病情有帮助的信息，并明显地乐于与感兴趣的医师交谈。然而，对于那些表达能力比较差或不能完整讲述病情的人来说，采集病史就变得更加困难。检查者的任务是确保了为得到有用的答案而提出正确的问题。这同样适用于健谈的患者，因为他们总是试图通过添加各种无关的细节来提供帮助。在这种情况下，医师就应该集中精力在重要的项目上，一旦出现题外话，就把患者带回到正题上来。临床表现可能是非器质性原因的患者试图逃避精确的询问。他们提供了一个充满内部矛盾的混乱病史。

1. 附注　提问时应按时间顺序对症状进行说明，以便医师了解目前症状的持续时间和表现。了解不同的皮肤组织和可能性将有助于解释患者症状的演变。

应避免使用引导性问题，因为这些问题会向患者提出预期的答案。问题应该是中性的，这样患者就可以思考自己的感受。诚实的患者在给出准确的答案方面不会有问题；掩饰的人有机会犯错误并表现出前后矛盾。

应改正的问题示例如下。

- 不应这样问：疼痛是否沿着腿扩散？

  而应这样问：疼痛是否扩散？如果有的话，去哪里？

- 不应这样问：咳嗽痛吗？

  而应这样问：咳嗽时会发生什么？

- 不应这样问：你感觉到手上发麻吗？

  而应这样问：你有发麻的感觉吗？如果是，在哪里？

当患者的症状与休息、用力、某些活动或某些姿势有关系时，那么患者很可能患有运动系统损伤。但是心绞痛和间歇性跛行要除外。因此，应就引起、增加或影响症状的动作和姿势提出问题。

- 是什么导致了这些症状？

- 是什么使症状消失？

有些信息只能从病史中获得，不能从任何其他诊断过程中获得。例如，要确定肩关节关节炎的阶段，要确定移位的软骨碎片是稳定的还是不稳定的；要确定坐骨神经

痛是由原发性的，还是继发性后外侧椎间盘突出引起的，都需要回答一些非常具体问题。这些不仅具有重要的诊断价值，而且具有预后价值，还可以确定正确的治疗方法。

对于膝关节或脊柱的损伤，病史尤为重要；医师就必须了解得非常详细，只有这样才能做出明确的诊断。例如，患者可能提到疼痛开始于腰背部中心，然后很快蔓延到臀部，后来辐射到下肢的足的外侧缘和两足小脚趾，这时候背部和臀部疼痛同时就消失了。过了一段时间后，先前的足趾开始发麻。患者的病史就可以显示是 $L_5$-$S_1$ 节段椎间盘突出，压迫了第 1 骶神经根引起的症状。

在其他一些关节（如肩部），病史不那么重要，但检查会发现病变。

2. 采集病史　年龄、性别、职业、爱好和运动：有些疾病局限于特定的年龄阶段，因此患者的年龄可能有助于确诊。例如，一名 14 岁的患者提到膝关节内部紊乱，可能患有剥脱性骨软骨炎。同样的情况，如果是一位 20 岁的患者，那么就有可能是半月板出现了问题，如果是一位 60 岁的患者，那么可能是关节出现了松动。同样情况也适用于臀部，5 岁时出现问题可能是由于 Perthes 病；15 岁时可能是骨骺滑脱所致；30 岁时强直性脊柱炎是可能的；在 50 岁时更有可能发生关节疾病。类似的年龄区分也适用于颈源性根痛症，35 岁以下由椎间盘突出引起的根痛极为罕见。

某些疾病在男性中更为典型（如原发性坐骨神经痛和强直性脊柱炎），其他疾病在女性中更为常见（如 de Quervain 病和第 1 肋骨、胸廓出口综合征）。

患者的职业有时可能会让医师了解作用于受影响关节的张力情况。此外，它可能与爱好或运动一起对治疗的决定产生影响。对于急性腰痛的治疗，坐着工作的员工和坐着工作的码头工人是不同的。经常突然背痛的患者最好不要打网球，因为网球是一种快速的运动，对腰部肌肉有损伤。

3. 初期症状　检查者应准确了解症状首次出现的时间，并鼓励患者回忆那段时间，从最开始出现症状的时间开始提问。

症状的出现的时间必须是明确的。如果他们是在受伤后出现的，应该对当时的情况进行非常详细的描述。事故发生后立即发生的必须查明原因，因为可能由于管理不善或不当而要求赔偿。事故后，关节的后续条件可能无法进行全面检查，因此对事故发生时作用于该关节的力的方向及关节的位置的描述是必要的，并且做出初步诊断，关节的那些结构可能已发生了损伤。膝关节就是一个重要的例子。在"扭伤"的膝关节，扭伤后出现的炎症反应是如此强烈（肿胀、活动受限），以至于很难进行适当的功能测试，这意味着在急性期，检查者必须依靠病史来了解发生了什么。如果在关节内侧感觉到疼痛，并且患者提到外翻损伤，内侧副韧带或内侧半月板最有可能受损。

受伤后关节肿胀可能会立即发生，在这种情况下，关节内出血是原因，若几个小时后再出现肿胀，这通常是反应性积液引起的。

当患者提到自发性发作时，这可能是突然的或逐渐的。除了诊断之外，这种区别可能有助于治疗效果。由于椎间盘突出，突然出现的腰背痛是环形的，需要手术治疗；而逐渐出现的腰背痛则意味着髓核发生移位，需要牵引治疗。

患者必须准确指出症状受限出现的地方，第一次感到疼痛的部位通常离病变部位很近，通常是后来才出现的牵涉性疼痛。这并不适用于"麻木"，它们大多在肢体的远端感觉到，从神经受到影响的部位开始。

问题还包括是什么影响了症状，检查者必须寻找活动、动作或姿势与症状之间的关系。

4. 发展/演化 症状可能从发病开始就没有间断过，然而，也有可能不断地复发（知识点 4-2）。

**知识点 4-2**

**症状的演变**

- 不间断的　　　没有变化

　　　　　　　　减弱

　　　　　　　　加重

　　　　　　　　间歇的

- 复发

确定了自首次发病以来症状的进展。这种情况可能持续不间断，在这种情况下，医师会详细询问症状的严重程度和疼痛部位的发展情况。如果症状从一开始就没有变化，这说明病变是相当稳定的，没有发展。当疼痛减轻时，通常表明症状有所改善，尽管在某些情况下（如神经根萎缩和某些单神经炎病例），疼痛早在症状消除之前就消失了。随着病情的发展，疼痛会变得更严重，在这种情况下，知道疼痛出现的时间长短是很重要的，因为它具有诊断意义。很明显，转移疼痛等情况通常病程较短。相反，缓慢加重的疼痛是一些其他疾病的特征，如神经纤维瘤。当患者描述间歇性疼痛时，会详细了解疼痛的感觉。例如，夜间疼痛表明有炎症。

应在以下定义之间做出非常明确的区分。

（1）牵涉性疼痛：在运动系统的非骨性损伤中，牵涉性疼痛是一个非常典型的症状。它大多是节段性的，因此在单一的皮肤节段有牵涉痛的话，就表明这就是病变的节段。牵涉痛受病变的严重程度影响，病变越严重，刺激越强，疼痛（通常）扩散越远。反之亦然，远端神经分布少的地方，症状就轻。

因此，不要忘记这样一个很重要的问题：疼痛最初在哪里，此后向哪里蔓延？

（2）转移性疼痛：疼痛在一个地方出现，当这个地方的疼痛消失后，另一个地方出现疼痛，就意味着是转移性病变。

这一极其明确的现象在内科是众所周知的。例如，当肾结石从肾沿输尿管向下移动到膀胱和尿道时，所经历的疼痛会随着移位而发生。首先是出现腰部疼痛，然后是髂窝，再是腹股沟，最后是生殖器。当疼痛离开一个地方时，另一个地方会感受到。

软组织病变也是如此。一个很好的例子是中央背痛，它是单侧的，然后转移到臀部，最后到下肢，背痛变成了坐骨神经痛。这种转移性疼痛只能这样解释：原来压迫硬脑膜（背痛）的中线结构已经向一侧移位，现在在压迫神经根的硬脑膜套（背痛）。为了能够移动，这个结构必须位于腔内，因为疼痛最初是在中央，所以这必须是一个中央腔。唯一位于中央的结构，并且能够改变它的位置的就是椎间盘，没有其他的可能性（图 4-2）。

当游离的软骨碎片在周边关节内移动时会遇到相同的情况，如在膝关节中经常可以碰到这种情况。取决于松散的身体在关节空间中的位置，疼痛可以出现在内侧、前侧、后侧或其他地方，甚至在外侧，这取决于游离体在膝关节中的位置，这种转移性的疼痛表明病变的位置在发生移动。

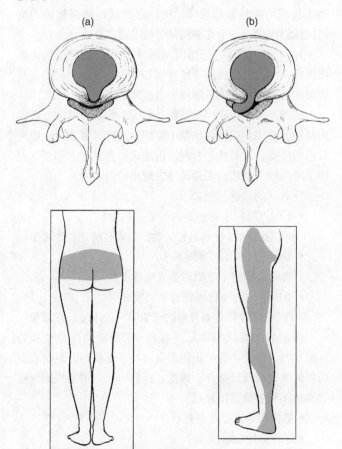

**图 4-2 转移性疼痛**

（a）后中央椎间盘突出引起中央背痛；（b）转向后外侧位置导致单侧坐骨神经痛。

（3）膨胀性疼痛：病变不断生长与扩大性病变是同一个意思，如肿瘤。当它出现在另一个区域时，起源的区域仍然会疼痛。它会扩散，甚至超出皮肤组织的界限。患者可能会告诉医师疼痛开始在背部中心，然后变成双侧的疼痛。它会扩散到一侧臀部，然后扩散到双侧臀部，背部的疼痛范围也会扩大。后来它扩散到一条腿，甚至两条腿，同时在背部和下肢疼痛得更厉害。这种病程就是一种膨大性的疼痛，因为病变变得更广泛。

**注意**

疼痛范围扩大，疼痛从原发部位扩散，但原发部位的疼痛并未消退（区别与转移性疼痛），这就表明病变范围在扩大、病变更严重。

另一个过程是复发。某些疾病，如引起内部精神错乱或类风湿疾病，具有复发性的特点。

复发有的突然发生，有的逐渐发生。如果症状是间歇性的，了解患者在两次发作之间是否出现疼痛是很重要的，因为这影响着患者的预后和治疗。在一段时间内没有症状表明同样的情况可能再次发生。经常性的复发意味着软骨或骨的游离磨损是不稳定的，在这种情况下，维持骨或软骨的位置将是治疗师关注的重点。一个做重体力活的患者，每两年发生一次腰痛，可以认为他的腰椎间盘是稳定的，这与一年发生三次腰痛的做轻活的患者完全不一样。在第一种情况下，把椎间盘复位就足够了，而第二种情况则需要采取其他预防措施来维持椎间盘的位置。

疼痛开始发作可能因不同的诱因而发作的情况不一样。背痛在某些情况下可能会突然发生，但在其他情况下可能会逐渐发生，强烈地暗示着这是椎间盘突出的问题。局部疼痛也可能从一个部位转移到另外一个部位：疼痛可能发生在身体的一侧或关节的一侧，而在下一次发作时就在另一侧。这种转移性疼痛是非常典型的内部结构发生了紊乱，尽管还有其他一些情况可能呈现相同的情形（如强直性脊柱炎引起的骶髂关节炎中的交替臀部疼痛和偏头痛中的交替头痛）。

**5.急性症状**　对患者的症状进行全面了解后，在和患者交流时会寻找相关的信息。

大多数患者咨询医师是因为他们有疼痛，但也有其他症状，如针扎感、麻木感、运动受限、刺痛、虚弱和眩晕。患者有时会忘记这些，因此医师必须询问相关症状，每一个症状必须给予应有的重视和详细检查。

（1）疼痛（知识点 4-3）：有许多不同描述疼痛的方法，令人惊讶的是，我们不清楚患者在词汇表中可以有多少种表达，以及有多少不同的描述术语可以用于描述不同的感觉。其原因在于，疼痛主要是一种不愉快的情绪状态，由特定的感知传入系统中不寻常的活动模式引起。这种情

绪障碍的唤起是在投射到额叶皮质时引起的。疼痛的性质可能有一定的诊断价值：我们都知道偏头痛会有抽搐样疼痛，腰痛会有刺痛感或神经痛会有烧灼感。虽然患者描述疼痛的性质有时可能指向某种疾病，但也可以表明患者在病变中的情感参与。

 **知识点 4-3**

**疼痛**
* 描述
* 特征：机械性
　　　　炎症性
* 严重程度：决定治疗效果
* 定位：具有诊断意义

疼痛可能是机械刺激或者是炎症刺激引起的（知识点 4-4）。机械性疼痛（如关节病）的特点是运动开始时出现疼痛和僵硬，关节负重时疼痛加重，休息时疼痛消失，但在床上运动也可能引起不适。炎症性疼痛（如类风湿关节炎、痛风或感染性关节炎）患者会在夜间痛醒，并在清晨时关节出现明显僵硬。

 **知识点 4-4**

**机械性和炎性疼痛的特征**

| 机械性疼痛 | 炎症性疼痛 |
| --- | --- |
| * 开始出现疼痛或僵硬 | * 夜间发生的 |
| * 负重是出现 | * 晨起僵硬 |
| * 夜间加重 | |
| * 在床上运动出现 | |

疼痛的严重程度可能是所选择的治疗方式的决定因素。例如，虽然没有神经功能缺失的坐骨神经痛并不是限期手术的适应证，但当疼痛变得难以忍受时，椎间盘切除术可能会成为首选的治疗方法。

最后，疼痛的定位具有一定的诊断意义。疼痛可以出现在中心（中线），两侧或单侧。中央和双侧疼痛通常指向位于中间的病变。双侧病变是另一种可能，但这种情况发生的概率很低。然而，我们应该认识到，中央症状并不是单方面结构造成的。而且，虽然有些结构非常接近中线（小关节、胸椎关节、竖脊肌），它们只能引起单侧感觉的症状。单侧疼痛通常由单侧结构病变引起，如在脊柱病变中，若中央结构移向一侧，单方面压迫神经组织，也可以引起一侧的疼痛症状（如椎间盘突出）。

当病变在运动系统中时，症状与休息、劳累、活动、动作或姿势之间应该仍然存在关系。当咳嗽、打喷嚏或呼吸时疼痛出现在胸部以外的区域，那么很有可能是硬脑膜的原因。硬脑膜引起的疼痛可以出现在远离躯干的相关皮肤感觉支配区。

医师特别感兴趣的是，刺痛，即突然的短暂疼痛，持续时间只有一秒钟，通常与短暂的功能丧失有关。刺痛的发生可能是以下原因之一造成的。

- 内部紊乱。
- 肌性疾病。
- 神经学疾病。

①松软的关节软骨在关节中突然出现半脱位：这种情况经常发生在腰椎、膝关节和臀部，而在肘部、踝关节和距下关节中则很少发生。如果在临床检查过程中发现任何体征，我们称之为关节征——一种非关节囊型。同时出现刺痛和关节征是内部发生紊乱的病原学表现。

②肌腱病变：患者回忆说，特别是当肌腱参与运动时，会有一阵阵的短暂的疼痛无力，这就阻碍了运动。这种情况在网球肘中很常见，其病变位于外侧髁腕短伸肌的起点。虽然不太常见，它也发生在肩部肌腱炎，特别是冈上肌炎。

③神经性疾病：这些包括脊柱结核、带状疱疹后遗神经痛或三叉神经痛和 Morton 跖骨痛。

（2）感觉异常：非疼痛性感觉障碍，即感觉障碍，是神经源性疾病的一种表现（知识点 4-5）。它可能是由内在病变（原发性神经炎或继发性多发性神经病）或外在原因（压迫）引起。导致感觉异常原因的性质和强度也可能不同。在骨科学中，无感觉和针刺感之间是存在差异的，它经常被描述为"刺痛"。

### 知识点 4-5

**感觉异常**

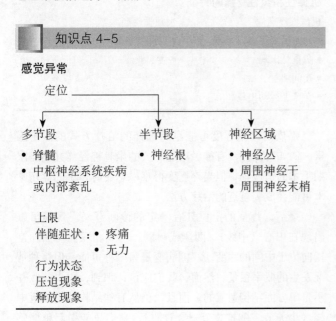

当患者提到针刺感存在时，医师应详细分析并提出以下问题。

- 什么导致的针刺感？
- 什么导致针刺感消失的？
- 它延伸距离有多远？
- 他们到底感觉到什么？

在卡压性神经病中，对是什么导致针刺感的了解将表明是压迫现象还是释放现象在起作用。例如，压迫一根

远端小神经会在压迫时引起该神经皮肤区域的感觉异常和麻木（如感觉异常性股痛）。然而，当神经干或神经丛同时受到压迫时，感觉异常的区域会更大，与该神经支配的区域相对应，只有压迫停止后，感觉异常才会消失（如胸出口综合征）。

神经根受压导致相应皮肤节段性疼痛和感觉异常（如坐骨神经痛）。多节段双侧感觉异常提示脊髓损伤。

我们必须牢记的是，受压部位总是位于感觉异常的近端，通常在四肢的远端有感觉。患者描述的区域越准确，受压部位越远。

在一些循环系统疾病中，如雷诺综合征，可能会出现类似于感觉异常的情况，特别是模糊的刺痛，但这通常伴随着肢体远端皮肤的颜色变化。

（3）功能障碍：通常，患者会向医师抱怨功能性障碍，包括运动受限、内部结构紊乱、无力、不协调和不稳定。

①运动受限：当提到活动受限时，其性质必须在功能检查期间确定：只限于主动运动的限制，或主动和被动运动都受限制，在这种情况下，是关节囊型的还是非关节囊型的。在被动运动结束时的末端的感觉，以及疼痛和末端感觉之间的关系也必须得到确定。

②结构紊乱疾病：内部结构紊乱引起的症状本质上是不规律的。有的时候关节感觉正常，患者什么都能做，有的时候关节不能很好地活动。典型的症状是关节突然抽搐、转移疼痛、四肢疼痛、关节僵硬和不安全感。

"关节卡住了吗？"这个问题的答案是肯定的，进一步的调查应该会弄清楚卡定发生在什么位置，以及是如何解锁的。举个例子，膝关节可以自然地伸展和放松，这就意味着是个灵活的关节，而膝关节在屈曲时被卡住，需要通过调整姿势来解锁，这就是半月板的问题。

③无力：这一症状就要求医师在检查的时候，注意观察主动运动和对抗运动，以观察肌无力是否明显。如果肌无力得到证实，就必须区分是肌肉本身的损伤（如萎缩或断裂）还是神经系统的损伤。

④不协调和不稳定：患者的这些主诉表明，要么是深层（本体感受）敏感，要么是前庭系统或小脑出了问题。

6.其他问题　如果合适，还可以询问患者身体其他部位有没有异常，特别是其他关节的过去有没有和现在类似的症状（见知识点 4-6）。如果得到的答案是肯定的，应怀疑是风湿性关节炎、脊柱炎、Reiter 病和痛风等疾病，并需要做进一步的检查。

### 知识点 4-6

**炎症性疾病**

| 类风湿疾病 | 反应性疾病 |
| --- | --- |
| • 累及多个关节 | • 多累及一个关节 |
| • 多为小关节 | • 多为大关节 |
| • 对称性 | • 非对称性 |

类风湿疾病（如类风湿关节炎、红斑狼疮、系统性硬化、皮肌炎）通常累及对称性关节、小关节（如掌指关节）。反应性关节炎（如强直性脊柱炎引起的周围关节炎症、溃疡性结肠炎、Reiter 病、结节病或银屑病性关节炎）通常累及的是不对称的大关节（如肩关节、臀部或膝关节）（图 4-3）。

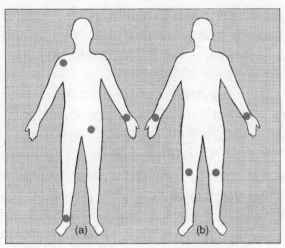

图 4-3　（a）反应性关节炎；（b）类风湿关节炎

询问有关一般健康状况的问题，以确定是否存在严重疾病（如癌症）。

患者还应告知医师目前的用药情况，医师或治疗师在做有创操作前应该确保患者没有服用抗凝药，因为存在出血的风险，这是有创操作的禁忌证。

还应询问患者以前的治疗，这可能会增加目前推荐的治疗的成功率。记录以前做过什么手术、手术时间和手术适应证，因为目前的情况很可能是以前的干预引起的（知识点 4-7）。

**（二）查体**

检查从患者进入房间的那一刻起就开始了。如果步态受到干扰，行走方式可能就具有诊断性。有经验的检查者通常具有分析能力，如以下典型的情景：膝关节半月板半脱位，一条"网球腿"，老年髋关节疾病，急性腰痛，痉挛步态，帕金森症，仰卧步态，足下垂，跟腱断裂及非生理病变的患者都会出现步态异常。

在采集病史时，可以注意到患者更多的特征。正常就座的患者，髋关节和膝关节处至少有 90°弯曲，这可以在功能检查后得到确认。面部情况可以显示疼痛的程度，也可显示是否患有帕金森综合征。在检查过程中肢体所摆放的位置可以为我们提供有用的信息。最后，患者脱掉衣服和鞋子的方式可以提供更多关于功能障碍的信息。

畸形或偏差是很容易看到的：例如，在急性斜颈或腰痛的患者中，患者站立时头部或腰椎通常偏向一侧。真正的畸形可能是一次或多次骨折导致的。椎体的病理性骨折会导致脊柱后凸畸形，如果多个椎体骨折，那么患者的

知识点 4-7

**归纳病史**

1. 年龄、性别、职业、爱好、运动
2. 初期症状

发作情形：● 创伤性
　　　　　● 自发的：突然发作或逐渐发作

局部症状

影响其他部位

3. 进展 / 演变

不间断的

变化的：● 牵涉性疼痛
　　　　● 转移性疼痛
　　　　● 膨胀性疼痛

复发的

4. 急性症状

疼痛

感觉异常

功能障碍：● 运动受限
　　　　　● 内部结构紊乱
　　　　　● 无力
　　　　　● 不协调 / 不稳定

5. 其他问题

身高就会变矮。每个医师都应该知道青少年骨性软骨症的典型后凸。其他的例子是膝外翻和内翻，这可能是生理上的，直到一定的年龄，但这在成人是病态的。畸形的存在并不总是与目前相关的，短腿或长节段的脊柱侧弯是非常常见的，既可以发生在有症状的患者又可以发生在无症状的患者。

软组织可能会有异常表现，如皮肤和肌肉。皮肤的颜色可能与身体其他部位不同，发炎时呈红色，血肿时呈蓝色，患有静脉疾病时呈蓝色，动脉有问题时呈白色。但肌肉萎缩是很明显的。如果出现肿胀，医师应确定是全身性的、弥散性的还是局限性的。

炎症可能会表现出非常明显的症状，如皮肤发红、肿胀和发热。

**（三）初步检查**

在采集了患者病史，并通过检查收集证据后，医师就应该大概知道症状是由身体的哪个部位引起的，然后再做哪个部位的专门检查。如果仅凭病史不能做出诊断，那么就要怀疑发生症状的起始部位及定位区域是否准确，就需要对相关部位的软组织进行快速检查。

初步检查（图 4-4）囊括对不同关节的检查。例如，对手臂疼痛患者的初步检查就包括对颈椎、肩胛带、肩关节、肘关节、腕关节和手的各关节的检查（表 4-1）。

当一些检查结果是阳性时，表明病变就位于某个关节附近，那么就应该重点全面的再检查这个关节。如果未

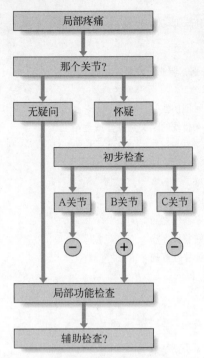

图 4-4 初步检查的作用

发现异常时，那么就假定病变位于检查部位之外。如果所有的检查动作都引起了患者的疼痛，或者当患者在检查过程中表现出一种矛盾时，我们就应该怀疑患者是否有心理障碍。

表 4-1 上肢的初步检查主要是检查运动情况

| 神经根 | 支配区域 | 检查运动类型 |
| --- | --- | --- |
| $C_1$ | 颈部运动 | 主动运动 |
| | | 抗阻运动 |
| $C_{2\sim4}$ | 肩关节运动 | 主动运动 |
| | | 抗阻运动 |
| $C_5$ | 手臂运动 | 主动运动 |
| | 肩关节 | 抗阻运动 |
| $C_{6\sim7}$ | 肘关节运动 | 被动运动 |
| | 腕关节运动 | 抗阻运动 |
| | | 抗阻运动 |
| $C_8$ | 拇指运动 | 抗阻运动 |
| $T_1$ | 手指运动 | 抗阻运动 |

### （四）功能检查

运动系统的病变产生的疼痛主要是由张力过大引起的。因此，在检查过程中，医师有选择地将不同的组织置于不同张力下，再记录相应的结果，对明确诊断很有帮助。

由于不同组织的功能我们是知道的，功能检查实际上是应用解剖学的实践，这种间接的诊断方法纯粹是机械的。

所用的检查是标准化的，允许系统寻找体征，这样，通过最少的检查获得最多的信息。标准检查中检查过多会

使检查者感到困惑，这就会让他对相关体征的解释变得相当困难。

进行功能检查后也不一定能做出明确的诊断，因此在功能检查完毕后可能还要做其他的辅助检查。

1. 过程 功能检查的目的是发现病变累及了哪个结构。然而，即使是做了功能检查往往也可能是不充分的。比如说，对于有肩关节问题的患者来说，仅仅说肱二头肌有损伤是不够的，我们要进一步问，是长头还是短头？在长头病变中，它是位于肌间沟还是关节内，还是位于关节盂止点处？因此，一旦知道了病变的结构，下一步就必须精确地确定病变在该结构内的位置。

通常，两侧都需要同时检查。如果评估被动运动的范围，必须将其与对侧正常关节的被动运动进行比较。当评估肌肉强度时，需要与未受影响的一侧进行比较。

患者和医师在检查开始前就应该选择一个有利于检查顺利进行的位置。当进行被动运动检查时，医师必须确保整个过程都可以完成，运动不应受医师的身体、座椅，甚至衣服的限制。在做等长的抗阻运动时，医师所处的位置必须能够施加比患者的阻力大。在患者的面前放置一面镜子有利于医师观察患者在检查过程中的反应。

用于检查不同组织结构的运动应该是一致的，即一次只检查一个结构或一组结构，这样有利于后面的解释。

医师在检查过程中所提问题应不带诱导性。医师不得强迫病人回答所期望的答案。例如，"这个运动痛吗？"或者"这很痛苦吗？"，这些问题都是应该避免的。应换一种方式说，可以问说"这是怎么回事？"，并要求患者告诉他所经历的一切。还必须理解的是，医师是在寻找能引起症状的检查，或者如果症状持续的话，是哪些能影响症状的检查。

2. 运动 功能检查包括主动运动、被动运动和抗阻运动，但这些检查并不是一定需要的。与正常一侧相比，检查阳性的结果总是在患侧。

（1）主动运动：主要用于快速确定症状产生的区域及那些结构需要被动运动和抗阻运动来检查（知识点 4-8）。

**知识点 4-8**

**检查主动运动的目的**
- 明确患者的意愿和能力
- 明确运动范围
- 评估肌肉力量

用主动运动来检查违反了一次只检查一个结构的原则。当肢体活动时，肌肉、肌腱、韧带、滑囊和关节囊都处于紧张状态。因此，这些检查都是非特定的，并不总是必要的。然而，这些检查也是有意义的，它们能显示出患者能够和愿意做什么。在大多数情况下，他们也做出了可

能的运动范围（正常、受限或过度）并展示了肌肉力量。一般主动运动都是首先做的，以为后面的被动和抗阻运动提供一个标准。

当被动检查后发现其运动范围是正常的，抗阻力检查肌肉力量正常时，那么主动运动必然是正常的。因此，如果在这种情况下，患者告诉医师不能做主动运动，那就是患者拒绝的，不管是非自愿的（精神上的）还是自愿的（意图欺骗）。当然，有的器质性病变，其主动运动和被动运动或抗阻运动之间是存在差异的，但仅在一定范围内。例如，胸长神经的单神经炎导致前锯齿肌无力，即使肩部被动范围和肌肉力量正常，手臂也可能无法完全主动抬高。另一个例子是完全性跟腱断裂，尽管踝关节被动运动范围保持不变，但抗跖屈力量较弱，因此不能主动运动。

当检查脊柱（胸椎、胸椎和腰椎）、肩胛带和肩部时，通常需要主动运动，但为了获得更多的信息，也可以在其他任何关节处进行检查。

（2）被动运动（图 4-5）：做这些检查是为了检查惰性组织。只要做正确规范的检查，从检查中得出的信息就是准确的。患者应该完全放松，让医师做相关运动。重要的是要认识到，非惰性组织在检查时也可延长。如果这引起疼痛，必须确定是否有一个"收缩组织类型"。在这种情况下，相反方向的主动收缩也会引起疼痛。

被动运动检查的标准是疼痛、运动范围和末端感觉（知识点 4-9）。

①疼痛：患者必须知道，医师是在寻找引起"疼痛"的原因，因此在检查过程中出现疼痛时就一定要告诉医师。在给一个下腰痛放射到大腿后部的患者做直腿抬高试

### 知识点 4-9

**被动运动检查的目的**

● 评估疼痛程度

● 明确运动范围

● 描述末端感觉

验时，医师就必须确保在检查过程中感受到的疼痛与患者的主诉完全一致，而不是小腿肌肉拉紧的感觉。

某一运动所引发的疼痛需要进一步的明确，找到它到底在哪里，处于运动的哪个阶段。疼痛可能会在检查过程中的某一时刻发生，但运动就不一定有这个时刻。例如说，做直腿抬高试验时，将腿抬高到 60° 时可能出现疼痛，但继续抬高可能并没有增加疼痛。过度的轻柔的检查可能无法获得有用的信息。尽管在检查过程中，医师需要尽可能轻柔地为患者进行被动运动。但是，如果只能通过稍微增加点力度就能获得更加准确的资料，尽管因此给患者带来轻微的伤害，这种做法也是值得的。如果一个完整的动作因为疼痛而停止，那么将其解释为受到了几度的限制，那么这就是一个错误的诊断。这种情况同样适用于疼痛的弧线。这可能是非常不舒服的，患者不能通过主动的运动克服它。如果怀疑有疼痛弧，被动运动过程中较大的外力可能会让它出现。解释也将完全不同：一方面，运动的限制；另一方面，全范围运动与疼痛弧线。

神经根病变中存在关节征是一种误导现象。当颈椎或腰椎神经根因椎间盘突出而受到压迫时，邻近关节的被动运动偶尔引起神经根性疼痛。肩关节的被动运动可能会在

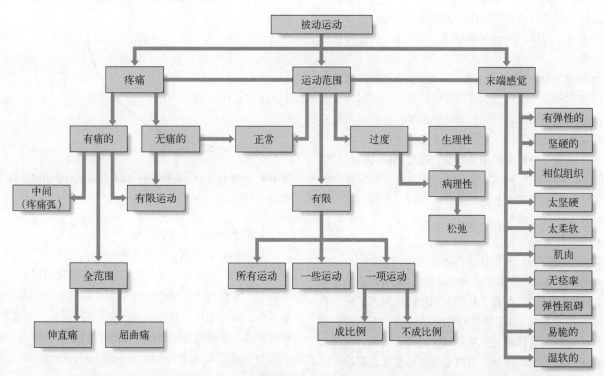

**图 4-5　被动运动**

运动范围的末端引起疼痛，因此要将注意力集中在肩部。由于颈源性疼痛也能在手臂下方感觉到，这样就使医师的诊断变得困难。腰部神经根疼痛也是如此；被动的髋部运动可能并不受限，但当做完整运动时，就可能会引起疼痛。它们可能有能力在极端情况下轻微地改变神经根的张力，就像伸直腿一样。

②运动的幅度：记录患侧的运动范围，并与其健侧相比较，然后根据患者的年龄和一般情况来解释患者的主诉。

有限的运动要求医师明确限制是在所有方向上，还是仅在某些方向上，或仅在一个方向上。如果只减少一种运动，就可能出现"成比例"或"不成比例"的限制。

运动的整个过程中都有疼痛，说明疼痛是因为拉伸或挤压病变结构引起的。疼痛的局部化往往具有指向性意义。

超出了正常范围的运动可能是病态的，但有时完全是生理上的。例如，大多数女性可以过度地伸直肘关节。当关节运动超过正常运动范围时，必须非常小心，不要轻易将症状归因于过度活动。末端感觉正常的过度活动通常没有意义。

③末端感觉：这是 Cyriax（英国著名骨科医师）的一个典型术语。它描述了检查者在被动运动结束时的感觉。做被动动作的手不仅是运动的，而且是有感觉的。当动作结束时，检查者应该评估这种感觉。当没有限制时，末端感觉是在正常范围的末端。当存在限制时，末端感觉可能出现在运动终点。

末端感觉在诊断上很重要，因为它能让检查者知道停止运动时病变结构的状况或所处的状态。此外，它还有治疗效果。尤其是在脊柱操作时，末端感觉将决定操作是否继续进行。同样，在肩部或臀部，能决定是否还继续牵拉关节囊。

要准确判断最终感觉的性质，这需要经验。被动运动应该极其轻柔地进行，尤其是在最后的运动范围内。当第一次感受到阻力时，就降低运动的速度，这样就可以在运动完全停止之前评估这种感觉。在正常情况下，每个运动的关节都有一个特征的末端感觉，这可以被认为是"生理的"。在病理条件下，末端感觉可能会改变。医师应该知道关节每一次（被动）运动的正常感觉是怎样的，以便能够判断末端感觉的每一次变化。

▲生理性末端感觉

这可以是硬的，有弹性的或近似的组织。

•硬的：运动突然停止，要么是因为两个骨表面相碰（骨对骨的末端感觉），要么是因为韧带结构阻止了进一步的运动（图 4-6a）。肘部的伸展有骨对骨的末端感觉，因为阻止运动的主要因素是在鹰嘴窝中的尺骨鹰嘴。膝关节的伸直也有一个硬的停止，虽然不如肘关节那么明显；因为停止运动的主要结构是后交叉韧带，它不伸展。

•有弹性：达到最大运动程度时，检查者会感到阻力，但进一步伸直几度还是可能的（图 4-6b）。这种感觉就像是两片硬橡胶被挤压在一起，或者是一块厚皮革被拉伸一样。这种末端感觉在正常关节囊中经常可以碰到，在肩部、肘部、髋部、膝关节、颈椎和胸椎的大部分旋转运动中都能感觉到。"弹性"与"关节囊"的意思相同。

•近似组织：这种末端感觉出现在关节外软组织相互接触的运动中是正常的（图 4-6c）。肘关节和膝关节的屈曲运动赋予了这种"柔软""有力"的末端感觉。在肘关节，前臂的肌肉与肱二头肌接触；在膝关节，小腿三头肌与腘绳肌接触。这种"关节外"末端感觉并不发生在肌肉发育不良的患者身上，它们呈现出一种"关节外"末端感觉，要么是硬的要么是有弹性的。

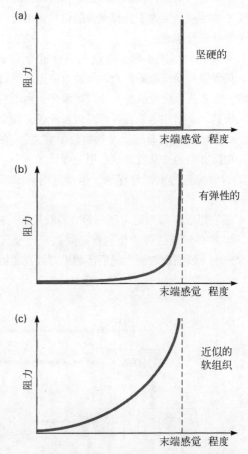

图 4-6 坚硬的（a）、有弹性的（b）和近似的软组织（c）末端感觉

▲病理性的末端感觉

病理性的末端感觉有很多种类型。

•僵硬：当停止运动的组织在病理条件的影响下发生改变时，正常的弹性或组织近似的末端感觉可能会变得更加困难。这种变化往往伴随着活动受限，因为关节囊挛缩、骨赘形成、骨化性肌炎或关节周围骨折的畸形愈合。根据不同的情况，末端感觉可能会有所不同，从硬度的轻微增加（早期关节）到骨阻滞（强直性脊柱炎），这就使得进

一步伸直变得不可能（即使在操作过程中）。

● 柔软：在这种情况下，如果预计会出现坚硬的末端感觉，运动可能会缓慢地停止。肘关节的运动就是一个很好的例子，肘关节伸直到多少度时，末端才感到柔软。

● 肌肉痉挛：非主动的肌肉收缩通常表明有严重的疾病。即使动作非常轻柔，肌肉也会突然"痉挛"收缩。这是反射性保护痉挛，可能发生在急性条件下，如关节炎的急性阶段。它也可能是更严重病变的征兆，如近期骨折（腕部舟状骨骨折）或继发沉积（如颈椎）。这种末端感觉是操作的绝对禁忌证。

● 徒劳：检查动作可能非常痛苦，患者会请求检查者停止继续检查。检查者认为进一步的运动是可能的，因为没有器质阻力，而是由于感觉到疼痛或出于对患者的同情而停止运动。进一步的用力会导致肌肉的主动收缩。如果有这种情况表明一个严重的问题。可能是急性滑囊炎、关节外脓肿或肿瘤，但关节本身没有问题。这种末端感觉也可能表明关节松弛或非器质性病变。在后一种情况下，最初有强大的阻力，但是由于持续的施加力量，还是做完了整个运动。

● 弹性阻碍：这一发现表明内部结构出现了紊乱。当关节内骨软骨组织的发生部分移位时，它可能会阻止全范围的运动，可能在运动过程中发生反弹。最常见的例子是膝关节半月板的移位和腰椎终板的屈曲。

● 突然停止：这是椎间盘突出症的典型表现，在颈椎间盘突出中感觉最明显。这种感觉是在可能的范围结束时出现的，是小的不自主肌肉收缩的结果，被称为"肌肉保护"。这种情况并不严重，因为这不是真正的肌肉痉挛。

这种介于柔软和空虚感之间的末梢感觉很少出现，这是上段颈椎风湿性关节炎的典型症状，也是操作的重要禁忌证。

*疼痛与末梢感觉之间的关系*：探索疼痛出现的时间与这种末梢感觉出现的时间也是很重要的，疼痛经常同时出现在感觉范围结束区域（图 4-7）。早期疼痛意味着关节处于一种很敏感的状态，这对治疗有影响。

阻力运动：对抗阻力的动作是等距的。当施加阻力时，关节处于不能移动的中立位。这种方法确保对惰性组织的应力是最小的或者无应力的，检查者的位置必须能够抵抗患者所施加的力量。要求有最大幅度的收缩并保持一段时间，因此另一只手在反面施加反压力。如了为测试颈部活动的延展性，一只手置于枕后部，另一只手放在胸部（图 4-8）。同样的，为了检测抗弯曲性能，一只手放在前额，另一只手放在肩胛骨之间。测试抗药的标准是疼痛和强度（知识点 4-10）。

①疼痛：在收缩组织的病变中，疼痛应该是在收缩过程中被激发的。轻度精神障碍的测试结果最初可能是阴性的，但最终重复的动作可能引起症状。同样，轻微的肌肉或肌腱问题，可能只在用力时才会出现疼痛，对抗性动

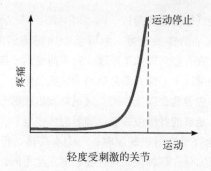

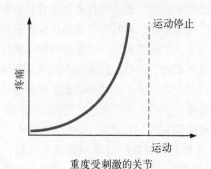

图 4-7　疼痛与末梢感觉之间的关系

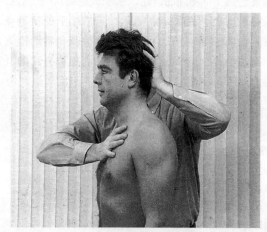

图 4-8　颈部的抗阻伸展

**测试阻抗运动的目的**
● 评估疼痛
● 确定肌肉力量

作仍然可能是不会引起疼痛的。如果反复收缩不能引起疼痛，那么应当在疼痛发生时观察和测试患者。对抗性动作的结果可能会被发现是阳性的。在肌肉收缩后放松时，患有肌腱炎的患者只能感觉到疼痛。这是常见的现象，也可以解释为阳性的抵抗运动。

对抗性运动的阳性结果通常只有一个，但最重要的是这是"收缩组织模式"的一部分，在这种模式中，拉伸或挤压受影响部分的被动运动也是疼痛的。检查者必须意识到迟滞的组织病变可能会因肌肉收缩而引起疼痛进而受

挤压或移动（如臀滑囊炎）。

②强度：动作要有力，但可能会出现虚弱的现象，有经验的检查者会立即知道原因。它可能是由于疼痛导致的；在这种情况下，检查者会感到力量突然停止——当感到疼痛时，患者就会停止收缩。这通常发生在部分肌肉或腱断裂时，足够的纤维被撕裂以削弱力量强度。

在完全收缩性组织破裂时，不会有疼痛，但是也完全没有肌肉力量。这种模式与神经衰弱完全不同。这里仍然存在一种必须克服的力量：检查者比患者更强大，因此可以将患者的肢体推开，同时仍然感到持续的阻力。后者可以从一种几乎正常的感觉——轻微的麻痹，到非常轻微的（几乎察觉不到的）力量，到完全的瘫痪。这可能是由损伤导致的，已经完全停止运动神经支配或可能病人拒绝接受运动的结果。

### （五）附加测试

在一个具有平衡良好的基本功能检查之后，对现有模式的解释应该是，在大多数情况下，使挑出有缺陷的组织成为可能。当然，也会遇到一些困难，需要进一步的辅助检查达到一个精确的诊断，来积极地确认一个已经存在但只是暂时的诊断，或者揭示结构中影响的精确点。一个重要的特点是应该区分标准功能检查和辅助检查。基本检查通常是完整的，而辅助检查则是选择性的（知识点 4-11）。

### 知识点 4-11

**附件测试的目的**
- 在一组结构中区分
- 确认初步诊断
- 解开一个困难的模式
- 延长否定检查时间
- 进行鉴别诊断
- 了解异常迹象

不事先了解问题的性质就进行辅助检查并希望更多的检查能够自动地提供更完整的信息的做法是错误的。相反，检查越多，就会变得越混乱，最终"只见树木不见森林"。因此，辅助检查应该以目标为导向。它们是在下列

情况下执行的。

1. 测试一组结构之后 对一组结构完成抗阻运动测试后，为了准确判断是哪一结构的病变，进一步的鉴别诊断是有必要的。

在网球肘中，手腕的抗伸运动是疼痛的，为了判别损伤发生在手腕伸肌还是手指伸肌，在手指主动弯曲以抑制手指伸肌的情况下反复测试。结果为阴性时，证明为手腕伸肌损伤。通过抵抗桡侧偏和尺侧偏的检查，可进一步判断：当尺侧偏斜不能时，病变发生于尺侧腕伸肌；如果抵抗桡侧偏不能时，病变位于桡侧腕伸肌之一——这是真正的网球肘。肌腱炎位于桡长腕伸肌还是短肌，通过进一步测试无法确定，此时触诊就显得异常重要。

同样的方法也适用于腿部肌肉，膝关节周围的肌肉及腱性组织损伤时，会在对抗屈曲时发生疼痛。区分股二头肌或半腱肌半膜肌是通过外部和内部抵抗旋转来实现的。正侧旋转阳性指向股二头肌，内侧旋转阳性则提示其他两块肌肉。触诊可以准确分辨病变所在。

2. 确定初步诊断 辅助检查可能有助于确认初步诊断，尤其是在不常见的情况下。例如，当怀疑脊柱副神经单核炎诊断时，肩胛骨附近抵抗力量弱，证明诊断是正确的。

3. 在困难的情况下 一些临床构想有时难以解释，但一些辅助检查就可以解决疑问。当认为疼痛是由于挤压某个结构引起的，诊断性牵引可以协助确诊。例如，在颈椎内部紊乱的困难病例中，疼痛和（或）麻木可以通过手动或机械牵引暂时消除，手臂牵引可以减轻肩峰下滑囊炎的疼痛。

4. 功能检查时是阴性的 阴性检查并不一定意味着病变是不存在的。附近的组织可能有问题，在标准测试中没有系统地测试。

5. 鉴别诊断 不同的条件可能会产生相似的阳性结果。一个辅助检查可以帮助阐明哪个部位断层。例如，外旋受限、肩关节囊前收缩的主要征象是关节囊及喙下滑囊炎。被动外旋、外展手臂，在囊状病变中呈阳性，而在滑囊炎出现时为阴性。当病变存在时，可以对长骨远处疼痛进行测试。当怀疑背部有骨折时，肋骨的侧面、前侧面的压力可能引起胸骨疼痛。这种技术也可以使用鉴别肋骨病变、肋间肌损伤或者肋椎骨关节。

6. 发现异常迹象时 个别功能检查结果之间的差异可能暗示不寻常的和严重的损害，也可能是心理问题或欺骗的企图。在前者中，患者被送去做进一步的专科检查。当怀疑有神经症或欺骗行为时，患者会接受一系列辅助检查：这样就为患者提供了犯错的机会，以一种主动的方式证实了审查员的怀疑。

### （六）触诊

在正确的时间进行触诊是非常有用的辅助诊断。然而，它经常在检查中做得太早，有错误诊断的风险。在功

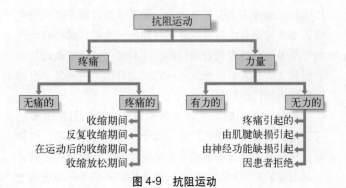

图 4-9 抗阻运动

能测试后，检查者对不同的动作和出现的模式进行解读时，仍然认为关于病变的更多信息可能会被诊断，那么就可以进行触诊了，寻找在静止关节和运动关节中传递给手的不正常感觉。

1. **固定关节的触诊**　在触诊静止关节时（图 4-10a），检查人员可评估温度（冷或热）、肿胀、滑膜增厚或结构改变，触诊也可能引起触痛。

（1）温度：皮温最好用手背触摸，可能是分散的或局部的，假的温度可能是由于红褐色的软膏或绷带在检查前被移除的结果。否则，皮温升高总是意味着活动。病变可能是骨性的（如骨折或转移）或关节性的（如关节炎、结缔组织炎、身体疏松或半月板或韧带紊乱）或腱性的（如风湿性肌腱炎）。单纯的机械性肌腱炎不会引起任何皮温升高。当突然出现发热并伴有刺痛时，提示软骨碎片持续半脱位。当关节保持静止时，热能可能减少，也可能不减少，有时（如在松散的身体中）热可能仅仅是由检查引起的。

（2）寒冷：当肢体感到冷时，怀疑是动脉问题，然后触诊动脉搏动。坐骨神经痛发作时也可能发生感冒，尤其是这种情况导致肌肉无力。当足部在运动后才变冷，可能的原因是髂血栓形成，原因也可能是神经方面的。

（3）肿胀：是关节病变反应的结果，可以是局部的或全身性的。受伤后出现的肿胀可能是出血或积液的结果。如果是出血引起的，关节会在几分钟内充盈，积液持续数小时。血液也会波动；肿胀会整体移动。脓液的存在是特殊的，表明感染了微生物。关节炎周围水肿可形成深坑，在局部肿胀时，应确定其一致性：软肿胀表明皮下透明液或滑囊增厚，血肿或滑囊囊肿可导致肿块起伏，囊肿或神经节的典型表现为肿块硬而起伏。当一致性为骨性时，其原因通常是骨痂、骨半脱位（如腕部头状骨或足中部长方体骨）、骨赘突出或破坏性过程（如骨炎、肿瘤）导致的任何其他骨畸形。

（4）滑膜增厚：类风湿、细菌性或炎性关节炎（如痛风、结核、淋病、甲状腺肿、溃疡性结肠炎、脊柱性关节炎或银屑病关节炎）均可发现本病。在机械条件下，如创伤性关节炎、运动后性关节炎和关节病中，它是不存在的。要触诊囊膜增厚，检查者必须寻找覆盖在骨性突起上膜的反射。

（5）间隙：在肌肉破裂的部位可以触诊到间隙或肌腱。

（6）紧张度：触诊触痛有时是为了确定病变的确切位置，为了达到这个目的，它只能在已经被临床检查发现受到影响的结构中进行，而且只能在手指可以触及的范围内进行。只有在经过临床检查，诊断仍不准确的情况下，才需要引起触痛。当我们发现了一个定位信号，触诊当然是多余的。

寻找压痛在远端关节（手腕、手、踝关节、脚）比近端关节（躯干、肩膀、臀部）更有价值，因为疼痛的定位

更准确。这种情况大多发生在胸部和腹部，为了确定触痛是在浅表肌肉还是深层肌肉，还是在其他结构（如内脏），触诊是在浅表肌肉的收缩和放松过程中进行的。当浅表肌肉紧张时，疼痛加剧表明肌肉有问题，反之，深层结构受到影响。

其他的误导现象是"参考的"紧张度或"相关的"温柔的存在。

例如，由于硬脑膜受到压迫（通常是椎间盘移位的一小块），在疼痛区域内可能会发生局限性的深指压痛。这种现象在第 1 章中有描述，除非患者熟悉疼痛参考的规则，否则会很有欺骗性。

伴随的压痛是一种非常好的定位区域，与病变部位非常接近，这两者之间是有关系的，因为患者治愈后疼痛和压痛都会消失，伴随的压痛最常见的部位是手腕和肘部。

在 de Quervain 疾病中，桡骨茎突是柔软的，就像在网球肘外侧上髁的后部，尤其是当病变位于桡侧腕短伸肌张力骨膜起源处时。

触诊阴性并不一定意味着诊断是错误的，除非是非常浅表的病变，因为有些组织在受到影响时并不明显变软（如冈上肌腱）。

（7）动脉搏动：触诊动脉搏动可能具有重要的诊断价值，当症状被提及或体征被发现指向血管状况时（如跛行、肢体冰冷或皮肤呈蓝色或白色），触诊可提示动脉搏动。

2. **移动关节的触诊**　接下来，触诊移动关节。检查者可以感受咯吱声或咔嗒声，也可以评估最终感觉或移动能力（图 4-10b）。

（1）捻发音：捻发音通常表示一种病理状态。它经常能被听到，也能被放在移动部分的触感手在主动或被动的运动中感觉到。在某些情况下，只有在反抗运动中才会感到咯吱咯吱的声音。捻发音可为关节性、腱性、肌肉性、骨性或囊性。

① 关节捻发音：捻发音起源于关节表面，这让我们了解了它们在彼此之间滑动的能力。细捻发音提示轻度粗糙，见于轻度关节疾病或长期类风湿关节炎。后者产生了典型的"丝绸般的"咯吱声。在晚期关节中可感觉到粗糙的关节格栅，这是软骨表面碎裂造成的。在严重的关节疾病中，软骨已经完全磨损，导致骨对骨的间歇性吱嘎作响（"齿轮"现象）。

② 腱捻发音：捻发音与肌腱有关，可引起腱鞘炎。细丝状捻发音发生在急性机械病例，由于肌腱表面和肌腱鞘内侧面的创伤性粗糙。慢性类风湿或结核性腱鞘炎可发生粗咯吱声。

③ 肌肉捻发音：这只在两种情况下观察到。

• 前臂远端两个伸肌和拇指长外展肌的肌腱滑膜炎通常伴有可在局部感觉到的咯吱声。捻发音，有时觉得整个

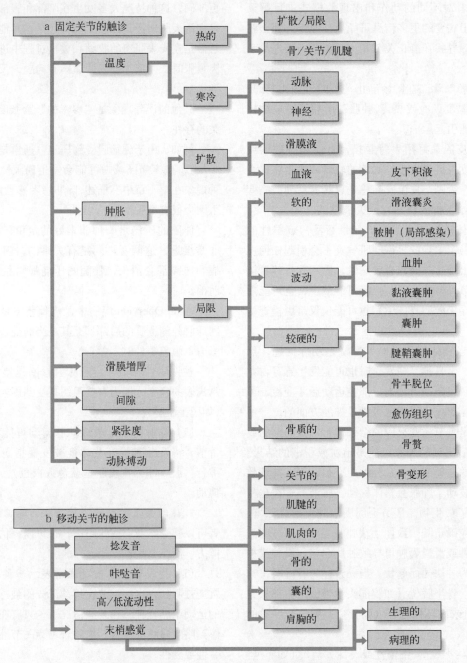

图 4-10 触诊：固定的关节（a）和移动的关节（b）

肌肉腹部，可能一直到肘部。

● 胫骨前肌肌筋膜交界处的病变通常可感到局限性捻发音。

④骨性捻发音：当肢体移动时，骨折可能会发出咯吱声，骨折的骨头两端相互碰撞。但是，除了病理性骨折外，试图引起咯吱声通常会引起很大的疼痛，所以不应该这样做。

⑤囊的捻发音：三角肌下滑囊炎是其特征性表现，渗出性滑囊炎消退一段时间后，可以感觉到移动手臂时发出的咯吱声。

⑥肩胸捻发音：这是独一无二的，后胸壁可在髂肋肌外侧边缘以外的区域变得粗糙，肩部可感到局部的咯

吱声。

（2）咔嗒音：咔嗒音可以通过几种方式产生，某些测试临床检查或操作过程中的某些动作可能引发运动关节内软骨碎片。当关节（如膝关节或肘关节）出现松动，半月板半脱位（如膝关节或下颌）或椎间盘碎片移动（如脊柱关节）时，常发生这种情况。咔嗒音常常与体征的改善，清楚地表明一个块运动被移除。在韧带松弛（如锁骨关节半脱位、肩关节囊过度伸展或膝关节内侧副韧带断裂）中，当一块骨头相对于另一块骨头移动时，就会发出咔嚓声。不相关的咔嗒音也会出现，如无痛的点击肋软骨或髌骨在膝盖活动伸展时的咔嗒音。

（3）末梢感觉：当被动运动停止时，末梢感觉可以

被评估。它要么是生理的，要么是病理的，具有重要的诊断和治疗结果。

（4）高强度运动和低强度运动：这些术语目前被整骨医师和手工治疗师使用。

在所谓的"节段性检查"中，他们声称能够感觉到不同关节（主要是脊椎关节）之间的活动差异。如果病变总是在断层所在的关节处，而事实并非如此，那么，确定病变的高或低概率将是判断病变程度的一个很好的指南。此外，这些发现是如此主观，它们无法验证或复制。在不同的场合，研究表明，即使是经验丰富的骨科医师或治疗师也无法对研究结果达成一致。然而，主要的错误在于把诊断的意义归于这种移动性的差异。

当低强度或高强度的关节活动强烈引起患者的症状时，这必须被认为是最好的标准，并清楚地显示病灶的位置。然而，当不正常的活动没有引起已知的症状，问题显然与超活动关节无关。此外，没有通用的标准来确定异常的运动性，对一个人来说正常的事情对另一个人来说可能是不正常的。高活动性在一定程度上可以是生理上的，尤其是在女性中，低活动性也可以被认为是正常的，特别是在老年人中。当运动过度引起症状时，则只能认为是病态的。然后使用"松弛"和"不稳定"两个术语。最后的感觉将大大增加这一结论。

### （七）诊断性浸润麻醉或抽吸

**1. 诊断性局部麻醉**　当面对运动系统病变时，局部麻醉较弱的诊断浸润对确诊极为有价值和有效。没有其他类似有效的测试。通过在每一个合适的病例中使用渗透，医师使患者判断诊断的正确性。

在假定的病变部位浸润 2～10ml 的局部弱麻醉药（如0.5% 的普鲁卡因），5 分钟后，先前呈阳性的运动被重新测试。这使患者能够确定浸润是否改变了疼痛。当检测结果完全或部分阴性时，病变的确切位置已经明确，从而确诊。当检查仍像以前一样痛苦或受限时，浸润了错误的部位，即诊断错误。

这种方法在以下情况下很有用：

- 当检查者对诊断做出肯定的确诊时，局部麻醉的诱导可能会有所帮助。
- 对于四肢病变，浸润尤其有用，并给出可靠的答案。然而，它在躯干的后侧面是无用的：椎旁浸润可能给予暂时的缓解，但没有诊断价值
- 在困难的情况下，这种方法可能是最后的"诉求"。

**2. 展望**　从诊断的角度来看，通常重要的是要抽吸肿胀的关节或弥散性关节外肿胀，以确定存在何种液体。

### （八）技术调查

需要再次强调的是，发现的解剖变化与现有的疼痛和残疾之间仍然存在着巨大的差异。在过去的几十年里，医学界一直关注并着迷于能够清晰显示现有解剖畸变的成

像技术。然而，这些解剖学上的变化往往不是疼痛的根源，因为它们似乎也存在于大量无症状的个体中。例如，在正常无症状人群中，腰椎间盘突出的患病率为 35%～50%。无症状的受试者也有颈椎病的证据，不同的影像学技术之间并不总是很好的一致性。在肩部，即使在无症状的大组中，回声也能发现肩袖的部分厚度和全厚度的断裂。在关节镜检查中发现无症状的膝关节解剖改变并不少见。在骨科医学中，技术检查不作为常规检查，而仅在必要时用于完善临床诊断、排除某些病变或明确鉴别诊断。当病史和（或）功能检查显示有警告信号时，通常会进行检查（知识点 4-12）。

> **知识点 4-12**
>
> **技术调查**
>
> 仅在必要时：
>
> - 完善临床诊断
> - 排除某些病变
> - 明确鉴别诊断
> - 出现警告标志时

临床医师不应该过度强调辅助检查在诊断中的作用——肯定的答案并不总是能肯定地确定目前的情况。反之亦然：阴性结果并不总是意味着没有问题。只有通过正确的临床检查才能知道什么时候应该忽略正面或负面的误导性图片（见知识点 4-13）。临床检查始终是可用工具中最重要的一种，忽略适当的临床检查而依赖技术调查远比反过来做危险得多。

后面的章节概述了什么时候不依靠技术调查和补充临床发现。

### 三、解释

只有正确进行临床检查，才有可能对病情进行解释，正确的临床检查包括：详细的病史、视诊和认真的功能检查。检查的每一部分都很重要，因此每次都应该进行一次全面的检查。Cyriax 说："由于诊断结果明显或为了节省时间，遗漏部分检查是常见的错误来源。"检查患者可能成为一项例行和重复的工作，经常遇到同样的特征，因此很容易忽略这部分的检查。

通过这样做，双病变的存在很容易被忽视，或者更糟的是，一种不常见（可能是严重的）的症状（一种经典的"警告信号"）可能会被忽略。

功能测试给出了肯定的答案和否定的答案，后者证实了前者。发现一种模式，可能是囊性的，非囊性的，肌肉性的，或部分或全部关节性的，这必须解释，以便得出逻辑结论的无可争议的有效性。解释需要经验，因为检查是主观的，软弱、终点感、抗拒等特点只能通过比较来解释，需要时间和耐心。

## 知识点 4-13

### 功能检查总结

1. 检验

2. 初步检查

3. 功能检查

a. 主动动作

b. 被动作

疼痛：● 哪里

　　　　● 什么时候

幅度：● 有限

　　　　● 满的

　　　　● 过多的

最终感觉：● 生理

　　　　　● 病理性

c. 抵抗运动

疼痛

强度：● 正常

　　　　● 虚弱的

4. 附加测试

5. 触诊

　a. 静止关节

　b. 活动关节

6. 诊断浸润或抽吸：

　a. 诊断性局部麻醉

　b. 抽吸

7. 技术研究

在实践中,可以出现许多模式之一 (参见知识点 4-14)。

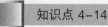

## 知识点 4-14

### 在临床检查中发现的疑似软组织病变病例

**主动运动是阳性的**

● 结合被动运动

● 结合阻力运动

● 孤立的

　　仅限主动运动

　　存在一个痛苦弧线

　　发生"啪"

　　听到"啪"的一声

**被动动作是阳性的**

● 范围限制

　　囊状模式

　　非囊性模式

● 全范围

● 范围过大

● 无法移动

**抵抗运动是阳性的**

● 结合被动运动

● 孤立的

● 与其他阻力运动相结合

　　没有动作伤害

### （一）活动障碍

1. **与被动运动障碍相结合** 对主动运动的响应（图 4-11）可能与被动测试的响应相对应，当一个积极的运动被发现是痛苦的，同样方向的消极运动通常会更痛苦。在

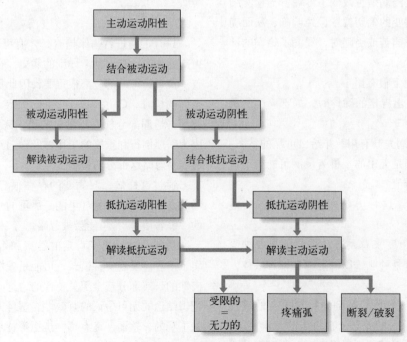

图 4-11 对主动运动的响应

这种情况下，必须把被动运动看作是重要的运动，并利用对被动运动的反应来进行解释。当主动运动受到限制时，被动运动通常也会受到限制，尽管在有限的方向上可能会走得更远。

2.结合抵抗运动的损伤　当一种积极的运动使人感到疼痛，而同一种对抗阻力的运动也使人感到痛苦时，后者被认为是最重要的。主动运动的限制而不是相应的被动运动的限制表明明显的弱点。同样的运动对抗阻力通常也被证明是弱的，然而，有时其他（附属）对抗阻力必须做，以发现病变。

3.孤立的　一个或多个主动运动是有限的，但被动运动是全方位的。当一个或多个肌肉失去活动时就会发生这种情况。为了测试相同肌肉的抗阻运动也将是弱的，在骨科疾病中，无力是很常见的。可能是器质性的，也可能是功能性的（图 4-12）。

功能性瘫痪大多是由心理因素引起的，器质性瘫痪是解剖学病理条件或生理病理（通常是生化）损害的结果。原因可能是内在的，也可能是外在的。

内在（肌源性）病变是结构性疾病（如严重的肌肉或肌腱部分或全部断裂）、肌病（如肌营养不良或肌炎）或生化疾病（如重症肌无力或阵发性瘫痪）的结果。外源性（神经源性）病变可以是中心病变也可以是周围病变（表 4-2）。

（1）中央性麻痹：是由位于大脑皮质和脊髓之间区域的血管状况、肿瘤、创伤或疾病（如脑炎或多发性硬化症）引起的上运动神经元 [ 即皮质脊髓和（或）皮质核束 ] 损伤的结果（图 4-13）。

**表 4-2　中枢性和外周性麻痹的区别**

| 中枢性 | 周围性 |
| --- | --- |
| 肌张力高 | 肌张力下降 |
| 反射增强 | 反射下降 |
| 无肌肉萎缩 | 肌肉萎缩 |
| 上层皮肤反射消失 | |
| 下层皮肤反射出现 | |

随后出现偏瘫、单瘫、截瘫或四肢瘫痪，特征是肌肉紧张、反射亢进、上皮肤反射消失和皮肤反射异常（如巴宾斯基反射）。因为脊髓前角的细胞没有受到影响，所以除了患者不活动造成的轻微消瘦外，没有肌肉萎缩。

（2）周围性瘫痪：可能起源于脊髓前角细胞（核性麻痹或下运动神经元损伤）。典型的前角病变为急性前脊髓灰质炎，引起近端肌群不对称瘫痪，以及慢性前脊髓灰质炎和肌萎缩性脊髓侧索硬化症（ALS）等退行性疾病，从远端肌群开始引起对称的双侧瘫痪。

前神经根病变（神经根性麻痹）引起节段性瘫痪或轻瘫。神经根麻痹通常伴有严重的节段性疼痛。当周围神经或神经干受到影响时，只有该神经支配的肌肉是脆弱的。当神经丛受到影响时，这种弱点会更加广泛。临床表现为肌张力减退、反射减退、萎缩。

4.痛苦弧线　当患者出现疼痛的弧线时，检查者知道病变处于受压的位置。解释是基于解剖学的基础：考官知道哪些结构能瞬间被压缩，哪些不能（参见后面关于特定关节的章节）。

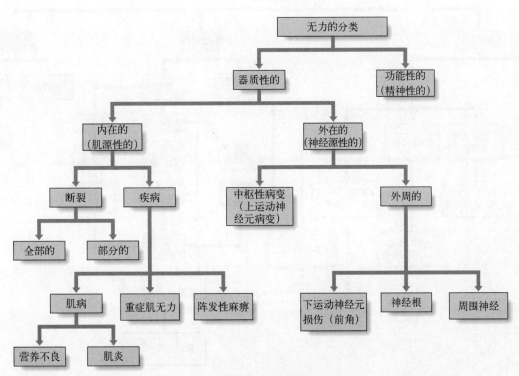

**图 4-12　无力的分类**

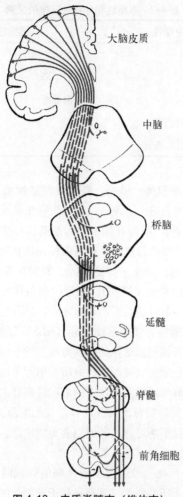

图 4-13　皮质脊髓束（锥体束）

大脑皮质

中脑

桥脑

延髓

脊髓

前角细胞

5. 先兆　当这种情况出现时，患者通常会将其视为以前发生过。它可能在检查中被发现，特别是在活跃的运动中。

当肌腱碰到突出的骨块，然后滑过它时，就会感觉到断裂，如肩膀（"折断的肩膀"），如果肱二头肌的长头由于肱横韧带断裂而滑入和滑出二头肌沟的上端；踝关节（"折断踝关节"），腓骨后表面的腓骨肌腱在沟中松脱并向前滑动在踝；臀部，当大转子碰到臀大肌的边缘时，撕咬并不一定是痛苦的。因此，当患者自诉某个关节在某些动作上也会突然折断时，疼痛和折断的原因并不总是相关的。

6. 听到一阵噼啪声　当关节处于活动范围的末端时，无论是主动的还是被动的，关节都可能会破裂。原因是牵引力造成的部分真空，滑膜液瞬间形成关节内气泡。这往往发生在手指关节，也是很常见的脊椎关节小关节在操作过程中。

## （二）被动运动障碍

积极的被动运动结合消极的抵抗运动引起对惰性结构的注意，尽管它们不能无条件排除可收缩组织的损伤（图 4-14）。

1. 有限的范围　这个词的字面意义上的局限性只能通过被动测试来检测。虽然患者可能存在活动受限，但这并不一定意味着关节不能完全活动。检查者应仔细检查一个动作是否真的是有限的。即使是最轻微的变化也有意义。当一个或多个被动运动受到限制时，主要的问题就出现了："胶囊的比例是否有限制？"或者，换句话说，"是

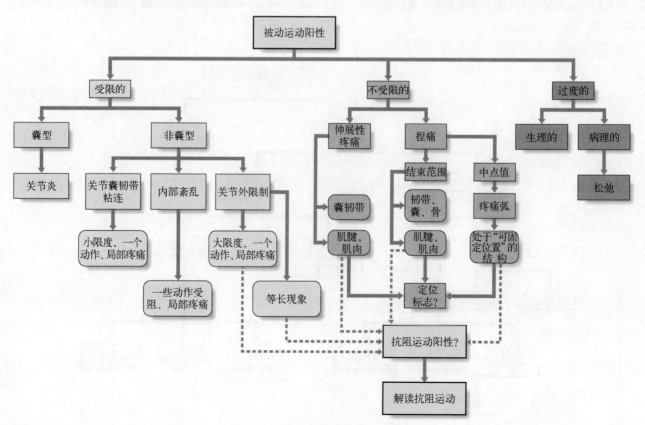

图 4-14　积极的被动 / 消极的抵抗运动

否存在囊型或该模式是非囊型？"

（1）囊型

*囊状结构 = 关节炎*

在外周关节中，纤维囊或滑膜的损伤会限制关节的活动，达到一定的比例。无论是滑膜的刺激（如最近扭伤或关节），关节囊的刺激（如关节）或两者（如类风湿关节炎）——相同的模式的结果。这种对关节囊典型的比例运动的限制最初是由一种保护机制（肌肉）引起的痉挛，后来纤维性挛缩。

这种局限性的模式总是表明整个关节存在病变。这种情况被称为关节囊炎、滑膜炎或关节炎，后者是最好的名称，因为它清楚地表明涉及整个关节。这一现象在临床日常实践中容易检验，但难以解释。在急性情况下，肌肉明显地以一种预期的方式收缩，这种方式可能在稍后胶囊"收缩"时产生。

所以大脑中一定有一种内在的机制，它模仿或与运动的正常进化相对应。关节囊形态因关节不同而不同。目前还不清楚为什么有些关节限制在某些方向，而有些关节限制在其他方向。肩关节疾病包括一定程度的肩胛肱外展受限、较多的外旋受限和较少的内旋受限。相比之下，髋关节囊性病变表现为内旋受限多，屈、展、伸受限少，外旋范围完整。有些关节囊形态包括完全没有某些运动：关节固定在某个位置。例如，距下关节，固定在完全外翻和跗骨中段关节炎，其中关节是固定在完全外展和外部旋转。

①全关节型：在脊柱关节，也发现类似的情况。当整个椎间关节复合体受到影响时，存在完整的关节病变，其形态可与周围关节囊形态相媲美。然而，病变并不总是囊状的，因此更好地描述为"全关节型"，涵盖所有可能的情况。

②不受肌肉支配的关节：当肌肉不存在导致运动受限时，关节仅由韧带支撑。由于滑膜炎的刺激而限制运动是不可能的。只有极端的痛苦。这种现象见于肩锁关节、胸锁关节、骶髂关节、骶尾骨关节和胫腓骨下关节，也见于耻骨联合。

③限制与骨块的末端感觉：神经性关节病伴有骨块末端感觉的轻微无痛运动受限。运动引起骨赘增生、骨化性肌炎或畸形骨折疼痛。

④非囊型或部分关节受限：当某一关节的活动受限与该关节的包膜形态不符时，病变明显不是包膜的，即不影响整个关节。

（2）关节炎不存在：与囊型相比，非囊型的定义不太明确，但对于每个关节可能会出现不同的模式，所有这些模式都与囊型不同（图 4-15）。

①部分关节模式：在脊柱中，"部分关节模式"一词更为恰当，表明只有部分椎间关节复合体受影响。

非囊性疾病可分为三类。

②韧带粘连：当创伤后韧带损伤在缺乏运动的情况下愈合时，可能会形成宏观粘连（韧带到包膜或骨下），损害功能。

一种运动通常会受到局部疼痛的限制，但另一种运动则会在极端情况下感到疼痛。

限制是成比例的：在一个方向上的轻微限制——拉伸韧带受影响部分的限制——在其他方向上的完全限制。典型的例子是膝盖内侧副韧带和脚踝外侧韧带。弯曲膝盖，通常是 $10°\sim15°$ 有限，疼痛非常本地化的韧带。在踝关节，综合运动跖屈和倒转轻度受限，压痛点位于受影响韧带（距腓骨前、距腓骨前或跟骰骨）。

③关节内紊乱：当关节软骨或骨头的碎片松动时，临床表现为关节内紊乱。膝关节是最常见的部位，其次是脊柱关节、手腕和下颌，其次是臀部、肘关节或跗骨关节。

移位是突然发生的，它会阻碍关节的部分运动，并伴有特定部位的局部疼痛，部分运动受限，其他不受影响。

出现两种不同类型的限制：比例失调。

当移位的碎片较小且处于不太妨碍关节功能的位置时，与正常运动相比，运动的限制也较小。

这构想可能很好地模拟了韧带粘连的比例限制，但由于没有损伤和较短的病史排除了这种可能性。一个典型的例子是膝关节松动的身体，屈曲极限为 $15°\sim30°$，此时会有内侧疼痛。不成比例的错乱。大位移会导致在某些方向上的运动受到严重限制，而在其他方向上则会造成完全或几乎完全的运动范围——这是一种不对称的模式。这是一幅著名的急性腰痛的临床图片。两个或三个躯干运动完全受阻，一个运动，通常是一个侧屈，几乎没有限制。

（3）内在的限制：关节外的组织可能会受到损伤，只会阻止一个方向的运动。一个不成比例的限制由此可见：一个运动是非常有限的，所有其他的运动都是全方位的。这种不平衡只有在导致这种限制的组织位于关节外时才可能发生。在一些情况下，不允许拉伸；在另一些情况下，它是抗压缩的。一些肌肉纤维（四头肌或小腿）断裂后，局部肌肉痉挛，阻止伸展。在急性三角肌下滑囊炎中，肩胛肱骨外展非常有限，与两个旋转的轻微限制之间也存在

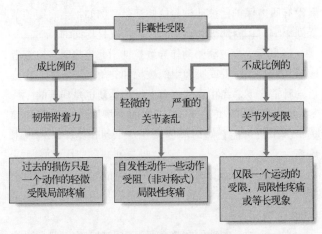

**图 4-15　非囊性疾病的分类**

严重的不平衡。长度不变的现象。

在这种现象中，一个关节内运动的限制程度取决于相邻关节所处的位置。只有当防止拉伸的结构跨越两个关节时，这才有可能。直腿抬高是一个典型的例子，腿筋肌肉横跨髋关节和膝关节。

髋关节的屈曲量取决于关节的位置。膝盖：当膝盖伸展时，当腿筋肌肉变得紧绷时，运动停止，但是膝盖的屈曲允许臀部充分屈曲。另一个例子是福克曼缺血性挛缩：手指不弯曲手腕就不能伸展。

2. 全系列 当被动测试不存在运动限制时，图像可能难以解释。疼痛的部位通常有助于确定疼痛是由拉伸引起的，还是由受影响组织的挤压引起的（图4-16）。

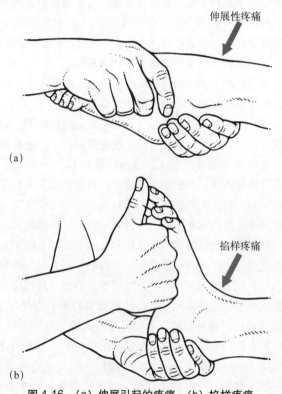

（a）

伸展性疼痛

掐样疼痛

（b）

**图4-16 （a）伸展引起的疼痛；（b）掐样疼痛**

（1）伸展引起疼痛：在一些运动的极端情况下，疼痛可能出现在那些没有肌肉伸展的关节中。由于这些关节囊没有肌肉保护，被动试验拉伸韧带。例如，当肩锁关节受到影响时，肩部被动运动的极端情况是疼痛的。

当只有一个被动的动作导致拉伸引起疼痛时，检查者应该从韧带、肌腱或肌肉组织被拉伸的角度来考虑。在最后一种情况下，在相反的方向上抵抗运动也是痛苦的——"收缩组织模式"（见下文）。然而，早期的肩关节和髋关节关节炎可能在短时间内只在一个动作结束时表现出疼痛。

（2）掐样疼痛：软组织的挤压可能发生在范围的末端或中段。在这两种情况下，疼痛都是由相同的机制造成的。

当一个被动的动作在整个范围内引起疼痛，但主要的

测试结果是一个抵抗的运动，这个标志有时有局部价值。例如，在冈上肌和肩胛下肌肌腱炎的肩部，二头肌肌腱炎的肘部，股直肌肌腱炎的臀部和跟腱炎的脚跟。有关详细信息，请参见适当的章节。

在其他情况下，基于解剖学基础的逻辑思维需要找出哪些结构被痛苦地挤压过。它可能是一种惰性结构（骨骼、包膜、韧带），也可能是一种收缩结构（肌肉、肌腱）。当然，后者也会在被抵抗的动作上表现出疼痛。触诊通常可以帮助确定准确的定位和局部麻醉可以用来证实这一点。

在运动过程中，不管是被动的还是主动的，中段的疼痛都被称为"疼痛弧"。运动开始时疼痛消失，运动过程中某一时刻疼痛出现，运动结束前疼痛再次消失。被称为"痛苦弧"，痛苦应该消失在弧线的任何一边。弧形表明受影响的结构在两个骨表面之间瞬间受到挤压。只有身体的某些结构处于它们能引起疼痛的弧线的位置。它在肩膀和腰椎很常见。

有时疼痛弧可以被认为是一个局部的信号：它的存在显示了病变的确切位置。在冈上肌肌腱炎疼痛弧的存在表明，病变位于肌腱插入肱骨大结节的上筋膜面。

3. 过度的范围 囊膜松弛表现为高活动性，是一种病理表现。然而，在某些情况下，过度的活动范围可能纯粹是生理上的（如大多数女性的肘部被动伸展）。本节在早些时候在触诊下考虑了这一问题。

4. 无法进行任何移动 这是不常见的，但它可能是由于严重的肌肉痉挛，保护非常急性或过敏的损害，或纤维或骨性强直。

### （三）抵抗运动障碍

1. 结合被动运动的损伤 如果反抗运动是痛苦的，相反方向的被动运动通常也是痛苦的，这就是"收缩组织模式"。当病变为腱肌时，可进行全方位的运动。在肌肉破裂时，伸展肌肉的运动不仅会感到疼痛，而且会受到局限，因为裂口周围纤维的局部保护肌群。这一现象有助于区分腱和肌肉粘连。

2. 孤立的 一个被抵制的运动是阳性的：这表明有一块肌肉或一组肌肉参与其中。在后一种情况下，需要进行一个或多个辅助测试来发现肌肉或肌腱的缺陷。例如，腕部抗伸测试手指和腕部的伸量；重复试验时手指主动弯曲，区分手指伸肌和手腕伸肌。桡侧伸肌（桡侧腕长伸肌和腕短伸肌）与桡骨尺侧阻力偏差存在差异，伸尺侧腕部。

3. 与其他抵抗运动的损害相结合

（1）两个被抵制的运动是阳性的：这可能发生在两个收缩结构受到影响，或者，更有可能，当一个肌肉受到影响，结合这两个功能。肱二头肌产生肘关节的屈曲和前臂旋后。肌肉的损伤导致这两种运动都是积极的。在肩部，积极的抗外旋和抗肩内收的结合引起了对小圆肌的注意，小圆肌结合了这些功能。

（2）三个或更多的抵抗运动是积极的：当这种情况发生时，在可收缩组织中发生病变的机会就小得多。更合理的解释是把压力传递给一个非常痛苦的占位性病变，如肿瘤，转移，脓肿或者非常敏感的黏液囊，或者是心理问题。

（3）所有被抵抗的运动都是阳性的：这排除了肌肉肌腱损伤，与多重阻力具有相同的解释意义。检查者还应确保患者没有误解。问题是：一个高度敏感的患者可能会把努力等同于疼痛，并说每一次反抗抵抗的行动都是痛苦的。双方仔细比较有助于避免冲突误解。

（4）疼痛是在重复中产生的：重复运动产生的疼痛可能是动脉问题导致间歇性跛行的信号。

4. *疼痛和力量的关系*　抵抗运动测试力量和疼痛，出现的模式通常是强弱和疼痛的存在或不存在的组合。实际上，可能会出现四种组合（表 4-3）。

**表 4-3　阻力运动中疼痛与力量的关系**

| 疼痛 | 力量 | 异常 |
| --- | --- | --- |
| − | 正常 | − |
| + | 正常 | 收缩组织 |
| − | 弱 | 神经受损，完全破裂 |
| + | 弱 | 严重受损，部分破裂 |

（1）无痛和力量：阴性抵抗运动 - 无疼痛和正常力量 - 排除收缩组织的损伤，这个公理经常被忽略。例如，在斜方肌区域有疼痛和局部压痛的患者通常被诊断为"斜方肌综合征"。然而，临床检查显示斜方肌功能正常。在这种情况下，疼痛和压痛通常来自于颈椎。另一个例子是，当一个患者的二头肌长段疼痛，但对那块肌肉的测试是完全阴性的，那么很明显，这块肌肉是正常的。

（2）痛苦和力量：当抵抗的运动引起疼痛，但患者能够发挥正常的力量，情况必须是一个小的损伤在收缩结构。可能是肌肉拉伤，肌肉与肌腱交界处的病变，肌腱问题（肌腱炎或腱鞘炎）或肌腱与骨膜交界处的病变。典型的例子有肩部冈上肌肌腱炎、肘部桡侧腕伸肌短端病变（网球肘）、肌腱炎。拇指的拇短伸肌和外展拇长肌，膝关节的髌下肌腱炎或踝关节的腓骨肌腱滑膜炎。

（3）一般原则

①无痛（或持续疼痛）和肌力减退：患者处于无痛或持续疼痛状态。这个抵抗阻力试验是指患者尽管肌力减轻也不会引发或改变疼痛程度。这通常是由于外在的或内在的因素使神经受压所致。根据病变的严重程度，肌力减退的变化范围可以从非常适应到完全瘫痪。

肌肉或肌腱完全损伤也会导致无痛性肌力完全丧失（见前文）。

②疼痛和肌力减退：同时有这两种症状的患者提示存在一个大的病变。活动时感觉疼痛并且肌力减退是由于肌

肉功能不良或者活动肌肉时患者感到疼痛抑制肌肉收缩。这种情况出现在严重的疾病（例如骨折或转移瘤）。通常也会有一些关节征象。通过"踝关节旋转试验"外翻对抗阻力证明存在疼痛和肌无力，提示存在第 5 跖骨结节骨折。股骨上段及颈椎转移瘤在髋部和颈部抗阻力活动中更容易出现肌力减退。

要是正常关节活动时出现疼痛、无力，肌肉或者肌腱很可能存在部分损失，尽管严重的肌腱炎也可能会导致相同情况。

5. *非牵张结构的病变时的主动对抗运动*　在没有任何肌腱病变的情况下肌肉收缩有三种情况会引起疼痛。

第一种是骨性病变（如骨折或转移）接近肌肉或肌腱：当对肌肉进行抵抗阻力测试时，肌肉收缩导致位点的牵拉且这一体征是疼痛的，可能伴随有肌力减退。耻骨的应力性骨折会在抵抗髋关节内收时感到疼痛和前上肋骨骨折时会在胸大肌收缩时疼痛。

第二种是由一个在臀部通过肌腹收缩的肌腱结构所引起的，其中受刺激的臀肌或转子囊可以通过臀中肌的收缩来完成。

第三种是患有心理问题的患者在抗阻力运动时往往比被动运动更痛苦或活跃。

### （四）无痛的功能性体征

对于已明确范围的负面功能体格检查，包括辅助功能性查体在内，提示疼痛是存在的，查体后发现疼痛可能来源于运动系统的其他部位。如果查体什么发现疼痛来源，病变很显然是非骨科疾病引起的，很可能是神经性的也可能是脏器病变。同时小骨病变（如骨样骨瘤）沿着长骨的长轴可能会导致局部疼痛，但不影响邻近关节的功能。

> **!　注意**
>
> 每个有明确症状的患者在没有临床检查的阳性体征情况下都应参考更多专门体格检查。

### （五）总结

抵制被动运动的解释在图 4-17 中。

### （六）诊断难点

1. *非常轻微疼痛*　当患者疼痛很轻时进行体格检查是完全没用的。对前面所提到病因的患者进行触诊是非常危险的。最好 1～2 周后重新检查。如果没有自行恢复，那就可能会出现一些征象。另一种方式是找到足以让患者产生症状的阳性体征，很明显一个疾病诊断是不可能没有阳性体征的。

2. *非常严重的疼痛*　某些情况很难准确地说明感受到疼痛的位置和时间，这对患者来说非常痛苦。由于存在过多的体征或患者无法活动不能配合进行可能对确诊有用

的体检，所以即使体格检查也很难解释其疼痛原因。严重的疼痛可能会使患者配合体检能力降低，导致抵抗运动不能做得好。受伤后，肿胀和（或）血肿也会影响对患者进行触诊：如在踝关节扭伤后的第一天可能由于急性疼痛，检查时没有明确特征；腰痛也可能是非常痛苦而无法进行任何运动。询问病史非常重要，尤其是看患者是否存在危险因素。能引起如此严重疼痛的情况是有限的，体检医师必须尝试根据患者实际情况的细节来解释症状可能性。

3.非骨科疾病 一些神经、血管或内科疾病可能会导致患者全身性疼痛，类似于运动系统病变的症状。患者经常抱怨明确的疼痛部位经常发生在躯干，但是对运动及软组织进一步进行神经、血管或内科检查时又没发现。

4.临床图片 脊柱的病变可能引起躯干某处隐隐的弥散性疼痛，如强直性脊柱炎前纵韧带受到影响，胸骨或上腹部则可能产生疼痛。对于那些不熟悉硬膜疼痛现象的人来说，多节段广泛而模糊的疼痛可能会产生困惑。

尽管是轻微的病变，患者也可能会表现出真实的症状和体征，但却被心理因素所掩盖。这些症状是真实存在的，但可能因数量过多而产生误导。检查者在患者的病情中发现了真相，但发现它与假象交织在一起。即不可能的迹象与真实的发现混杂在一起。（参见在心理疼痛章节）。

双病灶的发生并不罕见，尤其是当这两种情况可以明确区分时，通常不会引起问题，这是因为它们会在不同的地方引起疼痛或表现出不同的体征。当这两个病灶的位置距离很近时，或者其中一个的症状和体征明显占主导地位时，解释起来就比较困难。检查者在尝试解释其余特性之前可以根据这些症状和体征做出诊断。有一个原则是不要同时处理两种情况，首先治疗的选择可以基于以下几个标准：疼痛、频率、重要性和病灶的可接近性，首先是处理更痛的病。如果对哪种结构是病变部位存在疑问，则对更为常见的病变部位进行治疗。如关节的问题——通常是关节炎先治疗。最后，当知道一种情况比另一种情况可以更快地得到治疗时，则首先治疗这种情况。

骨科医学的临床研究方向总括 如图4-18所示。

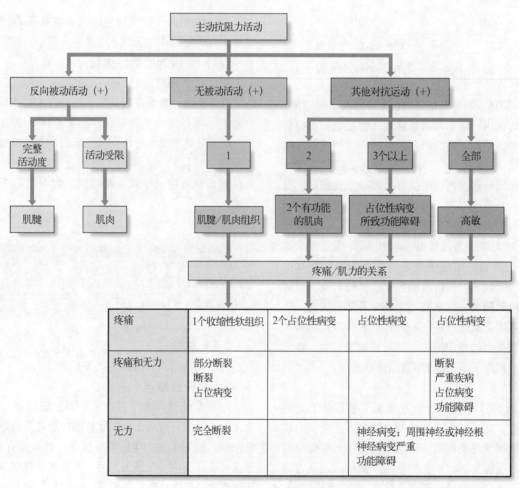

图 4-17 对抗阻运动和被动运动的解释

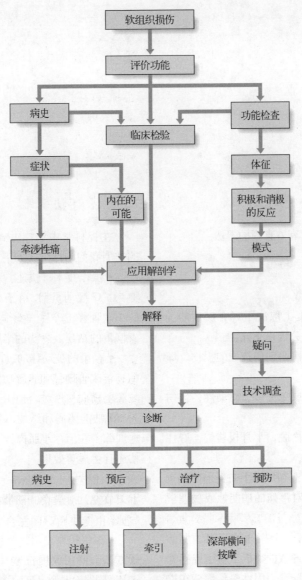

图 4-18　骨科医学中的临床方法

（赵志刚　翻译）

# 第 5 章

# 治 疗 原 则

## 一、引言

Cyriax 对于骨科疾病的治疗有着直观的看法。

- 所有疼痛都有一个根源。
- 所有治疗必须到达根源。
- 所有治疗必须对其产生疗效。

显然，治疗方法在很大程度上取决于现有疾病的类型。在骨科医学中，疾病可大致分为以下几类。

- 创伤性——一次创伤或多次小创伤造成的损伤，即所谓的多发性损伤。
- 炎性——类风湿：多关节或单关节，感染性，创伤性的类风湿。
- 结构紊乱性——周围关节松脱，半月板移位，脊柱椎间盘移位。
- 功能紊乱——情绪不稳定、体质虚弱、感受障碍。
- 精神性疼痛——目前尚无对疼痛的功能性或病理学解释。

然而，大多数"疾病"都有一个相同的病因，那就是创伤炎症或重复性的结构紊乱导致的功能不稳定或感觉减弱，长期存在的功能紊乱可能导致心因性失代偿。在进行任何形式的治疗之前，必须明确诊断，找出疾病的类型、范围和发病位置。因此，在骨科医学培训中，必须重视疾病的诊断。相比之下，教师的指导及学习治疗技术在学习过程中如何明确诊断及提出合适治疗方案都必须精准，其他方面也必须考虑，如患者承受了多少痛苦？病变在多大程度上影响了日常活动？患者对疗效的期望程度。患者对某些治疗如皮质类固醇等一些操作方法的态度是什么？

基于骨科学的详细实例中说明医师需要更多的知识、技能，花费更多的时间和努力，而不仅是为了进行技术的研究，做出合适的诊断及有更高的患者满意度会使医师有更大的专业兴趣。明确诊断及选择有效的治疗方案也有助于医师和治疗师之间更好地沟通及理解。这是因为研究对象是两组相同类型的患者，必须使用同一种研究方法。治疗师不应再被视为纯粹的听从医师意见，执行命令的技术人员。相反，他们应该意识到他们有诊断疾病和治疗疾病的责任。医师必须认真对待治疗师的意见，更重要的是避免出现不必要的延误。

## 二、手法

在骨科学中治疗方式完全取决于疾病的类型，不同的类型我们治疗方式如下。

- 操作技术（快速、小幅度、插入式被动运动——也称为"C 级动员"）用于减少脊柱和周围关节（疏松体）的小软骨移位碎片。操作要求要恢复正常的关节活动，减少韧带的粘连及骨头的半脱位。
- 轻柔的被动移动（A 级和 B 级移动）用于拉伸滑膜粘连，改善韧带和肌腱功能。在外伤性损伤的治疗中，常与深层横向按摩结合使用。
- 功能障碍和结构不稳定的治疗需要积极的运动和感觉训练。在治疗小肌肉撕裂时，它们对于避免异常的肌肉粘连有着显著效果。
- 注射技术常用来减少外伤性或类风湿炎症，最适用于关节炎、滑囊炎、韧带炎和肌腱炎等病变及神经压迫综合征。
- 深层按摩是治疗外伤性和过度使用软组织损伤的有效方法。使用深度按摩（实际上是软组织动员的一种形式）。其理论基础得到了过去几十年实验研究的支持，这些实验研究证实并解释了活动对肌肉骨骼组织（见"结缔组织"）愈合的有益影响。

愈合组织的修复及重建对循环有反应。伤者的早期运动和负重对组织也是有风险的，过度的负荷会抑制或停止愈合。深层横向按摩施加循环负荷，但不会对肌腱或韧带的纵向结构产生太大的张力，因此深层按摩可以认为是有益的。

## 三、横向按摩

深层横向按摩是一种特殊类型的结缔组织按摩，是 Cyriax 根据经验发展起来的。

横向按摩是用手指直接在病变的纤维横切方向进行按摩。它可以用于肌腱和韧带结构受伤及肌肉的机械过度使用造成的损伤。在许多情况下,按摩是类固醇注射的替代方法。按摩的疗效通常比注射要慢，类固醇注射通常在 1～2 周就能减轻症状，深度按摩可能需要 6 周才能完全发挥作用。但其是物理方式中更根本解决方案，减少复发及达到治愈。

该技术通常在动员技术之前使用，并与动员技术结合使用。在轻微的肌肉撕裂伤中，按摩之后通常是主动运动，韧带撕裂之后是被动运动，肌腱损伤之后直到完全恢复之前都是主动无负荷运动。

重要的是，只能在病变部位进行横向按摩，正是因为有这种局限性所以必须在精准的病变部位进行按摩，而且按摩的方向也有一定的要求，否则无法达到预期的效果。

近年来，按摩技术对于患者来说是非常痛苦的，在按摩的过程中出现疼痛，常常提示用了错误的手法及对按摩力度的掌握不够。正确地按摩产生快速镇痛并且可以减轻患者的痛苦。

### （一）作用方式

因为没有任何关于潜在作用机制假设的科学依据，应根据经验使用横向按摩，以实现它的目的和目标。

现阶段对横向按摩的研究非常少，目前需要加大研究力度。然而，经验丰富的治疗师知道，在什么样的软组织中，他们可以通过横向按摩取得很好的疗效，以及这种手法在哪些部位不起作用。这种按摩要么见效非常快(6～10次之后)，要么根本不见效。关于本书中给出的手法适应证、禁忌证和模式的建议完全依赖于作者的经验，而没有科学依据的佐证。

虽然这种技术的原理并不是非常清楚，但目前已经提出了相关理论的解释。推测，其具有局部镇痛效果，并可以重新排列纤维组织。

### （二）疼痛的缓解

临床观察显示，局部横向按摩会立即缓解疼痛——患者在按摩过程中会感到麻木，在治疗后机体会对疼痛进行重新评估，显示疼痛减轻，患者本人的肌力有所提高。横向按摩时所产生的镇痛持续时间很短只有几分钟，但按摩后的镇痛效果可能会持续 24 小时以上。疗程结束时疼痛的缓解可以为患者接下来的治疗做准备，否则将很难进行如破坏组织粘连等进一步的治疗。

下面提出了一些关于解释横向按摩镇痛效果的假设。

● 按摩期间及按摩后疼痛的缓解可能是脊髓痛觉冲动调节的结果。门阀理论（见第 1 章）：痛觉感受器系统 - 脊髓受到相同组织的抑制机械感受器活动。选择性的刺激机械感受器通过有节奏的运动使病变部位"关闭了疼痛传入的大门"。

● 根据 Cyriax 的说法，按摩还会引起疼痛代谢物的破坏性增加，如 Lewis 物质。这种代谢物如果过度增加，将会引起缺血和疼痛。

● 也有人认为，长期的深层按摩，组织局部区域可形成持久的周围神经组织紊乱，形成局部麻醉的效果。

● 另一种减轻疼痛的机制是通过抑制扩散有害物质来实现的，还有一种是释放抑制内源性疼痛物质。后者是减少传递给更高层次疼痛强度中心的神经递质。

### （三）对结缔组织修复的影响

结缔组织的再生主要是由炎症细胞、血管和淋巴内皮细胞及成纤维细胞作用的结果。再生包括三个主要阶段：炎症、增殖（肉芽形成）和重塑。这三个阶段不是单独发生的，而是形成一个不断变化的过程（细胞、基质和血管的变化），以炎症递质的释放开始，以修复组织的重塑结束（见第 3 章）。

1. 按摩、刺激、吞噬作用　有研究表明，在炎症早期应用温和的横向按摩可以增强组织液的运动，从而提高吞噬作用效率。

2. 按摩刺激纤维及结缔组织的再生　在成熟过程中，瘢痕组织通过移除、重组和替换基质细胞来重塑和强化。现在普遍认为，内部因素和外部因素施加在修复组织上的机械应力是重塑不成熟和脆弱瘢痕组织的主要刺激因素，这些瘢痕组织的纤维向各个方向排列，并通过几个平面形成线性排列的结缔组织束。因此，在愈合期间病变的部位应保持正常的运动。但是由于疼痛导致组织不能完全移动。这个问题可以通过按摩来解决。横向按摩使结缔组织胶原结构的重塑受到横向有节奏的应力作用，从而使胶原纤维在纵向上重新排列。因此，在修复周期的早期（增殖和重塑阶段的开始），按摩是一种对结缔组织循环负荷和运动刺激胶原蛋白形成和重塑的有效治疗方法。

3. 按摩防止粘连形成和破裂（图 5-1）　横向按摩的目的在于实现结缔组织胶原结构的横向运动，防止粘连的形成。在增殖的早期阶段，当粘连很弱时按摩必须非常轻，从而使疼痛降到最轻。所以在受伤后的头一两天内，按摩的力度必须轻柔，且持续时间要短，仅仅 1 分钟就够了。在较后的阶段，当强的粘连形成后，需要更大的按摩

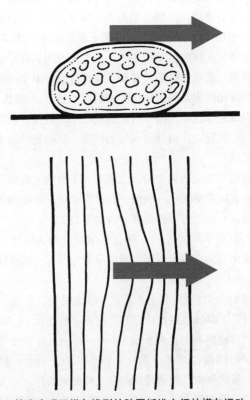

图 5-1　按摩实现了纵向排列的胶原纤维之间的横向运动

力来破坏这些粘连。这种手法被用来软化瘢痕组织从而调动胶原纤维之间的粘连，愈合结缔组织与周围组织之间的粘连。这与产生的局部麻醉效应一起，为改变结构做好准备，使结构能承受纵向应力并破坏较大的粘连。

4. 按摩引起创伤性充血 按摩会导致该部位血管舒张并使更多血液流向这片区域。这有助于去除化学物质的刺激，增加内源性阿片类物质的运输，从而减少疼痛。高强度的按摩会导致组织充血，只有缓慢、持久的按摩才是可取的。

### （四）适应证

1. 诊断 局部横向按摩几分钟后疼痛减轻有助于判断病变的确切位置。在肌肉、肌腱或韧带病变中，对可疑部位进行几分钟的按摩即可获得确切位置。在按摩后该部位疼痛立即减轻，因此这种方法对于确认疼痛部位与缓解疼痛一样精准。

2. 按摩前的准备 横向按摩通常是在其他治疗方法之前或者与之结合使用的。在肌肉损伤中，在无负荷肌肉的主动收缩或电收缩之前产生摩擦。目的是让肌肉纤维变宽从而防止相邻肌纤维和（或）束之间形成粘连。

在膝关节和踝关节的慢性韧带损伤中为了减轻疼痛，通常在韧带粘连或者断裂之前进行横向按摩。

在治疗Ⅱ型网球肘之前，还需要进行深度和彻底的按摩。其具有软化的作用，使操作更容易接受。

3. 治疗

（1）肌腹：在挫伤后，轻微的肌肉撕裂和所谓的"肌滑膜炎"中，对愈合的肌腹进行按摩。在轻微的肌肉撕裂中，按摩通常是联合治疗的一部分。因为它通常是在局部麻醉注射后使用，随后是肌肉主动收缩。肌肉撕裂的治疗目的是让粘连的肌肉纤维增加到正常宽度来收缩该肌肉。横向按摩旨在横向运动而不拉扯撕裂的纵向肌肉纤维，因此（早期）需防止撕裂或分解（慢性阶段）单个纤维与在单个纤维和周围结缔组织之间的组织。显然，在慢性阶段，可以强制施加按摩，持续时间为 15～20 分钟，而在近期病变中必须轻柔、持续时间短的按摩。这能使肌肉更加放松。

在近期的肌肉撕裂中，尤其是在下肢的大肌肉中，按摩之后肌肉主动或电性收缩，肌肉处于最大放松和不负重的位置，因此张力不会落在愈合的裂口上。

为避免早期复发，在所有临床试验均为阴性后，摩擦持续 1 周。在治疗期间，患者应避免所有引起疼痛的运动。

理论上讲按摩可以用于所有肌腹损伤。然而，一些病变对局部麻醉注射反应很好，因此不使用按摩，如Ⅳ型网球肘（桡侧腕伸肌腹损伤）。另一方面，有时没有替代处理深层横向按摩的方法（知识点 5-1）。例如，锁骨下或肋间肌的损伤只能通过深的横向按摩来治疗。

（2）肌腱连接：全身所有肌腱连接（包括肌纤维和

腱纤维）只能通过深横向按摩进行治疗，这在临床上是很常见的经验。似乎没有其他的选择：局部麻醉药对某些肌肉腹部损伤有效果；类固醇对腱膜损伤有效果，对肌肉腱索损伤没有效果，而深部麻醉药对肌肉腱索损伤没有效果但横向按摩通常有一定的效果。

（3）肌腱：所有过度使用的肌腱炎都可以通过深度按摩来治疗，除了桡侧腕短伸肌（Ⅱ型网球肘）的骨膜炎外，最好是用皮质类固醇注射治疗，在难治的情况下，有时也可以用手法治疗。

---

**知识点 5-1**

**肌腹的疾病只能通过深度横向摩擦来治疗**

锁骨下肌

臂肌

旋后肌

拇指内收肌

手部骨间肌

肋间肌

腹部斜肌

足部的骨间肌

---

横向按摩对腱鞘炎有良好的效果。在这种情况下，长肌腱有鞘，肌腱和腱鞘表面的炎症和粗糙会引起疼痛，有时会引起皱纹。按摩使肌腱和腱鞘进行摩擦，其可以保护肌腱和腱鞘的运动。这种方法对急性和慢性病变都很有用。

皮质类固醇及深部横向按摩也可以治疗腱膜插入处的损伤，糖皮质激素可以转化为维生素 A 使发炎和疼痛的瘢痕变成了没有炎症的瘢痕。但是其复发率为 20%～25%。按摩的目的是打乱杂乱的瘢痕组织及形成的粘连，将其转化为排列正确的纵向结缔组织，这需要漫长的时间，但一旦治愈，复发的趋势将会更低。因此，最早可以局部注射，但如果几个月后复发，可以用按摩来代替。然而，按常规，运动员受伤或当肌腱减弱（部分断裂）的时才选择用按摩的方式进行治疗。不可否认的是反复使用皮质类固醇，即使是正确及小剂量的使用，也会暂时破坏肌腱结构。类固醇还能消除炎症和疼痛，给患者一种被治愈的假象。肌腱的破坏和疼痛的消除结合在一起可能导致灾难性的后果，随之而来的可能是肌腱断裂。

还有一些情况，如手部骨间肌的肌腱损伤和髌骨四头肌的扩张，只对深度横向按摩起作用。类固醇注射在这些情况下是没有用的。肌腱的创伤多是由过度使用引起的，其是皮质类固醇注射的禁忌证。据报道，在长肌腱注射类固醇后会发生断裂，因此深度按摩是其治疗的方法。在治疗腱鞘炎、腱鞘滑膜炎的整个过程中患者必须避免所有引起疼痛的活动，特别是病变的收缩组织产生负荷。

（4）韧带：横向按摩可以治疗急性韧带扭伤，尤其是膝关节和踝关节韧带的损伤。手法的方式有很大的不同，其取决于病变的阶段。前文已经解释（见第 3 章），早期运动对于快速及完全恢复扭伤的韧带是至关重要的。然而，最主要的困难是初期炎症反应会使轻微的运动就能产生疼痛，疼痛使患者的关节和韧带无法活动。然而，在无法活动的过程中，再生纤维迅速开始形成随机的瘢痕组织，导致粘连形成。这个问题可以通过轻柔的横向按摩来解决。在有炎症的韧带上有节奏地按摩可以减轻疼痛，组织可以在韧带上来回移动模仿它的正常运动。

在早期扭伤的情况下，这种按摩不需要持续太久，每天在新生的胶原纤维上做 1～2 分钟轻柔的横向按摩就够了。疼痛在随后几天逐渐减轻，按摩逐渐增加到 4～5 分钟，持续 2～3 天，最后达到 15～20 分钟。从第 3 天开始，按摩后在疼痛可以忍受的情况下进行被动和主动运动，以维持韧带在相邻骨骼上的正常滑动。下肢受累时，应指导患者尽量正常行走，但不要引起太大的疼痛。

横向按摩也应用于慢性韧带损伤，但方式完全不同。这里附着的瘢痕组织是在一段时间内运动不足愈合从而形成了不正常的附着。由于韧带的活动度降低，过度使用关节会使韧带再次扭伤，并反复导致扭伤。

其治疗方法是使粘连处产生强烈的深层按摩进而破坏粘连，使韧带结构变弱、对疼痛的敏感度降低让韧带被迫运动变得可行。有经验显示，腕部后腕韧带和胫距韧带这种特殊的韧带损伤只能通过按摩来处理。

（5）关节囊：深部横向按摩可应用于第 1 掌骨关节囊、颞下颌关节囊和颈椎小关节囊。适应证为外伤性关节炎或骨关节病。如果关节病不太严重，深部横向按摩是适用的。表 5-1 列出了按摩的适应证和禁忌证。

表 5-1  按摩适应证及禁忌证

| 适应证 | 禁忌证 |
|---|---|
| 诊断困难 | 软组织钙化 |
| 准备按摩 | 细菌性和风湿性腱鞘炎 |
| 按摩位置 | 腱鞘炎 |
| ● 肌腱处 | 各种皮肤问题，如溃疡、银屑病或水疱 |
| ● 肌腹处 | 邻近组织细菌感染 |
| ● 肌腱连接处 | 滑囊炎和神经结构紊乱 |
| ● 韧带处 | 大的血肿处 |
| ● 关节囊处 | |

### （五）禁忌证

1. 软组织的骨化和钙化  肌肉、肌腱、韧带或包膜的广泛钙化是所有积极治疗的障碍。然而，扭伤后出现的轻微钙化可以通过按摩的方式进行处理。

冈上肌腱炎，钙化是其主要原因，当 X 线显示钙化时是禁止进行按摩的；相反当钙化很轻且没有严重压痛时，可以进行横向按摩。

2. 细菌性和类风湿肌腱炎、腱鞘炎  所有类型的细菌和类风湿炎症，无论处于何种阶段，都是按摩的绝对禁忌证。

3. 皮肤问题，如溃疡、银屑病和水疱  当正常皮肤被擦伤，有时是皮肤本身问题时，不应该进行按摩。在皮肤病中，按摩加剧了皮肤问题。

4. 邻近组织细菌感染  因为如果按摩可能会使细菌感染被重新激活或扩展，所以必须使感染已经控制后才能进行按摩。

5. 滑囊炎和神经结构紊乱  当滑囊炎被误认为是肌腱或韧带疾病而进行按摩时症状将会加重，或者疼痛不会改变。对神经的摩擦也是有害的。

6. 血肿  肌腹或踝关节扭伤后的血肿（即使血肿是由深层按摩造成的）不是按摩的禁忌证。除非血肿很大，否则治疗可以继续进行。

### （六）技术手法

1. 简介  横向按摩不是一项简单的技术。为了取得疗效，必须满足三个条件。

首先，治疗手法应该应用于病变的确切位置，发病部位可能很小。换句话说，必须实现 1cm 以内的位置识别，这完全依赖于临床诊断和病变触诊，这都基于解剖学知识。在某些情况下，有必要仔细触诊整个发病部位，以便找到患者疼痛点。

第二，按摩应该横向地施加在纵向纤维上，使按摩部位能够覆盖完整的发病部位，并且能够让整个发病部位的结缔组织和纤维产生足够且牢固的运动。

第三，如果使用 Cyriax 的深按摩技术，运动只能到达肌肉的深部。这意味着必须注意不同因素带来的结果，如患者发病位置和治疗师手的位置及使用手指的压力、持续的时间和频率。患者的皮肤和治疗师的手指必须一起移动，这样皮肤的深层运动才能转移到发病的纤维上。所以所有的药膏、粉末或任何其他治疗方式，如按摩前的热疗，让皮肤出汗都是必须要避免的。通常需要 6～12 次治疗。急性韧带紊乱除外，因为每天做治疗会使发病部位的纤维变得娇嫩从而不能进行充分的按摩。所以它们不会比每隔一天做治疗效果更好。

2. 患者的体位  患者的体位必须是舒适的，因为它必须保持 15～20 分钟。坐着或躺着更好。

发病部位必须在治疗师手指能触及的范围内。在一些结构中，这很容易实现，但是在其他结构如冈上肌和跟腱的前部中，需要患者更特殊的体位。

此外，患者的体位必须将发病部位的肌肉置于所需的张力下。对于肌腹来说，必须要完全放松，这样不仅可以治疗其表面，还可以进入深层病变。带有腱鞘的肌腱必须保持拉紧，否则肌腱和腱鞘之间的按摩将是无效的。这也同样适用于韧带损伤，将它们处于紧张状态，但疼痛必须是可以忍受的。

3.治疗师的体位及其手的位置　对于治疗师来说，按摩时患者体位应该是最舒适和最不累的。操作时体位的高低是最重要的，所以有可以调节高低的治疗椅是理想的。为了节省一些精力，治疗师应该采用发挥体重最大限度优势的姿势进行治疗。通常治疗师站着，患者在稍微低一点的平面上。治疗师应该避免身体弯曲。肩部也不应该处于外展状态，因为这样很快就会导致颈部、肩部疼痛及抽筋。

按摩是由整个手臂进行的，不仅仅是手和手指的运动。运动是由肩部产生，并通过肘部和前臂传导至手指。一组肌肉用于施加压力，另一组肌肉用于提供运动，如用手指施压，用手臂运动。手指、手和前臂通常应该形成一条直线，并保持平行于运动方向。

大多数按摩应分为两个阶段进行：当手臂和手回到起始位置时为主动运动，通常屈肌活动为被动运动。在被动阶段结束时，应该有一段休息时间，在这段时间里，治疗师要完全放松其肌肉。

根据要治疗的组织和表面所使用的处理方式是不同的，可以用多种方式来使用手。但手腕和掌指关节应该保持在几乎中立的位置。指间关节轻微弯曲以避免创伤性关节炎

4.三种治疗技术

（1）来回运动：其用于治疗致密、圆形或扁平的胶原纤维束（肌腱或韧带），以及治疗腱鞘炎。用一个或两个手指在肌腱处做主动运动，在被动放松阶段手指回到起始位置，但手指和皮肤之间要紧密接触，不得分开。主动运动是用手臂带动手指来进行按摩（图5-2）。在较大的病变中（如腓肠肌腱炎）要将两个或三个相邻的手指一起使用。在深部病变，如二头肌长头肌腱炎、二头肌沟或冈下肌腱炎则用拇指进行按摩。通常情况下需要有反压力来做更好的按摩。施加反压力及稳定手指的力度来确保手指施压的位置及摩擦的方向。当用中指或中指协同示指进行按摩时，拇指则用来施加反压力。当拇指做按摩时，反压力来自其余的手指（图5-3）。在平坦的部位上，最常用的手法是在圆钝处做摩擦，并用中指增加压力。有的情况（四头肌和肋间肌）按摩则正好相反：示指加强中指的指力但不需要反压力。

（2）旋前-旋后运动：这种手法常用于较难伸展的病变部位如跟腱的前部、腘窝、距骨的肌腱和背间肌。用中指的指腹部分进行按摩，并由示指加强压力。使用中指是因为它的长轴是前臂内旋旋回轴的延长（图5-4）。

主动运动是旋后运动，没有反压力。注意不要移动手指而是将皮肤和指尖作为一个整体来移动。被动阶段是指在与皮肤接触的情况下，将按摩的手指带回到起始位置的旋前运动。

（3）捏握：这是手指肌腹的常规手法。将患者病变部位的肌肉夹在治疗师的拇指和其他手指之间，使肌肉完全放松。将其余四指放在发病的一侧，拇指放在另一侧

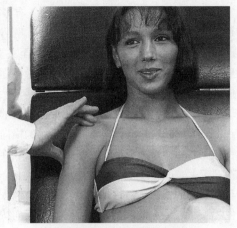

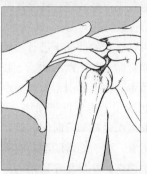

图5-2　对冈上肌腱的按摩：反压通过拇指进行

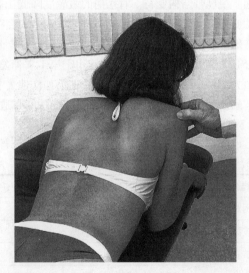

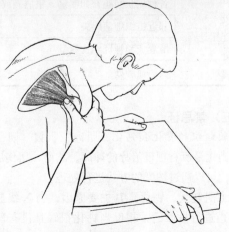

图5-3　对冈下肌腱的摩擦：反压由手指进行

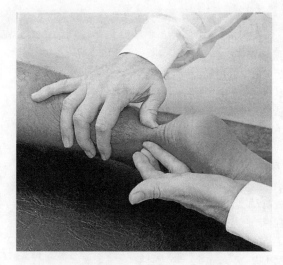

（a）　　　　　　　　（b）

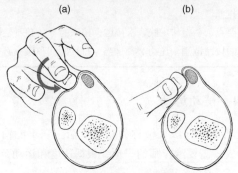

**图 5-4　跟腱的旋前 - 旋后按摩技术**

（a）起始位置；（b）旋后（主动）运动结束。

（图 5-5）。手指将病变部位进行拉提使患处肌肉纤维从握力中脱离，直到只剩下皮肤和皮下组织。在被动阶段，治疗师手指稍微放松，将手向下移动到先前的位置，再重复刚才的运动。这些手法有时也用在跟腱两侧的肌腱损伤。

5. 禁止手指和皮肤之间的移动　深部按摩只有当皮肤和浅筋膜在肌腱韧带或肌肉上移动时才有效。禁止治疗师的手指和患者皮肤之间有移动。如果手指和皮肤之间发生移动，则很快就会起水疱，这通常表明技术上有缺陷。有时在皮肤上沾上 95% 乙醇的水和（或）在手指和皮肤之间放置一块棉花避免皮肤干燥。

在肥胖患者中，有时会发生皮下疼痛和（或）瘀斑、形成结节。因此，按摩的手指不应与同一区域的皮肤连续接触，而应在施加压力前将皮肤轻微地移至一侧或另一侧。

6. 必须对组织纤维进行横向摩擦　纵向按摩能促进血液及淋巴的循环，但对肌肉骨骼病变无影响。相反，由于肌腱、肌肉和韧带的损伤通常是由纵向力引起的，纵向按摩可能对受伤部位有害，因为它可使断裂的两端进一步分离。为了恢复和（或）保持损伤部位进行充分运动，必须在纤维之间进行按摩，使所有纤维相互移动。为了达到这个目的，要求治疗师必须有良好纤维方向的解剖学知识。

7. 范围　按摩的主要目的是使纤维和相邻的组织进

行足够的运动，为了达到这个目的，必须有足够的按摩范围，手指的摩擦力要从病变远端开始，滑过病变远端，结束于近端。如果仅仅只有压力，不管压力有多大都是完全无效的。覆盖皮肤的数量和弹性会限制按摩的范围。初期将皮肤从近端到远端移动可有助于增加按摩的范围和减少起水疱的风险。

8. 压力的大小　近几十年来，按摩一直被一些人认为是非常痛苦的治疗，因而在某些方面声名狼藉。虽说按摩不是完全无痛的，但疼痛不应该是无法忍受的。由于无法理解术语"深"的含义，即"达到病变所需的深度"。许多理疗师错误地理解了这一点进而加大力度，使疼痛被过度激发。这显然会导致疼痛加重，并可能造成更多的伤害。

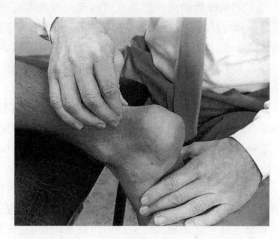

（a）　　　　　　　　（b）

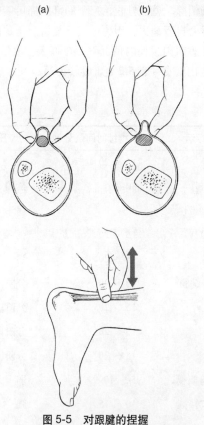

**图 5-5　对跟腱的捏握**

（a）起始位置；（b）激活阶段结束。

施加的压力取决于三个因素。

• 损伤的深度：按摩必须始终达到足够的深度，使受损伤的纤维和其邻近的部位（骨或者关节囊）进行运动，这就必须向更深的结构施加更大的压力。

• 损伤的"时间"：早期的扭伤和损伤只需预防性按摩，因为粘连还没有时间形成。在长期损伤的情况下，需要更多的压力来消除这些问题。然而，压力和按摩应始终一起进行，不应该用压力取代按摩，因为只使用压力既会造成疼痛，也是无效的。

• 损伤的压痛：损伤处于严重的炎症时期，用通常的力量按摩可能会非常痛苦。从最小的压力开始（刚好够到病变处），并随着治疗的进行逐渐增加力量，可以避免疼痛。

为了避免深度横向按摩造成的痛苦，对其应用进行分级是一种较好的做法。以轻柔的按摩开始，持续几分钟，使该区域麻木，然后允许轻微的加强压力，这将导致该区域更加麻木。最后，可将该区域进行按摩，而患者的感觉将是无痛的。

9. 时间和频率 按摩通常持续 10～20 分钟，由于疼痛，每隔一天进行一次。前一次治疗引起的局部压痛消除时是下一次治疗的理想时间。如果疼痛持续 2 天，按摩过程中使用的压力不应减少，但必须增加疗程的间隔时间。

韧带扭伤或轻微扭伤后应立即按摩，肌肉撕裂可在第一周每天进行按摩，但强度要非常低，持续时间要很短。

如果在日常活动和功能测试中疼痛是阳性的，一旦患者疼痛消除，就应停止治疗。局部压痛可能会持续较长时间，但会自行消失，因为这是反复用力压迫的结果。然而，在小腹肌肉损伤的情况下，在临床痊愈后继续按摩 1 周，以防止复发（表 5-2；知识点 5-2）。

知识点 5-2

**深层按摩手法综述**
1. 患者的体位必须是舒适的
   暴露病变于手指可触及的范围内
   适用的病灶类型：肌腱、韧带张力大，肌腹放松
2. 治疗师的体位是舒适的
   巧用力：主动和被动交替的体位；使用大肌肉
3. 手法的使用
   来回运动
   旋前 / 旋后运动
   捏握
4. 手指的使用
   反压力
   手指按摩
5. 其他要点：手指和皮肤紧密接触，按摩的方向必须是横向的；足够的按摩范围；压力必须适当；持续时间和频率必须适当

## 四、被动运动

被动运动疗法又被称为动员疗法。它不能由患者单独来完成，需要治疗师的干预。根据速度和运动范围，可以分为 A、B、C 级动员。

• A 级动员是在无痛的范围内进行被动的运动。

• B 级动员是指在可能终止疼痛的范围内完成的被动运动。所有拉伸和牵引手法均为 B 级动员。

• C 级动员是一种以最小摩擦力，高速度和小振幅在疼痛消失的范围内进行的动员，也就是说，当治疗师达到使疼痛消失的范围。换句话说 C 级动员就是控制疼痛。

表 5-2 横向按摩 / 方式

| 标示 | 持续时间（分钟） | 压力 | 频率 | 联合处理 |
| --- | --- | --- | --- | --- |
| 诊断 | 15～20 | 强 | 1 次 | |
| 急性韧带性 | 30 秒 | 最弱 | 每天 | 治疗前消肿 |
| 亚急性韧带性 | 3～10 | 弱 | 每天至每周 3 次 | B 级动员后 |
| 慢性韧带性 | 15～20 | 强 | 每周 3 次 | B 级动员后 |
| 韧带粘连 | 15～20 | 强 | 1 次 | 操作前（C 级动员） |
| 肌腱炎 - 腱膜 | 15～20 | 分阶段 | 每周 3 次 | 相对静止 - 无负荷主动运动 |
| 腱鞘炎 | 15～20 | 分阶段 | 每周 3 次 | 相对静止 - 无负荷主动运动 |
| 肌腱 | 15～20 | 分阶段 | 每周 3 次 | 相对静止 - 无负荷主动运动 |
| 肌滑膜炎 | 15～20 | 分阶段 | 每周 3 次 | 相对静止 - 无负荷主动运动 |
| 急性肌肉撕裂 | 5～10 | 弱 | 1 次 | 治疗前普鲁卡因注射和治疗后主动无负荷收缩 |
| 慢性肌肉撕裂 | 10～15 | 强 | 每周 3 次 | 治疗后主动无负荷收缩 |
| 被膜病变 | 15～20 | 分阶段 | 每周 3 次 | |

## （一）适应证

### 1. A 级活动

（1）促进受伤结缔组织的愈合：结缔组织损伤的治疗是在无痛范围内做被动运动，据综合文献评价和 meta 分析，近几十年来的实验研究表明，连续进行被动运动后损伤的结缔组织再生明显改善，如果愈合组织没有无结构的瘢痕组织。在功能负载的作用下胶原纤维纵向定向，使纤维的力学性能得到优化。

因此，A 级动员应用在韧带扭伤，以促进再生纤维的方向。在无痛范围内配合轻柔的横向按摩，注意不要使纤维承受纵向应力，以免破坏愈合的缺口。这些动作持续时间应短，但要经常反复进行。

（2）分散肩膀的注意力：当Ⅲ期肩周炎在伸展的关节内注射内类固醇是禁忌时，在这种情况下也使用 A 级活动，长期刺激痛觉受体会增加交感神经活动，引起血管收缩、肌肉痉挛和疼痛。

（3）畸形矫正：一些腰痛的病例即使在疼痛停止后也表现出持续的脊柱畸形（spinal deviation）。一个快速推拿操作即使能有效缓解疼痛也不能有效纠正遗留的畸形，但是在反方向上持续的平移滑动是很有帮助的。滑动应缓慢地进行，并注意滑动保持在无痛区间内。

（4）避免周围关节内软骨处于不正确的位置：当半月板或其他一些关节内软骨（有或没有骨质核）处于锁定关节的位置时，合理的治疗方法是将其移动到不影响关节活动的位置，从而使关节能在正常范围内自由活动，这样才能使通常包括牵引、旋转、弯曲或伸展的治疗技术得以进行。通常，这些手法在不产生痛苦的运动方向上进行，并且在逐渐增加的力度的情况下重复几次。

与在脊柱中的操作不同，减少关节内松动的方法不是 C 级，因为活动既不是在最大范围内进行，也不包含"推力"。屈伸运动范围很广，应在达到最终限度之前停止。旋转运动应进行到当治疗师感觉到最大限度即结束。因此，这种操作手法是处于 A 级和 B 级的程度。

### 2. B 级活动

（1）保持关节的正常范围：瘫痪的肌肉可能导致相应关节丧失正常运动范围，这可以通过在瘫痪出现后尽早地开始轻度拉伸来避免。对于受伤或接受手术的关节，也应考虑采用这种方法。在这种情况下，可能存在一个矛盾，即骨折愈合需要保持稳定，但又需要关节活动以防止关节僵硬。这些通常可以通过采用关节囊拉伸技术来解决问题，从而使其不影响骨折部位。

（2）伸展关节囊：可能需要 B 级活动来拉伸处在非急性关节炎和早期骨关节病中的关节囊。该技术将进一步运用于关节囊的拉伸。该技术在肩关节和髋关节的拉伸中尤为有效，并且适用于所有"非急性"关节囊炎。具有以下条件。

• 关节囊活动的范围性。

• 活动到关节末端弹性阻碍感。

在关节炎的最初阶段，肌肉痉挛迫使关节保持在一个相对平衡的位置，因此限制在某些方向上的运动比在其他方向上更多。僵硬和炎症导致关节囊中胶原纤维的无序沉积，从而造成关节囊粘连，这又会导致更大程度的活动限制和疼痛。拉伸旨在通过破坏微粘连并拉伸短缩的关节囊来恢复关节活动性和功能。然而，为了更好地应用，必须在保护性肌肉痉挛开始之前达到韧带的舒张末端。因此，治疗师应该能够区分弹性和痉挛性的末端感觉来获得操作的成功。

该技术是施加缓慢且稳定的压力，在约 30 秒至 1 分钟的时间对患者施加适当的力来完成完整范围的活动，适当放松张力停顿几秒来给患者一些休息的机会，然后再次增加张力。操作过程中间断性停止。如果张力过快释放，患者可能会感觉到一些疼痛，因此需要在牵引下将肢体带回中立位置。这项技术并非是无痛的，拉伸引起的一些微破裂，会导致炎症反应和持续数小时的疼痛。

通常，关节囊拉伸给予每次 15～20 分钟，每周 3 次。治疗效果缓慢。

关节囊拉伸之前可以通过短波透热疗法或超声波施加热能。这可以缓解一些疼痛并且应该能降低胶原组织的黏度，减少阻力从而允许更强烈的活动。有关于热对韧带伸展性的影响的研究表明，在升高组织温度后施加的持续性的力可以产生更大的伸展性。

麻醉状态下关节囊松解仅需考虑术后关节内的粘连，其操作强度是 C 级。在麻醉下操作的松解的关节需要在之后立即进行每日强烈活动以防止形成新的关节内粘连。

*伸展肌肉*

通过持续拉伸可以帮助患有短腓肠肌肌肉的儿童。该操作包括一系列交替的被动拉伸和主动收缩。每次拉伸保持 8～10 秒，然后肌肉完全松弛和收缩活跃。这些交替运动每组进行 6 到 8 次，最好每天进行，且每周至少进行三次。拉伸开始越早，结果越好。但超过 15 岁的人可以预期不会有太大的改善。

（3）牵引：用于将关节表面彼此分开，以两种方式使用：作为操作的附加或作为唯一的治疗。当骨头末端被拉开时，更容易减少移位的骨刺的刺激显然。如果骨刺突出于关节边缘，则韧带和被膜的拉伸也提供向心力。由于牵引减少了骨刺上的压力，疼痛减少，这使患者更容易放松肌肉。在颈椎和胸椎中，牵引是一种内在的安全措施，用于在操作过程中保护脊髓（见下文），即使使用牵引力是为了此目的，但并不建议在没有明确诊断的情况下，以"试试看会发生什么"的态度进行操作。

在脊柱中，牵引仅用于腰椎间盘突出的治疗，其在颈部和胸部水平很少见，但在腰部区域很常见。脊柱牵引始终是物理牵引，并且在背带（腰部或胸部）或吊带（颈部或上胸部)的帮助下进行。脊柱牵引增加了椎间盘空间。

它还将椎体关节拉开并略微扩大椎间孔。同时，产生的负椎间盘内压力可以帮助在任何突出物上产生向心的"吸力"。并且收紧后纵韧带，这可能有助于减少突出的程度。所有这些因素都有助于逐渐减少椎间盘突出。在牵引期间和后期，在硬脑膜造影术和 CT 扫描上已经证实了突出的程度减少。牵引力的影响取决于施加的力量、每次牵引的时间、每次牵引的间隔和牵引总次数。

3. C 级活动　C 级活动或操作是在活动范围结束时执行的强制被动运动。脊柱操作主要是中断椎间盘或椎间盘的压迫。在外周关节处，操作的目的是破坏骨和韧带或骨和肌腱之间的粘连，或者是减少手腕或足部的小骨的半脱位。

（1）松解韧带的粘连：在韧带愈合的过程中和骨骼之间有时会形成小的粘连。愈合过程中固定的扭伤韧带常常会形成。通常是踝关节外侧副韧带和膝关节内侧副韧带。临床特征是在运动期间的局部疼痛和仅在一个方向上小的运动限制。在准备好这种具有强烈活动受阻的韧带之后，通过高速小幅度推力操作可以使粘连断裂。

关节在受限的方向上尽可能地伸展，并使用单次较强的推力进行操作，在此期间经常听到典型的"啪啪"声。但这不会对韧带或关节的正常部位造成伤害，因为粘连会首当其冲。这种操作几乎是无痛的，并且不会出现后期疼痛。成功的操作效果应该是立竿见影的，并应鼓励患者在后期的日子里积极运动以保持功能。

（2）松解腱性的粘连：在Ⅱ型网球肘（即桡侧腕伸肌止点性肌腱炎）中，粘连和紊乱的瘢痕组织引起自发永久性的炎症。该操作旨在使粘连破裂并产生肌腱的永久性伸展。在高速活动之前应通过彻底的深横向摩擦来麻木和削弱痛点。这种操作仅在每个疗程中执行一次，可能需要10～15 个疗程才能达到效果。

（3）减少关节的半脱位：与牵引期间通过手指施加压力与平移相结合，可以减少其中一个腕骨或长方体骨的半脱位。

（4）脊柱治疗：脊柱手法治疗是骨外科治疗技术的主要部分，下面将对此进行详细讨论。

4. 强迫运动的禁忌证　脊柱操作的禁忌证将在本章后面讨论。

（1）滑膜炎症：存在滑膜炎症活动的体征和症状时，不应进行强迫运动。疼痛是自发的、持续的，以夜间为重，夜间无法卧向患侧或使患侧承受重量。局部皮温升高和积液高度怀疑关节炎症的指征。然而，如果存在这些症状和体征，但临床检查显示出现于其他部位的紊乱（如膝盖、髋部、踝部），则提示需要强迫运动，即可以安全地实施。

（2）肌肉痉挛：C 级操作不应该应用于受肌肉痉挛保护的关节。可以使用 B 级操作来进行，除非打算强制活动的关节的活动末端也是痉挛性的。

（3）重度骨质疏松症：对于重度骨质疏松症进行 B级活动时，如在老年人肩部或髋关节伸展，应始终谨慎进行，以免肱骨或股骨颈骨折。

（4）非自主控制的关节和韧带：对于那些不受自主控制的关节和韧带，该操作也是禁忌，如肩锁关节、胸锁关节、骶髂关节及骶尾韧带。

**（二）脊柱的操作**

1. 引言　脊柱手法治疗包括通过手活动或调节脊柱的所有操作。与周围关节一样，A 级和 B 级活动是低强度运动，幅度变化保持在生理极限内，并且处于患者的耐受和控制范围内。

C 级操作或者活动通常意味着，活动在"松弛"被吸收之后，在被动运动结束时，在小振幅上执行的单个高速推力。它超出了生理极限，但仍然在解剖范围内。这需要精确的运动和控制力。脊柱手法治疗是治疗物理性脊柱疾病的有效方法。虽然尚未经过科学验证，但有些研究显示出有益的效果。然而，其潜在的益处不应过高估计，并且必须根据良好的临床诊断明确指出适应证。绝不能将其作为测试来确定它是否有效。因此，它不应该用于所有有背部和颈部疼痛的人，尽管它可以很好地治愈一个的确需要它的人。用 McKenzie 的话说：不是你手里拿着一把锤子，你所看到的一切就都是钉子。因此，如果要避免对脊柱治疗和整骨疗法进行合理的评估，就不得滥用脊柱手法治疗。虽然有些人高估了手法治疗的好处，但开展手法操作研究生课程。所有进行操作的人都经历过治疗的骄傲和快乐的感觉。那些对手法治疗的益处和局限有更多经验的人有责任减轻那些进入该领域的人的可理解的热情——一些成功可能很容易就会诱导治疗者去应用于每个患者的任何疾病。

操作要么快速有效，要么完全无效。因此，如果在1～2个疗程之后没有效果，那么该操作就不可能成功，继续进行操作是没有意义的。

2. 历史记录　手法操作与医学一样古老，将医学和人类相结合。近来，医学已经变得结构化，并且已经开发了不同的方法，尽管这些方法受到争议和竞争。

（1）骨病：骨病的概念是由 A. T. Still（1828—1917）引入的，并且是基于传统医学的挫败感而发展起来的。他的理念基于两个原则：身体本身具有对抗所有疾病的过程；所有疾病的原因都是因为骨骼脱位、韧带异常或肌肉收缩，而导致的血管和神经受到机械压力引起的。

诊断主要基于触诊脊柱活动受限，治疗包括由远端的力作用关节的一个操作系统。这是一种寻求各种内脏和肌肉骨骼疾病的治疗方法。

（2）脊椎指压疗法（Chiropraxy）：这种方法由 D. Palmer 于 1885 年开始应用的。它基于对起源于希波克拉底的技术的修订，并且还受到骨病的影响。长期以来，脊椎指压疗法被认为是最原始形式的维持整骨疗法的教条，具有强烈的商业性质。

按摩师还声称，通过肌肉骨骼系统来治疗内脏疾病。在触诊时进行椎体移位诊断，并将操纵压力直接施加于骨骼。

（3）骨科医学：该内容描述了由 J.H. Cyriax 引入的肌肉骨骼病变的诊断和治疗系统。它是本书所依据的系统。诊断依赖于仔细的病史和功能检查。治疗主要取决于病变的类型，并且仅在指示时才施加操作。在脊柱操作中，Cyriax 提出了一组固定的高速、小幅度推力，在距病变一定距离处进行，并且通常在强力牵引下用该方法。Cyriax 的脊柱操作技术的目的是通过将移位的软骨碎片从受刺激的硬脊膜和硬脊膜神经根移开来改变椎间盘或椎间盘的相互作用。脊柱旋转操作是在脊柱的整个部分施加扭转应力，而不是仅在一个水平上。由于完整的后纵韧带和纤维环，这些扭转力中的一些通过抽在突出的椎间盘上施加向心力。这种效果不限于一个水平，并且完全减少对于缓解疼痛不是绝对必要的，因为硬脊膜和椎间盘之间的接触已经停止，问题经常得到解决。

（4）手法治疗：该治疗的特征在于生理范围内的节律性重复运动。E. Cyriax（J.H. Cyriax 的父亲）已经使用了振荡技术，但 Maitland 更广泛地应用了它，并且后来被不同的手法治疗学院适度改变了。

3. 骨科医学技术 在进行任何操作之前必须进行准确的诊断。在选择正确的方式后再决定进行操作。使患者处于一个舒适的位置，操作的手采取稳定的姿势。地板和鞋都不应该很滑，这样就不会产生不适当的动作的风险。

必须注意以下一般事项，这些事项对所有操作都很重要。

（1）操作期间的牵引：骨外科医学中的大多数类型的脊柱操作是在牵引下进行的。对于颈椎和胸椎，通过带有固定带的操纵器，或 1～2 个助手的帮助下施加牵引力。在腰椎水平，牵引力通常已经存在于操作中。牵引有助于减少移位的碎片并提供重要的安全基础，以防止在操作期间突出接触脊髓的可能性。

（2）"松弛"的终末感受：所有脊柱操作仅在很小的幅度上进行。因此，必须通过被动地将椎骨关节移动到正常被动运动范围的上限来消除"松弛"感。在这个阶段，绝对有必要清楚地了解终末感觉，这对于整个脊柱而言名义上是有弹性的。一种与之不对应的末端感受——肌肉痉挛，是一种坚硬或空虚的终末感受，是任何操作的绝对禁忌证。

（3）最后的推力：在松弛已经在周围组织中被吸收之后，立即施加最小振幅，高速推力以影响目标组织。速度非常重要，因为快速活动的组织更稳定，因此只能影响盘的移位碎片，并且不会损坏周围的结构。

用于最终推力的力量主要取决于患者和操纵器，因为高操纵器在小患者中将不得不使用较小的力，反之亦然。

力度的级别（见后文）也很重要。根据当时结果，力应始终保持合理，并可逐步增加。

推力操作通常伴随着可听见的"爆发"。虽然人们普遍认为，爆发或咔嗒声是由临时真空的形成引起的，就像在牵引下的小周边关节中发生的那样，脊椎的操作中不一定发生这样的情况。另一种更可能的解释是软骨碎片的运动，这可能是在松散的身体上操作膝盖或臀部时听到的。如果咔嗒声只是真空坍塌的结果，那么在物理牵引过程中，它们也应该在牵引力更高的情况下听到，但是没有。

（4）杠杆作用：使用的力量取决于杠杆的长度。例如，如果通过肩部和骨盆迫使腰椎旋转，则肩部提供的杠杆与骨盆提供的杠杆长度相同，因此双手必须使用相等的力量。但如果使用股骨而不是骨盆，骨盆杠杆的长度会增加一倍。肩膀上的手必须施加双倍于膝盖上使用的力量。杠杆越长，所需的力就越小。

（5）重新评估：在每个人对患者进行评估后，成功的标准是没有症状和运动的恢复。患者不是评估者。治疗师根据直接的结果来决定是否重复相同的操作，可能是增加强度，尝试另一种操作或避免进一步操作。

应该理解的是，在成功的操作之后仍然存在解剖学损伤：一块软骨虽然放回原位或处于中立位置，但仍然存在并且可以再次移位。出于这个考虑，那些进行操作的治疗师应该在重复的操作中，注意所获得的结果及使用了什么操作。

图 5-6 概述了脊柱病变及其操作的评估。

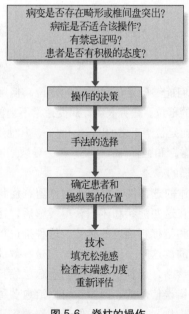

图 5-6 脊柱的操作

4. 操作性治疗的选择性 必须在诊断和治疗中考虑选择性。

（1）诊断的选择性：骨科医师和手法治疗师声称已

经开发出临床技能，通过触诊定位确切的位置，这能够在所需的水平上进行操作。诊断主要基于节段活动性测试：关节测试、弹跳测试或被动生理运动测试。可以通过在椎骨的一侧施加局部压力来测试运动，同时将反压施加到椎骨的上方或下方的对侧。对于腰椎，可以通过使双侧臀部弯曲至90°在患者侧面进行。大腿的小幅度运动导致腰椎弯曲或伸展，这可以通过棘突的触诊来检测。

其他操作者主要寻找可触及的软组织变化，如局部皮下增厚或肌肉，韧带（髂腰、骶髂）和韧带突出的精准触痛点（触发点）。所有这些都被认为是重要的诊断和治疗依据。

受试者之间或一个受试者内不同水平的脊柱僵硬程度的巨大变化，使得我们难以确定异常增加的僵硬的区域。事实上，脊柱僵硬度增加可能是一种正常变异，与患者的症状无关。提倡分段移动性测试的人中很少有人认真研究过测试的价值。因为他们的患者情况好转，以至于他们一般认为这种测试是有用的。但是，存在几项研究未能证明这些测试的可靠性。因此，必须明确判断测量的运动范围的微小变化。在没有完全限制运动的情况下，一部分情况仍然是一个非常主观的判断，这主要取决于审查员的个人感受，而不是客观的衡量标准。此外，在基于合理的测试中，研究结果必须是可重复的，并且必须在其他研究者执行时显示对应关系。在建立"联合测试"时，观察者之间的差异太大而不能被接受。1973年，Cyriax参加了一次演示，其中五位专门从事机动性测试的治疗师在几分钟内进行了检查。患者存在颈部问题。这些专家之间没有关于病变水平（$C_2$、$C_3$、$C_4$、$C_5$、$C_6$ 或 $T_2$）或限制方向的标准。同样，患有先天性融合的骶髂关节由10个治疗师检查。每个人都有自己的诊断，如左前骶骨、右前骶骨和双侧后骶骨，即便"所有患者的测试都是积极性的"。

即使我们能够确定活动受限的部位，但问题是这是否也是病变的部位。研究表明，病变通常不会位于运动受限的关节，而是位于正常的关节。此外，其他疾病（如骨赘、先天性融合和强直性脊柱炎）都会导致运动受限，并且通常是无痛的。

（2）操作的选择性：操作通常伴随着症状和体征的立即缓解，在这些症状和体征获得缓解后，这在逻辑上被视为诊断和治疗精确度的确认。这种推论可能，而且往往是错误的。这唯一证明的是操作是有效的。成功操作必然证实诊断，这种错误推理的理念已经且至今仍然是一些学院错误信念的，即操作可以治愈各种疾病，甚至包括内脏疾病。一个典型的例子是胸部疼痛，由于胸部椎间盘相互作用而被误诊为心绞痛。患者通过整骨医师推拿胸椎来治疗，胸痛立即得到了缓解。由错误诊断误导的患者和操作者都会认为该操作改变了自主神经张力并治愈了心绞痛，而它实际上做的是中断了体内相互

作用的结果。

在骨外科医学中，大多数使用的是非特异性的长杠杆操作。这些操作涵盖所有过程，其中力施加在距离目标区域具有一定距离身体的一部分上来达到有益的效果。杠杆可通过肩部、横突、颅骨、骨盆或大腿的部分来完成。虽然有些人批评长杠杆高速操纵的粗糙，但应该认识到，这些优点、印象、特异性或技术难度是有效性和安全的。此外，使用杠杆使得操纵器能够更有效地到达病变部位。在准备阶段应消除松弛，除了被阻塞的关节所有正常关节被带到其解剖结束位置。当给出额外的推力时，最终的额外压力不可避免地首先下降，并且最大限度地降低在紊乱的关节上。因此，即使通常将这些技术是具有特异性的即使它们被视为非特定的。

长杠杆操纵与所谓的"特定"短杆高速操纵形成鲜明对比。它的目标是专门针对病变的水平采取操作。通过将脊柱移动到被动运动的生理极限来锁定脊柱节段和与病变相邻的小关节，并且在特定方向上给予短椎体杠杆（横突或棘突）高速小张力推力。这将解放受限的活动。然而，在技术上不可能锁定所有其他关节，然后仅在一个级别操纵。甚至有证据表示，通过在锁定腰椎活动后，骶髂关节活动导致最大的运动发生在 $L_4$ 和 $L_5$ 之间。此外，如果诊断不能完全正确，那么怎样操作才能确定确切的病变区域？幸运的是，对于那些采用"特定"短杠操作的人来说，这些操作比他们想象的要少得多，因为操作实际上覆盖了脊柱的更大部分，这也包括病变区域。

特异性是一种错误的属性。它声称在诊断和治疗中导致特定定位的方法在科学上是不可接受的。手法治疗师、脊椎按摩师和整骨医师过度复杂化他们的教学，并经常造成对患者的过度依赖，而不是为患者提供独立性。事实上，我们鼓励患者定期复诊来进行预防性调整是无意义的。我们支持 R. McKenzie 的结论，即脊髓手法治疗的神秘性是一个紧迫优先的事。但是，脊椎治疗、手法治疗和整骨疗法往往通过产生这样的印象而苗壮成长，但被动端范围运动的操作是复杂而独特的，这些是只有在操作中的专家才能理解或感受的技能。人们相信，脊柱操作疗法的理解和实施方面的专业知识需要 3～4 年的培训。本书讨论的方法的主要优点是操作更简单，这至少与脊椎按摩师、整骨医师和手法治疗师所倡导的操作一样有效。非特定的长杠杆操作很快就能见效并且容易学习，而不需要很长时间才能完成。此外，只要学生已经获得医学或物理治疗资格，他们只需要180小时的学习就行。

5. 脊柱操作的作用模式 到目前为止，虽然提出了许多不同的操作模式，但操作的模式尚未完全阐明。所有这些都是未解决的问题，缺乏客观的确认，并且存在争议。对脊柱疾病的不同理解决定了相关的理论和解释。

那些认为"后小关节"综合征是背部疼痛的常见原

因的人认为，手法可以纠正后关节功能紊乱，它主要由小关节半脱位合并滑膜褶皱或小的关节内半月板造成的部分关节功能障碍，这两者都可能导致椎关节活动受阻。

其他观点认为，操作通过破坏关节周围结缔组织粘连或消除肌肉痉挛来达到目的。在我们看来，操作并不直接影响肌肉痉挛；相反，当潜在的问题得到解决时，肌肉痉挛会逐渐消失。

还有人提出，操作会通过影响内皮素释放而改变的皮肤疼痛耐受机制，或者通过小关节囊、韧带和纤维环的机械感受器的刺激，来影响控制疼痛感知的神经生理。这可以在操作后疼痛的即时消除，但不能解释长期改善。

有些人认为，操作可能使发炎的神经远离突触，或者通过神经源性反射活动的恢复正常来实现缓解疼痛。

我们坚信，脊柱疼痛是椎间盘突出导致的一种刺激的结果。刺激到椎间盘的后中央或后外侧缘，或疼痛敏感的硬脑膜或硬脑膜神经套管。这些椎间盘移位的部分可通过操作来移动。

通过 Mathews 和 Yates 的观察结果，Cyriax 和 Maigne 的假设得到了支持。通过硬脑膜摄影术显示，在手指中断接触时，急性腰痛的腰椎间盘小突出物在操作后尺寸减小，这使移位的软骨边缘远离敏感结构，达到了缓解疼痛的目标，这种操作最好通过非特异性的长杠杆的高速操作来获得。

6. 脊柱手法操作的适应证 在没有任何禁忌证，或任何迹象或症状能够表明操作性减少不会成功的情况下，脊柱操作对于所有环形椎间盘突出物是有用的。所有这些因素可能因颈椎、胸椎和腰椎而异，在后面的章节中将详细讨论适应证。

7. 脊柱手法操作的禁忌证 所有有效的治疗都有潜在危险，因此具有禁忌证。尽管操作技术并不难学，但是需要多年的经验来学习何时操纵以及使用何种类型的操作。

操作的禁忌证是出血性疾病、骨质软化、类风湿病、神经功能损伤和脊髓损伤风险。

### 知识点 5-3

**抗凝药禁用于脊柱手法操作中**

香豆素衍生物
- 肝素
- 华法林
- 苯丙香豆醇
- 醋硝香豆素

茚满二酮衍生物
- 苯茚二酮

---

（1）出血性疾病和抗凝药使用：如果不能保证血液的正常凝血，如先天性或后天性（肝疾病）出血性疾病

或有抗凝血药的使用（知识点 5-3），脊柱手法操作就有潜在危险。这可能会带来灾难性后果，如脊柱内出血，血肿形成可能导致感觉和运动的损害、造成截瘫、四肢瘫痪或死亡。因此，凝血功能障碍是脊柱手法操作的绝对禁忌证。只有在凝血试验恢复正常后才能安全地进行操作。

（2）脊柱肿瘤、不稳定骨折、椎体感染和严重的骨质疏松症：这些疾病都会导致骨骼减弱，从而存在易于损伤的风险。长杠杆操作在严重的骨质疏松中是不安全的。

（3）类风湿关节炎、银屑病关节炎、Reiter 综合征和强直性脊柱炎：其中前三种疾病可能与韧带松弛和关节的严重破坏造成的不稳定性有关。这种情况不得进行操作。这同样适用于强直性脊柱炎的炎症阶段。在患有这种疾病的患者发生椎间盘病变的情况下，操作并不安全，特别是颈椎，尤其是已经合并了脱位、骨折和脊髓压迫。

（4）神经功能损害和脊髓压迫：节段性神经功能缺损的特征在于运动功能受损、反射受损、肌肉无力、感觉功能受损及敏感性降低。这两者可以并存。由于神经的感觉纤维受压而引起的区域性的刺痛感不被认为是神经损伤，因此它不是禁忌证。在神经功能损伤中，手法操作通常没有意义，因为损伤表明有较大的突出，这是无法通过手法操作减少的。这种观点并未得到普遍支持，一些人仍然在存在轻微神经症状时进行操作。然而，在存在进行性神经损伤的所有情况下，是不得进行操作的。类似的准则也适用于脊髓受压或马尾综合征，即当一个非常大的后中央型突出物压迫脊髓或马尾神经。这不仅适用于存在明显症状的患者，也适用于即使是最轻微的症状，如区域性的刺痛或 $S_4$ 皮区的疼痛。

（5）过度活动：在几个关于操作的思想流派中都过分强调过度活动。虽然确实必须特别注意颈椎的过度活动，但在这其他地方并不重要。超运动关节可以比普通关节进一步活动，但是一旦到达极限范围，它就会以与普通关节完全相同的方式停止。更常见的是，椎间盘突出本身是超移动的，这可能导致频繁的复发。这种情况并不是操作的禁忌，而是需要采取额外措施来实现稳定，如通过韧带硬化浸润。

对于颈椎而言，具有从一侧到另一侧频繁交替出现的椎间盘问题的病史可能提示过度活动。当存在疑问时，以下测试可能是有用的：脊柱弯曲，将手掌平放在地板上，膝盖笔直，拇指被动地贴到前臂的屈曲方向，手指的被动过度伸展平行于前臂的外表面，并且肘部和（或）膝盖的过度伸展为 10° 或更大。如果有其中一个或几个是提示可能存在正向的过度活动。此外，当被动旋转，伸展或准备直拉操作的末端感觉过于弹性时，必须停止进一步的操作。

（6）麻醉下的脊柱手法操作：永远不应该在无意识

的患者中进行脊柱手法操作。首先，麻醉是不必要的。其次，在每次手术后的临床评估中，麻醉使得治疗师完全丧失了由于疼痛增加或异常终止感所带来的潜在危险的最终警告。因此，在麻醉下操作后出现并发症更频繁。

在操作期间放松困难的患者可以在治疗前给予地西泮。

8. 评估脊柱操作的有效性  虽然主要针对腰椎进行的一些研究支持了许多患者受益于脊柱操作的观点，但仍然缺乏对脊柱疾病的有效性和操作作用的一致意见。来自临床试验的报告并不总是很清楚，由于少数患者是通过症状而非诊断进行选择的，因此操作的效果通常难以完全解释。为了使试验具有科学价值，必须对操作进行精确定义，记录使用了哪种类型的技术及何种类型的病症和持续时间。还应该说，由于缺乏安慰剂及患者和操作者对所做的事情的明显了解，因此不可能进行脊柱操纵的双盲随机试验。

Sims-Williams 发表了一项针对 94 名非特异性腰痛患者的临床试验，受试者参加了一项试验，其中将安慰剂理疗与 Maitland 活动和操作进行了比较。研究主要表明，操作加速改善的主要是那些症状严重程度和持续时间不需要专科转诊的患者。

Bergquist-Ullman 和 Larsson、Coxhead 等 和 Farrell 和 Twoney 发现，接受操作的患者的疼痛忍受持续时间明显缩短。

Chrisman 等指出，半数患有坐骨神经痛的患者在手法治疗后表现出临床改善，但脊髓 X 线造影无法客观地证实这种改善。

Hadler 等比较了急性、无并发症的腰痛患者，在脊柱活动与高速推力操作的结果，并试图排除所有慢性病或代偿措施的因素。通过手法治疗的患者比通过动员治疗的患者改善程度更高，速度更快。

在一项研究中，将旋转操作与模拟短波透热疗法进行比较，接受前者的患者在治疗后即时效果更好。然而，当治疗后 7 天疼痛缓解时，两组之间效果没有差异性。

在另一项研究中，随访了 24 名持续时间少于 3 周的患者。结果显示，通过旋转操作治疗的患者中有 92% 在不到 2 周的时间内得到治愈。在接受透热疗法治疗的患者中，只有 25% 的患者在同一时期内好转。

在急性椎间盘突出症的进一步试验中，将常规物理疗法与手法操作进行比较，结果表明手法操作组得分明显更好。所有接受手法操作的患者都能够恢复工作，而理疗组中只有 26% 可以达到。

在一项随机临床试验中，Koes 等通过 256 名患有至少 6 周非特异性背部和颈部疾病的患者，比较手法治疗、物理治疗、全科医师治疗和安慰剂治疗的有效性。他们得出结论是，与其他三种疗法相比，手法治疗在身体功能方面表现出更快和更显著的改善。

Mathews 等进行的对照研究清楚地表明，在直腿抬高受限的亚组中，腰痛的手法治疗得分显著较高。

通常，他可以得出结论，手法操作和活动加速了疼痛缓解和客观体征的改善，如受限的直腿抬高试验和关节运动。高速推力的操作似乎比更温和的活动技术更好，更快。在近期发病的病例中，其治疗效果也比持续时间较长的病例更好。手法操作有助于快速恢复或完全无效；这意味着手法治疗持续很长一段时间是不合适的。

9. 脊柱操作的并发症

（1）一般考虑：与医学中的任何事物一样，操作并非没有危险，即使是经验丰富的治疗师也可能发生医疗事故。因此，绝不能毫无顾忌地进行操作治疗，也不能在"准确或偏差"的不确定中进行操作治疗。虽然可能发生的事故多于被报告的事故，但风险也不能被过分担忧。在 Kirkaldy-Willis 30 年的临床实践中，没有一名患者因操作而变得更糟。Dvorak 和 Orelli 估计，平均 40 万次操作中会有 1 次会导致严重的神经损伤，并且 4 万次操作中会有 1 次轻微神经系统症状。不应该忘记传统的非甾体类抗炎药治疗也并非没有并发症，因为它们可能引起严重的胃肠道问题（黏膜出血，先前溃疡再次发生或出现新的溃疡），溶血性贫血，白细胞减少，血小板减少甚至致命的粒细胞缺乏症，盐和水潴留，白蛋白尿，肾炎，急性肾功能不全，不同严重程度的过敏反应。无论给予何种治疗，都会存在固有的风险，但应采取一切必要的预防措施将其降至最低。

操作的并发症可以从暂时性的轻微疼痛增加到严重的神经损伤和死亡。

①操作后疼痛：操作后即刻疼痛通常不严重且存在于整个区域，可以通过在操作期结束时使用特殊技术来缓解，如颈椎侧向滑动或腰椎节律性延伸技术。

由于肌肉和韧带的拉伸，短时间一定程度的疼痛在老年人中是正常的。它会在 1～2 天自行消失。为避免过度焦虑，应提前告知患者。出于同样的原因，在老年患者中必须在两个疗程之间安排一段休息的时间。

②疼痛加重：在手法操作之后立即出现症状加重的情况表现为，原始疼痛的增加或动作迟缓。这意味着突出已经进一步移位。这可能偶尔发生在正确的操作中，但并不一定意味着差的技术。通常可以通过改变旋转方向来进行不同的操作来避免疼痛加重。在操作之后，相同的情形也发生于疼痛转移到另一侧，表明发生了过度矫正。

③骨折：在一些特殊情况下，肋骨骨折、胸骨骨折或横突骨折可能使手法操作复杂化。这些情况通常发生在老年人中，可以通过在 60 岁以上的患者中不使用某些操作来避免发生。

④神经功能损伤：有时无并发症的根部疼痛，这可能在正确的操作之后发生，但是却导致了突出部分进一步

横向移动或神经受压增加。当根性痛没有改善时，必须考虑此事件。必须进行神经学重新评估，因此可以停止进一步的操作，如果需要，可以给予硬膜外注射或窦神经阻滞。问题很少严重到需要神经外科干预的地步。

⑤血管干扰和脊髓受压：最严重的问题是由血管压迫引起的，导致大脑、脑干或脊髓的暂时或永久性缺血，或由于椎间盘碎片直接压迫脊髓，或发生于椎骨骨折或脱位的后果。可能会出现瘫痪或四肢瘫痪，甚至导致死亡。这些并发症通常发生于颈椎，在胸椎水平极为罕见。当发生在腰椎时，可能会引起马尾综合征，通常伴有明确的神经功能障碍。

（2）与脊柱节段水平有关的风险：操作发生的风险在颈椎，胸椎和腰椎水平上有所不同。

①颈椎水平：在操作颈椎后已经报道了严重的神经系统并发症。大部分导致伤害的技术被指是因为过度伸展，伴随着过度旋转。

近期一项为期 2 年的关于 468 名加利福尼亚神经科医师调查显示，颈椎整骨操作后发生了 55 次卒中。大多数患者在发病后 3 个月伴随了持续性神经功能损伤，约有一半患者症状明显或加重。几乎所有的卒中都涉及后循环，大约有一半是经血管造影证实的。丹麦一项调查显示，颈椎手法治疗后脑血管事件（CVI）的发生率约为每 120 000 人出现 1 例，上颈椎手法治疗出现 CVI 的风险为下颈椎的 4 倍。

神经系统并发症主要是椎动脉夹层。椎动脉夹层（VAD）是一种罕见的血管壁病症，通常涉及动脉内壁某些部位的撕裂和内膜瓣的形成（见第 9 章）。后者触发动脉狭窄，甚至完全阻塞管腔。椎动脉的病理生理学解剖很好理解，但内膜撕裂的根本原因仍然不确定。大多数专家将 VAD 与不同严重程度的创伤联系起来，并坚持认为撕裂发生必然会涉及前期的创伤。一篇回顾 606 例 VAD 病例的文章报道显示，371 例（61%）是自发性的。其余 39% 与不严重或其他的创伤相关，其中有 9% 的病例进行了手法操作。然而，VAD 更常见于非常轻微的创伤后，甚至日常活动，如倒车、咳嗽、呕吐、睡觉的位置异常或在美容院洗头发。出于这个原因，越来越多的证据表明，脊柱操作和卒中之间的联系是巧合而不是因果关系，这反映了这种疾病的自然发生史。

②胸椎水平：这一水平的并发症通常是由于椎体移位或严重的骨质疏松导致椎骨、肋骨或胸骨骨折。

③腰椎水平：主要的并发症是由于腰椎间盘于椎管后方的巨大突出而导致的马尾神经受压。在 1975 年的美国，约 1.24 亿人次就诊手法治疗师时发生了马尾的受压，这被认为在无麻醉进行腰椎手法治疗中非常罕见。在 1911—1992 年期间，仅记录了 13 例病例的发生。这种潜在的并发症绝不应被视为操作的禁忌证。然而，任何操作者必须能够立即识别该综合征，以便在进行手术减压之前

不会浪费时间。

（3）并发症的预防方法：尽管手法操作可能发生并发症且无法通过任何方式完全避免，但每个操作者应尽量将可能性降低至最低程度。仅仅因为发生了不幸的事故或并发症而谴责手法治疗者是错误的。如果这样做了，那就意味着他不会继续他的工作，而是永远"俯视他的肩膀"。不可能针对不可预测的事件武装自己。即使它们确实偶尔出现，也不应该用这个论点来谴责这项技术。

显然，必须采取一切措施尽可能降低风险。在骨科医学中，在整个操作过程中都需采取必要性的步骤，从病史开始，通过临床检查，技术研究和操作结束。每个阶段都包含安全措施和公认的警告标志。这些将在相关章节中详细讨论，这里仅简要介绍。

①病史：在进行任何操作之前，病史记录必须足够全面，以获得有关药物摄入（抗凝血药）和其他（内脏类风湿）疾病的信息。严重的静息疼痛或夜间疼痛加剧可能表明病变（无论可能是什么）处于高度炎症状态且不适合手法操作。疼痛范围扩大、体重过度减轻和近期手术可能表明有癌性转移，这些必须始终排除。所有这些都是重要的警告信号。

超过 2 个月的颈根性疼痛或超过 6 个月的腰椎根性疼痛对手法治疗减少没有反应。因此，这种情况不应该试图进行手法治疗。

②临床检查：必须始终进行全面的临床检查。特别是关于颈椎，必须充分注意被动旋转和伸展时的末端感觉。即使临床检查显示普通的椎间盘病变，但如果最终感觉显示空的肌肉痉挛感，或者如果出现硬的骨性停止，则在排除严重疾病之前不应进行操作。肌肉或空洞的感觉可能指向癌性转移、骨折或感染等疾病。骨块末端的硬感觉意味着不可能增加超出该点的范围，因此这种病变不适于操作。

患有急性腰痛或坐骨神经痛的患者可能有日夜持续性疼痛并且在临床检查中可能存在偏差和肌肉痉挛，通常不能在关节上施加重量。当排除患有更严重的疾病（如癌性转移，类风湿关节炎和强直性脊柱炎），而且椎间盘病变为最可能的诊断时，才可以安全地进行手法治疗。

当椎间盘的突出物大于其出现的孔径时，通常以神经损害为特征，这意味着缓解是不可能的。这同样可以解释需要牵引治疗的髓核突出。

手法治疗永远不应该仅仅因为这些理由而尝试："没有发现任何反对指示，没有人能想到还有其他什么可以尝试，而且最近有朋友通过这种方式使症状缓解"。如果诊断不清楚或者发现太多不一致，应避免操作。应该再次强调操作只有确定了椎间盘或椎间盘相互作用的诊断才能进行。为安全起见，必须添加以下内容："如果确定诊断但不确定操作是否有效，请尝试。如果诊断不确定并且不清楚操作是否安全，请不要尝试。"

③影像学表现：影像学变化是结构改变的标志，这通常无法治愈的，但最重要的是要确定它们是否与存在的症状相关。脊柱的骨关节炎不能通过操作来治愈，但即使在患有骨关节炎的脊柱中，操作也可以容易地减少移位的椎间盘突出。

虽然腰椎肿瘤的诊断在很大程度上取决于影像学检查，但必须记住，在这种类型的病变必须破坏30%的骨质才变得具有放射学意义。因此，X线片不能发现早期疾病，过度依赖影像学的表现可能会带来错误的安全感。没有显示骨病迹象的放射线图像不应被视为表明操作是安全的。仅X线片正常就进行操作的决策会使患者病情加重的风险很高，甚至可能导致灾难。早期骨病变的诊断主要依赖于病史和临床检查。必须特别注意"警告标志"。在一些疾病中，如继发性肿瘤早期侵入，临床症状可能先于影像学检查结果的出现。毫无疑问，当常规放射影像不能支持临床表现时，必须进行放射性同位素扫描。

④适当的技术：手法操作技术包含针对防止可能发生意外的重要保护措施。这对于颈椎来说主要是这样的，其中不应使用诸如延展与旋转相结合的危险技术。对肌肉骨骼疾病特别感兴趣的人不仅应阅读教科书，而且必须准备参加课程来学习在进行操作之前必要的理论和实践技术。

一旦操作开始，操作者必须始终专注于组织阻力（末端感）的类型，同时在给出最终推力之前消除松弛。如果末端感异常，必须立即停止，不得继续操作。不应该尝试推拿受肌肉痉挛保护的关节。

为了防止脊髓受压，必须在牵引条件下进行所有操作。

手法操作的主要目的应该是使用最小的力量获得最大的好处。因此，如果需要，轻轻地逐步开始增加力量是很有意义的。

每次手法操作都必须进行重新评估。如果患者病情加重，则不应重复同样的操作，但可以尝试另一种操作。如果后者也会加重体征或症状，则应放弃进一步的操作。

⑤避免过度治疗：一旦症状和体征消失，就必须停止治疗。要求患者定期回来进行"预防性"手法治疗是没有意义的。

知识点5-4总结了预防并发症的措施。

## 五、主动活动

固定对骨骼肌、肌腱、韧带、关节囊和关节软骨的影响是显著的，这已在第3章中详细描述。身体活动也是肌肉骨骼组织修复的主要刺激因素。因此，本书提倡的大多数治疗方式都与活动相结合。主动活动定义为患者通过肌肉收缩进行的运动。在骨科医学中，它们并不常用作唯一的治疗方法；它们的主要作用是与其他治疗技术相结合。然而，有一些情况（治疗性和预防性），主动活动起着特殊的作用。

---

**知识点 5-4**

**并发症预防的措施**

**病史**

- 排除抗凝药使用
- 检查警告标志
- 确定神经根性痛的持续时间

**临床检查**

- 检查警告标志
- 评估末端感觉
- 排除神经功能损害

**影像学表现**

- 排除解剖结构改变
- 不要仅依靠影像学表现；阴性影像学表现并不能保证没有相关疾病

**操作时**

- 避免使用危险技术
- 检查末端感
- 使用牵引
- 轻度地开始
- 每次操作后重新评估
- 不要过度

---

### （一）简单的主动运动，以获得或保持关节的正常活动范围

一些例子可以使上述内容更加清楚，如肩部的固定导致关节炎的发生，如果肩部不每天进行全范围活动，则会以包膜方式限制所有活动。如果患者不进行每日侧向旋转，则冈下肌腱的完全断裂会导致肩外旋活动受限。

扭伤的治疗主要是运动治疗。虽然第一个措施是按摩，但应鼓励在疼痛范围内进行被动和主动运动，以维持韧带在相邻骨骼上的正常滑动。当涉及下肢时，应指导患者在不引起疼痛的情况下尽可能正常地行走。

由于踝关节或膝关节的慢性扭伤而产生的韧带粘连需要通过手法来破裂：通过高速、小幅度的推力操作迫使关节达到其正常的运动范围。在操作之后并且为了保持达到的活动性，患者应该每天主动重复相同的运动。在麻醉下完成粘连破裂后，除了被动活动之外，还需要每天进行几次主动活动以维持已恢复的范围。

### （二）提高张力的等长收缩

等长收缩是肌肉张力的变化，其纤维长度没有明显的改变。它没有形成关节的活动或工作。

在骨科医学中，主要通过等长收缩以加强稳定肌肉群。主要的例子是肩部不稳定的治疗：通过等长收缩训练加强肩胛带的肌肉（斜方肌、前锯肌、菱形肌和胸小肌）。

### （三）等张收缩

等张运动通常被定义为在恒定阻力下通过运动弧的

负载运动。

在骨科医学中,等张收缩应用于以下情况。

• 在病损部位通过轻微的横向按摩产生轻微肌肉撕裂。收缩是在肌肉处于最大松弛位置且具有最小阻力的情况下进行的,因此愈合缺口不会产生张力。它们应在受伤后尽快开始,并且在局部麻醉渗透之前进行横向按摩。该想法是促进相邻肌纤维之间的运动以防止粘连的异常形成,因为这可以干扰收缩宽度的正常增加。

• 加强关节炎或局部或全身固定后导致的肌肉萎缩。如果被动运动受限于关节炎,则应在无痛范围内进行等张运动以避免滑膜炎症的加重。

• 加强肌肉,使他们能够保护关节或不活跃结构免于过度的疼痛。一个例子是在加强短脚的跖屈肌和蚓状肌来治疗八字脚和慢性跖痛。在每个步骤中正确地收缩的强壮肌肉将支撑大部分体重并减轻距骨头的负重。

### (四) 离心收缩

离心收缩(延长)动作的特征是在主动收缩期间肌肉的伸长。在过去的 15 年中,离心运动被推广为肌腱病和肌肉拉伤的治疗策略,尤其是下肢(股四头肌和跟腱病)。在离心收缩期间可以产生比向心(缩短)收缩期间更大的力,这导致组织结构和物理性质的积极变化。一项研究发现,在 12 名足球运动员单侧跟腱炎的离心训练后, I 型胶原合成增加,为肌腱愈合机制提供了可能的解释。另一项研究描述了肌腱厚度的减少和肌腱结构的恢复测量。使用超声来检查一组患有慢性跟腱疾病的受试者使用离心训练方案。文献的系统评价显示,离心运动在下肢肌腱疾病的患者中可以减轻疼痛并加强力量,但是否优于其他康复形式尚未确定。

### (五) 电刺激收缩

在某些情况下,强烈的随意肌肉收缩是不可能的。肌肉可能(暂时)瘫痪或受到严重损害。在这种情况下,每天施加电刺激(ES)可以延缓肌肉力量的损失或甚至在已经弱化的肌肉组织中改善肌肉力量。然而,这些益处不会持久,并且只有在等待神经恢复时才应暂时使用电刺激。然后可以用良好的锻炼计划代替 ES。

### (六) 协调性训练

在过去几十年中,很明显,康复不应仅限于包括改善活动能力、力量和耐力,而且还应包括能够更好地协调特定肌肉群的功能锻炼,这也应包括在康复计划中。这种训练在治疗不稳定性问题(如肩部、膝部和踝部)中特别重要。

在主动活动(本体感觉)期间控制关节位置并产生自主肌肉收缩以稳定关节和(或)改变关节位置以防止关节过度移位的能力被称为反应性神经肌肉控制。

本体感觉是一种特殊的感觉方式,提供有关肢体位置和运动方向的信息:皮肤内的拉伸敏感性机械感受器,囊状韧带和肌腱(见第 3 章)被张力激活,从而产生肌肉收缩以保护这些结构。这种类型的传入感觉反馈在调节肌肉

对关节控制方面非常重要,从而防止它们过度拉伸和(半)脱位。

许多作者建议训练本体感受技能和适当的肌肉协调能力,以重建在存在风险的关节中反应性神经肌肉控制能力,并达到功能关节的稳定性。存在这几种技术,从跷跷板块或倾斜板治疗踝关节功能不稳定,使用双通道肌电生物反馈系统治疗髋股关节功能障碍和盂肱关节不稳定。然而,大多数用于重建本体感受技能的功能训练技术都利用了离心训练。离心激活是指肌肉 - 肌腱单位在活动期间延长的情况。通过使用小重量和多次数的运动。

本体感受神经肌肉促进(PNF)技术也可用于获得或改善关节处的神经肌肉稳定性。PNF 技术在预防肩关节周围疾病的复发方面可能具有价值。PNF 可以定义为通过刺激本体感受器促进或加速神经肌肉机制的方法。因此,PNF 是指通过内部刺激神经和肌肉来改善灵活性。该技术涉及使用相互神经支配和伸展反射的原理:当肌肉被动或主动伸展时,它会在疼痛发展之前达到极限。这是本体感觉器官向中枢神经系统发送信息以在进一步伸长之前终止运动的点。此时,被拉伸的肌肉(拮抗肌)以最大50%的强度收缩几秒钟。这种收缩允许抑制肌腱和高尔基腱器官,以及随后引发拉伸受体的伸展反射。在释放收缩后,将肌肉拉伸至新的限制点并再保持几秒钟。感兴趣的读者可以参考 Alter 的拉伸科学(science of stretching),它提供超过八种 PNF 技术和练习。

## 六、注射和渗透

肌腱骨骼疾病,如肌腱炎、轻微肌肉破裂、韧带扭伤和关节炎通常可以通过浸润方式来治疗。为了获得最佳效果,所施用的产品必须直接放入病灶而不是在它的周围。描述性术语"注射"和"渗透"被使用;每种都有明确的含义,并表达了操作的不同方式。在注射中,针的尖端被置入恰当的位置,并且像普通肌注那样,所有药物在一次推注中完成。该技术主要用于关节内和尾端硬膜外注射。一旦针尖进入关节或硬膜外腔,就会注入全部的药物。将药物局部注射到组织结构中,如滑囊炎、肌腱炎、腱鞘炎、肌腹部病变或者问题韧带中,这些通常通过渗透进行。通过这种方式,当病变内的所有不同区域接收一些药物时,能获得最大有益效果。只有当针头的尖端移位数次,同时在每个点注入少量产品时,才能实现这一点。因此,渗透是在病变内的稍微不同的位置进行的一系列注射。虽然所有渗透的目标是相同的,但具体技术可能根据病变类型及其位置而有所不同。

在骨科医学中,常使用三种类型的产品:局部麻醉药、皮质类固醇和硬化剂溶液。其中每一种都有其特定的适应证、禁忌证和不良反应。虽然在每种中都有几种药物可供选择,但最好只使用一种药物,因为这样可以达到最佳治疗效果。

## （一）一般原则

为了得到最大的益处且副作用最小，必须遵守以下一般规则。

1. **准确的诊断** 任何治疗都必须到达病灶。渗透，如深度按摩，需要精确到 1mm 或 2mm 的诊断，并且必须指向病变的精确部位。骨科医学中使用的类固醇都是不溶性颗粒的悬浮液，因此它们的作用主要局限于给药的区域。必须进行准确的初步诊断，同时正确定位病灶。

2. **药物的选择** 许多不同的产品用于肌肉骨骼疾病。最常使用局麻药和皮质类固醇，但偶尔需要使用含有苯酚、甘油和葡萄糖的硬化剂溶液。产品的类型，其浓度和体积取决于受影响的组织结构，病变的性质、炎症程度和其他附加因素，如年龄、活动和患者的一般状况。最重要的是增加对药物的广泛或局部感染和敏感的相关度或表象。

肌腹部的病变可以通过局部麻醉药（通常是普鲁卡因）的浸润来治疗，而从不使用类固醇。肌腱的注射对任何药物都没有反应，因此无须进行渗透治疗，但最好通过深度横向按摩进行治疗。普鲁卡因在韧带注射或韧带骨膜附着点没有治疗价值，对于这种情况，可以使用类固醇或给予按摩治疗。在肌腱体的病变中，类固醇永远不会渗入肌腱本身，而是覆盖在肌腱表面。

为获得最佳结果，必须使用特定剂量和浓度的合适药物。例如，浓度为 10mg/ml 的 20mg 曲安奈德意味着可以给予总体积为 2ml 的组织。这与 0.5ml 的 40mg/ml 悬浮液不同，因为以这种方式施用的类固醇将集中在更小的区域上，并且可能不足以达到整个损伤的体积。此外，高浓度的类固醇扩散到太小的区域可能会导致腱或韧带断裂的风险增加。

3. **工具** 如果确定了一定量的产品，则应始终将其放入相应体积的注射器中。如果不这样做，由于组织提供的反压力，渗透可能会失败。应注意将针牢固地装配到注射器上，因为韧带渗透或腱膜注射可能需要对柱塞施加相当大的压力，这可能导致注射器脱离。

要使用的针头必须具有适当的长度并且尽可能细。这些特征将在后续章节的文章中多次提出。当针穿透组织时，适当的针使治疗师能够通过其传导的阻力识别组织的类型：如韧带和腱膜交界处具有与肌肉腹部完全不同的阻力。此外，针越细越容易识别渗透期间柱塞上的阻力差异。两种类型的阻力是给出针尖定位的良好指示。

表 5-3 中给出了本书中提到的各种类型针的主要特征。

4. **患者的体位** 在任何尝试渗透之前，患者的体位使得病变最容易接近。对于每次注射，理想的开始位置将在后面的章节中介绍；体位通常与深度按摩相同。已经讲述了不同位置的关节内注射。我们展示那些最简单的，对其他相邻组织风险最小的那些。我们应触摸所需的体表标

**表 5-3 所用针头的主要特征**

| 针头类型 | 长度 | | 长度 | |
|---|---|---|---|---|
| | G | mm | 英寸 | mm |
| 配置品 | 19 | 1.1 | 1 1/2 | 40 |
| 2.5cm | 25 | 0.5 | 1 | 25 |
| 3cm | 22 | 0.7 | 1 1/4 | 30 |
| 4cm | 21 | 0.8 | 1 1/2 | 40 |
| 5cm | 22 | 0.7 | 2 | 50 |
| 7cm | 20 | 0.9 | 2 3/4 | 70 |
| 脊髓 | 22 | 0.7 | 3 1/2 | 90 |

志，有时还应触摸受影响的组织结构，如有必要，应在患者皮肤上标记。

5. **无菌护理** 为了避免化脓性关节炎的发生，仔细的无菌预防措施总是很有必要的。

- 手部消毒。
- 注射部位的皮肤消毒。
- 在刺穿前用乙醇消毒橡胶隔垫。
- 使用新的无菌注射器和无菌针头吸取液体，同时防止针头与手接触。
- 取下针头并使用新针头进行注射。
- 使用无触摸技术：皮肤消毒后，不应触摸针尖和插入部位的皮肤。
- 只有助手处理非无菌包装和药剂瓶并准备注射器时，才能使用手套。我们认为，如果严格遵守上述规则，手套的使用不会增加无菌安全性。

6. **渗透技术** 这里涉及两种主要技术：动态渗透，其中产品在针移动期间注射；静态渗透，其中产品在针静止时注射。

（1）动态渗透：这主要用于必须在广泛的病变中使用大量药物时。使用三种不同的技术，主要是锥形、扇形和圆柱形渗透。另一种技术用于静态渗透。

①锥形渗透：这是用于肌腹部病变的常用技术。将肢体置于肌肉放松的位置。将柔软部分夹在拇指和余指之间，并将针倾斜地插入手指之间，直到其尖端越过病变的最远边缘。现在注入一些药物，同时移出针头直到尖端位于病变的较近边界之外的点处。然后以稍微不同的角度重新插入，并且在尖端再次抽出时注入更多药物（图 5-7）。这一过程重复几次，直到整个病变已经得到一些药物。在整个注射过程中，握住病变的手指可以确认并控制渗透。

锥形渗透也用于位于手指触及范围内的滑囊炎。在仔细确定病变后，将针头引导到柔软区域的中心并朝向下面的骨头。柔软的部分通常不能保持在手指之间。该药物通过一系列部分退出和重新插入以略微不同的角度进行渗透。

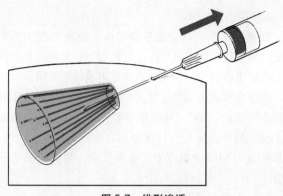

图 5-7　锥形渗透

②扇形渗透：该技术类似于锥形渗透，但是是二维的，用于肩峰下滑囊炎。针指向肩峰下囊的深部的中心且指向其全长。通过在水平面上从中心向左和向右进行一系列的部分退出和重新插入（图 5-8），在退出期间使用全部产品。

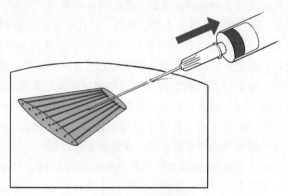

图 5-8　扇形渗透

③圆柱形渗透：用于沿着腱体表面使用药物。首先拉伸肌腱以提供坚硬平坦的表面。将针沿肌腱切断地插入肌腱与其腱鞘之间，直到尖端到达病变的远端边缘。在针穿过肌腱表面的部分退出期间，于柱塞上的施加恒定压力以保持悬浮液的流动（图 5-9）。

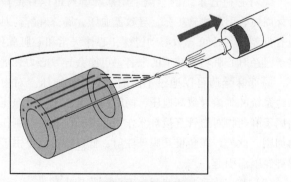

图 5-9　圆柱形渗透

（2）局部浸润：这种技术主要用于把少量的液体注射到某个准确的区域，适用于骨周围的肌腱和韧带的疾病，向这些结构里面注射时，注射器的活塞都会受到很大的阻力，因此需要最小型号的注射器以便于向这些结

构内注射药品。如果进针的位置是准确的，在碰到骨之前的进针过程中会有典型的反压感，当针尖接触到骨后就会有少量药物注射到病灶中，然后将针头部分抽出 5 ～ 10 次以略微不同的角度和深度插入（图 5-10）以便于保证足量给药和全病灶给药，这项技术有时也被叫作"peppering"，在整个渗透过程中，会感觉到明显的阻力感觉，比一些阻力较小的组织肌腹或滑囊浸润时明显得多。

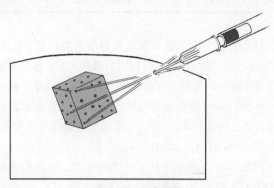

图 5-10　局部浸润

7. 随访和后续护理　无论哪种浸润方法、在哪个部位，只要是与收缩结构相关，最好相对休息 1 ～ 2 周，如果持续活动而不休息，很可能会复发。当肌腱组织被局部浸润时，就会有第二个休息的理由，那就是药物会暂时削弱肌腱的功能，患者应在 14 天后重新评估。如果疼痛仍然存在，则需要进行第二次浸润，部分断裂的肌腹是个例外。因为它只需要一次浸润治疗，在浸润治疗的第二天就可以进行深部横向按摩。适度功能锻炼和电刺激以最大程度使肌肉松弛，3 周内避免患处肌肉受压。当对扭伤的韧带进行局部浸润治疗后，关节需要充分地活动，活动范围因以不至于疼痛为佳，以免造成二次损伤。这使得患者在短时间内回复运动结构的功能。这种疗法的优点是见效快。但在某些情况下，可能导致肌腱病变复发。一旦复发最好采用深部横向按摩治疗。

（二）局部麻醉药

Cyriax 最先仅仅用普鲁卡因来诊断，在怀疑的病灶进行局部浸润麻醉，如果患者的疼痛几乎能立即消失，则证明诊断是正确的。他最惊讶的是，一些起初的患者在一段时间后觉得病情在持续好转。于是他接着使用普鲁卡因，因为他觉得普鲁卡因的效果比当时别的局部麻醉药治疗效果都要好，直到现在，局部麻醉药物仍然被用于诊断和治疗。

由于在骨科中不需要长时间的麻醉效果，所以不需要在浸润治疗中加入肾上腺素类药物，同时，肾上腺素类药物也能造成局部血管的收缩，从而影响浸润效果。

1. 局部麻醉药的种类　两种主要的局部麻醉药：普鲁卡因、酰胺类药物，如丁哌卡因、利多卡因（表 5-4）。

表 5-4 局部麻醉及其效果

| 名称 | 强度 | 毒性 | 最大剂量<br>（mg） | 起效时间<br>（分钟） | 持续时间<br>（分钟） |
|---|---|---|---|---|---|
| 普鲁卡因 | 1 | 1 | 500 | 5～10 | 45 |
| 利多卡因 | 4 | 2 | 200 | 2 | 60 |
| 丙胺卡因 | 4 | 1，5/4 | 400 | 2 | 60 |
| 美哌卡因 | 4 | 2 | 350 | 1 | 100 |
| 丁哌卡因 | 16 | 8 | 150 | 2～5 | 360 |

（1）普鲁卡因：是对氨基苯甲酸酯类药物，Einhorn 在 1904 年第一次合成出这种药物，1943 年之前这是唯一可以用于麻醉的药物。它被酯酶迅速地局部代谢，同时产生一种酸，有可能造成过敏反应。普鲁卡因通常 5～10 分钟起效，持续约 45 分钟。一次最大剂量通常为 250mg，相当于 0.5% 的浓度 50ml。

虽然经典文献强调过敏反应的危害，但我们使用普鲁卡因差不多有 20 多年，没有任何问题。Cyriax 估计出现过敏反应的概率是 50 万分之一。普鲁卡因常用的浓度是 0.5% 和 2%。0.5% 普鲁卡因主要用于肌腹部病变，多为慢性滑膜炎和尾侧硬膜外注射。2% 的普鲁卡因用于溶解肌腱和滑膜中的钙化，以及椎窦神经阻滞。

（2）酰胺类局部麻醉药：酰胺类是一种较新的局部麻醉药，它们在肝中代谢，很少引起过敏反应。我们通常使用利多卡因和普鲁卡因麻醉部分结构，从而允许其他干预。因此，他们是通常用于插入硬膜外针前麻醉皮肤和角间韧带，也可以用于皮肤Ⅱ型网球肘肌腱切开术的皮肤及腱骨膜的麻醉。由于其局部麻醉效果比普鲁卡因更强、作用更快，也可用于诊断性浸润周围神经及肌腱、韧带和滑囊。

在没有普鲁卡因的国家或者患者对普鲁卡因过敏，0.125% 的丁哌卡因是另一种选择。一次最大剂量是 60mg，相当于约 0.125% 的浓度 50ml。2～5 分钟后立即生效，持续 3～6 小时。

2. 不良反应 局麻药的不良反应通常分为以下几种。精神性反应、毒性不良反应、过敏。

3. 精神性不良反应 这些轻微的不良反应主要是由交感神经对疼痛和恐惧的反应引起的，与药物本身无关。然而，这些症状可能与真正的毒性反应非常相似：苍白、冷汗、头晕、恶心、打哈欠、心悸、血管迷走神经性虚脱伴晕厥都有可能出现。应当仔细处理，因为如果患者不迅速平卧，大脑缺氧可能会随之而来，并伴有意识丧失、震颤和抽搐。

为了避免这种不良反应的发生，所有经过浸润治疗的患者应该坐下或躺下，并向患者充分解释可能发生的情况。如果出现症状，立即将患者置于 Trendelenburg 的体位（头和胸部低，腿高的体位）并给予氧气。患者通常在

1～2 分钟迅速好转。

4. 毒性反应 这类反应通常由于血药浓度达到一定程度的剂量依赖性不良反应。它们可能是无意的血管内注射、药物吸收过量、快速或药物延迟消除的结果。

如果在规定的剂量下使用局部麻醉药（通常小于允许的最大剂量的一半），并以适当的方式——在给药期间注意不要注射到血管中——通常不会发生不良反应。但是，如果在注射期间确实发生了毒性反应，则必须立即停止注射。

（1）不良反应类型：不良反应可分为两组。它们可能与中枢神经系统或心血管系统有关，也可能两者兼而有之。

①对中枢神经的影响：虽然局部麻醉可引起皮质和髓质的刺激或抑制，刺激现象更加常见但程度较轻。通常抑郁期之前会有一个刺激期，但它可能在没有兴奋期的情况下突然出现。即使剂量较低，局部麻醉药有时也会刺激大脑皮质和上中枢神经系统。它的特点是焦虑、兴奋、多语症、高血压、头痛、头晕、耳鸣、听力减退、视觉障碍、金属味、口周肌束震颤和全身震颤。这些症状都不严重，但它们都是不良反应可能进展为心血管衰竭的信号。进一步的刺激可能会导致惊厥，这表明存在严重的皮质刺激，并可能发展为创伤后抑郁。刺激呕吐中枢会引起恶心和呕吐。刺激髓质中的心血管中枢可引起心动过速和高血压；呼吸中枢刺激的特征是呼吸的深度和频率增加。

对大脑皮质的抑制作用最初的症状是嗜睡，伴有构音障碍和全身发冷。如果不立即停止注射药物并采取必要措施，可能会导致昏迷和死亡。对髓质的抑制作用可能抑制血管的收缩，导致面色苍白和低血压，如果不及时处理可能导致晕厥和心搏骤停。对呼吸系统的抑制最初特征是呼吸不规律，抑制初期可能造成呼吸暂停和呼吸困难，通常会导致发绀。最后，可能导致完全呼吸停止。局麻药物对中枢抑制的影响远比刺激更危险。

②对心血管系统的影响：局部麻醉药可以直接作用于外周血管引起血管扩张，导致低血压。局部麻醉药对心肌有抑制作用，可导致心动过缓、心律失常和心脏骤停。对于已经有心脏功能减退的患者，可能会导致心力衰竭。

局部麻醉药可以通过不同的方式改变血压。对中枢神经系统的刺激导致高血压、同时抑制低血压。低血压可由局于麻药物对血管直接舒张作用和对心肌直接抑制作用而加剧。此外，在腰椎硬膜外注射，低血压可能是由于交感神经阻滞引起。

（2）临床表现：不良反应有两种临床表现。

• 在局部浸润治疗后 5～30 分钟可发生迟发性反应。这是最常见的反应，是由于局部药物缓慢地吸收，直到血药浓度达到中毒水平。它通常在引起大脑皮质刺激之后出现呼吸系统症状和心血管系统的症状。因此，在注射后的半小时内，应当给予患者持续监护。

• 在给药后几秒到几分钟内也可能会立即发生不良反应，所有种类的不良反应都会同时出现。它通常是局麻药误注射入血管的结果，导致药物迅速被吸收。如果不立即开始抢救，患者很快会出现虚脱，甚至死亡。

（3）治疗：最重要的措施，立即停止局部浸润治疗同时给予患者吸氧，即使只有轻微的中枢神经系统或心血管受累的迹象。这可以阻止向更严重情况的进一步发展。其余的治疗应根据不良反应的程度。

• 恐惧或焦虑发作：最佳治疗方法是静脉滴注地西泮（5～10mg）。

• 大脑症状：震颤和抽搐，需要通过面罩立即给予 100% 的纯氧吸入。也可以小剂量地西泮静脉注射（5～10mg）。巴比妥酸盐和短效肌肉松弛药适用于有经验的医师，并应在给氧之前使用。

• 低血压：将患者置于头低足高位体位。如果症状不能改善，可加用血管活性药物，如多巴胺或去甲肾上腺素。在循环抑制时，还必须静脉输液。阿托品可以治疗心动过缓。

• 心搏骤停：给予吸氧和胸外按压。

• 呼吸抑制：采用氧和机械通气（插管）治疗（知识点 5-5）。

---

### 知识点 5-5

**局部麻醉不良反应的治疗总结**

总体原则

　停止进一步浸润治疗

　立即给氧

颤抖和抽搐

　100% 纯氧面罩

　地西泮 5～10mg

血管症

　低血压

　• 头低足高位体位

　• 静注血管活性药物（多巴胺、盐酸异丙肾上腺素、肾上腺素）

　• 静注液体

心动过缓

　阿托品

心脏骤停

　胸外按压

呼吸抑制

　吸氧

　机械通气（插管）

---

**5. 变态（过敏）反应**　这是一种与剂量无关的不良反应甚至在少量给药后也会发生，二次接触和对局麻药中的防腐剂（羟甲基苯甲酸甲酯）及其他辅料的增敏反应是主要机制。

过敏反应主要有两种：一种是可能危及生命的过敏性反应，另一种是由于局部接触皮肤而表现为皮炎的局部反应。后者可能出现在接触药物时产生，不仅仅是用药的患者。

虽然局部麻醉时经常提起会有过敏反应，但实际上过敏反应并不常见。根据 Cyriax 普鲁卡因浸润时发生过敏性反应的概率是 1/50 000，尽管普鲁卡因比酰胺类更容易出现过敏反应。过敏反应可能非常剧烈，死亡率约为 3.4%，必须要引起足够的重视。在进行局部麻醉前，必须向患者询问过敏史。如果患者声称对局部麻醉药过敏，必须详细记录病史，因为 100 次反应中有 99 次是由于有毒或精神不良反应引起的，而不是过敏本身。在皮内注射少量药物做皮试是有用的，但不是 100% 可靠的。

过敏性反应可能在注射后立即发生，也可能在注射后一段时间内发生，最长可达 30 分钟。立即发生的过敏反应通常比较剧烈。过敏性反应的特征通常是在给药后 20 分钟内出现潮红。由于细支气管收缩和喉部、声门的局部水肿，可能很快就会出现呼吸困难。它可能会导致呼吸障碍，这是死亡的主要原因。

呼吸系统症状通常伴有血管扩张，导致低血压和休克。偶尔也会出现其他过敏性反应，如荨麻疹和血管神经性水肿，但这些都并不严重。

治疗：速发型超敏反应和迟发性超敏反应的治疗方式不同，总结在表 5-5 和表 5-6。

**表 5-5　过敏性反应的严重程度分级及其治疗**

| 严重程度 | 症状 | 治疗 |
| --- | --- | --- |
| I | 荨麻疹、结膜发红、发热 | 抗组胺药 |
| II | 高血压、呼吸困难、心动过速、恶心、腹泻 | 头低足高位体位，100% 纯氧吸入、抗组胺药、皮质类固醇、氨茶碱 |
| III | 对循环造成影响，血管神经性水肿<br>危及生命的支气管痉挛 | 头低足高位体位，100% 纯氧吸入，气管插管，注入肾上腺素、抗组胺药、皮质类固醇、氨茶碱 |
| IV | 心搏呼吸骤停 | 胸外按压　机械通气 |

即使只有轻微的过敏性反应的，也需要立即给予皮下注射 0.1% 的肾上腺素 0.3～0.5ml（0.3～0.5mg），使得血管收缩，细支气管扩张和局部水肿吸收。因为肾上腺素分解很快，所以应该每 20 分钟重复一次。皮下注射肾上腺素只能在循环系统正常时进行。当血压过低时，必须静脉注射。在这种情况下，需要注射 0.01% 肾上腺素 1ml（0.1mg）3～5 次，直到达到效果。小的剂量注射是为了避免心室颤动。有些人还建议在喉部水肿的情况下，通过

表 5-6 用于过敏反应的药物

| 药物名 | 剂量 | 注意事项 |
|---|---|---|
| **肾上腺素** | | |
| 成人正常血压 | 1/1000，0.3 ～ 0.5ml s.c. | 每 20 分钟重复一次 每次 1ml |
| 成人严重低血压 | 1/10 000，3 ～ 5ml i.v. | |
| 儿童 | 1/1000，0.01 ～ 0.03ml/kg s.c. | |
| 抗组胺药（氯马斯汀） | 2mg i.m./i.v. | 每 6 小时一次，最多 24 小时 |
| 糖皮质激素（地塞米松） | 4 ～ 8mg i.v. | 每 6 小时一次，最多 24 小时 |
| **氨茶碱** | | |
| 成人起始量 | 240mg i.v. | |
| 儿童起始量 | 5mg/kg i.v./i.m. | |
| 儿童后续量 | 0.4mg/（kg·h）i.v. | |

气雾剂吸入 0.01% 肾上腺素溶液。类固醇也可以抑制过敏反应，但在这种情况下作用太慢。同时可以给予患者吸氧，但如果气道严重阻塞，吸氧可能没有什么价值。这种情况下，应注射氨茶碱。

迟发性超敏反应：如果过敏反应仅在 30 分钟后出现，给予抗组胺药物就足够了。

### （三）皮质醇药物

糖皮质激素可分为两类：一类是具有保留钠作用的盐皮质激素如醛固酮；另一类是影响中间体代谢（氮分解代谢，葡萄糖生成增加）的糖皮质激素，具有较强的抗炎、抗过敏作用。抑制炎症的能力使糖皮质激素非常有用，但也可能有潜在的风险。大剂量服用可能会引起库欣综合征。

骨科医学中使用的所有皮质醇类药物都是糖皮质激素。由 Kendall 在 1936 年从肾上腺皮质中首次提取出氢化可的松，Thorn 在 1950 年第一次把这类药物向关节内注射。从那时起，许多其他类固醇被合成。迄今为止，人们努力想增加皮质醇类药物抗炎作用和减少其对新陈代谢的影响而努力，但是基本上没有成功。因此，应该避免不必要地使用皮质醇类药物。理想的类固醇应符合以下标准：注射过程中及注射后患者无明显不适，不容易被吸收进入体循环（如果有吸收发生，应吸收缓慢），局部作用时间长，无全身及局部不良反应。有些制剂是专为局部注射使用而配制的，如晶体悬浮液。它们的水溶性越低，就越不容易被吸收到机体的循环中。因此，它们具有更持久的局部效应和更少的全身不良反应。滑膜内给药的优点是局部获益最大，全身不良反应最小。

我们最常用的药物是曲安奈德，浓度为 10mg /ml。

在这本书中，除非另有说明，否则这是默认的产品和浓度。它的平均活性为 14 天左右，而曲安奈德的活性更长。正常剂量为小关节 5mg，中等关节 20mg，臀部和膝盖 50mg。

喜欢其他类型皮质类固醇的治疗师应给予与文中所示相等的剂量（表 5-7）。

表 5-7 皮质类固醇激素

| 产品 | 抗炎作用 |
|---|---|
| 氢化可的松 | 1 |
| 可的松 | 0.8 |
| 泼尼松 | 2.5 |
| 泼尼松龙 | 4 |
| 甲泼尼龙 | 4 |
| 曲安奈德 | 5 |
| 倍他米松 | 28 |
| 地塞米松 | 28 |
| 倍氯米松 | 40 |

1. 局部注射皮质醇激素的作用 局部注射皮质类固醇，通过稳定溶酶体膜，减少细胞毒性酶的释放，从而具有局部抗炎作用。类固醇减少纤维细胞的增殖，降低成熟胶原的生成速度。它们也会降低血浆纤维蛋白原并增加纤维蛋白溶解活性。此外，皮质类固醇减少水肿的形成和血浆免疫球蛋白过毛细血管膜的渗出，减少炎症部位渗出的白细胞数量。以上作用都能减轻疼痛和纤维化。

当类固醇类药物注入关节时，部分被滑膜的酶分解，部分被滑膜液的细胞和滑膜细胞吸收。少量进入体循环。

2. 局部注射类固醇类药物的适应证

（1）关节：对创伤性关节炎、单关节类固醇敏感性关节炎、类风湿关节炎、晶体性关节炎（痛风和假痛风）、强直性脊柱炎、红斑狼疮和银屑病有良好的疗效。类固醇对 Reiter 病无效。

单关节类固醇敏感关节炎通常自行发生，没有任何其他风湿性疾病的表现，可在几个月或几年的时间内自行缓解。受影响的关节有肩胛盂、肘部、膝盖、臀部、脚踝和颞下颌关节。治疗的选择是关节注射内类固醇。通常，关节内注射类固醇类药物的抗炎治疗需要维持一段时间。因此必须观察注射的特定顺序。

患者主观地感觉到疼痛和僵硬减少，并且客观上局部热和渗出会减少，功能也会改善。在注射后的第一天，应告诫患者不要过度活动负重关节，以避免进一步破坏软骨。另外，注射的效果比制动休息更有效。

在关节病中，持续改善症状是不现实的。一些作者甚至认为，尽管这从未被科学证明，它甚至可能加速退化过程。如果滑膜炎并发关节病，关节内注射应该可以改善病情。

（2）肌腱：类固醇局部注射可用于腱鞘炎、腱鞘滑膜炎和腱鞘炎。它常用于冈上、冈下肌腱炎和肩胛下肌腱注射，同样也适用于Ⅱ型网球肘和高尔夫球肘的肌腱注射。在下肢，类固醇注射主要用于髌上、髌下肌腱炎和腓骨肌腱炎。

为避免造成肌腱断裂，局部浸润注射在腱周骨注射或肌腱与腱鞘之间注射，切勿直接向肌腱注射。肌腱断裂的案例主要是在腱内注射时用高抗炎作用或浓度过高的药物，以及给药频率过高时发生的。如果严格按照本章的内容，就不会有肌腱断裂的风险。

（3）韧带：在急性期（受伤后24小时内），踝关节或跗关节韧带扭伤或膝关节内侧及外侧副韧带韧带扭伤时，类固醇浸润可迅速起作用，但只进行韧带局部注射治疗。因为炎症反应在给药后不久就会停止，一般情况下韧带损伤可以愈合。适当活动可以减少局部粘连从而达到更好的预后，局部粘连通常是慢性疼痛的原因。对于膝部的十字韧带的膝盖扭伤，无论处于什么阶段的炎症反应，类固醇浸润注射是唯一的治疗方法。类固醇浸润注射也是治疗腕关节桡侧和尺侧副韧带扭伤及足底筋膜炎的方法。

（4）滑囊：根据滑囊炎的类型和位置，可以立即使用类固醇注射浸润，也可以在普鲁卡因注射浸润无效后使用。使用类固醇注射浸润后疼痛、局部压痛和功能损害均会减轻。

（5）神经：在尺沟处尺神经的腕管对正中神经的压迫，以及各种不可逆的椎间盘突出对神经根的压迫，都可以用曲安奈德浸润注射治疗。

3. 局部不良反应　局部皮质类固醇的不良反应与低剂量口服类固醇相比微不足道。它们通常上分为局部不良反应和全身不良反应。

（1）肌肉、骨骼的不良反应：肌肉、骨骼的不良反应有以下几点。

①医源性感染性关节炎：这种并发症是最严重的，虽然它很少发生。不同作者统计的发病率不同：但通常在1/40 000 ～ 1/1000。造成感染常见的微生物是金黄色葡萄球菌；革兰阴性菌较少发生。这种情况不应该被认为是由类固醇引起的真正的不良反应，而是由于缺乏无菌护理观念或污染，主要发生在注射的准备过程中。患有糖尿病、口服类固醇或免疫抑制（白血病、艾滋病、药物滥用）的患者更容易受到影响。化脓性关节炎常常治疗困难，并可能导致死亡。

很明显，这种并发症应该通过良好的无菌原则来避免，尤其是在高风险患者身上注射时，以及在关节附近或关节浸润治疗时。虽然银屑病是高度定植的细菌皮肤造成损伤，但还没有记录通过这种斑块进行关节内注射增加感染性关节炎的可能性。

②关节软骨的破坏和类固醇性关节炎的进展：有研究表明，关节内类固醇注射可能对软骨有损伤作用，从而加速关节病变的进程，进而导致类似于Charcot样神经关节病的改变。类固醇抑制胶原蛋白和蛋白聚糖的合成，这可能导致软骨失去硬度。在非承重关节中，这几乎没有任何影响。在负重关节，可导致软骨表面裂隙形成，中间区域囊性变性。然而，注射导致软骨损伤快速进展到变性还没有得到确切的证实。根据文献，一些关节内多次注射的病例在后来的影像学检查中没有导致任何异常。通常情况下，局部类固醇的影响与关节软骨的自然退化进程难以区分，这就产生了一个问题：它是局部注射不良反应还是自然退化？由于很难区分类固醇可能的破坏性影响与骨关节病的自然进展，即使风险可能看起来很小，也不要频繁注射。此外，要注意不要注射到软骨中。当注射时感觉到阻力较大时，必须更换针头。注射后让承重关节休息24 ～ 48小时也是有必要的。

③晶体性关节炎发作：在关节内注射晶体悬浮液后的48小时内，滑膜炎可能会因晶体反应而发作。其机制与痛风关节炎相同。局部腱鞘浸润后，偶尔会出现同样疼痛的炎症反应。正常情况下，症状会在12 ～ 48小时消失。如果反应时间延长，必须排除医源性感染。

④肌腱或韧带断裂：肌腱断裂是在一次或多次浸润注射后发生的。研究表明，与未注射组相比，大鼠急性损伤韧带组的在局部类固醇浸润治疗后10天和3周的愈合过程显著降低。然而，6周后注射类固醇的韧带的拉伸强度（极限应力）恢复到与未注射的对照组相同的值。不应向肌腱直接行类固醇浸润注射，虽然没有其他研究证明这样有风险。对于腱鞘炎的治疗，虽然原则上必须避免多次重复的浸润注射，但在肌腱和腱鞘之间及在腱旁骨浸润注射时，类固醇是安全的。

⑤钙化：关节内和关节周注射后关节囊点状钙化和包膜周钙化较为常见。浸润肌腱表面可见类固醇钙化粘连，但是这些在临床上并不重要。

（2）神经与血管的并发症：直接在血管内注射类固醇可能引起周围神经永久性损伤，而血管外注射似乎没有害处。损伤机制有很多，可能与针刺直接损伤、局部缺血和类固醇中缓冲剂和添加剂（如聚乙二醇和苯甲醇）的神经毒性作用有关。神经损伤的特征是严重的神经支配范围的放射性疼痛和麻木或感觉异常，伴随运动缺陷。这种疼痛对麻醉通常不能缓解，而且可能会持续多年。至于类固醇本身，已曲安奈德和氢化可的松是造成神经损伤后果最严重，地塞米松的损伤最轻，而曲安奈德介于中间。

神经损伤应保守治疗12周左右。如果非手术治疗后神经功能缺损没有改善，就需向神经专科医生咨询。

（3）皮肤的不良反应：可能会出现脂肪坏死、皮肤和皮下组织萎缩和皮肤脱色。这是由于注射技术不佳或关节内注射后泄漏造成的。后者通常由于在较小的关节时注入的药物过多。因此，如果在注射过程中感觉到阻力明显增加，应停止注射。

**4. 全身不良反应** 虽然向关节内或软组织注射皮质激素确实会导致药物进入血液循环。但引起不良反应的主要原因是渗漏和吸收。因此，全身不良反应取决于给药剂量、注射次数、注射关节数、水溶液溶解度。水溶性越大，吸收率越高。不溶性微晶悬浮液在关节内停留的时间更长。与注射到药物到单个关节相比，在两个关节之间平均注入与前者相同剂量的药物会产生更明显的不良反应——这是吸收面积更大的结果。

如果同时治疗的关节不超过两个，最多使用 40mg 曲安奈德，2 次注射间隔 1 个月，大多数较严重的全身影响是可以避免的。如果按照本书的建议进行治疗，全身不良反应是极其罕见的。

（1）内分泌系统不良反应：有 5 种潜在的内分泌方面的影响。

①内分泌失调：这可以导致高血糖症或通过抑制血浆皮质醇水平而抑制肾上腺皮质功能。

• 高血糖：糖皮质激素对中间代谢有重要影响。它们通过刺激糖异生增加循环葡萄糖，减少细胞内葡萄糖的使用。因此，对于糖尿病患者要在使用皮质激素的头几天时更仔细地检测血糖。

• 降低血浆皮质醇水平来抑制肾上腺皮质功能：小剂量的类固醇可能引起某些肾上腺皮质的抑制。这似乎不仅发生在口服类固醇时，也发生在关节内注射后。持续的类固醇治疗可以导致肾上腺萎缩，引发肾上腺素功能不足的症状，如低血压，厌食症，发热，全身关节或肌肉疼痛。

②医源性库欣综合征：局部使用类固醇后，偶尔会出现类固醇激素增多的症状，如体重增加、抑郁、失眠、闭经、性欲减退、皮肤变薄、肌肉无力、多尿、烦渴症。面部多毛和痤疮少见。

③面色潮红：关节内注射后的最初几天，一些患者会出现红斑和面部、颈部和胸部发热。这是一种良性但相当频发的不良反应，在使用曲安奈德后更为常见。

④震颤寒战：很少有患者在使用类固醇后出现寒战和颤抖，这种反应通常会在 24～48 小时减轻。

⑤干扰月经周期：女性患者反复局部注射类固醇可能导致功能不全的子宫出血。类固醇也可能干扰激素从而影响怀孕。没有证据表明类固醇激素有致畸作用。

（2）肌肉骨骼的不良反应：除了已经提到的局部肌肉骨骼不良反应，还有全身肌肉骨骼的不良反应。

骨质疏松症和骨折风险增加：很难准确地估计皮质激素引起的骨质疏松的发病率。但是，在给绝经后的女性服用这些药物时应特别注意，因为这些不良反应发生的可能性增加了类固醇肌病、自发性肌腱断裂和无菌性坏死。这些不良反应都有可能发生，不过都非常罕见。

（3）免疫系统不良反应：对炎症机制的抑制有时会导致未经注射治疗的关节症状消失。长期使用类固醇可能增加感染的可能性。

类固醇通常很少引起过敏反应，因为它们都具有免疫抑制和抗炎活性。然而，许多文献记载的对皮质类固醇药物的过敏反应（Ⅰ型）已经有报道。最近已有文献指出，病灶内或关节内注射曲安奈德后可能（尽管罕见）发生过敏反应。

最近的一项研究表明，引起患者反应的曲安奈德成分是悬浮的羧甲基纤维素。因此，建议当患者对药物产生过敏反应时，应注意并最终考虑进行成分测试。

（4）其他不良反应：中枢神经系统、胃肠道和眼科不良反应已有报道。

• 长期使用类固醇可能会引起性格和情绪的变化。

• 对于以前患有消化性溃疡和胰腺炎的患者，应谨慎使用类固醇。

• 长期使用类固醇后，一些患者可能会抱怨视力恶化。这可能是由于青光眼或白内障。

**5. 局部使用皮质类固醇的适应证和禁忌证** 皮质类固醇注射适应证见知识点 5-6。禁忌证可分为绝对禁忌证和相对禁忌证（知识点 5-7）。

---

### 知识点 5-6

**皮质类固醇注射适应证**

肌腱
• 肌腱骨膜交界处肌腱炎
• 肌腱滑膜炎 / 腱鞘炎：在肌腱和腱鞘之间注射，千万不要注射到肌腱中

关节
• 所有非支持性滑膜炎
• 除 Reiter 病以外

滑囊
• 急性三角肌下滑囊炎
• 后跟骨滑囊炎
• 坐骨滑囊炎
• 难以局部麻醉浸润治疗的滑囊炎

韧带
• 韧带扭伤的急性期
• 足底筋膜炎
• 膝盖十字韧带扭伤
• 腕关节桡侧和尺侧副韧带扭伤

椎间盘损伤
• 硬膜外注射：用于难以局部麻醉浸润治疗的患者
• 窦椎包块

---

**6. 黏液补充治疗** 在过去的 20 年里，关节内黏液补充在骨关节炎患者的非手术治疗中得到了广泛的应用。增黏是指关节内注射透明质酸（HA）以缓解骨关节炎相关疼痛的滑膜液置换的概念。HA 是一种高分子量多糖，是

**皮质类固醇注射禁忌证**

绝对禁忌证

- 关节感染
- 邻近皮肤严重感染
- 邻近骨骨髓炎
- 菌血症
- 细菌性心内膜炎
- 活动性肺结核和角膜疱疹
- 免疫缺陷（白血病、艾滋病）对类固醇或其载体过敏
- 骨软骨骨折
- 人工关节
- 无法控制的凝血障碍

相对禁忌证

- 抗凝治疗：针刺出血的风险小，但凝血时间不应过度延迟
- 关节积血
- Reiter 病
- 关节明显不稳定
- 控制不良的糖尿病
- 邻近的擦伤皮肤：有感染的可能性

---

关节软骨滑膜液和细胞外基质的重要组成部分。它有助于滑膜液的弹性和黏度。透明质酸是一种液体减震器，有助于维持软骨基质的结构和功能特征。抑制前列腺素的形成和释放，诱导蛋白多糖的聚集和合成，调节炎症反应。因此，HA 任何原因的减少都与能造成关节软骨损伤和易损性增加。对于因骨关节炎疼痛而功能受限、对标准治疗方案反应不佳并希望推迟或避免手术的患者，建议使用 HA 进行治疗。目前，黏液补充被认为是治疗膝关节或髋关节骨性关节炎的一种有效的治疗方式，对减轻疼痛、恢复功能和患者整体评估都有积极的影响。最近，在 I 级和 II 级踝关节骨性关节炎的关节面增黏方面也有积极作用的文献发表。

**（四）硬化剂**

1. **简介**　化学物质，如苯酚和葡萄糖，会渗入到退化的韧带和肌腱中，从而形成强壮、增厚的纤维组织。由于其对结缔组织的增殖作用，这种技术被称为前驱疗法或硬化疗法。

2. **产品**　Hackett 最初使用的溶液由硫酸锌和羧酸组成，会引起疼痛反应，并且有一定的风险。目前使用的混合液是 Ongley 公司选用的一种，这种药剂通常用于硬化静脉曲张，十分安全。如表 5-8 所示，这种混合液用 P2G 来表示。

3. **作用方式**　硬化疗法的作用机制尚未明确。主要的假说是浸润引起局部炎症反应，随后成纤维细胞增殖增加，产生新的胶原纤维。最终造成韧带的收紧，强度增加，失去正常的弹性。

表 5-8　注射用苯酚制剂（P2G）

| 成分 | 百分比 % |
| --- | --- |
| 苯酚 | 2 |
| 无水葡萄糖 | 25 |
| 甘油 | 30 |
| 水 | 43 |

Liu 等和 Maynard 等研究了硬化剂注射的组织学效应。兔膝关节内侧副韧带局部硬化浸润后活检示，韧带肿大、强度增加，纤维排列正常。换句话说，新生成的结缔组织并没有形成瘢痕组织那样混乱的结构，除了更厚、更强、含有不同厚度的纤维外，与正常组织几乎相同。

Klein 等对 3 例慢性腰痛患者进行了骶髂后韧带注射前后活检。每隔一周注射 6 次，他们发现电子显微镜测量的韧带平均直径从 0.055μm 增加到 0.087μm。光镜检查显示，成纤维细胞中胶原蛋白增多。韧带的方向是有组织的和线性的，就像正常韧带一样。

苯酚除了对纤维组织有影响外，还具有神经溶解作用。当注射到神经后支的内侧分支及其周围时，会引起化学去神经支配效应。这也许可以解释为什么一些下腰痛患者在接受硬化剂注射后，能迅速缓解疼痛（有时是从注射后第一天开始）。

另一种可能的作用方式是造成病理性新生血管硬化，这种病理性新生血管通常与疼痛性肌腱病变有关。最后，前驱疗法刺激促进软组织愈合的生长因子释放的潜力也被认为是一种可能的机制。

4. **适应证**　见表 5-9。

表 5-9　硬化疗法适应证

| 韧带 | 腰椎 | 腰椎不稳，慢性体位背痛，顽固性背痛 |
| --- | --- | --- |
| | 骶髂关节 | 骶髂功能不全（韧带疼痛） |
| | 周边关节 | 腕关节不稳定，胫腓韧带，肩锁韧带 |
| 肌腱 | | 跟腱炎（中间部位），髌下肌腱炎，网球肘 II 型，复发性冈上和冈下肌肌腱炎 |

（1）韧带

①硬化疗法的主要适应证是腰椎。在复发性椎间盘突出症或姿势性韧带痛引起的慢性背痛中，$L_4$-$L_5$-$S_1$ 运动段的所有背韧带都有一系列浸润。

硬化疗法也用于缓解腰椎"顽固性背痛"。注射后的镇痛的作用被认为是由苯酚的神经溶解作用引起的。这种药物渗透到后支的外侧或内侧支神经周围，可以减轻数月到数年的疼痛。

②硬化注射也用于治疗骶髂扭伤。浸润治疗应在韧带骨膜交界处。

③用于复发性腕关节半脱位或胫腓下韧带。浸润点在残余韧带上的韧带骨膜附着。硬化疗法也可用于治疗复发性半脱位和肩锁关节劳损。

（2）肌腱：在过去的十年中，一些报道称，硬化疗法在治疗中段跟腱炎引起的慢性疼痛中取得了良好的效果，表面新生血管在慢性肌腱疼痛中起着关键作用，从而发挥其硬化疗法的效果。硬化疗法还可用于治疗慢性髌下肌腱炎、髋关节内收肌肌腱病和非手术治疗难以治愈的慢性足底筋膜炎。还有Ⅱ型网球肘（起源于桡腕伸肌短伸的肌腱病），当这种疾病在之前行类固醇浸润效果不佳或者仅能暂时缓解症状时，也是硬化剂注射的良好适应证。

最后，复发的冈上或冈下肌腱炎也可能需要增生性浸润治疗。再次强调，注射点应在腱骨膜处。

5. 不良反应及并发症　硬化剂的局部浸润注射是很痛的。因此，硬化剂溶液中应加入 25% 的局部麻醉药。术后一个小时后到术后 2 天，会有相当强烈的术后疼痛，有时疼痛到患者需要强镇痛药的程度。除了术后疼痛，几乎没有不良反应的报道。

1993 年，Dorman 发表了一项对 494 845 名患者进行的局部硬化注射的调查。其中 343 897 人接受了腰痛治疗。仅有 66 例轻微并发症。其中包括 24 例过敏反应和 29 例气胸，这些都十分容易解决。另有 14 例主要并发症报告，为需要住院或有短暂或永久性神经损伤的患者。

6. 结论　1987 年，《柳叶刀》杂志上发表了一项关于硬化疗法的双盲对照研究。研究人员使用了一套严格的标准（如无诉讼、长期疼痛、无严重疾病和诊断为韧带性背痛）。81 例患者中，有一半接受了葡萄糖、苯酚、利多卡因和甘油溶液的硬化疗法注射液，另一半接受了生理盐水注射。治疗组平均症状时间为 8.98 年，安慰剂组为 10.72 年。结果显示，两组间差异有统计学意义，与盐水组相比，硬化疗法组主观疼痛明显减轻（$P < 0.001$，6 个月）。后来在 1993 年进行的一项双盲研究显示了类似的结果。

（赵志刚　翻译）

# 第二篇
# 颈　椎

# 第 6 章

# 颈椎临床检查

## 一、病史

针对颈部、斜方肌部或肩部的问题进行的病史采集应尽可能详细且为了精准地定义所有症状要格外仔细。尤其在考虑类似于手法治疗的某种有争议的治疗手段时，没有遗漏可能存在的禁忌证是至关重要的。

年龄很重要，因为某些障碍只有在到了生命的一定阶段才出现或具有典型表现。例如，婴儿的斜颈很可能是先天性的。临床上同样的情况对于一个 5 岁大的儿童就很可能是由于类似于甲状腺肿或脓肿形成之后继发的胸锁乳突肌挛缩造成的。在青春期阶段及之后，这种情况更可能是椎间盘膨出的结果。

同样的争论还适用于神经根性疼痛。在 35 岁以下的人群中，除非是创伤后否则很少会是椎间盘源性的，因其只可能在 30 岁以后才会发生。年轻人的放射性疼痛通常是神经纤维瘤导致的，而在老年人中相较于椎间盘膨出更常见是由于骨赘压迫或继发于椎板增生的占位性病变导致。

晨起头痛在老年人中典型且多发是由于上颈部韧带挛缩导致，短暂性动脉炎引发的头痛在老龄阶段也常出现。无论在哪个年龄段出现的何种症状，都有必要做进一步的研究从而排除更严重的问题。

患者的工作、兴趣或喜好的体育运动可能作为一个影响因素，为从姿势、动作、所受应力的方面提供一个考虑方向。

颈椎损伤可能引起以下的症状有疼痛、麻痹、眩晕、椎动脉相关症状及共济失调或痉挛。

### （一）疼痛

疼痛是最常见的症状，疼痛的位置可以提示损伤部位，疼痛的具体进展和表现能帮助确定障碍的性质。

如果患者的首要表现是颈椎的问题，就要就当时的主诉问诊。属于复发情况的，应对以往的病史做详尽的询问。

患者可能表现为急性的、慢性的或复发性的疼痛，急性发作是以头部活动困难不伴疼痛加重为特征。在年轻人群中除非是受伤造成的斜颈，急性损伤不如慢性的更常见。慢性损伤隔数月或数年反复出现且在主诉中看不到自愈的趋势。然而，颈椎存在最多的问题是复发性的疼痛，

表现为明确的、短暂的疾病发作为原因的特征。

检查者应继而确定患者每次发作间期是否完全无痛，每次发病症状持续多久，是否总感到疼痛出现在同一侧。

1. 发病　以下是一系列关于疼痛发病的问题。

• 何处开始的？

○ 颈部疼痛最常从颈椎开始但通常会迅速扩散或转移到另一处，所以颈椎的来源易被忽略。

○ 肩胛间区的疼痛发作是下颈椎的间盘损伤压迫硬脊膜的典型表现。相反的，很少会从上肢开始，此种情况，在年轻人中要考虑神经瘤压迫神经根的可能性，在老年人中，更有可能是骨赘或甚至是恶性肿瘤的占位性病变。

• 何时开始的？

○ 颈部的疼痛可能表现为多个不相关的疾病发作期，尤其是当椎间盘损伤引起时。鼓励患者回忆首次发作是很重要的并且要求根据时间顺序做记录。对于间盘源性的神经根痛要意识到是存在自然的自发缓解期的。

• 如何开始的？

○ 可能是自发起病，急性发作或慢性发作，但也有可能是受伤引起的。对于后者，要了解关于损伤类型的更多基本的信息。例如，摔倒或挥鞭性损伤，而后有必要更进一步调查以排除骨折或脱位。

2. 发展进程　获得关于位置、持续时间、强度的主诉来归纳疾病变化发展的更多基本信息。

疼痛部位可能会改变，可以是由于疼痛转移到另一部位或由于范围扩大。疼痛的扩散和逐渐扩大到更大区域是典型的存在正在进展的损伤，应引起关注。另一方面，从肩胛区转移到上肢的疼痛高度提示存在转移的损伤（或间盘损伤），椎间盘脱落的碎片首先向后正中方向移位并压迫硬脊膜从而导致肩胛区的中央双侧或单侧疼痛；之后会向侧方移动从而造成包裹在神经根外的硬脊膜与椎板产生撞击。

肩胛骨的疼痛消失后被向上的放射性疼痛所取代，需要理解硬脊膜性疼痛的机制，从而才能正确地解释疼痛的分布和进程。

由于硬脊膜前方是由一层致密的发自几个水平的脊膜支网络支配的，对硬脊膜外部的压力和随之相应的刺激会使邻近的几个皮肤感觉区产生痛觉。这种现象叫作"多重节段疼痛"，而且在第 1 章也有描述。由于神经根外硬

脊膜只受其自身的返折神经支配,在此处的激惹会导致产生相应皮肤感觉区固定的痛觉,这是固定节段疼痛。

疼痛的持续时间也是信息量很大的。绝大部分急性颈部功能障碍是一过性的。如若疼痛渐进性加重,转移,则必须考虑到有一个不可逆的损伤的存在。

转移癌,尤其在老年患者中。由于间盘膨出的根性痛持续的时间是不一定但有限的。之后当开始自行缓解时消失。

因此,持续 6 个月以上的根性疼痛应怀疑有可能有另一种渐进性病因,由于颈椎功能障碍通常是阶段性发作的,患者应尽可能详尽地描述之前的发作期。通常复发可归结于受累结构的不稳定性,一旦椎间盘碎片已经移位,脱落,因为软骨未经愈合,会再次脱落,进一步的移位可能向不同方向,继而有可能使疼痛表现互不相关且不在同一侧。因此,反复不同侧的出现疼痛强烈提示间盘损伤。前次的发作持续时间也许有一定的预后参考价值,因为它可以为预期现有症状可能持续时间提供一个参考。

应问及患者前次成功的治疗是什么,由于如果本次发作属于复发,那么它很可能适合同样的治疗。患者是否在发作间期完全无痛?症状的消失提示患者能达到完全缓解但此结果可以再次出现。因此,还要寻找不完全缓解的原因,可能是上次治疗尚未结束。另外,随着时间的推移,患病年龄可以是使一些病情趋于更顽固的一个因素。

3.当前的疼痛 在给予患者发病、进程全面的描述之后,就到了询问当时具体疼痛的感受的时候了;它的位置、姿势和运动对它的影响和是否是受咳嗽影响的。

(1)位置:位置会变化。头痛、面部疼痛、颈部肩胛区,胸部区或沿上肢向下都是有可能的。

①头痛:如果头痛是颈椎的牵涉痛,患者通常会提及症状与特定姿势和运动之间的关联。疼痛可能是双侧或单侧的,而且可以是固定节段或多重节段的。节段性痛源自上颈段($C_1$ 和 $C_2$)。功能障碍位于枕骨和寰椎间关节,或在寰椎和枢椎间,可诱发上颈部中央痛感并向枕骨,椎体($C_1$)和(或)颞骨和前额放射。由于疼痛并不总在颈部感受到,定位在头部只能分散对颈椎的注意力。

多重节段性头痛是由在任意颈椎水平上对硬脊膜的激惹导致的。这类疼痛经常从颈部中部向上放射至颞部。如果,除了这种分布,还有向下至肩胛区的牵涉痛,硬脊膜源性的病变可排除。有些类型的头痛可通过仔细阅览病史得出。

老年患者头痛是个典型例子。此类患者每日晨起头痛且(或)伴枕骨部痛。过几个小时后症状减轻而至中午完全消失。直到第二天早晨症状再次出现。这一过程日复一日的重复从不间断。随着时间延续,疼痛趋于持续时间更长以至整日。这种头痛尤对手法治疗反应明显。

偏头痛是另一种典型病史,症状通常自青少年时期开始而可能持续若干年。血管源性导致此类功能障碍已经被

广泛接受且下述特征是众所周知了:眼前"冒金星"征通常包括视觉"错觉",畏光,恶心,呕吐和其他奇怪的感受,通常在发病前出现;疼痛剧烈,单侧且定位明确。虽然也不乏每次发作两侧变换不定者,通常被描述为搏动样痛。

丛集性头痛是非常严重的,更多见于男性,并且发作很规律。此种疼痛总是出现在同侧,主要在眼上方处,且可能伴有不完全性 Horner 综合征。

②面部疼痛:疼痛可能是局部来源的或是牵涉的。局部原因包括鼻窦炎、牙科问题、颞下颌损伤、面部骨的损伤、神经痛和动脉炎。也可是 $C_2$ 固定节段性疼痛或多重节段硬脊膜性疼痛的牵涉痛。后者总要随时考虑到是因为如果未能发现局部原因时,对颈椎做治疗是可能有疗效的。

③颈部痛:上颈部局限性的痛通常是局部损伤的结果:上颈段某个韧带或某个上部小关节。

极少会出现于起止点在枕骨的肌肉问题。然而,上颈部痛仍可能是多重节段硬脊膜源性的。中或下颈痛多由中或下颈椎间盘与硬脊膜的摩擦引起的,尤其当感到中央或两侧痛时,能够确定的是通常来自于单侧或下颈痛。

④斜方肌肩胛区痛:这是最常见提示有颈部损伤的疼痛。绝大部分的斜方肌或肩胛区痛是源自颈部,且均有必要考虑有间盘硬脊膜损伤的多重节段性痛(图 6-1)。这种痛可以是单侧的、双侧的或肩胛间区的,根据患者的年龄,可以是间歇性或持续性的;患者年龄越大,疼痛越可能持续时间更长。上肩胛痛或斜方肌区痛也可能是来自 $C_4$ 节段的,其他的斜方肌肩胛痛的来源有胸椎损伤,肩胛骨损伤或肩胛带问题。

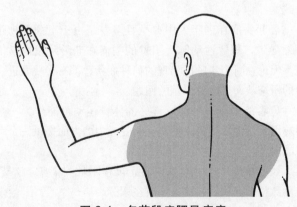

图 6-1 多节段肩胛骨疼痛

⑤胸部痛:另一个极少见的多重节段性硬脊膜源性痛的表现是在胸肌区。由于疼痛常被感到在深部且有一个胸痛与心脏疾病是高度相关的常识,胸部不适会在最开始被误诊为心绞痛。

⑥沿上肢向下传导的痛:硬脊膜性痛从不会表现为沿上肢向下传,因为上肢痛都是固定节段性的且在皮肤感觉区内牵涉。如果损伤是间盘 - 神经根性的一定要重视症状出现的时间顺序:首先是颈痛,随后是单侧肩胛痛和最后的节段性痛。因此,问清楚上肢痛是否是在颈部和(或)

肩胛痛之前出现是很重要的。如果不是，要考虑有一个非间盘源性的疼痛原因。

（2）咳嗽加重的疼痛：这在颈椎损伤中不常见但可能会在间盘脱垂时出现，此时疼痛常在肩胛区感到。咳嗽时上肢痛是要引起对神经瘤注意的一个症状（见第9章）。

### （二）感觉异常

感觉异常是可源于颈肩区或上肢部的任何神经纤维瘤常见症状（表6-1）。感觉异常的感觉通常是像"针扎"样的，即使有其他的情况，总体能描述为"麻"的感觉。当患者有这类的症状表述时，检查者应仔细确定其近端位置，像第1章中已经解释过的。感觉异常的近端就是压迫点所处位置。损伤可以位于众多不同水平其中的任意一个，但针扎样分布越是模糊，则越要向近端寻找损伤定位。

#### 1. 在颈椎处

（1）脊髓：外部压力作用在脊髓上时表现为上肢或下肢远端无痛性麻痹感且多重节段性分布区为特征。麻痹的出现和消失完全无规律，最常出现在白天。屈颈通常症状加重，或者可能会出现Lhermitte征：随着暴力被动屈曲颈椎在头部和（或）上肢出现电击样感觉。与恶性贫血、糖尿病和周围神经炎的鉴别诊断是必须做的。

（2）神经根：当神经根受累时，表现为相应节段远端皮肤感觉区麻痹，针扎样感觉的出现与消退且每次持续时间不长于一小时。来自于硬脊膜鞘外部的压力的疼痛无规则模式，可能早于或伴随麻痹出现。

#### 2. 在肩胛带区

臂丛神经在胸廓出口的损伤会引起一只手或双手的麻痹且累及所有手指。当存在外力压迫时由于释放效应的原因，针刺觉只在去除压力后感到（见第二章）。疼痛通常在夜间发生，使患者在入睡几小时后醒来。

#### 3. 在上肢处

当有上肢周围神经受累时，会在该神经（桡、正中、尺）支配区感到麻痹（有时表现为疼痛），典型的麻痹分布区（桡侧三个半，或尺侧一个半手指）通常可以给予提示。与根性麻痹的鉴别普遍不困难。如有疑问，可进行能引发针刺样感觉的特异性检查（如Tinel试验），尤其在远端损伤时，针刺样感觉通常伴有显著的皮肤感觉痛觉缺失。

### （三）眩晕或与椎动脉相关

众所周知，眩晕可能是脊椎基底动脉血管供血不足的后果。然而，不伴有椎动脉损伤的颈部功能障碍，也可引起眩晕。对此的解释是颈椎、眼和耳迷路共同作为影响平衡觉本体感觉信息的重要来源。当眩晕成为最主要的症状时，检查者必须小心慎重地找到其来源，尤其是当考虑手法治疗时（见第11章）。

### （四）共济失调和痉挛

这类主诉表明有深感觉或前庭系统或小脑部位的紊乱。

### （五）药物治疗

现阶段的药物治疗也许会关系到诊断和治疗，应谨慎

表6-1　感觉异常

| 节段水平 | 疼痛原因／部位 | 症状 |
| --- | --- | --- |
| 颈部 | 脊髓疾病： | 无痛 |
| | 内在的 | 颈部弯曲时出现多重节段性感觉异常 |
| | 外在的 | Lhermitte特征 |
| | 神经根 | 疼痛 |
| | | 节段性感觉异常 |
| | | 压迫征象 |
| 肩胛带 | 臂丛 | 定位不清的感觉异常 |
| | | 减压征 |
| 上肢 | 神经干 | 特定区域感觉异常 |
| | | 特异性检查 |
| | 神经末梢 | 皮肤痛觉缺失（感觉异常） |

查明弄清。尤其由于对于手法类治疗抗凝药是禁忌的（见第5章）。

知识点6-1给出了病史获取的小结。

## 二、视诊

视诊和检查是在患者站立位时操作的，检查者站在患者背后观察颈部和肩胛区，首先观察头颈的姿势，头应位于中线，下巴在胸骨柄上方，一个正常的颈部有一个轻微的前凸。前凸消失，同时头固定在屈曲位提示椎间关节后方受限且常见于挥鞭样损伤后。下一步，要确定颈部长度，短颈可见于Klippel-Feil综合征（由于几个节段椎体的融合），而一个有蹼状颈的女孩是Turner综合征的典型表现。再下一步，检查者留意头是否向一侧倾斜或旋转，提示为斜颈。然后，针对斜颈做一个详细分析。此种颈部可能固定在侧偏或在一个侧偏合并旋转的姿势。侧偏和旋转可以是朝向或远离疼痛侧。在急性间盘硬脊膜性斜颈中，头痛常偏向远离痛侧侧屈。通常物旋转性的固定，短缩的胸锁乳突肌（先天性或获得性的）型中，会导致头偏向痛侧侧屈并伴有向对侧的旋转（见第8章）。肩胛骨和三角肌区要检查，肩胛骨的位置和颈部肌肉、斜方肌和肩部肌肉轮廓的偏移要做记录。

## 三、功能检查

一个全面的颈椎检查不仅涉及颈部运动还包含上肢及肩部的检查。很多出现在上肢的症状来自颈部。因此一个上肢的筛查是为与局部损伤区分必须要做的。这套检查包含关节检查、神经根检查、脊髓检查和周围关节检查。在检查开始前，检查者要询问患者当时有何感觉。是肯定的话那么下一个问题将是感觉到了什么，在哪？在后续的整套检查过程中检查者将发现是否是运动影响了这些症状或诱发出了其他症状。

知识点 6-1

**病史小结**

**年龄**

**工作、兴趣、运动**

**疼痛**

**发作**

1. 何处

2. 何时

3. 何种

**进展**

1. 定位

2. 持续时间

**目前疼痛**

1. 定位

　　a. 头痛

　　　　i. 固定节段性/多重节段性

　　　　ii. 典型病史

　　　　　　○ 清晨头痛

　　　　　　○ 偏头痛

　　　　　　○ 丛集性头痛

　　b. 面部疼痛

　　　　i. 局部疼痛

　　　　ii. 牵涉痛

　　　　　　○ 固定节段性

　　　　　　○ 多重节段性

　　c. 颈部疼痛

　　　　i. 上颈部

　　　　　　○ 局部损伤

　　　　　　○ 多重节段性

　　　　ii. 中 - 或下颈部

　　d. 肩胛部疼痛

　　　　i. 固定节段性

　　　　ii. 多重节段性

　　　　iii. 胸部损伤

　　　　iv. 肩胛骨损伤

　　e. 胸部疼痛：多重节段性

　　f. 上肢疼痛：固定节段性

　　　　i. 脊髓源

　　　　ii. 非脊髓源

2. 咳嗽的影响

**感觉异常**

**颈椎损伤**

　　1. 脊髓

　　2. 神经根

**肩胛带（臂丛）损伤**

**上肢（周围神经）损伤**

**眩晕或椎动脉相关症状**

**共济失调和痉挛**

**药物作用**

## （一）颈部运动

1. **主动运动** 让患者做屈伸头部，并向两侧旋转和侧倾（图 6-2），记录每个动作的角度并看患者是否出现疼痛，如出现，在哪。必须要意识到屈颈的动作不仅是一个颈部的关节活动检查，并且由于其对颈段和胸段硬脊膜的牵拉作用，还作为一个对胸椎硬脊膜检查。因此，如果疼痛是在胸部引出的，其可能是颈椎或胸椎水平的硬脊膜撞击的结果。各运动之间的关系可以是对称性的（全关节）模式（图 6-3）或是非对称性（部分关节）模式（图 6-4）。

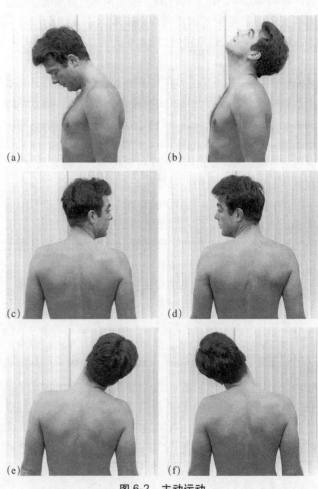

**图 6-2　主动运动**

头部的屈（a），伸（b），旋转（c，d）和侧屈（e，f）。

颈椎的全关节定义为：后伸的绝大程度或是一定程度受限，双侧旋转和两侧侧屈的同等程度受限并无屈曲受限。除此以外的所有疼痛组成均归为部分关节模式。

2. **被动运动** 下一项，被动地重复一遍同样的动作。然而，并不是要全部做一遍。屈曲和向两侧侧屈只在怀疑病例中检查，而被动后伸和双侧被动旋转必须小心实施。疼痛、活动受限和终末感觉要测量。正常的终末感应是关节囊性的。异常的终末感有肌痉挛性的、骨与骨性的、脆性的、空虚性的，黏滞性的和回弹性的（见第 4 章）。

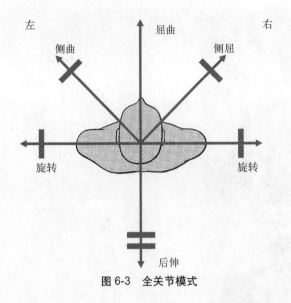

图 6-3　全关节模式

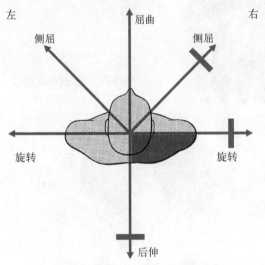

图 6-4　部分关节模式示例（深色表示痛区）

（1）被动后伸：检查者让患者后伸颈部。将双前臂抵住患者肩胛骨，手指置于患者前额上，同时双手桡偏，检查后伸的终末感。要非常柔和地操作，避免在轴向的暴力压迫。

（2）旋转：患者旋转头部，先向一侧，再向另一侧，为了避免躯干运动，检查者要用前臂固定住患者身体。一只手抵住患者头部旋转侧肩胛骨的侧方，另一只手置于另一肩的前方。前臂置于肩胛骨上侧的手做尺偏运动并在对侧扣住患者前额。另一只手做桡侧偏运动并在朝向检查者一侧扣住患者的枕骨，运动由双手同时操作。同样，在转头的过程中记录终末感。

（3）侧屈：检查者向一只手从侧面抵住患者同侧的肩上。同时另一只手放在对侧耳部上方做轻柔地侧屈运动。

（4）屈曲：患者低头同时检查者轻柔地辅助其到更大的屈曲角度，应避免过度用力。

3. 抗阻运动　在主动和被动检查后，进行抗阻运动。进行双侧的旋转就足够了。其他的运动只在对病例存疑及

出于鉴别诊断目的时才进行。疼痛和（或）无力应明确。对阳性结果的抗阻运动应结合整体临床表现予以解释。在急性损伤中的反应可能是混淆不清的，仅有的意义是进一步强化出疼痛是来自于一过性的应力。肌肉和肌腱损伤在颈椎部是极为罕见的。此运动还为第一颈神经根的运动神经传导情况提供信息。

（1）主要检查：旋转。患者头部保持中立位，检查者将双前臂抵住双侧肩胛骨，同时手指放在患者双耳后正上方，并且指尖指向前方使它们抚在颞骨上（图 6-5）。患者做头的旋转的同时用指尖做抵抗运动。

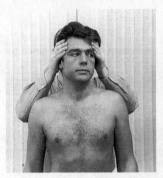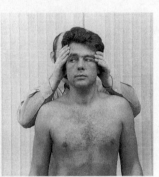

图 6-5　主要抗阻运动：旋转

（2）次要检查：后伸、屈曲和侧屈。

这些在图 6-6 中有说明。

①屈曲：检查者站在患者侧方。一手置于肩胛间区上部，另一只手置于前额处。嘱患者用头向前顶并施加阻力。

②后伸：检查者站在患者侧方。一手置于胸骨侧方另一手在枕骨上。嘱患者后仰头部并施加阻力。

③侧屈：检查者站在患者侧方。一手置于对侧肩部侧方，另一手在耳上。嘱患者用头顶检查者的手。施加阻力。

### （二）肩胛骨运动

做肩胛骨运动是为了明确肩胛骨相对于胸段的活动度。它们同样用于对肩胛带和硬脊膜胸段的检查。

1. 主动运动　让患者上提双肩（图 6-7）。疼痛和（或）活动受限是阳性的。肩胛骨对于胸廓的活动性，同肩锁关节、胸锁关节和第 1 肋椎关节的完整性一道被检查。任何疼痛和（或）受限提示有做全面的肩胛带检查的需要。

2. 抗阻运动　检查者实施向下的压力同时让患者保持耸肩状态（图 6-8）。它是对斜方肌和 $C_2$-$C_4$ 运动传导的检查。通常斜方肌应强过向下的压力。

### （三）上肢检查

上肢运动能检查肌肉系统的完整性。如果引出疼痛，应寻找其他不同的疼痛沿上肢向下传的原因。当一个或多个运动无力是神经学问题导致的，所表现的模式显示可能的水平。

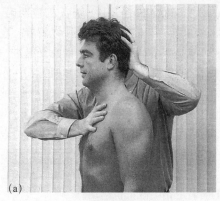

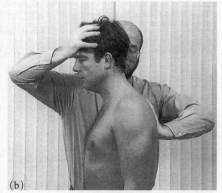

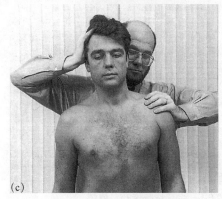

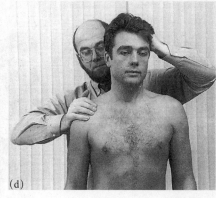

图 6-6　次要抗阻运动

伸展（a）、弯曲（b）和侧向屈曲（c,d）。

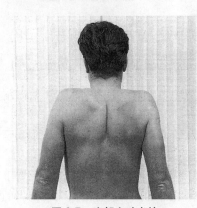

图 6-7　肩部主动上抬

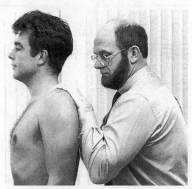

图 6-8　肩部阻抗式上抬

1. 主动上举　嘱患者从侧方上举双臂，尽可能高（图 6-9）。这是一个对肩和肩胛带问题的替代性检查。如果出现疼痛和（或）受限，即应做一个全面的肩部检查（见第 12 章）。

2. 抗阻运动　要双侧进行等长抗阻检查，从而能够做对比。由于能记录力量的大小，这些是对运动神经传导的主要检查，但如果检查诱导出疼痛，要考虑局部损伤的可能性。

这些检查在图 6-10 至图 6-13 中有说明。在肩、肘和腕的章节中有这些不同检查相关的具体执行方法。

（1）抗阻肩外展：此检查是针对 $C_5$ 神经和肩外展肌群（三角肌和冈上肌）的。此检查时上肢应垂直于体侧，允许些许角度的外展。嘱患者抵抗住检查者施予的试图将双上肢向内推的力。

（2）抗阻肩外旋：肩外旋肌群（冈下肌和小圆肌）

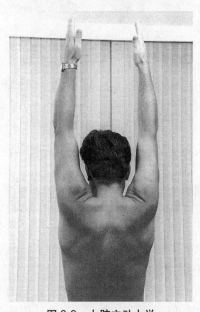

图 6-9　上肢主动上举

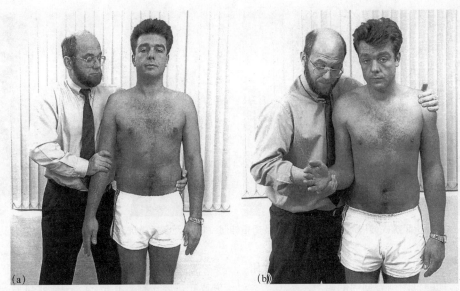

图 6-10　（a）肩部的阻抗式外展测试了 $C_5$ 神经根与外展肌；（b）肩部的阻抗式外旋（或内旋）测试了 $C_5$ 神经根与外旋肌（或内旋肌）

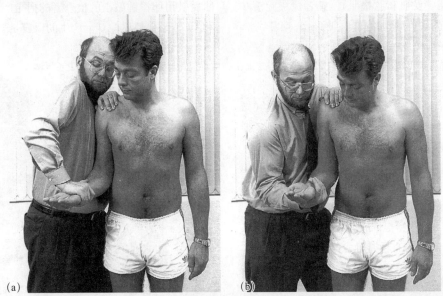

图 6-11　（a）肘部阻抗式弯曲测试了 $C_5$ 和 $C_6$ 神经根及肘屈肌；（b）肘部阻抗式伸展测试了 $C_7$ 神经根及肘伸肌

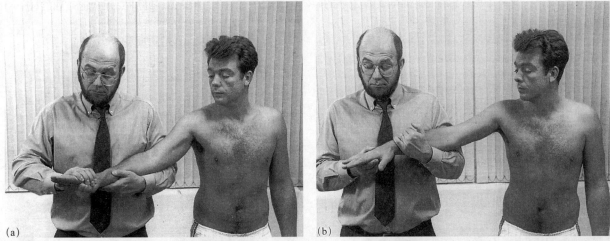

图 6-12　（a）腕部阻抗式伸展测试了 $C_6$ 神经根及腕部和手指伸肌；（b）腕部阻抗式弯曲测试了 $C_7$ 神经根及腕部和手指屈肌

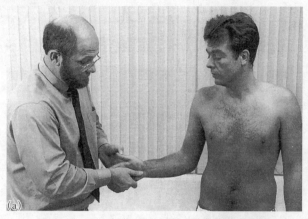
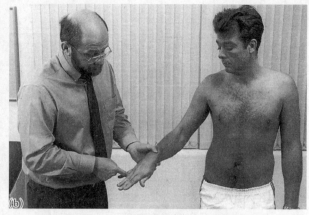

**图 6-13　(a) 拇指阻抗式伸展测试了 $C_8$ 神经根及拇指伸肌；(b) 无名指阻抗式内收测试了 $T_1$ 神经根及手内肌**

可以和 $C_5$ 神经根同时检查。嘱患者屈肘成直角并紧贴住体侧。抵抗检查者施加的试图前臂向内的阻力。

(3) 抗阻肘屈曲：此检查在同时检查了 $C_5$ 和 $C_6$ 和屈肘肌群（肱二头肌、肱肌和肱桡肌）。患者保持旋前并90°屈肘的同时抵抗检查者施加的伸肘肌。

(4) 抗阻肘伸展：是对 $C_7$ 神经根和伸肘肌群（肱二头肌）的检查。同样保持肘在一个直角的同时对检查者施予的弯曲肘的阻力抵抗。

(5) 抗阻伸腕：是同时对伸腕（腕伸肌）和指（指伸总肌）肌群和 $C_6$ 神经根的检查。肘保持伸直。患者抵抗检查者施加的屈腕阻力。

(6) 抗阻屈腕：这项检查是对 $C_7$ 神经根和屈腕（腕屈肌）和指（指屈肌）肌群的检查。保持肘在伸直位。抵抗检查者施予伸腕的阻力。

(7) 抗阻伸拇：$C_8$ 神经根同伸拇肌群（拇伸肌）一同的检查。抵抗检查者施加的屈拇阻力。抗阻内收第5指。

此项检查 $T_1$ 神经根和手内在肌群，如小指内收肌。患者用第4、5指攥紧检查者的手指。检查者评估肌力。

3. 感觉传导　检查者用手指轻划患者不同皮肤感觉区的皮肤（图 6-14）。询问患者各处感觉是否一致。一侧上肢与另一侧对比，且每个皮肤感觉区也要与此侧上肢的其他区域对比。

4. 反射检查　主要的一些反射是否正常，减退、缺失或亢进要做检查和记录。一侧要与另一侧对比。

(1) 肱二头肌反射：患者肘部被置于直角且完全放松。肌腱被用叩诊锤敲击的检查者的拇指产生的压力牵拉。$C_5$ 和 $C_6$ 神经根得以检查。产生的反应是屈肘（图 6-15）。

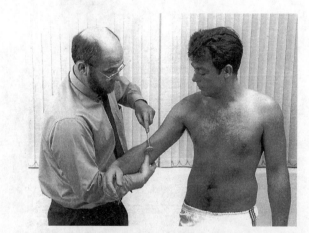

**图 6-15　测试肱二头肌反射：$C_5$ 和 $C_6$ 神经根。反射为屈肘**

(2) 肱桡肌反射：患者肘置于直角并充分放松。叩诊锤敲击桡骨远端。检查 $C_5$ 神经根。反应应是屈肘（图 6-16）。

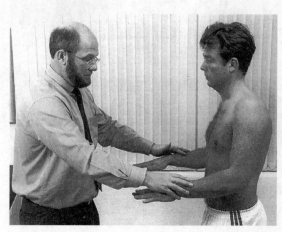

**图 6-14　测试感觉传导**

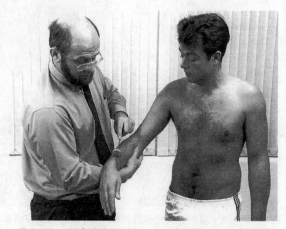

**图 6-16　测试肱桡肌反射：$C_5$ 神经根。反应是屈肘**

（3）肱三头肌反射：患者肘置于直角并充分放松。叩诊锤在位于鹰嘴近端敲击肱三头肌肌腱，$C_7$ 神经根被检查。反应是伸肘（图 6-17）。

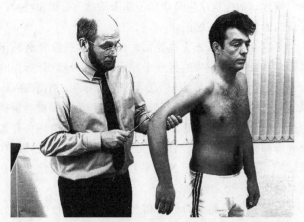

图 6-17　测试肱三头肌反射：$C_7$ 神经根。反射为肘部伸展

（4）跖反射：为了检查跖反射，检查者用反射锤的锐利一端划患者的足底，从足跟外侧开始沿着足外侧直到第 5 跖骨基底部，然后向外至足内侧姆趾基底部。正常的反应，如 Strumpell 所述的，应是足的退避及趾的屈曲（图 6-18）。病理性反射——Babinski 征——是一个姆趾的缓慢伸展，合并其他张开和膝的髋的屈曲。Babinski 征提示存在一个（严重的）中枢性功能障碍。

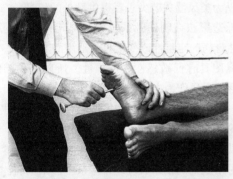

图 6-18　测试足跖反射：中枢神经系统。反应是脚趾弯曲

（5）Hoffmann 征：托住并旋前手使腕和指下垂至轻微屈曲。牢固地握住并部分伸展其中指。然后用检查者的拇指甲轻弹其指甲。还是要用点劲的。

当拇指和示指同时出现快速屈曲结果时为阳性体征。阳性体征提示可能的锥体束病理状态（图 6-19）。

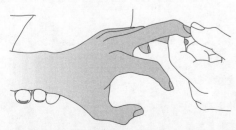

图 6-19　通过轻弹中指的远端指骨测试霍夫曼征：拇指指间关节屈曲为阳性

每个水平的神经异常总结列在表 6-2。

表 6-2　逐水平神经异常

| 水平 | 异常 |
| --- | --- |
| $C_1$–$C_2$ | 枕顶区刺痛。极少见肌肉无力症状 |
| $C_3$ | 感觉异常或在下耳郭，面颊后部，颞区和颈部侧面感觉麻木。临床中无法检查无力。皮肤痛觉缺失不常见（颈部外侧） |
| $C_4$ | 沿肩胛冈、三角肌中部和锁骨出现痛觉缺失的水平带。斜方肌会有轻微的无力感。不会发生感觉异常 |
| $C_5$ | 冈上肌、冈下肌、三角肌和肱二头肌无力。二头肌和肱二头肌反射迟缓或消失。不会发生感觉异常和感觉缺失 |
| $C_6$ | 拇指和示指感觉异常。拇指尖和示指指尖痛觉缺失。肱二头肌、肱肌、旋后肌短肌和桡侧腕伸肌无力。二头肌反射迟缓或消失 |
| $C_7$ | 示指、中指和环指感觉异常。示指和中指背侧的皮肤痛觉缺失。肱三头肌和桡侧腕屈肌肌肉无力。肱三头肌反射可能受累 |
| $C_8$ | 中指、环指和小指感觉异常。小指皮肤痛觉缺失。两个拇伸肌、尺侧腕伸肌和屈肌、拇收肌、指总伸肌和示指展肌肌肉无力 |
| $T_1$ | 手部尺侧的感觉异常和皮肤痛觉缺失，以及手内在肌无力 |
| $T_2$ | 感觉异常、运动和感觉神经异常极罕见 |

功能检查的总结如知识点 6-2 所示。

## 四、辅助检查

辅助检查已经成为在对颈部疼痛患者评估中的常规手段有几个原因：为了支持诊断，为了完善临床诊断，为了满足患者对"照片子"的要求，或者出于法医学原因。最近几十年，为了迅速地通过辅助检查而检测到导致患者情况的解剖学改变有一种减少花在病史采集和临床检查的时间的趋势。这一趋势不仅有严重的经济后果，还导致误诊。要意识到影像，无论是 X 线、计算机断层（CT）或磁共振成像（MRI），除了只能显示与患者所述疼痛有或没有联系的解剖学改变，并不能显示出疼痛的来源是很重要的。很多这类解剖学改变反射的是到了一定年龄应该出现的正常无痛性退变且在一些个体身上表现为无症状。检查者要时刻想到解剖学和形态学改变并不自然意味因果关系的事实。例如，CT 和 MRI 被广泛地用于证明同样可存在于大量无症状人群中的间盘异常，引用 Boden 的数据为在 14% ～ 28% 和 Teresi 的 23%。根据 Matsumoto 等的研究，在 60 岁以上无症状人群中 86% 存在退变性椎间盘。后方椎间盘膨出可见于 7.6% 的无症状受试对象中。然而，

知识点 6-2

**功能检查小结**
颈部运动
6 项主动运动
疼痛 / 受限
3（或 6）项被动运动
疼痛 / 受限 / 终末感
2（或 6）项抗阻运动
疼痛 / 无力 – $C_1$
肩胛骨运动
主动上举
疼痛 / 受限 —— 肩胛带检查
抗阻上举
$C_2$–$C_3$–$C_4$
上肢检查
神经完整性的及上肢疼痛的其他原因的检查
主动上举
疼痛 / 受限 —— 肩部检查
抗阻运动
（运动传导检查）
肩部
外展 – $C_5$
外旋 – $C_5$
肘部
屈曲 – $C_5$/$C_6$
伸展 – $C_7$
腕部
屈曲 – $C_7$
伸展 – $C_6$
拇指伸展 – $C_8$
小指内收 – $T_1$
感觉传导
反射
肱二头肌 – $C_5$/$C_6$
肱桡肌 – $C_5$
肱三头肌 – $C_7$
跖反射 – CNS
霍夫曼征 – CNS

技术手段可能为补充临床检查提供巨大帮助，如证明一个假设性诊断或排除严重疾病。然而检查者要时刻记住，临床检查是一个基本要求且影像技术绝不能被当作筛查检查。同样，治疗程序应是建立于临床基础上受影像特异性发现的影响而做的决定。

平片可以显示先天性异常，但通常这些没什么临床显著性作用。拍平片的另一个原因是为了排除骨折和脱位。平片在 100% 的低 - 风险患者中有特异性。然而，在高 - 风险患者中，也许更倾向螺旋 CT 扫描作为对颈椎骨折初筛的检查。最重要的是，要考虑到颈部 X 线也许会有遗漏肿瘤和感染的风险。然而，关键是要记住，骨性障碍在其早期不是都能可见于 X 线平片的，且一个阴性的检查结果会造成一个错误的安全感。

计算机断层是对骨性障碍，如骨折和脱位的一个好的诊断方法，通常在这些方面比平片和 MRI 更有效。它适用于对神经孔狭窄、骨结构破坏或骨性增生和后纵韧带骨化的明确上。它在探测类风湿关节炎患者中齿状突向颅内的侵移占位也是有效的。

磁共振成像——由于在显示软组织解剖上的优势——倾向将其用于在诸如椎前或周围血肿或水肿，韧带损伤和椎间盘突出的软组织异常的诊断上。它同样是明确脊髓压迫和神经根损伤的最佳选择。它几乎是对脊髓感染和肿瘤诊断上最可靠的影像学研究方法。动态功能性 MRI 可以为类风湿关节炎患者提供额外的信息。

闪烁造影法在明确骨系统中的骨转移性病变和炎性或代谢性骨病的定量性改变上是最适用的。

肌电图具有低敏感性和特异性。所以在颈神经根性瘫痪的诊断上只作为次要方法，而通过临床检查可以轻松地明确。它在需法医学解释的病例上有一定重要性。

**结论**
辅助检查不应取代临床检查。
其可用于明确临床表现或排除某个严重疾病。
必须经谨慎地评估或只有在结合临床表现后才能得出结果。
在存疑的病例中，临床评估会比辅助检查更重要。
绝不能仅根据影像学结果做治疗决定。

（王艳燕 翻译）

# 第7章

# 颈椎临床检查的解读

一个规范的临床检查可以帮助检查者明确临床证型，较容易地区分普通证型、不寻常的证型和所谓的"警告信号"（见第9章）。颈、肩胛和肩部问题是有区别的，其中一个区别就是从"机械"状态（如椎间盘病变或囊状韧带病变）和"非机械"状态（如风湿病、神经或传染病）进行区分。

## 一、演变的解读

大多数症状（从既往史中提取的元素）纯粹是主观的。它们是：疼痛、感觉异常、麻木和头晕。其他如灵活性下降和虚弱则更加客观，可以在功能检查中明确。

### （一）疼痛

疼痛通常是主要症状。疼痛的症状非常重要，可通过以下因素加以明确：定位、发病、演变、影响因素、持续时间和伴随症状。

1. 定位　疼痛的实际部位是一个粗糙的指向。疼痛可能是局部的或模糊的，可在病灶附近或远处感觉到（见牵涉痛，第1章）。非常局限的疼痛可以由患者准确地指出，通常是韧带或小关节问题，骨质病变也引起局部疼痛。牵涉痛可以在一个特定的皮肤节感受到，其通常起源于神经根，也可能来自于颈部的任何软组织损伤。其来源通常是颈椎中下神经根的炎症和（或）压迫，导致肩部（$C_4$）或上肢（$C_5 \sim T_2$）疼痛，疼痛的其他原因也应考虑，如退行性或根管占位性病变。

同时在几个相邻的皮节中感到疼痛是很常见的，表明有多节段的涉及（图7-1）。多节段疼痛涉及可能是多神经根参与的结果——这在颈椎中极为罕见，应立即引起怀疑（见警告信号，第9章），也可能是椎间盘硬脊膜相互作用的结果。在后一种情况下也可能发现硬脊膜的其他症状，功能检查显示了内部混乱的临床图像（见第8章）。应该强调硬脊膜的症状大多起源于椎间盘，但也可能发生在任何椎管占位性病变而干扰其敏感性或硬脊膜的流动。硬脊膜痛通常发生在颈下、斜方肌区、肩胛上区和肩胛间区，或中央或单侧。疼痛可能进一步扩散，向上至头部、面部和颈部上部或肩胛中部。

2. 发作（图7-2）　疼痛可能是突然的、逐渐的或由于受伤而产生的。突然发作的疼痛与活动有关。它是椎间关节内突然紊乱的一种表现，大多是因为盘状碎片位移所

造成的。运动时通常伴有突然的刺痛。它以不规则的方式反反复复，功能检查显示关节受累。逐渐出现的疼痛并不能提供很多信息，因为许多不同的情况都是以这种方式开始的。如果疼痛与特定的活动有关，很可能是一种机械状态（见第8章）；如果没有发现症状与动作或体式之间的这种关系，则应考虑非机械状态（见第9章）。如果患者的症状是由损伤引起的，则需要进行进一步的技术检查，以排除骨折和脱臼等严重疾病。

3. 演变（图7-3）　疼痛可能从一个地方转移到另一个地方，主要是从颈部中心转移到一侧或从颈椎斜方关节区域转移到上肢。疼痛移动的意义很重要，因为疼痛移动代表着病变移动。但在临床中并没有那么多的病灶可以改变位置，而一块松散的椎间盘碎片是为数不多的可能性之

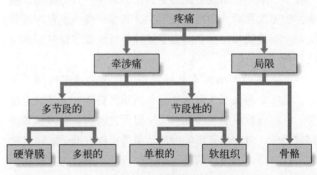

图7-1　疼痛的诊疗

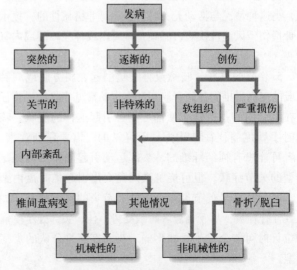

图7-2　疼痛的发病

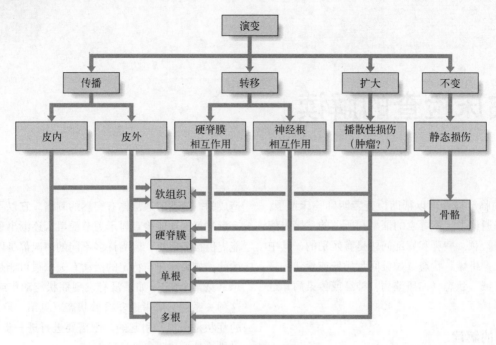

图 7-3 疼痛的演变

一。疼痛也可能扩大，这意味着疼痛的程度和强度会增加。疼痛的扩大是一个严重的警告信号，因为表明病灶的扩大，如肿瘤等。在大多数病例中，疼痛开始于颈部、斜方肌和（或）肩胛区，然后转移到上肢。然而，在较年轻的患者中，从一开始就可能感觉到手臂的不一致的疼痛。病变称为原发性后外侧椎间盘突出。其他一些从手臂疼痛开始而没有颈或颈椎疼痛的例子是神经纤维瘤和骨赘突出物或骨转移。

4. **疼痛的影响因素** 问题是：什么会带来疼痛？是什么让疼痛消失了？判断是否与活动或姿势有关是很有必要的。大多数疾病与活动有关：退行性疾病，肌肉和囊性韧带损伤。对症状有影响的活动类型可能有助于确定可能的病灶类型。椎间盘病变受某些动作的影响，尤其是后凸畸形，以及某些体位的影响，而韧带损伤最严重。在后一种情况下，保持姿势会加重疼痛，改变姿势会减轻疼痛。当这种情况与活动无关时，说明是非机械性的，提示有骨损伤、风湿性疾病、感染、椎管内或神经障碍或内脏病变。

5. **伴随的症状** 咳嗽或打喷嚏引起在斜方肌或肩胛区域的疼痛是椎间盘硬脊膜相互作用的常见症状，尽管任何在椎管内的占位性病变都可能会引起这样的症状。咳嗽时手臂疼痛往往被认为是不寻常的，需要仔细观察，患者可能患有神经纤维瘤。头部运动引起的突然刺痛是典型的关节症状。很可能是椎间盘突出引起椎间盘内紊乱。晨起疼痛是关节炎和风湿性关节炎的典型症状，如强直性脊柱炎。尽管当患者睡眠姿势不佳，头部处于疼痛的位置时可能会发生机械疼痛，夜间疼痛是公认的炎症类型。

6. **疼痛持续时间** 除了急性斜颈（最长可在 10 天内自行恢复）外，颈部疼痛没有自行恢复的趋势。它可能在一段时间后有所改善，但也可能会持续下去。在年轻人中，如果病因是内部紊乱，颈部疼痛通常会有所改善，但往往会复发，老年人的自行缓解则减少。如果颈部疼痛不仅持续且强度增加，这是恶性肿瘤的迹象。神经根痛是椎间盘硬脊膜相互作用的结果，从移位的那一刻起，在 3 ～ 4 个月的时间神经根痛会自行缓解：手臂出现疼痛而肩胛疼痛消失。如果几周后疼痛仍未消失，这可能是另一种情况的结果，要么是退行性的，要么是恶性的。

#### （二）感觉异常

感觉异常是神经组织及其他结构的主要鉴别诊断特征。这可能从实际上的"四肢发麻"到"麻木"，并可能演化成感觉上的缺陷。如果提及感觉异常并与病变明显相关，则存在神经紊乱或影响神经结构的病变。问题可能是内在的（神经炎）或外在的（包埋）（图 7-4）。

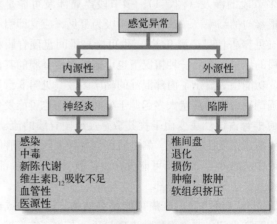

图 7-4 感觉异常

内源性神经炎可能由感染性（单核细胞增多症）、毒性（乙醇或铅中毒）、代谢（糖尿病）或血管疾病（动脉硬化）、医源性（注射）或维生素 $B_{12}$ 吸收障碍引起。

当病灶是神经外压所致时，必须在椎间盘（间根相互作用）、退行性条件（侧隐窝狭窄）、损伤（骨折或脱臼）、占位障碍（肿瘤、脓肿、血肿、动脉瘤）或其他软组织受压（纤维化、瘢痕）中寻找病因。

在神经组织受压时，必须解释三个主要特征：近端范围、定位和行为。患者必须清楚地了解疼痛和感觉异常之间的区别，因为两者的表现都不一样。造成四肢发麻进展的病灶总是在近端；换句话说，感觉异常的区域总是在压迫的远端。感觉异常的定位可分为多节段区（脊髓）、节段区（神经根）皮节区或外周神经丛或神经的区域。症状的表现取决于神经系统的哪一部分参与，以及随后的活动机制：脊髓、神经根、神经干或神经末梢。

## 二、功能性检查的解读

颈椎功能检查不会引起技术问题。主动、被动和抗阻动作易于执行和评估；患者报告疼痛，检查者检测到末端感觉的限制、变化和虚弱。解释建立在这些物理特征和临床模式的基础上。由于该检查包括颈部、肩带和手臂三个不同级别的测试，因此应寻找病变的级别（图 7-5）。如果在这三个层次都发现了信号，那么在中间位置寻找病灶（即肩胛）是合乎逻辑的。

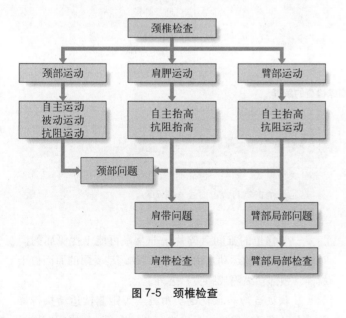

**图 7-5　颈椎检查**

如果颈部的主动、被动和（或）抵抗运动明显受到干扰，那么问题就出在颈部。相反，当它们完全呈阴性时，那么就不太可能是颈部病变。颈部在各个方向都能很好地运动，有一个正常的末端感觉，不可能有严重的关节问题。覆盖整个范围的被动运动是无痛的，这表明惰性结构既没有痛苦的拉伸也没有被压缩。阴性的等距试验表明，收缩组织也能很好地工作，它们附着的骨骼没有任何问题。因此，在没有任何阳性检测的情况下，如果出现疼痛必须考虑其他情况，或者至少是非机械类型的：如炎症。

肩胛骨的阳性体征通常指向肩带的损伤，尽管在颈椎紊乱中可能有轻微的迹象；肩胛骨的高度和（或）近似值也可作为硬脊膜征象。如果怀疑有肩带问题，应进行完整的肩带检查。手臂检查阳性可能发生在颈椎疾病，如脊髓或神经根性麻痹；但如果引起手臂疼痛，通常提示上肢肩关节关节炎、三角肌下囊炎或肌腱炎的局部病变。因此，手臂的抬高试验也被用来检测上肢疼痛的其他原因。在常规的手臂检查中也会发现周围神经病变。在所有这些情况下，颈部运动通常以主动运动和被动运动两种方式受到干扰。如果这三组测试都呈阳性，检查者应该小心出现严重情况。

### （一）颈部运动的解读（图 7-6）

颈部的运动通常以两种方式受到干扰：主动和被动的运动，或者主动和抵抗的运动都是积极的。如果所有三组测试均呈阳性，检查者应小心：可能会出现严重的情况。

1.主动和被动运动是阳性的　除非干扰（如倒车等某些活动），无痛的活动限制通常不是咨询的理由。疼痛的限制会揭示某种模式，这种模式可以通过被动测试来应对；同样的限制也会被发现，但是末端感觉会添加一些关于导致限制的结构信息。可以识别出两种主要的"限制模式"：完全关节模式或任何其他偏离完全模式的模式。

（1）有限的运动：完整的关节模式。颈椎的完整关节模式是无屈曲限制、侧屈和旋转的限制程度相等，或有或严重的伸展限制（图 7-7）。

老年人无痛性限制和末端感觉困难表明患者有颈椎关节病。除了一些僵硬和隐的疼痛，这种情况并没有造成严重的问题。

然而，在完整的关节模式下，疼痛限制指向更严重的情况，如强直性脊柱炎、类风湿关节炎、近期骨折或脱臼、脑震荡后综合征、骨病或上颈椎复合体病变。既往史和末端感觉可以增加更多的病因学信息，但通常需要进一步的辅助性检查。

（2）有限运动：部分关节模式。部分关节模式是疼痛和（或）局限性的明显不对称表现。这种常见的表现通常表示椎间盘碎片与椎间盘硬脊膜或椎间盘碎片移位相互作用的内部紊乱。当然，完整的临床影像必须与既往和末端感觉相一致——参见第 8 章。

部分关节模式的特定类型——趋同型和发散型——可能表明小关节突关节的病变（见第 7 章），尽管在普通椎间盘病变中也可能出现相同的病变。

（3）全范围：部分关节模式。相同的不对称疼痛模式可能发生在任何缺乏临床检测限制的情况下。这通常有相同的意义，检查者必须更加小心，因为非活动相关的情况也很容易造成这种情况。

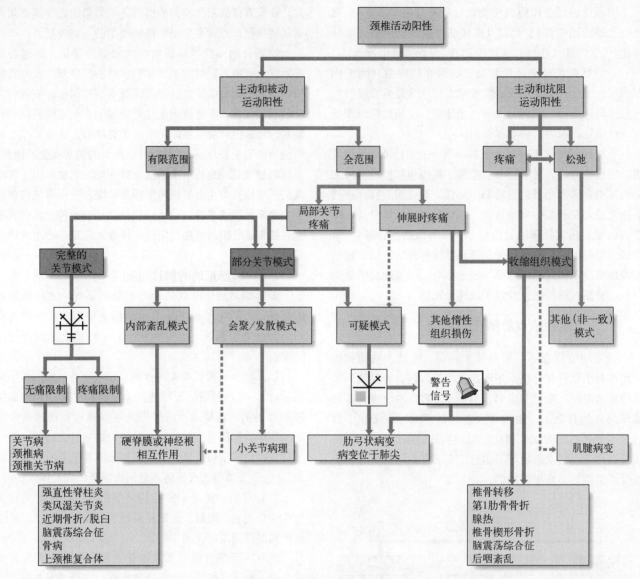

图 7-6 颈椎临床检查的解读

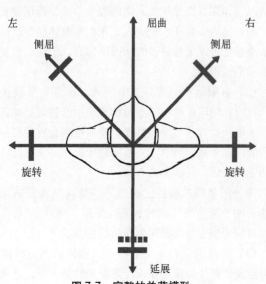

图 7-7 完整的关节模型

---

**！ 注意**

部分关节模式，如果一侧屈曲远离疼痛侧是唯一的疼痛活动，这是一个重要的警告信号（图 7-8）。

一个移位的椎间盘碎片是非常不可能干扰侧屈的同时让所有其他的运动自由。通常这种运动受限的原因位于颈椎（颈部、纵隔或肺尖）之外。

2. 积极运动和抵抗运动阳性 等距测试运动执行最大阻力可能导致疼痛、无力或两者的组合。肌肉收缩增加了椎间关节的压力。因此，在关节病变中积极抵抗运动并不是完全不可能的，尤其是在急性或亚急性阶段，如急性斜颈或有高度炎症时。然而，被动测试仍应占主导地位。

当在一个方向的等距测试中发现明显的收缩运动时，以及在相反方向的主动和被动拉伸中发现疼痛时，应考虑肌肉肌腱结构损伤的可能性，尽管这不是很常见。当抵抗

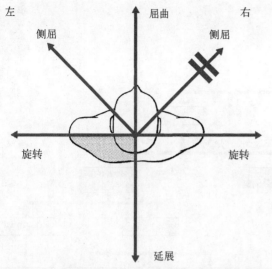

图 7-8 可以的部分关节模式（有色部位表示疼痛部位）

运动明显比主动和被动运动更积极时，或者当模式包括弱运动时，这是一个警告信号。应排除椎体转移、第1肋骨骨折、腺体发热、椎体楔形骨折、脑震荡后综合征、咽后肌腱炎或脓肿。

> **注意**
> - 需要仔细地观察比主动或被动运动更痛苦的等距收缩。
> - 一个或多个颈部运动的无力表明存在严重的紊乱，需要进一步的调查。

当没有发现明显的疼痛和（或）无力，或模式不一致时，基于临床的诊断是非常困难的，患者应该进一步检查。

### （二）肩胛运动的解读（图 7-9）

耸肩涉及很多不同的结构：肩锁关节、胸锁关节、上肋关节、考斯托 - 喙锁韧带、皮质 - 喙锁筋膜、上肺、臂丛和肌肉结构 - 升降，与此同时降肌变得伸展。

耸肩时的疼痛可能发生在肩胛的病变，使其变得伸展费力：例如，胸锁骨关节炎，愈合的根尖结核和第一个或第二个胸神经根，锁骨下、合囊状筋膜或第一个胸横关节的病变。重要的是要记住，这项测试也拉伸了胸廓硬膜，从而引起了胸椎间盘硬脊膜相互作用时的疼痛。

无痛限制显示肩胛骨相对于胸腔的移动性受损，要么是由于肩带软组织的挛缩，要么是由于胸锁关节或肩锁关节的严重病变。

疼痛限制是罕见的并指示病变，如血肿接触的肋喙突筋膜，根尖肺肿瘤或严重的胸骨锁骨病变。

在持续的运动中，一只或两只手的发麻表明有胸廓出口综合征。捻发音指后胸壁粗糙（见在线章节：惰性结构的紊乱）

### （三）手臂运动的解读（图 7-10）

**1. 手臂主动抬高阳性** 当主动抬高疼痛但不受限时，检查人员应确定疼痛部位。如果发现颈部有阳性体征，而肩部的运动在颈部区域受到损害，这可能是"传递压力"的结果，因此无关紧要。如果肩部和（或）手臂下的运动疼痛，问题是局部和全面检查肩膀，肘部或手腕应该随之检查。

疼痛和活动受限阳性可能提示肩带或肩部局部存在问题。适当检查肩带和手臂可以找到损伤部位。

许多条件限制主动但非被动臂的仰角。除了常见的一些疾病外，以下神经损伤也可引起：胸长或脊髓附属神经的单发神经炎，$C_5$ 的骨赘性或外伤性根性麻痹。肌腱断裂，尤其是冈上肌腱也可能限制手臂的抬高，如第1肋骨骨折或 $C_7$ 或 $T_1$ 的棘突骨折。心理性疼痛也是另一种可能。

**2. 手臂抗阻运动阳性** 当手臂的一个或多个等长测试疼痛或虚弱无力时，必须在肩部、肘部或手腕处寻找病

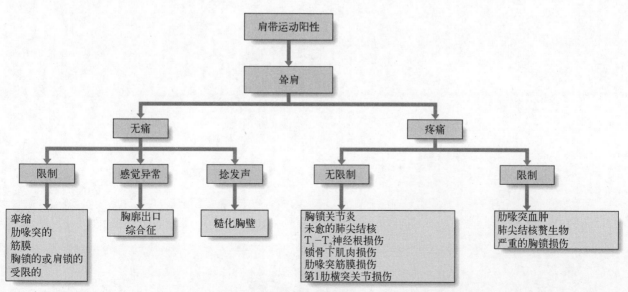

图 7-9 肩带运动

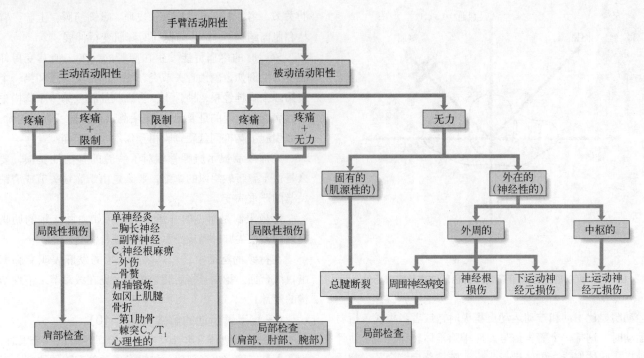

图 7-10 手臂运动

变。再进行适当的局部检查后再诊断。有时很难发现无痛的缺陷。此时要求患者进行最大程度的收缩，然后检查者来评估其强度。这种缺陷可能不同于一种轻微的麻痹，典型的神经根由椎间盘碎片压迫，完全瘫痪，如更严重的神经系统疾病或完全腱破裂所致。

检查者应该能够确定病情是肌源性的还是神经性的。神经缺陷或者有一个中心原因，上运动神经元病变 - 或是周围神经病变的结果 - 下运动神经元，神经根，神经丛或局部周围神经。当这个缺陷分段分布时，问题必然在于颈椎。在更广泛的神经系统疾病（如中枢神经系统疾病和脑血管疾病）中，缺陷更为广泛。

无痛性肌源性无力可能是肌腱完全破裂的结果。导致手臂无力的最常见病症是神经根受压 - 通常是 $C_7$ - 被椎间盘移位。在整形外科医学中，手臂无力的最重要的非机械性原因是肩胛上神经的单神经炎、椎体转移、$T_1$ 神经根损伤、神经性肌萎缩、$C_5$ 牵引麻痹和神经纤维瘤。

（杨 帆 张子旋 翻译）

# 第8章

# 机械障碍

颈椎的机械性疾病影响运动系统的结构，通常与脊柱老化的后果有关。椎间盘水平的退行性变化可能导致椎间盘移位，也可能导致韧带、关节囊、神经组织和血管结构的解剖学和生物力学变化。除了这种变性导致某些疾病的发展，损伤和过度使用也可能导致颈部区域的软组织损伤（知识点 8-1）。

### 知识点 8-1

**颈椎的机械性病变**

椎间盘病变
- 椎间盘 - 硬脊膜相互作用
- 椎间盘 - 神经根相互作用

退行性改变
- 伴有局部疼痛
  - 引起韧带挛缩的上部两颈椎关节病：老年晨起头痛
  - 寰枢关节亚急性关节炎
  - 关节面关节病
- 伴有根性疼痛：骨赘根压迫
- 脊髓型颈椎病

关节囊病变

肌腱损伤
- 半棘肌或头夹肌的损伤
- 颈长肌损伤（咽后肌腱炎）

---

机械性疾病与活动有关，这意味着症状受到运动和（或）姿势的影响。之前谈论的问题，如"什么使你的症状出现？"或"是什么使你的症状消失？"引出的答案可能表明患者患病的类型。

## 一、退行性变与解剖学改变

颈椎的退行性改变是正常老化过程的一部分，在老年人中普遍存在。他们通常无明显症状。因此，根据偶然的影像学发现，容易做出诸如"退化""关节病""骨赘症""脊椎病"或"脊椎关节病"等诊断。在当前文献报道中，结构变化的发现与症状的存在之间的差异是一致的。

### 颈椎老化

由于人类的双足负重，轴向脊柱受到作用在不同结构上的增加的力。椎间盘是完全无血管的，在这种情况下最易受影响；退化在生命中开始得很早，并随着年龄的增长而发展。椎间盘退行性变之后是脊柱的其他结构如骨、韧带、囊和关节突关节的改变。

1. 颈椎间盘老化　在健康个体中，颈椎间盘具有与腰椎间盘非常相似的结构：纤维环，其包含髓核。只要椎间盘不受到过大的不对称力，盘内的液压机构就能完美地工作。由于在日常活动中或在没有活动的情况下受到过度的力，它变得有缺陷。环形纤维变得紧张和扭曲，髓核开始变干。这是椎间盘退变的特征性征兆。

已经表明，在生命的前二十年，纤维环发生侧向撕裂。它们倾向于发展关节状结构——即无脊椎关节——然后开始进行转化。在第二、三十年，侧向撕裂扩大到椎间盘的内侧，通常椎间盘以完整的横劈分裂成相等的半部分。这些解剖改变导致椎间盘不稳定，并有利于纤维环或髓核的软骨移位的可能性（见下面：椎间盘移位）。

在第四十和第五十年中，由于蛋白多糖基质的丧失，髓核进一步干燥，结果导致椎间隙高度的减小和前凸曲线的出现。钩椎关节开始承受重量且倾向于萎缩。在这个水平上的退行性变化威胁到脊神经和椎动脉。

从第五十和第六十年开始，椎间盘倾向于坍塌，并高度进一步减小。椎体的边界形成支架，形成骨质增生和骨赘作为反应结果。脊柱强硬，关节段再次稳定。

参见第 31 章和第 32 章，对腰椎间盘的功能和行为进行了广泛的解释，这与颈椎的情况非常相似。

2. 椎间盘老化对周围组织的影响

（1）对韧带的影响：椎间关节的不稳定性导致整个节段的不稳定性。相关椎骨的过度和不规则运动导致纤维环的骨附着部位到椎体的牵引。前韧带和后韧带的抬起导致在椎体的前部和后部边界处形成骨刺，并且随后形成骨赘。此外，将韧带受到牵引力。它变形和扩大，并在伸展期间弯曲进入椎管。

（2）对小关节的影响：在 50 岁及以上的个体中，颈椎小关节退变的患病率非常高，随着年龄的增长趋势会增加。椎间盘高度的减小及随后从脊柱前凸到脊柱后凸的逆转导致剪切力更大地向小关节传递。他们开始承受重量，这进一步推动了退行性过程。其特征在于关节软骨的纤维化和侵蚀，软骨的部分或完全剥脱，以及新的骨形成。在随后的生命中，伴有关节周围纤维化的骨膜下骨赘发展，导致活动度大幅下降。

所有的中、下段颈椎受到几乎相同程度的影响，而在腰椎中，向较低水平阶段的退化程度增加。

（3）对钩椎关节的影响：随着椎间盘高度的逐渐减小，关于钩椎关节的骨突起彼此接近并被压在一起。介入(假)关节退化，导致骨赘增大关节表面并从椎体后缘进入椎间盘间隙和椎间孔。相邻神经血管结构（神经根和椎动脉）的损害是一种潜在的并发症。

（4）对椎管的影响：当椎间盘完全退化时可见椎间盘移位，可促进所有侧面的骨赘的发展，从而也进入椎管，威胁脊髓。一旦由钩椎关节形成的骨性部分相互接触，进一步的高度损失只能在前面发生。由于颈椎前柱的高度降低，颈椎前凸可能会减少甚至消失，从而导致退化颈部的典型位置——下颌向前突出。颈中区（C₃-C₆）的后凸畸形是脊柱关节病的常见表现。此外，扩大的黄韧带的屈曲使椎管变窄，特别是在颈部伸展期间。

（5）对椎间孔的影响：椎间隙减小、钩椎关节和关节突关节处的骨赘形成及小关节囊的肥大的关联导致椎间孔的减少和最终的神经椎间孔侵犯。椎间隙空间的进一步减小是由于上椎骨在伸展期间向后滑动引起的。

**3.影像学改变**　颈椎的退行性变化在有症状和无症状的成人中都很常见。在 50 岁以上的人群中，超过 50% 的无症状人群可以在普通 X 线上看到脊椎病。一项 500 名无症状的参与的磁共振检查研究表明，20 多岁的人群中，17% 的男性及 12% 的女性能检测到椎间盘变性；年龄超过 60 岁的人群中，86% 的男性及 89% 的女性可检测到椎间盘变性。在 50 岁以上的 7.6% 的受试者中观察到后部椎间盘突出与脊髓明显受压。临床问题是患者的症状是否是由成像所见的变化引起的。不幸的是，即使是最尖端的影像学研究也没能显示出疼痛，但只有结构异常可能会或可能不会引起患者的症状。

## 二、病理学

### （一）椎间盘病变：椎间盘移位

颈椎中的症状性椎间盘移位比通常认为的更常见。它们可以发生在儿童期以后的任何年龄，但根据年龄组的不同，存在不同的临床综合征。

软骨位移在 C₆-C₇ 和 C₅-C₆ 关节处最常见。偶尔可在 C₄-C₅ 或 C₇-T₁ 关节处发现，很少见于 C₂-C₃ 或 C₃-C₄ 关节。除了年轻人以外，核脱垂是非常罕见的。根据 Cyriax 研究，他识别到与椎间盘移位有关的临床图片并记录了症状和体征。可以区分分别导致椎间盘和椎间盘神经根相互作用的后中心和后外侧位移。重要的是，诊断是根据临床情况，根据患者的病史和功能检查进行的。仅依靠解剖结构的技术调查很容易导致曲解。它们有时可用于确认诊断，而不是用于诊断。椎间盘可以以两种方式移位：它们向后移动以压缩硬脊膜和（或）脊髓，或者向后移动以压缩神经根。

**1.后中心移位**　椎间盘组织的后向移位超出椎间关节间隙的后限，导致后纵韧带受压，并且通过韧带，在硬脊膜的前部上施加压力。这会导致多节性疼痛伴涉及硬脊膜，主要在斜方肌和肩胛区，但可能朝向头部和（或）胸部（参见第 7 章）。疼痛是椎间盘相互作用的结果：椎管内前部结构的刺激是硬脊膜症状的原因。单纯中后受压会引起中枢和（或）双侧疼痛。仅从中线侧向挤压会导致单侧感觉疼痛，但仍然是多节段性的。椎间关节内紊乱引起关节征可通过功能检查证实。

**2.后外侧移位**　如果挤压的椎间盘成分进入神经根管，就会发生椎间盘神经根的相互作用。椎间盘组织的后外侧移位引起神经根的压力，这导致一系列症状：压迫硬脊膜鞘（根痛）后出现第一节段疼痛，然后由于实质被挤压导致节段性感觉异常和（或）神经功能缺损。椎间盘移位可能是原发性的或继发性的。

（1）继发性后外侧移位：这是最常见的情况。患者在过去有颈部、斜方肌和（或）肩胛骨疼痛的一些后中心位移症状。在最近的受到攻击中，当椎间盘碎片从中心移动到一侧时，疼痛从颈部移动到上肢。当多节点颈部疼痛消失时，节段性根部疼痛逐渐增加。

（2）原发性后外侧移位：从一开始就感觉到前臂疼痛。之前没有颈部疼痛，因为最初没有硬脊膜的压迫，而是神经根直接压迫。节段性疼痛可伴有感觉异常和（或）神经功能缺损。由于这种情况非常罕见，因此应采用非椎间盘神经根受压或神经系统的内在条件进行鉴别诊断。

**3.椎间盘移位分期**　椎间盘移位也根据其变性的实际状态来表现。Cyriax 描述了七个阶段的椎间盘病变，每个阶段都是典型的特定年龄组，并且具有典型的病史特征（图 8-1）。

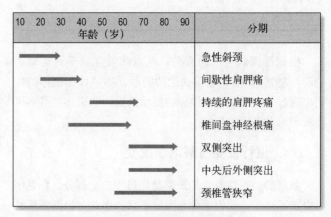

**图 8-1　椎间盘移位分期**

1 期：青少年或青年急性斜颈，急性颈部疼痛，完全固定和明显偏斜。这是大的椎间盘相互作用的结果，通常是核型。病灶在 10 天内自行痊愈。

2 期：间歇性肩胛骨疼痛，多为单侧但不总是在同一侧。患者年龄在 20 岁或以上。症状可持续数周。

3 期：50 岁以上患者的肩胛骨持续疼痛。由于颈椎疾病和颈部僵硬，椎间盘成分没有自行减少。

4 期：初期肩胛疼痛后上肢疼痛。患者在 35—65 岁。疼痛通常在前 2 周内增加，然后在接下来的 4～8 周保持不变，在 8～12 周后自行恢复。可能有感觉异常和神经性痉挛。

5 期：在老年患者中，双侧突出可能导致双侧上肢疼痛和所有手指感觉异常。

6 期：老年人的双侧头部、颈部和肩胛骨的疼痛可能是由于固定的后中心突出导致恒定的椎间盘相互作用所致。

7 期：椎间盘压迫脊髓。这导致在手和（或）脚的感觉异常。

骨赘可破坏脊髓前动脉，导致进行性截瘫。

4. 检查结果　据信，椎间盘退变和椎间盘移位本身就是无痛的事件。只有当邻近区域的疼痛敏感结构接受椎间盘异常并将机械压力和炎症变化转化为疼痛时，症状和体征开始出现。读者可以参考第 33 章 -"硬膜囊的概念"-详细描述这种硬脊膜假说。

（1）硬脊膜症状：当椎间盘碎片（在任何水平面上）向后中心突出时，可能在中线压缩硬脊膜，导致中央或双侧疼痛，或略微向一侧，导致单侧疼痛。硬脊膜是多节段神经支配的组织，将这种压缩转换成多节段性疼痛（见第 1 章）。颈部硬脊膜的疼痛可以扩散到上至头部、下至中胸区域，并且可以在该区域的任何地方感觉到（图 8-2）。然而，疼痛最常见于颈部、斜方肌和肩胛骨区域（图 8-3a）。有时见于胸锁区或腋部（图 8-3b）。

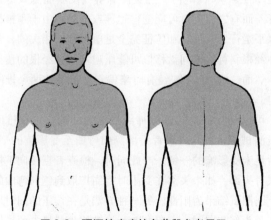

图 8-2　颈源性疼痛的多节段参考界限

患者经常提到一个触痛点，通常位于斜方肌上缘的某处，他们认为这是他们疼痛的来源。在触诊时，检查者确实找到了局部的压痛。然而，在检查期间，发现用于测试斜方肌的运动是无效的。此外，在颈部操作期间，压痛点可能移位，并且当获得完全且无痛的范围时，压痛点消失。这证实了压痛显然是一种没有定位和诊断价值的参考

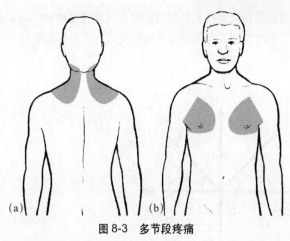

图 8-3　多节段疼痛

（a）最常见的分布包括斜方肌和肩胛间区；（b）较少，胸肌和腋窝区有疼痛感。

现象（见第 1 章）。这种多节段的压痛是硬脑膜症状之一，并且是由任何水平的硬脑膜压迫引起的。

与腰椎间盘突出症相反，咳嗽很少痛。非常特别的，吞咽可能是不舒服的，虽然引起这种症状的机制尚不清楚。

（2）硬脊膜征：查体时不会发现硬脊膜征。虽然颈部弯曲牵拉硬脊膜，但在这种运动中经常出现的疼痛应被视为关节征，而不是硬脊膜征。如果颈部弯曲从远处伸展硬脊膜，只能被视为硬脊膜试验，而这种情况并非如此。也没有相当于腰椎查体时中直腿抬高试验，可以通过简单的运动（保持膝盖伸展、屈髋）以区分硬脊膜疼痛、根性疼痛和肌肉紧张。一些神经根（$C_4$-$C_6$）固定在它们各自横突的沟槽上，而不是椎间孔。一些专家提出"上肢牵拉试验"（ULTT）作为伴或不伴辐射至上肢的颈椎病的一项有意义的检查。其目的是产生应力，通过周围神经（正中神经 - 桡神经 - 尺神经）传递到椎管内的结构。然而，与下肢不同的是，上肢的周围神经具有更复杂的过程。因此，进行"单纯"测试运动更加困难，虽然这些测试会对神经组织产生压力，但也会对颈部、肩带和手臂的一些收缩性和惰性组织产生压力。由于它们的特异性低，没有被纳入到颈椎的标准功能检查中。

（3）关节症状和体征：症状与活动有关：疼痛是由运动、活动和姿势引起或受其影响的。有时颈部运动时会有疼痛。

在查体时，一项不完全的关节内部紊乱模式被发现：一些动作疼痛并受限，或者在活动范围边缘出现疼痛，然而一些其他的动作不明显。这种不对称的程度可能细微，可能很明显的动作完全受限，导致头部偏向一侧。当关节内部紊乱和椎间盘相互作用较轻微时，不完全关节模式表现得较轻微（图 8-4a）。据推测，明显的体征是由严重的椎间盘相互作用引起的（图 8-4b）。被动活动通常比主动活动疼痛更明显，虽然可能会遇到被动活动可能减轻疼痛的情况。抗阻力活动不会加重疼痛，除非可能是抵抗关节

屈曲的活动。抵抗关节屈曲的动作可能轻度增加疼痛在更加急性的情况，可能是由于随后的压力变应作用于受影响关节。

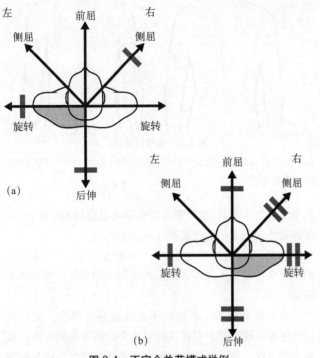

图 8-4 不完全关节模式举例

(a) 轻微；(b) 严重（颜色表示疼痛）。

当屈曲颈胸引起胸廓上部疼痛时，颈部、肩胛带和胸廓须进行进一步检查以区分颈部牵涉上胸部疼痛与肩胛带或上胸椎处的疼痛。运动是颈椎的关节征，但也被认为是胸椎的硬脊膜征。在屈颈时，硬脊膜被拉伸并向前牵引，以抵抗上胸部突出（见第 25 章）。

在主动或被动测试中可能会发现疼痛弧。这种症状有时出现在患有单侧症状患者的旋转运动期间及在患有中央或双侧疼痛患者的后伸活动中，并且是椎间盘病变的特征性的。

如果只有一个动作被证明是有意义的，那么它通常会朝着痛苦的一方旋转。当唯一痛苦的运动似乎偏离痛苦的一侧时，必须谨慎。这种征象可能发生在任何肋肩胛锁骨病变中，但也可能表明肺尖部有病变。需要进一步调查。

在椎间盘硬脊膜疾病中，无论是正常的皮质末梢感觉，还是在更严重的情况下的更典型的肌肉僵硬（"脆"）的末梢感觉是预期中的。这明显不同于关节疼痛或更严重的肌肉痉挛。

（4）神经根症状和体征：通过类比腰椎，背痛可能演变成坐骨神经痛，颈肩部疼痛可能会被上肢疼痛所取代。最初的多节段颈肩胛骨疼痛消失，严重的节段性疼痛向下至手臂逐渐出现。检查者必须注意，患者有时会忽略斜方肌或肩胛区的原始疼痛，但只关注于现有的严重症状。这种疼痛定位的改变是椎间盘侧向移动的结果

（图 8-5）。当神经根硬脊膜套受压，神经根疼痛出现时，硬脊膜上的压力停止。神经根受压的增加转化为症状和体征的增加。感觉异常和（或）麻木指向神经根纤维的累及，通常感觉在相应的皮肤节的远端。

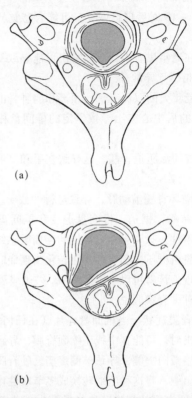

图 8-5 当椎间盘横向移动并压迫神经根时（b），硬脑膜上的压力（a）消失

传导功能可能受损，导致神经功能障碍，表现为轻度运动性麻痹（麻痹）、感觉性麻痹（皮肤痛觉减退）或两者兼而有之。反射可能变得迟钝或消失。由于颈椎神经根水平走行，其症状和体征完全是单根神经相关的，与腰椎神经根斜行、椎间盘移位可能压迫多个神经根的情况不同。然而，$C_6$ 和 $C_7$ 神经有时略偏斜，可能被两个椎间盘压迫。

可以增加额外的刺激神经根疼痛的测试。在椎间孔挤压测试中，首先将患者头部侧向弯曲至受影响的一侧，然后是未受影响的一侧。与此同时，检查者直接向下按压受试者头部。如果头部在受压时疼痛扩散到侧向弯曲的手臂，则测试结果为阳性。另一种方法是在按压的同时旋转受试者头部并向同一方向弯曲。这被称为"最大颈椎压缩试验"。在进行这项测试时需要非常小心，因为它也压迫椎动脉。

（5）脊髓症状和体征：在后中心椎间盘突出症中，脊髓也可能被压缩。脊髓受压本身并不疼痛。它会导致多节段感觉异常，通常在双手和（或）脚上都有感觉，经常受到主动或被动颈部屈曲的刺激或影响。感觉障碍随后很快出现。在更严重的病例中，步态会受到干扰，足底反射

可能呈阳性（巴宾斯基氏征），患者可能会出现痉挛、协调性不佳和下肢广泛无力。

检查结果见表 8-1。

**表 8-1　检查结果**

| | 症状 | 体征 |
|---|---|---|
| 硬脊膜 | 多节段性疼痛<br>多节压痛<br>（咳嗽时疼痛） | |
| 关节 | 活动 / 某些姿势时疼痛 | Deviation<br>部分关节型<br>疼痛弧<br>Crisp end-feel |
| 神经根 | 节段性疼痛<br>节段性感觉异常<br>节段性麻木 | 运动障碍<br>感觉障碍<br>反射减退 |
| 脊髓 | 四肢感觉异常<br>Lhermitte 征<br>足部感觉障碍 | 步态障碍<br>下肢痉挛性麻痹<br>反射亢进 - 阵挛<br>Babinski-Hoffmann 阳性 |

5. **常见的症状**　以下的临床图片都是由颈椎间盘突出引起的。症状和体征由移位的盘状碎片的大小、定位和退化程度以及所涉及结构的性质决定。

（1）急性斜颈：单侧疼痛，不对称表现。单侧急性斜颈是由椎间盘硬脊膜相互作用引起的，在 15—30 岁很常见。12 岁以下的急性斜颈很少由椎间盘引起（见鉴别诊断）。

①病史：大多数患者早上醒来时感到颈部僵硬。一旦直立起来，疼痛和僵硬就会加重。任何移动颈部的尝试会导致单侧疼痛，并辐射到斜方肌和（或）肩胛上区。有时，症状由于某种运动（如弯腰洗碗）、轻微的创伤（如头部受到重击）或咳嗽突然出现。

颈部的活动会使症状加重，甚至手臂的活动也会引起相当大的疼痛。当颈部支撑躺下时，疼痛会减轻，但要改变姿势非常困难，患者必须用双手牢牢地握住头部。

一些患者可能会提到既往病史，不一定有相同的症状。许多患者在急性斜颈发作时也感到头晕。

②视诊：患者头部向一侧偏斜。在由椎间盘病变引起的急性斜颈，偏斜通常是纯侧向的，在大多数情况下远离疼痛的一侧，不伴任何旋转。颈部屈曲时有轻微的偏斜。

③检查：检查时，可发现明显的关节体征。旋转和侧向弯曲具有明显的活动受限，通常是疼痛的一侧。通常在这两个方向中都不可能有任何运动（图 8-6）。除了某些伸展活动，其他动作痛苦程度要小得多，而且几乎不伴活动受限。末端感觉时缺乏的或是严重的肌肉僵硬。

抵抗运动甚至微弱的抗阻力运动，可能是痛苦的。患者不会收缩肌肉，因为肌肉的动作引起椎间盘压力的瞬间变化和疼痛加剧。

手臂运动也可能受损。在主动抬高同侧臂时，可能会出现假的疼痛弧线，在非常严重的情况下，患者甚至可能无法将手臂主动抬高到水平以上。这些继发性体征明显时压力传递的结果：当手臂达到水平时，肌肉的力量达到最大，颈椎肌肉的继发性收缩，会导致疼痛，并使手臂颤抖，出现假肩体征，不伴神经根和脊髓征象。

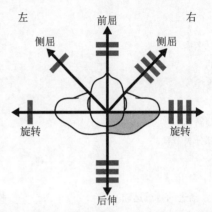

**图 8-6　急性斜颈部分关节模式（颜色表示疼痛）**

④诊断：限制的模式是诊断。急性斜颈是部分关节模式最突出的例子，表明关节内移位阻塞了部分关节。大多数病例使髓核的移位：患者则在颈部侧着或旋转着躺几个小时，髓核多在夜间慢慢移出。硬脊膜被压迫并受到刺激，导致颈肩部疼痛。突然发病提示环形移位。通常发生在 30 岁以上的患者。这种机制是由 Cyriax 在 50 多年前提出假设的，最近通过两项 MRI 研究证明了这一点。Maigne 等在一名 15 岁的男性青少年在斜颈发病后几个小时进行了 MRI 检查。在 $C_2$-$C_3$ 右侧的钩椎关节区域可见与液相信号强度增加，导致侧压过大并向外推 $C_2$。在症状缓解后 3 周重新进行的 MRI 检查并不显著。Gubin 等在 10 名儿童和青少年急性斜颈中进行的另一项 MRI 研究显示了相似的发现：在 $C_2$-$C_3$ 或 $C_3$-$C_4$ 钩椎关节附近区域可见高密度区。这些区域通常在患者感觉疼痛的一侧，并在数天后自行消失。

急性单侧斜颈的特征列于知识点 8-2。

⑤鉴别诊断：椎间盘突出性斜颈是颈部扭伤的最常见形式，应与许多其他类型的斜颈进行鉴别。

▲幼年和童年时期的斜颈：这可能是先天性的或后天性的。先天性类型包括由骨质、肌肉或神经源性因素引起的。

△骨质受损：通常是寰椎的异常，如半寰椎、部分寰椎发育不全或部分寰枕融合，以及 Klippel-Feil 综合征。Klippel-Feil 综合征是两个或多个颈椎的先天性融合。经典的临床三联征是：颈椎数目减少，颈项缩短，头颈部运

## 知识点 8-2

**单侧急性斜颈总结**

**定义**

- 急性斜颈是由于椎间盘成分后移位，压迫硬脑膜，导致椎间盘硬脑膜相互作用而引起的严重颈肩胛痛的突然发作

**发病**

- 急性发病：纤维环的（年龄 > 30 岁）
- 慢性发病：髓核的（年龄 < 30 岁）

**症状**

- 关节的
  - （疼痛）
  - 活动时疼痛
- 硬脊膜的
  - 硬脊膜疼痛

**体征**

- 屈颈时偏斜
- 明显的部分关节模式

**治疗**

- > 30 岁：牵引
- < 30 岁：渐进的持续运动

**自愈**

- 7 ~ 10 天

---

动受限。在中度受累的患者中，可能看不到这种经典的三联征，有时只有一些脊柱侧凸畸形或中度斜颈。

△ 先天性肌肉斜颈（congenital muscular torticollis, CMT）：是由胸锁乳突肌缩短引起的。这导致头部向受感染的一侧弯曲，下颌转向另一侧，也就是所谓的颈部知更鸟位置。CMT 是继髋关节脱位和马蹄内翻足后第三常见的先天性肌肉骨骼异常，据报道发病率为 0.3% ~ 1.9%。虽然已经有各种理论，但真正斜颈的病因仍然不确定。由于胸锁乳突肌的纤维化改变，单侧挛缩可能随后导致斜头、颅骨和面部不对称。早期诊断，CMT 可以非手术治疗，很少需要手术。事实上，简单的牵引治疗可以使大多数患者自愈。对于 1 岁以上的儿童，矫形手术具有美容和改善功能的好处，在 1—4 岁进行手术可获得较理想的结果。5 岁以后，治疗的方式和效果是有不确定的。

△ 获得性斜颈：应该谨慎对待，因为可能存在致病的潜在原因，有些危重甚至危及生命。伴随着咽喉周围炎症的自发性寰枢关节半脱位常被称为 Grisel 综合征。常见于 5—12 岁的儿童。然而，在婴儿期到 70 岁的人群中也有这种情况报道。斜颈可能在潜在感染发作后不久发生，也可能在颈部轻度创伤后发生。据报道，该综合征与鼻咽炎、颈椎骨髓炎、风湿病症及诸如扁桃体切除术或腺样体切除术、后鼻孔闭锁修复术和乳突切除术之类的外科手术相关。据推测，寰枢关节周围韧带的扩张和异常松弛是由咽部和鼻咽部炎症的直接扩散引起的。这导致 $C_1$-$C_2$ 不稳

定，伴有半脱位，（有时）还会出现破坏性的神经后遗症（10% ~ 15% 的患者有神经学症状或体征，严重后果包括四肢瘫痪和猝死）。这种情况开始于受刺激的胸锁乳突肌收缩。这种收缩导致头部的典型位置，很容易与急性椎间盘性的斜颈的位置区分开来。在椎间盘病变中，这种斜颈单纯发生在侧屈或屈曲或两者的结合。当胸锁乳突肌痉挛时，颈部会弯曲、侧向弯曲，并从疼痛的一侧转向另一侧（山鸟症或"黑鸟症"）（图 8-7）。

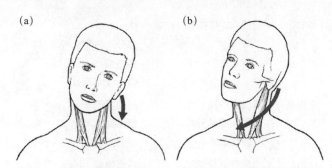

(a)　　　　　　　　　　(b)

**图 8-7**　（a）椎间盘性斜颈——这种斜颈只是单纯的侧屈。（b）Grisel 综合征：胸锁乳突肌的痉挛迫使头部向一侧弯曲和旋转，远离疼痛侧

寰枢椎半脱位的诊断需要放射学检查。在颈椎前后位片中显示出关节面的不对称，侧位片中显示出寰齿间距的增大。起始治疗包括颈套固定和广谱抗生素治疗。在非手术治疗 1 周后持续性斜颈没有得到改善的情况下，可请神经外科会诊。

▲ 痉挛性斜颈：痉挛性斜颈或颈椎肌张力障碍是最常发生的局灶性肌张力障碍，发病率为 8.9/100 000。肌张力障碍被定义为持续性、非自主性肌肉收缩，常引起扭曲或重复运动或异常姿势。症状的起因尚不清楚。这种情况常常导致颈椎疼痛和残疾，以及影响体位控制的损害。

通过视诊可做出诊断。可以看到患者总是不自主地朝着同一个方向突然转动头部。这种不自主的运动可以通过手动压力来阻止，也可以用来克服肌肉和旋转头部回到中立位置。肌肉以一种收缩的方式暗示神经紧张。

痉挛性斜颈的治疗包括行为调整，如训练患者调整头部的位置、生物反馈、催眠和抗胆碱能药物。当治疗不成功时，局部应用肉毒杆菌毒素 A 提供了一种非常有效的治疗方法。将肉毒杆菌毒素 A 注射到过度活跃的肌张力障碍的颈部肌肉组织中，以通过阻止乙酰胆碱从运动终板的突触前轴突释放来提供神经肌肉接头的分级的、可逆的去神经支配。肉毒杆菌治疗的成功率为 60% ~ 90%。当患者对其他治疗措施无效时，可考虑使用外科手术干预。尽管已经研究了多种手术技术，但最常用的方是选择性外周去神经支配方法。

▲ 心因性斜颈：患者将头部和肩胛骨固定在一个不可能的位置，这即提示了这种病变属于非器质性：头部向疼痛的一侧弯曲，肩胛骨在同一侧弯曲。导致头部侧屈固定

的无器质性病变致使患者不得不抬高肩胛骨。

在查体时，所有的主动和被动动作都是非常痛苦和有限的。抵抗运动是痛苦和软弱的。这也是非常可疑的。最后，末端感觉提示主动肌肉收缩，但在说服过程中持续的被动压力，很快引出全方位的运动和一个正常的末端感觉，进一步证实了诊断。

▲ 帕金森病：颈部可能会逐渐变得僵硬和疼痛，因为肌肉僵硬是锥体外肌张力增加的结果。被动活动范围远远大于主动活动范围，和其他典型的发现一样，视诊也是可确定的（如震颤、步态）。

△ 颈椎侧凸畸形：颈椎侧凸后存在代偿性胸廓曲线提示青少年侧凸、单侧颈肋、Klippel-Feil 畸形或先前胸廓成形术的可能性。

△ 脑膜炎：鉴别诊断不是很困难。脑膜炎患者的颈部出现急性疼痛并伴有头痛。有恶心、有时呕吐和发热。颈部是强直的。经检查发现硬脊膜症状和体征非常明显：即使是直腿抬高也是阳性（Kernig 征与 Brudzinski 征）。

⑥自然病程：未经治疗，疼痛持续且严重 2 ～ 3 天；1 周内病情会自愈。

⑦治疗：治疗主要通过理疗手法。具体方式是根据临床表现进行调整的。30 岁以下患者的急性斜颈常表现为髓核性；这些患者应该使用"髓核"技术治疗——渐进式持续旋转和（或）侧向弯曲，即试图将移位的髓核成分缓慢推回。较不常见的纤维环性病例应采用通常的"纤维环"操作技术进行治疗（见第 11 章）。

（2）单侧颈肩胛痛：这是最常见的颈部不适主诉。症状可能从 20 多岁开始，在所有年龄段都可能出现。这种疼痛具有反复发作的特点，具有不同的定位，最终或多或少变成慢性。

①病史：患者描述了单侧颈肩胛疼痛的时期，这可能是自发性或轻微创伤后出现的。疼痛可以是局部的，通常在颈部的中部或下部，或者是斜方肌区域、肩胛区域、肩部区域或头部。多节段特征表明疼痛是硬脊膜来源的。某些动作会加重疼痛——一个常见的说法是将头扭向一侧倒车时疼痛加重。某些姿势尤其是保持一定时间的屈颈（如阅读时），可能会增加疼痛。除了在床上翻来覆去外，夜里通常不会感到疼痛。这种疼痛的发作会持续几天到几个星期，然后自行消失。发病间隙不会有疼痛。新发疾病不总会在同一边。在 50 岁以上的患者，疼痛可能不会在两次发病之间完全消失。

②检查：可发现轻度部分关节型（图 8-8）。通常，6 种运动中的 2 ～ 4 种是痛苦的，其余是无痛的。被动运动通常比主动运动更痛苦。可能有轻微的活动受限，或发现疼痛弧。末端感觉相当脆，表明肌肉僵硬典型的椎间盘病变，但找到一个正常的、囊末端感觉这并不少见。不存在神经根和脊髓征。确定突出椎间盘水平并不容易，因为任何水平的任何椎间盘都会产生相同的症状（多节段疼痛）

和体征（部分关节模式）。患者的坐位或俯卧位振荡技术或仰卧的前后滑动运动有时可能引起疼痛，并提示突出椎间盘位置，但这并不总是可靠的。

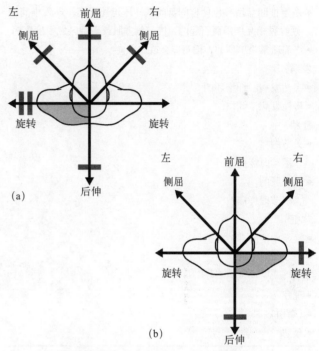

图 8-8 单侧颈肩胛痛的部分关节型（颜色代表疼痛）

③诊断：诊断是基于典型的病史和部分关节型检查的。病史是在发病过程中反反复复的疼痛，并受到特定动作和姿势的影响。这种疼痛是多节段型的，会放射到不同的皮区。运动疼痛的不对称提示部分椎间关节被移位的椎间盘碎片所阻塞，通常为纤维环的病变。

④鉴别诊断：包括肩带病变（如胸锁后综合征），上胸区（见第 26 章），胸腔内部疾病（如心脏、肺），或膈肌（见第 28 章）和神经学状况（如胸长或脊髓副神经炎）。

⑤自然病程：对于 50 岁以下的患者，在几周内有自发治愈的倾向。然而，许多患者并未完全治愈，并且在恶化期间留下轻微的疼痛症状。

⑥治疗：颈椎关节区单侧疼痛非常适合理疗。通常几个疗程就足以恢复活动范围并缓解疼痛。然而，必须告知患者椎间盘可能再次移位，复发并不罕见。每一次发作都应该以类似的方式治疗。但当有复发倾向时，应采取预防措施（即注意工作时的姿势、睡姿、锻炼，见第 13 章）。

单侧颈、斜方肌或肩胛部疼痛的总结见知识点 8-3。

（3）单侧神经根痛：由椎间盘突出压迫颈椎神经根硬脊膜所引起的根性疼痛是很常见的。该病的发病率为每年 1/1000，年龄在 45—54 岁发病率达高峰。病变很少发生在青春期。在患有颈椎根性疼痛的年轻患者中，在考虑椎间盘病变之前，必须排除其他疾病。对于 60 岁以上患者，根性疼痛由椎间盘神经根相互作用引起的也很罕见，而骨赘或转移性压迫的可能性更大（知识点 8-4）。

### 知识点 8-3

**单侧颈、斜方肌或肩胛部疼痛的总结**

**定义**

- 由于椎间盘后移位使椎间盘间歇性压迫硬脊膜，导致椎间盘硬脊膜相互作用而引起的颈椎、斜方肌或肩胛区域中度疼痛
- 疼痛通常是单侧的，但可能会改变方向

**发病**

- 突然发病：纤维环的
- 慢性发病：髓核的

**症状**

- 关节的
  - 活动时疼痛
- 硬脊膜的
  - 多节段疼痛

**体征**

- 轻至中度的部分关节型
- Crisp end-feel

**治疗**

- 理疗
- （牵引）
- 预防

### 知识点 8-4

根据年龄根性疼痛的原因

年龄 ←——— 35 ←—— 60 ——→
原因　　神经瘤　　椎间盘　　骨赘
　　　　　　　　　　　　　　　　转移瘤

①病史：一般来说，患者在过去几年中有反复发作的单侧颈肩胛痛的病史。目前症状开始于肩胛骨疼痛，但不能自愈。相反，某一天肩胛骨疼痛可能变得更加严重，并完全发生在单侧，随后转移到肩膀和手臂（知识点 8-5）。肩胛骨疼痛随后消失或减轻到不再值得一提的程度，而手臂疼痛增加并持续严重 1～2 个月。疼痛呈锐性疼痛而持久，并影响患者入睡。有时，患者只能通过将手臂抬到头顶来获得休息——这种姿势可以缓解根部的紧张感，但也可以扩大椎间孔并减少压力。这个临床表现高度提示了椎间盘神经根相互挤压，但不太可能出现在由脊椎病引起的神经根病中。手臂疼痛可能伴有一些手指的针刺感，随后是麻木。为了对引起感觉异常的其他病变进行鉴别诊断，收集更多有关其行为的信息是至关重要的：感觉异常在近端有多远扩散，哪些手指和它们的哪些部分参与其中，以及具体什么时候感觉到明显的针刺感？典型的特征是指内感觉既无边缘也无侧面。敲击皮肤可能会引起或加重针刺感，但移动手指没有影响。感觉异常的出现和消失，可能在白天，也可能在晚上，没有规律，没有任何明确的原因，并且不会持续超过一个小时。在疑难病例中，诊断性牵引

可能会有帮助：如果感觉异常在头部的人为牵引过程中消失。当牵引解除后又回来，原因显然是颈椎。在大多数情况下，疼痛和感觉异常在臂痛开始后 6～10 周自行消失。麻木完全消失可能需要几个月的时间。

### 知识点 8-5

**椎间盘根性疼痛的症状和体征**

| 症状 | 体征 |
|---|---|
| • 移动疼痛：肩胛骨疼痛被神经根疼痛取代 | • 最小关节征 |
| • 神经根节段性感觉障碍 | • 颈部运动 |
| 症状 | • 引起根性疼痛 / 感觉异常 |
| ○ 节段性疼痛 | • 节段性运动障碍 |
| ○ 局部感觉异常和 | • 节段性感觉缺失 |
| ○ 远端麻木 | |

②视诊：在非常严重的情况下，可能会出现避免疼痛的姿势：头部在侧屈位，大部分偏离疼痛的一侧。严重的根性疼痛可能会迫使患者将另一只手臂保持在躯体一侧。

③检查：询问患者疼痛的确切位置，以助于确定受影响的皮区和神经根。然而，应当注意的是，手臂疼痛的定位并不总是一个可靠的定位信号。由于 $C_5$、$C_6$、$C_7$ 节段背根硬膜内连接的发生率较高，故皮区间可能存在重叠，一个皮区包含一个或两个相邻节段。因此，一个人的皮肤分布可能与经典模式不完全匹配。一个更好指示被压迫椎体水平的是感觉异常。因此，如果患者提到针刺感，应该收集更多关于它们定位的细节。

可能存在关节征，但不是最重要的。通常只能看到内部紊乱的轻微部分关节型；由于突出部位于关节外部且关节运动不再干扰关节，因此关节征不如神经根症状重要。一些主动和被动运动活动可能引起或增加肩胛区域的疼痛。结束感很清脆。尽管不是很常见，颈部运动可能会影响手臂的疼痛和（或）针刺感。Spurling 征的检测（向下按压后伸旋转的颈部）也可能引起根性疼痛和感觉异常。头部抵抗运动是阴性的。

在病程的末期，颈部运动变得完全无痛，但手臂仍然会受到很大的伤害。在这一点上，最好的诊断线索（除了病史）是上肢检查时根性麻痹的特征模式。肌力减弱表明神经根已被压缩。运动缺陷的程度可能非常微弱。因此，检查者应仔细比较两侧肢体。严重的肌力减弱（3+ 或 4）是一个警告信号，表明病变很可能是非椎间盘突出的。在手指处寻找皮肤痛觉缺失并测试反应。不复杂的椎间盘相互作用不会引起脊髓征。

病史表明后外侧椎间盘移位的典型演变：初始发作为多节段颈椎关节痛，向节段性疼痛的转移，向下延伸至上肢。随着疼痛的增加，伴随的症状遵循一个严格的时间表：疼痛→感觉异常→麻痹→肌力减弱。

检查证实了病史：部分关节型联合阳性神经根体征。

④不同神经根的临床表现和鉴别诊断：最常被椎间盘压迫的神经根按发病率顺序为 $C_7$（56% ～ 70%），$C_6$（19% ～ 25%），$C_5$（2% ～ 14%）和 $C_8$（4% ～ 10%）。无论其原因如何，每个神经根损伤都会在与神经根所属的节段相对应的皮肤区域中产生疼痛。疼痛是围绕神经纤维的硬脊膜鞘受累的结果。当神经实质也受到影响时，神经分布的上肢常出现感觉异常。然而，神经分布可能发生变化，疼痛和感觉异常可能出现在与一个特定的皮肤区不完全对应的区域。神经纤维的更多参与会导致属于同一节段的肌力减退和皮区（主要是远端）的痛觉缺失。应该记住，其他（非神经）软组织损伤可能导致完全相同的节段性疼痛。因此，进行检查神经根传导的抵抗测试也用于测试其他原因导致的肢体放射痛。

▲ $C_1$、$C_2$ 神经根：在前两个颈椎水平没有椎间盘意味着椎间盘不能压迫神经根。$C_1$ 或 $C_2$ 皮区的疼痛（头痛；图 8-9）并不总是意味着 $C_1$ 或 $C_2$ 神经根受累；疼痛可能是多节段的，是由于颈椎下硬脑膜被后正中椎间盘突出压迫造成的。

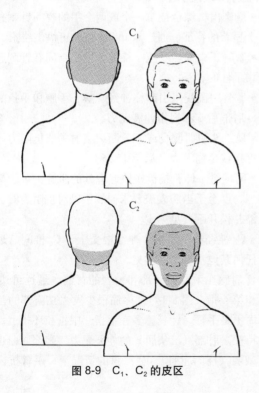

图 8-9　$C_1$、$C_2$ 的皮区

真正的节段性 $C_1$-$C_2$ 疼痛可能在老年人身上发现，通常是双侧的。可能是上颈关节的关节炎的结果，涉及囊和韧带结构。

$C_2$ 脊神经与寰枢椎（$C_1$-$C_2$）关节突关节的外侧囊非常接近，支配寰枢椎和 $C_2$-$C_3$ 关节突关节，因此这些关节周围的损伤或病理改变可能是头痛的来源。这尤其易发生在老年患者单侧寰枢关节粗隆。它引起单侧的深或钝痛，通常从枕骨放射到顶部、颞部、额部和眶周区域。同侧眼

流泪和结膜充血是常见的相关体征。临床检查显示明显的全关节模式，其中旋转动作尤其有限。

▲ C3 神经根：第 3 颈椎神经根经后侧椎间盘移位压迫是非常罕见的。

在颈部的外侧感觉到疼痛，并且涉及枕骨和颞区及脸颊的后部。可能存在针刺感或麻木（图 8-10）。临床上不会检测到肌力减弱。皮肤痛觉缺失是罕见的，但如果发生，会出现在颈部外侧的任何部分。

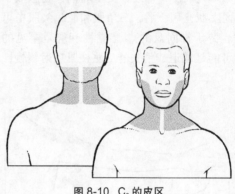

图 8-10　$C_3$ 的皮区

鉴别诊断：大多数 $C_3$ 疼痛起源于 $C_2$-$C_3$ 关节突关节。这个关节和第三枕神经似乎最容易受到颈部加速 - 减速（"鞭伤"）损伤的伤害。这个区域的疼痛也可能是硬脊膜在任何程度上受到压力造成的，并且是多节段的。心脏病也可能引起 $C_3$ 皮区的疼痛。另一种可能是三叉神经炎，其特征是三叉神经分布区域发生重度的刺痛和过电样的疼痛。

▲ $C_4$ 神经根：$C_4$ 的椎间盘病变很少见。其疼痛从颈部下半部向肩部扩散（图 8-11）。感觉异常似乎不发生在这个颈椎水平上。理论上，可发现斜方肌的肌力减退，但在实践中未检测到肌力减退。沿肩胛骨、三角肌中段和锁骨区域皮肤可发现水平皮肤痛觉减退。

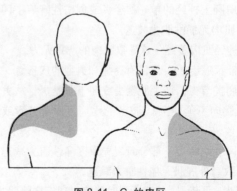

图 8-11　$C_4$ 的皮区

鉴别诊断：重要的是，肩胛上区经常是多节段硬脊膜疼痛的部位，这是由椎间盘硬脊膜相互作用引起的。肩胛上部疼痛也发生在：（a）肩带内的紊乱，如胸锁后综合征或第 1 肋横关节病变；（b）一些神经系统疾病，例如胸、

脊髓附件或肩胛上神经的单发神经炎；(c) 一些肺或内脏疾病，如胆囊炎症。在膈胸膜炎中，深呼吸时肩膀感到疼痛是典型的。

▲C$_5$神经根：C$_5$神经根受累通常不是椎间盘病变的结果，而是牵拉损伤或骨赘压迫的结果。C$_5$神经根的牵拉性麻痹发生于肩带受压的损伤和侵入第4椎间孔引起的骨赘性麻痹之后。两者都导致 C$_5$ 肌肉严重肌力减退，不伴疼痛。从手臂和前臂外侧到拇指基部都能感觉到疼痛（图8-12）。在 C$_5$ 神经根受压时，针刺感似乎不会发生。在冈上肌、冈下肌、三角肌和肱二头肌中可发现肌力减退。源于椎间盘的 C$_5$ 感觉性麻痹是罕见的。二头肌反射可能是减退或消失的；肱桡肌反射缓慢、消失或亢进。

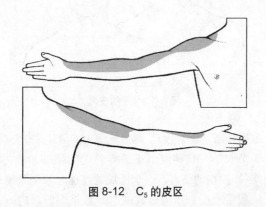

图 8-12 C$_5$ 的皮区

鉴别诊断：包括一些周围神经病变和所有的肩部病理学：(见第14、15章)。

• 肩关节脱位后腋窝神经麻痹：这导致无痛性肌力减退和三角肌萎缩，导致肩关节外展无力。旋转运动正常。

• 脊髓副神经单神经炎：斜方肌无痛性肌力减退，导致臂抬高活动轻微受限。

• 胸长神经的单神经炎：前锯肌无痛性肌力减退。手臂的主动抬高明显受限。

• 肩胛上神经的单一神经炎或创伤性麻痹：冈下（和冈上）肌肉无痛性肌力减退。

• 神经肌肉萎缩：这导致肌肉的严重无力。

• 带状疱疹：C$_5$ 皮区有疼痛和典型的皮疹。

• 肩关节炎、冈上肌腱炎或冈下肌腱炎：从关节囊或肩袖肌腱向下延伸至 C$_5$ 皮节的疼痛可由关节囊或肌腱套引起。

• 冈上肌断裂：部分断裂导致疼痛性肌力减退，完全断裂导致肩外展肌无痛性肌力减退。

• 冈下肌断裂：部分断裂时侧旋出现疼痛伴肌力减退，完全断裂时仅见肌力减退。

• 肩胛骨转移瘤或骨折：肩胛骨的被动活动性受限，与肩胛骨相连的肌肉肌力减退。

• 肌病：双侧冈上肌和冈下肌的萎缩提示肌病。肩膀制动引起的关节炎是一个痛苦的并发症。

▲C$_6$神经根：C$_6$神经根可被 C$_5$ 椎间盘或由来自钩椎关节或来自小关节的骨赘露头压缩。

疼痛沿着手臂的前侧，前臂的掌侧和手的桡侧一直延伸到拇指和示指（图8-13）。拇指和示指上有针刺感。二头肌、肱肌、后旋短肌和腕部伸肌的肌力减退。有时肩胛下肌也会受到影响。有时可在拇指指尖和示指上检测到皮肤痛觉减退。肱二头肌反射迟钝或消失。

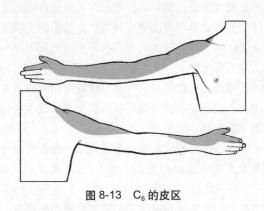

图 8-13 C$_6$ 的皮区

鉴别诊断：与以下疾病进行鉴别。

• 胸廓出口综合征：一个或两个手的夜间针刺感通常是一个显著的特征。通过 scapular 试验可提供线索。

• 腕管正中神经受压：桡侧 3 个半指间有针刺感。病史是指示性的。

• 肱骨中段受压引起桡神经麻痹：手腕和手指的伸肌瘫痪，肘部后旋和拇指伸展无力。

• 肱二头肌肌腱炎或部分断裂：肘关节抗阻力屈曲时出现疼痛或疼痛无力（见第15章）。

• 网球肘：伸肌桡侧短肌起源处的肌腱炎可能是如此的剧烈，以至于当病人被要求伸展手以对抗阻力时，常常会退缩并松开手（见第19章）。

▲C$_7$神经根：颈第7神经根受压于 C$_6$ 椎间盘远比受压于任何其他水平更为常见。

疼痛感在手臂的后部和前臂的背侧，最远可达第2、第3和第4指（图8-14）。疼痛很少发生在胸部的前部和上部而不是手臂。针刺感多在示指、中指和环指上。最明显的特征是肘部（三头肌）的伸展无力。腕部屈曲也可能肌力减弱（桡侧屈肌）。在严重的情况下，手臂抗内收的

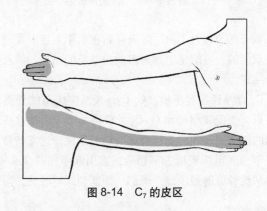

图 8-14 C$_7$ 的皮区

肌力减弱，甚至可能有一些可见的中部胸大肌的萎缩。检查者也可发现患者主动上抬手臂在最后 5° 缺乏。在不常见的大部分的前锯肌源于 $C_7$ 节的情况下，可以看到翼状肩胛。在示指和中指的背侧可见皮肤痛觉缺失。

鉴别诊断：与以下疾病进行鉴别。

• 铅中毒：最常见的症状之一是双侧腕关节无力。

• 支气管癌：这也可能导致双侧腕关节无力。

• 网球肘：在急性病例中可发现手腕伸展无力伴疼痛（见 $C_6$ 根）。

• 高尔夫球手肘：手腕抗拒屈曲的疼痛是主要的体征（见第 19 章）。

• 肱三头肌的肌腱炎：肘关节抗拒伸展时疼痛（见第 19 章）。

• 鹰嘴骨折：抵抗肘关节伸展时疼痛和无力，但这种情况伴随肘关节的关节征（见第 18 章）。

▲ $C_8$ 神经根：$C_8$ 神经根出现在第 7 颈椎和第 1 胸椎之间，并可被 $C_7$ 椎间盘压迫。

在肩胛下区和手的尺侧、中指、环指和小指及前臂的尺侧和远侧都有疼痛感（图 8-15）。中指、环指和小指可有针刺感。这种情况很容易与尺神经病变（"假性尺神经麻痹"）混淆。

拇指的两个伸肌都有肌力减弱。其他受影响的肌肉包括腕部尺侧偏肌、内收肌、手指普通伸肌和外展肌。有时肱三头肌也会有轻微的肌力减弱。小指见皮肤痛觉减退。

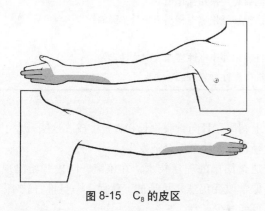

图 8-15　$C_8$ 的皮区

鉴别诊断：包括以下疾病。

• 胸廓出口综合征：这可能会导致尺侧手指的针刺感，有时也会导致手部肌肉的肌力减退。

• $C_1$ 或 $T_1$ 椎体的转移瘤：同时累及 $C_7$ 和 $C_8$ 神经根提示恶性疾病。

• 心绞痛：当疼痛扩散到左臂，尤其是手和前臂的尺侧时，应该考虑心脏病。

• 臂丛神经下干牵引麻痹：这也影响 $C_8$ 神经根源的纤维。

• 肘部尺神经的摩擦性神经炎或腕部尺神经的受压。

• 锁骨下动脉血栓形成：上肢疼痛，桡动脉不能触及。

▲ $T_1$ 神经根：该段包括上肢，因此和颈部检查一同进行。通过 $T_1$ 椎间盘突出物压迫第 1 胸椎神经根是非常罕见的并且从不导致麻痹。

$T_1$ 疼痛感在两个不同的部位：胸肩胛区和前臂尺侧（图 8-16）。胸痛可由咳嗽和屈颈引起。$T_1$ 神经根由肩胛骨的向前运动及通过手臂外展和屈肘以使手伸到脖子后面动作牵拉。手掌的尺侧感觉如针刺感。$T_1$ 麻痹的特点是手部肌肉肌力减退，但不是由椎间盘病变引起的。而且，$T_1$ 区域的麻木通常是非椎间盘的原因。胸椎麻痹与 Horner 综合征是肺上沟瘤的主要症状之一，椎体转移瘤也可累及 $T_1$ 神经根。

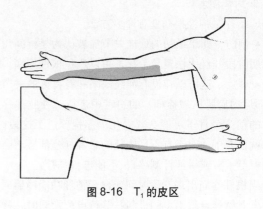

图 8-16　$T_1$ 的皮区

鉴别诊断：与以下疾病进行鉴别。

• 颈肋：这可能压迫部分来源于 $T_1$ 神经根的臂丛下干。

• 正中神经受压：在腕管综合征中，疼痛有时会扩散到前臂。手中由正中神经供应的大部分肌肉也部分来源于 $T_1$ 神经根。

• 尺骨神经受压：这可能导致手部尺侧的针刺感。由尺神经支配的手部所有小肌肉也部分来自于 $T_1$ 神经根。

• 肌萎缩侧索硬化：手部内部小肌肉的肌力减退和萎缩常常是肌萎缩侧索硬化的最初症状之一。

▲ $T_2$ 神经根：$T_2$ 神经根用于颈部检查，因为它引起上肢感觉的症状。

这种脊椎水平的椎间盘病变极为罕见。如果确实发生，会引起胸肩骨疼痛放射到手臂内侧直到肘部（图 8-17）。疼痛受颈部屈曲、肩胛骨近似和有时 $T_1$ 的拉伸的影响。

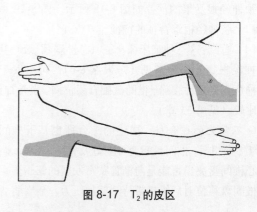

图 8-17　$T_2$ 的皮区

⑤自然病程：在椎间盘根相互作用中，疼痛和神经功能障碍的自愈是常见规律。从手臂疼痛开始算起，神经系统缺陷的患者通常在 3 个月左右恢复，而没有神经系统缺陷的患者通常在 4 个月左右恢复。麻痹越明显，疼痛越快消失。在疼痛停止 3～6 个月后，肌肉力量几乎肯定会恢复正常。唯一的例外是 $C_8$ 根，可能需要 6 个月或更长时间才能恢复。感觉障碍在一年内逐渐恢复。Mochida 等对 38 例侧颈椎间盘突出症患者进行了临床及 MRI 随访研究。所有患者均采用非手术治疗。研究者的结论是："移行型侧向椎间盘突出回缩的发生率非常高，因此不仅对于神经根疼痛的患者，而且对于上肢肌萎缩的患者，都应该选择非手术治疗"。

⑥治疗：神经根病变有许多方法。

▲预防：如果最初的颈椎关节痛被认为是椎间盘突出的早期阶段并经手法复位治疗，可以避免根性疼痛。

▲理疗：这可以在没有神经缺陷和有良好的关节症状（颈部运动肩胛区域疼痛）的患者中进行。在肱部疼痛发作后的前 2 个月里可能会减少几个疗程。过了这段时间，效果就很差了。对于有不良体征的患者（颈部活动会使疼痛放射至手臂或手部针刺感），不能进行理疗。

当根性疼痛出现一段时间或出现神经功能障碍时，最好向患者解释自行治愈的机制并等待自愈。同时，神经根阻滞用于控制疼痛。单侧肩胛疼痛超过 6 个月，通常可以通过 2～3 个疗程的手法治疗可见效果。肩胛疼痛停止，自发治愈的机制重新启动。

▲浸润疗法：对于理疗失败或没有理疗指征的患者，1～6 次，每次 2ml 的类固醇溶液神经根浸润治疗可以获得明显的临床缓解。疼痛和炎症在自行愈合期间减少。

每天进行牵引，或者戴上 2～3 周的颈套也有助于减轻疼痛。

▲手术治疗：颈部手术治疗椎间盘神经根相互作用的较常见。这种情况具有良好的自愈率，只有在特殊情况下才应考虑手术干预：反复发作，疼痛无法忍受，或未能自愈。此外，手术的长期效果并不比自愈好。

▲反复发作：在伴神经功能缺损的根性疼痛自愈后很少见，但于其他情况并不罕见。

颈神经根受累的治疗如图 8-18 所示。图 8-19 总结了颈部和上肢神经根综合征的特征。

(4) 总结：这三种临床综合征（急性斜颈、颈肩胛痛、颈椎神经根痛）最为常见（知识点 8-6），可与发于腰椎的三种病变（急性腰痛、椎间盘硬脊膜背痛、坐骨神经痛）进行比较（见第 33 章）。

6. 不常见的综合征 描述的综合征也基于椎间盘病变，与腰椎相反，椎间盘病变可能危及脊髓。Cyriax 认为，后中心椎间盘突出可能是向椎管狭窄发展的第一步。未减压的椎间盘移位对后纵韧带持续施加压力。后者将骨膜从

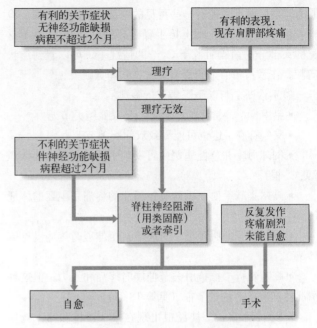

图 8-18 颈椎神经病受累的治疗

知识点 8-6

**颈椎间盘综合征**

常见
- 椎间盘硬脊膜相互作用
  - 急性斜颈—相当于急性腰痛
  - 颈肩胛痛—相当于椎间盘硬脊膜背痛
- 椎间盘神经根相互作用
  - 颈椎神经根痛—相当于坐骨神经痛

不常见
- 急性斜颈伴中枢性疼痛及对称性影像
- 慢性中枢性颈肩胛痛

椎骨上剥离。骨向骨膜生长和骨赘生成。这些减少了椎管前后径，椎管狭窄综合征发生。

通过简单的理疗技术，在该第一阶段开始出现的临床影像学改变仍然是可逆的。然而，一旦椎管狭窄开始，就不可能减少。

(1) 病史：年轻或中年人会出现严重的中枢性颈部疼痛，要么是自发的，要么是外伤的结果，通常是鞭打伤。疼痛使头部弯曲。不久之后，双上肢也会因为感觉乏力而疼痛。在双臂或四肢远端出现感觉异常。

(2) 检查：在急性病例中，颈部通常固定在屈曲状态，这情况可能很严重导致下颌接触胸骨，颈部后伸活动完全受限。运动模式是对称的，旋转和侧向弯曲同等受限。主动抬高双臂是痛苦的，有时受限。不伴神经根症状。脊髓体征通常是不存在的，除非在有锥体束体征这种特殊的情况下，可能被发现。

(3) 诊断：依赖于病史（突然发作）和临床检查，

| 神经根 | 神经鞘 | | 神经纤维 | | 鉴别诊断 |
|---|---|---|---|---|---|
| | 疼痛 | 感觉异常 | 运动障碍 | 感觉障碍 | |
| $C_2$<br>(不是<br>椎间盘) | 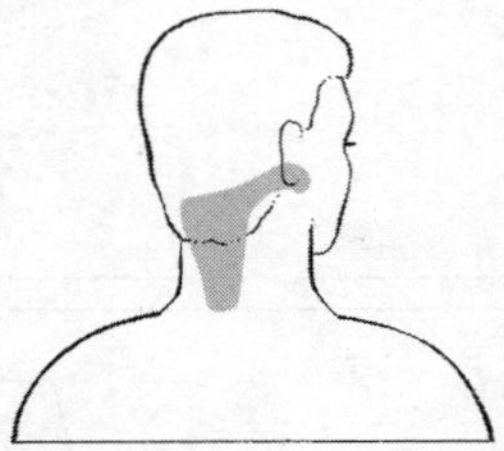 | 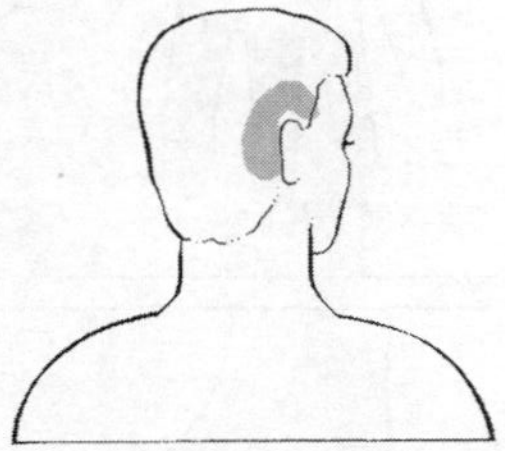 | 无 | 无 | 累及硬脊膜<br>寰枢关节紊乱 |
| $C_3$ | 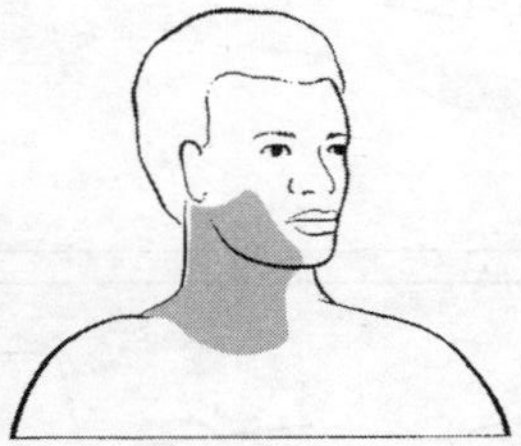 | 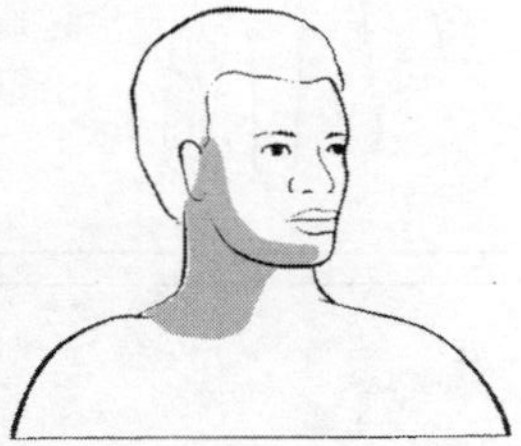 | 无 | 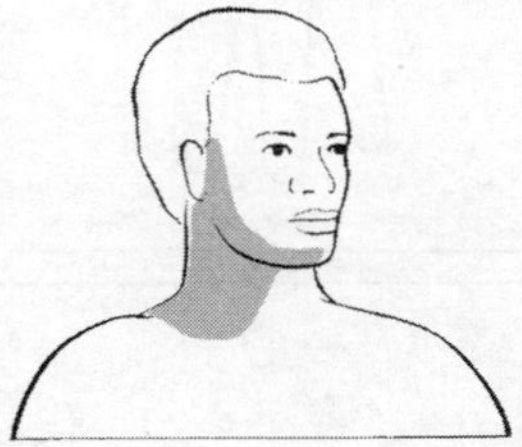 无 | 累及硬脊膜 |
| $C_4$ | 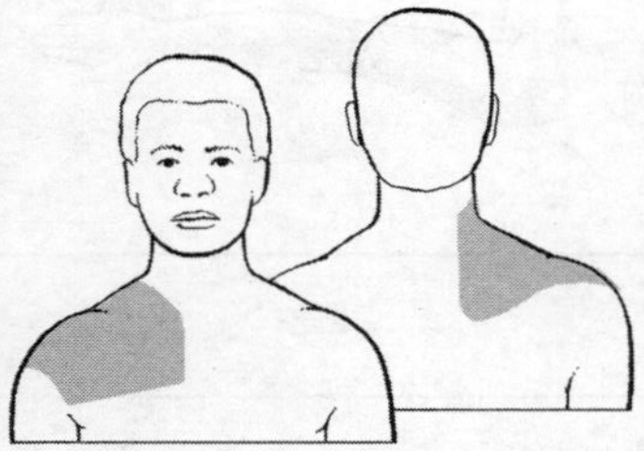 | 无 | 无<br>(斜方肌?) | 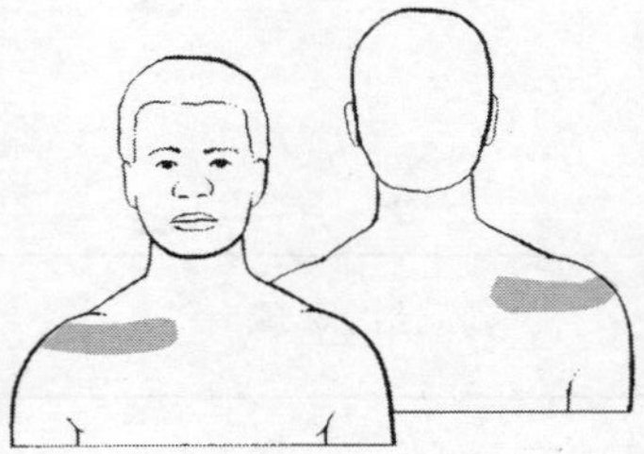 | 累及硬脊膜 |

图 8-19 颈部和上肢的神经根综合征

117

| 神经根 | 神经鞘 | | 神经纤维 | | 鉴别诊断 |
| --- | --- | --- | --- | --- | --- |
| | 疼痛 | 感觉异常 | 运动障碍 | 感觉障碍 | |
| C5 | 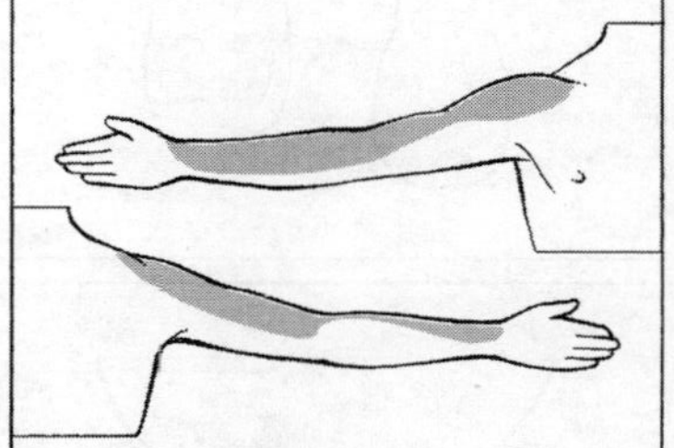 | 无 | 冈上肌<br>冈下肌<br>三角肌<br>肱二头肌<br>反射：肱二头肌、肱桡肌 | 无 | 颈椎间盘病变+肩部病变合并，C5神经根牵引麻痹，腋神经脱位后麻痹，脊髓副神经、胸长神经、上神经单发神经炎，创伤性肩胛上神经麻痹、带状疱疹、肌病（三角肌、冈上肌、冈下肌）+肩关节囊疼痛，冈上或冈下肌腱断裂，肩胛骨转移瘤，横膈膜胸膜炎 |
| C6 | 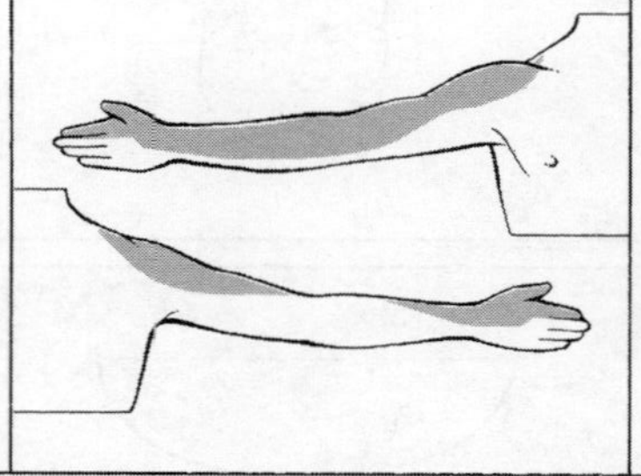 | 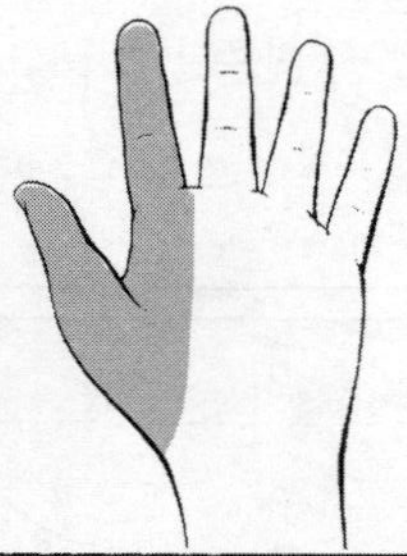 | 肱二头肌<br>肱肌<br>旋后肌<br>桡侧腕伸肌<br>（肩胛下）<br>肌肉萎缩：肱桡肌<br>反射：肱二头肌 | 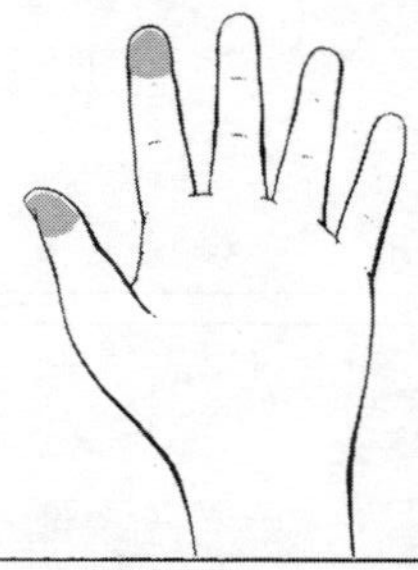 | 腕管正中神经受压，第1肋骨或颈肋压迫臂丛神经、肱二头肌腱炎或部分断裂，肱骨中部桡神经受压，类风湿神经束膜炎（类风湿关节炎的并发症），单肩关节炎，网球肘 |
| C7 | 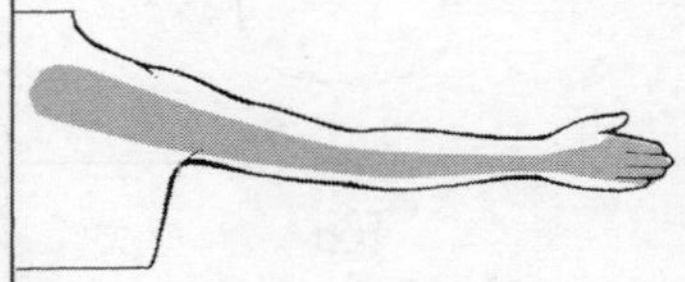 | 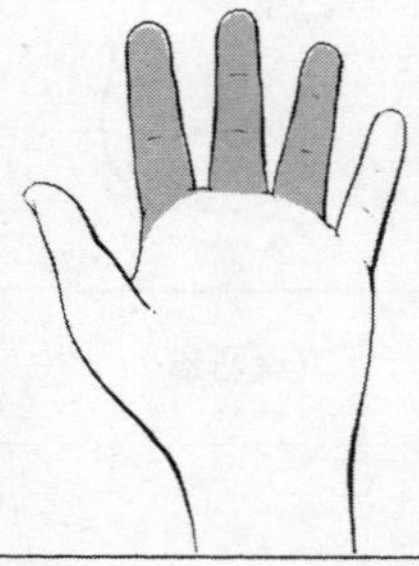 | 肱三头肌<br>桡侧腕屈肌<br>（桡骨腕伸肌）<br>（背阔肌）<br>（前锯肌）<br>肌肉萎缩：胸大肌 | 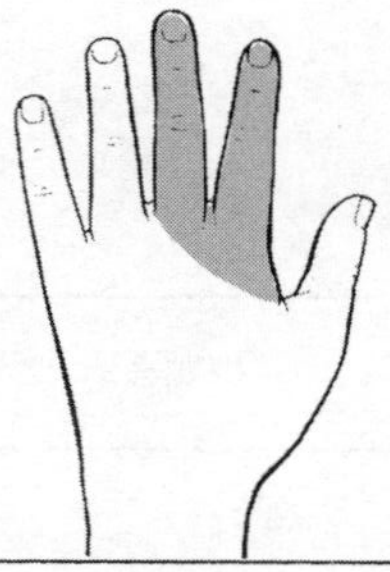 | 铅中毒（双侧）<br>支气管癌<br>网球肘、高尔夫手肘<br>三头肌肌腱炎<br>尺骨鹰嘴骨折 |

图 8-19 颈部和上肢的神经根综合征（续）

| 神经根 | 神经鞘 | 感觉异常 | 神经纤维 | | 鉴别诊断 |
|---|---|---|---|---|---|
| | 疼痛 | | 运动障碍 | 感觉障碍 | |
| C8 | 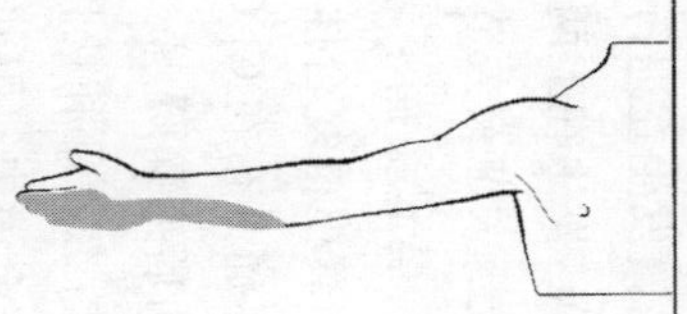 | 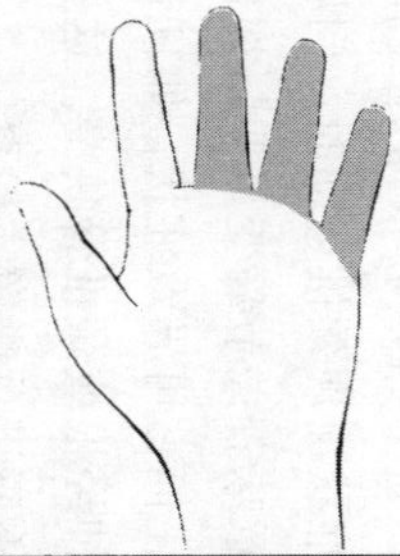 | 尺侧腕伸肌和屈肌 拇指伸肌和内收肌 趾总伸肌 (肱三头肌) | 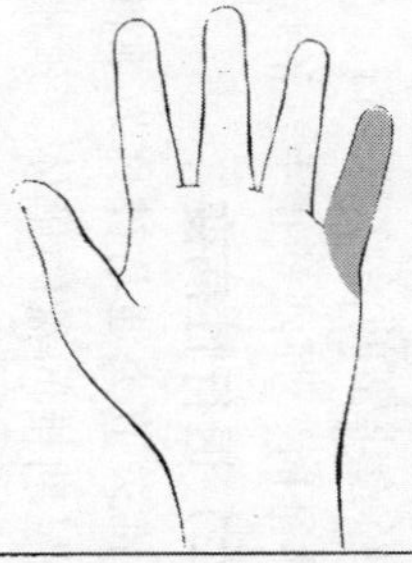 | 颈肋压迫臂丛神经、第1肋骨压迫臂丛神经、C7或T1肿瘤、肺上沟瘤(肺尖)、心绞痛、臂丛神经下干牵引伴神经功能缺损、肘部尺神经摩擦性神经炎、手腕尺神经受压、锁骨下动脉血栓形成 |
| T1 | 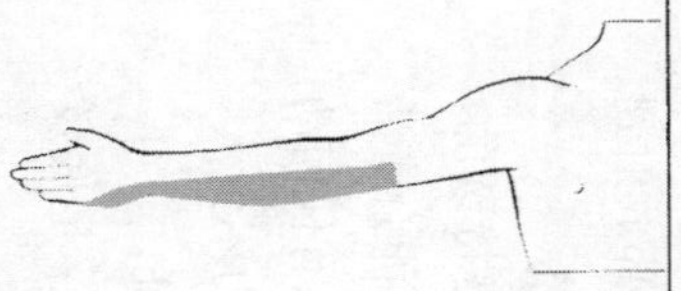 | 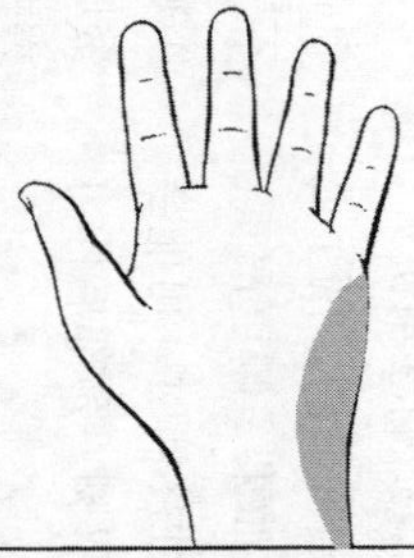 | 麻痹=非椎间盘 | 麻痹=非椎间盘 | 颈肋 肺沟肿瘤 脊椎转移瘤 正中神经受压 |
| T2 | 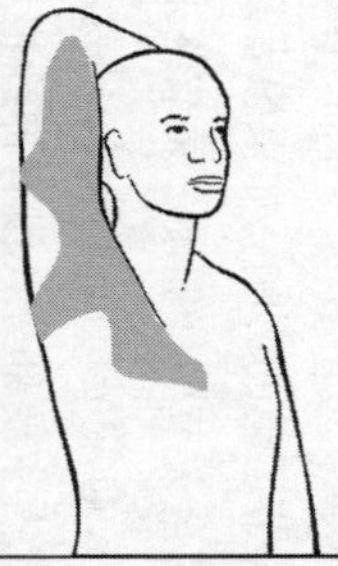 | 无 | 无 | 无 | 无 |

图 8-19 颈部和上肢的神经根综合征(续)

119

表现出后伸运动明显受限。

（4）鉴别诊断：包括完全关节型的疾病：如椎体骨折和其他骨性疾病。严重强直性脊柱炎也有明显的后伸活动受限类似的临床表现。

（5）自然病程：这种类型的斜颈倾向于自行恢复，尽管非常缓慢。

（6）治疗：手法复位是治疗的选择，但应避免旋转动作。治疗师应谨慎地选择技术，并谨慎地进行，以避免后纵韧带进一步向脊髓移位或拉伸。

7. 颈部、斜方肌或肩胛区的中枢或双侧疼痛 这种情况会导致中枢性颈痛，伴或不伴有枕部、斜方肌和肩胛骨的双侧放射，但也会出现缓慢无痛的发展。疼痛是压迫硬脊膜的结果（图 8-20）。脊髓症状表明脊髓受累。脊髓症状表示不可逆的传导障碍。从疼痛、脊髓症状到不可逆的脊髓体征的进化可能需要几年的时间。

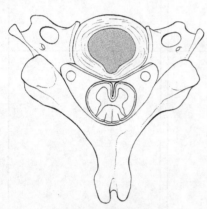

图 8-20 椎间盘后移位

（1）病史：通常是中年人。他们开始主诉是中央颈部疼痛，随后从枕骨两侧扩展到斜方肌。疼痛逐渐扩大，放射到肩胛间区和肩胛骨两侧。可能有一段时间，两个上肢开始疼痛。手臂的疼痛可能会交替：如果一侧更严重，那么另一方面则相对较少。当变为持续性疼痛时，可能会在双手出现针刺感，随后针刺感也会在双脚。颈部后伸可引起或增加针刺感。

在中老年患者中，整个病程可能完全是无痛的。它开始于四肢的针刺感：首先双手，然后从双膝前部放射到脚部。步态逐渐变得紊乱，双手出现乏力。

（2）检查：关节体征可能很不明显。疼痛是持续的，但不太受关节运动的影响。如果患者是老年人，可能会有活动受限的完全关节型伴僵硬、关节终末感觉。如果有任何动作是痛苦的，通常是弯曲和伸展。只要对脊髓的压力不太大，症状本身就占主要部分，没有神经根和脊髓的体征。

压迫增加导致脊髓型颈椎病的临床综合征：足底反射阳性，下肢不协调、僵直，上肢无力。

病史是非常重要的，尤其是在开始过程中，在脊髓征和症状出现之前。患者可能在过去曾有过斜颈或单侧颈肩胛痛的发作。随着年龄的增长，疼痛集中，以及检查时

无痛的完全关节型，提示椎间盘病变。当脊髓受累时（多节段感觉异常，步态紊乱），检查变得至关重要。

（3）鉴别诊断：当出现中央或双侧疼痛时，应特别注意与可能引起类似症状的其他病变做出鉴别诊断：关节炎，强直性脊柱炎，类风湿关节炎，近期骨折，脑震荡后综合征和骨病。在存在双侧感觉异常的情况下，必须从感觉性中风和多发性硬化症进行鉴别诊断。

（4）自然病程：有自行治愈的趋势，但椎间盘突出的回缩是缓慢的。

（5）治疗：后正中椎间盘突出症不压迫脊髓，可以通过手法来减轻，只要避免旋转手法。操作必须在足够的牵引和经验丰富的治疗师执行。当出现脊髓压迫的症状和（或）体征时，强烈禁止手法治疗，需要手术治疗。

## （二）退行性病变

颈椎关节炎通常被称为颈椎病或脊椎关节病。开始于生命早期椎间盘的解体。颈椎间盘老化及其对周围结构的影响在本章的前面已经讨论过。75%～90% 年龄在50 岁以上的人椎骨和椎间盘结构发生退行性变化。从中年开始，在 50% 以上的无症状人群中，X 线平片和 MRI检查表现出明显的退行性变。因此，大多数作者强调，异常的影像学表现与症状之间没有一致的相关性。认为疼痛起源于颈椎退行性变的结论常常是通过单纯的影像学检查得出的。关节病变的重要性被高估了，因为在大多数情况下，退行性疾病本身并不痛苦，只会导致关节僵硬。临床医生的任务是确定退行性改变与患者症状之间的可能关系。

无症状的颈椎关节病在关节囊比例上表现出无痛性的活动受限，在活动范围的边缘仅仅是不舒服。

症状性颈椎病应根据病史和临床检查进行诊断。当患者的症状出现颈椎运动时，问题显然在脊柱内，但这并不一定意味着关节病变是罪魁祸首。虽然退行性变本身并不痛苦，但它可导致症状，如韧带挛缩、小关节过伸、骨赘压迫神经根或颈椎管狭窄。这些病变的诊断应根据临床表现而不应进行影像学检查。

1. 局部疼痛 颈部疼痛，无论是单侧或双侧，伴或不伴头部放射痛，发生在退行性情况下，影响颈上韧带复合体或小关节。这发生在上两个颈椎关节关节病、寰枢关节亚急性关节炎、关节突关节病或外伤性骨关节病。

（1）老年人晨起头痛：老年人的"晨起头痛"被认为是由于寰枕和寰枢椎复合体的韧带挛缩造成的。该假说依赖于典型的疼痛分布在 $C_1$-$C_2$ 皮区，临床上的革质末端感觉，以及活动后疼痛缓解。随着年龄的增长，在 $C_1$-$C_2$皮区的疼痛加重：上颈部和枕骨中部、太阳穴和前额（$C_2$）。局部疼痛可能完全消失，因此患者仅主诉枕额头痛。头痛只在睡醒的时候才会出现，而且每天早上都会发生。几个小时后，疼痛开始减轻，到中午时所有的症状都消失了，第二天早上又复发了。在病程的后期，疼痛可能会持续更

长时间。

在检查时发现完全关节型。这些动作不疼痛，只是僵硬和不舒服。末端感觉很难但不是骨到骨；相反，它是革质的，表明关节囊挛缩。X 线显示一定程度的关节病，与患者年龄相符。

鉴别诊断是创伤性关节炎和脑震荡后头痛。在这两方面，病史都是独特的。

这种情况很容易通过手法治愈：1～4 个疗程的关节囊缓慢拉伸可使所有症状消失。年龄不是操纵的禁忌证，但是患者年龄越大，治疗师就越需要循序渐进地工作：在一个疗程中进行的动作更少，每次疗程之间的间隔时间就更长（总结在知识点 8-7）。

---

**知识点 8-7**

**老年人晨起头痛**
- 睡醒时头痛
- 完全关节型
- 对缓慢牵拉手法反应良好

---

（2）亚急性寰枢关节炎：是罕见的。患者年龄多在 25—40 岁，上颈部中段出现僵硬和不适，在接下来的几周里，这些症状逐渐加重。在临床检查中，后伸运动、双侧侧屈运动、前屈运动均无痛。双侧旋转运动都同等痛苦，而且明显受限——只有 10%～20% 是可能的。即使是仰卧位，活动范围也一样。这种症状和体征的结合显然是一个警告信号，但进一步的调查，如血液检测和影像学检查结果仍然是阴性的。病因尚不清楚，但通过抗炎治疗，这种紊乱会在几个月后恢复。

（3）小关节关节病：年龄在 50 岁以上的人群中，颈椎小关节退化的发病率非常高，而且随着年龄的增长，其严重程度有增加的趋势。与向下节段的退行性变有所增加的腰椎不同，在颈椎中、下节段的所有节段都受到几乎相同程度的影响。然而，影像学椎体关节突关节病高发与颈部疼痛的关系尚不清楚。目前还不清楚为什么小关节的骨关节炎在某些患者会出现症状，而在一些患者却没有。Cyriax 假设认为：疼痛是由粘连的形成和一种"自我持续的炎症"引起的，这种炎症是由于关节囊过度拉伸引起的。

小关节病变的诊断并不容易，总是试探性的。病史和临床检查中的一些因素可能有助于鉴别小关节病变和椎间盘突出症。在可疑病例中，局部注射利多卡因可能证明具有诊断性的意义。

疼痛是自发性的，是单侧的并不会扩散。当小关节双侧受到影响时，疼痛是双侧的，颈部中心不痛。不存在硬脊膜症状。当某些位置必须维持一段时间时会感到疼痛。

在检查时，发现部分关节型：一些运动，尤其是被动运动，感到疼痛。疼痛是局部的并且不放射的事实表明

小关节病变的可能性。Troisier 提出了疼痛运动的"收敛"和"发散"模式（图 8-21 和图 8-22）。前者，后伸、侧向弯曲、向疼痛的一侧旋转时疼痛。后者，发现相反的情况：屈曲、侧向屈曲、向远离疼痛旋转的一侧疼痛。这种模式与关节突关节受累相一致，但不排除椎间盘硬脊膜相互作用。这些病变之间的鉴别通常比较困难。

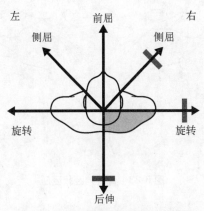

图 8-21　小关节病的收敛部分关节型

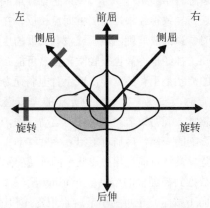

图 8-22　小关节病的发散部分关节型

这种情况下，对关节囊的进行深层横向按摩和缓慢的拉伸理疗有效，也可选择类固醇局部注射（知识点 8-8）。

---

**知识点 8-8**

**关节病症状**
- 关节囊扭伤
- 单侧局部疼痛
- 不伴硬脊膜症状
- 部分关节型（发散型或收敛型）
- 诊断性浸润？
- 局部应用类固醇或者按摩 / 活动

---

2. **神经根疾病**　骨赘神经根受压。神经根会被神经孔中的骨赘和骨刺压迫。根通常占孔中约 1/3 的空间，并伴有神经根动脉和静脉。脊柱神经根容易受压，前面是来自钩椎关节的骨赘，后面是来自小关节的骨赘，或者两者

都有（图 8-23）。这些现象是继发于椎间盘退变，伴随椎间盘的脱水和塌陷。这种崩解会增加椎间关节和小关节处的机械应力，导致骨膜下骨和骨赘的形成，最终导致椎间孔狭窄和神经侵犯。

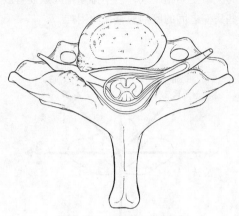

**图 8-23　骨赘神经根受压**

骨赘神经根病的症状通常是隐匿性的，但有时是由创伤引起的。患者年龄超过 50 岁，主诉感觉异常、手臂无力、有时疼痛。与导致神经根疼痛的椎间盘相反，在骨赘神经根根受压时，颈部或肩胛区域有或没有太大的疼痛，仅仅是一些僵硬。神经根疼痛也很轻微，虽然可能会持续几个月。主要的症状是手臂感觉异常或手臂虚弱无力。

在检查时，发现一个完整但无痛的关节模式和一个硬的末端感觉，表明关节。如果任何运动受伤，它通常是侧屈到受影响的一侧，疼痛可能沿着手臂移动。另一种可能是，感觉异常波可能在相关皮肤节的远端感觉到，很明显是骨赘被推到神经根的结果。Spurling 测试（后伸和旋转颈部时向下按压）也可能引起神经根疼痛和感觉异常。上肢等距测试显示节段性肌力减退。最常见的定位是 $C_4$-$C_5$。钩状较高、椎间孔前后径较小、神经根接近钩椎关节处较长可能解释了神经根在此水平上容易受压的原因。因此，$C_5$ 神经根被压缩，通过难以或甚至无法使手臂抬起来识别。在严重的情况下，三角肌可能失用。

鉴别诊断包括来自椎间盘突出、神经瘤或转移瘤的神经根压迫，通常可在临床基础上做出鉴别（表 8-2）。骨赘生长缓慢，且分布于较远的侧面，因此不会压迫神经根的硬脊膜。因此，同椎间盘神经根相互作用中的病变，剧烈的疼痛很少出现。患者主诉感觉异常和上肢在几个月的病情发展过程中逐渐出现的肌力减退。椎间盘突出压迫神经根具有明确的时间特征：一段时期的涉及肩胛骨区域的多节段疼痛，接着出现节段疼痛，节段感觉异常，通常是属于同一节段肌肉的神经缺陷。这种症状在 2～3 个月就会自愈。神经瘤通常以相反的方式开始：首先是远端感觉异常，然后是从远端开始并向近端扩散的疼痛。神经瘤引起的神经根性疼痛通常发生在年轻人，而椎间盘病变引起的神经根性疼痛则多发生在中年人。肿瘤或转移瘤导致的

神经根受压的通常比骨赘进展更快。进一步的鉴别诊断包括所有上肢卡压综合征和神经痛性肌萎缩。

**表 8-2　椎间盘和骨赘引起的神经根受压鉴别诊断**

|  | 椎间盘 | 骨赘 |
| --- | --- | --- |
| 病史 | > 30 岁 | 老年人：> 50 岁 |
|  | 转移性疼痛（肩胛>手臂） | 手臂痛 |
|  | 典型的病情演变 | 无进展 |
|  | 剧烈疼痛 | 轻微疼痛 |
|  | 疼痛>肌力减退 | 肌力减退>疼痛 |
| 检查 | 部分关节型 | 完全关节型 |
|  | 轻微的肌力减退 | 压痛 |
|  | $C_7$ 神经根 | 严重肌力减退 |
|  |  | $C_5$ 神经根 |

诊断可以通过 X 线片明确。前后位片和斜位片可显示出侵蚀。钩椎骨赘在前后位片中观察到，后面的骨赘在斜位片中最利于观察。计算机断层扫描（CT）经常被用来补充 X 线摄影，因为它提供了很好的骨骼成像和更好地明确神经孔解剖和大小。当临床诊断为骨赘神经根性麻痹，并经 X 线证实其存在时，诊断是明确的。然而，应注意，无症状骨赘的发病率非常高。因此，临床检查至关重要。

禁忌进行手法复位。可以尝试运用曲安奈德悬浮液在神经根周围（神经根阻滞）以两周为间隔进行两次浸润治疗。它可以缓解神经根受压时的炎症，从而降低压力。症状可得到缓解，但解剖状况没有改变。当出现明显的肌无力或肌无力有加重的趋势时，应进行手术治疗。在过去的几十年里，颈椎后路椎间孔切开微创术已经出现，这种技术是非常有效的，可以长期缓解疼痛。

3. 压迫表现　蘑菇现象。这一现象在后面关于胸腰椎的章节中有详细的描述（参见第 27 章和第 35 章），并在知识点 8-9 中有总结。颈椎蘑菇现象非常罕见。它发生在椎间盘的晚期退变，主要发生在前侧和前外侧移位。椎间隙狭窄以至于椎体并置。这种现象，再加上后纵韧带的折叠和小关节的增大，导致椎管和侧隐窝的明显狭窄，可能引起硬脊膜或神经根在轴向负重时受压。

**知识点 8-9**

**蘑菇现象**

- 老年患者
- 除了仰卧位，所有姿势中逐渐加强的疼痛
- 牵引下症状减轻
- 完全关节型
- 影像学证据

老年人只要保持仰卧起坐，就不会出现任何症状：在这种姿势下，头部可以很容易地向各个方向移动，没有任

何不适。然而，站着或坐着一段时间后，颈部的隐痛、中枢性疼痛和双侧疼痛会发展并扩散到双臂和双手。当使用牵引或用手抬起头时，所有症状消失。在检查时，发现一个完整的关节模式：无痛性的运动受限，硬的末端感觉。不伴神经根体征和脊髓体征；因此，诊断主要取决于病史。X 线片显示伴椎间盘间隙明显狭窄的严重的关节病。

患者可以通过佩戴减重的颈套或手术（关节融合术）来治疗本病。

4. 脊髓型颈椎病（CSM）　被定义为继发于颈椎退行性疾病的内源性压迫脊髓功能障碍。这是 55 岁以上患者脊髓功能障碍最常见的原因。先天性椎管狭窄的存在是脊髓型颈椎病患者的一个重要易感因素。颈脊髓的前后的直径是 10mm，通常平均椎管矢状径的平均值 ±18mm。因此，普遍认为直径在 10 ～ 13mm 的椎管存在危险，在发展成脊髓病之前只能继续变窄 2 ～ 4mm。

（1）发病机制：脊髓病的症状出现在各种各样的组合中。最严重的临床表现是痉挛性步态。手部可能有萎缩、感觉障碍和痉挛。有时括约肌功能也会受损。多变的临床影像反映了许多可能影响脊髓的复杂因素。主要病理生理异常为椎管矢状径减小。在狭窄的椎管内，有两种不同的机制——一种是机械的，另一种是血管的——可以引起脊髓的病理变化。White 和 Panjabi 将 CSM 发病机制中的力学因素分为静态和动态两组。静态因素包括众所周知的使椎管变窄的关节病变：椎弓根前方、钩椎关节和小关节外侧退行性骨赘，肥大的黄韧带（图 8-24）。动态因素是指脊柱和脊髓在屈伸过程中受到的异常力量。椎管直径的缩小发生在伸展时（由于后纵韧带和黄色韧带的折叠）和屈曲时（脊髓被骨赘拉紧）。退行性颈椎椎体滑脱可能导致过度活动。在伸展过程中，椎骨向后滑动，伴随后韧带的折叠，可能导致颈髓侵犯（钳子效应）（图 8-24）。

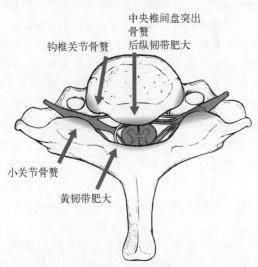

图 8-24　脊髓型颈椎病的力学因素（冠状面）

中央椎间盘突出
骨赘
后纵韧带肥大
钩椎关节骨赘
小关节骨赘
黄韧带肥大

另一个力学理论是 CSM 是由通过齿状韧带从硬脊膜传导到脊髓张力应力引起的。椎弓根向后推脊髓，但这种

移位被齿状韧带所抵抗，齿状韧带被侧向孔的硬脊膜根管所锚定。这一理论可以解释 CSM 的神经病理表现，脊髓损伤最严重的部位是外侧柱，其中所涉及的区域通常是楔形的，顶端内侧和底部外侧。

有人认为脊髓缺血是 CSM 的一个主要原因，通过脊髓前动脉和脊髓分支受压，或通过在椎间孔神经根动脉受压。这种血管的理论是不被广泛接受，普遍认为结合机械和血管两者原因必须考虑（知识点 8-10）。

知识点 8-10

**脊髓型颈椎病的相关因素**

- 先天性椎管狭窄（＜ 13mm）
- 机械因素
  - 静态
    中央椎间盘突出
    骨赘
    钩椎关节和小关节骨赘
    黄韧带和后纵韧带肥大
  - 动态
    脊椎滑脱
    屈伸时的受压
    齿状韧带牵拉
- 血管因素
  - 脊髓前动脉缺血
  - 神经根动脉缺血

（2）诊断：CSM 通常起病隐匿，尽管有时会突然恶化。

① 症状：一个轻微的步态紊乱通常是第一个和最常见的表现。虽然 CSM 可以引起各种体征和症状，但首先出现痉挛性步态，然后是上肢麻木和活动不利。手的精细运动控制缺失，书写困难。令人惊讶的是，颈部疼痛并不像人们想象的那么常见，也许是因为某些疼痛和僵硬被认为是符合年龄的正常症状。

几年后，当情况变得更糟时，患者就会出现典型的"痉挛性步态"，这种步态是迟疑的、不平稳的。这种步态是脊髓型颈椎病的主要特征之一。Nurick 主要基于步态异常对 CSM 的分类——通常是患者最常见的临床症状（表 8-3）。

下肢也有感觉变化，患者通常将其描述为"踏絮感"。随后可能出现肠和膀胱功能障碍；根据 Epstein 等的研究，20% 65 岁以上的 CMS 患者有膀胱功能障碍，主要是尿潴留。

② 体征：颈部检查通常不是很痛，但显示出一个伴活动受限的完全关节型，表明严重的关节病。弯曲和伸展可能引起四肢的电击样感觉（Lhermitte 征），这在大约 1/4 的脊髓病变患者中存在。

③ 神经查体：脊髓受压通常导致远至受压水平的"上运动神经元"表现（即痉挛、反射亢进、阵挛、巴宾斯基

表 8-3 对脊髓型颈椎病残疾的 Nurick 分类

| 级别 | 症状和体征 |
|---|---|
| 0 | 神经根症状与体征<br>无脊髓受累的证据 |
| I | 脊髓受累体征<br>正常步态 |
| II | 中度步态失常<br>能工作 |
| III | 步态失常<br>不能工作 |
| IV | 需要他人协助行走 |
| V | 久坐或卧床 |

征阳性和霍夫曼征阳性)。这些症状通常与"较低运动神经元"压迫水平(如虚弱、低反射和萎缩)同时出现。例如，在 $C_4$ 水平的病灶中，$C_5$ 神经根和脊髓受压，$C_5$ 以上的一切都是正常的。$C_5$ 表现为外展肌无力，肩关节外旋、肘关节屈曲无力。无痉挛，二头肌反射迟缓或消失。$C_5$ 以下为痉挛，伴有阵挛和反射亢进：三头肌反射、膝跳反射和跟腱反射。

其他功能测试可以执行，当阳性时，提示 CSM，尽管这些测试本身没有病理意义上的价值。例如，Ono 观察到 CSM 患者特征性异常。虽然手腕、拇指和示指的功能保存较好，但尺侧二指或三指无法伸展。即使是病情不太严重的患者，也不能快速伸展手指。霍夫曼征通常都是阳性的。该体征描述如下：手掌向下被支撑着，使它完全放松，手指部分弯曲。中指被牢牢抓住，部分伸出，指甲被检查者的示指指甲用力弹。如果拇指和示指快速屈曲属阳性。阳性体征高度提示锥体束病理的可能。Shimizu 等描述了肩胛肱骨反射，95% 以上的患者颈椎高度受压阳性。肩胛肱骨反射是通过拍打肩胛骨脊椎顶端和尾部的肩峰引出，当看到肩胛骨隆起或肱骨外展时呈阳性。临床上认为肩胛肱骨反射的反射中枢位于 $C_1$ 后弓和 $C_3$ 椎体的尾缘之间。因此，亢进的肩胛肱骨反射提供了关于上运动神经元到 $C_3$ 椎体的水平的功能障碍相关信息。随着病情的发展，巴宾斯基征及其变体查多克征(刺激外踝下方引起拇趾后伸)和奥本海姆征(抚摸胫骨内侧导引起拇趾后伸)变为阳性。

此外，感觉障碍经常出现。由于脊髓丘脑束受压可能导致对侧疼痛和体温感觉丧失。神经水平是压缩面积以下的几个部分。后柱病变可引起同侧本体感觉和振动觉的紊乱。皮肤感觉(在针刺试验中对轻触和触觉辨别的鉴赏力)会受到背部神经根压迫的影响。

(3)鉴别诊断：CSM 的鉴别诊断并不容易。除外多发性硬化和上运动神经元疾病(肌萎缩侧索硬化)至关重要，因为它们的表现与 CSM 非常相似。因此，有必要进行一次彻底的神经系统检查。最重要的是，CSM 不影响

颅神经或正常颌骨反射，而其他两种病可能出现。鉴别诊断中的其他疾病包括脊柱肿瘤、引起痉挛性偏瘫和周围神经病变的脑血管病。

①肌萎缩性脊髓侧索硬化症(ALS)：是前角细胞和锥体束(第一运动神经元)的疾病。这种疾病开始于 40—70 岁的一个肢体(通常是上肢)，并逐渐进展到对侧上肢，随后累及下肢。根据上下运动神经元的定位，痉挛性或无力性瘫痪将占主导地位。典型的三联征是手部和前臂肌肉萎缩无力，腿部轻微痉挛和全身反射亢进，但没有感觉改变；肌萎缩性脊髓侧索硬化症作为一种单纯的运动神经元疾病，对感觉没有影响。如果面部、舌或下肢有肌肉震颤，则更倾向于诊断 ALS。典型的肌电图(EMG)支持诊断。

②多发性硬化(MS)：是一种中枢神经系统慢性炎症性疾病，具有炎症、脱髓鞘、轴突缺失、胶质细胞增生等形态学特征。尤其是脊髓型多发性硬化可能与 CSM 的临床过程相似：有全身痉挛性麻痹和阵挛，患者也有感觉异常。然而，MS 患者更年轻，平均发病年龄为 30 岁。诊断依赖于肌电图、典型的 MRI 表现和脑脊液分析。

(4)影像学研究：过去，CSM 的影像学诊断主要依赖于 X 线、脊髓造影、CT 和 CT 脊髓造影。最近，不仅在解剖学上描述脊髓是如何受压，而且还在脊髓的病理变化展示方面，MRI 已经被证明是最有价值的工具。Takahashi 等表示，在 CSM 患者的磁共振 $T_2$ 加权图像发现髓内高信号强度(SI)，包括水肿、缺血、脱髓鞘、胶质细胞增生和空洞。

(5)自然病程：可能是一种静态的神经缺陷或间歇性进展的过程。病程差异很大。通常，症状是平稳的，不会进展。这类疾病最好采用颈套和物理疗法非手术治疗。然而，一旦临床 CSM 症状明显，即使采用了最好的治疗措施病情可能进一步发展。老年患者通常会出现症状加重较快、神经损伤较重。结果发现，女性患者病情更可能恶化，并且与残疾状态保持不变的患者相比，她们的颈椎活动度明显增强。推荐进行颈椎活动度的测量以助于选择更容易恶化的患者，从而更可能从手术干预中获益。

(6)治疗：临床症状轻微，不伴有明显的步态障碍或病理反应的，应非手术治疗。对于一般情况尚可的患者，应建议进行手术治疗以阻止脊髓病症状的进展。颈椎脊髓病的手术治疗可采用前路和后路两种方法。前路减压通常需要在一个或多个层面上进行椎体次全切，并从髂骨或椎板上植骨。多层面椎板切除术最初用于后路减压，但现在要么与融合术结合，要么被椎板成形术取代。

在病程早期诊断，预后良好；但在晚期诊断，当脊髓病变得更严重时，预后较差。因此，在神经缺陷过于明显之前，尽早对 CSM 患者进行手术至关重要。

接受手术治疗的患者可能会有很好的效果。约 95% 左右脊髓病的进展被阻止，51%～85% 的患者步态得到

改善。

有些人建议对没有脊髓病临床症状和体征的脊椎侵犯患者进行预防性减压手术。原因是，如果遭受了轻微的创伤，这些患者的脊髓损伤风险就会增加。然而，最近对文献的荟萃分析得出的结论是：没有足够的证据证明风险增加，不推荐进行预防性减压手术。

CSM 的特性如知识点 8-11 所示。

**知识点 8-11**

**脊髓型颈椎病总结**

定义
- 脊髓功能障碍，继发于颈椎退变的内在压迫

发病
- > 55 岁

病理
- 椎管狭窄：进展性
- 静态因素
- 动态因素

症状
- 痉挛步态
- 手部活动笨拙
- 踏絮感
- 括约肌功能障碍

体征
- 上肢：下运动神经元体征
- 下肢：上运动神经元体征

鉴别诊断
- 肌萎缩性脊髓侧索硬化症
- 多发性硬化症
- 脊髓肿瘤
- 脑血管疾病

MRI

治疗
- 手术

### （三）关节囊韧带疾病

颈椎关节囊韧带性疾病有时被描述为"脑震荡后综合征"。这是一个用来描述枕部头痛和（或）颈椎上部疼痛的术语，这些疼痛在脑震荡后仍然存在，脑震荡可能会扭伤颈椎上部韧带，肌肉扭伤更少。这种疼痛被认为是由韧带粘连形成引起的。

然而，诊断往往是试探性的，而且由于患者经常要求赔偿，检查人员必须考虑到可能的神经症或病情加重。仔细的病史记录和临床检查应能使检查人员准确地做出诊断。当患者呈现的病史中出现于随后进行检查发现的体征不一致或不太可能的组合时，患者的病史可能有虚构的成分。然而，当枕骨寰枢韧带的粘连起作用时，在伸展、双侧旋转和双向侧向屈曲的运动的极限时都有疼痛的表现。

这种情况很容易通过活动来治疗。1～3 个疗程的快速伸展手法可以打破粘连，之后所有症状就会消失。

### （四）引起颈部抗阻力活动疼痛疾病

1. **肌腱损伤**　清晰的收缩组织模式的出现提示肌肉腱损伤，但这在颈部并不常见。只有两种情况很少发生：半棘肌或头夹肌的病变和颈长肌的病变，即咽后肌腱炎。

（1）半棘肌或头夹肌的病变：可以理解的是，一个事故严重到足以引起脑震荡的患者可能也会遭受到枕下肌肉的肌腱损伤。这种情况并不常见，但在脑震荡恢复后，患者可能会留下单侧或双侧枕部疼痛，有时会放射到头部。在大多数情况下，枕肌损伤不是孤立发生的，而是伴随着枕 - 寰枢韧带损伤。

在检查中，抵抗运动是积极的。在单侧疼痛中，抗伸和向疼痛一侧的抗侧屈活动均疼痛。在双侧疼痛情况下，抵抗伸展和抵抗弯曲可能是阳性的。触诊显示病灶位于头半棘肌的插入处，很少位于头夹肌。

治疗包括 2～3 个疗程的深层横向按摩。在更多的慢性病例中，可能需要长达 6 周的治疗。

（2）颈长肌病损（咽后肌腱炎）：咽后钙化性肌腱炎，又称急性钙化椎前肌腱炎，是一种临床综合征，最初由 Hartley 于 1964 年提出，后来证实是继发于颈长肌中羟基磷灰石钙沉积。这条肌肉是一对由椎前间隙组成的颈屈肌（图 8-25）。典型的钙化作用发生在 $C_1$-$C_2$ 水平的颈长肌上斜肌部分（图 8-26）。这种疾病发生于 21—81 岁的成年人，多在 30—60 岁。尽管这种疾病真实发生率可能比以前认为的要高，它的发病率还是较低的。

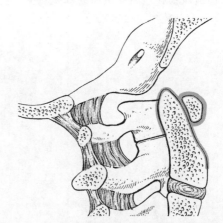

**图 8-25　颈长肌上斜纤维参与急性钙化性椎前腱炎**

病史和临床检查都很有特点。患者突然出现严重的占据整个头部和颈部的双侧疼痛，几乎无法移动头部。吞咽时非常痛苦，以至于用双手托住头部。疼痛不是在喉咙里，而是在颈部。不伴发热。几天后，疼痛减轻，数周后完全消失。

在查体中，主动活动时伴运动受限的完整关节型。被动动作表现出不同的模式：当动作轻柔时，可以进行完全的前屈和两侧屈曲；伸展和两侧的旋转仍然是明显受限

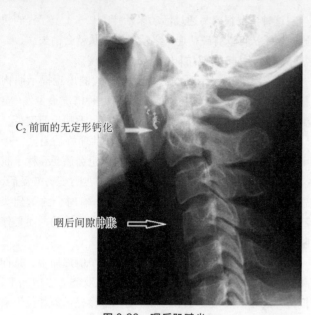

C₂前面的无定形钙化

咽后间隙肿胀

图 8-26 咽后肌腱炎

的，末端感觉痉挛。抵抗旋转和抵抗屈曲的运动是痛苦的。

侧位 X 线片显示 $C_1$-$C_2$ 前咽后间隙肿胀和无定形钙化。颈长肌投射的阴影增厚，由通常的 3mm 增加到 10mm 或 15mm。

CT 示颈长肌病理性肌腱钙化灶，亦可见无菌液弥散性扩张咽后间隙。有积液时，必须考虑感染的可能性，特别是淋巴结炎引起的脓肿。

鉴别诊断包括外伤性椎体骨折 / 脱位、咽后脓肿、脑膜炎和感染性椎间盘炎。

治疗包括休息和口服非甾体类抗炎药 1 ～ 2 周。病情在 2 ～ 3 周自行痊愈；疼痛减轻，运动恢复，肿胀和钙化几乎同时消失。

2. 严重疾病 颈部的抵抗运动在更严重的情况下可能是疼痛和（或）无力的，因为肌肉收缩会拉扯受影响的结构（如骨）或挤压脆弱的结构（如发炎的淋巴腺或脓肿）。这些症状的合并是一个警告信号。可能的病情如下。

- 椎体转移瘤。
- 第 1 肋骨骨折。
- $C_7$ 或 $T_1$ 棘突断裂。
- 椎体楔形骨折。
- 传染性单核白细胞增多症。
- 咽后的脓肿。
- 脑震荡后综合征。
- 胸锁关节病变。

**（五）在主动活动和（或）抗阻力耸肩时引起症状的疾病**

肩带检查是颈椎扫描检查的一部分。肩胛和肩带的某些情况可能在检查过程中显示出阳性体征：

- 肋喙筋膜病变。
- 胸锁关节病变。
- 最早的肋横关节病变。
- 锥状韧带 / 斜方韧带损伤。
- 锁骨下肌损伤。
- 肩胛提肌病变。
- 胸廓出口综合征。
- 上肺疾病（警告信号）。

（孙雪娇 王 亮 程 鹏 纪冉冉 翻译）

# 第9章

# 颈椎非机械性疾病：警示标志

大多数颈椎综合征是活动相关性或是机械性的，是由椎间盘损伤和（或）脊柱退化所引起的。非活动相关的综合征称为颈椎非机械性疾病，源于炎性疾病、肿瘤和代谢紊乱。虽然也可以影响活动性，但是由颈椎结构的内在疾病所致，而非机械性引起的。

颈椎的机械性损伤通常表现出非常典型的特征，呈现出所谓的"固有可能性"：一系列典型的症状和体征可以确定是哪一种病理性疾病。因此，在进行临床评估时，如果出现不典型症状和体征，检查者应该提高警惕，这些症状和体征被称为"警示"标志。在排除之前，检查者应将其视为（严重）非机械性疾病的标志。应当立即考虑有某些少见病的可能，并进一步检查（血液检查、放射线照相、CT、骨扫描、MRI）。

## 一、病史揭示的警示标志

1. *疼痛逐渐加重*　机械性损伤往往伴有急性疼痛，可能表现为没有规律的间歇性疼痛，或是在相当长的时间内持续不变的疼痛。伴有椎间盘病变，疼痛会在短时间内逐渐增加，之后一段时期保持不变，然后会逐渐减轻。相反，如果疼痛的程度在几周内逐步加重，就要考虑可能有严重的病变了。

2. *转移痛*　疼痛通常随着椎间盘病变的进展而转移部位。颈椎间盘突出引起的疼痛一般在一定节段内，当椎间盘压迫神经时，疼痛可能从颈部或肩胛区转移到手臂。换句话说，疼痛从一个部位转移到另一个部位。然而，即使是转移痛，进展也是不同的：如疼痛一开始可能位于颈部中间部位，然后转移到两侧并扩散到肩胛区域，最后可能辐射到单侧或双侧上肢。另一种可能是疼痛先在某片皮肤区域内发展，然后逐渐扩散到其他的皮肤区域。肩胛骨和肱骨疼痛的加重也要警惕。疼痛转移常常表明病变扩散（肿瘤或转移瘤）。

3. *老年患者的首次颈部疼痛*　一个中年或老年患者，主诉第一次出现颈部疼痛，并且在随后的 1～2 个月疼痛迅速加重并伴有颈部僵硬，应当怀疑有颈椎恶性肿瘤的可能。

4. *双侧手臂疼痛*　颈椎间盘病变很少引起双侧手臂疼痛。颈椎间盘突出可以引起双侧颈、肩部疼痛，进一步压迫神经一般也只是引起单侧手臂疼痛。足以引起双臂疼痛的椎间盘移位肯定也会对脊髓造成威胁。其他可能的情况还有：颈椎的大骨赘和其他骨病变。因此，双侧手臂疼痛是严重疾病的标志。

5. *30岁以下患者的手臂疼痛*　一般的颈椎间盘压迫引起的神经根疼痛很少在 30 岁以下的人群中出现。因此，如果有神经根性疼痛且患者年龄＜ 30 岁的，必须进一步查找病因。

6. *手臂疼痛持续超过6个月*　大多数椎间盘突出倾向于自发缓解。对于腰椎间盘病变，缓解可能需要长达12 个月（见第 33 章）。而颈椎间盘突出压迫引起的神经根性疼痛缓解更快，大多突出在 2～4 个月后会消失，这取决于突出的大小（突出越大，缓解越快）。因此，如果疼痛持续超过 4 个月，不太可能是普通的颈椎间盘病变引起的，应进一步查找其他病因。

7. *非典型的发病顺序*　颈椎间盘突出压迫引起的神经根性疼痛有典型的发病顺序。最初出现颈、肩部疼痛，然后向远端转移，成为严重的节段性疼痛。其他症状如下：先是针刺样疼痛，然后是麻木。如果相反，神经根性疼痛从远端开始，然后向近端移动，或在神经根性疼痛之前就已经出现远端感觉异常，则应引起重视，因为这个发病顺序不太可能是颈椎间盘病变引起的。

## 二、功能检查提示的警示标志

1. *完整的关节形态*　在老年患者中，关节形态完整、无疼痛，但有末端感觉障碍是正常的，是由颈椎的正常退化引起的。然而，虽然关节形态完整但伴有疼痛和痉挛性末端感觉障碍，则提示可能有严重的疾病，应该进一步检查。

2. *被动运动时肌肉痉挛*　肌肉痉挛是一种防御机制。这是一种无意识的肌肉收缩，可以阻止被动运动，从而保护颈椎免受进一步的疼痛和可能有害的运动。即使是很轻微的被动运动，肌肉也会出现激烈的抽动，这种现象不会出现在普通的颈椎间盘病变中，如出现则提示有可疑的典型急性病症，如急性关节炎或骨折。

3. *颈部抵抗运动减弱伴疼痛*　在急性颈椎间盘疾病发作时，做抵抗运动会感觉很疼，而且疼痛不会减弱。因为太痛了，试图抵抗检查的肌肉收缩会立即停止，这样就不能感受到全部的肌力，会被认为抵抗减弱了。这始终是严重疾病的征兆。疼痛减弱主要是由于骨性病变（肿瘤和转移瘤）牵拉所致。

4.侧屈是唯一引起痛苦的动作同时又可减轻疼痛　如前所述，这种情况要怀疑是肋骨上部有损伤或胸腔上部的内脏病变：上肺或纵隔。

5.肩胛骨抬高受限　仅有肩胛骨抬高受限是很罕见。从理论上讲，它可能由 $C_4$ 麻痹或脊副神经麻痹引起，但临床上检查不出来。肩胛骨主动和被动抬高受限可能是由肩胛区损伤所致而非颈部病变。当发现这个体征时，应该对肩胛区和上胸部进行更全面的检查。

6.霍纳综合征　该综合征是由于交感神经中枢至眼部的通路被阻断引起的，典型的表现为三联征：瞳孔缩小（收缩瞳孔）、部分眼睑下垂和患侧面部无汗。霍纳综合征可能由几种神经疾病引起：原发性神经元病变、脑干中风或臂丛神经损伤。当该综合征伴有颈肩部疼痛时，可能是由于肺尖部肿瘤（如肺尖肿瘤综合征）或颈动脉夹层动脉瘤侵犯颈部交感神经节引起的。

7.声音嘶哑　声带麻痹导致典型的声音嘶哑（深呼气时）。原因可能是颈部或上胸的浸润性病变（支气管和食管癌、纵隔淋巴肿瘤和主动脉瘤的恶性肿瘤）引起的局部病变或累及喉返神经。

8.$T_1$ 麻痹　第 1 胸神经根的麻痹导致手内肌的萎缩和肌力下降。麻痹不是由颈椎间盘病变引起的。因此，小指内收运动的减弱是重要的提示，是肌萎缩性侧索硬化的最初标志之一，但也经常表现在脊髓型颈椎病的早期和臂丛神经病变。

9.重度瘫痪　突出的颈椎间盘压迫神经根导致肌肉轻瘫（1 或 2 级）。根据定义，如果肌肉瘫痪加重，提示病症严重。

10.同时累及两个或三个神经根　与腰椎不同，颈椎间盘突出一般累及单神经根。可能和一般的理解不同，这有点特殊，可以通过 $C_5$、$C_6$ 和 $C_7$ 间的腹侧硬膜连接来解释。某些个体可能在肌节之间有一些重叠，其中一个肌节包含一个或两个相邻的节段，也可能同时有两个颈椎间盘病变压迫两个神经根。然而，这些情况是很少见。因此，当累

及两个或更多神经根时，应当除外更严重的病变。

11.无根性疼痛的肌肉无力　在颈椎间盘突出的作用下，节段性疼痛是最显著的特征之一，是由硬脊膜神经根套管受压和炎症引起的。只有压迫持续加重，感觉异常和神经功能缺损才会随之而来。神经根的实质性病变发展到足以引起神经损伤时，必然伴有明显的疼痛。因此，不伴有神经根性疼痛的肌无力可能提示并非由颈椎间盘突出带来的急剧外部压力所致。

警示症状和体征总结见知识点 9-1。

---

**知识点 9-1**

**警示症状和体征**

| 警示症状 | 警示体征 |
| --- | --- |
| ● 疼痛逐渐加重 | ● 完整的关节形态 |
| ● 转移痛 | ● 被动运动时肌肉痉挛 |
| ● 老年患者的首次颈部疼痛 | ● 颈部抵抗运动减弱伴疼痛 |
| ● 双侧手臂疼痛 | ● 侧屈是唯一引起痛苦的动作，同时又可减轻疼痛 |
| ● < 30 岁患者的手臂疼痛 | |
| ● 手臂疼痛持续超过 6 个月 | ● 肩胛骨抬高受限 |
| | ● 霍纳综合征 |
| ● 非典型的发病顺序 | ● 声音嘶哑 |
| | ● $T_1$ 麻痹 |
| | ● 重度瘫痪 |
| | ● 同时累及两个或三个神经根 |
| | ● 无根性疼痛的肌肉无力 |

---

 **注意**

**警示标志和影像技术**

如果病史和（或）临床检查显示一个或多个警示信号，提示可能存在严重的非机械性疾病，应当进一步检查除外。普通 X 线检查或 CT 并不能确保不漏诊严重病变，有颈椎间盘突出或膨出也不一定是机械性病变所致。

（武晓晋　翻译）

# 第 10 章

# 颈椎挥鞭样损伤相关疾病

以前用不同的术语来描述典型的机动车追尾事故后可能发生的病变：挥鞭伤、过度伸展伤、加速伤、颈部软组织损伤、颈椎劳损、颈椎扭伤。

当车辆从后方被撞击时，几乎都无预警，乘员也不会提前防备以防止头部移动。结果，身体向前推进，颈部向后过仰超出正常的允许运动范围（图 10-1）。这种剧烈的运动之后是相对较慢的向前反冲屈曲，如果头部撞击到挡风玻璃，往往会导致头部受伤。

虽然追尾撞击是最常见的导致过度伸展-过度屈曲伤的原因，但其他类型的车祸也可能导致挥鞭样损伤，在任何创伤中，都可能发生复杂的头颈运动，导致类似挥鞭样损伤的不同病变。

## 一、定义

查阅大量医学文献，依据事故机制、引起的病变类型、受伤后的临床表现，迄今为止最适合的描述为"挥鞭样损伤"。魁北克工作组（QTF）于 1995 年提出以下定义。

挥鞭样运动是加速-减速能量传递到颈部的机械作用，可能是由于机动车追尾或侧面碰撞造成的，也可能在潜水或其他事故中发生。挥鞭样运动可能导致骨骼或软组织损伤（挥鞭样损伤），引起各种临床表现（挥鞭样损伤相关疾病）。

"挥鞭样损伤相关疾病"（WAD）表示由于追尾事故等导致的相关临床特征，其中两个因素——加速、随后减速——是作用于颈椎和相关结构的创伤力。

## 二、发病率

随着全球汽车的普及，机动车事故非常频繁，因此挥鞭样损伤的数量急剧增加。是颈椎最常见的损伤机制之一。

发病率尚不清楚。可能每年每 1000 人中有 1 人。

QTF 列举了加拿大挥鞭样损伤的数据。1987 年，在魁北克省，每年每 10 万辆汽车发生约 131 次挥鞭样损伤——每 10 万居民中有 70 人。花费了加拿大政府 1900 万加元，其中 70% 是经济赔偿。女性：男性比例约为 1.5：1，主要年龄段为 20—24 岁。

加拿大的另一些研究表明，在魁北克省每年有 5000 例挥鞭样损伤病例，占机动车事故后所有保险索赔的 20%。

在美国，1991 年报道了 11 300 000 起车祸事故，其中 2 690 000 起是追尾事故，占到所有挥鞭样损伤的 85%。

## 三、分类

QTF 认为难以确切分类，提出了两种分类方法：一种根据症状和体征的严重程度（等级）（知识点 10-1），

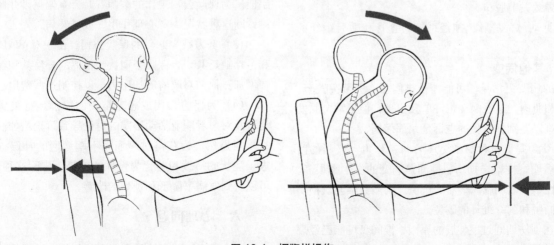

**图 10-1　挥鞭样损伤**
（a）撞击时的过度伸展；（b）反向屈曲。

另一种根据事故发生后的时间（阶段）（知识点 10-2）。

两种分类都没有涉及病变类型，或组织损伤的类型。仅仅反映加速 - 减速损伤后出现的临床表现。

### 知识点 10-1

**挥鞭样损伤相关疾病的临床分类（魁北克）**

| 程度 | 临床表现 |
| --- | --- |
| 0 | 无颈部不适症状无阳性体征 |
| I | 有颈部疼痛、僵硬，或仅有压痛，无阳性体征 |
| II | 颈部不适症状和肌肉、骨骼系统阳性体征 |
| III | 颈部不适症状和神经系统阳性体征 |
| IV | 颈部不适症状和骨折或脱位 |

### 知识点 10-2

**根据事故发生后的时间进行分类**

| 阶段 | I | II | III | IV | V |
| --- | --- | --- | --- | --- | --- |
| | | 4 天 | 21 天 | 45 天 | 6 个月 |

## 四、病理

根据事故中头部运动的情况，损伤可能从轻微到中度到严重。过度伸展是最常见的损伤机制，其次是过度屈曲和侧屈。

### （一）严重病变

颈部的过度伸展和牵拉可能导致前纵韧带和某些椎间盘断裂。椎间盘破裂使位于其上方的椎骨向后移位——上切面向下滑动——导致脊髓损伤。机动车事故后脊髓损伤最常发生在 15—24 岁年龄段的患者。

已经有腰椎间盘突出或椎管狭窄的患者，单纯过度伸展也可能导致脊髓受压。在某些情况下，还可能发生后部的压缩性骨折。

过度屈曲可能导致椎体骨折——大多数寰椎和枢椎的骨折是机动车事故引起的——和（或）后韧带的损伤，偶尔也会导致关节脱位。

偶可见动脉、静脉、神经系统、食管和咽后组织的损伤。

### （二）其他病变

较轻的病变更常见，可能涉及椎间盘、关节突关节、颈椎韧带和肌肉。这些病变也许单独出现，但常常合并发生，有时难以鉴别。常见的主诉是颈部疼痛。

1. 椎间盘突出和神经根受压的相互作用 最新的回顾性研究表明，挥鞭样损伤后椎间盘病变的发生率很高，一项前瞻性研究表明临床诊断的价值。大多数椎间盘损伤是终板的撕脱和前纤维环的破裂。

由于在创伤期间过度伸展的原因，椎间盘可能已经裂开。随后的屈曲或过度屈曲导致椎间盘向后移位。Davis 等描述了一些由于过度伸展的挥鞭样损伤导致的后外侧

椎间盘病变引起的神经根症状。这些疝似乎只在急性期后发展，并且出现神经根症状需要几周时间。通过尸检，Taylor 等认为椎间盘是最常受损的结构。Jónsson 等也证实了挥鞭样损伤后大量的椎间盘病变，并且在手术中证实了磁共振成像（MRI）的发现。

后中心突出物导致多节段分布的中间、双侧或单侧的疼痛：颈部、斜方肌和上肩胛区疼痛。在检查时，可发现对称（模拟完整的关节形态）或不对称的受限模式。在急性病例中，影像表现可能像斜颈一样。

2. 小关节问题 挥鞭样运动也可能导致关节突关节囊的病变。Lord 等进行了安慰剂对照的流行病学调查，发现在挥鞭样运动后出现慢性颈椎小关节疼痛很常见。

疼痛是单侧的，通常很局限。尽管任何不对称的运动方式都是协调的，但也可能出现收敛或发散的运动方式。

3. 韧带损伤 韧带可能过度拉伸，导致轻微损伤，或者可能因为创伤后的固定导致粘连。在韧带拉伸动作的最后，会出现隐约的牵拉痛。

4. 肌肉损伤 在临床研究、超声检查、动物实验、尸检中都证实了有肌肉损伤，大部分是前部肌肉。肌肉，尤其是支配枕骨的肌肉，在受伤时可能会绷紧。随后的疼痛将很局限，在肌肉收缩或伸展时引起——肌肉收缩模式。

## 五、医学鉴定及赔偿

由于 WAD 自动涉及索赔，因此对各方都有巨大的影响。如果有大量的患者遗留有某种残疾——而且这个数字似乎仍在增加——诊断、治疗和赔偿的费用会逐渐增加。

涉及 WAD 的各方有以下几点。

（1）寻求帮助和赔偿的患者。对于大多数患者而言，这两个因素并不相互影响。但对于许多人来说，赔偿要求是必不可少的，这可能导致误工、行为异常、社会功能缺陷、装病和欺诈。

（2）力求诊断的医师。治疗患者的医师希望通过检查明确诊断，由于该综合征的复杂性而需使用广泛的治疗手段。为保险公司工作的医师有时会有偏见，并倾向于过度诊断这种状况为"心理作用"或"装病"。

（3）努力减少赔付的保险公司。由于对 WAD 的诊断和治疗缺乏共识，保险公司认为他们的补偿款和赔偿金大幅增加。他们对政府施加压力，以控制这些费用。

（4）为保险公司或患者辩护的律师。有关病变确诊与否及对患者职业活动影响的讨论导致诉讼增加。

很显然，为获得对疼痛和不幸遭遇的补偿资格，促进了症状的持续和转化为慢性的趋势。排除这种因素后，可以看到发病率降低和预后的改善。

## 六、心理问题

大多数 WAD 开始时是普通的创伤，然后是纯粹的生理障碍。当后续治疗不能使患者在短时间内康复时，紧接

着可能会出现继发性的情绪和心理变化。这提高了患者对颈部疼痛的敏感性，进而加重并延续疼痛，甚至将简单的颈部疼痛转变为慢性疼痛和残疾。

## 七、诊断

### （一）临床影像

对挥鞭样损伤患者进行诊断与其他患者没有什么不同。需要完整的病史采集、物理检查和仔细的功能检查，包括神经系统评估。

需识别严重的病变并立即给予必要的治疗。大多数这些情况被归类为第Ⅳ级，不属于本书的范围。当出现可疑征象时，从临床上可能会被识别，但需要通过必要的检查：如放射线照相、计算机断层扫描（CT）、核素显像和（或）MRI，进一步证实。

对颈部创伤后患者进行物理检查是必要的，但要依据临床表现来决定使用哪种影像技术。软组织损伤患者的 X 线片检查通常为阴性：无骨折或脱位，最常见的是在侧位片上发现正常颈椎曲度的消失。CT 和 MRI 在疾病早期并不是很有帮助，虽有争议，但在病情持续时可能变得很重要。核素显像可用于隐匿性骨折的筛查。

有关颈椎非机械性疾病诊断的内容，读者可参阅颈椎非椎间盘疾病部分（见第 9 章）。

在大多数情况下，病情并不严重，影像有时也可能模糊且难以解释，但早期临床检查还是可以提供一些证据。

### （二）诊断难点

大多数患者表现出典型的临床特征，症状和体征明确，不难诊断。一些患者临床表现不典型，可能与合并其他病变有关。这时医师要判断是否与既往疾病有关联。

最困难的是那些夸大或假装有症状的患者。他们假装有问题，希望骗过检查或者让人们相信他们的故事。医师应该通过仔细询问病史和功能检查，鉴别虚假或矛盾的描述、症状、体征等，从而得出"精神性疼痛"或"装病"的正确诊断。

### （三）症状

事故发生后，患者第一反应是震惊和混乱，主诉可能是各种头部不适，也可能是颈部不适感，通常伴有某种程度的恶心，并可能进展。虽然一般没有报道，但高达 60% 的患者有脑震荡的迹象：短暂意识丧失。在医院急诊科进行检查可能不会显示任何阳性体征，于是离开医院。在随后的几个小时或几天，可能会出现一系列症状：颈前部疼痛、压痛和肿胀，颈部僵硬和活动受限，头痛，视觉和听觉障碍，头晕，注意力和记忆下降，上胸部、肩胛区、肩部和手臂等部位的疼痛，以及上肢麻木或感觉异常，伴有发沉和虚弱的感觉。大多数症状逐渐消失，但遗留有颈部疼痛的患者，大多数可辐射到肩胛区或肩部。

医师应该询问事故的过程和碰撞时的速度，以便判断损伤的严重程度及预后。其他重要信息还包括事故与症状发作的时间间隔，通常为 2～3 天。许多患者后来出现腰痛，然后再次就诊。

通过要求患者准确描述症状的位置，可以获得重要的信息：中间或双侧症状表明病变处于中间，而单侧的症状则可能是中枢或单侧的病变。

医师还应该注意某种类型病变的特有特征：例如，椎间盘病变的多节段疼痛、小关节病变的节段性疼痛和肌肉病变的局部疼痛。当患者持续出现不一致或不相符的症状时，应该提高警惕，并进一步进行功能检查以确认。

### （四）体征

影像检查提示有类似斜颈或存在肌肉痉挛时，检查患者颈部也许能发现急性情况。

当头部因中间或双侧疼痛而弯曲不能伸直时，提示存在后中心椎间盘移位。

关节征——运动时疼痛伴或不伴有活动受限——出现活动受限时提示椎间关节或小关节受累。当椎间盘突出压迫硬脊膜或神经根时，会出现关节征伴有硬脊膜或神经根压迫征。当没有硬脊膜或神经根受累时，可能病变累及小关节；即当有收敛或发散运动方式时，疼痛仅是单侧的。活动受限表明关节受累。

末梢疼痛是典型的韧带或肌肉病变，后者也会产生明显的抵抗运动。

由于合并病变并不少见，临床表现可能不典型，因此难以确诊。应根据解剖学及对照典型的影像特征来进行鉴别（见第 8 章）。

## 八、自然病程

WAD 的自然病程很难预测。瑞士的一项大规模研究发现，即使事故发生 4～7 年后，仍有 30% 的患者遗留有症状。另一项研究表明，年龄和最初颈部疼痛的严重程度是 6 个月后持续症状的预测因素。神经系统阳性体征和 X 线和（或）MRI 上提示的退行性改变（颈椎病、椎管狭窄）可能与预后不良有关。

前 2 个月疼痛会明显减轻，但 30%～40% 的患者病情需要长达 1 年才能恢复。疼痛通常会消失，但如果不治疗，可能会出现活动受限。

## 九、慢性化

并非所有的患者在挥鞭样损伤后都会出现慢性症状。在大多数情况下，这是一种良性、自限性疾病，一般在创伤后的 2～3 个月恢复。有些症状可能会持续多年，最近的研究表明，14%～42% 的患者会出现慢性症状，约 10% 的患者会出现永久性的功能障碍，尽管可能在多年后会有所改善。慢性化的易感因素可能是之前已有的颈椎病。

QTF 的研究清楚地表明，最常见的挥鞭样损伤——没有骨性或脊髓损伤——基本上是一种良性和自限性疾病。少数患者是难治性的，并且花费巨大：大约50%的费用都用在了受害者总数的1/8人身上。

在美国每年一百万例的挥鞭样损伤中，大多数患者在数周或数月内症状完全消失。据某些统计数据显示，20%～40%的患者症状持续数年。

在有些地区，由于挥鞭样损伤后的症状是自限性的，仅持续很短的一段时间，且没有向慢性进展，由追尾撞击引起的"慢性疼痛"难以被认识到，也不用担心长期残疾导致的赔偿和诉讼。

## 十、治疗方法

目前对于如何处理有持续症状的 WAD 患者，仍有一些争论。由于很难找到客观的证据，因此医师分为两派：一派相信患者，另一派倾向于是精神性疼痛，或与经济补偿有关的个体化和慢性化症状。

对于鼓励患者积极面对问题的可能性存在一定的共识。在事故发生后没有立即出现强烈颈部疼痛的患者，如果没有出现脊髓或神经根压迫的症状，并且常规 X 线片没有显示骨质异常，不需要进行进一步检查，甚至昂贵的检查。

应鼓励患者保持积极的心态和功能锻炼。在急性期，可临时给予镇痛药和消炎药。颈托固定不超过几天，应该早期进行颈椎活动。应教会患者如何进行有效活动，避免长时间的物理治疗，以免使患者陷入被动残疾的状态。

QTF 也建议采用以上方法，以避免长期残疾。尽早重返工作岗位被认为是避免慢性化的最佳措施之一。最好避免固定措施，如卧床休息和颈托固定。

**特殊治疗**

在诊断明确的情况下，必须采取相应适当的治疗。

当发现存在椎间盘突出或神经根受压时，应立即予以处理，因为对移位不做处置是不明智的；应当尽快取出后中心突出物的骨赘，否则牵引或一次旋转就可能导致永久性阻断。由于后中心突出物的存在，在选择手法和操作时必须非常小心；避免旋转运动，由经验丰富的医师进行治疗。对有严重颈椎偏斜的急性患者，要每天进行治疗，在偏离方向上牵引，接着是没有关节运动的单纯牵引治疗，可迅速完全恢复。中度和长期的患者需要更多的治疗，在几周内每周进行 1～2 次治疗。后中心突出的治疗：直拉，侧屈，前后滑动和杠杆牵引。

小关节病变可以外用类固醇激素或深度横向按摩治疗；对慢性病例，可缓慢拉伸。

韧带损伤最好采用深度横向按摩治疗，通过手法可能缓解粘连。深部横向按摩或局部外用麻醉药对肌肉损伤有效。如果同时合并韧带和肌肉损伤，则应先治疗肌肉损伤。

适当的治疗和定期复查是最佳治疗效果的保证。

（武晓晋　翻译）

# 第 11 章

# 颈椎病的治疗

## 一、治疗椎间盘和脊髓及神经根的相互影响

治疗这些疾病的目的在于阻止移位的椎间盘碎片与受累的敏感结构之间的冲突。由于椎间盘移位不仅影响硬脊膜或神经根，而且扰乱椎间关节的功能，因此试图首先干预椎间盘是合乎逻辑的。减轻椎间盘突出可以通过手法或连续牵引来实现，选择哪种方式取决于椎间盘移位的性质：纤维环移位通过手法来处理，髓核移位通过牵引来处理。在某些情况下，由于某种原因间盘突出减轻已经不可能，在自愈期采取镇痛措施是必要的，当疼痛无法忍受或者后中央突起压迫脊髓时，就需要进行手术。

在进行任何治疗之前，应明确诊断，仔细考虑适应证和禁忌证。

治疗椎间盘和硬膜及神经根的相互影响可以通过手法或牵引的方法。预防措施可能有助于避免复发。在不可复位的椎间盘神经根病变中，可以使用神经根阻滞或硬膜外注射，或者必要时可以手术，简单地等待自愈也可能是一种选择。对非椎间盘源性疾病的方法包括松解、手法或深部横向按摩。有时需要局部渗透和部分制动，在特殊情况下需要手术。

### （一）手法治疗

1. **争议** 颈椎病的手法治疗已经变得非常有争议，它的流行依赖于实践学派。在更传统的医学中，脊柱疾病几乎从未使用手术。取而代之的是脊椎按摩师，其主要治疗方法是手法。整骨疗法介于 McKenzie 学派和手法治疗这两个方法之间，Cyriax 也这样认为，他在一些明确诊断的病例中使用手法治疗——这大约占到所有机械性脊柱病例的一半——并且在其余病例中不用手法治疗。

鉴于许多关于颈椎手法治疗后的并发症报告（见下文），不同流派已经在他们自己的期刊上发表相应论著，作为一种有效的治疗手段，手法治疗被拒绝。不同流派对许多脊柱疾患有完全相反的治疗方法，并得出安全不同的诊断结果。然后，他们调整治疗以适合他们认为的病因，因此可以出于不同的原因进行手法治疗。当他们发现椎体节段的活动度降低时，整骨治疗师和手法治疗师使用手法技术来恢复椎体节段的活动范围；脊椎指压治疗师试图重新调整脊椎来矫正椎骨之间的错位；在 Cyriax 骨科医术和 McKenzie 方法中，手法是用来消除由椎间盘移位引起的内部紊乱。

颈椎手法可导致严重的神经系统并发症，这是非常罕见的，通常是不可预知的。据报道，已经有 200 多例患者在颈部手法治疗后或多或少发生严重并发症，且有些病例可能并未报道，因此许多作者在对待手法治疗的适应证时非常谨慎。反对者主要的论点是手法治疗对椎 - 基底动脉系统和脊髓可能存在不可逆的损伤。而熟悉手法的治疗师继续使用手法治疗，因为他们认为它的风险很小。然而，只有当比较科学的研究证明手法治疗的疗效大于风险时，才能得出这样的结论。

2. **手法的风险** 治疗决策不能仅基于有效性数据，另一个重要因素是安全。因此，对脊椎手法治疗的风险权衡是必须不断进行的。医学上的每一种行为，无论是诊断性的还是治疗性的，都有发生并发症的危险；注射可能导致过敏反应，使用抗炎药可能导致内出血，外科手术可能导致其他严重的并发症。不可否认的是，脊柱手法治疗，尤其是在脊柱上段进行时，有时也与不良反应有关，这些不良反应通常是轻到中度的。然而，严重的并发症，如椎动脉夹层继发中风或死亡、脊髓病和硬膜外血肿，文献也报道过。轻微的不良反应是很常见的，调查显示至少有 1/4～1/2 患者存在操作后反应，最常见的是头痛、僵硬、局部不适和疲劳。这些反应大多在 4 小时内开始，一般在脊柱手法治疗后 24 小时内消失。严重不良事件的发生率很难评估，但是根据一些文献，手法治疗后中风发生率 5/100 000，严重不良事件发生率 1.46/100 000，死亡率为 2.68/10 000 000。

最令人担忧的并发症是椎动脉夹层，会导致大脑、小脑或脑干的梗死，即所谓的 Wallenberg 综合征。

3. **椎动脉夹层** 动脉夹层是一种罕见的血管壁状况，通常涉及在动脉内膜某部位撕裂和内膜瓣的形成，内膜瓣允许血液渗透到血管壁的肌肉部分。然后，在撕裂的血管层之间流动的血液使各层彼此分离，导致动脉狭窄，甚至完全阻塞管腔。

此外，搏动的压力损伤肌肉层，导致进一步的内膜分裂或剥离，并向血流方向延伸。堆积的血液很快发展成血栓使内膜变形，并推入动脉腔。颈动脉中的血流可以直接被血肿阻塞，也可以被分离的栓子间接阻塞，栓子向远端移动并阻塞大脑中逐渐变小的血管，从而导致中风（图 11-1）。

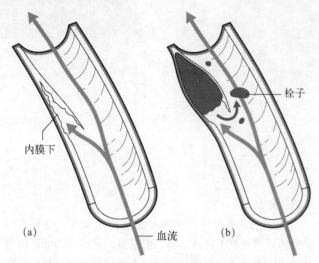

图 11-1 （a）动脉内膜的初始撕裂允许血液渗透到血管壁的肌肉部分，并使各层彼此分离，形成内膜下剥离；（b）血栓形成，栓子可分离并向远端行进以阻碍脑中逐渐变小的血管

颈动脉由疼痛敏感的神经纤维支配，当被刺激时可能会产生颈部疼痛和头痛。一些研究表明，疼痛通常是椎动脉夹层（VAD）的第一个症状。最近研究表明，8% 的患者以头或颈部疼痛为唯一症状。与 VAD 相关的疼痛常突然发生，且疼痛程度严重，主要累及同侧枕颈区。这些症状可能伴有或不伴有脑、小脑或脑干的缺血。VAD 初始疼痛和缺血症状之间的时间间隔是不定的，报告称其可变范围从即刻到几个星期。

虽然椎动脉夹层的病理生理学已为人们所熟知，但内膜撕裂的潜在原因仍不明确。大多数专家将 VAD 与不同程度的创伤联系起来，他们认为由于撕裂的发生，之前的创伤是必然的。对 80 例有明显颈部外伤后椎 - 基底动脉供血不足患者进行回顾性分析，发现有 70 例是由明确的机动车事故引起。然而，VAD 通常发生在非常轻微的创伤之后，甚至在大多数人都会考虑的日常活动之后不要有创伤。这种微不足道的"创伤"包括无数的日常活动，包括头颈部运动，如倒车、咳嗽、呕吐、不同寻常的睡眠姿势、在美容院洗头、头颈部有节奏地随着音乐运动。一篇文献列出了与 VAD 发展相关的 68 项活动。另一篇文章回顾了 606 例 VAD，371 例（61%）是自发的，其余 39%与轻微或其他创伤相关，其中包括 9% 的病例进行了手法治疗。

到目前为止，还不清楚 VAD 的确切发展原因。鉴于许多 VAD 与外伤或甚至突然的头部运动无关，人们必须怀疑，在涉及机械触发的情况下，是否可以建立明确的因果关系。有人认为，机械性触发仅仅是多个因素中的一个，而潜在的动脉异常也是动脉夹层的易感因素。这一观点基于若干观察：许多 VAD 与创伤无关，并且简单地自然发生；VAD 患者经常并发生理异常，如高血压、近期感染、偏头痛等；一般人每天都会接触到涉及颈部的琐事，但大多数人不发展 VAD。

对于想要排除潜在灾难的个体治疗师来说，确定处于危险中的患者群和危险操作的种类是极其重要的，但从现有文献来看这两者都难确定。手法治疗后的脑血管意外似乎是不可预知的，应视为这种治疗方法的固有、特殊和罕见的并发症。在回顾性研究中，Haldeman 和同事研究了 64 例颈椎手法治疗后中风的法医学病例。中风发生在治疗过程中的任何时间点。某些患者在第一次治疗后立即出现症状，而另一些患者则在多次操作后出现动脉夹层。这些并发症没有明显的剂量 - 反应相关性。这些中风在一切的标准颈椎操作技术后都可能出现，包括旋转，伸展，侧屈，无力和中立位操作。这项研究的结果表明，中风，特别是椎 - 基底动脉夹层，应被认为是一个随机和不可预测的并发症，几乎任何颈部运动和颈椎操作都可能发生，它可以发生在治疗过程中的任何点。急性和不寻常的颈部和（或）头部疼痛的突然发作可能代表正在进行中的动脉夹层，并可能是患者寻求手法治疗的原因，然而手法治疗随后成为血管缺血的最终导火索。这又为颈椎推拿与 VAD 之间的关系提供了另一种视角：VAD 是由推拿引起的还是由初期 VAD 引起的？

虽然手法治疗的严重并发症风险不容否认，但从文献报道了解 VAD 与颈椎操作相关的发病率仍然很低。例如，加拿大的一项调查报告显示 10 年间颈椎推拿术后 23 例 VAD，占手法总数的 1/584 638。其他出版物估计 VAD 的发病率为百万分之一。此外，一些作者还对颈椎病手法治疗后并发症的发病率和其他治疗方法的进行对比。使用非甾体抗炎药后出现胃肠道事件等严重并发症的发生率是 1/1000。颈椎手术后，并发症发生率为 1.6%。这些数字可以用来论证，其他治疗方式，如药物治疗的风险可能是颈椎手法治疗的 100 ～ 400 倍。

4. 预操作试验 近几十年来，已有文献描述了检测椎 - 基底动脉供血不足的试验，以便识别那些可能面临严重操作后并发症的患者。这些测试基于如下评估，即当颈椎旋转并延伸到一侧时，流入对侧椎动脉的血流减少。这是因为，在颈椎旋转期间，对侧椎动脉会向前和向下滑动导致其狭窄。然而，在正常个体中，通过 Willis 环的侧支血管供应足以保证血流并防止症状。

在澳大利亚理疗协会的影响下，操纵前常规进行椎动脉检查已得到广泛认可。该检查可确定对颈椎伸展和旋转的耐受性，且可区分椎 - 基底动脉供血不足引起的头晕和良性阵发性位置性眩晕和内耳病变等其他条件引起的头晕。

虽然谨慎的预群体测试似乎降低了操作风险，但其有效性和安全性最近都受到了质疑。研究表明，预操作测试获得假阴性结果的可能性很高，有效性很差，不应被视为最终的安全预防措施。此外，甚至可以认为检查程序比手法治疗本身更危险，因为测试所需的持续姿势比快速、高效的手法治疗使患者面临的风险更大。

想要进行手法治疗的医师或物理治疗师应该始终意

内膜下

栓子

血流

(a)

(b)

识到，即使检查期间的测试也具有风险，即使所有的预测性试验都是阴性的，即使患者对早期的操作反应是积极的，也总会有不可预测的因素。对操作性风险的筛查不应该依赖于激发试验的结果，而应该依赖于在完整的历史记录和临床检查之后出现的整个临床现象。从这个角度来看，最近一项将简单的问卷结果与双多普勒超声相比较的研究显示出问卷极好的敏感性（1.00）和良好的特异性（0.78）。问卷由以下几部分组成："你是否避免抬头看高架子，因为这样做会引起诸如视觉问题、头晕、不稳定、困惑、头痛和四肢症状等神经系统症状？"同样的问题是关于把头向左和向右转动，就像倒车一样。回顾文献，特别是已经描述的许多病史同样可以得出相应结论，如果医师从中识别出警告信号，那么一些严重的并发症是可以预防的，这些警告信号本应导致他们排除手法治疗。其中一篇综述提到了错误的诊断、不足的临床知识或检查、操作不准确性、过度自信、不良的技术和治疗上的顽固性是发生并发症的主要原因。

近年来，颈椎手法治疗与 VAD 之间的关系出现了另一种观点。这种关系通常被视为简单的因果关系，即手法治疗导致某些易感个体出现夹层。然而，最近的证据表明，这种关系不是因果关系，而且 VAD 患者往往有颈部症状，导致他们寻求护理；后来他们中风了，但实际上与治疗无关。这种新的理解已经将治疗师的注意力从试图控制并发症风险转移到识别可能患有 VAD 的患者中，从而可以进行早期诊断和干预。这只能通过观察完整的临床资料并通过适当的诊断来实现（知识点 11-1）。

**知识点 11-1**

**预操作测试协议**

在操作之前，检查以下项目

- 我是否正确地采集病史并进行了全面的标准化功能检查
- 我是否正确地解释了测试
- 我是否能够正确获得对椎间盘、硬膜、神经根相互作用的阳性诊断
- 我检查过所有可能的警告标志吗
- 我检查过所有可能的禁忌证吗
- 我找到明确的迹象了吗
- 我有成功的机会吗
- 我做过预测试吗
- 我记得 Cyriax 的建议了吗
- 我掌握了手法技巧吗
- 我知道手法程序吗
- 我知道手法策略吗

5. **不进行手法治疗的危险**　在需要手法治疗的被试者中不进行手法的危险与进行手法的危险同样重要。许多椎间盘硬膜相互作用，特别是那些引起单侧或双侧颈总动

脉疼痛的患者没有自愈的倾向。除非进行手法复位，否则患者会处于间歇性疼痛状态，而这种疼痛可以通过几次治疗缓解。延误治疗是有害的，因为原来适合于手法的突出物如果不治疗可能会不可缩小或出现危险。

椎间盘向后移位未经治疗，会对后纵韧带施加恒定的压力。由于韧带牵引，它可能会慢慢变大或在椎管内产生骨赘。当隆起扩大时，它可能最终压迫脊髓以及脊髓前动脉。引起的症状和体征最终可能变得不可逆转。由于所有这些原因，早期的椎间盘轻度移位不进行手法治疗是不明智的。

6. **证据：结果**　每一个从事手法的人都会在日常实践中看到好的和有时惊人的结果。这与随机试验中经常出现的结果有些矛盾。这种差异主要是由于在大多数研究中，患者的亚组没有明确定义。前瞻性随机试验更注重纳入和排除标准，通常导致倾向于操作的趋势更强。例如，Koes 和同事对背部和颈部疼痛进行了一项随机试验，在对颈部疼痛患者进行亚组分析中，发现手法疗法和物理疗法有理想的结果。Hoving 等进行了一项由医师进行的手法治疗、物理治疗和持续护理的随机对照试验，证实了手法治疗优于物理治疗和持续护理。其他作者研究了手法治疗的成本效益，成本 - 效果比和成本 - 效用比表明，手法治疗比物理治疗或全科医师护理成本低且更有效。手法治疗组的改善明显快于其他组，总费用不到理疗和全科医生护理的 1/3。机械颈部疼痛患者的其他随机临床试验也证实了手法治疗在临床和统计学上显著的短期和长期疗效，症状改善主要包括疼痛，无力和患者感知恢复程度。

7. **注意事项**　在骨科医学中，采取最大的预防措施以避免任何可能的并发症，因此治疗师必须遵循严格的程序（见知识点 11-1）。首先，应该有一个明确的临床诊断，必要时需经技术检查确认。注意适应证和禁忌证，只有当有明确的适应证时才考虑进行操作。如果积极对待预后是确定的，手法治疗要严格遵守规程。操作者只有在确定个人技能后才会进行。在每次手法治疗期间，需要不断进行评估，治疗是否继续完全取决于患者的反应。

（1）正确的病史采集和彻底的标准化功能检查：诊断椎间盘和脊髓及神经根的相互影响是根据临床原因做出的，因此这需要时间详细地采集病史。这些主诉是按时间顺序从症状的第一次出现到现在记录的，并注意到所有可能的症状，并记录他们的行为和活动，运动和（或）姿势的关系。功能检查必须是完整的，所有的测试都不能省略，检查运动疼痛和范围，确定肌肉力量，并详细测试神经功能情况。

（2）正确理解检查（临床推理）：检查的结果，阳性和阴性，然后根据解剖现实进行解释。寻求病史和功能检查之间的相关性（内在的可能性）：疼痛行为（起病和进展，相对于局部）和感觉异常（发展，存在和模式）是否与临床发现相符？体征检查与可能的关节、神经根或脊髓起源

有关，关节体征是由特定的局限性模式反映出来的，神经根症状可能是明显的运动或感觉缺陷或对反射的干扰。脊髓受累的证据是通过神经呈现的特定模式来揭示的。

（3）诊断：椎间盘和脊髓及神经根的相互影响：当整个临床现象与椎间盘移位相符合时，椎间盘和脊髓及神经根的相互影响诊断明确，即症状和体征与下列结构中的一个或几个有关。

①硬膜/硬膜神经根：多节段疼痛/压痛显示硬膜受影响；单纯节段性疼痛对应神经根的投射。咳嗽的肩胛痛被认为是硬脊膜的症状。

②椎间关节：不对称的疼痛/局部症状（"局部关节模式"）表明椎间关节的内部紊乱。其他特征是运动/某姿势的疼痛，以及在更急性的例子中的头部歪斜。

③神经根实质：节段性（皮肤）感觉异常可能伴随着根痛。神经缺损（运动、感觉和反射）经常出现。

④脊髓：手/脚的多节段麻痹是由颈部屈曲引起的；也可能出现其他运动/感觉受累的迹象。

（4）排查警示征象：在病史记录和功能检查期间，检查者必须持续保持警惕以免忽略可能的警示征象（知识点 11-2）。这些警示征象的任何一个都表明非机械性损伤，这是积极治疗的绝对障碍。患者应立即接受进一步的检查。

## 知识点 11-2

**颈椎病的警示征象**
**病史**
- 逐渐增加疼痛
- 胀痛
- 双侧臂痛
- 35 岁以下患者手臂疼痛
- 手臂疼痛超过 6 个月

**检查**
- 全关节型
- 肌肉痉挛
- 抵抗疼痛和虚弱的颈部运动
- 侧屈远离痛苦侧作为唯一的痛苦运动
- 肩胛骨高度有限
- Horner 综合征
- 嘶哑的声音
- $T_1$ 麻痹
- 力量过度的丧失
- 两个或三个神经根受累
- 无根痛的肌肉无力
- 错的时间顺序

---

（5）排查禁忌：重要的是要知道什么时候手法是不安全的。在这方面，从病史和临床检查收集的数据远比一个或多个预操作测试的结果重要。因此，在检查病史和功

能检查期间发现潜在的禁忌证时应十分谨慎（知识点 11-3）。

## 知识点 11-3

**颈椎手法治疗椎间盘病变**
**禁忌证**
**绝对**
- 脊髓受压
- 基底动脉缺血
- 跌落事件或猝倒发作
- 类风湿关节炎
- 抗凝治疗
- 强直性脊柱炎
- 硬脊膜粘连

**相对**
- 后中央椎间盘突出
- 青年急性斜颈
- 严重畸形
- 操作增加根痛

**无效的**
- 无突出
- 根痛持续太久
- 根痛伴神经功能缺损
- 快速进展性根痛
- 原发性后外侧发展性根痛
- 颈部不良征象
- 髓核椎间盘突出

①绝对禁忌证：以下是手法治疗的绝对禁忌证：脊髓压迫、基底动脉缺血、跌倒发作、类风湿关节炎、抗凝治疗、强直性脊柱炎和硬脊膜粘连。

▲脊髓受压：一旦出现上运动神经元损伤的临床证据，就必须放弃操作。症状有：手部/足部感觉异常，受颈部屈曲影响。体征有：足跖反射阳性，霍夫曼征阳性，痉挛和不协调。

▲基底动脉缺血：如果患者因颈部运动或体位改变而出现眩晕或头晕，则不应进行治疗，直到进一步的多普勒超声和（或）磁共振成像（MRI）检查显示无血管病变。即使这样，也只能使用强力牵引和关节运动最小的技术（直拉和杠杆牵引）。

▲猝倒发作：无论其可能的原因，构成绝对的操作禁忌。病史不仅可以提醒检查者，而且在临床检查或任何操作性治疗尝试期间，末梢感觉也可以提醒检查者。

▲类风湿关节炎：这种状况可导致上颈椎关节韧带松弛，这绝对是操作禁忌证。典型的末端感觉异常使检查者处于警戒状态。

▲抗凝治疗：因为椎管内血肿的危险，对正在接受抗凝治疗的患者进行手法治疗是不明智的。只有停止抗凝治疗，手法治疗才可能进行。

▲ 强直性脊柱炎：在强直性脊柱炎的炎性阶段，特别是这种疾病患者发展成椎间盘病变不太可能的情况下，手法治疗根本不安全，特别是在颈椎，文献中已经描述了脱位、骨折和脊髓压迫的情况。

▲ 硬脊膜粘连：硬脊膜可能会粘连附着在颈椎或胸椎上。这在试图手法治疗的过程中变得更明显，即使在那些看起来合适治疗的患者中。当牵引时，患者手如果感到异常，牵引必须立即放松，操作必须立即停止。

② 相对禁忌证：其他情况包括后中央型椎间盘硬膜相互作用、年轻患者的急性斜颈、严重畸形、试图操作时的臂痛，对于手法治疗不是完全禁忌，但对于某些技术是禁忌。

▲ 后中央型椎间盘突出：禁止使用旋转技术。似乎突出越大，操作者越依靠无关节运动的技术手法。在相当大的牵引力下使用手法，其作用有助于减少椎间盘的碎片。

▲ 30 岁以下急性斜颈：为保护肌肉应在不受痉挛限制的方向上进行牵引。因为这种情况是髓核脱出的结果。最初呈现得非常受限的旋转和侧向屈曲活动度通过缓慢持续牵拉逐渐增加，从而最终恢复了运动。

▲ 完全畸形：显著的颈椎侧屈或屈曲使得牵引下的操作不能实现。在通常的技术使用之前，操作者必须将患者的头部恢复到中立位置，这种情况是在畸形线上反复牵引之后达到的。（无论是否有手法推力）。

▲ 手法引起臂痛：在初始牵引过程中，根部疼痛的轻微增加表明所选择的技术是不适合的，因为它明显地将突出物进一步推向神经根。

③ 操作无效的情况：当没有椎间盘突出、当根部疼痛持续太久或当神经功能缺损出现时，不宜进行操作。

▲ 显示无椎间盘突出：患者有可能给出椎间盘疾病的病史，但目前没有突出物，在这种情况下，临床检查为阴性。在这种无症状期的手法操作是徒劳的。患者应等待病情复发或者在存在不稳定碎片时，采取措施防止复发。使用脊椎指压器作为预防措施也是不合适的。这种方法在任何时候都不能防止椎间盘再次移位。

▲ 根痛持续时间超过 2 个月：经验表明，持续超过 2 个月的根性疼痛患者很少对手法治疗有反应。最坏的情况已经过去，1 ～ 2 个月患者将自然恢复。然而，在椎间盘源性根痛持续超过 6 个月的特殊情况下，通过手法可以重新开始明显延迟的自愈机制。

▲ 根痛伴神经功能缺损：神经缺损的存在表明，间盘和神经根相互作用过于激烈。因此，椎间盘碎片不能被回位，但徒劳的尝试危险性并不高。事实上，偶尔出现的轻微神经损害患者可能会对手法治疗有所反应。

▲ 快速进展性根痛：患者发生颈肩胛疼痛，其次第二天是根性疼痛和感觉异常。突出非常快速地从后中心位置移动到完全后外侧位置，并且这一过程不能停止。

▲ 原发性后外侧发展性根痛：当由单侧椎间盘突出引起根部疼痛时，不会对手法复位有反应，因为在腰椎中椎间盘突出物是髓核。

▲ 颈部不良征象：当一些颈部运动引起神经根疼痛时，手法治愈的可能性非常小。

▲ 髓核脱垂：这些病例的特点包括弹性反冲、在操作时的感觉和从临床检查中主动旋转与被动旋转的差异。急性病例必须在限定方向上逐步加强手法症状才能减轻，慢性情况需要持续牵引。

（6）明确适应证：排除警告标志和禁忌证仍是不够的。同样重要的是要确保有明确的指征：椎间盘后正中或后外侧突出，从而引起椎间盘、硬膜和神经根的互相影响（知识点 11-4）。

### 知识点 11-4

**颈椎手法治疗椎间盘病变**
**适应证**
- 后正中椎间盘和硬膜相互作用合并单侧颈肩胛痛
- 后正中椎间盘和硬膜相互作用合并中枢性颈痛或双侧颈肩胛痛
- 后正中椎间盘和硬膜相互作用合并双侧神经根痛
- 后正中椎间盘和硬膜相互作用合并无神经功能缺损的单侧神经根痛

① 后正中椎间盘和硬膜相互作用合并单侧颈肩胛痛

▲ 急性斜颈伴侧屈畸形：急性斜颈是一个很好的操作指征，患者可以在几个疗程内得到帮助。虽然这种病程趋向于自行治愈，但治疗从一开始就有助于减轻疼痛。在年轻人（30 岁以下）的斜颈通常是核型的，与 30 岁以上软骨移位的人的斜颈有区别。

▲ 单侧颈肩胛痛：这种性质的症状几乎都是纤维环位移的结果。它们可以在任何时候用手法治疗，并且无论突出物存在多久，其反应通常是好的。1 ～ 3 次治疗后将完全恢复。颈椎中段（$C_2$–$C_3$ 和 $C_3$–$C_4$）的突出物在上颈部一侧有疼痛感，症状往往难以减轻。

② 后正中椎间盘和硬膜相互作用合并中枢性颈痛或双侧颈肩胛痛：中央或双侧颈部疼痛伴或不伴放射到梯形或肩胛区，但没有脊髓压迫症状，只要技术选择适当是可以选择手法治疗的。操作者必须意识到椎间盘后中央移位可能威胁脊髓，因此需要非常小心。

▲ 急性斜颈伴屈曲畸形：这种情况更为微妙，因为突出是大的，可能冲击和威胁到脊髓。这通常是用于治疗单侧椎间盘移位（见下文）即旋转技术的明显禁忌证，但使用特殊的技术避免过多的关节运动是可行的。

▲ 慢性颈痛：中枢或双侧疼痛可通过手法来治疗，只要避免使用旋转技术。

③ 后正中椎间盘和硬膜相互作用合并双侧神经根痛：如果神经根疼痛被认为是椎间盘突出造成的，则与单侧病

例不同，没有为手法治疗成功设定时间限制。虽然椎间盘原因并不总是确定的，轻微双侧神经根疼痛，两手感觉异常，往往手法治疗效果良好。

④后正中椎间盘和硬膜相互作用合并无神经功能缺损的单侧神经根痛：在这种情况下，手法治疗的成功取决于患者的观察阶段。在临床情况发展的头两个月，从根部疼痛发生的那一刻起，通过手法症状减少是可能的。颈部运动引起或影响肩胛区的疼痛而不是下臂，显示突出与硬脊膜接触，暗示手法治疗是仍然可能的。当颈椎运动增加根痛而不是肩胛痛时，手法成功的机会很小。

一旦出现神经功能缺损（肌肉无力、感觉丧失和迟缓或缺乏反射），除了以下两种情况外，不能期望通过手法治疗获得进一步改善。

- 当根部疼痛开始后，肩胛骨疼痛仍然严重：当臂痛发生时，肩胛痛和关节体征通常消失或明显减少。在少数情况下，一些运动仍然受限且导致肩胛区剧烈疼痛，特别是在夜间，一次手法治疗就可以消除肩胛疼痛恢复完全无痛范围的运动。而根部疼痛保持不变并继续其自发过程。

- 根痛持续相当长的时期：大多数根部疼痛在 3 ～ 4 个月进展到完全恢复，除了 $C_8$ 痛，可能需要 6 个月才能恢复。有时患者可以看到根部疼痛持续时间超过 6 个月，甚至长达 1 年或 2 年，检查没有显示神经瘤或其他类似的病变。手法不会立即影响根部疼痛；然而，在几天后疼痛开始减轻，并且在第二次治疗 2 周后所有症状可能消失。这种特殊的临床现象可以用以下概念来解释，即尽管手法可以立即将椎间盘边缘移回，但是肿胀和炎症需要一些时间来减轻，从而疼痛得以减轻。

（7）预后：可治愈的标准——有利或不利预后的迹象：在决定操作之前，应考虑以下问题来评估成功的机会。通过回答这四个问题，可以对一些临床情况做出合理的预后（知识点 11-5）。

①突出有多大？椎间盘的大块移位可能需要更多的手法治疗。关节征越明显，突出越大。然而，这并不意味着减少是不可能的，例如在急性斜颈。神经缺损表明椎间盘移位太大（脱垂或挤压），也有可能手法缓解。

②突起是中央的、单侧的还是双侧的？单侧突起通常对普通手法有很好的反应，即牵引下的旋转和侧屈运动。中央或双侧突出治疗更困难，然后旋转操作是禁忌。除了严重的情况下其他的操作都是可行的，也可以在没有任何运动的情况下施加强的牵引力。有脊髓压迫的中央性突起具有潜在危险，因此任何体征——足跖反射阳性、痉挛、不协调、严重无力都必须视为绝对的操作禁忌。

③关节运动会影响疼痛吗？当运动影响肩胛痛时，这被认为是"有利的"，并且手法有成功的机会。颈部运动增加根部疼痛的情况必须被视为"不利的"，因为操作的结果通常是不理想的。

④突出有多长时间了？肩胛痛或双侧根性疼痛可在

---

知识点 11-5

**判断恢复情况**

**突出可减轻**

- 颈部和肩胛区的单侧疼痛，无根痛或神经缺损（需要 1 ～ 2 个疗程）
- 单侧颈肩痛，伴有根部疼痛，但不伴有神经功能缺损，并伴有"有利的"颈部症状（多数可减轻）
- 颈部症状"良好"的双侧颈部疼痛，下臂放射，手 / 脚感觉异常（1 ～ 4 次手法成功率 50%）
- 单侧肩胛骨疼痛，伴有根部疼痛和轻度感觉异常，存在不到 1 个月，颈部症状良好（有时可减轻）

**突出不可减轻**

- 肩胛区单侧疼痛，根部疼痛但无神经功能缺损，颈部有不良征象
- 肩胛骨和手臂的双侧疼痛，手 / 脚感觉异常，具有"有利的"颈部症状，且无神经功能缺损（50% 不可恢复）
- 单侧根痛伴肩胛痛
- 单侧肩胛骨疼痛，伴有根部疼痛，轻度感觉异常，颈部症状良好，存在时间超过 1 个月但不足 6 个月
- 单侧肩胛痛，在根痛消失后继续，只有一个运动是痛苦的
- 单侧肩胛痛和根痛伴明显神经功能缺损和颈部不良征象
- 从肩胛痛到根痛的快速演变伴感觉异常和"有利"颈部征象
- 弹性反冲和主动旋转受限
- 手 / 脚的感觉异常伴髓性症状

**单侧肩胛骨疼痛和根部疼痛超过 6 个月，颈部症状合理，神经功能缺损正在恢复**

- 手法治疗可以重新启动自然恢复的机制，每 2 周进行 2 ～ 3 次手法治疗

---

任何时间进行手法，单侧根性疼痛应在头 2 个月内进行手法治疗。

（8）决定手法治疗：患者同意，患者类型。应在考虑所有先前提到的安全措施后，决定采取手法治疗。一些作者提出请求患者的同意，甚至可能是书面的。虽然这不是标准的程序，但应该清楚的是，患者应该被告知准备开始什么样的治疗。简单、诚实和易于理解的风险信息应该包括在内，但仅限于这一点有些患者很容易害怕。如果给予他们太多关于可能的危险的信息，他们将很难接受治疗或在手法操作过程中放松。

当然，操作者必须考虑到患者的个性。很明显，某些患者不适合做手法治疗，因为他们不能放松。其他人出于某种原因不想变得更好，这些患者不能进行手法治疗。

**8. 手法治疗技术**

（1）患者的位置：患者仰卧在诊疗床上，枕头正好在靠上的边缘上。这使得操作者在操作期间能够将患者的颈部保持在稍微伸展或处于中立位置，并维持脊柱生理性前凸，这可以积极影响椎间盘碎片运动的方向。义齿必须取出以避免口腔过度闭合引起的不适。患者必须在整个动

作中放松，因为任何肌肉紧张都可能导致疼痛。不允许患者抱着诊疗床的边缘（为了抵抗牵引），因为这会使颈部和肩部的肌肉收缩，使操作变得复杂。

（2）助手的位置：助手需要对患者进行固定，选择位置有多种可能，目的是当牵引力施加到头部时患者的身体保持不动（图 11-2）。

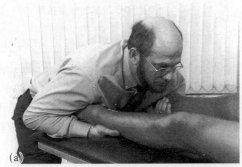

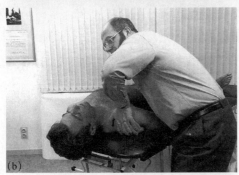

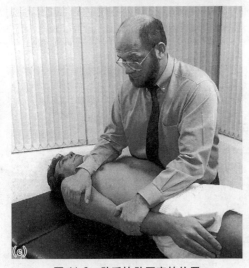

**图 11-2　助手协助固定的位置**
（a）在患者的脚边；（b）在肩部；（c）在侧面。

①在患者的脚边固定：这是最常用的固定方法。助手站在患者的脚边，抓住脚踝，向前弯腰，把他 / 她的肩膀放在患者的脚上。当助手的手臂加上力时，脚被牢固地固定在助手的身体和上臂之间。

②在患者肩关节固定：这是需要侧屈操作。助手站在患者身边，与头部牵引方向相反，将一只手臂放在患者手臂和身体之间，直到手放在肩膀下面，另一只手放在肩

膀上面，手指紧握，助手的脚放在沙发腿上，助手向后倾斜以抵抗牵引力。

③在患者侧方固定：这种固定方法是在侧向滑动技术中使用的。助手站在患者的一侧，要求患者靠近助手。一只手用手握住患者的上臂，另一只手拿下手臂。然后患者的身体紧紧地靠在助手身上，从而能够抵抗患者头部的运动。

（3）手法治疗师的位置：除了侧滑运动以外，所有技术都是在牵引下进行的。最大限度的牵引也要使患者可以忍受，并允许其放松。牵引力具有重要的作用，因为它具有以下有益的效果。

• 牵引引起关节内亚大气压力形成，从而产生吸力效应——向心力。

• 突出椎间盘对疼痛敏感结构的压迫减少，导致疼痛减轻或甚至消失。另一个优势是患者在放松肌肉方面不会有任何问题。

• 由于肌肉很放松，脊椎可以分开几毫米，这样松动的碎片就有移动的空间。

• 小关节脱开，使运动更容易。

• 后纵韧带绷紧，有助于在椎间盘上施加向心力。

所有这些因素结合起来，将椎间盘从脊髓和脊髓前动脉移走，从而保护脊髓。

为了施加牵引力，操作手在抓住患者的头部后，将他 / 她的脚靠在诊疗床的腿上。一条腿是内旋的，另一条腿是外旋的，这样一脚的外侧跗骨中段区域和另一脚的内侧跗骨中段区域就可以依靠机械力移动，这个位置可以使操作者向后倾斜，并用体重来牵引。

牵引是逐渐建立起来的，它使患者在椎骨分开时能保持松弛。当双脚靠在诊疗床上，操作者离开患者头部时，通过伸展膝盖和手臂，获得最大的牵引力。这通常是不必要的。牵引的力量取决于患者的类型。很明显，如一个45kg 的妇女比 95kg 的男人需要更少的牵引力。牵引应适应患者的体质，也应适应患者放松的程度。有些患者一牵引头就倾向于绷紧肌肉，而另一些患者则在强力牵引下放松，因为这样可以减轻疼痛。操作者的经验对于确定牵引力大小是至关重要的。

为了习惯于如何应用牵引力，新手在开始时建议将一只脚进一步向后。牵引力会减少。然后，脚逐渐向前移动，直到它到达诊疗床（图 11-3）。脚越向前，施加的牵引力越强。

使用牵引力的一个优点是操作者的身体而不是手执行牵引，以及在松弛过程中的运动。结果是，这种牵引方式比仅用手进行控制要好得多。

准备对头颈部中部的夹肌和半棘肌进行按摩：对那些在操作过程中放松有困难的患者，可以对这些肌肉进行深层横向按摩，这种按摩有助于抑制自发性收缩。

诊疗床的头部应该有一个开口，患者可以面朝下呼

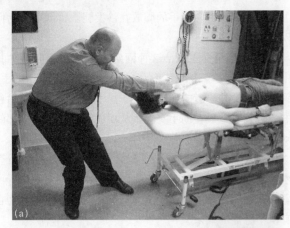

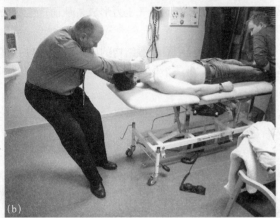

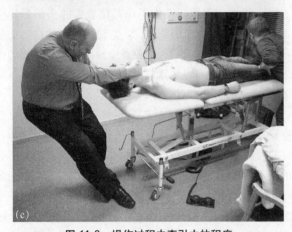

图 11-3　操作过程中牵引力的程度

(a) 轻微牵引；(b) 适度牵引；(c) 全力牵引。

吸。如果没有开口，患者的头部可以支撑在枕头上。

患者趴着，治疗师站在与患者的头部在对侧。手指系在患处，而拇指在颈部的同侧提供反压（图 11-4）。按摩通过交替地弯曲和伸展手腕，使手指在肌肉上移动 10 分钟。

（4）手法技术

①牵引过程中的环转运动：患者仰卧在诊疗床上，助手扶着脚。在决定向哪个方向转动头部之后，操作者将一只手钩在患者的下颌骨下面，右手右转，左手左转。小指伸长以避免气管受压，另一只手抓住拇指和手指之间的枕骨并支撑头部。当患者头部被抓住时，必须避免捏颏或枕

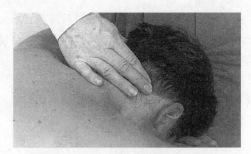

图 11-4　对夹肌和半棘肌的预备按摩

骨，这对患者来说可能非常不舒服，可能会导致无法放松。操作者现在将他的脚靠在诊疗床的腿上，将它们指向与旋转运动相同的方向，并且向后倾斜。施加适度的牵引力，在此期间，执行一些缓慢的旋转运动而不接近全范围。这就使患者颈部状态恢复创造可能，患者现在也意识到将要发生什么，并且建立起信心，患者可以充分放松。

**从业者检查表**

- 用于使患者适应牵引技术
- 用于更好的放松
- 不是真正的操作者而是准备动员者
- 适度牵引
- 无脉冲

②直拉：在牵引时，患者和助手采取相同的位置进行牵引过程中的环转运动。操纵者将一只手钩在患者的下颌骨下面，另一只手钩在枕骨下面，把他的脚靠在诊疗床上，向后倾斜得很好，肘部尽可能伸直（图 11-5）。

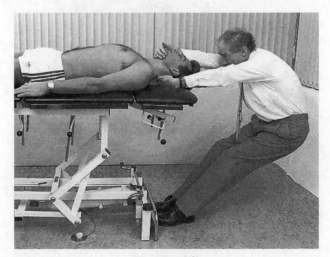

图 11-5　直拉

治疗师在患者松弛并评估其末梢感觉之后，剧烈地向后拉着他的肩膀。治疗师在接受松弛和评估末梢感觉之后，剧烈地向后拉着他的肩膀。这个动作会产生一个与脊柱一致的快速操作推力，在这个过程中可以感觉到一个喀嗒声，牵引现在可以逐渐放开。

**从业者检查表**

- 避免颈部屈曲
- 使用舒适的抓力
- 向后倾斜
- 双手均等牵引

③牵引过程中的转动：患者和助手采取与前两次演习相同的位置。操作者抓住患者的头部，把他的脚靠在诊疗床上，向后倾斜来使患者放松（图11-6a）。为了向右旋转，操作者的右手在患者的下颌上，脚指向同一个方向。头部现在慢慢地向右旋转。这不是用手的动作来完成的，而是操作者弯曲躯干的结果。头在第一次的时候旋转一半活动范围，然后是 2/3，最后旋转到终点。旋转的程度取决于从患者获得的反应，在每次操作之后重新评估。在全活动范围时，应该评估末端感觉，当正常时给出脉冲，即在非常小的振幅（仅 1°～2°）上快速移动。与先前的躯干运动相反，这个最后的推力只用手进行。然后将头部带回中立位置并释放牵引力。

头部旋转得越远，就越有可能感觉到一个或多个喀嗒声，这与后来运动有所改善似乎是相关的。当感觉不到喀嗒声时，什么也没有发生。如果手法进一步加强，操作结束时的末端感觉需告诉操作者。

**从业者检查表**

- 旋转方向决定手的位置
- 脚指向旋转方向
- 在整个机动过程中相等的牵引力
- 在结束时，评估操作结束前的感觉

④牵引全旋转：当重复先前的操作停止提供任何好处时，这项技术可以效仿。牵引力会稍微减少，但更容易实现完全旋转（图 11-6b）。

患者和助手保持相同的姿势。

为了向右旋转，操作者将右手放在患者的左脸颊上；手臂是内旋的，鱼际隆起位于上颌骨上，手指钩在下颌下面。另一方面，在牵引技术中，如前面所描述的那样抓住枕骨。在将脚靠在诊疗床上之后，操作者向后倾斜，从而施加牵引力，并将患者的头部向全范围。

当末端感觉良好时，将执行快速推动力操作。头部恢复到中性，牵引放松。

**从业者检查表**

- 上颌骨足底隆起，避免下颌运动
- 纯旋转，无侧屈成分
- 评估操作前的末端感觉
- 在整个机动过程中相等的牵引力

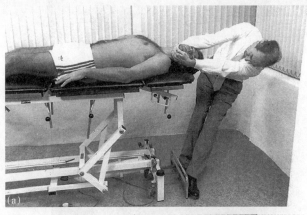

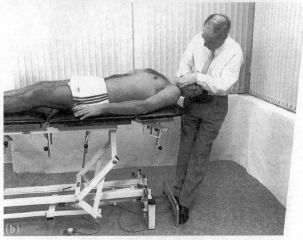

图 11-6　（a）牵引过程中的旋转；（b）牵引时完全旋转

⑤牵引侧屈：患者仰卧在躺椅上，助手站在患者肩上的疼痛侧应用反牵引（图 11-7a）。

操作者把一只手放在患者的枕骨下面，第 2 掌指关节在颈中面小关节的后部，拇指保持伸展以避免压迫颈外动脉，第 3、第 4 和第 5 指支撑头部。另一只手在下腭下钩住，前臂在耳前面。因此，在侧屈时头部将被防止过多旋转（图11-7b）。同侧足的外侧部分现在被放置在靠近诊疗床的腿上，另一条腿向外伸展和向后伸展。现在已经实现了脊柱的牵引，这将通过弯曲膝盖来加强。

在松弛之后，操作者现在旋转身体，从而在前臂的帮助下使患者的颈部进入侧屈。同时，另一只手施加反压，当运动结束时，评估对侧肩膀的末端感觉，并且通过快速内收运动进行操作。感觉到喀嗒声，然后将头部带回中立位置并释放牵引力。

**从业者检查表**

- 脊柱牵引
- 避免旋转
- 侧屈运动时的反压
- 评估操作前的末端感觉

⑥牵引前后滑行：患者仰卧在躺椅上，头靠在边缘上，

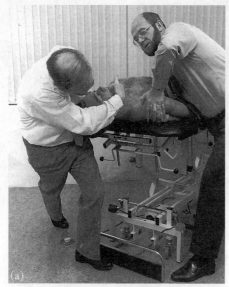

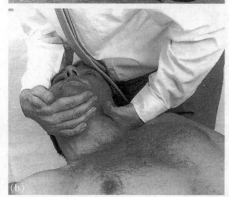

图 11-7 （a）牵引过程中的侧屈；（b）用于侧屈技术的手的位置

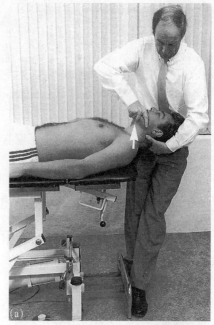

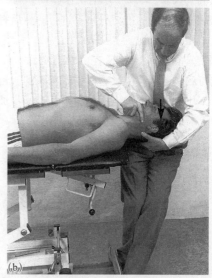

图 11-8 牵引过程中的前后滑动
（a）起始位置；（b）末端位置。

肩部在水平上，助手扶住脚。

操作者站在患者头部的一边，面向它。一只手支撑枕骨下的头部，另一只手通过以下握把定位在患者的下颌处：拇指和示指之间被施加在下颌上，以便拇指和示指位于两侧，前臂保持垂直，弯曲的第3、第4和第5指钩在下颌下方，以便于牵引。现在操作者把他的脚放在诊疗床的腿上，斜靠在一边，利用他的体重来牵引。放松后，用手轻轻向前滑动头部（图11-8a）。然后，由于双膝关节突然屈曲，它会向后滑行，以达到操控性推力的最远距离（图11-8b）。

开。前臂仰卧，双手支撑头部，拇指沿着脸颊保持水平，鱼际隆起位于两侧耳朵的前方。现在运动是在没有牵引力的情况下进行的。通过将身体重量放在一条腿上，然后再回到另一条腿上，同时将患者的头部和移动一起带走，颈部就会向一侧移动（图11-9）。手的位置应能使操作者的手保持患者的头部与身体保持一致。应避免侧屈运动，且完全是水平运动。

📋 医生检查表

- 站在患者头部的一侧
- 病人的头一定在沙发的边缘上
- 通过侧向倾斜获得牵引力
- 轻柔的前滑动，然后是突然的后滑行
- 避免屈伸运动

⑦侧滑：患者仰卧在沙发上。助手站在患者身边并牢固地固定患者的身体。操作者站在患者的头部，双脚分

📋 医生检查表

- 避免耳受压
- 无牵引
- 避免侧屈运动
- 避免屈曲
- 水平滑动

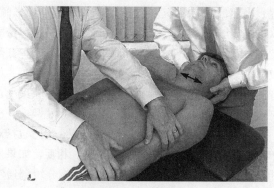

图 11-9　侧向滑移

⑧杠杆牵引：患者仰卧在沙发上，枕部与上缘平齐；助手牢牢地握住双脚，助手紧紧地握住双脚，这样在推拿过程中身体就不会移动。

操作者将一只手放在患者枕骨下，用 2 ～ 3cm 厚的海绵橡胶保护。另一只手握住患者的下颌骨，使颈部轻微弯曲。

在操作之前，要非常小心地把患者的头放在沙发的边缘。为了评估这个动作能走多远，我们尝试将头轻柔地向外伸展。如果可以在相当程度上延长，这是因为患者在沙发上坐得太高；如果没有任何运动，这表明患者的体位过低。应该有可能把患者的头放在中立的位置，当它停下来的时候。

然后操作者将脚放在沙发上并向后倾斜，直到整个或部分体重由下颌下的手支撑。牵引不是通过枕骨下方的手施加的，枕骨仅在头部和卧榻之间稳定并被挤压以提供支点。膝盖现在突然弯曲，因此用挺举拉动患者的颈部（图 11-10）。

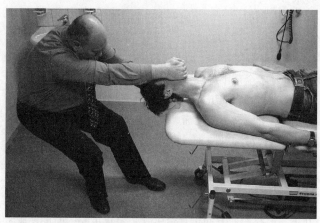

图 11-10　牵引力与杠

 **医生检查表**

- 避免屈曲
- 小心定位
- 在操作过程中：没有运动，只有牵引

9. 操作过程

（1）技术的选择

- 对颈部肌肉的预备性按摩可增强放松，因此在患者感觉不充分放松时是有用的。

- 弯曲和直拉可以作为第一个动作，使患者习惯于牵引因素。

- 旋转操作用于单侧椎间盘突出，但避免在中心移位。首先在最舒适的方向上进行旋转，然后，如果必要的话，在最不舒服的方向上进行旋转。它执行到一半范围第一，然后到 3/4，只有到全范围。当选择另一个方向时，再次建议类似的温和启动。

- 牵引时的全旋转仅在旋转引起改善时使用，且仅在得到结果的方向上使用。侧屈主要是在远离疼痛的一侧进行，很少向疼痛的一侧进行——在几次训练后，反复尝试其他技术，仍未取得完全的效果。当松弛的肌肉产生或增加手臂疼痛时，这个动作就被放弃了。

- 当旋转和（或）侧屈技术不能改善伸展范围时，单侧椎间盘移位显示前后滑动。在腰椎间盘中央型时，它可以结合直拉和横向屈曲使用。

- 侧向滑动有助于摆脱可能的操作后疼痛。当操纵过程中产生过度修正时——单侧疼痛会发生变化——就会执行这个策略。

- 牵引技术——直拉牵引和杠杆牵引——是专为治疗后椎间盘突出（中央型）而设计的，因此避免关节运动。

（2）缓慢平稳开始：每次选择一项新技术，操作者就会缓慢平稳的开始。只有当患者对先前的技术有满意的反应时，技术的强度才会增加。

（3）进度评估：在使用每种技术之后，患者被要求坐起来并评估结果。然后决定是否继续以相同的方式或改变。经验、每次特定操作的结果、劳累期间的末端感觉、患者的年龄和耐受性估计都影响所采用的操作类型。当一下症状或体征的变化被解释为改善：疼痛强度降低；范围增加；较少的运动都是痛苦的；疼痛集中：如肩胛疼痛代替手臂疼痛，斜方肌疼痛代替肩胛疼痛，中枢性疼痛代替单侧疼痛，或疼痛缩短。

如果一次操作有所帮助，则应重复进行，直到症状和体征不再改变为止。然后尝试另一个。

如果此操作不产生任何积极的结果，可以第二次尝试，力度稍微强一点。如果仍未发生改进，则放弃此操作并选择另一种技术或在另一方向上使用相同的技术。例如，如果向右旋转不会产生预期结果，则可以尝试横向屈曲技术或向左旋转。

如果操作使患者变得更糟，则不会继续。然后，操纵者必须确定症状加重是由于错误的技术还是患者的放松不良，以及该状况是否实际上适合于操作。如果该技术不合适，可以选择另一种技术，可能是移动较少且牵引力较大。当连续两次试验仍然增加症状时，停止操作。下次重新检查患者，并决定是否继续。决定并不总是容易的，因此应高度关注患者在每次操作期间和之后及在治疗之后的几个小时内报告的内容。只要有一点怀疑，操作就被放弃了。

10. 操纵策略

（1）技术重复：急性症状最好每天治疗，而更多的慢性病例每周 2～3 次。理疗是一种短期的治疗，这意味着，如果在几个疗程之后没有获得结果，则选择另一种方法。

年轻患者在一个疗程中可以轻松地坚持 6～8 项技术。老年患者接受相同的治疗，但每期仅使用 1～3 项技术，治疗间隔更长，每周 1～3 次。

当每一个治疗策略的结果都很小时，就会继续操作，直到获得最大的可能结果。当突然发现有显著改善时，会话停止并在下一次重新评估结果。

治疗师应该尝试遵循以下部分所建议的操作顺序，但应根据每个案例中获得的结果具有足够的灵活性和创造性。

（2）操作过程

①单侧颈肩胛痛伴中央型腰椎间盘突出症：有两种情况属于这一组。

▲急性斜颈伴侧屈畸形：在核型斜颈中，采用以下方法。操作是按照严格的顺序进行的，从而避免在受条件限制的方向上操纵。

△在第一天

●斜颈需要往对侧方向进行牵引操作（直拉），使头部逐渐回到正中位置。没有其他办法可以使患者坐直时头部保持在正中的位置。

●在限制较少的方向上进行旋转牵引（倾斜侧其他方向），直到这个操作不再疼痛。

●往无痛侧（倾斜侧对侧）进行侧屈牵引，直到颈椎能够恢复侧屈到不受限最大角度时，仍没有痛感。

●在倾斜侧进行无牵引力渐进式旋转操作，头部逐渐推至一个疼痛开始的位置时，然后将头部固定在那个位置，直到疼痛消失；在此之后，继续进行康复治疗，直到颈部能够全角度无限范围运动。每个阶段从疼痛到消失的过程可能会持续 5 分钟或者更多，这意味着可能需要 20 分钟全面恢复颈椎旋转的范围。

●无牵引渐进式侧屈是在受限方向进行的，在此过程中采用同样缓慢恢复固定过程，直到颈部能够完全侧屈。这个过程通常比旋转操作过程能更快地改善症状，通常需要 5～10 分钟。

●当患者在整个治疗结束后进行重新评估，所取得的治疗为预后提供了基础。当第一次治疗后，在各个方向达到完全无痛的范围，这表明到第二天患者将会有很大的改善，甚至治愈。

●然后建议患者每 2～3 小时重复进行这些康复操作

过程。当然，在上床睡觉之前，因为有习惯性颈椎倾斜，所以更应该加固治疗。还应指导采取预防措施以尽量减少复发；最好是仰卧睡姿。应使用非常薄的枕头，但颈部以下应加以支撑（如卷毛巾，直径 5～10cm）。另外，如果患者侧卧，厚枕头应确保颈椎与胸椎保持在一条线上，但应该避免俯卧睡觉。

▲在第 2 天，患者如果情况好转，那么治疗包括对普通单侧椎间盘突出症的操作（见下文）。相反，如果发生了相当大的复发，整个过程就会重复。充分缓解通常在 2～3 个疗程（图 11-11）。

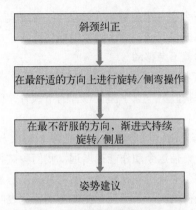

图 11-11　单边急性斜颈的治疗过程

在 30 岁以上的患者中，环型斜颈可以以普通的方式进行人工牵引（见下文）。

▲单边颈肩胛疼痛：这些病例几乎都是环状的，因此对操控性治疗反应良好。推荐顺序如下。

●在牵引下的直拉或环行，使患者熟悉强有力的牵引技术。

●在牵引下旋转到低于全范围的限制较少或疼痛较少的方向。

●在相同方向下，在牵引力下旋转到全范围。

●少于全范围内，牵引旋转到最受限或最痛苦的方向。

●在相同方向下，牵引旋转到全范围。

●在牵引力下向无痛侧侧屈。

●横向滑动（图 11-12）。

②后正中椎间盘突出伴中央或双侧颈肩胛疼痛：这包括三种情况。

▲急性斜颈合并屈曲畸形：侧向屈曲斜颈采用相同的方法，但在屈曲方向进行牵引（必须花足够的时间使患者的头部逐渐恢复到中立位置），并避免旋转。在牵引下的侧向弯曲操作可以在两个方向进行，之后进行斜颈牵引，非常缓慢的有限的伸展可以强制到全范围运动。

▲慢性颈痛：慢性颈痛可以采用直接或间接的方法。

▲直接方法：直拉，强力的牵引手法，与脊柱方向保持一致；杠杆牵引法；横向滑移。

▲间接方法：直接拉；在牵引力下侧屈，可双侧进行；

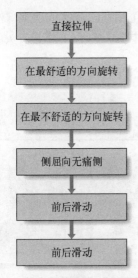

**图 11-12　单侧颈枕或颈根疼痛的治疗过程**

前后滑移；横向滑移。

采取哪种方法取决于检查图片的病理严重性。在病症轻微的情况下，很容易从一种方法切换到另一种方法。

关节症状越明显，伸展运动越有限，更倾向于选择直接牵引方法，遵循的原则为：牵引力最大，关节运动最少。

操作时脊髓不能收到牵扯。

▲双侧颈根部疼痛：同样的程序（图 11-13）用作双侧慢性颈项疼痛。

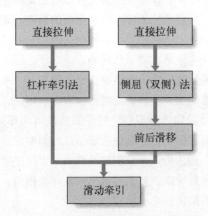

**图 11-13　中央或双侧颈肩胛疼痛的治疗过程**

③后外侧椎间盘突出症伴单侧颈根痛，无神经功能障碍：采用了正常的治疗手法：

• 直接牵拉。

• 向限制较小或疼痛轻的方向牵引旋转，首先幅度要小于全范围，然后过渡到全范围。

• 向限制最大或疼痛最重的方向牵引旋转，首先幅度要小于全范围，然后过渡到全范围。

• 侧屈向无痛侧牵引。

• 侧向滑移

在给出脉冲牵引之前，机械手必须确保松开的动作

不会影响疼痛传递到手臂。如果有影响到手臂的话，则不能采用这个方法，而要换另一种方法。当两种不同方法都会使手臂疼痛加重时，这种情况不适合牵引操作。

## （二）牵引

1. 辅助牵引　牵引是操作过程中的一个非常重要的手法，因为它对椎间盘突出的碎片有很好的作用。

2. 牵引作为治疗　长期以来，颈椎牵引是治疗颈椎间盘突出症的一种有效方法，因为它能使椎间盘间隙变宽，并在能在椎间盘上施加向心力。毫无疑问，牵引能减轻疼痛，并使突出的颈椎间盘归位。最近的一项 MRI 研究显示，牵引 15 分钟，牵引力为 18kg，显示出的颈椎间盘突出的局部（62%）或完全（10%）回归。尽管如此，骨科医学中并不经常使用牵引。主要原因是临床上的改善只有经过 10 次或更多的操作。

长期以来，颈椎牵引一直是治疗颈椎间盘突出症的有效方法。椎间隙，并对其施加向心力。毫无疑问牵引会引起疼痛减轻。颈椎间盘突出症的回归分析牵引力为 15kg，牵引力为 18kg 还显示部分（62%）或完全回归（10%）。颈椎椎间盘突出。尽管如此，单独牵引不单独常用于矫形治疗。主要原因是临床改善仅在 10 次或更多次疗程后才能实现——而这样的结果可以用普通的手法就能更快地实现。

然而，在少数明确的适应证，牵引可以作为主要的治疗形式。通常是在理疗房间里操作，但在某些特定的情况下可以在床上进行牵引操作。通常情况下，进行间歇性牵引；在少数情况下，牵引治疗是连续的。

（1）间歇牵引

①适应证：间歇性牵引有四个主要症状：早期颈椎间盘突出，后脊膜囊轻微受压，维持不稳定椎间盘突出的减少和交替，治疗过程的一种选择。

▲早期核盘突出：环形突出症的鉴别诊断并不容易，因此可能发生的情况是患者首先做推拿，但没有成功。最重要的是，在推拿过程中，在角度最大时可以感觉到颈椎弹性反弹，再次推拿时，虽然在推拿过程中能被动达到全范围，但患者无法主动获得全范围运动。这种类型是一个非常好的椎间盘突出指示特征和每日牵引 3～6 次可以取得相当好的疗效。然而，病程很长的患者并不能从这种治疗中治愈，因此可能需要手术治疗。

▲后脊膜囊轻微受压：牵引是一种很好的选择，当推拿被禁止时。即使病变是环形的，如果患者年龄不是太大、关节病征不是很严重，那么通过牵引治疗效果非常明显，通过每天 4～8 次牵引可以取得非常好的疗效。

▲稳固复发椎间盘突出：有可能发生两种情况。患者经常会在手法治疗后第二天又复发。一般来说经过 4～6 次手法治疗后，椎间盘应已稳固。否则，必须每天在家进行悬垂锻炼。每天早上 10 分钟的悬垂牵引可以防治椎间盘突出复发。

第二种情况是，患者在手法治疗后效果很好，但是在几周后又复发了，则需要1～10天的牵引治疗巩固疗效。

▲替代手法治疗：对于一些患者，由于某些原因无法选择手法疗法，牵引治疗可以是另一种选择，则10～15次的牵引疗法是有必要的。

②禁忌证：包括以下内容。

▲由于牵引造成不适：当患者在牵引治疗时，手或脚感觉不适，必须马上停止牵引治疗，因为这表明脊髓受到了牵拉。

▲由于牵引引起或牵引力度增加造成手臂疼痛：当对颈椎进行牵引治疗时，会引起或增加神经根疼痛，这是由于椎间盘被吸入错误的方向，进一步增加了对神经的压迫。

知识点11-6列出了牵引的适应证和禁忌证。

**知识点 11-6**

**间歇性牵引：适应证和禁忌证**

**适应证**

● 早期椎间盘突出症
● 轻微椎间盘后突出症
● 减轻椎间盘不稳症
● 替代手法治疗

**禁忌证**

● 由于牵引造成不适
● 由于牵引引起或牵引力度增加造成手臂疼痛
● （椎间盘环形膨出引言）

③牵引方法：患者可以坐下或躺着进行牵引治疗（图11-14和图11-15）。使用项圈包住患者下颌和枕骨部，这样可以保持气管呼吸通畅。项圈固定在摊开器上，并用绳

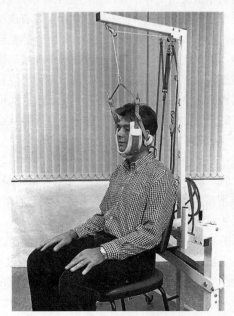

**图 11-14 端坐体位进行牵引治疗（头悬挂）**

子穿过摊开器挂在滑轮上。理疗师要确保没有挤到患者的耳朵。牵引在正中位置开始，或者患者头部轻微弯曲后再开始。

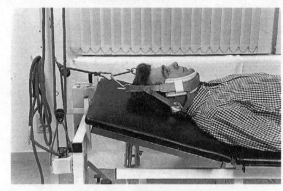

**图 11-15 平躺体位牵引治疗**

理疗师站在患者旁边，并逐渐加大绳索的力度直到合适为止。8～15kg重锤重量比较适宜。牵引治疗应持续15～20分钟。

（2）平躺体位牵引治疗：这种牵引方法适合于其他治疗都失败时的措施，这也常常是除手术之外的另一种选择。同时需要在医院进行治疗，因为需要24小时全天的护理。第一次治疗的牵引力（4～5kg）需保持24小时，然后逐渐减轻到消失，患者就可以出院。

适应证：有三种适应证需要继续牵引治疗。

▲非常严重的神经根痛但无神经功能缺损：手法治疗不起作用、头部悬挂理疗、神经阻滞的患者，希望能快速减轻疼痛，可以选择平躺牵引治疗，否则别的治疗方式也许需要3～4个月才能减轻疼痛。

▲椎间盘脱出症：虽然很少见，但是一个年轻成年人也可以患椎间盘脱出症。非常严重肩胛骨疼痛，并且沿一个方向运动受到严重限制。脖子的其他运动却是正常的。手法治疗不起作用。在尝试手法治疗时能明显感到典型的弹性反冲，头部可以全范围被动转动，但是主动转动时转动头部却非常受限。如果头部悬挂治疗失败时，另一个选择只能是平躺体位牵引治疗。

▲早期椎间盘后突出症：手法治疗或者间歇性牵引治疗效果应该是明显的，否则，选择平躺体位牵引治疗。

**（三）神经根注射治疗**

1. 适应证　神经根注射治疗主要适用于神经根疼痛，但无神经功能缺损。注射疗法是另一种选择，特别是神经根很疼痛很期望能自然痊愈的患者。

另一种是适合于神经根疼痛无神经功能缺损，已经持续了2个多月的患者，而手法治疗没有进一步取得疗效。例如，在最近神经根疼痛无神经功能缺损的时候，采取了手法疗法，但是却没有取得明显效果。

2. 方法　2ml注射器配20mg曲安奈德，并选用4cm的针头进行治疗。

相应的横突侧边位置需要明确位置，其位于胸锁乳突肌边缘的后边，针头插入横突触诊指和人体中线之间，对准横突位置（图 11-16）。直到针头碰到骨头停止插入。0.5ml 注射完后，则要在横突侧边轻轻地边移动边注射，直到针头到达横突边缘。注射过程中患者可能会感觉神经根疼痛，但几分钟后这种感觉就消失了。每周 1 ～ 6 次的注射是非常必要的，这取决于症状的严重性。

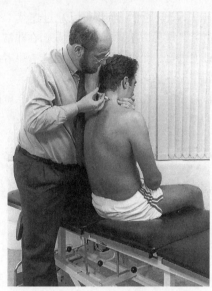

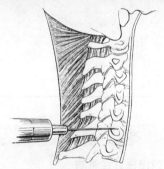

**图 11-16　神经根注射**

3. *疗效*　不管神经根疼痛是否伴随着神经功能缺损，其通常是由于神经阻滞所引起的。据统计，经 1 ～ 2 次注射后的治愈率达 65% ～ 80%，Bush 等总结 68 位患者的病例，提出了具有前瞻性的颈椎神经根病变体征的学说。在症状明显出现时有平均 2 个月的发展期（1 ～ 12 个月），研究的 68 位患者平均进行了 2.5 次神经根皮质甾类注射（1 ～ 6 次），尽管 68 位患者都潜在需要手术治疗，但是他们都收到了满意的疗效，不再需要手术介入治疗。48 位（76%）患者不再感觉手臂疼痛，有 15 位患者的疼痛由 10 分降低到平均 2 分（1 ～ 4），疼痛感评分满分为 10 分。结论就是患者经过持续的神经根皮质甾类注射的治疗取得了满意的疗效，而不再需要手术干预治疗。

**（四）硬膜外注射**

硬膜外注射用于治疗椎间盘突出、椎管狭窄、颈椎手术后继发慢性疼痛和椎间盘源性慢性颈痛。颈椎硬膜外

注射可以通过椎间间隙或经椎间孔进行。有大量研究支持颈椎硬膜外注射的好处。然而，颈椎硬膜外注射的证据一直是一个具有争论的话题，只能在处理颈椎神经根病方面取得一定的成功，而对于治疗轴性颈痛、术后综合征或椎间盘源性疼痛则没有确凿的证据。在我们看来颈椎硬膜外注射使用得太过频繁，可以通过更简单容易的方法替代，如推拿和神经根浸润法。这种注射只适用于持续 1 年以上的神经根性疼痛，没有自行恢复的趋势且对推拿没有反应。

注射一般在手术室进行；在无菌环境下，通过透视可视化技术可以在无阻条件下，获得硬膜外注射的通道。在硬膜外腔 $C_7$ 和 $T_1$ 之间，注入 10ml 的类固醇溶液或局部麻醉药和类固醇混合物。

**（五）颈托**

局部或完全固定颈部不应该被认为是治疗颈部疼痛的方法。它不会导致神经根疼痛的减少，也不会影响神经根疼痛的病情发展。颈托在非创伤性颈部损伤中的作用仅限于预防措施或心理支持，它给患者一种安全感。

颈托的目的是防止过度运动，以免加剧疼痛。软颈托似乎对控制颈部运动没有什么影响；硬颈托（如费城颈托、NecLoc 和 Miami J 颈托）也没有太好效果，尽管它们更坚硬，减轻重量的衣领（如四柱颈托）减少了头部在脊柱上的重量，因此可用于压迫现象，如脊髓压迫、侧隐窝狭窄、顽固性颈部疼痛。

**（六）预防**

治疗椎间盘移位的最佳方法是尽量减少其移位，这样所有症状就会消失。然而，由于椎间盘是软骨结构，无法愈合，它可能在任何时候再次移位。多次复发表明椎间盘不稳定，应采取进一步措施使其稳固。首先，患者应避免将颈部弯曲或固定一段时间。夜间应使用枕头，使患者仰卧或侧卧时，使颈部保持在生理性脊柱前凸状态。

当需要佩戴颈托时，白天（如果可能的话，晚上也可以）佩戴几个星期，或者每天在家戴上项圈，都有助于去颈部稳定，减少椎间盘再移位。

**（七）等待自然痊愈**

急性斜颈在 1 ～ 2 周自然痊愈。疼痛持续且相当严重，并且头部可能固定在某个偏屈位置，通常为侧屈，偶尔也可屈曲。几天后症状开始减轻，但可能需要 7 ～ 10 天疼痛才能完全消失。

单侧、中枢性或双侧颈痛及颈肩胛疼痛没有自发性恢复倾向；双臂疼痛不管手部是否有感觉异常也不会自发恢复。

单侧神经根性疼痛在几个月的过程中自行恢复，估计从神经根性疼痛缓解恢复开始，而不是从肩胛不适缓解开始。当没有肌肉麻痹症状时，恢复可能需要 3 ～ 4 个月。当有神经麻痹时，疼痛症状消失得更快，通常需要在 2 ～ 3 个月。肌力在所有症状消失后 3 ～ 6 个月内恢复。唯一

的例外是 $C_8$ 根性麻痹，可能需要 6 个月的时间才能消失，可能会给患者留下永久性的拇指无力症。

应该用时间和耐心向患者解释自发康复的原理并给出一个良好的预后情况。应继续保持定期复查习惯，直到症状基本消失，以避免患者在其他地方寻求无效和昂贵的治疗。

### （八）手术

颈部疼痛和（或）神经根疼痛很少需要手术治疗。在无神经功能缺损的情况下，其手术预后自然恢复效果好。如果神经缺损是由后外侧椎间盘突出引起的，从长远来看，自行恢复疗效通常与手术干预结果一样好。然而，如果神经缺损是由外侧孔的骨性突出引起的，手术治疗将不可避免。手术也是治疗颈椎管狭窄导致的脊髓病的选择。

技术：目前，颈椎前路椎间盘切除椎间融合术是颈椎间盘突出症外科治疗的黄金标准。自从 1958 年引入前路融合技术以来，各种前路融合方法得到了广泛发展。

前路减压术优于后路减压术，即脊髓和神经根的直接减压术，具有较好的对齐性和较低的侵入力。减压术通过多次的改良发展，但目前还没有统一的最佳技术。微创手术，即后路锁孔椎板椎孔切开术，主要用于外侧隐窝骨赘压迫引起的单层神经根病。

## 二、非椎间盘损伤的治疗

这里讨论的治疗技术是推拿和关节囊拉伸，深层横向按摩和注射／渗透。

### （一）推拿／关节囊拉伸

#### 1. 适应证

（1）偏头痛：有时，偏头痛的早期发作可以在 30 秒的颈部强力牵引下中止。虽然还不清楚是什么机制导致的，Cyriax 认为伸展颈动脉可能起作用。

在中老年人群中，尤其是那些患有青春期偏头痛的人群中，推拿手法也能起到预防作用。所采用的手法与减少椎间盘移位的手法相同：牵引下的直拉、旋转和侧屈。当颈部移动不引起疼痛时，1 个疗程（包括四个方向，每个方向一个推拿法）就足够了。疼痛的转移表明在所有的不适症状停止之前，2 ～ 3 次的治疗是必要的。这是一个纯粹的经验发现，Cyriax 在推拿治疗普通椎间盘病变后发现，偏头痛发作减少，甚至消失。

（2）关节囊韧带损伤：简单的无牵引的固定可以用于治疗颈部的一些软组织病变。

①广义关节：早期的颈椎上侧关节病症的上颈部疼痛，关节囊疼痛、关节囊韧带损伤对几次快速旋转和两侧侧向弯曲拉升后反应良好。

更严重的情况，颈部总体上成对称性受限，治疗将包括在所有 4 个方向的逐渐缓慢拉伸。可能需要 4 个疗程。

②面关节关节炎：通过关节囊逐渐拉伸椎间盘小关节突关节可以得到良好的疗效。运动的范围一般不会受影

响，但在 2 ～ 4 个疗程后所有的不适症状基本上消失，可与深层横向按摩或与关节面注射法相结合。

③强直性脊柱炎： 颈部疼痛的僵硬可以通过各个方向的缓慢拉伸来暂时抵消。只要有必要，推拿治疗可以尽可能频繁地重复——而不是在突然发病期间，只要椎体没有融合在一起，推拿是有效的。

④脑震荡综合征：推拿手法可以使寰枢关节粘连快速分离，可能需要 2 ～ 3 个疗程。

⑤老年人早晨头痛：症状可以通过连续 1 ～ 2 次的缓慢伸展消除。这种方法没有年龄上限。在非常老的患者中，一次只能进行一个推拿动作，这意味着患者在完全康复之前可能需要参加多次治疗。

非椎间盘病变的适应证和推拿类型列于知识点 11-7 和知识点 11-8。

### 知识点 11-7

**非椎间盘病变颈椎推拿手法／关节囊拉伸治疗**
**症状**

- 偏头痛
- 变位性眩晕。
- 耳鸣
- 关节囊韧带损伤
  - 广义关节
  - 面关节关节炎
  - 强直性脊柱炎
  - 脑震荡后综合征
  - 老年人早晨头痛

### 知识点 11-8

**非椎间盘病变的操作方式总结**
**牵引力下**

- 偏头痛

**无牵引**
快速拉伸

- 早期关节病
- 外伤后弥漫性囊性粘连

缓慢拉伸

- 高级关节病
- 强直性脊柱炎
- 关节小关节
- 晨间头痛

#### 2. 无牵引力的复位手法与按摩

（1）强制旋转运动：患者仰卧在沙发上。操作者站在患者的头部。如果颈部要向右或向左旋转，则要向左或向右旋转。

手掌鱼际位于颞下颌关节的左侧或右侧上颌骨，手

指在下颌周围勾住。另一只手握着枕骨部，头部处于轻微伸展状态。头部转向关节活动最大范围，同时双手在相反方向用力来强迫运动。

快速伸展通过一个快速小幅非常有力的推力来实现。韧带粘连能够感觉到（听到）要分离。一旦实行一次治疗，则关节运动到大范围时不会有痛感。

缓慢拉伸是通过保持只要患者能忍受的极端范围的稳定推力来实现的，持续在 30～40 秒。压力以非常缓慢的速度释放，头部逐渐恢复中间位置（图 11-17）。然后重复运动 1～2 次，这取决于患者的年龄。

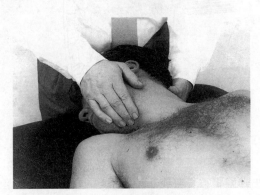

图 11-17　强迫旋转

（2）强迫侧屈：患者仰卧在检查床上，操作者站在患者头旁。当患者侧屈向右侧时，操作者将左手手指支撑在患者的头部枕骨下方，鱼际置于患者耳上。右手示指放置在患者第 6 颈椎横突上，拇指保持伸展以避免挤压患者气管。这只手作为一个支点，以帮助保持活动只局限于颈椎。

快速伸展的是一个短暂快速的推力，通过双手同时在相反的方向剪刀运动的结果。在缓慢拉伸时，持续保持头部侧弯曲在极值范围处（图 11-18）。因为用力必须维持一段时间，这种技术是对操作者来说非常累人，因此可用膝盖抵住肘部，脚被放在凳子上，来分担手臂压力。

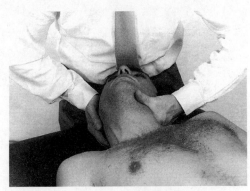

图 11-18　强迫侧屈

### （二）深层横向摩擦

可以通过嵌压枕骨肌肉或者颈椎关节关节囊可以产生深的横向按摩。

1. **外伤后肌肉损伤**　一般枕骨附着的头半棘肌受到创伤后，极少见头夹肌在受到阻抗伸展运动或者阻抗向受影响方向侧屈运动时枕骨疼痛。这些特征可以用深部横向按摩每周进行 2～3 次。慢性的病例可能需要多达 20 个疗程才能恢复。

手法：患者躺在沙发上，旁边有一个开口，他可以呼吸。理疗师坐在无痛侧，与患者颈部齐平。头是用一只手固定，另一只手进行按摩，通过示指按摩，中指加强用力，而拇指在无痛侧进行反压。在颈背的头半棘肌上进行按摩。如果是头夹肌损伤，需要多在乳突旁按摩。按摩的手臂处于轻微的旋后状态，使治疗师能够在病变的确切位置对枕骨施加向上的压力。拇指被用作支点，通过在柔软区域来回按摩（图 11-19）。

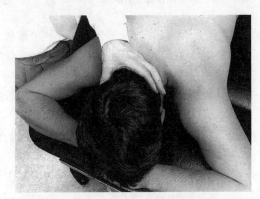

图 11-19　深枕部的横向摩擦半棘肌或头夹肌

2. **颈椎关节炎**　早期关节炎，主要是 $C_2$-$C_3$ 或 $C_3$-$C_4$ 关节突关节炎，可以通过深层横向按摩。如果疗效不好，可用关节囊拉伸或者类固醇悬浮液注射方法。

手法：患者坐在有扶手的沙发上，下颌被凹着的手托着，理疗师站在患者疼痛的一侧，触诊肌肉损伤的位置。在对关节突关节炎反应最疼痛的位置处，进行按摩。胸骨锁乳突肌后缘外侧能够找到关节位置。按摩时拇指弯曲，手指反压。按压方向是倾斜的，这样，可以与关节线平行，拇指向下通过内部旋转和肩膀外展和手腕屈曲拉动（图 11-20）。

治疗 5 分钟后，再次进行治疗。当找到正确的按摩位置时，症状应该会有一些改善，在这种情况下，按摩 5～10 分钟。症状没有改善时，说明按摩的位置不正确，需要重新评估。患者每周治疗 2～3 次，需要治疗 3～6 周。

### （三）注射 / 渗透治疗

关节突的早期和中期关节病可能会对椎间关节囊内类固醇注射产生反应。单侧颈椎局部疼痛，如果通过按摩没有疗效，必须考虑源自关节突，最常见于 $C_2$-$C_3$ 和 $C_3$-$C_4$ 四个关节。

强直性脊柱炎需要关节内类固醇。或者类风湿关节炎影响了颈椎，只有 1～2 个特殊的关节面会疼痛。

强直性脊柱炎或类风湿关节炎会影响颈椎，此时需

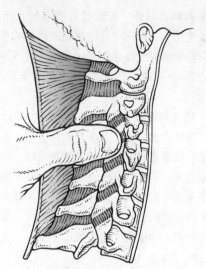

图 11-20 深横向按摩（Troisier and Elroy 手法）

要内类固醇治疗。治疗后只有一个或两个小关节疼痛。

手法：患者坐在有扶手的沙发上，下颌被凹着的手托着。理疗师站在患者的后面，触碰关节小关节，位于中线 2 ～ 2.5cm 侧。1ml 结核菌素与 10mg 曲安奈德悬浮液混合，装进 3cm 长细针的注射器里。针插入锥孔，直到它碰到椎板，然后移动针头，直到它穿过一个坚固的韧带结构（即关节囊），它紧贴着软骨。有这种感觉说明针头已经到了关节腔。在附近位置、关节囊、关节缝滴下几滴液体。如果针插入的位置离中线太近，就有可能穿过椎间隙进入椎管。1 ～ 2 次渗透将使患者在相当长的一段时间内不感到疼痛（图 11-21）。

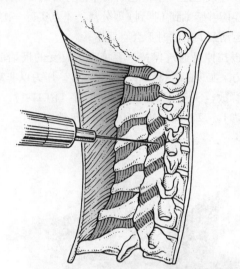

图 11-21 关节面小关节囊浸润

当神经根被骨赘物压迫，出现严重到足以引起患者关注的症状时，需要尝试曲安奈德浸润在神经根周围。

（罗小波 王 亮 张子旋 翻译）

# 第三篇

# 肩　部

# 第 12 章

# 肩部的临床检查

肩部疼痛是骨科患者最常见的主诉之一，仅次于腰背痛。

在骨科患者中，肩部疼痛是仅次于腰背痛的最常见的不适主诉。但是与 Cyriax 阐述的观点相反的是，尽管肩部病变及随之产生的疼痛和功能受损很常见，但是在病因学、术语学及治疗学等方面仍然存在着很多混淆和不确定。

*Cyriax 的观点：肩关节几乎是人体中治疗效果最令人满意的器官。一般来说，肩关节病变一旦发生，都能够得到明确的诊断，并且只要治疗得当，多数肩关节病变都是可以治愈的。此外，肩关节应该是最适合全科医师处理的器官，因为几乎不需要其他特别的辅助检查。详细的病史和查体，加上对于肩关节熟悉的解剖知识就足以解决大部分的肩关节问题诊治肩关节疾病。

临床上的确存在复杂而难于诊治的疾病，以下几点对诊断应当会有所帮助。

首先，多重病变会令诊断变得复杂。例如，冈上肌腱鞘炎合并冈下肌腱鞘炎或三角肌下滑囊炎并不罕见。在这些令人迷惑的病例中，诊断性的局部浸润麻醉可能是分辨多重病变的最有帮助的办法。

还有一些情况是，患者有被动活动受限及抗阻运动出现疼痛，这时候需要判断问题出现在舒张结构还是收缩结构。当查体时发现关节囊的问题，首先应当考虑治疗关节。如果关节的问题解决后，仍然存在阻抗运动的疼痛，则需要考虑肌腱的问题。这样的判断方法是最好的，因为当关节炎症消失后，阻抗运动的疼痛常常会转变为阴性。肩关节囊和周围肌腱的关系十分密切，收缩结构的张力是如何影响关节炎造成的疼痛，这一点很容易理解。因此，与关节部位相关的阻抗运动的疼痛不能简单地理解为肌腱炎。当然，因为严重肌腱炎导致的疼痛也能够使主动活动受限，但是被动活动范围并不受限而且感觉正常，不过，被动活动的最后可能会出现严重的疼痛。

关节炎是关节炎，肌腱炎是肌腱炎，必须按照各自的方法治疗。有一种很常见的误解是，无论病变在哪个部位，也不管注射位置在哪里，只要在肩关节的某个部位注射了糖皮质激素，药物就会扩散并且治愈病变。但是事实上，如果说人体内有一个部位的疾病必须精确地诊断和治疗，那就是肩关节。我们很有必要将诸如"肩袖疾病""冻结肩"之类的非常模糊的诊断转变为能够明确指出哪个部分的精确诊断。

## 一、牵涉痛

### （一）放射到肩部的疼痛

放射到肩部甚至到手臂的疼痛，可以由臂丛神经根压迫引起，主要是由颈部椎间盘后侧突出造成的。患者的病史很重要，颈椎病的疼痛常常从脖子开始，有时是肩胛间的疼痛，然后逐渐侧向移动至手臂和手。通常疼痛在夜间最为显著，并且伴有针刺麻木感。最常被压迫的是 $C_7$ 神经根，造成从整个手臂的后侧到第二、三、四指的疼痛。其他神经根也可能因颈椎间盘病变而受到累及，但是发生的频率要相对低得多。放射到相应皮节的疼痛比较常见。

在中央后椎间盘病变合并硬脊膜压迫的情况下，疼痛的范围不会超过三角肌区，因此不会出现手臂的疼痛。

有一种罕见的疾病可能会引起疼痛蔓延至手臂，那就是颈椎神经肿瘤。这种情况常常以手臂的疼痛起病，并且随着肿瘤体积的增大，疼痛的范围逐步向外蔓延。

其他可能导致放射到肩背部的疼痛的疾病主要是一些内脏疾病。横膈主要从第三、第四颈段发育而来，心脏从第八颈段至第四胸段。因此，这两处的疾病都可能引起肩部和手臂的疼痛。横膈及膈神经受到刺激（如横膈下积血或者是积气）也会造成急性肩部疼痛的另一个众所周知的原因。

当肺部肿瘤生长在肺基底部，累及横膈时，也能够激起肩部的疼痛。出现肺上沟瘤（Pancoast's tumour）时，也会产生相似的肩部疼痛症状。大部分这种患者主诉肩部疼痛时会被误认为肌肉神经病变。

### （二）从肩部放射的疼痛

肩部周围的结构大部分由 $C_5$ 神经支配，但是有一非常重要的例外，那就是肩锁关节，由 $C_4$ 神经支配（图 12-1）。当肩锁关节出现问题时，疼痛出现在肩部顶端，很少向外扩散。但病变出现在肩锁韧带下时，疼痛可以放射到上臂。

肩关节其他部位的病变，如所有种类的肌腱炎、关节炎、三角肌下滑囊炎等，疼痛最明显的部位通常不在肩关节顶端，而是从三角肌区开始，进而沿着手臂桡侧延伸至拇指根（图 12-2）。疼痛向下延伸的范围取决于疾病的

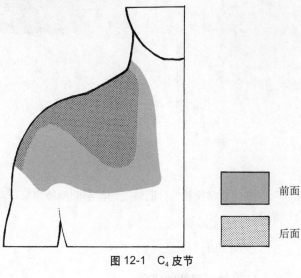

图 12-1　C₄ 皮节

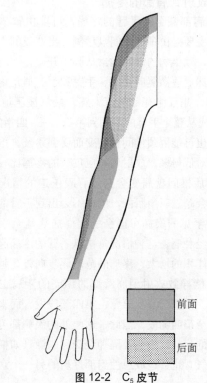

图 12-2　C₅ 皮节

严重程度，炎症程度越重，疼痛的范围越大。发生盂肱关节炎时，疼痛放射的程度会随着疾病的痊愈而好转：当患者情况好转，炎症程度减轻时，疼痛放射的范围也会逐渐缩减。

## 二、病史

询问病史首先需要阐明的一个问题是肩部的疼痛是否真的来源于肩部的病变，还是邻近的器官组织病变的结果，如是否是由颈椎病变引起？如果从病史无法排除这种可能性，那么必要时需要进行一些初步的排查，包括颈椎、肩关节和肘关节的相关检查。

肩关节炎时，病史对于评估病情非常重要，在其他肩部问题中，则相对不那么重要。

病史采集需要回答以下一系列问题（知识点 12-1）。

知识点 12-1

**病史采集归纳**

年龄

疼痛的部位？有无放射

静息痛还是活动痛

夜间能否患侧卧位

疼痛的原因：自发痛？／过度使用？／外伤

疼痛的时间

有无其他关节受累

一般情况？手术史

● 年龄？ 许多疾病的发生都与年龄相关，年龄能够帮助我们确定关节炎的类型。例如，创伤性关节炎多见于 40 岁以后，失用性的关节炎多发生于 60 岁以后。三角肌下滑囊炎可发生于 15—65 岁。肌腱炎则可发生于任何年龄的成年人。

● 疼痛的性质及有无放射痛？ 疼痛起始于三角肌区，沿着手臂桡侧向手腕部扩散通常是来源于 C₅ 支配的区域。这种疼痛可以是 C₅ 支配的所有皮节都有表现，也可以是部分皮节，大部分的肩部结构都属于 C₅ 的支配区域。但是肩锁关节是属于 C₄ 一个例外。如果患者的疼痛只存在于肩顶部，则强烈提示肩锁关节存在病变。无论疼痛是由关节炎、滑囊炎还是单纯的肌腱炎造成的，都不会对疼痛的部位和放射的范围产生影响。放射痛的程度仅仅取决于炎症的程度。我们还需要常规询问疼痛是局限在肘关节以上，还是继续向下延伸，这点在关节炎中非常重要。

● 手臂静息状态下有无疼痛？ 这个问题的答案能够帮助我们评估病变的严重程度：有自发痛，比起只有在运动时才出现疼痛，炎症的程度要更重一点。这个问题的答案是评估关节炎的程度的标准之一。

● 夜间能否患侧卧位？ 患侧卧位时出现疼痛比运动出现疼痛提示更为严重的炎症反应。滑囊炎、肌腱炎或者是关节炎都可能会使患者夜间不能患侧卧位休息。因此，这个问题的答案并不能帮助我们确定出现问题的具体结构在哪里。但是，它对于评估病情进展的过程非常重要：当患者的情况好转时，夜间疼痛会逐渐减轻并最终消失。

● 疼痛是自发的还是有什么特别的原因，如过度运动或者损伤？ 很显然，过度的运动会引发肌腱炎。但是肌腱断裂时，就不一定要考虑近期的过度使用了。过度运动还能够造成已经有骨关节炎的关节产生炎症，这一点不仅针对肩锁关节，对于盂肱关节同样适用。血友病患者常发生自发性的关节积血，最常见的是发生在膝关节，但是也可能发生在肩关节。

● 疼痛的时间？ 如果疼痛的时间持续数月，那么急性的三角肌下滑囊炎基本可以被排除，因为该疾病的整个病程不会超过 6 周。并且，起病比较急，一般在几天，甚至是几个小时内，如痛风关节炎的发作。由于关节盘突出引起的神经根受压导致的手臂疼痛一般在 4 个月内逐渐消失。长期的疼痛可能是慢性三角肌下滑囊炎或者是单纯性肌腱炎的结果，疼痛的时间可以持续数年。单关节激素敏感的关节炎大约需要 2 年的时间才能自发痊愈。

• 是否有其他关节受累？如果在此之前或者发病同时还有其他关节受累，我们可能需要考虑全身广泛炎症性疾病。事实上，类风湿关节炎、系统性红斑狼疮、强直性脊柱炎等都可能表现出肩部的症状。

• 一般情况如何？既往有无手术史？近期无明显诱因的体重减轻可能是肿瘤最早期的表现。肩关节原发肿瘤或者是转移瘤可能是肩部疼痛的局部原因。肺上沟瘤常常会导致肩部区域的疼痛。

## 三、视诊

视诊首先从观察头部的位置及双侧肩关节是否平齐。检查关节有无发红、肿胀、肌肉萎缩或者其他任何形式的畸形，如翼状肩胛骨。肩部上侧部的阶梯样畸形可能是肩锁关节脱位造成的，脱位使得锁骨远端高于肩峰。上斜方肌萎缩可能表明脊髓副神经麻痹，冈上肌和（或）冈下肌萎缩是由冈上肌神经麻痹或者是长期的肩袖病变造成的。盂肱关节积液超过 $10 \sim 15ml$，视诊时才能在肱骨头的前部中央看出来。关节局部肿胀在急性炎症、出血、慢性三角肌下滑囊炎、肩锁关节囊肿以及肿瘤时都有可能出现。

## 四、功能学检查

肩关节的检查非常简单。检查的目的是用最少的检查获得尽可能多的信息。最近的研究证明了以下检查方法的检查者内和检查者间的可信度很高。

### （一）初步检查

大部分肩臂部疼痛的病例通过病史就可以揭示疼痛的来源是肩关节还是来源于颈椎。但是，有时候检查者不是特别确定，就可以对 $C_1$-$T_2$ 节段之间的所有结构进行一个简单的排查来排除其他上象限疼痛的来源。在以下情况时，最好进行上象限的初步检查。

• 现在或曾经有过颈部疼痛。

• 现在或曾经有过斜方肌疼痛。

• 疼痛局限于肩顶部和（或）锁骨区域。

• 疼痛位于手臂但是部位相当局限。

• 手臂的疼痛受到颈部活动的影响。

• 咳嗽、打喷嚏或者深呼吸会加剧疼痛。

• 存在感觉异常。

上象限的初步检查由知识点 12-2 所列的检查项目构成。

（1）颈椎的 6 个主动运动——活动度和（或）疼痛，是颈髓的快速检查方法。

（2）主动抬举肩胛带——活动度和（或）疼痛，是快速检查肩胛带所有结构的方法。

（3）颈椎抗阻旋转和抗阻抬举肩胛骨是 $C_1$-$C_2$-$C_3$-$C_4$ 神经根的快速检查方法。

（4）主动抬举双臂——活动度和疼痛，是快速检查肩关节和肩胛带的快速检查方法。

（5）上臂抗阻运动——力量和疼痛，不仅是检查肘—臂—腕外周部位病变的方法，同时也是检查 $C_5$-$C_6$-$C_7$-$C_8$-$T_1$ 神经根及上臂外周神经的方法。

（6）肘关节被动运动，是肘关节病变的快速检查方法。

### 知识点 12-2

**初步检查**
**颈部**
主动运动
1. 屈曲
2. 伸展
3. 向左侧屈
4. 向右侧屈
5. 向左侧旋转
6. 向右侧旋转
**抵抗运动**
7. 向左侧旋转（$C_1$）
8. 向右侧旋转（$C_1$）
**肩胛骨**
9. 主动抬举双侧肩胛骨
10. 抗阻抬举双侧肩胛骨（$C_2$-$C_4$）
**肩关节**
11. 主动抬举双侧手臂
12. 抗阻外展
**肘关节**
被动运动
13. 屈曲
14. 伸展
抗阻运动
15. 屈曲（$C_5$，$C_6$）
16. 外展（$C_7$）
**腕关节**
17. 抗阻屈曲（$C_7$）
18. 抗阻伸展（$C_6$）
**拇指**
19. 抗阻伸展（$C_8$）
**手指**
20. 小指内收抗阻（$T_1$）

任何疼痛或肌肉无力的现象都会指导检查者找到大概受影响的部位，从而进行进一步彻底检查。

如果检查提示病变部位在肩关节，检查者可以尝试通过进行精细的肩关节检查确定具体的病变结构；这个检查包括 12 个基本的检查项目（归纳在知识点 12-3 中）。

### （二）肩部的基本功能学检查

对于局部疼痛，体格检查不应该从触诊开始。这个广为流传的习惯是导致误诊的重要原因。

基本的肩关节检查包括 12 个检查项目。非常重要的一点是必须坚持做完每一项检查，而不要中途就停止。即使有时候仅进行一部分检查，诊断看起来已经非常明确了，也不可以就此停止。太快结束检查很容易导致漏诊。非常重要的一点是，必须意识到在一些复杂的情况下，如被动运动和抗阻运动都存在疼痛时，抗阻运动的疼痛不能排除惰性结构的异常，被动运动的疼痛也不能排除收缩结构的异常。这些情况都会增加诊断的难度。

有时候还需要进行一些特殊检查，当然这只有在进行基本检查后仍然无法得出明确诊断时才会进行。在进行基本检查之后，至少有一些鉴别诊断的想法。为了得出最后的诊断，进行一个或者若干个特殊检查还是非常有用的。

1. 手臂抬举

（1）主动抬举：要求患者从两侧抬举手臂超过头顶直到不能再向上抬（图 12-3a）。活动度和活动对疼痛的影响都需要注意。

这个非选择性的宽泛的检查可以同时检查惰性结构和收缩性结构，而且不仅仅检查一个关节，而且可以检查肩胛带包含的所有五个小关节。因此，这个检查的结果必须根据其他检查的结果来解释。因为该检查还能够评估患者的配合度，能够鉴别那些没有器质性疾病而装病的那些人。

（2）被动抬举：检查者在接近肘关节的位置抓住患者的手臂，并将其从旁向上抬起，使其尽量贴近头部。同

**肩关节基本功能检查**

**抬举**

1. 双臂主动抬举

2. 被动抬举

3. 疼痛弧

**盂肱关节**

4. 被动肩胛肱骨外展

5. 被动旋外

6. 被动旋内

**抗阻运动**

7. 内收

8. 外展

9. 旋外

10. 旋内

11. 肘关节屈曲

12. 肘关节伸展

---

时，在对侧的肩关节施一个反压力，以防止患者身体向对侧弯曲（图 12-3b）。需要注意的是有无疼痛、活动的范围和活动末的感觉。因为被动运动在关节囊的腋窝部伸展到极限就会停止，正常的运动终末感觉应该是有弹性的。

（3）疼痛弧：患者从冠状位主动抬举手臂，关注疼痛可能出现的中值点以及在抬举的过程中，疼痛从何时开始，到哪里停止（图 12-3c）。

疼痛弧的定义是在接近运动中点的位置，也就是手臂接近水平位置时出现症状，而在运动结束前消失（图 12-4）。即使运动结束时疼痛再次出现，这个描述依然成

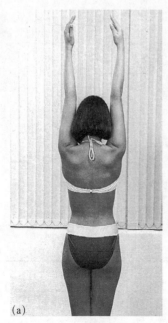
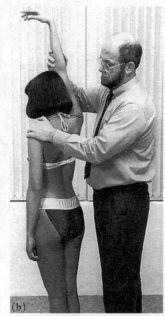
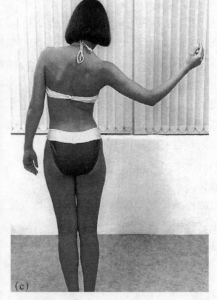

(a)　　　　　(b)　　　　　(c)

**图 12-3　抬手臂**

（a）自主运动；（b）被动运动；（c）疼痛时的弧线。

立。有的患者表现为上升的疼痛弧，有的患者表现为下降的疼痛弧，二者都被认为是疼痛弧，在诊断时二者之间没有区别。有的时候疼痛弧对于检查者来说是可见的，如在抬举的过程中，患者会为了避免疼痛而将手臂向身体前方移动。

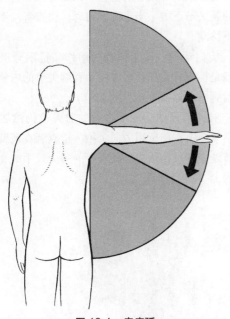

图 12-4　疼痛弧

　　疼痛弧在主动抬举时比被动抬举时明显，因为外展肌的收缩会拉近肱骨和肩峰的距离。疼痛弧的出现通常意味着肩峰下或者其周围区域出现病变。因为病变位于肩峰和肱骨大结节或小结节之间，受累的结构在移动时会出现挤压痛。

　　2.盂肱关节的三个检查

　　（1）被动肩胛肱骨外展：肩胛下缘用拇指和示指缘固定。另一只手抓住患者的肘关节上的部位将手臂向上抬，直到肩胛骨开始移动（图 12-5a）。非常重要的一点是，该检查要求患者不要主动配合运动，否则的话肩胛骨会立刻开始做旋转运动，使得该运动变为包含其他小关节运动在内的复杂运动。

　　正常的肩胛肱骨外展角度大约是 90°。按照上述的方法进行被动运动时，只有肱骨和肩胛骨之间发生运动。如果这个运动出现异常，则提示盂肱关节或者肩峰下关节存在问题。

　　（2）被动旋外：检查者在手腕以上的部位抓住患者的手臂，将肘关节屈成一个直角，然后用轻微的力量将手臂拉至外旋的位置，同时将患者的肘关节贴近身体以防止手臂外展。另一只手扶住对侧肩膀以固定躯干（图 12-5b）。

　　这个运动在关节囊前部伸展到极限时停止，因此运动末的感觉应该是有弹性的。正常的角度大约是 90°。因为不同人的运动范围之间存在个体差异，需要检查双侧的活动度来进行对比。

　　除了关节囊的前部，还能够检查喙突下囊、肩锁关节和肩胛下肌肌腱。该运动受限常见于肩胛肱骨关节本身的问题，通常表现为运动终末的感觉是僵硬的。单纯的肩胛下肌肌腱炎不会导致该运动受限，但有可能表现为疼痛。

　　（3）被动旋内：检查者一只手抓住患者手腕处以上的部位，将肘关节屈成一个直角，将患者手臂拉至弯曲内旋的位置，同时防止出现外展。检查者的另一只手从患者的背侧放在患者的两肩胛骨之间（图 12-5c）。正常的活

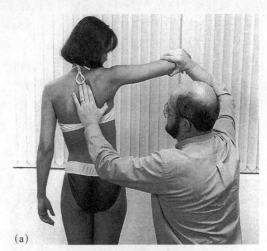

(a)

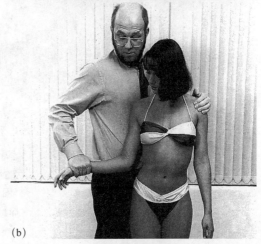

(b)

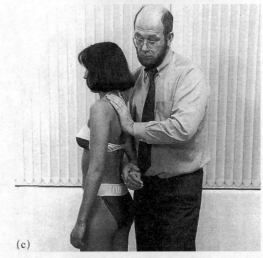

(c)

图 12-5　肩关节的三个试验

（a）肩胛骨被动外展；（b）被动外旋；（c）被动内旋。

动范围大约是90°。同样的，该动作需要检查双侧进行对比。

有时候，在旋内运动时会出现疼痛弧，诊断意义和抬举时的疼痛弧意义相同。记住为了获得运动受限的真正范围，检查者必须坚持使患者的运动幅度超过疼痛弧的范围。

3. 抗阻运动

（1）内收运动：患者被要求尽量用力将右侧手臂靠近身体的方向移动。检查者的一只手抓住患者的肘关节向外拉，另一只手放在患者同侧身体上固定（图12-6a）。

（2）外展运动：这个检查时患者手臂垂下来，允许一定程度的外展。检查者要求患者用力将手臂向外伸展，同时检查者在患者的肘部施加一个反作用力。检查者的另一只手放在患者身体对侧以固定患者的身体（图12-6b）。

（3）旋外运动：要求患者将肘关节屈成直角，然后

用力将前臂向身体外旋转。为了防止躯干移动，检查者的一只手需要放在患者对侧的肩膀上（图12-7a）。另一只手抓住患者检查侧的腕关节处并施加反作用力。必须要注意保证两个细节的正确。第一，患者必须保证肘关节紧贴身体，从而排除手臂外展的可能。第二，在外旋的过程中不能够伸肘。这个非常容易检查，只需要检查者将小指放在患者的腕关节下方：当患者伸肘时，检查者的手指也会跟着向下移动。

（4）旋内运动：这个检查的动作和抗阻外旋时基本相同，但是检查者要抓住患者的手臂腕关节的内侧，患者用力将前臂向身体内旋转（图12-7b）。

（5）肘关节屈曲运动：患者的肘关节仍然屈曲成一直角，手掌向上，前臂用力向上抬。检查者在前臂远端靠近腕关节处施加反作用力。检查者的另一只手放在患者的同侧肩膀上（图12-8a）。

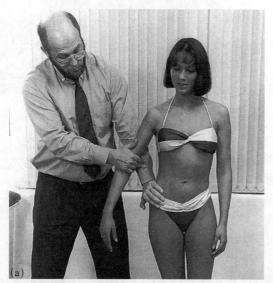
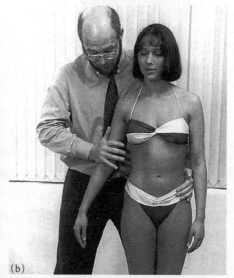

图 12-6　抗阻运动
（a）内收；（b）外展。

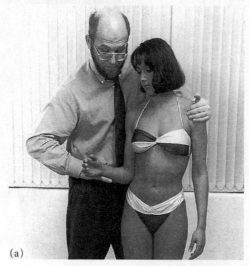
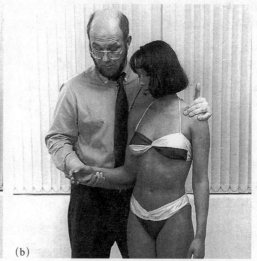

图 12-7　抗阻旋转
（a）外旋；（b）内旋。

（6）肘关节伸展运动：与抗阻屈曲的动作基本一致，但是患者用力伸肘。为了保证患者的肘关节处于 90°屈肘状态，检查者将自己的肘关节置于同侧，手臂垂直于患者的腕关节并位于腕关节的下方。另一只手放在患者同侧的肩膀上（图 12-8b）。

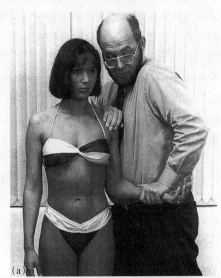

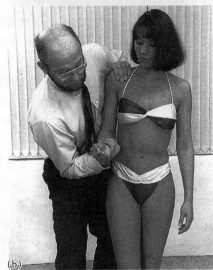

图 12-8　抗阻屈曲
（a）伸展；（b）屈曲。

## 五、触诊

紧接着功能学检查的应该是触诊，包括皮温，以及有无局部肿胀。皮温升高和关节肿胀可出现在细菌性关节炎、肱骨头、关节盂或者肩峰的原发性或继发性肿瘤及急慢性三角肌下滑囊炎。

仅当基本检查证明病变位于手指触及范围内时，才进行疼痛触诊，如前所述，它总是在临床检查之后进行，而不是在其之前进行。对比健侧和患侧非常必要。触诊肿胀通常在急慢性三角肌下滑囊炎或者是肩锁关节的韧带扭伤。

## 六、特殊检查

有时候在进行基本的检查以后诊断仍不明确，需要进行鉴别诊断。还有一些时候，通过以上程度的检查，发生病变的结构已经明确，但是发生问题的结构中，具体病变组织的精确定位却仍不清楚。在这些情况下，还需要检查知识点 12-4 所列的检查项目。在这些检查中，只有被动水平内收需要特别解释一下，其他检查以及与之相关的疾病，在后面的章节中都会进行讨论。

### 知识点 12-4

**肩关节特殊检查**
- 被动水平内收
- 被动水平横向旋转
- 前方不稳定恐惧实验
- 后方不稳定恐惧实验
- 负荷和移动操作
- Sulcus 征
- Yergason 试验
- 抗阻水平内收
- 抗阻水平外展
- 抗阻水平内收 + 手臂前摆
- 抗阻屈曲
- 抗阻外展
- 推墙压力
- 肩胛骨抗阻内收

被动水平内收：患者的手臂被动地移动至身体的前方。在动作的最后，肩关节被进一步轻轻地压向对侧肩部（图 12-9）。检查者的另一只手放在对侧肩部后方以防止患者的躯干旋转。

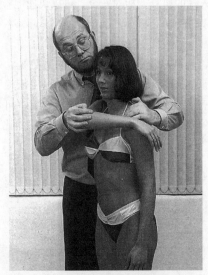

图 12-9　被动水平内收

该检查的意义：肩锁关节扭伤，喙突下滑囊炎，肩胛下肌肌腱炎。

## 七、辅助检查

肩关节的所有辅助检查的共同点在于它们都是用来检查解剖结构的改变。这一点与体格检查相反，体格检查的目的主要是确定功能性的异常和（或）疼痛。不引起功能障碍的解剖结构改变（无症状）在肩关节非常常见，并且随着年龄增加，这种改变的发生频率不断增加。因此，医师在解释辅助检查的结果时必须非常小心谨慎，因为很有可能影像学提示的异常结构其实是无症状的，而造成功能障碍的病变根源并不能体现出来。常见的错误是有症状的肱盂关节炎会因为超声检查阴性而漏诊，但是无症状的肩袖撕裂却可以轻易地通过超声诊断出来。因此，我们非常同意 Kessel 的观点最好是用 X 线检查来验证由病史和体格检查得出的初步诊断。医师应当尽量避免把 X 线检查当作加速诊断的捷径。

1. X 线片检查 肩关节 X 线平片的主要诊断价值体现在评估骨折和脱位、骨肿瘤及转移瘤之类的骨病，以及识别肌腱及周围组织的钙化。X 线平片还能帮助评估关节前、关节后不稳定。虽然目前超声检查是诊断肩袖撕裂最常用的手段，但是 X 线平片检查可以帮助确认一些伴随的现象，如喙肩弓的改变，肩峰形态异常或者是肩峰的骨碎片。此外，对于长期的大范围肩袖撕裂，推荐进行 X 线平片检查。

2. 超声检查 主要用于诊断完全性和部分性的肩袖病变。在超声专家手里，不仅能确认肩袖的完整性，还能测定肩袖机构包含的各种肌腱的厚度。基于仔细的定位和对于肩袖动态解剖结构的了解，一个有经验的超声检查医师能够选择性地检查肩胛下肌上下，肱二头肌腱，冈上肌前后，冈下肌和小圆肌。超声检查还有一些额外的优势：它是非侵入性的检查，相对安全，可以快速地检查双侧关节，还可以进行动态检查。最重要的是，超声检查的价格相对便宜。

但是，超声检查有一非常重要的劣势是，超声检查技术的培训周期很长。检查结果很大程度依赖于操作者的水平，有经验的超声医师得出的结论更有可信度。根据 Mack 等的研究，与最后外科手术的结果相比，超声诊断的特异性和敏感性分别是 98% 和 91%。还有研究表明，超声诊断完全性肩袖撕裂和部分性肩袖撕裂的敏感度分别是 97% 和 91%。

3. 关节造影 单对比的关节造影可以帮助诊断完全性肩袖撕裂，不完全性的深面撕裂和关节不稳定性疾病。粘连性关节囊炎造影表现为腋皱襞空间消失和关节腔容量减少，但是因为这个疾病的临床诊断很容易，并不需要通过关节造影。关节造影对于没有肩袖撕裂的撞击的鉴别诊断没有帮助。

4. 关节镜检查 不仅可以用于诊断，还可以用于治疗。关节镜检查可以为那些通过一般的辅助检查不足以诊断的病例提供帮助。因为关节镜可以很好地显示关节盂、关节唇和关节囊的结构，关节镜是修复肩关节不稳定的非常好的途径。

但是，面对辅助检查提供的几乎完美的结果，医师不应当忘记完全或部分肩袖撕裂很大部分可以出现在看起来没有症状的普通人群中。无症状人群的尸解研究和影像学研究都表明肩袖疾病在 40 岁以后变得越来越常见，而且大部分肩袖疾病的发生都没有明显的临床症状。

5. MRI MRI 目前已经成为最常用的肩关节检查手段，证明了 MRI 在评估肌肉、肌腱、透明软骨和纤维软骨、关节囊、脂肪、滑囊和骨髓等方面的诊断价值。如今，MRI 是检查肩袖的最准确的无创检查方法。MRI 检查的优点包括：无创、没有放射线、组织分辨率高，可以多维重建，以及可以通过单一成像同时评估多个病理过程。MRI 的缺点是一些小的软组织钙化病灶可能会被忽略掉。对于所有这些能够提供清晰的图像的检查，医师必须永远考虑到无症状的病变占有很大部分，不能仅仅依赖辅助检查的结果进行诊断和治疗。

6. CT 评估关节盂缘和唇、肱骨头、盂肱关节囊的准确度和 MRI 相当，但是 MRI 更好是在于 MRI 诊断肌腱疾病更为准确而且没有 X 线暴露。对于关节不稳定性疾病，CT 是最好的检查方法。

7. 内镜 可以在全身麻醉或者是局部麻醉的条件下进行。虽然内镜几乎没有什么明确的诊断意义，但是可以辅助诊断肩袖的滑囊部位的病变。同时，内镜还能够看到肩峰顶。

（王银河　翻译）

# 第 13 章

# 肩部临床检查的解释

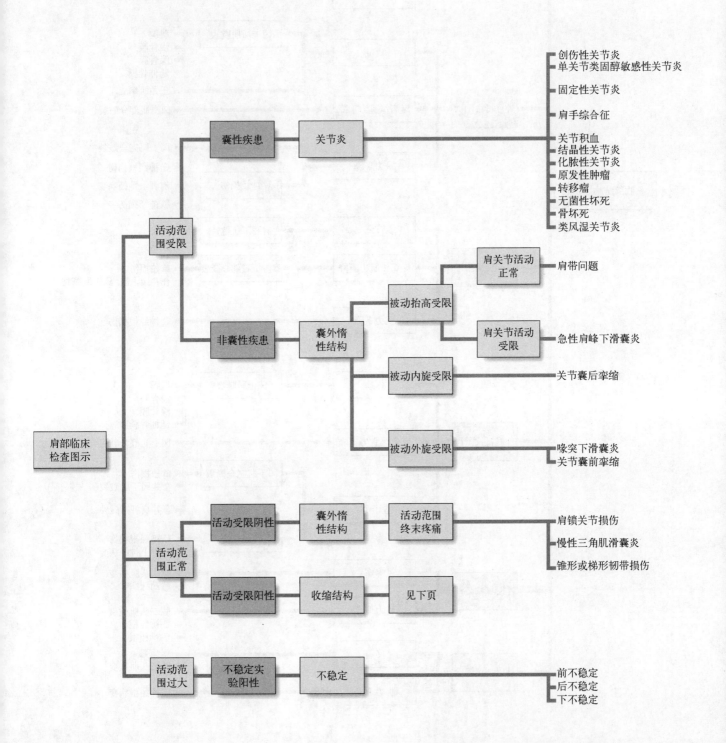

肩部临床检查图示

- 活动范围受限
  - 囊性疾患 — 关节炎
    - 创伤性关节炎
    - 单关节类固醇敏感性关节炎
    - 固定性关节炎
    - 肩手综合征
    - 关节积血
    - 结晶性关节炎
    - 化脓性关节炎
    - 原发性肿瘤
    - 转移瘤
    - 无菌性坏死
    - 骨坏死
    - 类风湿关节炎
  - 非囊性疾患 — 囊外惰性结构
    - 被动抬高受限
      - 肩关节活动正常 — 肩带问题
      - 肩关节活动受限 — 急性肩峰下滑囊炎
    - 被动内旋受限 — 关节囊后牵缩
    - 被动外旋受限 — 喙突下滑囊炎 / 关节囊前牵缩
- 活动范围正常
  - 活动受限阴性 — 囊外惰性结构 — 活动范围终末疼痛
    - 肩锁关节损伤
    - 慢性三角肌滑囊炎
    - 锥形或梯形韧带损伤
  - 活动受限阳性 — 收缩结构 — 见下页
- 活动范围过大
  - 不稳定实验阳性 — 不稳定
    - 前不稳定
    - 后不稳定
    - 下不稳定

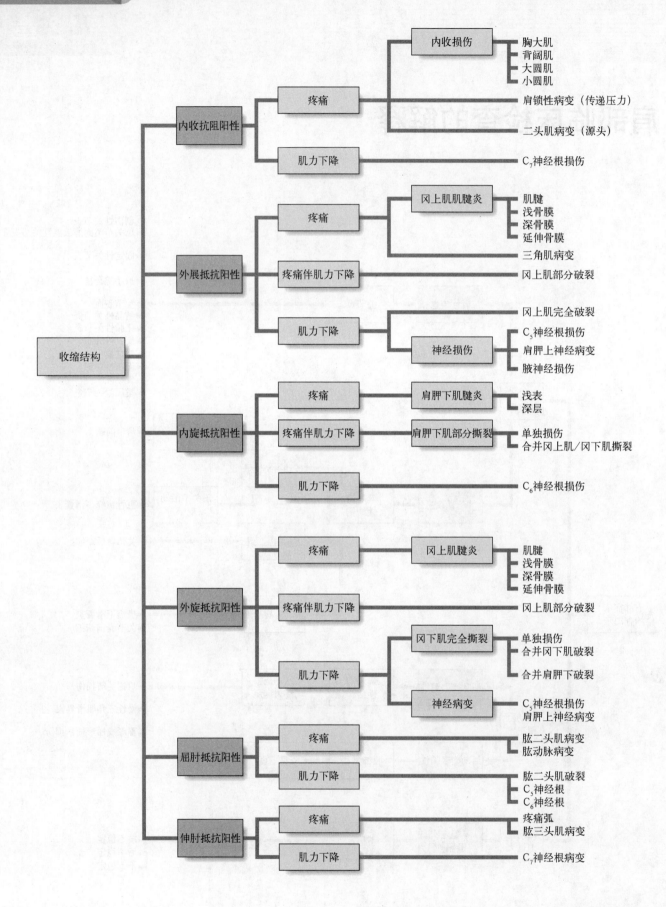

（王银河 翻译）

# 第 14 章

# 肩关节功能障碍

## 一、功能活动受限

### （一）肩关节囊内疾病

1. 引言　肩关节病变是一个肩肱关节在三个方向活动失衡导致活动受限的疾病，有些是外展受限，多数是外旋受限，少数是内旋受限。

无论其性质如何，肩关节内病变常常预示一个肩关节囊损伤，可能是急性滑膜炎，或者是慢性纤维组织反应。

急性滑膜炎时，不随意地肌肉痉挛限制关节运动，保护炎症关节的过度活动。由于长期的关节囊炎症，关节囊发生纤维化和关节囊增厚，导致关节活动受限。许多关节造影术和MRI研究已经证明：组织粘连主要在关节囊下部和关节囊的前部。关节囊下部和前部的弹性明显降低，是引起关节外旋和外展障碍的主要原因（关节囊）（图14-1）。

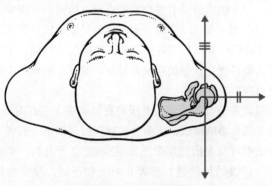

**图 14-1　关节内病变**
有些是外展受限，多数是外旋受限，少数是内旋受限。

2. 分类　尽管肩关节仅有一个关节囊，但是肩关节活动是多个方向的。明确肩关节功能受限的程度、分级、分期非常重要，然而，活动受限与分级常常不一致。

根据肩关节外旋角度、外展角度和内旋角度的大小，活动受限程度以轻度、中度和重度表示（表14-1）。

分级是对滑膜炎症严重程度的一个临床评估，依据四项临床判断标准：静息痛、夜间痛、疼痛远端范围和感觉（知识点14-1），共分为三级：Ⅰ级表现为炎症程度较轻，没有静息痛和夜间痛，疼痛没有牵扯到肘部，远端没有保护性肌肉痉挛。Ⅲ级表现是最严重的：明显的滑膜炎导致静息痛、夜间痛和痉挛性疼痛。从治疗的角度来看，分级

**表 14-1　关节囊内病变：根据活动受限的角度分为轻度、中度和重度三种活动受限程度**

| 活动受限程度 | 外旋角度 | 肩肱关节外展角度 | 内旋角度 |
|---|---|---|---|
| 轻度 | 30° | 10° | 活动正常，但有疼痛 |
| 中度 | 60°～70° | 45° | 10°～15° |
| 重度 | 90°～100° | 70°～80° | 15°～25° |

\* From Cyriax：P135.

较活动受限程度重要，特别是外伤后关节炎和制动性关节炎等。

> **知识点 14-1**
>
> **分级**
> Ⅰ级：炎症较轻
> - 无静息痛
> - 无夜间痛
> - 残留痛在肘部以上
> - 正常或者轻度远端肌肉痉挛
>
> Ⅲ级：重度炎症
> - 静息痛
> - 夜间痛
> - 疼痛放射至肘部以下
> - 远端感觉肌肉痉挛
>
> Ⅱ级：介于Ⅰ级和Ⅲ级之间的中度炎症。在四项临床判断标准中呈现一个混合的结果（即一项或多项阳性和其他项目阴性）。
> 例如：一个患者表现肘部以下疼痛，但是无静息痛、夜间休息疼痛，或多或少的远端肌肉弹性尚好。这仅仅是一个Ⅱ级关节炎的表现，所有其他四项标准的组合都是有可能的。

根据关节炎自然病程阶段，公认经典的分为三期：疼痛期、强直进展期和缓解期。

早期关节炎关节活动还未受限时，诊断非常困难，仅有的表现是被动活动结束后出现疼痛。被动外旋活动时明显的疼痛，同时伴有轻微的异常感觉，有助于发现病变。随后出现外旋功能受限，进一步发生外展和内旋功能受限。

3. 概述　盂肱关节强直传统被称为"硬肩"。一些学者试图提出一个概念来区分不同类型的肩关节强直。这个

没有显著背景的小组基于强直的严重程度和是否具备相关病因进一步亚组分型为："创伤后硬肩"和"原发性硬肩"，创伤性硬肩是损伤或者外科手术干预引起的，原发性硬肩没有任何诱因。

Cyriax 认为的 13 种不同疾病和关节囊病变引起的肩周炎列于知识点 14-2 中。

---

**知识点 14-2**

**典型的硬肩或肩关节炎疾病分类**

| 典型的硬肩 | Cyriax 典型的关节炎 |
|---|---|
| 有明显病因的 | ● 外伤性关节炎 |
| ● 类风湿关节炎型 / 感染性关节炎 | ● 制动性关节炎 |
| 　结晶性关节炎 | ● 单关节激素性关节炎 |
| ● 骨关节病 | ● 肩手综合征 |
| 无明显病因的 | ● 类风湿关节炎 |
| ● 外伤后硬肩 | ● 关节血肿 |
| ● 原发性硬肩 | ● 结晶性关节炎 |
| | ● 化脓性关节炎 |
| | ● 原发性肿瘤 |
| | ● 转移瘤 |
| | ● 无菌性坏死 |
| | ● 骨关节病 |
| | ● 神经性关节病 |

---

无论何时发现关节囊内病变，都应对病变进行分类。通过以下病史、临床表现和体格检查，对这些病变进行疾病分类。

● 尝试找出一种内在的病因，可能是一种一般性疾病（类风湿关节炎），也可能是一种局部疾病：感染、痛风、关节出血或肿瘤。

● 排除内在本质的病因后，仅仅发现是关节囊逐渐变硬，预示关节炎可能为创伤后、固定后或原发性关节炎。

以这种方式分类肩关节囊内病变是非常重要的，因为不同的病变有不同的发展和预后。此外，分类在治疗过程中是很有帮助的。

4. 创伤性关节炎　因为年轻人创伤性关节炎的风险几乎是零，40 岁以下的患者很少发生，所以年轻人创伤后不必采取预防措施。

（1）病史与病程：盂肱关节脱位、挫伤或外科手术后，可能会发生关节囊内病变。然而，大多数情况下损伤不一定严重，并且在肩关节受到持续间接或突然的牵引一段时间后，如在关节撞倒墙壁后，创伤性关节炎即可形成。因为像这样的一个轻微的外伤很可能被遗忘，所以几周后疼痛变得很严重时，才去咨询医师。

创伤性关节炎的自然病程是非常典型的，从损伤到痊愈大约 1 年。在这 3 个周期过程中，大约每 4 个月一个周期（图 14-2）。在第 1 期——疼痛期，疼痛和活动受限加剧；第 2 期——强直进展期，疼痛减轻，但是活动受限依然存在。第 3 期——消退期或者缓解期，直到最后 4 个月前，活动受限开始减轻，如此 1 年，功能活动恢复正常。然而，有些作者报道一个缓解期较长的患者，持续 6 年时间。少数患者可能导致轻度的永久的肩部抬高和外旋活动受限。

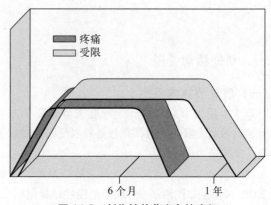

图 14-2　创伤性关节炎自然病程

①疼痛期：关节炎的早期是非常有特征的，受伤后立即出现疼痛，并在 2 天内逐渐消失，或数天后再次出现疼痛，在接下来的几个月逐渐增加。在疼痛期，关节炎的级别通常从 I 级、II 级到 III 级。

发病后 2 周，患者自诉主要表现为活动性疼痛。在这段时间内，疼痛会扩散到肘部以下，并且在患侧卧床时发生。一个敏感的关节囊功能检查可以检测到：例如，大约在 20° 的外旋和 5° 的外展时活动受限，以及正常范围内旋时轻微疼痛；所有这些动作结束时也很疼痛，末端感觉可能稍有改变，但最后没有异常，呈一个明显的 I 级关节炎表现。

随着关节炎的发展，II 级将在发病后 2 ~ 6 周出现：疼痛可能会影响睡眠，疼痛会扩散到肘部以下，或者在被动测试中可能会出现痉挛性末端感觉。2 个月后，炎症最严重。III 级的特征是，患者在白天和夜间，发生持续的疼痛，并蔓延到肘部以下。在外旋约 80°，外展约60°，内旋约为 20° 时受限，末端感觉是坚硬或肌肉痉挛。

②强直进展期：虽然滑膜炎症的严重程度可能在第 4 个月后逐渐减轻，但在几个月内遗留的活动受限仍持续存在。随着炎症的减轻，除肘部以上外，夜间和休息时的疼痛逐渐消失。末端感觉韧带痉挛性改变（但仍然痛苦）约 8 个月后，I 级关节炎逐渐发展到第 II 级和 III 级。

③缓解期：自然病程的最后阶段是消退期或缓解期，其特征是关节活动度缓慢而逐渐地增加。通常需要几个月（4 ~ 6）才能达到功能活动正常。关节炎的 III 级表现为关节中度疼痛和末端韧带感觉坚韧。

（2）治疗：创伤后关节炎的治疗应根据症状的持续时间和严重程度进行选择。治疗技术也应根据患者的需要、风险因素和耐受性方面调整。最后，治疗必须遵循疾病的自然病程，治疗仅仅是为了缩短或阻止自然病程发展。

①预防：创伤性肩关节炎的主要任务是预防：控制大多数患者的自然发展趋势，固定疼痛关节，直到疼痛缓解恢复。因此，一个＞ 40 岁的肩部受伤后初期患者，应鼓励尽可能正常地使用手臂，每天至少运动 2 次。当患者疼痛较重时，治疗师会手法维持盂肱关节的正常运动。采用关节囊牵拉术，轻柔地进行关节主动和被动活动，能够阻止关节活动受限，并使关节疼痛消失。一旦疼痛中止，治疗就可以停止。

②被动活动：如果发生关节炎，就要及时预防和治疗。现已证明，在高达 90% 的关节强直患者中，轻柔而稳定的牵拉被动活动可以有效地缓解疼痛和恢复关节的运动范围。然而，一些研究报告认为，牵拉不适合于健康恶化的患者。

两种主要类型的被动活动，取决于炎症级别。因此，临床分级是关键。Ⅰ级和Ⅱ级末端感觉非痉挛性（Ⅱa级）的患者采用关节囊伸展术进行治疗。Ⅱb级（末端感觉痉挛）和Ⅲ级采用刺激性较小的关节囊分离术，或关节腔内注射皮质类固醇。除类固醇注射依赖外，如果患者拒绝打针或者禁忌使用类固醇，关节囊分离术是很好的选择。

> **⚠ 注意**
>
> 在一个严重发炎的关节囊（滑膜）上进行牵拉手法，可以导致病情恶化，下面的严重炎症迹象被认为是禁忌证。
> - Ⅲ级关节炎或Ⅱ级合并末端感觉痉挛。
> - 当医师把患者的手臂上抬时，注意疼痛和末端感觉。如果肘部稍微向床部伸展，而不增加疼痛或不引起肌肉痉挛，可以进行关节囊伸展牵拉术。在相反的情况下，不应进行牵拉术，而应使用关节内注射。
> - 疼痛持续超过 2 小时。

③关节囊伸展术

▲方法：开始关节囊伸展术之前，可给予短波透热疗法镇痛 10 分钟。

患者仰卧着，将同侧的手放在前额上。治疗师站在同一侧，面对患者，把一只手放在胸骨上，另一只手放在患侧肘部。通过将肘部向后推向床面，关节囊被拉伸（图14-3）。这样，在关节囊的下隐窝部位大部分粘连被拉长。因为关节囊拉伸是在高位进行的，所以胸骨上的手防止患者弯曲躯干影响伸展。关节囊的伸展是在垂直方向进行的，由于这是一个组合的运动，旋转改善同时增加外展的范围。

关节囊伸展术不是按摩，而且，应该避免任何"急拉"的动作。更准确地说，关节囊伸展术是持续地施加压力，

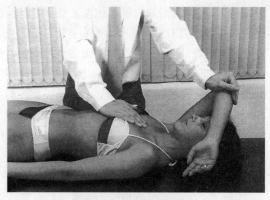

图 14-3 关节囊伸展术

即逐渐加压几秒钟，然后略有放缓了一会儿，再次施加压力。只要患者能承受，如此手法重复进行，随后手臂放回原位，进行一个完整的休息，避免轴向牵拉疼痛。在一段时间内，伸展术应重复几次，可以结合放松技术同时进行。

治疗师应该教育和鼓励患者在家里运动，应该每天做几次，保持已经恢复活动关节的灵活性。

▲力量：关节囊伸展术的合适力量非常重要，在伸展时足以引起一定的不适。但更重要的是，患者在伸展过程中或伸展后的感觉决定使用力量的信息。

如果使用正确的力量，关节囊伸展术后 2 小时内疼痛加重，以后的治疗应该继续使用这个力量。如果牵拉力量不足，没有增加疼痛，应该在下一次治疗中增加伸展力量。

在关节囊伸展术 2 天后，如果患者仍有持续疼痛，这可能是过量的不恰当的力量所致；或者提示，患者虽然仅仅有关节炎Ⅰ级或ⅡA级表现，而且是关节囊伸展术的适应证。但是，这个肩关节不能接受关节囊伸展术，应该以关节囊分离术或注射类固醇代替治疗。

▲疗程：关节囊伸展术疗程，一般 1 周进行 3 次，每次 15 ～ 20 分钟。根据病变的严重程度，5 ～ 15 个疗程后病情会有所改善。

关节囊伸展术治疗，应该持续到肩关节在疼痛和活动范围方面恢复正常，或者没有进一步的收益。被动关节囊伸展术效果很好，已被证明是一个快速的、安全的Ⅰ级或ⅡA级关节炎粘连的治疗方法。

▲顽固病例：对长期顽固的病例进行关节囊伸展术时，可能听到和感觉到在牵拉时粘连断裂。紧接着疼痛减轻，关节活动度增加。两次或三次的断裂对恢复一个完整的关节活动可能是必要的。

④关节囊分离术：这项技术包括关节囊的非常温和的拉伸，以纤维纵向拉伸的方式进行。已经表明，这项技术可以抑制长期疼痛刺激造成的神经反射。这些反射会导致交感神经兴奋性增加，从而引起关节周围血管收缩。

▲适应证：Ⅰ级或Ⅱ级关节炎，关节囊伸展术被禁忌的患者，可以在类固醇注射或关节囊分离术之间进行选择。

分离术可用于 II<sub>b</sub> 级或 III 级创伤性关节炎患者，包含拒绝类固醇注射、关节囊伸展术失败或是禁忌证的患者。

▲ 方法：患者仰卧在床上，手臂放在身体两侧，放一个小垫子于肩部下方，以获得最大的舒适感。治疗师坐在患者的疼痛侧，同侧手深入腋窝下，另一只手放在肩部表面，加强腋窝下的另一只手力量（图 14-4）。两手尽量拉肱骨头离开关节盂窝，牵引的主要方向为外侧和轻微的颅前方向。

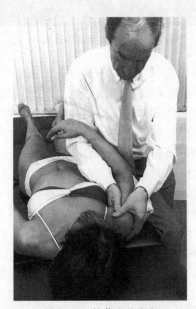
图 14-4　关节囊分离术

最初的操作是让患者的手臂放在最舒服的位置。一旦活动范围增加，可以适当增加外旋和外展动作，并在外旋和外展最大时进行分离术。当有出现疼痛时，轻微的振动可以刺激机械感受器，从而缓解疼痛。

在第一阶段期间，没有太多的感觉。只有在几次练习之后，治疗师感觉患者的肩关节放松，感觉肱骨头离开关节窝。

这项技术使用的力量很小，在整个过程中没有一点疼痛，而且随后也没有任何疼痛。

▲ 疗程：与关节囊伸展术一样，关节囊分离术每周 3 次，每次 15～20 分钟。分离术持续到关节炎恢复到 II 级或 II a 级，然后进行正常的关节囊伸展术。

⑤麻醉下推拿手法：本手法已经使用了一个多世纪。一些人相信它的有效性，而另一些人则反对使用。因为他们认为麻醉下推拿手法后，这种疾病的疗程没有变化，而且带来了许多并发症，如肩胛下肌腱断裂、神经血管损伤及骨折和脱位等。这种方法可能导致医源性损伤，最近通过关节镜研究证实了这一点。麻醉下推拿手法后，75% 的患者的关节囊前部被撕裂。15% 的患者发生医源性上盂唇损伤，10% 肩胛下肌腱部分新鲜撕裂，15% 的前上唇分离。

麻醉下推拿手法只有在所有其他治疗方法失败时才

应考虑。事实上，这种类型的治疗是很少需要的，因为几乎所有的关节囊性活动受限可以通过手法或关节腔内注射曲安奈德的方法治愈。

⑥关节腔注射术：为抑制创伤后肩关节滑膜炎炎症反应引起的疼痛，关节内注射皮质类固醇已使用了几十年。通常情况下，关节内注射联合其他疗法研究和评估其疗效的研究较多，很少有单独使用关节腔注射的方法研究。然而，一些研究表明，类固醇注射后能够改善疼痛评分和增加运动范围。另一些研究者对关节腔注射的疗效很怀疑，因为他们的研究表明治疗没有益处。

Cyriax 最初在关节内注射氢化可的松中没有发现益处，他发现连续使用曲安奈德进行关节内注射的好处后，成为一名非常热心的肩关节囊炎关节内注射的倡导者。

我们的经验是创伤性关节炎在注射 20mg 的曲安奈德时反应良好，只要在 III 级或 II b 级给予治疗，并遵循正确的顺序（见下文）。

▲ 方法：患者俯卧，肘部弯曲成直角且手臂放在腹部下。这个姿势有两个优点：首先，它使肱骨头关节面向后伸直，从而形成一个大的进针靶点；第二，患者自我固定手臂。

医师在锁骨下窝触摸到喙突后，把示指在喙突处，拇指放在背侧肩胛冈与肩峰的后凸角地方。一个 4cm 的针头安装在一个装满 20mg 的曲安奈德 2ml 注射器上。针头对准喙突方向插入拇指的下方（目前，采用同样的方法，作为关节镜检查后入路通道）。进针 2～3cm 后，针被肱骨头关节面阻止，并有典型的软骨感觉。在针进入关节内之前，通过关节囊时会有明显的坚韧的阻力感（图 14-5）。

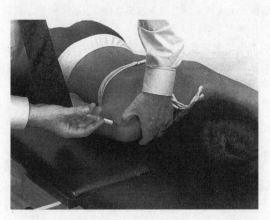

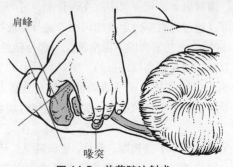
肩峰

喙突

图 14-5　关节腔注射术

在针与软骨接触后，曲安奈德注入 2ml。遇到了相当大的阻力是正常的。需要特别注意的是，没有一滴药物出注射器的情况下，针头的位置完全在关节软骨内。如果是这样的话，在注射压力保持不变的情况下，针头应该被拔出约 2mm。一旦针尖离开软骨，药物就会进入关节内。注射在这个位置，痛苦最小。

▲ 疗程：其目的是使关节滑膜持续得到抗炎作用，直至炎症完全消失。因此，下一次注射必须在上一次注射药物吸收之前进行。

一个实用的方案，能够增加注射间隔，如下所示。

第 1 次注射：0 天。

第 2 次注射：1 周后：第 7 天。

第 3 次注射：第 2 次注射后 10 天：第 17 天。

第 4 次注射：第 3 次注射后 2 周：第 31 天。

第 5 次注射：3 周后：第 52 天。

第 6 次注射：4 周后：第 80 天。

第 7 次注射：5 周后：第 115 天。

第 8 次注射：6 周后：第 157 天。

第 9 次注射：6 周后：第 199 天。

通常的情况下，第一次注射后，患者的疼痛就会减轻，从第 3 次注射开始，活动受限开始减轻。

直至关节炎恢复到 I 级时，注射给药治疗可以停止，关节炎会继续自行缓解。一般来说，大约需要 5 次注射。

意外的是，即使按方案进行了，注射后暂时好转的患者也会在下一次注射前几天增加疼痛。这意味着注射间隔时间太长，应该减少注射间隔时间。

有时，疼痛会逐渐消退，但活动受限没能改善。在这种情况下，一旦关节炎进入 I 级，应尝试关节囊伸展术。如果伸展术导致疼痛复发，则必须推迟几个星期后，再注射一次。

图 14-6 显示了创伤性关节炎的治疗概况。

▲ 并发症和不良反应：关节内注射感染的风险较小，可能是注射的医师在备皮和注射处理过程中引起的。

同时要注意一个重要的禁忌，对于糖尿病患者，即使关节内注射类固醇剂量很小，可能引起血糖波动，还可能招致更大的感染风险。

进一步的不良反应包括第二天的面部潮红，或者由于激素的作用引起月经周期紊乱。

⑦其他治疗方法

▲ 液压扩张术：也称扩张造影术，已经推荐为盂肱关节挛缩的治疗方法。其目的是，从关节的机械扩张和可的松的抗炎作用的联合应用。液压扩张术是由 Andren 和 Lundberg 于 1965 年首先报道的，从非常有效与极度痛苦之间得到一个不同的结果。最近的一些研究也引用了这个不同的结果。数个双盲、前瞻性研究结果显示，液压扩张术（包括类固醇）与单纯类固醇注射比较没有任何显著差异。麻醉下手法技术，应该用于被动活动和注射类固醇无

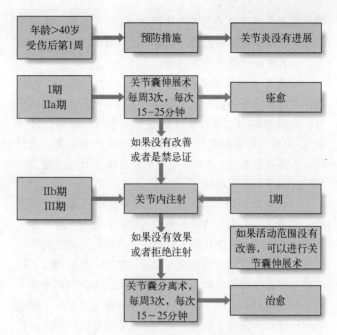

图 14-6　创伤性关节炎治疗流程图

效的患者。

▲ 关节镜松解术：最近的研究表明，关节镜下关节囊切开术，可能是一个对物理治疗效果不佳的冻结肩患者的一种有效方法。在标准肩关节镜检查中，关节内烧灼技术，用于前下囊膜、关节内部分的肩胛下肌腱、盂肱关节中上部和喙肱韧带的完整分离。

5. 制动性关节炎　60 岁以上肩部固定的患者会变成关节强直。初始固定的原因可能是多方面的。制动性关节炎是偏瘫患者常见的并发症。一项 Bruckner 和 Nye 进行的前瞻性研究中，在超过 6 个月的观察期中，25% 的蛛网膜下腔出血患者患上了硬肩，其他神经系统疾病（如帕金森病）可能导致关节囊硬化。由于肘部或肱骨骨折等疾病的固定，也是导致创伤后关节炎的原因，多年来，临床医师一直认为缺血性心脏病和肩关节炎关系密切，实际上是由于脑梗死或外科手术后固定引起的。

（1）病程：制动性关节炎的自然病程进展类同于创伤性关节炎。疾病的进展分为三期。在疼痛期，疼痛和活动受限增加。随后逐渐发展为强直期，疼痛减轻，但活动受限保持不变。在最后的"缓解期"中活动受限减轻。总之，病变自行恢复正常和关节活动恢复正常需要 1 年左右的时间。

（2）治疗：制动性关节炎一般不需进行治疗。为了防止一个制动性肩关节炎的发展，初级保健医师和物理治疗师应该意识到，给予固定的肩关节至少每天一次轻柔的手法，这是非常重要的。1945 年 Neviaser 已经给出简单的建议：我们深信和承认，失用和关节静止不动是一个非常重要的治病病因，在预防中，从固定的初期就维持足够的正常活动范围是必要的。如果患者第一次出现关节炎时，就应该以创伤性关节炎的方法进行治疗：I 级是关节

囊伸展术，Ⅲ级是关节腔内注射 20mg 曲安奈德。如果末端感觉正常Ⅱa期的患者，也可以用关节伸展术治疗。否则，患者应该接受关节内注射。

6. 单关节的激素敏感性关节炎 一个单关节炎的发病没有明显的诱因，在病史追溯中，没有创伤或固定的病史，所以被称为"特发性硬肩或单关节激素敏感性关节炎"。单关节激素敏感性关节炎由 Cyriax 医师命名，他发现，大多数情况下，"冻肩"可能是多次关节内注射类固醇治疗关节炎而引起的。

（1）病理生理学：虽然关节囊炎症和伴随的囊性纤维化的确切原因尚不清楚，但最近的研究集中在滑膜和关节囊中的炎症细胞变化和免疫反应。目前还不清楚究竟是什么原因导致了最初的滑膜炎症，一些特定的细胞因子可能参与了该疾病的早期炎症阶段，有人认为，肩周炎是一种神经失营养的过程，有人认为，蛋白酶可能参与了腱膜挛缩和硬肩的发病；也有人认为，在肌腱变性坏死区是最早的病变，随后由一个广泛的整个关节囊和肩袖的慢性炎症反应。

Hannafin 和他的同事们研究了单关节肩关节炎的病理演变过程，他们发现，初期表现为多血管性滑膜炎，从而引发关节囊周围进行性成纤维细胞的反应，最后导致弥漫性关节囊纤维增生、增厚、挛缩。

（2）发病率：虽然原发性单侧肩关节炎在任何年龄都可以发生，但是大部分患者好发于 45—60 岁，而且近 70% 肩关节囊粘连（肩周炎）的患者是女性。这种疾病的发病率约为 2%，糖尿病患者发病率接近 11%。其他的研究表明，25%～38% 糖尿病患者患有肩周炎（肩关节囊粘连）。一些学者提出，该病与甲状腺功能亢进或甲状腺功能减退有关，但这些疾病之间的相关作用机制仍然不清。最近，也有肩周炎（肩关节囊粘连）与高活性的抗转录病毒药物治疗相关的报道。

（3）病程：自发性发病，每次仅涉及一个肩关节，有时另一个肩关节可能在 5 年之内发病。一个单侧激素敏感性肩关节炎的自然演变分为四期，每期 6～9 个月。第 1 期，患者开始感到无明显的原因的肩部疼痛，并逐渐成为连续性疼痛（往往在晚上最重），逐渐开始蔓延超出肘部。导致几个月的夜不能睡，是立即开始治疗的充足理由。同时，也逐渐开始活动受限。在第 2 期，疼痛不再恶化并最多持续 6 个月。约 12 个月内，活动受限没有改善。发病 1 年后（有时甚至更多），疼痛开始减轻，在第 3 期末时疼痛几乎完全消失，然而，活动受限并没有改善。第 4 期，活动受限逐渐减轻，只有轻微的不适和存在一定程度的强直，通常在 2 年完全消失。特殊情况下，肩部抬高活动受限将会永久存在（图 14-7）。

Hannafin 证实：特发性肩关节炎的临床分期与病理生理性分期大致符合：首先，滑膜过多血管形成和滑膜炎对应临床分期第 1 期；然后，关节囊逐渐成纤维细胞反应对

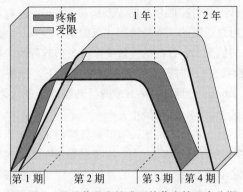

图 14-7 单关节激素敏感型关节炎的四个分期

应临床分期第 2 和第 3 期；最后，关节囊增厚挛缩对应临床分期第 4 期。

（4）功能检查：第 1 期，最初的特征是在完全被动活动结束时出现疼痛。头几个星期，几乎不会有任何活动受限。在此期得到明确诊断可能很困难。就像创伤性关节炎一样，第 5 颈髓支配皮肤区域的疼痛，以及完全被动外旋试验明显疼痛对诊断是有帮助的。此外，末端感觉变化对早期诊断有重要价值。随后随着疼痛的加剧，开始出现活动受限。此时，第 1 期结束时（从发病开始的 6～9 个月）发生关节囊增生，从而引起明显的关节活动受限和远端肌肉痉挛。

在整个第 2 期中，疼痛和活动受限都是最重的。

第 3 期的特征是疼痛逐渐减轻。末端感觉逐渐变硬，显示关节囊弹性消失。然而，活动受限并没有改善。

发病后 2 年左右，即第 4 期——缓解期，关节活动范围逐渐增大，并恢复到正常范围。然而，一些作者指出，强直完全消失可能需要更长的时间，或者某种程度的强直可能仍然存在。一般来说，恢复期的持续时间与强直期的持续时间有关：强直期越长，恢复期越长。

（5）分度：如创伤性关节炎一样，三级的区别在于炎症程度：Ⅰ级是最轻微的，Ⅲ级是最严重的（表 14-2）。

表 14-2 单侧激素敏感性肩关节炎分级

| | Ⅰ级 | Ⅱ级 | Ⅲ级 |
|---|---|---|---|
| 疼痛在肘部以下吗？ | 无 | 有 | |
| 自发性疼痛吗？ | 无 | 有 | |
| 夜间能侧卧位睡吗？ | 能 | 能或不能 | 不能 |
| 末端感觉？ | 正常 | | 突发性：肌肉痉挛或剧烈痉挛 |

分级依据以下标准。

• 疼痛扩散到肘部以下吗？

• 有自发性疼痛吗？

• 晚上患者能侧卧位睡觉吗？

• 末端感觉是什么？

虽然对Ⅰ、Ⅱ和Ⅲ级患者的治疗方法是相同的，但

这种分级有助于观察自然病程转归，评估治疗效果，并提示何时停止治疗。

（6）治疗：由于自然恢复需要 2 年左右的时间，患者同时也会受到严重的影响，所以治疗是绝对必要的。通常，不管是关节炎的哪个阶段，可以进行一系列关节内注射曲安奈德。特别情况下，关节囊分离术是用于那些不想关节注射或类固醇禁忌的患者。如果应用关节囊分离手法，应该与创伤性关节炎的频率和持续时间一样的治疗方式。对于单关节炎激素敏感性肩关节炎的注射方式（技术和间隔）与创伤性关节炎一样。一旦患者可以自如地活动手臂，末端感觉恢复正常，注射前后 6 周无疼痛复发，治疗可以停止。遗留的某些肩部活动受限，在接下来的几个月内会自行消失。

对注射封闭疗法无效或者残留无痛性肩部强制是少见的。1989 年，我们对 54 例特发性肩关节炎患者进行了前瞻性研究。最年轻的患者是 40 岁，最大岁数患者是 71 岁。临床表现为抗阻活动时无任何疼痛的明显的关节囊内病变。进行实验室检查以排除类风湿关节炎，并检查是否合并糖尿病（只有一名糖尿病患者被确诊）。超过 90% 的患者最初表现为 II 期或 III 期关节炎。所有患者均给予一系列关节内注射治疗，但间隔时间延长。注射次数为 4～9次，平均为 6 次（图 14-8）。第一次注射后，1/2 的患者夜间不安减轻。在第三次注射后 90% 以上的患者夜间不安减轻，自发性疼痛及夜间疼痛减轻。注射八次后，98%的患者没有疼痛（图 14-9）。

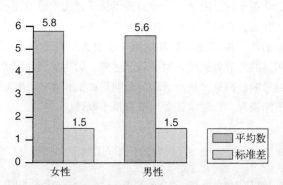

图 14-8 在单侧激素敏感性肩关节炎类固醇注射的平均数（灰色条为标准差）

在第一次注射后，旋转和上举的范围开始轻微增加。第三次注射后，活动幅度增加。这项研究的最终结论是，98% 的患者的疼痛完全恢复，只有一个患者遗留有肩部的疼痛。在第七次注射后，关节活动范围增加到 80%。这项研究结果与其他的结果大致一致。

7. 肩 - 手综合征 20 世纪 50 年代，肩手综合征被第一次报道，是一个比较罕见的临床疾病，属于多部位疼痛综合征 1 型（CRPS1），或"反射性交感神经营养不良"。基本病变是由一个痛苦的"硬肩"合并肢体残疾、肿胀、血管收缩功能改变或同侧手营养不良改变。发病时，手呈

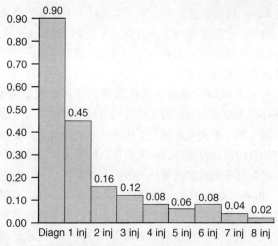

图 14-9 夜间疼痛的减少（占总数的 %）与注射次数关系

青紫色且弥散性肿胀。然后手腕和手指变得僵硬（屈曲挛缩和伸展受限）和皮肤发亮且萎缩。通常首先肩关节受累，有时伴随或很少伴随着手部的变化。病理生理机制尚不完全清楚，但是，似乎与支配病变部位神经和血管的"交感神经"影响因子相关。Cyriax 认为，综合征是一种单侧激素敏感性肩关节炎。到目前为止，其确切病因尚未明确，但有些人认为情绪不稳定可能是一个重要的因素。关节炎的治疗方法和其他单侧激素敏感性肩关节炎一样。

8. 类风湿关节炎（RA）是一种病因不明的自身免疫性疾病，其特点是对称性、侵蚀性滑膜炎，有时累及多个系统。任何关节均可受累，但近端指间关节和掌指关节和腕关节是好发部位，也可以发病与跖趾关节、膝关节、肩关节、踝关节和髋关节。受累关节以对称性为特征。关节囊滑膜和腱鞘也可以受累，从而引起疼痛和僵硬，通常在早晨最严重。有一个明显的关节囊及远端挛缩感觉。触诊显示关节上方微热和压痛。

传统的 X 线照相术仍然是疑似 RA 患者联合研究的标准成像技术。第一个影像学征象是骨质疏松和关节间隙变窄，然后是软骨糜烂和小关节边缘骨侵蚀，后期出现关节边缘和中央糜烂。纤维性强直、关节畸形（半脱位、脱位）、骨折及骨折碎片是更晚期 RA 的典型表现。类风湿关节炎最好系统全身治疗；局部关节腔内注射仅作为辅助治疗。

有时，肩关节是反应型关节炎的部位，炎症是由感染引起的。但是，在关节滑液中没有分离出细菌或病毒的相关标志物。

强直性脊柱炎很少在外周关节起病，但是，首先发病于肩或髋关节已有报道。特别是发病于儿科的患者中（如幼年强直性脊柱炎），外周关节受累早且更为频繁，可以在许多年后出现背部症状和特征，在以后的病程中，症状和体征将更多地局限于脊柱和骶髂关节。AS 的肩关节炎对关节内类固醇反应良好，可以使疼痛完全消失，但常常遗留活动受限。

Reiter病很少累及肩关节，实际是一个多关节受累疾病。典型的三联症表现：尿道炎、关节炎、结膜炎。关节炎与银屑病或狼疮的表现一样，对类固醇反应良好，尽管可能遗留轻度活动受限。

9. 关节血肿　患者自诉严重受伤后严重关节疼痛，应该怀疑关节囊积血。血友病的关节积血，可以自发地发展。膝关节、肘关节和踝关节比肩关节更为常见。血液对关节软骨的刺激性很强，因此应该立即吸出。如果没有吸出，将在几年的时间内导致关节完全破坏。

10. 痛风性关节炎　尿酸盐结晶（痛风）引起肩部的晶体滑膜炎是非常罕见的。当几个小时内关节囊自发发作史，就应该考虑这种疾病。它通常是单关节却往往早期侵袭小关节（特别是䏢趾的跖趾关节）与国内不一样。在大约1周的病程，会自行消失，对秋水仙素或保泰松反应良好。诊断主要依据关节液中尿酸盐晶体的存在。

假性痛风是关节中的焦磷酸盐晶体导致的结果。如果在X线片上发现关节透明软骨钙化也可称为关节钙质沉着病。膝关节的发病概率比肩部更常见。临床症状通常是自发的，但较少有急性痛风发作的表现。可以通过高分辨率超声检测到滑液中晶体。一般情况下，假性痛风自愈需3～4周。

11. 化脓性关节炎

（1）非结核性化脓性关节炎：化脓性关节炎是由细菌直接进入关节引起的血源性传播，或从邻近骨髓炎传播引起的。多见于老年人，常与其他易感因素有关，如糖尿病、免疫缺陷、营养不良和乙醇中毒。有些发生在乳腺癌术后放疗的病例。慢性关节炎受累的关节，如类风湿关节炎，更容易发生化脓性关节炎。它很少发生在健康的老人或年轻的成年人身上。儿童的化脓性关节炎，可能是邻近骨髓炎的后遗症。在关节镜术后、关节抽吸后或局部皮质类固醇注射后，也可能出现医源性感染，导致急性化脓性关节炎。在许多情况下，金黄色葡萄球菌是致病因子。有时会出现链球菌或大肠埃希菌，甚至会发现淋球菌感染。肩关节表现一个急性的严重的疼痛病史，几天后皮肤发红、发热表现。有的患者有肩关节注射史。通常患者有明显的发热，伴有恶心和毒血症表现。很少患者没有发热。

体格检查可能会显示肩关节肿胀，提示皮下脓肿与关节相通。在肩关节检查时，发现肩关节囊非常僵硬。在早期，放射学诊断无相关发现。随着病情的进一步发展，关节周围骨质疏松，关节间隙变窄，最后关节破坏。血液检验，红细胞沉降率增高和白细胞计数增加，提示化脓性关节炎可能，但不能肯定。诊断（抽吸）性关节液抽吸术，穿刺用粗针头（＞20号），通常，白细胞在100 000/mm$^3$以上，中性白细胞超过90%。有时可以分离出细菌。

肩关节化脓性关节炎比其他任何关节化脓性关节炎更难治疗。这是一种非常严重的疾病，死亡并不少见。通常用全身抗生素和每天的脓液引流治疗。关节镜下冲洗清创联合全身抗生素治疗也是常用的方法。有时开放手术引流是必要的。红细胞沉降率是治疗效果的监测手段。通常因为病程持久、关节骨质破坏，导致肩关节活动明显受限。

（2）肩关节结核：与化脓性关节炎相比，是一个临床症状较轻和进展缓慢的疾病。临床诊断非常困难，往往在病程后期才能确诊。常常发生严重的关节囊与肌肉萎缩。关节抽吸术后，通过显微镜直接镜检和细菌培养，结合放射学（严重骨质疏松、关节间隙变窄和骨质糜烂、破坏）有助于诊断。治疗类同于化脓性关节炎，但是，需要选择特异性抗结核药物及管理。

12. 原发性肿瘤　原发性肩关节肿瘤主要发生在年轻人身上，可能为急性白血病或肉瘤引起。肿瘤常常发病隐匿，原发性肩关节肿瘤早期的特点是局部的、非机械的疼痛。从那一刻起，肿瘤在肩关节囊逐步发展，引起滑膜反应。在年轻的患者中，应该首先怀疑原发肿瘤。即使年轻患者发生轻微活动受限，也要通过放射学、计算机断层扫描（CT）或磁共振成像（MRI）等技术进一步明确诊断。

**注意**

自发性肩部活动受限的年轻患者应该排除原发性肿瘤。

13. 转移性肿瘤　转移瘤可以发生在肱骨头或关节盂。患者临床表现肩部疼痛迅速增加，并放射到手臂，而且肩部活动越来越受限制，一般的健康状况恶化，强烈提示继发性肿瘤。有时与手术后的原发肿瘤有关。

通常，局部温度增高是第一个征象，随后是一个非常明显的关节囊僵硬，明显局部疼痛，因为关节和肌肉都受到影响。而且，抗阻活动力量明显减低和疼痛，明显肌肉萎缩表现。放射学或骨扫描有助于确诊。

**注意**

短时间内出现严重的肌肉无力和消瘦，高度可疑转移性肿瘤。

14. 无菌性坏死　继股骨头坏死后，肱骨头坏死是第二常见的骨坏死部位。与股骨头坏死相比，在病因和发病机制上有着相似之处，在盂肱关节的解剖和功能上有很大的不同。因此，导致延误诊断和治疗。首先，盂肱关节不是负重关节，髋关节是负重关节。此外，与髋关节相比，肱骨头与关节盂接触面小，即使肩关节活动受限，也可以通过周边关节代偿。即便是晚期疾病，可以维持肩关节功能。最后，肱骨近端有广泛的吻合动脉供应，可以减轻任何一支动脉供应不足的影响。

与股骨头坏死一样，肩关节骨坏死是由于骨动脉流入中断或静脉回流受阻造成的。其原因包括外伤性

（15% ～ 30% 的肱骨近端骨折发生肱骨头坏死）、非外伤性和特发性。非创伤原因可能是血红蛋白病导致的，也可能是局部放疗或者深水潜水造成的，全身大剂量的糖皮质激素应用是最常见的医源性骨坏死原因。

通常，最初的征象很不典型，包括不明原因的肩部疼痛和睡眠困难。这种疼痛随着病情进展而恶化，直到后期。骨坏死的危险因素包括，类固醇应用史、其他疾病或酗酒，有时可能是该病的唯一病因。此外，患者的年龄可能对诊断有所帮助，因为这些患者一般比原发性骨关节炎患者年轻。尤其是疾病早期临床表现，可能是轻微的关节囊症状。另外还有绞锁、爆裂声或痛苦的咔嗒声，表明有松动的骨软骨碎片。随着疾病的进展，在非关节囊类型的活动受限增加，继发性关节活动失调，而且疼痛将变得更加明显。

$^{99}$锝骨扫描和 MRI 可检测早期阶段的无菌性坏死，晚期，整个关节破坏和疾病可以在 X 线平片上显影。

早期病变进行中心减压治疗，在非常严重的情况下，可进行肩关节置换手术。

15. 骨关节病　很多疾病可以破坏盂肱关节面。如果没有发现骨性关节炎进展的病因，被称为原发性退行性关节病，这是由关节囊前侧挛缩、关节盂和软骨下骨损伤及肩关节向后半脱位为特征的三联征。原发性关节病通常不会引起多大的痛苦。事实上，在任何情况下，一个肩关节病而且没有关节囊炎症患者，主诉在活动时只是无痛的骨摩擦感。在活动中或活动后可能会有一种不明原因的疼痛，通常这种疼痛在几个小时后消失。关节囊僵硬但几乎末端感觉没有疼痛。肩关节活动时，可以触诊到骨摩擦感。然而，一个退行性骨关节病的关节更易患上关节炎，可能是由于轻微的损伤或一些过度活动引起的。一旦关节炎发生，活动受限而引起痛苦。肩关节炎的诊断应该临床表现和 X 线片相结合，因为很有可能临床检查没有关节炎，但在 X 线片上显示征象。

相反，继发性退行性关节疾病可能更为严重甚至致残。它是由外伤后、手术后或其他影响关节面并导致退化的引起的。慢性肩关节半脱位常导致严重的骨关节病。当慢性和巨大的肩袖撕裂或肱骨头关节软骨与喙肩弓下挤压时，引起的关节病被称为"肩袖关节病"。在这种情况下，临床检查发现与关节囊结合部的冈上肌完全断裂。另外，在肩关节肱骨头缺血性坏死的晚期，关节软骨破坏引起不规则的肱骨头部改变，导致继发性退行性关节病。

对于原发性关节病，一般不需要治疗，不能通过关节囊松解或关节内注射来改变活动受限。如果一个创伤性关节炎发展为制动性关节炎，关节内注射没有作用。唯一的治疗方法是关节囊伸展术，在第一级或第二级关节炎时才能施行。

肩部继发性退行性关节病，可能导致严重的疼痛和功能障碍，除手术外别无选择。

16. 神经性骨关节病　又称为夏科神经性关节病，是一种与神经感觉下降有关慢性退行性关节病。神经性骨关节病的病因很多，最常见的是糖尿病、梅毒、脊髓空洞症。糖尿病患者容易累及足部和踝部关节，而梅毒患者易累及较大的关节如膝关节，脊髓空洞症患者倾向于累及肩和肘关节。脊髓空洞症是一种脊髓内中央管脑脊液回流障碍（空洞）疾病。通常这些空洞发生在下颈段和上胸段，而且可能向下蔓延。脊髓空洞症可能包括先天性、外伤性、感染性、退行性、血管性或肿瘤等相关病因。由于关节和软骨下骨失去了营养和神经供应的保护作用而被破坏。神经破坏性关节病，有非常明显的骨与骨撞击破坏，但是没有疼痛感觉。临床表现进展缓慢，当发现无痛性膝关节骨端异常改变时，常常已经从其他神经系统体征中明确诊断，如短时间内出现上臂肌肉无力和上臂萎缩。X 射线摄影是诊断的关键。

表 14-3 为肩关节囊病变表现概要。

表 14-3　肩关节囊内病变表现

| 类型疾病 | | 症状和特征 |
|---|---|---|
| 单关节骨关节病 | | |
| 急性发作 | 痛风 | 抽出物中尿酸盐结晶 |
| | 假性痛风 | X 线表现：焦磷酸钙晶体 |
| | 化脓性关节炎 | Ⅲ级严重，明显的肩关节红、肿、热、痛 |
| | 关节血肿 | 血友病，外伤 |
| 慢性发作 | 创伤性关节炎 | 患者年龄 ≥ 40 岁，创伤史 |
| | 制动性关节炎 | 患者年龄 ≥ 60 岁，上肢固定 |
| | 单关节激素敏感性关节炎 | 自然发病，血检验阴性 |
| | 骨性关节炎 | 关节僵硬，无痛性骨摩擦感 |
| | 肩手综合征 | 手部青紫色和弥散性肿胀，末端营养障碍和僵硬 |
| | 夏科关节病 | 无痛，骨块，神经感觉特征 |
| | 转移性肿瘤 | 局部温度高，肌肉萎缩，所有抵抗运动的极度痛苦和虚弱 |
| | 原发性肿瘤 | 在短期内，年轻人发生肩部疼痛、僵硬 |
| | 无菌性坏死 | 中度或重度疼痛，体征较少 |
| 多发性关节炎 | | |
| 对称性发病 | 类风湿关节炎 | |
| | 系统性红斑狼疮性关节炎 | |
| 非对称发病 | 强直性脊柱炎 | |
| 随意分布 | 银屑病关节炎 | |

## （二）肩关节囊外疾病

主要表现为三种：主动抬高受限、被动外旋受限和被动内旋受限。

1. 主动抬高受限 "抬高"这个词习惯用于表示手臂在矢状面上的向上运动。宏观的抬高含义是指肩胛带在矢状面的活动正常范围和肩关节的外展的活动正常范围。外展是指肱骨相对于固定肩胛骨的向上运动。

主动抬高受限是肩和肩胛带的非收缩结构或收缩结构引起的功能障碍。如果在颈部、肩胛带、肱骨抗阻运动中，被动活动范围正常，同时伴有疼痛和（或）肌肉无力，则属于收缩结构病变。如果主动和被动抬高均受限，问题可能属于非收缩结构。被动肩胛骨肱骨外展活动能够鉴别肩关节病变和肩胛骨活动受限性疾病（图14-10）。

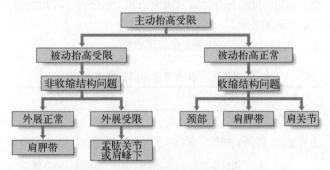

图 14-10　肩关节活动度受限的鉴别诊断

（1）肩关节被动抬高和外展均受限

①急性三角肌下滑囊炎：这是骨内科学中最痛苦的疾病之一。该病发病迅速，未经治疗大约6周后自行恢复。根据 Cyriax 的观点，5年内在一个或两个肩部可能复发。

无明显诱因的开始疼痛，3天左右逐步达到高峰（图14-11），这段时间是非常严重的，可以牵涉第5颈髓皮神经支配区。即使轻微的肩膀活动也无法忍受，甚至手臂保持完全不动，疼痛也会非常明显，导致夜间失眠。

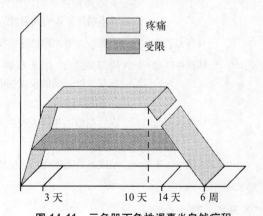

图 14-11　三角肌下急性滑囊炎自然病程

典型的表现是患者用另一只手支撑患侧手臂。可以看到患者睡眠不足和严重的痛苦面容。如此剧烈疼痛，患者不肯将患肘移离身体。因此，很难进行主动和被动抬高

运动，被动抬高时出现"远端感觉空虚"。尽管检查者没有感到肌肉阻力，但是，患者会恳求检查者停止进行检查。被动肩肱外展活动显著的受限。

其他被动活动也很痛苦，有时活动轻度受限，但明显不是关节囊内病变。急性三角肌下滑囊炎患者，被动抬高和外展严重受限，而在关节炎患者被动外旋严重受限。这样一种痛苦疾病，很随意的一些抵抗活动，如外展和外旋，也是非常痛苦的。

刚发病时（发病第一天），患者出现一个抬高时的疼痛弧。但是，一旦炎症加重，疼痛弧消失，因为它不再可能超越疼痛的最高点。7～10天后剧烈疼痛开始逐渐减轻。在3～4周后，残留轻度疼痛，此时，主动抬高仍然受限在一半范围内。4～6周后疼痛完全消失，活动范围恢复正常。在最后一周，当几乎完全恢复时，疼痛弧可能复发。

临床检查可触诊到表面柔软甚至肿胀的滑囊。应该指出的是，急性三角肌下滑囊炎不仅可以触及三角肌滑囊部分，而且也可以触及肩峰下滑囊部分。

▲鉴别诊断

肩峰下滑囊炎是一个典型的非关节囊内病变，鉴别诊断不是十分困难。临床症状和体征非常相似的是感染性滑囊炎。肩峰下感染性滑囊炎也表现为急性肩部疼痛和严重非关节囊内活动受限，其特征是：局部肿胀、发红、皮温增高及发热、白细胞升高等全身炎症反应。感染性滑囊炎患者可能与免疫抑制、全身性感染、接受类固醇注射有关。

急性发作患者还要考虑以下疾病。

● 痛风性关节炎：起病突然，持续3～7天，临床检查表现为关节囊内病变。

● 化脓性关节炎：虽然很类似急性滑囊炎的迅速发病和疼痛，但是，根据伴随的发热症状、全身反应、局部皮温微高和明显的关节囊病变等不难鉴别。

● 病理性骨折：主要是由于转移性肿瘤引起的，病理性骨折通常伴随着严重的数周或数月的疼痛，以及关节囊活动受限。当骨折发生时疼痛立即加重。

● 肩关节脱位：有受伤或先前外伤病史。X线检查显示肩关节位置异常是诊断的关键。

▲治疗

在发病后10天内，用曲安奈德对整个囊腔封闭的疗效明确。如果操作正确，这是骨内科中最成功的治疗方法之一。大多数患者完全治愈不超过5天。在10天内未治愈或拒绝类固醇治疗的患者，在夜间用"8"字形绷带将手臂固定在身体上，避免睡眠中的不自主活动。为防止疼痛，白天用手臂吊带固定。

除非有效的局部麻醉，否则要向如此严重发炎的滑囊给药是非常痛苦的。使用两个注射器：一个针头约3cm，用于滑囊的表浅部分，一个针头约5cm，用于滑囊的深部。曲安奈德1ml（40mg/ml）和2%丙胺卡因4ml混合液分

别吸进两个注射器。所使用的技术与慢性三角肌下滑囊炎相同，但是，在肩峰下和三角肌下的急性滑囊炎必须治疗（图 14-12 和图 14-13）。轻柔触诊确定整个三角肌下滑囊压痛区，通常急性比慢性三角肌滑囊炎区域明显增大，标记三角肌下滑囊区的体表投影区域。第二个穿刺封闭途径为肩峰弓下外侧入路。特别注意，注射的药物必须进入三角肌下滑囊和整个肩峰下滑囊内。

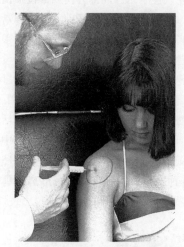

图 14-12　三角肌下滑囊表面封闭

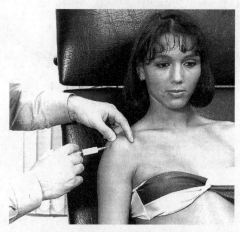

图 14-13　三角肌下滑囊深部封闭

　　注射封闭后疼痛立刻缓解，随着时间的推移患者疼痛逐渐减轻，直到疼痛消失，通常注射后不会感觉到疼痛。

　　患者应该休息手臂，2 天后返回重新检查。如果仍然存在一些疼痛，或者抬高时疼痛没有完全消失，应该是一部分滑囊药物封闭不彻底。无论是在三角肌下滑囊或肩峰下滑囊，应该再次定位并深入渗透。再次注射最大药量应该是第一次用量的一半。一般情况下不易复发。

　　②特殊病例：两种特殊的三角肌下滑囊炎。

　　急性滑囊炎钙化：急性滑囊炎钙化的临床表现几乎与普通急性滑囊炎一样，尽管其自然恢复病程较长，复发的倾向高。治疗是一样的，为了减少复发的倾向，在急性发作控制后，可以尝试反复封闭注射普鲁卡因溶解钙化，

为此，注入 2% 普鲁卡因 5ml，每周 1 次，间隔 3 周或 4 周。每一次都封闭在滑囊部的钙化处（图 14-14）。

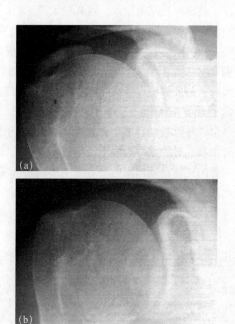

图 14-14　急性滑囊炎钙化：治疗前（a）和治疗后（b）

　　出血性三角肌下滑囊炎：

　　该病仅仅发生在老年患者。通常是自发的或伴随肌腱断裂。患者主诉有中度疼痛和肿胀。在临床检查中发现一些活动受限，主要是滑囊积液导致的，而不是疼痛引起的。与急性三角肌下滑囊炎一样，不累及肩关节囊。触诊时可引起疼痛和触及波动感。治疗包括每周 1 次的重复抽吸，不需要注入封闭药物。如果出现第二次出血，血管瘤的诊断必须考虑。

　　③精神性肩部活动受限：有时精神问题可以用身体动作来表达。精神症状往往局限在肩部。这并不奇怪，因为肩关节与情绪精神密切相关：伸出手臂是快乐和欢迎的象征，手臂放在身体两侧，则表示拒绝。

　　诊断"功能"性的受限很简单方法是：主动和被动的抬高高度受限，抬高后能够感觉到患者是主动的而且是自发的肌肉收缩。然而，主动和被动的肩胛带的抬高（耸耸肩膀）完全正常，被动的肩肱关节外展（与手臂被动抬高一样）受限。

　　患者没有意识到，即使肩关节强直，肩胛骨也可以代偿倾斜 60°，使手臂达到抬高的目的，除非肩胛骨也粘连固定。因此，一个肩胛骨活动度正常和胸大肌的弹性正常患者（见下文），主动和被动抬高与肩关节被动外展的范围对比，有助于鉴别非器质性病变。

　　(2) 被动抬高受限和被动肩肱外展正常：这类现象表明，盂肱关节正常，是由于肩胛带结构功能障碍引起的。这些病变在肩胛带临床检查在线章节中得到了更广泛的讨论和解释。

　　①乳房手术后挛缩症：保乳治疗已成为一种安全的

早期乳腺癌的外科治疗手段。然而，有些情况下这种治疗不可能实现。在这种情况下，需要进行乳房切除术、替代重建治疗、腋窝淋巴结清除术。这样的大手术后，由于瘢痕组织形成导致胸小肌失去弹性，主动和被动的手臂抬高受限30°～60°。肩肱关节保持正常，且无疼痛症状。

②肺部肿瘤：肺尖的肿瘤（肺上沟瘤）常被误诊为肩膀的疾病。肺底肿瘤可能会刺激膈肌，而引起肩峰下区疼痛（C₄神经支配区）。一旦肺部肿瘤累及胸廓，可以引起胸肌痉挛，导致被动和主动的抬高受限。由于肌肉痉挛限制手臂抬高，导致手臂抬高不会超过肩部水平线。肩关节和肩胛骨的正常活动范围内没有发生疼痛和（或）活动受限。此外，手臂抗阻内收和内旋也会引起疼痛，注意不要把这些表现误诊为精神性活动受限。

**注意**

应该提醒检查者，肌肉痉挛提示存在严重的肺部疾病，必须立即拍一张肺部平片。

③喙肋筋膜挛缩：喙肋筋膜挛缩常常诊断困难。早期症状为前臂抬到最高时胸小肌处疼痛。随后，当疼痛变得持续时，出现5%～10%的抬高受限。盂肱关节被动活动是正常的。肩胛骨主动和被动的轻微抬高引起疼痛和活动受限，肩胛骨抗阻活动时无疼痛症状，可能是喙肋筋膜挛缩。肩胛骨向前移动稍有疼痛，向后运动无疼痛发生。

喙肋筋膜挛缩可能是由于肿瘤侵犯、肺尖结核后期或损伤引起的，也可能挛缩没有明显的原因。应与其他锁骨下区病变鉴别，如锁骨下肌损伤、圆锥和斜方韧带扭伤，或喙突下滑囊炎（见肩带临床检查在线章节解释）。

④肩锁关节、胸锁关节强直：是由强直性脊柱炎、关节炎或类风湿关节炎晚期引起的病变。导致手臂上举严重受限，因为肩胛骨旋转受限，不能主动或被动地上举到正常水平。临床检查显示盂肱关节外展，但是，无肩胛骨上移和旋转。

（3）主动抬高受限和被动抬高正常

①第1肋骨骨折：疲劳性骨折的病因不是创伤引起的。肋骨骨折自然愈合的时间2个月左右，早期发生疼痛需要临床诊治。患者主诉肩胛下部、锁骨后面和颈根部的单侧疼痛。病变以颈部、肩胛和臂部为特征。因为斜角肌牵拉加重肋骨骨折的疼痛，因此临床典型的体征是：主动和被动的颈部向健侧弯曲会增加疼痛，向患侧抗阻弯曲疼痛加重。所有主动的、被动的和抗阻的肩胛活动，或多或少会引起疼痛。患者主动抬高手臂不能超过水平面，被动抬高范围正常，但是伴有轻微疼痛。X线平片可以确诊。

②铲土者骨折：是一个罕见的下颈椎或上胸椎棘突撕脱性骨折。斜方肌、菱形肌、附着于下颈椎和上胸椎棘突。这种骨折多见于重体力劳动者，少数见于运动员。患者突然感到一阵剧烈的锐痛，随后出现局部压痛。虽然颈部活动几乎是无痛的，但患者不能轻微地主动抬高任一侧手臂。主动抬高约150°时出现明显的受限，但被动抬高正常。无论是主动或抗阻肩胛骨提升，均会出现疼痛和局部压痛。X线片上显示第7颈椎或第1胸椎棘突撕脱骨折。骨折在5～6周自行愈合。骨折不需固定。

③胸长神经麻痹：导致前锯肌瘫痪，可能是由于胸廓前外侧部位侵入性手术、局部外伤或牵拉损伤引起的神经损伤。然而，在大多数情况下病因不明。通常的发作是单侧肩胛部疼痛，持续3周左右。在此期间，手臂变得无力和沉重。患者仅仅感觉手臂疲劳，少数患者没有疼痛。临床检查的关键是特异性准确诊断。在检查时，可能出现"翼状肩"。临床表现为无痛性手臂主动抬高45°～90°时受限。被动活动范围很广，颈部、肩部或手臂活动对疼痛没有任何影响。前锯肌无力很容易在下列试验中检查到：嘱患者在身体前方伸出手臂用力推墙（图14-15，胸长神经炎试验）。这种推力使肩胛骨内侧缘远离胸廓，前锯肌不能收缩对抗，显示一个明显的翼状肩。

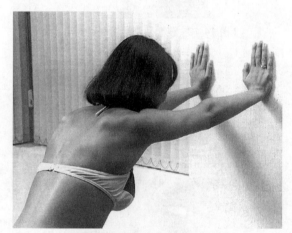

**图14-15 胸长神经炎试验**

通常，从疼痛开始到自然痊愈大约3周以内，正常肌肉功能恢复平均9个月。

④副神经麻痹：副神经是斜方肌仅有的运动神经。当颈部受到强劲撞击时，由于挤压伤害副神经可能导致副神经麻痹。多见于颈部淋巴结活检或其他外科手术后。不明原因的神经炎引起的，诊断可能相当困难。

持续剧烈的单侧肩胛部位自发性疼痛，持续3周左右，随后患者感觉手臂无力，可能持续数月。

由于肩部下垂，检查者可见患者领口不对称。伴有肩胛骨轻微的侧向移位和翼状隆突。手臂抬高被限制在15°～30°。在手臂抬高时，肩胛骨翼状隆突明显；手臂屈曲时，由于前锯肌的收缩活动，翼状隆突消失。此外，被动抬高范围正常且无疼痛症状，肩部被动和抗阻活动完全正常。在抵抗外旋活动时，翼状肩胛骨立即再次显现。

诊断可以通过检查斜方肌的力量确定，嘱咐患者两肩一起背伸，检查者双手拇指压在肩胛骨下角内侧（图 14-16），副神经炎患者的肩胛骨很容易被推开。

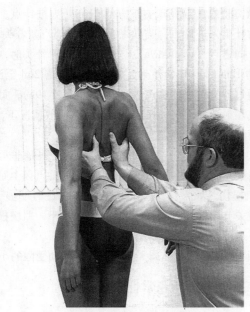

图 14-16 副神经炎试验

特发性单神经炎大约 3 周后疼痛消失，但运动功能痊愈可能需要 4～8 个月。

⑤ C<sub>5</sub> 神经根麻痹：第 5 颈髓神经根麻痹是一个缓慢的过程，通常是由位于第 4 颈椎椎间孔的骨赘缓慢逐步压迫 $C_5$ 神经根导致的。表现为明显的冈上肌和三角肌肌肉萎缩无力，最终导致主动手臂举起无痛且无力。$C_5$ 支配的冈下肌、肱二头肌等肌肉也表现为萎缩无力。$C_5$ 麻痹也可能由牵拉损伤导致，通常会突然出现一侧整个肩胛带萎缩塌陷，同时，颈部向健侧明显强力侧弯。

⑥第 7 颈髓神经根麻痹：严重的 $C_7$ 麻痹可引起肩内收的无力。常常表现主动抬高轻度受限。当表现一个明显的肱三头肌和（或）腕部屈肌萎缩麻痹时，诊断确立。

⑦冈上肌完全断裂：冈上肌肌腱完全断裂的患者无法主动举起手臂。完全被动抬高时伴有严重的疼痛弧。抗阻外展无力且无疼痛症状。

2. 被动外旋受限 手臂外旋活动受限少见。常见的有肩关节囊前侧挛缩和喙突下滑囊炎。

（1）肩关节囊前侧挛缩：是由于创伤或者冈下肌腱断裂引起的。

肩关节囊前侧挛缩的病因是肩关节损伤，如肩关节半脱位。通常整个关节都会受到创伤的影响，从而导致创伤性关节炎。特殊情况下，仅有肩关节囊前部损伤，引起局限性滑膜炎，随后出现肩关节囊前侧挛缩。

肩关节囊前侧挛缩另外一个原因是冈下肌腱完全断裂，此时虽然小圆肌具有手臂外旋的作用，但是小圆肌不能单独完成手臂外旋动作，最终导致失去肩关节囊前部的

正常弹性。

这种疾病特征是被动外旋受限、疼痛伴有远端感觉异常，最初的远端感觉是肌肉痉挛，随后变为典型的僵硬。

①治疗：对于冈下肌腱断裂的患者来说，定期锻炼以保持肩部活动是一种重要的预防手段。可以通过体育活动或通过被动活动使肩关节充分外旋。对于已经关节囊挛缩的患者最好采用关节囊伸展术治疗，操作方法与治疗肩关节炎的方法相同。但是，外侧旋转拉伸非常必要（图 14-17）。

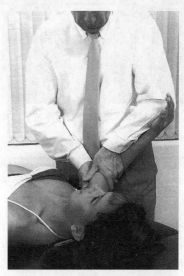

图 14-17 关节囊外旋伸展技术

②技术操作：关节囊外旋拉伸方法：患者仰卧，手臂外展至 45°左右，肘部弯曲至 90°。治疗师站在患侧，双手握住患者上臂下端，将患者的上臂向下往手腕方向拉伸，使肩关节囊的前部伸展和外旋。拉伸的力量、持续时间和顺序与肩关节炎的伸展技术相同。

（2）喙突下滑囊炎：是一种无明显诱因的单侧胸部疼痛的少见病。在临床主要表现为一个痛苦的外旋活动受限。其活动受限是由于胸大肌收缩刺激发炎的滑囊引起的。如果不考虑患者的疼痛，再次进行外旋，外旋的范围将增加。在一个上臂外旋外展到水平位置时，活动受限完全消失（图 14-18），尽管仍有疼痛，但已不再有活动受限。因为在这个位置，胸大肌不会压迫发炎的滑囊。

喙突下滑囊炎主要与关节囊前侧挛缩进行鉴别。关节囊前侧挛缩的活动受限与上臂位置无关，特点是活动到同一个位置点时受限。另一个鉴别关节囊挛缩和喙突下滑囊炎的辅助检查是上臂向胸部前侧被动水平内收试验，挤压喙突下滑囊，可引起肩胛骨和上臂疼痛。

另外，必须考虑的鉴别诊断还有肩胛下肌肌腱炎、胸大肌损伤、喙锁韧带（圆锥部分和斜方部分）损伤和早期盂肱关节炎。肩胛下肌肌腱炎、胸大肌损伤患者被动外旋疼痛，但活动不受限制，并且抗阻内旋引起疼痛。胸大肌

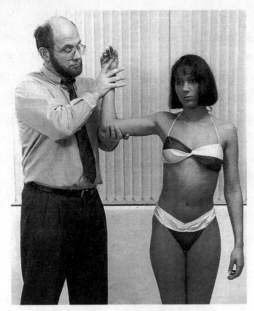

图 14-18　被动外旋水平位置

损伤患者抗阻内收也可引起疼痛。喙锁韧带损伤不引起活动受限，所有的被动检查均可引起疼痛，而被动水平内收不会引起疼痛。

早期的盂肱关节炎（包括特发性或外伤性），在被动外旋时出现轻微的疼痛和活动受限，伴有极限被动抬高和内旋也可出现疼痛。远端的感觉可能是正常的。被动外旋

及手臂外展至水平位置时受限。

①治疗：类固醇封闭可以治疗这种疾病。

②技术操作：患者半卧位，患者肩胛骨内收和耸肩。内收使喙突凸出显示，耸肩可以避开肺尖。下一步是触诊到喙突顶端，选择喙突下方约2cm处为进针点。一个5cm的针刺入进针点，瞄准喙突骨基底部，朝着头 - 背 - 内侧方向进针（图 14-19a）。当针尖撞击到骨头时，针尖退出约 1cm 即可开始注射，注入曲安奈德 2ml 至滑囊，尽量通过退针、进针实现广泛封闭（图 14-19b）。每隔一周重复注射治疗一次，直至完全缓解。一般情况下，3 次注射封闭就足够了。

3. 被动内旋受限　单纯的内旋活动受限是非常罕见的。内旋时间断性疼痛减轻见于后上方肩袖（冈上肌、冈下肌）损伤。如果在 90° 的外展位置内旋时明显受限，考虑是关节囊后侧增厚引起的。一般情况下，肌腱损伤愈合后，这种活动受限会自然消失。

图 14-20 显示了非肩关节囊内病变活动受限的小结。

## 二、功能活动正常性疾病

非收缩结构病变的特征是被动活动和末端感觉正常。然而，被动活动幅度到最大或一半时出现疼痛（疼痛弧）。

非收缩结构病变有肩锁关节损伤、喙锁韧带损伤和慢性肩峰下滑囊炎。

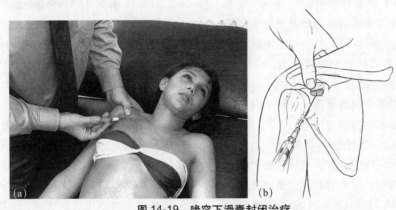

图 14-19　喙突下滑囊封闭治疗

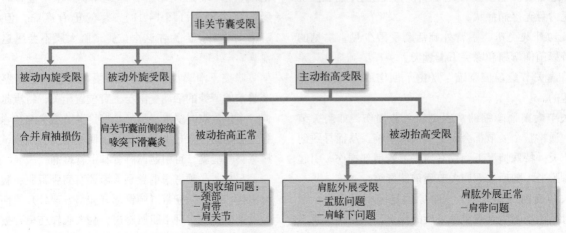

图 14-20　非肩关节囊内病变活动受限的小结

## （一）肩锁关节损伤

肩锁关节周围是由薄的关节囊韧带和囊外韧带（喙锁韧带）维持肩锁关节稳定。肩锁关节的纵向稳定性以喙锁韧带为主，而横向稳定性由肩锁韧带控制。

肩锁关节损伤最常见的原因是肩部受伤时侧面着地或摔倒后手臂着地，经常发生在足球、曲棍球、高山滑雪或柔道运动中。肩部着地时，肩峰及锁骨远端向内和向下撞击受伤。少见的还可见于肘部或伸出来的手臂着地外伤。同时，来自头颅颈部力量也施加在肩峰上。

最后还有一个肩锁关节损伤不常见的病因，是肩锁韧带长期紧张引起过度疲劳引起的，见于游泳者、举重运动员、健美者。在退行性骨关节病患者，日常的工作也会导致肩锁关节损伤。

1. 临床症状　活动和活动后肩部疼痛，患肩侧卧位时肩部疼痛。肩锁关节来自第 4 颈髓节段神经支配，而且第 4 颈髓段支配的皮区较小，几乎不存在牵涉性疼痛。一般来说，要求患者指出疼痛的确切部位时，患者一般会把手指指向肩锁关节。特殊情况下，疼痛波及肩峰外侧缘或斜方肌上部，这通常表明下关节囊韧带受累。在这种情况下，与慢性滑囊炎三角肌下滑囊炎鉴别困难，往往需要一个诊断性封闭麻醉进行鉴别。

2. 功能检查　充分被动抬高且被动内外旋时出现疼痛，无活动受限。一般情况下，抗阻运动不发生疼痛，然而，抗阻性内收或外展活动时，肩锁韧带应力而引起疼痛。

从理论上来讲，因为肩胛骨活动的压力通过肩锁关节，所以导致肩锁关节疼痛。奇怪的是，这些测试大多是阴性的，因为肩锁关节在主动和被动肩胛活动时所承受的压力远远小于用手臂的压力。有时会出现位于肩锁韧带下方的疼痛弧。

对于怀疑肩锁关节损伤的患者，应该做一个辅助检查：前臂在胸前水平被动内收。当累及肩锁关节时，或者当肩锁韧带后部严重扭伤引起活动受限时，这个辅助检查使肩锁关节疼痛难忍。关节部位局部压痛可以帮助临床诊断确立，当触诊疼痛时，病变位于上肩锁韧带。正常情况下，下肩锁韧带不能触及。但是，如前所述，如果肩锁韧带下部损伤，通常会出现一个疼痛弧。上下肩锁韧带均损伤时，关节处触痛且有疼痛弧。

多数肩锁关节扭伤不会引起肩锁韧带断裂，触诊也没有发现肩锁关节脱位。如果足够大的外力造成肩锁韧带断裂，可引起肩锁关节下脱位。肩锁关节扭伤脱臼是根据肩锁、喙锁韧带的完整性进行分类，典型的肩锁关节脱位有三个等级（图 14-21）。最近，Ⅳ级、Ⅴ级和Ⅵ级肩锁关节脱位已经列入分类系统中。Ⅳ级损伤是锁骨明显向后移位进入斜方肌；Ⅴ级是一种严重的锁骨垂直分离；Ⅵ级是锁骨向下脱位至肩峰下或喙突下位置。

3. 鉴别诊断　轻度的（Ⅰ级）肩锁关节扭伤与慢性三角肌下滑囊炎和早期的盂肱关节炎需要鉴别。

慢性三角肌下滑囊炎与轻度的（Ⅰ级）肩锁关节扭伤的临床表现相似（被动极限活动时疼痛，同时存在疼痛弧）。滑囊炎的疼痛常在三角肌区域，可以蔓延到第 5 颈神经支配的手臂皮肤区域，通常没有外伤史。三角肌下滑囊炎与肩锁关节扭伤相比，在被动水平内收检查，疼痛不明显。如果滑囊炎位置表浅，触诊可以触到；如果滑囊炎位于深部，只能通过诊断性局部麻醉来鉴别确诊。

在没有明显肩关节活动受限的情况下，早期肩关节炎的鉴别诊断较为困难。患者主诉肩部疼痛并向手臂放射。在功能检查中，所有被动活动结束时出现疼痛。肩关节炎的特点是完全被动外旋时最为疼痛，而肩锁关节扭伤则是被动水平内收时最为疼痛。肩关节炎外旋时末端感觉比正常稍硬。

4. 治疗

（1）无移位扭伤（Ⅰ级）：一般情况下，肩锁关节扭伤不容易形成粘连，最好的治疗方法是相对休息。唯一需要的额外措施是消除炎症。可以用深部按摩（上肩锁韧带）或局部注射类固醇（肩锁韧带上、下部分）来治疗。无论病变有多长时间，治疗都是一样的。

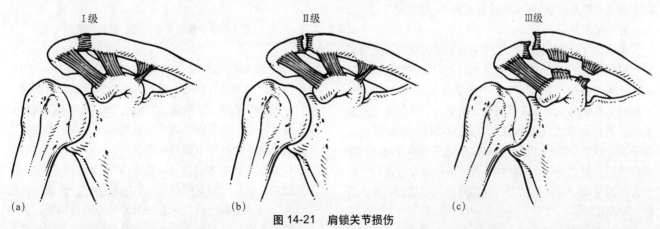

图 14-21　肩锁关节损伤

(a) Ⅰ级：肩锁韧带小的损伤且无位移；(b) Ⅱ级：肩锁韧带断裂，锁骨向头侧移位，小于肩锁关节宽度的一半；(c) Ⅲ级：喙锁韧带断裂和肩锁关节全脱位。

仅仅靠患者休息常常是不够的，它给患者一种不正确痊愈的感觉。直到恢复正常活动功能时，疼痛消失只是暂时的，很容易复发。

由于特定反复应力活动引起肩锁关节韧带的损伤，病变会复发，所以，病人将来必须避免这些活动。

①方法 1：肩锁关节触诊定位。患者坐位，背部贴近靠背，手臂呈中立位置。首先触诊到肩胛冈后角，然后移动手指到肩峰外侧和肩峰内侧平坦的表面。在肩峰外侧缘内侧约 2cm 处可摸到硬骨缘，这是锁骨的外端，锁骨的外端总是略微高突，关节面正好位于锁骨远端的外侧。

肥胖的患者触诊较为困难。老年人肩峰边缘的骨赘可误诊为锁骨远端。在这种情况下，可以使用一些另外的体表标志。当肩峰锁骨的前缘触到后，可以触到肩锁关节水平面一个凹陷；如果助手将手臂牵拉并外旋，前部凹陷可以稍微张开，此时，检查者的手指可以感觉到肩锁关节的活动。

②方法 2：浅表韧带封闭。疼痛点被准确定位后，将一根 2.5cm 的针头安装在含有 1ml 曲安奈德的注射器上。如果深部韧带损伤（疼痛弧），使用 2ml 注射器。

患者坐在与触诊时相同的位置。针在疼痛区域的中心点倾斜插入（图 14-22a）。目的是渗透到关节两侧的整个韧带区域，通过一系列的部分退出和插入，每次将少量的液滴注入到韧带中，注射时会有韧带阻力。应当注意的是，韧带位于骨结构的表面，因此针不应深插，但针尖必须接触到骨骼。

③方法 3：深部韧带封闭。使用针头和类固醇量与浅表封闭相同。在确定肩锁关节间隙后，从关节前方和后缘之间连线中点的上方进针。有一个助手把患者的手臂完全外旋，尽可能增大肩锁关节间隙。通常，进针方向是从外上方到内下方（图 14-22b 和图 14-23）。首先进入浅表韧带，其次是肩锁关节软骨板，最后是深部韧带，会感到相同的阻力。深部韧带位于皮下约 2cm 处，几乎是全部针长插入到韧带，进行扇形封闭，尽可能广泛渗透。

随访：让患者手臂休息 1 周，然后重新评估，如果检查仍然有疼痛症状，则再次注射封闭。一般情况下，1～2 次注射封闭就足够了。

④方法 4：按摩。按摩仅仅适用于浅表韧带，患者采用与触诊相同的姿势，治疗师站在患者后面，与患侧肩膀水平，用中指加压同侧手的示指给出摩擦力（图 14-24）。手指轻柔准确地放置在关节面浅表韧带上，手指末节垂直下压。用拇指反力压在肩背部（图 14-24）。最好保持示指平直，以便立即治疗整个病变。依据纤维的方向，按摩应在前后方向上进行。像往常一样，治疗师交替进行主动和被动的活动：指尖从韧带的前部开始，手指向后拉，进行主动活动。

按摩每周进行 3 次，每次 20 分钟。通常在 10～15 次后治愈。

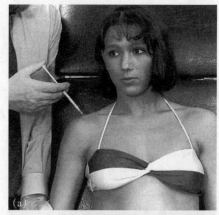

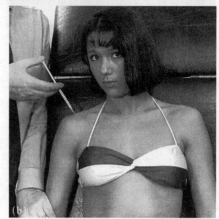

**图 14-22　肩锁关节浅表（a）和深部韧带（b）的封闭**

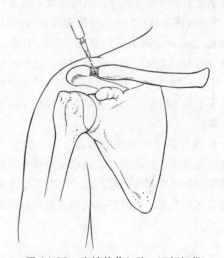

**图 14-23　肩锁关节入路：深部韧带**

⑤复发后的治疗：有些病例有复发的趋势，这时，组织硬化剂封闭是有用的。所使用的技术与激素封闭是一样的：0.75ml P2G（苯酚溶液）混合 2% 利多卡因 0.25ml 用于每条韧带，每间隔一周重复使用两次。应该告知病人治疗后大约 4 天会发生剧烈疼痛。

（2）扭伤伴中度脱位（Ⅱ级和Ⅲ级）：除严重脱位外，需要短期标准吊带固定和早期功能锻炼治疗。许多研究报道认为，尽管采取这种治疗方法患者可能残留畸形，但仍有关节功能良好。直到急性炎症消退后标准吊带才能停止佩戴。如果疼痛和炎症持续存在，可给予类固醇封闭治疗

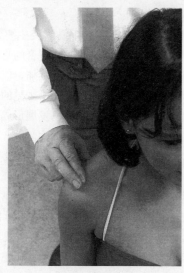

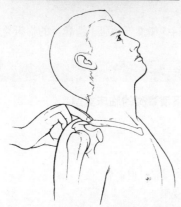

图 14-24 肩锁关节浅层韧带深层按摩

控制残留炎症。10 天后，允许患者活动肩部，制定一个肩胛带和肩部肌肉的康复计划。一旦肩部能够承受，建议参加工作或运动。多项研究表明，非手术治疗的Ⅲ级肩锁关节分离患者与手术患者相比，工作恢复较早，并发症发生率低。

（3）Ⅳ、Ⅴ和Ⅵ级损伤的治疗：由于锁骨远端移位严重，建议进行外科手术治疗。

5. 特殊病例

（1）非创伤性的锁骨远端骨溶解：运动员非创伤性锁骨远端骨溶解是一种锁骨远端应力衰竭综合征。它的特征是在几周到几个月内发生症状性骨吸收。病因不明，但与剧烈的体育活动有关。肩锁关节没有任何严重损伤史。主要多见于年轻运动员，有长期的高强度训练历史。体育运动中，反复出现严重的肩部创伤，或反复摔倒肩部着地，也被认为是骨溶解的诱因。

病史和临床表现类同于普通Ⅰ级损伤。随着症状逐渐增加，整个关节压痛并可触及关节肿胀。常常伴有关节积液。

诊断依靠 X 线平片。传统的放射学的变化分为三个阶段：吸收、修复和溶解。肩锁关节的最佳的 X 线投照位置是 X 射线光束向头侧倾斜 25°～ 30° 正位平片。

这个疾病的自然病程可能是 1～ 2 年的自限过程。对

症治疗包括改善训练活动和肩锁关节韧带局部曲安奈德封闭。特殊情况下手术治疗，包括在关节镜下进行锁骨远端切除术。据报道疗效较好。

（2）肩锁关节骨关节病：一般来说，劳累容易加速关节炎进展，这也适用于肩锁关节。通常在活动后几个小时内，肩锁关节病患者会发生第 4 颈髓支配皮肤区隐痛。一般疼痛会自行消失，有时疼痛会持续，如果是这样的话，临床表现是Ⅰ级肩锁关节扭伤，类固醇封闭很容易治愈。如果出现复发，可以尝试硬化剂的韧带封闭治疗。如果还没有疗效，患者应终身避免剧烈的活动。

在强直性脊柱炎患者，肩锁关节的关节病是很常见的，经常出现完全强直。

### （二）喙锁韧带损伤

1. 病史及体格检查　喙锁韧带（圆锥部和斜方部韧带）损伤的主要见于壁球运动员和网球运动员。在这些运动中，扣球的初始动作需要将手臂向后拉得很远。有时也可导致锁骨骨折。

临床现象难以解释。被动手臂和肩胛骨活动时锁骨中部区域疼痛。没有活动受限，抗阻运动是无痛的。如果怀疑这种疾病，进行手臂外展至水平位置时再被动外旋试验的临床检查是必要的，通常这个试验是极度疼痛的。

病变可能位于喙突上方或在锁骨下方韧带附着点。鉴别两个点的位置通过触诊可以完成。与正常一侧对比，患侧喙突部位可以触诊到轻微的压痛。有疑问时，必须进行诊断性局部麻醉。

2. 鉴别诊断　鉴别诊断是必要的，包括以下疾病。

● 肩锁关节扭伤：疼痛位置在肩顶部的外侧，被动水平内收试验最为疼痛。

● 喙突下滑囊炎：该病通常会引起被动外旋受限，当重复手臂外展至水平位置时，被动外旋受限消失。

● 锁骨下肌扭伤：抗阻力下压肩部试验是疼痛的。

● 肩胛下肌肌腱炎：疼痛位于腋窝线水平的外侧。抗阻内旋试验，就像被动外旋试验一样是痛苦的。

3. 治疗　由于喙锁韧带在喙突和锁骨的附着点较深，手指不可触及，所以都是通过类固醇封闭治疗。

（1）方法 1：喙突附着点封闭。如果压痛在喙突，在喙突韧带附着点周围注入曲安奈德 2ml。注意必须感觉到典型的韧带阻力，把整个药量在 5～ 10 个不同的地方注射封闭。

（2）方法 2：锁骨附着点封闭。如果触诊是无痛的，病变位于喙锁韧带锁骨附着点。一个 3cm 的针头安装在含有 2ml 曲安奈德的注射器上。在喙锁韧带附着点中心点，插入约 2cm 深度（图 14-25）。然后进一步移动针头直到碰到骨头，当感觉有韧带阻力时，开始缓慢药物注射封闭。首先封闭肩锁关节面内侧，然后，在朝向中线方向约 3cm 处封闭，直到不再感到韧带阻力为止。在整个过程中，针尖始终与骨表面接触。必要时，将手臂完全抬高可能会有

所帮助，因为这样可以使锁骨的下侧面向前倾斜。

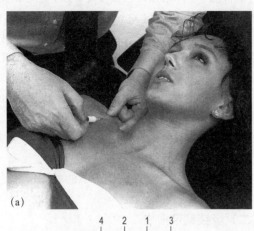

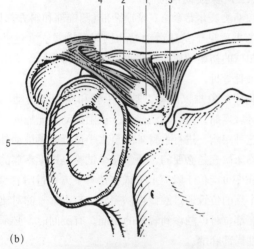

**图 14-25　（a）喙锁韧带锁骨附着点封闭；（b）解剖**
1. 喙突；2. 喙锁韧带圆锥部；3. 喙锁韧带斜方部；4. 喙肩韧带；
5. 盂唇。

（3）随访：1 周后对患者复查，如果有必要可以重新封闭治疗。只要能避免注射引起的损伤，疗效是相当好的。

### （三）慢性三角肌下滑囊炎

慢性三角肌下滑囊炎不是急性三角肌下滑囊炎后期改变，一开始就是慢性起病。因此，它本身是一个临床独立疾病，远比急性滑囊炎疼痛轻微。在滑囊的肩峰和肌腱部位局部炎症和纤维性粘连形成是病变的解剖学基础。滑囊内可能有积液，但是在大多数患者积液仅局限在部分滑囊。最近证实，慢性三角肌下滑囊炎的滑囊壁内 P 物质量升高。

1. 病史　所有年龄均可发病。可以自然发病或者由复杂性类风湿关节炎引起的。未经恰当治疗，自行愈合的倾向较小，甚至可以持续终身，对于治愈后复发的患者也不例外。

一般情况下，疼痛局限于三角肌区，可进一步蔓延至第 5 颈髓支配的手臂皮肤区。有时仅有活动时疼痛，有时在静止休息时感觉到疼痛，甚至白天和黑夜持续疼痛。因此，慢性滑囊炎的疼痛，与其他第 5 颈髓支配区肩部疾患引起的疼痛不易鉴别。

2. 功能检查　慢性三角肌下滑囊炎主要诊断难点是临床表现的差异性较大。有的是一个混合的临床表现，有的被动活动时疼痛，有的抗阻活动时疼痛，伴有或不伴有疼痛弧。Cyriax 认为，这种表现是一个少见的滑囊炎。事实上，这种情况很可能是从肩袖损伤发展形成的：一个滑囊周围肩袖损伤，合并反应性滑囊炎症。

慢性三角肌下滑囊炎最典型的特征是没有任何活动受限时出现一个疼痛弧。有时，难忍的疼痛弧是唯一的临床表现。除此之外，所有完全的被动活动常常引起疼痛。

少数慢性三角肌下滑囊炎的活动受限可能是由关节囊外结构造成的。活动受限常在肩肱关节被动外展时或者在被动内旋时出现。所有抗阻力活动都是无痛或中等疼痛。

知识点 14-3 慢性三角肌下滑囊炎的临床类型总结如下。

---

**■ 知识点 14-3**

**慢性三角肌下滑囊炎的临床类型**
**最常见的类型**
- 仅有疼痛弧
- 明显的疼痛弧
- 极端的所有被动活动时疼痛
- 外展或内旋受限
- 所有抵抗运动无痛或中等疼痛

**少见的类型**
- 完全被动外旋和（或）内旋时疼痛
- 所有被动活动结束时疼痛
- 疼痛弧
- 抗阻力外展和外旋时疼痛
- 完全被动外旋和内旋时疼痛
- 疼痛弧
- 抗阻力活动时疼痛有不同表现，有时是短暂的疼痛

---

对于可疑三角肌下滑囊炎患者，应进行浅部触诊功能检查。患者坐在凳子上，手臂处于中立位置并轻松地放在大腿上。医师需无遗漏触及三角肌区，双侧肩部应该对比检查。有时会发现局部肿胀或积液。

必须强调的是，直到局部麻醉封闭确诊之前，滑囊炎的诊断始终是可疑的。超声可用于滑囊炎的诊断，但是，超声诊断结果应该与临床评估结合分析。无症状的滑囊炎与无症状的肩袖撕裂一样普遍存在。Naranjo（纳兰霍）等报道，在 29% 的无肩部症状者显示三角肌下滑囊炎的超声指征，而一个 MRI 研究证实，100% 的肩袖修复术后无肩部症状患者会有肩峰下滑囊炎的 MRI 征象。

3. 鉴别诊断　慢性三角肌下滑囊炎的诊断较难，需与以下肩部病变加以鉴别。

（1）肩锁关节扭伤：如果肩锁韧带上部损伤，表现

为肩部顶端疼痛，无手臂牵扯性疼痛，触诊肩锁关节面时出现疼痛。

肩锁韧带下部损伤更为复杂，疼痛可蔓延至三角肌区，与三角肌下滑囊炎疼痛鉴别是困难的。肩锁关节下部韧带损伤在被动水平内收时出现剧烈疼痛，而三角肌下滑囊炎常常表现不明显。尽管如此，确立诊断必须依靠局部封闭麻醉。

（2）肌腱炎：在慢性三角肌下滑囊炎，如果抗阻力活动出现阳性体征，并出现被动活动时疼痛和疼痛弧时，必须排除收缩结构病变。通常，需要与冈上肌腱炎或冈下肌腱炎进行鉴别，肩胛下肌炎症不常见。

一般情况下，通过仰卧位重复抗阻力活动来鉴别，因为仰卧位时，除了被检查肌肉外，大多数其他肌肉结构是放松的。如果是肌腱损伤，抗阻力试验时出现疼痛，且疼痛程度与肌腱损伤程度相关；如果是滑囊炎，通常则在仰卧位时疼痛减轻或完全消失。

（3）喙突下滑囊炎：疼痛多局限于锁骨下区外侧而且不向手臂放射。被动外旋轻微受限，当手臂外展到水平位置时被动外旋受限消失。

（4）锁骨下肌损伤：和喙突下滑囊炎引发的疼痛区域相同。但是，锁骨下肌扭伤时，抗阻力肩部下压试验出现明显疼痛。

（5）喙锁韧带扭伤：疼痛部位发生于锁骨下区中部，当手臂外展至 90° 水平时被动外旋试验出现明显疼痛。

（6）无菌性坏死：早期阶段可能引起非关节囊性疾病。特征为症状和体征之间分离明显：即表现为严重的疼痛和轻度的手臂活动受限。封闭麻醉诊断试验有助于与三角肌下滑囊炎进行鉴别。如有疑问，应该进行锝 - 骨扫描检查。

4. 治疗　一般来说，触诊可以定位滑囊炎位置，并根据位置进行处理，如果触诊体表局部压痛，则必须治疗体表位置的炎症；如果触诊没有局部压痛，炎症一定位于肩峰下滑囊。

因为普鲁卡因具有诊断和治疗双重优势，所以，用

0.5% 普鲁卡因溶液 10ml 局部封闭治疗。如果普鲁卡因首次封闭疗效欠佳，再次治疗可用类固醇代替。

（1）方法 1：滑囊浅表部封闭。触诊时发现局部压痛，浅表部必须封闭治疗。患者坐在高背凳子上，姿势中立。标记滑囊浅表部位的疼痛区域（图 14-26）。选择一个 3cm 的针头和 10ml 的注射器，吸入 0.5% 普鲁卡因溶液 10ml，从压痛点进针，直到撞上骨骼，然后边退针边推药，每次退针注射少量普鲁卡因，反复多次，把注射器内的药液分散在整个病变内。

（2）方法 2：肩峰下滑囊封闭。如果触诊无局部压痛，则可能是肩峰下滑囊炎症。肩峰下滑囊封闭前，首先定位肩峰外侧缘。选择一根长 5cm 细针和 10ml 注射器装满 0.5% 普鲁卡因，在肩峰边缘中间部位下方向头方向插入（图 14-27）。针全长插入，几乎不会遇到任何阻力。如果遇到阻力，即碰到喙肩韧带或关节囊结构，患者会感到疼痛，针应稍微退出并调整方向。有时囊内会有积液，必须在封闭注射前吸出。

一旦针到达正确位置，针将退出过程中渗透给药，而

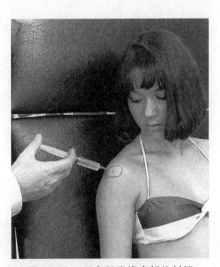

图 14-26　三角肌囊浅表部位封闭

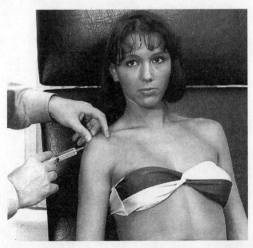

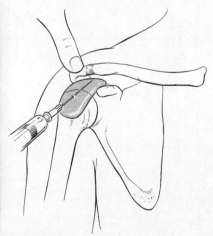

图 14-27　三角肌下滑囊深部封闭

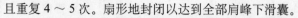

且重复 4～5 次。扇形地封闭以达到全部肩峰下滑囊。

（3）随访：1 周后对患者随访重新评估。如果有改善但没有完全恢复，封闭可以重复进行。一般情况下，3 次封闭就可以足够完全治愈。如果第一次封闭后没有缓解，则应更换成类固醇 5ml 进行封闭。

个别患者慢性三角肌下滑囊炎没有完全恢复或有频繁复发趋势，通常呈现一种少见的临床表现。这可能是由于肩袖结构轻微破裂粘连或自发炎症的结果。通常很难得到根治。为此，有规律增加间隔时间重复封闭治疗，直到获得完全治愈并不复发。

**（四）弹响性滑囊炎**

一个陈旧性滑囊炎积液后，患者手臂活动时可能发出弹响音，但不会引起疼痛，只是一个模糊的不适。目前没有治疗方法。

（孔西建 翻译）

# 第 15 章

# 收缩结构功能障碍

## 一、引言

功能上，肩部肌肉分为两类，稳定肌和效应肌。稳定肌（图 15-1a）相对较小。肌腱起止点靠近甚至置于纤维关节囊组织中，因此不能引发肩关节显著的活动却更倾向于保持肱骨头在肩盂窝中，这些被称为肩袖的稳定肌群，包括冈上、下肌，小圆肌和肩胛下肌。它们都起自肩胛骨，部分经由肩峰顶下方，而止于肱骨结节上。作用肌（图 15-1b）就大得多了，其肌腱起止点与关节有很大距离。结果是，它们能制造出有效的运动且基本不涉及稳定性。它们是三角肌复合体、胸大肌、背阔肌和大圆肌。虽然标准的临床检查测试了两类肌群，绝大部分的阳性结果指向的是肩袖损伤，因为大的作用肌的损伤极为罕见。

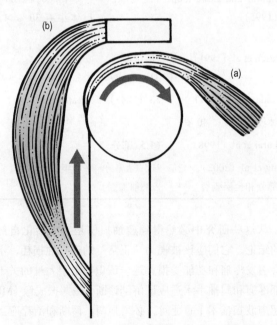

**图 15-1 （a）肩袖（稳定）肌肉；（b）大型效应肌**

## 二、肩袖

肩袖功能障碍是肩部最常见的损伤之一，而且是年轻和老年人群共有的导致健康受损的一个主要原因。鉴于大量的原因，肩袖损伤应与身体其他的那些肌腱区别看待。肩袖的肌腱各自间肌和关节囊紧密地融合在一起。肌腱的止点作为肩袖的延续环绕着肱骨头，允许肩袖肌肉为旋转

肱骨头且抵消较大作用肌产生的无用动作提供一个几乎无限变化的动作组合。

另外，由于二头肌长头肌腱处的张力能帮助将肱骨头下压入肩盂内而可以被看作为肩袖的一个功能部分（图 15-2）。除外它们的主要功能（使肱骨相对于肩胛骨旋转），肩袖肌肉还有另外两个动作：它们下压肱骨头进入盂窝中且提供肌肉平衡（知识点 15-1）。后者主要通过肌肉的离心收缩表现。

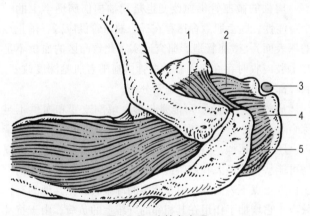

**图 15-2 肩袖上方观**

1. 喙肩韧带；2. 肩胛下肌腱；3. 肱二头肌腱；4. 冈上肌腱；5. 冈下肌腱。

---

知识点 15-1

**肩袖功能**
1. 旋转肱骨
2. 旋转肱骨
3. 提供肌肉平衡

---

### （一）病理

肩袖肌腱病特征的病理学改变是多种多样的。

炎性肌腱炎是一个可逆过程，伴有肩袖肌腱中的一个延性浸入，血管增生，充血的改变。肩袖的部分撕裂可能在肌腱的肩峰（滑囊）或关节面的肌腱组织内发生。大部分损伤发生在靠近肌腱止点侧。全层撕裂通常由一个部分撕裂导致。它们可以与一个创伤性事件相关或可以由上肢正常的日常使用发展而来。

肩袖的改变可能包含钙化性肌腱病和肩袖关节病（伴有慢性巨大肩袖撕裂的退化性盂肱关节骨性关节性疾病）。

肩袖疾病的病原学与三个因素有关：年龄相关性退化，撞击和微血管血供。

肌腱退变的主要原因是年龄和肩袖的改变包括在肩袖止点处的纤维软骨减少，血管分布减少，肌腱游离体和与骨附着点紊乱。喙肩弓处改变已经被描述为与肩袖疾病相关且无论从尸体研究和临床数据两方面都很明确的是肩袖全层撕裂者存在肩峰形状改变，肩峰表面骨赘形成和（或）肩锁关节增生。虽然这些数据显示，一个强烈的修复撕裂的发生与肩峰轮廓间的联系，但肩峰的形状改变（到底）是否是病因或是肩袖损伤的结果或两者皆为年龄增长的结果仍不清楚。最近的研究提示，肩峰的变形通常是处于发展中的。多数的肩峰韧带里发展的肩峰"钩"相当于牵拉性骨赘（类似于跖筋膜在其在跟骨附着点处的牵拉性骨赘——见图15-11）。肩袖的负荷通过韧带产生的牵拉力，在上方不稳定和肩袖退变时增加。

肩袖的微血管供血改变也是肩袖损伤病理学上的一个可能性。冈上肌致命区存在一个缺血管供应区（前止点的深表面）。微血管造影研究证实了此致命区的血供不足在上肢内收时存在。而且微血管供血随着肌腱深度改变。肩峰部的关节部有更好的血管分布。

肩袖的"失效"可能是年龄、解剖改变和血供不足综合导致的。一生中肩袖会经受多种有害的因素，如牵拉、压迫、扭挫、肩峰下磨损、炎症和年龄相关退变。损伤可能从负荷最大和血供最小的地方开始。例如，在冈上肌前方止点下表面处。每个断裂的纤维又产生其他的有害效应：它增加了作用在其相邻的纤维上的负荷。由于扰乱了微循环再加上其将更大量的肌腱暴露在含有细胞溶解酶的关节液中从而累及腱纤维的血供。肩袖逐渐力弱且处于进一步发展为失效的风险中。随着后续的负荷发作期此模式自我重复，致使肩袖越发力弱且越发易出现其他的失效（图15-3）。

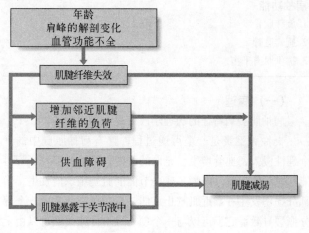

图 15-3　肌腱纤维失效

## （二）发病率

肩袖撕裂的发病率已在尸体研究和活体上研究过且得出范围在 5% ～ 80%。所有研究都表明与年龄的强烈相关性：肩袖撕裂在 40 岁前罕见而 60 岁后常见。然而，几乎所有报道的尸体研究都未能将肩袖功能障碍与临床症状病史结合起来（表 15-1）。一些对活体的最重要的研究已经关注了肩袖损伤在无症状患者中的流行（表 15-2）。它们都证实了在无症状人群中肩袖撕裂的一个高度的流行，越高龄频率越高且能适应正常的无痛的功能活动。

**表 15-1　尸体解剖中肩袖撕裂的发病率**

| 作者 | 发病率(%) | 摘要 |
| --- | --- | --- |
| Keyes（1933） | 19 | |
| Wilson（1943） | 20 ～ 22 | |
| Grant and Smith（1948） | 37 | 发病率随着年龄的增长而增加 |
| Cotton and Rideaout（1963） | 20 | |
| Uhtoff et al（1986） | 30 | |
| Ozaki et al（1988） | 12（完整） | 没有尸体 < 40 岁 40%的尸体 > 60 岁 |
| Kummer and Zukerman（1995） | 17 | 尸体中有 6% < 60 岁 尸体中有 30 % > 60 岁 |
| Jerosch et al（1991） | 28.3（部分）31（完成） | 女性更常见 |
| Fukada et al（1987）尸体没有撕裂 < 40 岁 | 13（部分） | 30%的尸体 > 40 岁 |
| Sakurai et al（1998） | 61.5（部分） | |
| Jiang et al（2002），部分和全层撕裂 | 11.5（大量的肩袖撕裂） | 平均年龄 76.3 岁 |

从这些研究中必然得到肩袖损伤是与老龄化自然关联的结论。它们应该被视为"正常"的退行性损耗，不一定会引发疼痛和功能受损。这一认识摆出了大量的关于对肩部疼痛和肩袖手术适应证解剖学诊断 [ 磁共振成像（MRI）和超声波扫描术 ] 的疑问。必须强调，诊断和治疗应当基于临床检查而不是根据影像结果。

## （三）诊断和治疗

鉴于宏观上肩袖损伤的高流行率，单一依靠影像技术 [ 超声波扫描，计算机断层（CT），MRI] 得出一个诊断是不明智的。检查者应该警惕辅助检查所见一定是与患者疼痛原因相关的常见想法。诊断的得出应首先是功能性的；临床奇异的和辅助检查仅起一个次要作用。在抗阻运动过程中，疼痛和力弱分别或两者同时能检出。如果只检出疼痛，这指向一个单纯的肌腱炎或一个部分厚度损伤。疼痛

表 15-2　无症状患者肩袖撕裂的发病率

| 作者 | 发病率（%） | 摘要 |
| --- | --- | --- |
| Petterson（1942） | 20（部分和全部） | 55—85 岁的受试者中有 50% |
| Milgrom et al（1995） | 50 岁（50 岁后撕裂） | 肩袖病变与年龄相关；通常没有临床症状 |
| Sher et al（1995） | 15（完整），20（部分） | 随着年龄的增长，撕裂显著增加；缺陷与正常的、无痛的功能活动并存 |
| Yamaguchi（2006） | 无痛侧全层撕裂的患病率为 35.5% | 588 例单侧肩痛患者的超声检查结果 |
| Tempelhof（1999） | 肩袖撕裂 23%，<br>13% 年龄 50—59 岁<br>20% 年龄 60—69 岁<br>31% 年龄 70—79 岁<br>51% 年龄 > 80 岁 | 411 例无症状志愿者的超声研究 |
| Shibany（2004） | 冈上肌腱完全破裂 6% | 212 例无症状肩的超声检查：56—83 岁（平均：67 岁） |
| Kim（2009） | 0 年龄 40—49 岁<br>10% 年龄 50—59 岁<br>20% 年龄 60—69 岁<br>40.7% > 70 岁 | 无症状个体的超声和 MRI 结果研究 |
| Moosmayer（2009） | 全层撕裂 7.6%<br>15% 年龄 70—79 岁 | 420 名无症状志愿者<br>年龄 50—79 岁 |
| Yamamoto（2010） | 16.9% 无症状<br>占总人数 20.7% | 在日本一个山村的 683 名居民肩袖撕裂的患病率 |

的同时力弱考虑一个部分（全层）肌腱炎性断裂。无痛性无力通常是肩袖肌腱的巨大撕裂或神经病学问题的结果。值得再一次强调的是，当在进行肩部抗阻运动操作时，使用正确的技术是非常重要的，正如之前解释过的。如果其被忽视，很容易导致误诊。

治疗的选择同样只依据临床检查的结果而不是损伤的范围（解剖学上的）。例如，对于患者不构成影响，但影像研究记录在肩袖肌腱有部分或甚至全层损伤的无症状的肩袖损伤，不应接受治疗。然而，如果肩袖损伤是有症状的，由于肩袖肌腱炎不具自限性，它通常是不会自愈的。

对无症状肩袖损伤的初始治疗应永远是非手术治疗，无论影像学是什么可能的结果。非手术治疗不是对受累肌腱纤维的深部横向按摩就是对受累肌腱的腱骨膜交界处小剂量曲安奈德局部浸渗组成的。在复发病例中附加针对力量和本体感觉的功能性练习是明智的。

类固醇对肩袖疾病治疗的有效性和安全性仍是存在巨大争议的话题。反复地应用类固醇注射被认为会引起肌腱萎缩或会减弱受损肌腱自我修复的能力。动物研究提示，可的松损坏胶原蛋白分子的超微结构且降低了胶原蛋白密度。同时通过抑制腱细胞迁移和滑膜成纤维细胞增殖而抑制了肌腱修复的特性。这已经在试验中表明会是胶原蛋白纤维强度减弱并使肌腱断裂处沉积。在人类受试者

中，反复注射已与肩袖物质软化和手术修复的不良结果相关联。然而，其他研究中，未能发现用于动物肌腱上的可的松注射的有害的长期结果。且最近的一个病例对照研究提示，在"肩峰下撞击"患者中的可的松应用不应该被认作肩袖撕裂的引发因素。虽然通常相信肩袖功能障碍受益于类固醇注射，但注射的有效性的证据是很难被证实的。绝大多数的综述文献得出了相互矛盾的结果。可以由对存在巨大体质差异的人口使用了不佳的实验分组设计这一事实来解释。在其他的使用了更好的解剖学分型的研究中，局部曲安奈德浸润被显示出在减缓疼痛，提高主动外展和减少功能性受限上优于安慰剂。如果应用了精准的诊断和浸润技术，浸润的成功率会进一步增加。在一个随机双盲研究中，Hollingworth 等比较了两个不同的可的松注射方法。通过选择性组织张力技术诊断后的解剖学的注射方法给出了 60% 的成功率，与之对比的应用疼痛或扳机点定位的方法，得到了仅有 20% 的成功。同样，最近的一项荟萃分析得出结论：注射皮质类固醇可有效改善糖尿病肩袖肌腱炎长达 9 个月。

我们对在肩袖功能障碍治疗中应用小剂量（10mg）且靶向的曲安奈德浸润的有益疗效有坚定的信心。如果采取一些必要的注意事项，潜在的危险是很微小的。

- 确保浸润在腱骨膜结合处，绝不能在腱体上。
- 上肢在浸润后应休息 2 周。

● 不能实施多于 3 次连续的浸润。

对没有断裂的肩袖损伤的手术治疗是肩峰成形术：将一片楔形骨，带着整个喙肩韧带附着点一起从肩峰前方表面切除。肩袖撕裂的手术治疗是肩袖修补术。

肩袖钙化性肌腱炎：在肩袖的肌腱内可能会形成钙沉积。病因依然不明，但普遍接受是退变形成了钙化。钙化的发生率从 3% 到 20% 且在绝大多数情况下该损伤是完全无症状的。最高的发生率出现在年龄介于 31—50 岁的人中，且在老龄患者中存在钙化。该疾病通常是自限性的并伴有多种不同的自然过程。80% 的钙化损伤表现为一个为期 3 年的自然的吸收。如果损伤引起症状，所用治疗是与对肩袖单纯性肌腱炎同样的方法。治疗上的选择为曲安奈德浸润。如果在初始成功的治疗后疼痛复发，可用每周一次的 0.5% 普鲁卡因浸润处理钙沉积，除非有适应证手术干预很少有必要，大多数钙化可以通过关节镜治疗程序轻松去除。近几年体外冲击波治疗已被作为一个手术的替代疗法。

## 三、抗阻外展

### （一）疼痛

出现抗阻外展的疼痛是三角肌或冈上肌损伤的结果。

1. 三角肌 很少出问题，损伤有时会由于直接损伤出现。损伤通常位于肌腹内。由于其没有任何部分会被卡在两个鼓形结构之间，三角肌功能障碍不会诱发疼痛弧，因此疼痛弧的出现排除三角肌损伤。如果还有任何疑问，可应用两个附加检查。

● 抗阻水平内收（图 15-4）：检查者站在患者疼痛侧，并用一只手固定住同侧肩。用另一只手于肘正上方抓住患者上肢并将其置于水平。此时要求患者用上肢向前推检查者的手。此项检查了三间肌前部。

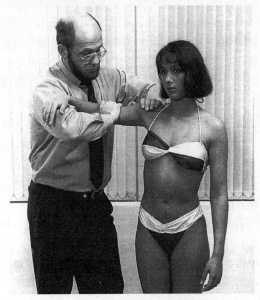

图 15-4 抗阻水平内收

● 抗阻水平后伸（图 15-5）：它与前一检查刚好相反。要求患者向后推，检查者施以一个向前的反作用力。此动作检查了三角肌后部纤维。

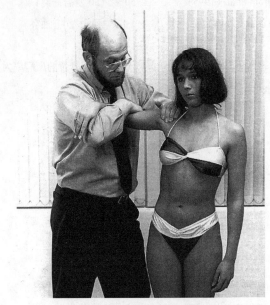

图 15-5 抗阻水平后伸

治疗

三角肌的损伤对深部横向按摩大约 3 周，每周 1 次的 0.5% 普鲁卡因 20 ～ 30ml 浸润同样反应很好。按摩为隔天一次直到充分痊愈。

2. 冈上肌 临床经验表明，抗阻外展疼痛最常见的原因是冈上肌的肌腱炎，其是到目前为止肩部最常见的肌腱损伤。肌腱可以在四个不同区域受累，其中每个显示出稍有不同的临床表现但都以一个重点表现为特征，即在抗阻外展时疼痛。

大多数的损伤发生在大结节的腱骨膜止点处。炎症和不完全的撕裂会在位于肩峰表面（滑囊侧）或深表面（肌腱的关节侧）的肌腱组织中发展。如果位于深部，完全被动上举时也会出现疼痛。其被认为是肩袖止点处表面接点在极度活动时与盂缘接触引起的（图 15-6）。如果位于肌腱滑囊部，会检出疼痛弧。Cyriax 将其视为肩部上举疼痛弧的最常见原因。第三种可能是一个同时包含腱骨膜前深层的损伤。在这种病例中，疼痛会在完全被动上举时出现，伴有疼痛弧（图 15-7）。

有时损伤会位于肌腱交界处，肩峰正下方。在这种病例中，抗阻外展疼痛是唯一的征象。由于这一类损伤极罕见，它的存在必须经过诊断性局麻浸润才能证实。图 15-8 总结了对有疼痛的抗阻外展的鉴别诊断。

（1）腱骨膜损伤治疗：位于腱骨膜止点处的损伤可以通过深层按摩或类固醇浸润治疗。按摩要花更长的时间但有更确切的效果。类固醇见效更快但会有复发的可能。

①触诊定位：治疗中最主要的问题是找到受累结构。

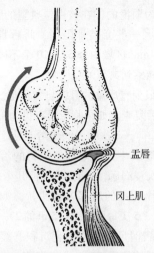

图 15-6　在完全被动抬高时，冈上肌腱的下表面可能受到关节盂唇上缘的挤压

虽然肌腱所处位置较浅，很多人在对其定位上还是有困难。在上肢侧面处于中间位置时，不易将其定位。即使在

此位置大结节指向外侧，止点的一部分仍会被肩峰外缘遮挡，更何况，触诊上此处所有的结构感觉都一样。因此，最好通过患者屈肘 90°（图 15-9），将前臂背于身后使上臂处于完全内旋位。腱骨膜止点在此位置时位于肩峰前部。在止点的纤维此时处于矢状面内是由于内旋导致肌腱沿着喙突基底折弯。

首先，定义骨性标记。从肩峰角后侧开始，定位肩峰外侧缘。之后手指向肩峰前界移动，直到触及肩锁关节。冈上肌止点位于此关节线外侧，在肩峰正前方。

下一步，触诊锁骨下窝。这时最好从内侧开始，于喙突水平。向外移动手指，与锁骨和肩峰前界保持紧密接触。手指先顺滑插入三头肌里进而继续直到触及冈上肌腱骨膜止点。于是，在手指下方会感到一个更强的抵抗而不是向内吸纳。冈上肌，止点宽度为 1.0～1.5cm。由于其作为定位其他部分的基准，准确定位此止点的内侧缘是很重要的。由于其纤维与冈上肌肌腱前方部分融合，触诊外侧缘更困难。

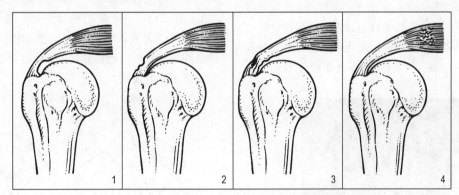

图 15-7　辅助体征提示冈上肌病变的确切定位
1. 被动抬高结束时的疼痛；2. 疼痛弧；3. 疼痛弧和被动抬高时全程疼痛；4. 无定位标志。

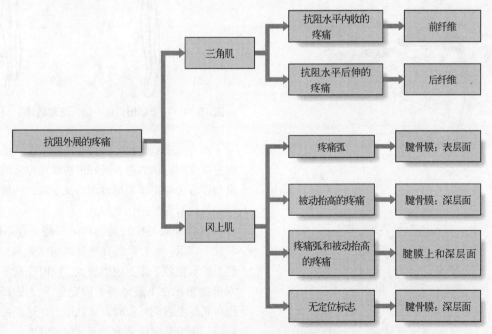

图 15-8　疼痛抗阻外展的鉴别诊断

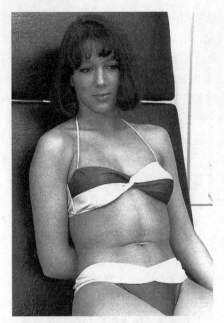

图 15-9 冈上肌腱骨膜损伤的定位

②方法 1：冈上肌浸润术。用一个灌入 1ml 曲安奈德的结核菌素注射器，配以 2.5cm 针头。患者用与触诊时同样坐姿，上肢置于背后。在精准定位止点后，与其中心垂直向下地将针刺入（图 15-10）。在其遇到腱骨膜结合处

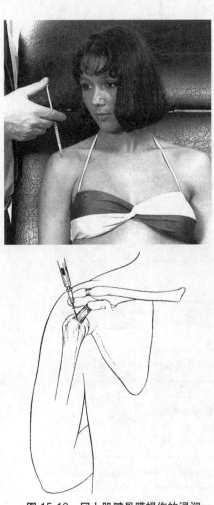

图 15-10 冈上肌腱骨膜损伤的浸润

前入针感起初为顺滑的，在该点位典型的肌腱性抵抗感。当针进一步刺入一些会被骨阻挡。此后紧贴骨面将 1ml 的曲安奈德在 $1cm^2$ 区域内分 5 ～ 10 个不同点浸润。在整个浸润期间，能感到典型的反压力。

后续疼痛很少有严重的且会自发消退。上肢应休息 2 周，随之 2 周后复查。如果临床检查仍为阳性，应给予第二次浸润治疗。1 ～ 3 次的浸润通常能见疗效。

在冈上肌腱炎中，疗效好但短暂的治疗是常有的经验。在 1 ～ 2 次浸润后，疼痛会消失但几个月后就会复发。应让患者照一个标准的肩部 X 线平片。如果腱内钙化被证实，即安排 4 ～ 5 次每周 1 次的 5ml 的 2% 普鲁卡因浸润。此法对大部分病例足以去除钙化沉积并缓解疼痛。如果无可见钙化，即使使用 10mg 曲安奈德如此小剂量的反复浸润肌腱也是不对的，患者必须被转至治疗师做深部横向按摩。在复发性肌腱炎病例中，对潜在原因的查找仍是提倡的做法。这可能是小程度多方向或上方不稳定或是在肩峰顶部的解剖变异导致的反复撞击。前者的诊断和治疗已经在早些时候讨论过了。后者的诊断是借由能看到所谓的"冈上肌出口"——喙肩弓与肱骨头之间的空隙（图 15-11）的侧位 X 线。如果存在冈上肌出口的解剖变异，且即使合理治疗肌腱炎还易复发，则高度建议手术减压（顶部的前及下部的清除）。

对冈上肌腱炎的治疗在图 15-12 中有总结。

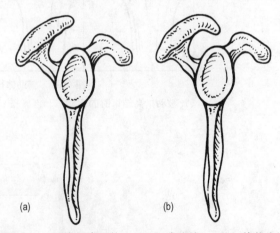

(a)　　　　　　　(b)

图 15-11　冈上肌出口位：（a）正常肩峰；（b）钩状肩峰

③方法 2：针对冈上肌的深部按摩。那些选择更长久但更肯定的方法的患者最好用按摩治疗。同样是用于运动员和在过去使用类固醇浸润后又复发的病例中。按摩对浅层疗效比对深层损伤要好。

患者采取与做浸润同样的姿势：背靠睡椅坐着，上肢背于背后。治疗师站在患者疼痛侧侧方。用中指加强同侧手的示指放于止点内侧缘上。同时在几乎垂直于示指下方用拇指抵在上肢外侧方固定住手（图 15-13）。当将示指在肌腱上方向外拉时，施以压力。这是按摩的主动发力阶段。压力是向尾侧的，而非向锁骨方——如果固定用拇

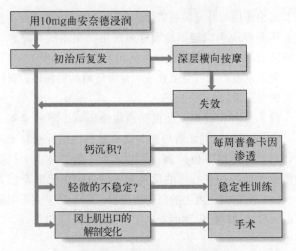

图 15-12　冈上肌腱炎的治疗

指在上肢上放置位置过于靠下会更易做出，这样的话，指甲施加的按摩就向上了。

按摩治疗要一次做 20 分钟，每周 3 次。正常的话，10 次足够了。患者在整个治疗过程中应放松上肢。5 次治疗后可看出改善。

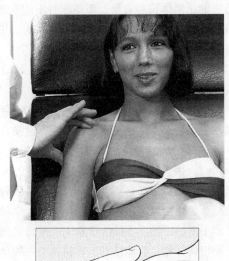

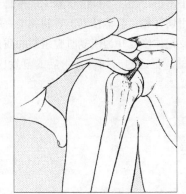

图 15-13　冈上肌腱骨膜损伤的治疗：深层按摩

（2）肌腱损伤的治疗：唯一的有效疗法是深层横向按摩，但在此操作之前必须通过局部麻醉浸润明确诊断。

技术方法：对肌腱损伤的深层按摩。患者双上肢向两侧外展至水平坐于椅子上，肘部和前臂放松在治疗椅上。

在此位置上，肌腱交界处位于肩胛冈和肩峰夹角的冈上窝里，正好在锁骨后方。治疗师站在无痛侧面对肩部。同侧由示指加强的中指置于肩胛肩峰角里深入，保持手指微屈平行于肌肉（图 15-14）。通过前臂的旋前 - 旋后运动给予按摩，主动发力在旋后阶段。

按摩要做差不多 15 分钟，10 次治疗后可见效。

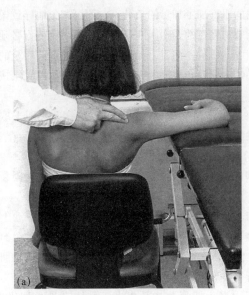

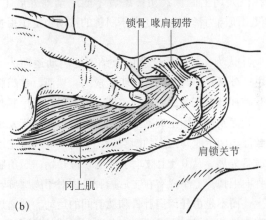

图 15-14　（a）冈上肌腱损伤的深层摩擦；（b）解剖学

### （二）有痛性无力

如果抗阻外展表现为同时的力弱和疼痛，最可能是一个冈上肌腱的部分撕裂。

肩袖断裂最常出现在冈上肌腱处。全层缺损通常始于致命区（靠近于二头肌沟的前部关节面侧）且可能沿着冈下肌方向或向肩胛下肌腱扩散。

在冈上肌部分断裂时感到的疼痛与单纯性肌腱炎的一样。患者通常不提及任何无力；此表现仅能在抗阻外展的临床检查时发现，同时也有疼痛。为了排除单纯由疼痛导致的力弱，再一次要在局麻浸润后再检查抗阻外展。唯一的鉴别诊断是肩峰的转移性浸润——一个非常罕见的功能障碍。此疼痛是局部的。临床检查中会出现一个疼痛弧，同时伴有疼痛和广泛的抗阻外展力弱。影像技术明确该

189

诊断。

治疗：治疗对于多数冈上肌腱部分断裂是合理的。治疗时缓解疼痛，用 1ml 曲安奈德在腱骨膜止点处和肌腱最远端内部浸润。与单纯性肌腱炎采用同样的姿势和技术。

对一个部分断裂的肌腱浸润不是没有危险的。炎症和疼痛的消失往往丧失了对运动和负荷的本能的储备性。一个薄弱的肌腱加上加量的负荷一定不可避免地导致做进一步的断裂和彻底的毁损。在任何浸润的决定前，必须警告患者相关的危险。而且，如果不能充分地保证完全的休息，治疗师必须停止浸润治疗并将患者转诊至做深层按摩的治疗。

如果治疗达到了良好但仅仅短暂的疗效，即采取与对单纯性但复发的冈上肌炎的同样方式。

### （三）无痛性无力

无痛的肩部主动外展不可以由冈上肌腱完全撕裂或神经损伤导致。

1. 冈上肌腱完全断裂　冈上肌启动上肢的主动上举且在整个外展弧全程保持激活状态。它承担了大约 50% 的力矩且能在三角肌无工作下外展关节。因此，冈上肌腱的完全断裂表现为在抗阻外展时的无痛性无力。

在巨大冈上肌撕裂中，患者不能主动地外展上肢。这不仅由肌肉力量丧失，还由于肌腱的被动稳定作用丧失造成。

以往认为，如果冈上肌的收缩不能启动运动，上肢不能主动外展是单纯的由三角肌造成的。然而，在肩胛上神经和腋神经阻断的研究中则表明，冈上肌和三角肌都可以在矢状面及冠状面上启动上肢的上举。这和临床发现的不一致。当冈上肌腱巨大的断裂后，患者不能启动主动的肩胛肱骨外展。从 0（上肢垂于体侧）位开始，三角肌仅将肱骨向上拽。上举只有在之后肩胛骨相对于胸廓旋转时才产生，而不是由任何肩胛骨和肱骨间的运动。这通过冈上肌腱完整性受损时主动收缩三角肌时出现的巩固的上方移位得以解释。正常情况下，肩袖肌群形成了一个与骨性关节盂相连接的补充的肌腱性的关节盂，保持住肱骨头稳定。实验性冈上肌腱切除同样表现出如果不从肩峰处直接施加给肱骨上方负荷肱骨头就向头侧移动（图 15-15）。这一现象以被称为"空隙效应"是大量肩袖缺损最显著的平片影像征象之一。

（1）症状和征象：此损伤通常会影响中年和老年人群。在 40 岁以下的患者中断裂通常是急性的且来自间接创伤，如在伸手位摔倒。多数病例中断裂是由于肌腱的慢性失效：小量纤维的反复损毁导致冈上肌的渐进力弱，使它更易由于更小的负荷而受损。由于这个对不明显的巨大肩袖缺损的观察而导出了所谓"攀爬肌腱失效"的观点。

急性创伤痛常伴有尖锐性疼痛，并随之出现上肢完全不能主动上抬。疼痛在前几天持续为剧烈并逐渐消退，然后变为无需服药即可耐受的但仍足以影响正常活动。

临床检查上，主动上举在大约 30°受限，全部来自肩胛骨的旋转；无主动的肩胛肱骨运动。一个非常显著的疼痛弧会在被动进行上举时出现。肌肉检查上，会有一个完全无力但无痛的抗阻外展。冈上肌在几周后或萎缩；三角肌保持它的正常体积和力量。即便患者不能主动从 0°上举上肢，如果上肢被动移动过最开始的 30°主动上举便为可能的。

经常的，由于患者不能主动移动上肢，制动性关节炎会在数月后出现且表现为关节囊模式。

（2）治疗：由于绝大部分在老年人中的完全断裂为隐匿起病，手术矫正以达到恢复正常功能不应是首选。有些缺损不能被简单地修补是由于它们只是"要缝的烂布"（McLaughlin）。因为很多缺损的存在并不怎么在临床症状中起作用，不需要修补它们。然而，对于之前肩部正常而表现出显著急性撕裂的年轻患者和伴有显著症状的慢性撕裂而对非手术治疗反应不佳的患者中手术是必须要考虑的。虽然使用切开和关节镜技术能看到相当好的功能性结果，但时刻要记住修复并为恢复肌腱组织的质量这一事实是至关重要的。报道的肩袖修复术后的复发应在 15% 和

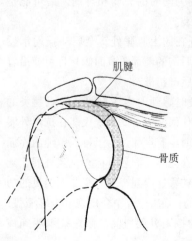

肌腱

骨质

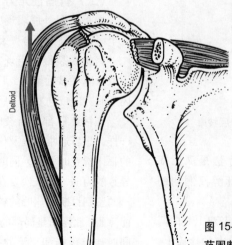

Deltoid

**图 15-15　（a）关节盂；（b）间隔效应：冈上肌的大范围断裂导致肱骨头在三角肌收缩时发生半脱位**

90% 的区间。由于肩袖的完整性对它的功能很重要，在急性撕裂的年轻患者中有更好的长期修复效果。

对冈上肌断裂的最多的治疗选择是非手术治疗。首要的目标是解除疼痛。为此目的，遵照于对单纯性冈上肌肌腱炎的同样的步骤应在位于肱骨结节处的止点残端处给予 10mg 曲安奈德的浸润来消除疼痛弧。治疗师应尽量找到发炎的组织，因为浸润缺如处是无用的。所以应在整个操作过程中都感到典型的对注射器和针头的反压力。一旦疼痛弧消失了，应鼓励患者正常使用上肢。为了能抬起上肢，他们应通过躯干的摆动带动上肢向侧方甩动至三角肌能发力的位点来启动上举。同样明智之举是开一些针对三角肌和残留肩袖肌肉的拮抗肌的功能训练处方。尽管有轻度的残疾，关节的功能通常是好的且患者应可以完成轻体力劳动。疗效研究给出的非手术治疗的冈上肌断裂的优良结果在 60% ～ 90%。

2. 神经损伤　严重的神经失调可诱发抗阻外展的无痛性无力。

（1）腋神经麻痹：它可能导致肱骨头的半脱位。腋神经支配三角肌，鉴别诊断建立在对三角肌和冈下肌同时的力量检查的基础上。会检出分离出的外展无痛性无力。无疼痛弧，可使本病与冈上肌断裂鉴别开。主动上举有困难但是可能的。

（2）肩胛上神经麻痹：最多见于特发性神经炎导致很少由于损伤。肩胛上肌神经同时支配冈上肌和冈下肌。会出现外展和外旋无力。此病可通过不出现疼痛弧与冈上肌和冈下肌的混合性断裂鉴别开。

（3）第 5 颈神经根性麻痹：$C_5$ 神经根支配所有的肩胛冈肌群、三角肌和肱二头肌。会出现上肢外展和外旋和屈肘力弱。

抗阻外展小结见图 15-16。

## 四、抗阻内收

### （一）疼痛

疼痛但有力的上肢的抗阻内收运动可能有某个内收肌的损伤、肩锁关节拉伤、二头肌长头肌肌腱炎引起的。

它可能会出现由等长运动间接地诱发未被检测的结构的疼痛。Cyriax 称此现象为"一过性应力"。在沿体侧下垂的上肢强力抗阻内收时，背阔肌和胸大肌的强烈发力间接地拉拽肩锁关节。当有肩锁关节慢性劳损时，此时疼痛会被定位在 $C_4$ 皮肤感应区内而其他的被动检查会提示是肩锁关节的问题。

上肢抗阻内收的疼痛几乎不会由于二头肌长头的关节盂起点处的肌腱炎导致。Cyriax 通过发现了如果出于伸肘位而非屈曲时才能诱发出疼痛的抗阻内收而得出此结论。继而推导出，出问题的结构必须同时覆盖肩和肘。感到的疼痛主要位于肩锁关节下方。

然而，更多的阳性检查结果会指出有某个内收肌的损伤：胸大肌、大圆肌和小圆肌。区别它们的一个重要因素就是疼痛的位置。疼痛位于前胸提示是胸大肌，大圆肌或背阔肌问题导致的，这四块内收肌可以由附加检查更准确地鉴别开。因为胸大肌、背阔肌和大圆肌是内旋肌而小圆肌是外旋肌，上肢的抗阻内外旋是为了得出正确诊断要做的下一步检查。

可以在上肢前伸时（图 15-17a）通过其自身的抗阻水平内收检查胸大肌。检查者站在疼痛侧。一手置于患者肩上。另一手在患者肘部正上方抓住其上臂并将其向前放至水平位。此时嘱患者抵住检查者的手使出其更大的向内的力量。除了评估不了肌肉力量，患者双上肢在体前水平位时互推双手可以达到同样效果。

进一步的鉴别是通过抗阻后伸动作做出的（图 15-17b），

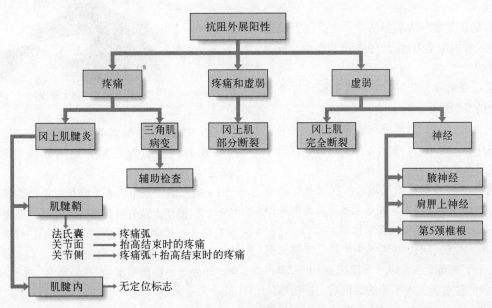

图 15-16　抗阻外展阳性

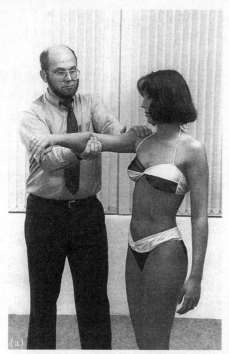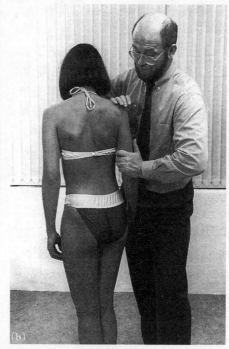

**图 15-17 手臂向前抗阻水平内收（a）和抗阻后伸（b）**

其包含了背阔肌、大圆肌和小圆肌肌群，患者用下垂的上肢尽力将上肢后移而检查者施以向前的反作用力。

唯一的需进一步鉴别的是背阔肌与大圆肌之间的损伤。由于背阔肌还可引起躯干的侧屈和肩胛骨的下压而大圆肌不会，检查向痛侧的抗阻侧屈和抗阻肩胛骨下压可能有帮助。

由于小圆肌和大圆肌的损伤极罕见，这些结构就不深入讨论了。

1. 胸大肌 损伤可能是劳损或直接损伤的结果。

损伤通常位于肌腹内，不是在它的外下部就是在锁骨外侧部正下方的纤维中。在极少的情况下，会感到肩部及沿上肢内侧向下放射的疼痛。那么问题就一定在位于大结节脊的止点处。

应该指明的是在重度胸大肌损伤中，全范围上肢被动上举和抗阻内收和内旋是阳性的。在轻度损伤中，抗阻内旋有时是阴性的。

功能检查之后是触诊，最好是在患者上肢轻度外展且手搭在髂嵴上的姿势操作。

鉴别诊断是肋骨骨折。在前部胸廓骨折中，对胸大肌拉伤的检查同样也是疼痛的。另外，所有能影响骨折部位的胸椎运动也是疼痛的，例如深呼吸。

治疗：用普鲁卡因对肌腹的浸润通常收获良好的治疗效果。两或三次的浸润足够了。如果无效，或者如果损伤位于注射点，浸润可由深层横向按摩代替。

①方法 1：胸大肌的浸润。患者采用半卧位并将患侧手放在髂嵴上。一个 4cm 针头配以一个灌注了 10～20ml 的 0.5% 普鲁卡因的注射器。在准确的触诊后，损伤部位夹于拇指和示指之间并于两者之间斜着将针头的全长导入。拇指及其余手指在浸润过程中保持此姿势为了感觉药物是否恰在正确的地方置入（图 15-18）。注射是在撤针时给予的。通过大约 5 次撤针和重新注射，逐渐地清空注射器。

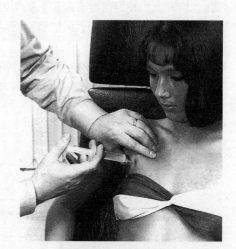

**图 15-18 胸大肌浸润**

②方法 2：对胸大肌深层横向按摩。触诊可以确定损伤时位于肌腹还是在肌肉止点处从而决定按摩方法。

• 对肌腹：采用患者半卧位且手搭在髂嵴的姿势进行按摩，以便使上肢有些外展。这使胸大肌更明显。治疗师面对患者在其疼痛侧坐位。用同侧手，将痛点夹在拇指和其他手指间向外侧拉同时施以压力（图 15-19）。此为按摩的主动发力阶段。做 20 分钟按摩，正常情况 10 次后可见效。

• 对止点：如果触诊表明损伤位于止点，深层按摩是

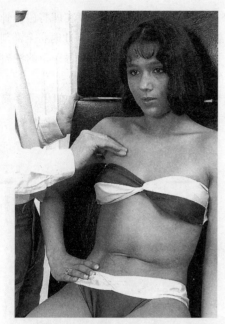

图 15-19　胸大肌深层横向按摩

唯一的治疗。首先定位二头肌沟,最好通过将手指沿着上肢长轴放在肱骨小和大结节之间找到。通过变换内外旋上肢,肌间沟可以确定。治疗师面对患者在其同侧坐位。拇指放在三角肌位于二头肌沟的外侧部分之间。由其他手指通过该上肢背侧施以反作用力。通过旋前 - 旋后运动产生按摩。

2. 背阔肌　损伤会偶尔见于体操运动员和冲浪选手。通常可见于肌腹最上部的外侧。在临床检查中,全范围被动上举上肢和抗阻的内收和内旋有疼痛。

治疗:对普鲁卡因浸润和深层按摩,同样反应良好。浸润技术同在胸肌的一样。

技术方法:对背阔肌的深层横向按摩。患者俯卧,手放于髂嵴上。治疗师面对患者的痛侧。痛点置于同侧手的手指与拇指之间,通过手的向外拖拽产生按摩(图 15-20)。

## (二)有痛性无力

胸大肌断裂见于极度肌紧张或直接创伤或两者皆有。它们报道于体操运动员或摔倒后。此损伤多见于举重运动且由卧推引起。断裂通常当拉在其最低处时(对受最大牵伸的纤维给予负荷)发生在纤维外侧。

在急性损伤时会有尖锐和烧灼痛,有时会伴有明显的肿胀和瘀斑。被动的上举上肢时非常痛,甚至是受限的。上肢的抗阻内收和内旋是疼痛且力弱的。

功能检查之后是对痛点和缺如部位的触诊,且最好于患者上肢轻度外展手搭在髂嵴上的姿势下操作(见图 15-19)。

治疗包括手术修补。结果通常是好或极佳的。

## (三)无痛性无力

严重的 $C_7$ 神经根性麻痹可诱发无痛内收力弱。抗阻伸肘同样显著力弱。三头肌反射迟缓或消失,同时存在一定程度的屈腕力弱,再有少发的伸腕无力或两者兼有。第二和第三只常出现麻木。

关于抗阻内收的小结见图 15-21。

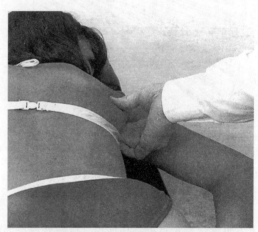

图 15-20　背阔肌深层横向按摩

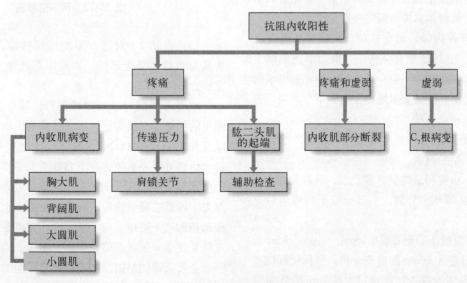

图 15-21　抗阻内收阳性

### 五、抗阻外旋

肩部主要的外旋肌是冈下肌和小圆肌。目前为止，前者是两者中更有力的。小圆肌同时能内收，因此抗阻内收为鉴别诊断提供了方法。

#### （一）疼痛

如果抗阻外旋和抗阻内收都疼痛，问题出在小圆肌，即使这是极罕见的。相应地，当抗阻外旋时疼痛但其他抗阻运动正常时，损伤位于冈下肌。

1. 冈下肌　有一些表现冈下肌损伤的是局部征象。疼痛弧说明损伤位于腱骨膜止点的表浅部。如果全范围被动上举导致疼痛，腱骨膜止点深部受累（图 15-22）。如果，除了抗阻外旋外，没有其他检测有疼痛，损伤在腱体部或在肌腱交界处。触诊可找出具体的损伤位置。

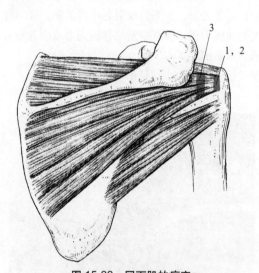

**图 15-22　冈下肌的病变**

1. 表层腱膜嵌入；2. 深层腱膜嵌入；3. 肌腱体。

冈下肌腱骨膜止点处损伤能用深层按摩或类固醇浸润治疗。对冈上肌的总体概念在这里都适用。浅部对按摩的反应好于深部。用按摩达到疗效要比用类固醇花更长的时间但复发更少。肌腱体只能用深层按摩治疗。

（1）触诊：患者俯卧，肘支撑位，肩部在其垂直上方。屈肘至 90°。通过让患者握住治疗椅边缘使患侧上肢置于轻度外旋。在此姿势下整个冈下肌结构都能用手指触及。为了拉紧肌腱并使其更多地位于肩峰下方外侧，患者将肩轻微向痛侧移动一些。

首先触诊肩胛冈，之后是肩峰后角和肩峰外缘。在冈下窝内，有冈下肌的肌腹。接着当手指移向小结节时依次是肌腱交界处，肌腱和最终腱骨膜止点。后者大约 2cm 宽且一部分位于肩峰外缘外侧，一部分位于肩峰角后方外侧。

（2）方法 1：对冈下肌腱骨膜的浸润。用配以 3cm 长针头 1ml 的注射器充入 10mg 的曲安奈德。当标记好位置后，将针头沿着前尾方导入，在穿过大约 2cm 的软组织

后（图 15-23）对准腱骨膜止点。就在即将碰到骨时，会感到对注射器的坚硬的肌腱阻力。与此时将全部剂量分别注到 5～10 个稍有不同的区域。在每一下的注射时，能感到强烈的反压力。

患者应在上肢休息 2 周后复查。如果仍疼痛，给予第 2 次浸润。2 次浸润通常足够了。

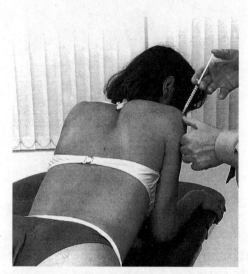

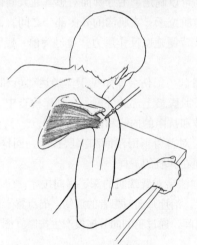

**图 15-23　冈下肌浸润**

（3）方法 2：对冈下肌的深层按摩。如果浸润不成功或是当腱体部受累时，则是深部按摩用于运动员的适应证。

患者与浸润时采用同样姿势。站在患者疼痛侧。同侧手的拇指置于损伤处，而通过其他手指在其肩部前方施以反作用力（图 15-24）。腱体感觉起来像绳索，而腱骨膜止点感觉起来更像盖在下方骨头上平铺的一层抵挡物。

通过上肢沿尾头向的旋前 - 旋后运动提供按摩。主动发力阶段是在旋后阶段。为了避免磨出水疱，可以在皮肤和拇指间隔一层棉毛巾；事实上，它也是由于在此姿势下皮肤是处于牵张状态的，会让手指在上边非常容易发生滑移而必要采取的举措。必须要保持牢固的皮肤接触。

做 20 分钟的按摩，每周 3 次，而通常在 10～15 次

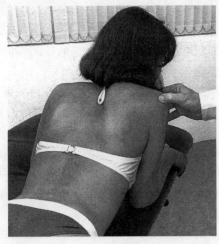

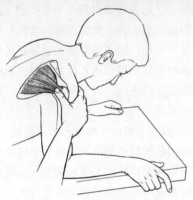

图 15-24　冈下肌深层按摩

治疗后见效。

可能让患者保持此姿势 20 分钟有些困难，所以应允许治疗中有个间歇并坐起来几分钟。

2. 一个特殊病例：抗阻外展和外旋都疼痛　在临床检查中抗阻外展和外旋都屡次地疼痛且通常伴有疼痛弧。临床模式通常会制造出不怎么容易解决的鉴别诊断困难（图 15-25）。

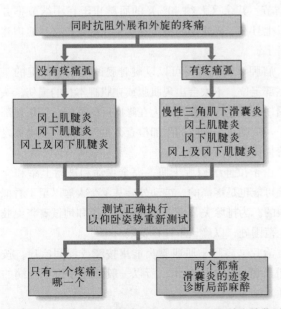

图 15-25　三角肌下滑囊炎与冈上肌及冈下肌腱炎的鉴别

（1）无疼痛弧：如果抗阻外展和外旋同样疼痛而无疼痛弧，问题就是到底是冈上肌或者是冈下肌的肌腱炎还是两个结构发炎了。首先重复做抗阻外旋的检查，让患者特别地注意当前臂向两侧推时要将肘紧贴在体侧。当抗阻外旋进行的同时上肢外展可能会在有冈上肌腱炎是导致后方的误疼痛。如果患者在做对检查动作上有困难，可以在检查中在其肘和身体间放一片纸。

当正确地进行两个检查时仍有疼痛，应该再在仰卧位重复检查两者，这一姿势充分放松了所有不想被检查的肩部结构。如果一个检查变为无痛，另一个仍有痛，全部注意力集中于后者上。例如，如果抗阻外旋仍旧有疼痛而抗阻外展变为阴性，则冈下肌有问题。如果，在仰卧位检查中，两个检查都还痛，其更可能是冈上肌有问题，因为此结构更多受累。为了获得诊断上的确定，有必要做局麻浸润而且这是唯一能决定是冈上肌，冈下肌还是两者都受累了的途径。

（2）疼痛弧：如果检出疼痛弧，那可能存在以下的损伤。

- 慢性三角肌下滑囊炎。
- 冈上肌腱炎。
- 冈下肌腱炎。
- 冈上肌和冈下肌同有肌腱炎。

如果表现出疼痛弧，所有检查应在站立位和仰卧位再做。

容易出现在慢性滑囊炎的征象，出现这些症状更易存在慢性滑囊炎。

- 非常明显的疼痛弧。
- 所有的被动活动在全范围疼痛。
- 在仰卧位检查时疼痛较轻。
- 在轴向牵引时阻止了肱骨头向喙肩弓的靠近，使抗阻运动疼痛减弱。
- 三角肌下滑囊浅部触诊有疼痛。
- 对滑囊深部局麻浸润解除疼痛。

容易出现在冈上肌和冈下肌损伤中的征象，出现这些征象说明问题更可能是肌腱炎。

- 不太明显的疼痛弧。
- 站位和仰卧位检查时疼痛相似。
- 轴向牵引下的抗阻外展检查疼痛不变。
- 痛点在肌腱或肌骨膜处。
- 对有疑问的肌腱做局麻浸润消除疼痛。

（二）有痛性无力

抗阻外旋时疼痛力弱是由于冈下肌腱部分断裂引起的。与对单纯性止点肌腱炎一样的治疗。对冈上肌部分断裂治疗中同样的论调在此也适用：除非患者能保证完全休息，浸润治疗不给运动员做。

（三）无痛性无力

如果抗阻外旋是无痛性的力弱，必须要做与下述损

195

伤的鉴别诊断。

1. 肌肉失调：冈下肌腱完全断裂　其通常发生在50岁以上曾有劳损或以摔倒最多创伤的经历的患者中。

冈下肌撕裂可单独或与冈上肌腱的完全或部分断裂一起发生。冈下肌的缺损之后，从冈上肌已有全层撕裂的地方向后扩散。

就像冈上肌撕裂，该损伤通常在50岁以上患者中发展且经常为无症状的。此损伤是磨损和撕裂及反复的微创伤的综合结果。有时撕裂在一次急性过载或一个摔倒时突然发生。

急性期症状为主动和被动上举时的疼痛弧及全范围外旋时疼痛。抗阻外旋极度无力但无痛。疼痛弧是由肌腱残端在大结节和喙肩弓之间的撞击导致的；在外旋终末点的疼痛是由挤压了后盂唇褶皱导致的。经过一段时间（通常数月），炎症消失然后疼痛消失。抗阻外旋依旧无力。

慢性撕裂是以冈下肌肉内显著的且肉眼可见的萎缩为特征的。继发于冈下肌的永久缺失，患者再不能将上肢放置在完全外旋位。这就降低了肩部前关节囊的弹性，从而导致了永久性的单独外旋的受限。受损的外旋导致了典型的"号手征"：只有在将肘极度抬高的同时内旋上肢才有可能将手够到嘴。号手征对不可修复的退化性冈下肌具有100%的敏感度和93%的特异性。

治疗：当有疼痛弧时，浸润给在肌腱残端。对此，用于在单纯肌腱炎同样的技术，将1ml的曲安奈德浸润在腱骨膜止点处。如果疼痛弧未能全部消失在大约2周后再做一次。

去除疼痛只是治疗的一半。为了防止之后的外旋受限，要指导老年患者定时用另一侧上肢帮助下或通过将前臂稳定于固定物体上的同时扭转躯干向对侧时上肢到达完全外旋位。

在急性创伤性断裂的年轻患者中应考虑手术治疗。

2. 神经失调

（1）C$_5$神经根麻痹：抗阻外展上肢和屈肘都力弱。

（2）肩胛下神经麻痹：见上肢的神经损伤和卡压性神经病。

肩胛下神经卡压通常是继发于骨性肩胛下切迹处的神经压迫的一种获得性的神经病。慢性的机械性激惹可能来自于像挥拍类运动，举重或排球类的过头活动。直接创伤，压迫（如远足野营）或肩胛骨骨折同样可造成损伤。有时它是先天性的。

症状为在斜方肌的肩胛骨区大约3周的持续性疼痛，随以上肢的功能性障碍（上肢过头活动完成困难）。临床检查显示正常的颈部，肩胛骨和肩部运动，抗阻运动表现出一定程度的外展力弱（尽管冈上肌瘫痪了，三角肌还保留完全活动）和大幅度但无痛的外旋力弱（冈下肌完全瘫痪的）。

先天性"神经炎"中自然治愈是定律。3周内疼痛消失，力弱在6～12个月。

在最近的几十年里，出现了一些对排球运动员中单一的冈下肌肌肉瘫痪的报道。已报道的高水平排球运动员中的发病率在25%～45%。

通常是偶然发现的且障碍不伴有任何主诉：无痛，没有功能丧失，甚至也没有在打排球上下降的能力。对此种肩胛下神经病最貌似有理的病理机制是神经的拉拽或拉伸。这种拉拽性损伤可能当反复的过头活动导致了超过了神经被动耐受程度的局部神经拉伤时发生。在一项研究中有肩胛下神经卡压的运动员展现出比那些没有的显著更大的肩部部活动度。

（3）神经痛性肌萎缩：其通常累及年轻男性且从颈部中央痛开始，之后向双侧肩部和上肢扩散。最终它从一侧消退而仅保留在另一侧。此种疼痛非常剧烈且可能持续约6个月。从一开始，肌肉的受累就是显而易见的。通常失用与完全麻痹一同出现，而不仅是力弱。双侧的肌肉都累及，与节段性来源无关。冈下肌和三角肌，指伸肌或拇伸肌的瘫痪是普通的模式。

（4）肌病：双侧上肢的无痛性无力可能是累及前锯肌、三角肌和两块冈肌的肌病的结果。如果是这种情况，那么明显的两块冈肌和前锯肌的力弱和失用会表现出来。由于肌肉无力有时会有一定程度的制动性关节炎。

对抗阻外旋的小结见图15-26。

## 六、抗阻内旋

### （一）疼痛

四个不同结构在抗阻内旋中检查：肩胛下肌、胸大肌、背阔肌和大圆肌。后三者是内收肌且在之前讲过了（见上）。如果抗阻内收是无痛的，则损伤一定在肩胛下肌，它的止点又大又平。

1. 肩胛下肌　上部由一束富含胶原蛋白的肌腱止于小结节。其余（大约40%）的肌腱止于在小结节下方的肱骨上且在二头肌沟内侧。在这里止点是直接从肌肉连接到骨上。

肩胛下肌肌腱炎可以以腱骨膜的形式在肌腱的头部或尾部定位。不太会出现肌腹或在肌腱本身的损伤。头部的损伤会引起疼痛弧是因为在喙肩弓的撞击。如果尾部受累了，被动水平内收的附加检查会由于小结节和喙突之间夹着损伤部位而疼痛。

由于拉伸了肩胛下肌，完全主动和被动上举和完全外旋可能也是疼痛的。被动外旋甚至会太痛以至于看似是受限的。为排除关节炎，检查者必须柔和地试着将上肢放到全范围处，以确认不存在受限。

治疗：肩胛下肌肌腱炎能用按摩或浸润治疗。按摩是相当痛且困难的技术，所以一般都存在给予浸润的倾向性。

①技术方法：由触诊解剖定位。患者坐于躺椅，患

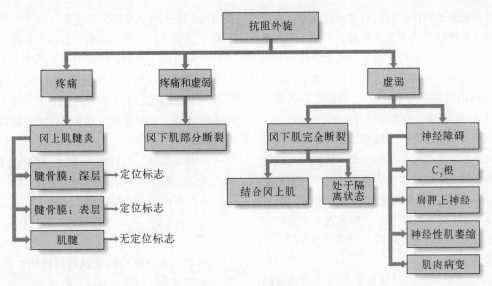

图 15-26　抗阻外旋

侧手搭在大腿上且上臂轻度外旋。此时二头肌沟位于上肢的前外侧。最好在近端找，在两个结节之间。在此位置小结节指向前侧，大结节向外侧。检查者将拇指纵向地放置于结节间。用另一只手，将患者上肢外和内旋移动。在外旋位小结节触碰在沟内的拇指，而在内旋位则变为大结节碰触它。

一旦确定了小结节，手指放于其前内侧并且要在更远侧小结节脊上。这就是肩胛下肌止点被找到的地方，部分位于小结节上，部分在其脊上。总宽度为大约 3cm。

触诊的手指并不会对肌腱止点有任何特别的感觉：它感觉上像骨一样坚硬。根据局部征象（疼痛弧或被动水平内收阳性表现），此结构的近侧或远侧半必须被处置。在任何治疗开始前，患区要仔细地触诊来定位最痛的区域。因为此区域一向是薄弱的，必须要避免绕着止点粗略模糊的触诊。

②技术方法：对肩胛下肌的浸润。用一个配有充入 1ml 曲安奈德注射器的 3cm 针头在肩胛下肌止点处在最痛部分的中间插入且直接对着骨头（图 15-27）。就在即将到达肱骨时，能觉到肌腱抵抗。同往常一样，浸润是小滴小滴给予的。这次针头是沿着一条头尾向的直线移动大约 1.5cm 以便囊括整个损伤。在浸润时能体会到反压力。一定要注意不可将针头向外侧移动太远，从而避免浸润了二头肌长头腱，会导致其提前退化。

嘱患者避免使用其上肢约 2 周后再检查。如果未获痊愈，再次浸润。只要对正确的位点进行了处置，结果通常是非常好的。复发比在冈上 - 下肌腱炎中少发。

③技术方法：对肩胛下肌的深部按摩。这种治疗形式主要用于复发病例或在拒绝应用类固醇的患者中。

患者置于半卧位，上肢在轻度外旋位。触诊是与浸润中同样的方式。

治疗师站在患侧面对患者。使用对侧手，从喙突开始，拇指置于其正下方而其余手指绕着上肢从外侧弯曲，置于

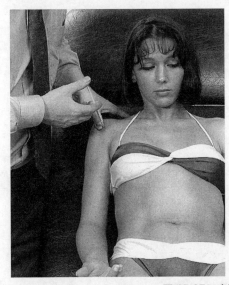

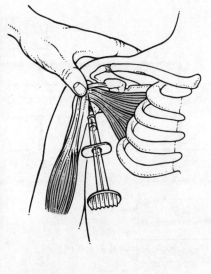

图 15-27　肩胛下肌浸润

肩部背后。此时拇指向外侧拉同时向后方施加压力。在此动作时能感到两个肌腱结构快速地在拇指下滑过；它们是喙肱肌和二头肌短头。然而通过将拇指向更远侧移动，同时保持一定的背侧压力，找到并向侧方拉拽三角肌的前内侧缘。最终触碰到小结节（图 15-28a）。此时手转为直立姿势（图 15-28b），依旧将三角肌维持在侧面。

通过在腕部的屈 - 伸运动给予按摩，主动发力阶段在拇指向上移动时。在整个过程中三角肌都保持在侧面。这是一个疼痛、困难且对于治疗师而言辛苦的技术。治愈的进程是缓慢的且可能经过约 1 个月的按摩患者才开始好转。只有 2/3 的患者以此方式能痊愈，如果在 1 个月的按摩之后没有出现改善，继续是无用的，而应给予浸润。

### （二）无痛性无力

1. 肩胛下肌肌腱断裂 会单独或作为冈上肌撕裂的扩散发生。前者通常是过度伸直 - 外旋位创伤或随肩关节前脱位的结果。较下方的肌肉是最常受累的，此部位的止点是差不多直接从肌肉连到骨上。后者中，损伤更靠近小结节，肌腱远端部保留为未累及。在创伤性断裂中同样还可能有过度的被动外旋。内旋力弱还可以用 Gerber 和

Krushell 描述的"发射"征迹象：患者用手背置于骶髂关节将上肢置于内旋位。如果患者不能再进一步向内旋转上肢使手从骨盆上抬离，怀疑肩胛下肌能力不足。

治疗：单独的创伤性肩胛下肌撕裂最好由手术治疗。当涉及其他肌腱时手术的效果就不太可观了。如果病情持续为疼痛的，在腱骨膜止点处的残端用皮质类固醇浸润是有帮助的。

2. 神经损伤 内旋由 $C_5$ 和 $C_6$ 控制。在无痛性无力的内旋中，这些神经根的损伤应被排除。

对抗阻内旋的小结见图 15-29。

## 七、抗阻屈肘

如果二头肌未被检查对肩部的体检是不完整的。该肌肉主要移动肘关节，但它跨越肩关节时也能导致肩周疼痛。由于此原因，当评估肩部时必须包括抗阻屈肘。

### （一）疼痛

阳性检查表明二头肌是病因。如果感到疼痛在肩部，不太可能肱肌有问题，因为比肌肉的损伤更可能导致肘周围的疼痛。此诊断可通过在屈肘位检查抗阻旋后证明。如

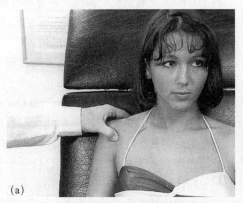 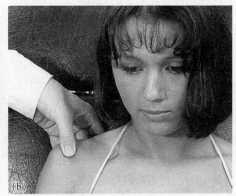

**图 15-28 肩胛下肌的深层按摩**
（a）手的准备位置；（b）用于按摩手的位置。

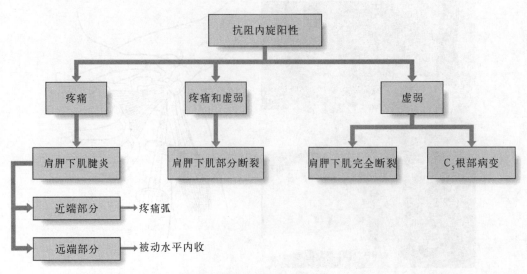

**图 15-29 抗阻内旋阳性**

果是阳性，肱肌就被排除了。

二头肌损伤的分型可以被分为二头肌肌腱炎和二头肌不稳定。前者可能为撞击损伤或单独地作为陈旧的二头肌腱损伤发作。

二头肌损伤会处于不同水平。只有那些能诱发肩痛的才在此讨论。其中长头腱在肩盂止点处，在其关节内部分和在二头肌间沟处的肌腱炎（图 15-30）。肌肤及再下一步的损伤在第 19 章中讨论。

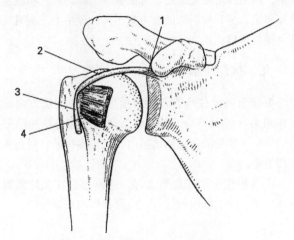

**图 15-30　肩部肱二头肌的病变**
1. 在关节盂嵌入处；2. 肌腱的关节内走行处；3. 在结节间沟的肌腱处；4. 肩胛下肌处。

**1. 二头肌长头腱在关节盂起点处的损伤**　对发力中的二头肌在关节盂上的拉力当上肢处于过头外展位时是最大的，并且损伤经常是在投掷运动员由于牵拉性损伤导致。疼痛通常感觉在肩锁关节下方但可能沿 $C_5$ 皮肤感觉区放射。除了肘关节抗阻屈曲和旋后时疼痛，上肢抗阻内收同样会表现为阳性。当对抗阻内收再次检查时，这次肘屈曲变为无痛。

治疗：此病情经 1 ～ 2 次 20mg 曲安奈德浸润通常可以被成功治疗。

技术方法：对二头肌长头腱的浸润。此病情仅能通过浸润被治疗。患者处仰卧位，上肢 90° 上举位，肘屈曲呈直角位。此时助手将上肢转到 45° 外旋位。在此体位，二头肌沟位于肩峰前缘的延长线上。

用充有 20mg 曲安奈德并配有 4cm 针头的 2ml 注射器。拇指在肩峰正上方置于肌间沟上。针头在拇指远端平行于二头肌间沟对准关节盂刺入（图 15-31）。之后将它在肱骨结节间移动，当碰到到关节盂时停止。在即将触碰到骨时会感到坚硬的抵抗力。类固醇一滴滴地浸润在这里，以便整个止点得到治疗。在浸润过程中会感到一定的反压力。

患者 2 周后复查并且如有必要再次做浸润。

**2. 二头肌长头的关节内损伤**　会查出肘关节抗阻屈曲和旋后时疼痛，同疼痛弧一起，表明损伤位于肌腱的关

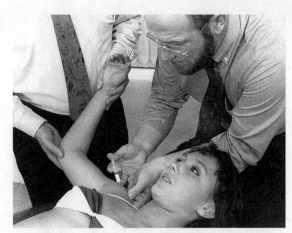

**图 15-31　肩胛盂部位的肱二头肌长头腱浸润**

节内部分。由于此处的肌腱位于关节内，需要用 2ml 的类固醇的关节内注射。

**3. 二头肌长头腱间沟内损伤**　唯一的阳性征象是在抗阻屈曲和旋后时在上肢上部感到疼痛。有全范围的活动度且无疼痛弧。触诊定位损伤在肌间沟内。

（1）技术方法：对长头腱的深部按摩。此损伤对按摩反应很好。患者采用半卧位，手掌在大腿上而肘在侧方。于是大结节冲向外侧，小结节向前。肌间沟在结节之间。为了精准地定位肌间沟，使用对冈下肌肌腱炎的触诊程序的第一部分。

治疗师坐在侧方，面对患者。患者上肢置于一定程度的外旋位。对侧手的拇指平放于肌间沟上，指尖指向头侧且桡侧与肌间沟内侧部接触。在此位置拇指位于肌腱内侧部上。其余手指于上肢后方施以反作用力。用拇指施加向骨的压力。

治疗师用另一只手抓住患者的前臂，将肘弯至 90°，将上肢带向内旋当按摩的拇指桡侧变为与肌腱沟外缘接触时停止（图 15-32）。在这个运动中肌腱在拇指下滑动而实现按摩。此时上肢被带回至外旋位同时释放在肌腱上的压力（被动发力阶段）。

治疗要进行 20 分钟，每周 3 次。2 ～ 4 次应是足够的。

（2）替代技术：不用患者上肢旋转，治疗师的对侧上肢的旋前 - 旋后运动有同样的作用。主动动作是当旋后时。

**4. 二头肌长头弹响**　二头肌不稳定常见于投掷运动员中。活动通常伴有在旋转弧的某个位置的可触及的弹响或跳动。

据 Slatis 和 Aalto 所说，断裂的结节间横韧带不允许肌腱有可观的向内或向外运动。在其沟内引导肌腱的关键结构是喙肱韧带的内侧部分，其止于小结节。它充填了肩胛下肌上缘和冈上肌前界之间的空隙。如果它被横切了，二头肌长头腱能轻松地向内侧移位。

不稳定检查：二头肌脱位是由 Abbott 和 Saunders 的二头肌不稳定测试检查的。上肢，外展至 90° 并充分地

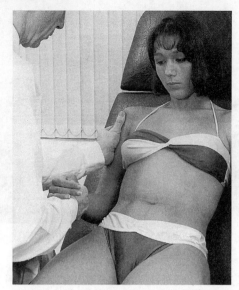

图 15-32 肱二头肌长头腱的深层按摩

向外旋，缓慢地将其向体侧移且轻轻地向内旋。由于此时被用力抵向小结节的二头肌从肌间沟处半脱位或脱位，能观测到可触及的甚至是能听到的且有时疼痛的弹跳。

5. 二头肌腱断裂 经典地，断裂发生在肌腱长头的近端部分。其通常是退化的结果且是自发性地发生，几乎诱发不出不适。远端断裂少发且更多在年轻患者中遇见，通常是局部创伤的结果，如直接击打。

患者通常为 50 岁以上男性。有时会在断裂的瞬间听到一声巨大的爆裂声，伴有在上肢的一些一过性疼痛。最显著的征象是在肌腹的远端移位处的持续的突起。在检查中会发现无明显的肌力丢失。

通常不需要治疗，尽管如此，在少于 6 周的持续发作的患者中，手术矫正可能是成功的。

### （二）无痛性无力

1. $C_5$ 神经根麻痹 上肢抗阻外展和外旋及抗阻屈肘时发现无痛性无力。

2. $C_6$ 神经根麻痹 抗阻屈肘时发现力弱（二头肌和肱肌），抗阻旋后（旋后短肌），抗阻伸腕和桡偏（桡侧腕长短伸肌）。

## 八、抗阻伸肘

### （一）疼痛

如果此运动导致肩痛，考虑三头肌损伤是合理的，尽管这是非常少见的。三头肌收缩时，肱骨头向肩峰移动。

如果损伤位于某个结节和喙肩弓之间，它可能被夹痛。因此，抗阻伸肘疼痛通常和疼痛弧意思一样。为了明确地排除三头肌的损伤，可采用对肌肉的触诊。如果是阳性的，即使在正常情况下，局部痛点也经常存在，随后一定要用局麻诊断性浸润。

### （二）无痛性无力

伸肘无力主要是由 $C_5$ 颈椎间盘损伤引起的 $C_7$ 神经根麻痹的结果。在上肢背侧能感到自发性疼痛且随颈部运动加重。抗阻伸肘是无痛的。背阔肌（上肢内收）和腕关节桡侧屈肌，少有伸肌可能会力量下降。理论上三头肌反射应会受损，但在实践中很少出现。

## 九、抗阻上肢前屈

要求患者抵住检查者手向前推，后者相反方向施加反作用力（图 15-33）。单独此运动的疼痛是喙肱肌损伤的结果，是罕见的。虽然抗阻内收应是疼痛的，但在实践中却不是。

正常损伤位于喙肱肌上部。这样它会在上外侧胸部出现痛感，向上肢内侧放射。用深部横向按摩治疗。

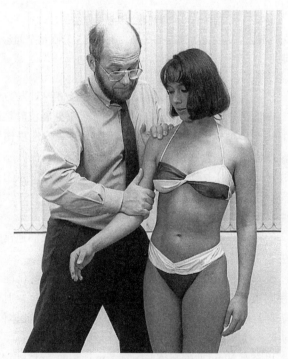

图 15-33 抗阻屈曲

（何跃辉 裴 倩 元帅霄 陈 狄 翻译）

# 第四篇
# 肘　部

# 第 16 章

# 肘部的临床检查

## 一、牵涉痛

牵涉痛的规律之一是离病灶处的位置越远，患者越能准确进行定位。因此，临床检查应当从肘部开始，如果肘部没有疼痛时，再检查颈椎、肩胛带和肩部。

### （一）肘部牵涉痛

肘部牵涉痛的一种可能性是来源于肢体上方组织。肘部的外侧由 $C_5$ 肌皮神经支配，前方由 $C_6$ 支配，内侧由 $T_1$—$T_2$，后方由 $C_7$ 支配，疼痛部位可显示病变所在的位置。

### （二）肘部的疼痛

肘部疼痛不常见。桡侧腕短伸肌头处的病变，可能会引起放射痛，从前臂的外侧向下放射到手部，直至第 3 和第 4 手指。在肱二头肌远端附着处的病变，引起的疼痛会沿着前臂的内侧和手掌部位放射。肘部近端涉及的疼痛是非常少见的。

## 二、病史

虽然病史在肘部疾病中显得不是非常重要，但是一些问题必须询问清楚。

• 哪里痛？疼痛的部位通常与病变的部位密切相关。当患者能准确地说明感觉到的不适在哪个部位的时候，不会引起那个部位疼痛的所有病因就自动被排除。

• 疼痛是如何引起的？这种症状是自发出现的？还是曾经受过外伤？如果受过外伤的话，何种类型的外伤？如果是自发地发病，开始的时候是骤然发病还是缓慢发病？或者是由于某项特殊的活动所致？

• 疼痛是如何发生的？疼痛发作的部位、强度、频率有什么变化吗？疼痛有扩散吗？如果有扩散，扩散到哪里？这些提示着病变所在的皮肤区域和节段，因此必须在其中寻找病变部位。

• 有没有出现功能丧失？

• 肘部肿胀吗？肿胀是在创伤后多久出现的？很快出现的肿胀可能是由于关节血肿的渗液，逐渐加重的肿胀通常表明存在积液。自发性肿胀可能是由于受挤压的关节游离体或类风湿病。局部肿胀会引起疼痛？疼痛是否经常出现？或者疼痛是在一般活动或特定活动时和活动之后出现？关节炎患者的关节活动范围受限，要求关节维持特定的姿势，可能变得非常痛苦。离开这个姿势再活动时，关

节疼痛则会加重。"刺痛"，当伸出肘部拿起物体（如电话或咖啡杯）时感到刺痛，这是网球肘的典型症状。

• 有累及其他关节吗？出现类风湿的情况下，其他关节可能会受到影响。

## 三、检查

检查可能会发现弥散性或局部肿胀：关节炎可以引起全身性渗液，而其他病变（滑膜炎和肌腱炎）可能会导致更多的局部肿胀。也可能有皮肤发红或肌肉萎缩。

## 四、功能检查

检查共包括十项测试，包括四项被动运动和六项阻力运动。

### （一）被动运动

被动运动（图 16-1）是用来检查惰性结构：关节、关节囊、囊膜韧带和滑囊。通过被动测试肘部，能间接地拉伸或挤压肌肉和腱结构。

确定运动的幅度并记录运动结束的感觉。

被动运动测试有助于测试者对肘关节周围的惰性结构的特性有一个初步的了解。惰性结构的特性可能提示病变的性质，是囊型病变——关节炎，还是非囊型病变，如病变部位前臂和肱尺关节、肱桡关节和桡尺近侧关节。

1. *被动屈曲*　检查者将对侧手放在患者的肩膀上，防止患者为了躲避疼痛向后移动身体。身体同侧手抓住患者的前臂接近腕关节部位，移动关节使其达到最大弯曲（图16-1a）。

正常的末端感觉是一种类似于前臂肌与上臂肌在大约 160° 而发生接触时的感受。

2. *被动伸展*　测试者用对侧的手臂抓住患者的上臂使其在鹰嘴同一水平，身体同侧的手放在患者前臂远端，两只手向相反的方向移动来拉伸肘关节（图 16-1b）。

由于鹰嘴和肱骨后端相连接及关节前囊的紧缩，正常远端感觉是僵硬的，由于上臂和前臂在同一直线，拉伸的角度是 0°。在过度拉伸的例子中，角度可能是 5°～10°。

3. *被动内旋*　肘关节被弯曲成适当的角度。测试者站在患者的前面，抓住患者的前臂远端，使手腕最大限度地接近手部，对侧手掌根放在尺侧，对侧手指放在桡骨背侧。同时移动两只手压迫手腕全面的内旋（图 16-1c）。

接近85°时，关节运动的极限呈现一种弹性的、有包裹的感觉。与被动旋后一样，被动旋前运动检测上桡尺关节的完整性。由于桡骨关节和尺骨之间的挤压，在这个范围内的终点位置出现的疼痛也可能提示肱二头肌腱在尺骨关节处的肌腱炎。

4. 被动旋后　测试者的双手位置轻微的改变：身体同侧的手掌根部按压尺骨背侧，另一只手的手指用力拉掌中的桡骨，前臂尽最大可能地向后扭转（图16-1d）。

正常情况下，关节囊的末端反应可在旋转90°时出现。

### （二）阻力运动

和上面四个被动运动的主要内容基本相同，但主要是测试收缩结构对等距阻力的反应（图16-2）。

1. 阻力弯曲　患者保持前臂向后旋转。测试者将对侧的手放在患者的肩膀上以防止其在收缩时向前移动，测试者的另一只手放在患者前臂远端，并用前臂垂直地握住患者前臂远端，防止患者屈肌肌肉收缩时前臂运动（图16-2a）。

因此，测试的肌肉是肱二头肌、肱肌和肱桡肌。肱肌是一个强屈肌，肱桡肌临床上似乎不很重要。

2. 阻力拉伸　测试者将对侧的手放在患者的肩膀上，另一只手垂直放在患者的前下方，防止患者前臂向下移动（图16-2b）。如遇到强壮的患者，测试者的肘部可以放在大腿部支撑。

拉伸运动测试的肌肉是三头肌，同时也包括肘肌。

拉伸运动中的肩膀疼痛和疼痛弧有相似的应用。

3. 阻力旋前　旋前及旋后时测试者握住患者的前臂中间。为了防止在阻力运动过程中患者手臂的运动，测试者的手应该按如下顺序放置：身体同侧的手保持旋后，放在患者的前臂远端；对侧的手保持旋前，放在上部。患者被要求做旋前运动，阻力由双手掌掌根提供（图16-2c）。

该项运动主要测试旋前圆肌，但是患者有"高尔夫肘"时，将会产生疼痛感。

4. 阻力旋后　手的放置位置和之前的三项运动的位置略微不同，利用尺骨远端的手掌和桡骨远端背侧产生阻力（图16-2d）。

该项检测主要测试肱二头肌的次要功能及旋后肌和腓骨短肌。

### （三）腕关节的屈肌和伸肌的阻力检测

腕关节有两大肌群——屈肌和伸肌，控制着腕关节的运动，腕关节周围的症状多与这两大肌群有关。因此，

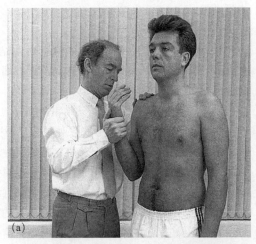
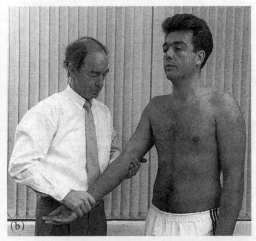
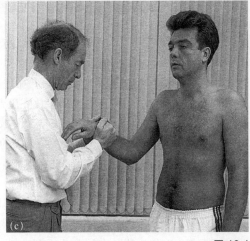
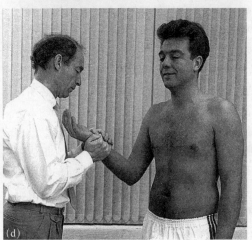

**图16-1　被动运动**
（a）弯曲；（b）伸展；（c）旋前；（d）旋后。

腕关节检测中应该对两大肌群系统检测。

为了给予这些结构最大的阻力，患者的腕关节应该处于伸展状态（图 16-3）。

1. 腕关节的阻力弯曲　握住患者的手掌使其向下。测试者将对侧的手放在患者的前臂下面并抓住接近手腕的关节部位，固定患者的上肢，上臂放在其肘关节下面，支持其最大延展。另一只手握住患者的手掌心，防止患者活动手腕（图 16-3a）。

该项目主要测试：桡侧腕屈肌、尺侧腕屈肌、指浅屈肌和指深屈肌。

2. 腕关节的阻力拉伸　患者保持腕关节的阻力弯曲测试同样的姿势。测试者将手放在患者的手背上面，防止患者的拉伸运动（图 16-3b）。

该项目主要测试腕和手指的伸肌：桡侧腕短伸肌、尺

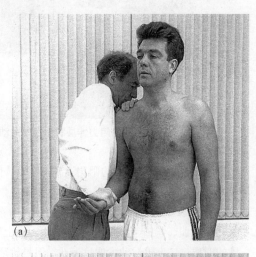
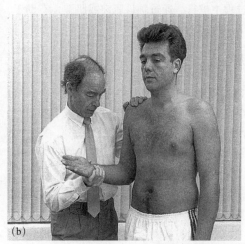
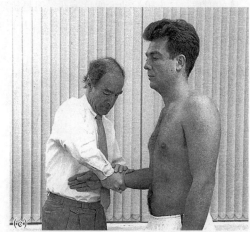
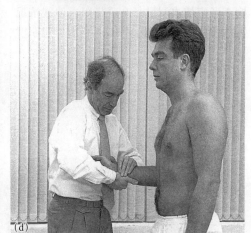

图 16-2　阻力运动

(a) 弯曲；(b) 拉伸；(c) 旋前；(d) 旋后。

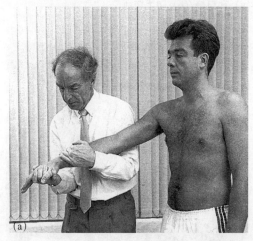
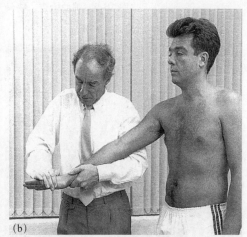

图 16-3　阻力运动

(a) 腕部的弯曲；(b) 腕部的伸展。

侧腕伸肌、示指固有伸肌、指总伸肌和小指伸肌。

## 五、触诊

临床诊断之后（并且仅在需要提供更多信息的时候），对肘关节进行触诊。

为了检测热、肿胀、关节滑膜增厚（触诊应通过桡骨头进行）、摩擦音，或者咔嗒声，肘关节触诊可以在休息或者运动的过程中进行。通过触诊肌肉或肌腱，有助于发现损伤的确切部位。

## 六、辅助检查

1. 腕部的阻力伸展和手指的主动弯曲　通过手掌部位压指尖，检查患者手指的主动弯曲程度。腕关节的阻力伸展检查方法，和以前描述的相同（图16-4）。

2. 阻力的桡侧和尺侧弯曲　在肘伸展及腕部弯曲和伸展的自然位置时，检测桡侧和尺侧抗阻力的情况（图16-5）。病变在桡侧伸展部位和腕部的弯曲，以及尺侧的伸展和弯曲，测试抗阻力时与健侧有一定的差异。

3. 手指的阻力伸展和弯曲　当发现手指伸肌群有病变的时候，检查者应依次测试每个手指阻力伸展情况（图16-6a），以便找到病变的肌腱。如果手指的伸肌肌群

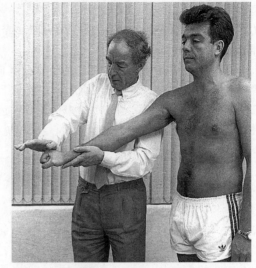

图 16-4　腕部的阻力伸展和手指的主动弯曲

出现了问题，每个手指的阻力（图16-6b）伸展检测将揭示病变肌腱的具体位置。

4. 伸展状态下的阻力旋后　为了区分病变在肱二头肌和旋后肌，检查者应进行这项检测。当上肢处于伸展位置的时候，二头肌运动大幅度减少，但是旋后肌收缩正常。

5. Tinel 征　叩击位于肱骨内上髁与尺骨鹰嘴之间的

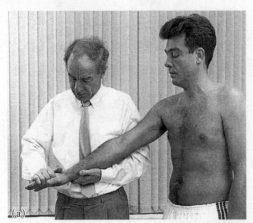

图 16-5　辅助检查：桡骨（a）和尺骨（b）阻力弯曲

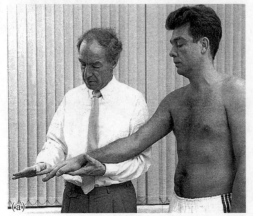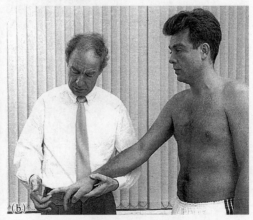

图 16-6　辅助测试：手指的阻力伸展（a）和弯曲（b）

尺神经沟内的尺神经（图 16-7），诱发尺神经区域的远端麻痹，如前臂和手，这是 Tinel 征阳性的表现。这种测试用于评估感觉神经纤维的再生进程。如果远端出现放电样麻痛感或蚁走感，表明神经再生受到损害。

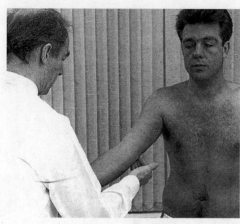

**图 16-7　Tinel 征**

常见的临床诊断，见知识点 16-1。

（张东伟　郭鱼波　王丽丽　贾强强　翻译）

# 肘部临床检查的解释

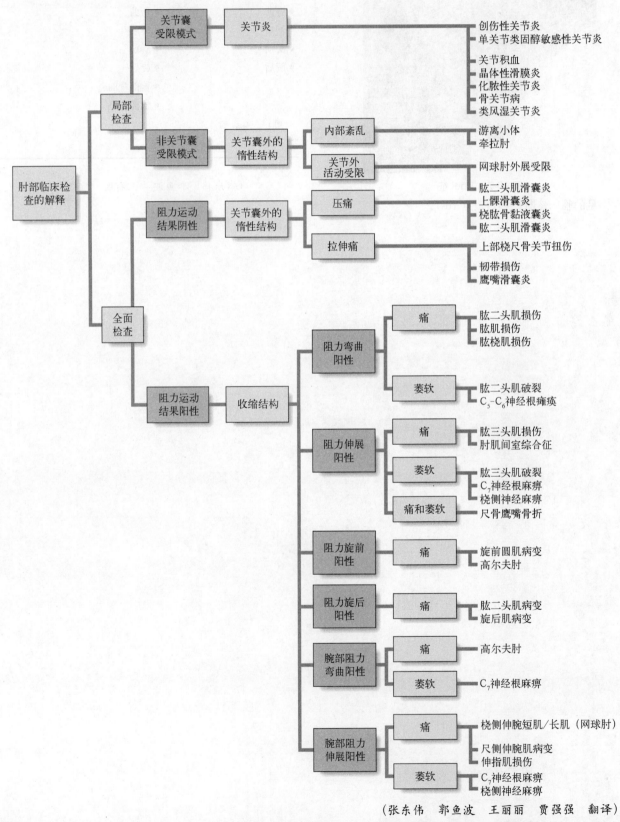

（张东伟　郭鱼波　王丽丽　贾强强　翻译）

# 第 18 章

# 肘关节功能障碍

## 一、活动范围受限

### （一）关节囊性活动范围受限

肘部的关节囊性活动范围受限表现为屈曲和伸展受限（图 18-1），屈曲通常比伸展受限更严重，不过同等程度受限的情况也有发生。旋转范围通常不受限且无痛，仅在发生晚期关节炎时，出现最大旋转处的疼痛。

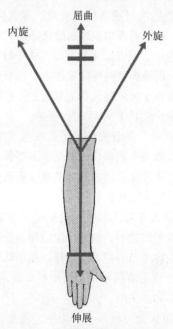

图 18-1 关节囊性活动范围受限

以下情况最为普遍。

1. 创伤性关节炎 肱骨和尺骨之间关节的创伤性关节炎表现为一种孤立的状况，也导致孤立的屈曲和伸展功能障碍。关节炎可能是创伤（包括较轻微的创伤）导致的。对中老年患者而言，也可能是过度使用关节导致的。

患者通常称其在受伤后或紧张工作或劳累后的第二天，感到肘部的弥散性疼痛。疼痛非常稳定，并且在移动关节时感到僵硬和困难。

临床检查显示关节囊性活动范围受限：屈曲和伸展运动明显受限且疼痛，而旋转不受限且不痛。

触诊可能检测到一些肿胀。如果肿胀是在外伤发生后立即出现的，可能是由出血引起的，应立即吸出。如果

不是，则积液就是继发于关节炎的，会随着关节炎的消退而消失。此外，侧位 X 线片上的脂肪垫征阳性（这是对关节囊扩张的反应），可提示关节内积液。

有两种需要注意的情况。

（1）鹰嘴骨折：鹰嘴位置表浅，容易受伤。肘部受伤，特别是肘部弯曲时着地，可能导致鹰嘴骨折。当然，其触感柔软，在检查中可发现明显的活动僵硬，发热、肿胀和关节囊式活动范围受限。等长延伸(肱三头肌的一种动作)也表现出运动受阻，并且疼痛无力。放射成像可确诊骨折及其类型，多数情况下发生了移位但是稳定，需要手术治疗。如果没有发生移位，固定就足够了。

（2）桡骨头骨折：约占所有肘部骨折的 30%，并且大多数是摔倒时手部着地，肘部伸直而发生的。此状况常见于女性。

如果肘部急性创伤性关节炎患者在内旋和外旋时都感到疼痛，则几乎可以肯定发生了桡骨头骨折。放射成像可确认此诊断。

桡骨头骨折的治疗方案包括非手术治疗、切除、切开复位（内固定）和关节成形术，这取决于骨折的类型和移位程度。

 **注意**

创伤性关节炎并发内/外旋疼痛或等长测试时疼痛无力均提示关节内骨折。

治疗：创伤性关节炎可自行恢复，但可能需要数月时间。用按摩和（或）锻炼治疗只会刺激关节，所以不宜采用。

首选治疗方式为关节内注射 20mg 曲安奈德 2 次。患者首次就诊时即给予注射。以前臂吊带悬吊手臂数天。一周后再给第二次注射，关节应在两周内恢复。

技术：关节内注射。患者俯卧，肘部下方垫有一个小枕头。从侧面握住上臂，前臂完全内旋。在这个位置，很容易触到肱骨和桡骨之间的关节间隙及鹰嘴内侧的关节间隙。用 2ml 注射器中装入曲安奈德 10mg/ml，并装上 2cm 细针头。针头插入关节线并稍微倾斜地瞄准鹰嘴下方（图 18-2）。

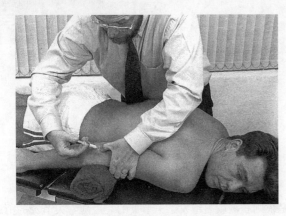

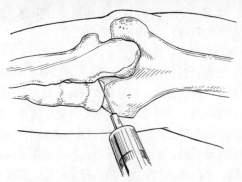

**图 18-2　关节内注射**

屈曲休息位：可用于不能耐受注射的患者。接触患者后，立即使用绷带将肘部固定在尽可能屈曲的位置。每天将肘部屈曲一些，然后在最屈曲位置保持 2 周。使肘部在稍伸展的位置放松。3 天后重新检查关节，如果仍能达到最屈曲位置，则允许前臂进一步伸展。大约 6 周后，患者达到可以使用前臂吊带的阶段。2 或 3 个月后，肘部的运动应该不再受限且不再疼痛。使用螺丝扣夹板的另一种静态渐进式夹板方法被证明可用于治疗长期的肘部创伤后僵硬。

2. **关节炎**　关节炎可能在中年晚期自然发生，而且通常是双侧的，也可能源于骨折或脱位。例如，肱骨远端关节内骨折最常与退行性关节疾病的进展有关。关节中反复轻微的损伤或关节游离体也可能导致早期关节病变。

患者通常是男性，在肘部过度使用后，关节会轻微疼痛，不能完全伸直手臂，影响活动。

检查时，可观察到轻微的关节囊性活动范围受限，屈曲时有生硬的终端感。伸展的终端感也较生硬，这是因为关节囊挛缩而不是正常的骨间终端感。可能有粗糙的骨擦音。放射成像可以显示关节变化，不过关节的变化并不一定会导致活动范围受限和疼痛。

需与神经性关节病鉴别，它表现为关节囊性活动受限，但总体上没有疼痛。

关节炎本身并不会引起需要治疗的症状，但过度使用患病关节可导致创伤性关节炎。可以使用前面描述的方法进行处理。关节游动体非常普遍，它可能使关节炎复杂化。

3. **单关节类固醇敏感性关节**　单个肘关节可以发生

血清阴性关节炎，先出现疼痛，很快就会开始肿胀。

可观察到明显的关节囊性活动受限，一定时间后，还可能发生一定的内旋和外旋受限。在急性和亚急性阶段，最终出现肌肉痉挛。触诊，关节处皮温高，桡骨头处滑膜增厚，晚期可出现肌肉萎缩。若干年后，可能出现细小的捻发音。

放射成像可见软骨脱钙，晚期可见软骨侵蚀。

关节内注射曲安奈德（见前文）对单关节类固醇敏感性关节炎非常有效；它可以镇痛，但对活动范围受限几乎没有任何改善。注射后可使患者在几个月内疼痛消失，而因为肘关节不是负重关节，届时可重复注射而不必担心类固醇关节病变。

4. **晶体性滑膜炎**　痛风（尿酸晶体）和假痛风（焦磷酸钙晶体）在第一次发作时很少影响肘关节（仅占痛风病例的 4.5%），但常引起急性鹰嘴滑囊炎。随着疾病的进展，可能会影响到更多的关节，30% 的病例会影响到肘关节。

无诱因地突然发作和关节红肿是其典型表现。

以下诊断标准可能对痛风有用。显微镜下及化学或组织学检查，在滑囊液中发现尿酸结晶，或在耳上看到痛风石，即可确诊。或者如果发现以下 4 个特征中的至少 2 个也可确诊：蹈趾典型的痛风发作史；一个关节出现两次典型的痛风发作；可见痛风石；急性发作后给予秋水仙碱或苯基丁氮酮，症状于 48 小时内缓解。

5. **关节积血**　关节损伤后可能发生关节积血，常见于关节内骨折或关节囊挫伤，偶见于血友病患者。血液进入关节导致严重肿胀和明显的关节囊性活动受限。必须立即进行抽吸以避免破坏软骨。

6. **类风湿关节炎**　多关节类风湿关节炎可累及肘关节。除了严重肿胀之外，快速发生的伸展受限也是典型症状。肘关节同膝关节和肩关节一样，也是软骨瘤病的好发部位之一。色素沉着绒毛结节性滑膜炎最常见于膝关节，其次是肘关节和踝关节。

在这些和其他类风湿关节炎中，需要系统的药物治疗，有时甚至需要外科手术。全肘关节置换术可取得良好疗效。

7. **化脓性关节炎**　肘关节的细菌感染总是会很严重。它不仅可能导致关节的完全破坏，而且可能危及生命。其原因可能是关节开放性损伤（如开放性骨折）、异物穿透（如在园艺或采摘水果时被玫瑰或荆棘刺伤），或在关节内注射（特别是注射类固醇悬浮液）时引入了细菌。它也可能源于其他局部感染的血液传播，如牙脓肿、膀胱炎、尿道炎和皮肤感染，这些原因非常依赖于患者对感染的抵抗力：患有糖尿病、肾衰竭或免疫系统缺陷（如类风湿关节炎）的患者更可能发生血源性播散，导致化脓性关节炎。

症状突然出现，很容易识别。受影响关节出现急性炎症的表现：疼痛、肿胀、发红、发热，以及关节活动受限。还有全身症状，如高热、中毒表现、面色苍白、食欲缺乏和寒战。

治疗包括全身抗生素治疗、关节穿刺抽积液和关节镜引流。

8. 结核性关节 肘关节结核是一种罕见疾病，占所有骨关节结核病例的 1%～3%。由于起病隐匿，局部或全身症状不明显，很难做出诊断。早期的放射学检查也缺乏特异性。因此，肘关节结核很容易被误诊为退行性关节炎或类风湿关节炎。症状出现几个月后，开始出现夜间疼痛，检查发现关节活动受限和僵硬。X 线片显示关节周围骨质减少、骨侵蚀和关节间隙变窄。在血液学检测中，红细胞沉降率（ESR）和 C- 反应蛋白（CRP）升高。

诊断结核性关节炎的金标准是滑囊液的直接或培养后检出结核分枝杆菌。

**（二）非关节囊性活动受限**

1. 单侧屈曲或伸展的受限

（1）关节游离体：并不罕见，而且可影响正常活动。它可以使关节不能完全屈曲，但不影响伸展（图 18-3）；或者使关节不能完全伸展，但不影响屈曲（图 18-4）。而且它可以使僵硬的关节终端变得相当柔软。

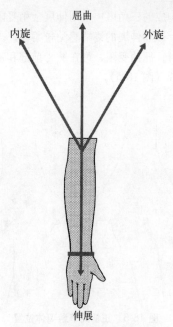

图 18-4 非关节囊性伸展受限

病史很典型：年轻人通常称肘关节（通常是屈曲时）突然锁定。由于疼痛，不能将肘部完全伸直。在几天内，病情逐渐消退。这种状况可能在过去发作多次，之间有无痛期。

发作时表现为非关节囊性运动受限：被动伸展受限，终端感柔软。而在无痛期，检查结果为阴性；典型的病史提示这一诊断。

可以通过肘关节 45°屈曲下的前后 X 线成像来确诊，因为在这个位置，X 线几乎平行于碎片和下面的肱骨小头间的间隙。最近，磁共振成像（MRI）也被建议用于评估骨软骨炎，超声检查似乎也很有效。

如果患者在发作期间就诊，可进行手法复位。也可以考虑关节镜或手术切除游离体，这是因为游离体具有骨质核，并位于营养丰富的滑囊液中，可能会生长，因而每次发作时病情都可能进一步恶化。同样需要注意的是，游离体可能比 X 线片上显示的大得多，因为它表面还覆盖着对 X 线透明的软骨。如果不进行手术，游离体可能最终导致严重的关节炎。伸展受限可能会严重阻碍活动，因此应予以预防。

② 成年人的正常关节：成年人关节游离体的形成原因通常是创伤性的，损伤已经切掉了一块或多块软骨。发生游离体的中年患者的关节内通常会有多个软骨碎片，放射成像不容易检测到这些碎片，这样的碎片不会引起关节病。

成年人病史不像青少年那样典型；患者有肘部疼痛发作，劳累会加重疼痛，且不会自行缓解，所以必须接受临床检查。这些患者如果没有接受适当的检查，便会被认为患上了网球肘。

基于碎片的位置，患者可表现为明显的非关节囊性屈曲或伸展受限。如果游离体位于由肱骨头、桡骨头和尺

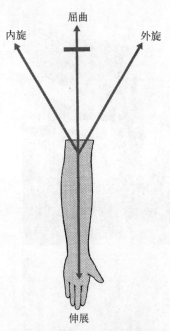

图 18-3 非关节囊性屈曲受限

根据患者年龄的不同（青少年、成年人和老年人），需要考虑三种不同的情况。

① 青春期：游离体是青少年肘关节疾病的常见原因，几乎是创伤之外发生关节炎的唯一原因。游离体不会发生在 14 岁之前，通常是由于软骨性骨软骨炎，主要发生在肱骨小头或关节内碎片骨折，这种情况可能导致关节软骨一个或多个骨头碎片脱落。骨软骨炎在年轻女子体操运动员中并不少见，因为她们的肘关节过度伸展和外翻。还常影响参与高负荷、重复头顶动作的年轻投手或运动员。

骨冠突基部构成的三角区中，则伸展会稍受限，而屈曲不受限且无痛。被动伸展的终端感觉较柔软。当游离的软骨片位于前方时，屈曲受限，可在肱骨前部和冠状突的尖端之间发现碎片（图18-5）。

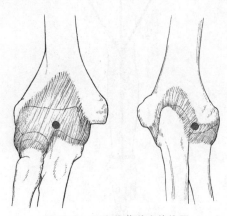

**图 18-5 正常关节游离体位置**

左侧，游离体位于前方，关节屈曲受限；右侧，游离体位于后方，关节伸展受限。

限制伸展的游离体通常可做复位。强牵引力下的复位操作可将游离软骨片移动至关节后部，它就不会再影响运动。每次出现这样的问题都可以这样操作。通常不需要再做额外的治疗，除非经常复发的话，可考虑在关节镜检查并摘除游离体。

限制屈曲的游离体不能通过手法复位，但屈曲受限，除非非常严重，一般不会给患者造成重大困扰。在这种情况下的可选方案是，基于患者的年龄、偏好及功能障碍，选择关节镜切除、手术切除或不做处理。不过，如果不做任何处理，游离体有一定的可能嵌入，导致永久的屈曲受限。

技术：游离体的手法复位。患者坐在沙发上。手臂外展至水平方向，肘部弯曲成直角。助手用双手抓住患者上臂远端并将手臂固定在沙发上。另一名助手将一只手放在患者下肋骨上稳住患者的胸部；另一只手使患者患侧的肩膀靠在沙发上。如果没有助手，可以使用皮带固定患者的身体和手臂。

这种操作包含了以下要素：牵引、从屈曲向伸展运动及内旋和外旋运动（图18-6和图18-7）。

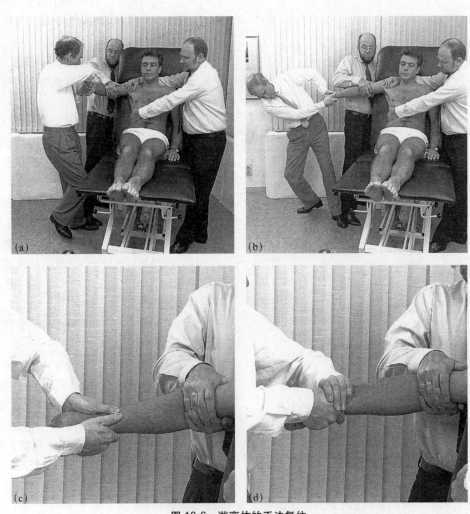

**图 18-6 游离体的手法复位**

（a）起始位置；（b）使用内旋技术的终点位置（最简单和常用）；（c）使用该技术时手部位置特写；（d）使用外旋技术时手部位置特写（较难较少使用）。此技术未以一般视图展示。如果没有助手，使用皮带固定患者。

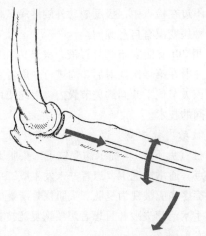

**图 18-7　游离体手法复位**
该图显示了该技术的三个要素：牵引、从屈曲向伸展的运动及旋转。

操作者将对侧脚与第一助手的脚垂直放置于患者肘部下方，这是固定点，围绕该固定点旋转，使肘关节从弯曲向伸展活动。然后用双手抓住患者前臂远端，根据所选择的旋转，手的位置略有不同（图 18-6）。然后，通过操作者的体重牵引关节。操作者以脚为支点旋转时，从屈曲向伸展逐渐移动，同时患者的前臂在整个范围内做内旋和外旋活动。在接近伸展范围的最后时刻，操作者的躯干侧向弯曲远离患者以施加最大牵引力。伸展运动不应超出受限程度；如果发生这种情况，会导致创伤性关节炎。

每次尝试后，重新检测伸展范围。只要症状有改善，就可以继续进行所选择的旋转运动。如果没有进一步的改善，可以尝试其他旋转运动。在终端感变得正常时（变硬时）即应停止治疗。

不应期望经过手法复位即可使运动不再受限或无痛，但终端感的改变即表明游离体已经移动。最初游离体半脱位导致的轻微创伤反应也将在随后几天内消退。几天后应进行复诊，如果有必要，可重复操作。

③中老年人的患病关节：该人群的病史也非常明确。中老年患者通常会提到关节炎而导致的肘关节轻微疼痛。此外，根据报道，疼痛发作持续时间约 1 周，症状在几个小时内逐渐出现，然后经过数天时间逐渐消失。2 次发作之间，肘部表现出关节囊性活动受限，活动范围内的终端感硬，这是关节炎导致的。发作期间，活动受限变为非关节囊性；终端感变得柔软而且活动受限严重。

在 X 线片上可见骨质碎片。不过，关节中存在游离体并不一定会发生内部紊乱导致的关节炎发作。

可以在发作期间进行手法治疗，但并不是特别必要，因为病情会自行消退。向患者解释发病机制就足够了；或者，可以考虑关节镜移除游离体。

（2）网球肘的伸展受限：一些网球肘患者可能表现为轻度的被动伸展受限，其终端感柔软。当然，基于网球肘的主要症状即可做出诊断。

2. 儿童急性外旋和伸展受限　桡骨小头半脱位也被称为"牵拉肘""脱臼肘"或"保姆肘"，是 8 岁以下幼儿最常见的上肢损伤之一。损伤通常是向伸展和内旋的手臂施加纵向牵引时导致的，如通过前臂拉起儿童或牵着儿童的前臂，之后会立即出现疼痛和运动受限，肘部弯曲约 90°并内旋。

"牵拉肘"实际上是肱骨远端和桡骨小头之间的环状韧带移位。桡骨小头经环状韧带被拉向远端，而环状韧带从其覆盖桡骨头的正常位置移位到肱桡关节（图 18-8）。

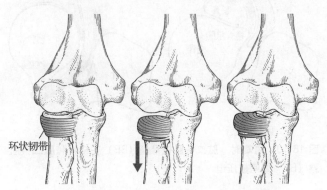

**图 18-8　肱骨小头与桡骨头之间的环状韧带移位**

随后对下尺桡关节的干扰造成了外旋受限。肱桡关节的超声检查显示桡骨小头和肱骨头之间的距离增加，可能是因为环状韧带嵌入了肱桡关节。腕关节 X 线片显示，与尺骨相比，桡骨向远端移位，这种情况在手法复位后恢复。

复位很容易。有时通过将前臂置于外旋和屈曲位即可自发复位，如在检查肘部被动屈曲时。如果没有自行复位，需进行手法复位。

技术："牵拉肘"复位。要求孩子靠墙站立。将上臂外旋，肘部弯曲成直角。操作者用同侧手抓住孩子的前臂远端，将肘部压向墙壁，桡骨向上推向肱骨。与此同时，前臂在任一方向上快速旋转至最大范围（图 18-9）。突然，在旋转至最大范围时，桡骨头会随着较明显的咔嗒声而复位。

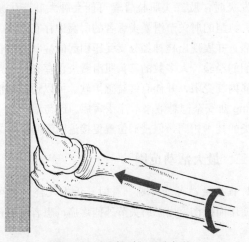

**图 18-9　"牵拉肘"手法复位**
此图展示了该技术中包含的两个要素：按压和旋转。

3. 内旋受限 肱二头肌桡骨囊位于二头肌远端肌腱的附着点。外旋时围绕二头肌肌腱。内旋时，桡骨结节向后旋转，压迫肱二头肌腱和桡骨皮质之间的肱二头肌桡骨囊（图18-10）。

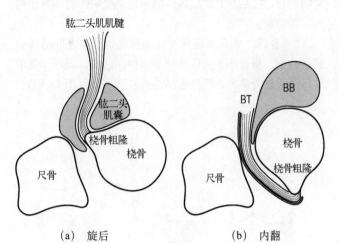

(a) 旋后　　　　　　(b) 内翻

图 18-10 内旋时，肱二头肌桡骨囊（BB）在桡骨和肱二头肌腱（BT）之间被压迫

4. 尺侧副韧带 反手投掷导致的尺侧副韧带部分或完全破裂在运动员中较为常见。受影响最多的是高水平棒球投手、网球运动员和标枪运动员。这种情况常常因尺神经的刺激而复杂化。通常，病变是由于肘部长期过度使用导致韧带功能不全而引发的，甚至没有单一的韧带灾难性损伤。

通常，运动员在投掷后或投掷过程中都会有肘部反复疼痛的病史，而没有特定的损伤。在体格检查中，如果病变是急性的，则可能存在关节囊性活动受限。而慢性病变中，标准临床检查将是完全阴性的，必须行关节外翻的不稳定性检查。运动外翻应力试验具有高灵敏度和特异性。患者仰卧，手臂外展并外旋，肘关节处于自然旋转位，然后，检查者对完全弯曲的肘部施加并保持恒定的适度外翻扭矩，同时逐渐伸展肘部。如果在120°和之间出现了肘部内侧疼痛，则测试为阳性。

发炎时，肱二头肌桡骨囊可能会肿大并产生症状和体征。典型的肘关节滑囊炎患者的肘窝中存在肿块、肘前侧疼痛，并表现出桡神经分支受压引起的症状和体征。根据我们的经验，大多数的二头肌滑囊炎仅存在肘部疼痛和因疼痛内旋受限，并伴有终端感柔软。可以通过浸润式注射20mg曲安奈德悬液来治疗该病症。这与治疗肱二头肌肌腱炎的技术相同，但浸润位置更接近肌腱与桡骨之间。

## 二、最大活动范围

1. 极度被动外旋疼痛 有时，近端尺桡关节可能因过度使用而扭伤。由于肘关节外侧疼痛，患者可能被误诊为网球肘。不过在检查中，极度被动外旋疼痛是唯一的阳性体征。这种病变没有自愈倾向。

治疗使用20mg曲安奈德悬浮液，关节内注射1～2次，第二次注射在第一次注射后2周进行，患者在数周后痊愈。由于该关节位于共同的关节囊内，因此使用了与前面描述的相同的技术。

2. 极度被动内旋疼痛 这一体征通常伴随二头肌腱炎的主要体征（见下文），提示病变位于二头肌腱与桡骨粗隆的附着点。通常情况下，患者并未发生肱二头肌肌腱炎，被动内旋疼痛应被视为是肱二头肌桡骨滑囊炎。

如果非手术治疗失败并且患者想要恢复竞技状态，则可能需要手术干预。

对于年轻的投掷运动员中，屈肌总肌腱重复高强度的外翻应力和牵拉可能导致内侧髁骨骺的微小应力性骨折。表现为肘部内侧疼痛，投掷距离和效率降低。内侧髁触感非常柔软，可能会发现轻微的关节囊性活动受限。这种病变被称为"内侧髁应力病变"或"小联赛肘"。

桡侧侧副韧带的损伤很少是由于反复孤立的内翻应力所致，但多发生在肘关节脱臼后。它可能导致后外侧旋转不稳定，引起诸如"咔嗒""啪啪"和"锁定"等症状。医师可使用如侧向枢轴移位或后外侧旋转抽屉试验，来确定诊断。在复发性问题中，外科手术重建或修复似乎能取得良好的效果。

3. 鹰嘴滑囊炎 鹰嘴滑囊非常表浅，所以非常脆弱。病变可由重复的直接压力引起（如将肘部靠在桌子上），也可能因为摔倒时以弯曲的肘部着地而导致。它通常与职业或运动创伤或全身状况有关，如类风湿关节炎、痛风、肺结核和风湿性疾病（如软骨钙质沉着症、黄瘤病）。

症状是肘部后侧疼痛。症状取决于滑囊炎的类型。在由创伤或感染引起的急性病例中，可发生肿胀，肿胀可以比较轻微也可以严重至鸡蛋大小。还可观察到程度不同的发红和发热。对于较慢性的病例，轻微肿胀是唯一的症状。功能检查通常不会发现异常，尽管完全被动屈曲可能会引起一些不适，有"紧张感"，触诊鹰嘴尖有压痛。对于慢性病变，可触及滑囊壁增厚。

诊断时需鉴别创伤性滑囊炎和感染性滑囊炎。化脓性滑囊炎表现为皮肤发热和发红，以及肘部伸展受阻和疼痛。抽吸滑囊液做化验可能对诊断有帮助。

由于肘部的持续运动，仅做抽吸不能阻止液体再次积聚。注入非甾体类抗炎药可加速症状改善。若非手术治疗失败，可以采用关节镜切除。化脓性滑囊炎应立即接受抗生素治疗和（或）引流。有时，对于最顽固的病例，手术切除是必要的。

（冯海霞 翻译）

# 第 19 章

# 收缩结构紊乱

与肩不同，肘部的合并损伤相当罕见。因此，积极的运动受限通常只表明收缩结构受到了损伤。

## 一、伸肘

### （一）疼痛

通过伸肘方式进行肱二头肌和肱肌检查，肘弯曲成直角屈伸位于中间位置，即肘关节屈曲强度最大，手肘弯曲进行旋前臂活动，经常比肱肌更紧张，表明该位点是测试肱二头肌的最佳位置。

肌电图的研究证实，弯曲向下时，肱二头肌活性下降。

1. 肱二头肌　如果二头肌功能衰竭，不旋转抗旋会引起疼痛。有四个可能的位置会引起疼痛（图 19-1）。

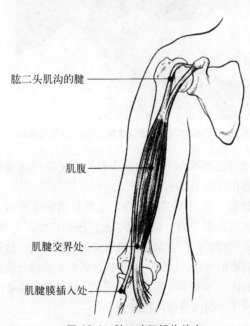

肱二头肌沟的腱

肌腹

肌腱交界处

肌腱膜插入处

图 19-1　肱二头肌损伤位点

（1）肩膀疼痛：如果不屈曲旋转引起肩疼痛，其损伤或位于肱二头肌长头的上部，或肱二头结节间沟，或关节内上部甚至附着于盂唇的部位。

肱二头肌长头断裂通常是肌腱断裂的原因之一。当患者屈肘时，除了手臂下部出现圆球状的肌肉之外，几乎无任何症状。不屈曲仍然是无痛的，肘是强壮的，肱肌仍然是肘关节最强壮的屈肌 - 只有肘关节 8% 的屈曲强度和大约 21% 的前臂旋后强度损失，无须治疗。

（2）臂中部疼痛：损伤可能位于肌腹本身，通常位于下半部。经常由过度紧张所致。患者主诉当屈曲运动时，感到前臂疼痛，该症状可能会持续下去，尤其是那些继续进行手臂活动的患者，即使这些患者准备休息时也会发生。该症状自发治疗可能需要 2 年时间。

二头肌腹部损伤呈现两个特点：通常位于肌腹后方，因此必须摸到痛处捏握；触摸该位点并不总是特别敏感，因此很难通过触诊找到准确的定位。局部麻醉注射诊断可能是非常有帮助的，最近，甚至注射深层横向按摩的部位，该治疗法在几周内可以使损伤治愈，但在非常慢情况下，持续 5 年以上的损伤有时可能难以治愈。

技术：深度按摩肱二头肌。患者处于半卧位，前臂放在大腿上以使肌肉放松。治疗师抓住肌腹部损伤点用同侧手捏握，手指握得恰到好处，能够延伸到肌肉的后侧面（图 19-2）。然后手向前拉，引起肌肉纤维的横向按摩，在手指下面可以感觉到按摩传递，手被带回到起始位置并触摸患者皮肤。因此，深度按摩肱二头肌有两个：一个是主动阶段，手拉向前；一个是被动阶段，手被带回。

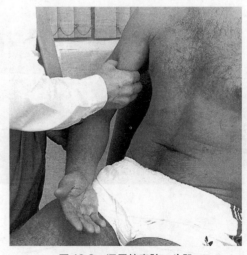

图 19-2　深层按摩肱二头肌

（3）下臂痛：局部麻醉后，采用捏握触诊的方法确诊肌肉肌腱交界处注射后的损伤部位，结果显示位于肱二头肌下方的肌腱不会发生肌腱炎。依据我们以往的经验，深层横向按摩是唯一的治疗方法。如果没有适当的治疗，损伤可以发生在某一个点上并一直引起疼痛，而肌腱的存在限制了肌肉的活动。

技术：前面描述的是使用相同技术的情形。肌腱结合处大部分的结构适应于手和手指的部位及运动的幅度。

（4）肘部痛：当感到肘前方疼痛时，疼痛可能会沿着前臂及手腕进行蔓延传播，位于筋腱骨膜嵌入处至桡骨粗隆处的损伤值得怀疑。

除了通常的检查标志之外，也存在定位标志，即完全被动下旋引起的疼痛。这是由于二头肌间插入了夹住的桡骨粗隆，并以尺骨轴为半径转动尺骨所致。即使感到不痛也没有必要进行诊断，因为用手指探查是不能引起压痛的。

应选择性地用注射方法进行治疗，由于进行局部压痛没有感觉，所以即使注射到整个病灶仍很难进行准确定位，必要时注射三次即可。

另一种治疗方法是深层横向按摩。疗程大约需要2周，治疗过程非常痛苦，因为病灶深而难以触及。

①技术1：在肱二头肌远端进行注射。患者俯卧在沙发上，臂被动地承受外侧的旋转。注射时插入全旋位向上的前臂，以使桡骨粗隆变大。

在肱骨及桡骨之间的连接部位触诊。在尺骨后缘距关节边缘远侧2～3cm一个仅向尺骨倾斜点，用一个带有2cm长细针的2ml注射器吸入曲安奈德。针插入到选择点部位，并垂直向下直接或通过腱性结构推到轴的半径处（图19-3）。在前一种情况下，针没有被部分收回为了能感受产生的阻力，再稍微用力重新插在一个不同的方向，然后按照注射流程将液体注射到肌腱部位。

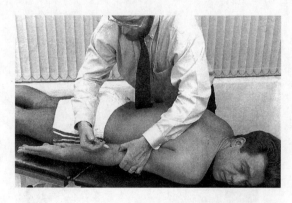

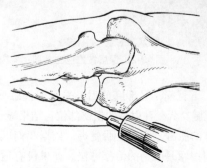

图19-3 在肱二头肌远端进行注射

应该告诫中度疼痛后的患者，1周内避免屈曲和旋后运动。随访2周后，如果检查还有疼痛，则进行第二次注射。在大多数情况下，1～2次注射就足矣。

②技术2：在二头肌远端注射部位按摩肱肌。患者坐在沙发上，手肘弯曲成直角后旋。治疗师坐下，侧手触诊桡骨粗隆，搜索肱桡关节边缘，沿半径轴下降2cm，在那个水平，拇指向前确定前臂肌肉下伸出的结节。拇指弯曲，放置在内侧肌腱间。手指在肘关节的背面施加反压。同侧的手紧握患者前臂的腕关节，进行内旋运动。前臂旋前直到肌腱通过治疗师的拇指下方延伸至内侧。按摩的力量通过这种间接运动来完成。在运动的这一部分，肌腱的压力增强（活动期）。然后将前臂带到旋后位而使压力释放（被动阶段）。这些重复的动作产生横向按摩（图19-4），持续该动作15分钟。

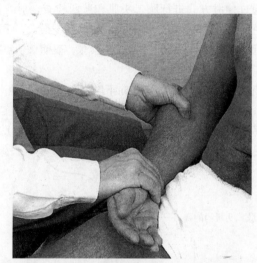

图19-4 对肱二头肌远端注射部位进行深层按摩

治疗师必须确保无论是正中神经还是肱动脉或桡动脉都不能在活动中被压迫。

2. 肱肌 伸肘会引起疼痛，尤其是内旋前臂时，肱二头肌所在位置无效。抗内旋引起消极的作用。 而且，很难找到压痛点，但通常位于肌腹的远端第三处，恰是肱二头肌肌腱的背部。因此，由于抓捏肌肉受伤部分而被动屈曲引起伤害并非不可能，由此证明诊断注射是必要的并需要2～3周的深度横向按摩。

技术：深层按摩。同样的技术被用于肱二头肌的肌肉，肱肌的远端可在二头肌肌腱的背侧触诊。放松肌肉，进行捏握按摩。

治疗中，治疗师应该确保没有出现神经（感觉异常）或动脉（手指苍白）症状，这表明无论接触尺神经和肱动脉，在这种情况下，必须改变手的位置。

肱肌和异位骨化：肌肉炎性骨化是一个良性的条件，其特点是异位骨形成，发生在损伤后的肌肉纤维、结缔组织、血管和骨膜下。易发于15—30岁男性，呈现出下述症状：受累肌肉疼痛，出现肿块和屈曲挛缩现象。严重挫伤史有助于这些患者的早期评价，影像学前的变化是显而易见的。当受伤之后，通常在肘部骨折疼痛增加，活动范围逐渐减小，这表明可能向肌肉炎性骨化方面发展。几周后通过 X 线片可见手臂的中间或远端肱肌膜质量增加，锝骨扫描显示呈阳性。当骨化性肌炎充分进展时，可能稍微运动就延伸到右角的两边，甚至旋转都受到明显的限制。

> **！注意**
>
> 骨肉瘤也可入侵出现在形成的肌肉组织中。影像学图像显示出现了肉瘤的特征（骨膜增加和皮质破坏）。

骨化性肌炎进行非手术治疗无效，2 年后自行消失。Lipscomb 等的研究表明，骨化性肌炎的上肢吸收是完全可能的。如果没有，可手术切除，去除不成熟的骨可能导致广泛的局部复发而致完全的骨化损伤。

因为有些作者将肌炎的发生归因于以前的治疗，按摩和肱肌活动只能在肘关节完全被动运动范围内进行，影像学评估显示没有异位骨形成。

3. 肱桡肌　我们从未遇见肱桡肌损伤，但 Barbaix 已描述过一例。患者在练习后，在包括肘关节屈曲和同时旋转的活动中，会经历肘部的放射状髁上疼痛。疼痛可能引起的被动伸展，但程度略有限。与前臂旋前旋后的屈肘比扩展更痛苦。用超声诊断和患者在进行曲安奈德注射反应时进行证实。

### （二）无力

1. 神经系统疾病　屈肘功能障碍通常是由颈椎根性麻痹引起的，包括 $C_5$ 或 $C_6$。在颈$_5$ 椎根的麻痹中，外展和肩关节外旋也很弱。在第 6 颈椎根性麻痹中，腕关节抗伸强度也很弱。

2. 断裂　通常在腱插入部位会发生肱二头肌远端腱断裂，有时伴随桡骨粗隆撕脱。目前文献报道，损伤越来越多。损伤机制表明，最常见的是弯肘时负重偏离重心。体检发现上臂可能有肿胀、血肿和大力水手状的畸形。然而，如果腱膜不破，肱二头肌远端正常轮廓仍可能完整可见。除非有严重的肿胀，否则活动范围通常不受限。强度检查表明，肱二头肌在前臂向后旋转时常感到无力，只能在较小范围内屈肘。二头肌挤压试验和钩试验是诊断肱二头肌远端肌腱断裂敏感性和特异性的两种物理检查方法。肱二头肌挤压试验涉及压力测试，如果肌腱没有损伤，将前臂向后旋转。在钩试验时，用肘积极屈曲和旋后，示指钩住肘窝内索状结构下面。

治疗选择是外科手术：解剖修复肱二头肌远端肌腱断裂提供了良好的效果，早期的解剖重建可以恢复肘部的力量和耐力。

## 二、屈肘

### （一）疼痛

1. 肱三头肌　肱三头肌损伤是罕见的。三种可能的定位可以区分触诊（图 19-5）：肌肉肌腱交界处是最常见的部位；肌腱体和鹰嘴处的筋腱骨膜结合处。对于所有的位点，治疗都是由深处的横向按摩组成。筋腱骨膜交界处对深处横向按摩和注射反应相同。

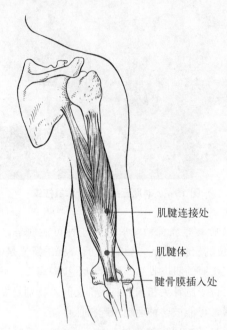

肌腱连接处
肌腱体
腱骨膜插入处

图 19-5　肱三头肌损伤位点

（1）技术 1：在筋腱骨膜结合处注射。患者俯卧，手臂稍微侧屈，在肘下放置一个小枕头。一个安装 2cm 针的 1ml 注射器充满曲安奈德。尺骨鹰嘴尖触及压痛点位置。针插入近 1cm，并指向鹰嘴（图 19-6）。只有碰到尺骨的部位才能感受到腱的抗性。通过仔细地进行针的反复抽取再插入进行注射，维持和尺骨的接触。

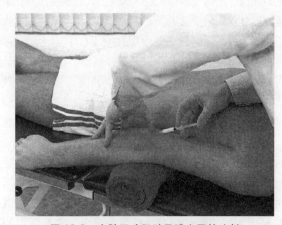

图 19-6　在肱三头肌腱骨膜交界处注射

（2）技术 2：肌腱交界处，肌腱和筋腱骨膜交界处的按摩。患者坐在沙发旁边，手臂处于休息状态，手肘保持

90°弯曲。治疗师坐在患者手臂的正角度。对侧手抓住患者的肘部，另一只手则稳定患者的前臂。在肱三头肌肌腱压痛点检查，然后示指、中指用力，放在内侧的肌腱。然后用拇指按压于前臂的近端外侧（图19-7）。治疗师外展手臂，然后把它放回侧面。这是活动的阶段，然后是放松，同时将手臂带回外展。这种反复的运动会在损伤部位导致横向按摩。

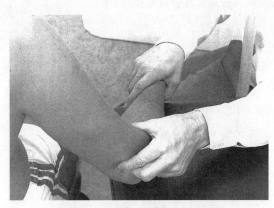

**图19-7 对肱三头肌进行深层按摩**

2. 屈肘和疼痛弧的延长 另一种可能性是，伸肘引起 $C_5$ 部位的肩膀疼痛。这和肩上疼痛弧的意义是一样的。由于肱三头肌的肌肉收缩，肱骨向上拉向肩峰。一个柔软的结构，位于肱骨头和关节的顶部之间，特别是发炎的肩峰下滑囊，可能被这种运动引起挤压疼痛。

3. 肘肌筋膜间室综合征 Abrahamsson 等报道了一例慢性肘肌筋膜间室综合征引起肘外侧疼痛。其症状为严重的肘关节外侧疼痛和肌肉功能障碍。疼痛是由肘部和前臂旋前反复延伸引起的。有一个微微隆起的肿块，明显的肘肌压痛，进行筋膜切开术成功治疗。

**（二）无力**

1. 疼痛无力

（1）肱三头肌肌腱全部或部分断裂：据报道这是一种罕见的损伤。最常见的形式是骨肌腱插入的撕脱伤。在肌肉肌腱交界处损伤较少发生。最常见的损伤机制是叠加在收缩的三头肌上的减速应力。一个明显的差距，随着手臂的延伸完全无力，病症表现为三头肌断裂。然而，在许多情况下，最明显的缺陷是没有注意到最初是因为肿胀、瘀斑才导致该症状的出现。损伤的早期外科修复是治疗的选择，并可预见到良好的结果。有时，相同的损伤机制导致肱三头肌撕脱骨折。除了相同的症状和体征，侧位片显示尺骨鹰嘴撕脱骨斑点的存在（片状的标志），这几乎是特征性损伤。

（2）尺骨鹰嘴骨折：如果疼痛是由于受伤和肘部伸展疼痛和无力的结果，鹰嘴骨折的可能性必须考虑。肘关节的局部压痛和明显的关节征也会出现：关节囊内的发热、肿胀和被动运动受限。在大多数情况下，非手术治疗就足够了。

2. 无痛无力 桡神经麻痹和 $C_7$ 神经根麻痹是最常见

的神经系统紊乱疾病。

（1）桡神经麻痹：除了已知的外伤原因外，桡神经麻痹通常是由于拐杖的压力或手臂内侧压在坚硬的边缘（星期六晚上瘫痪）引起的。在这种情况下，腕关节的阻力也很弱，甚至可能导致腕下垂。这种情况是无痛的，在3～6个月自行恢复。一些严重的病例需要手术修复。

（2）$C_7$ 神经根麻痹：这是伸肘乏力最常见的原因，通常是由于 $C_6$ 椎间盘突出，压迫 $C_7$ 神经根。历史指向的颈部问题，颈检查阳性。可能发现肱三头肌与腕屈肌无力一起变弱，在严重的情况下，在肩关节的内收肌是无力的。

**三、抵抗反掌**

抵抗后的痛苦通常与抵抗屈曲疼痛一起发生。在这种情况下，损伤位于肱二头肌。如果抵抗屈曲不是阳性的，旋后肌短肌一定有问题。后一种情况相当罕见。

为了确认诊断，重复进行检查，肘关节完全伸直，这是一种抑制肱二头肌功能的姿势。没有发现肌肉特别柔软，因此应给予局部麻醉（图19-8）。这可能需要治疗，但通常需要进行深部横向按摩治疗（图19-9）。疗效可在1～2周显现。

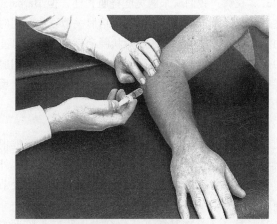

**图19-8 注射旋后肌**

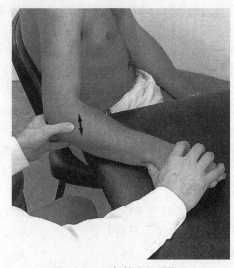

**图19-9 深部按摩旋后短肌**

方法：按摩旋后肌。患者坐在沙发旁边。肘部弯曲成直角，放在沙发上。治疗师坐在患者手臂的正位触诊长骨。旋后肌是一块平坦的肌肉，不能感觉触诊，所以需要了解解剖知识才能够触摸到那个部位。治疗师将拇指放在最柔软的区域，反压前臂内侧手指。按摩是由垂直于肌纤维的斜向运动进行的，运动从桡骨近端开始，尺骨远端结束。

## 四、抵抗下旋

在旋肘通常表现为高尔夫球肘。在这种情况下，会造成普通的屈肌腱损伤疼痛，抵抗屈曲手腕也肯定会引起痛苦。事实上，旋前圆肌部分来源于屈肌腱复杂的内上髁，这也解释了旋肘可能是积极的治疗方法（如高尔夫肘）。

损伤偶尔位于旋前圆肌本身。触诊显示肌肉腹部的压痛通常在中点处。在这种不寻常的损伤情况下，需要进行几次深横向按摩治疗。

方法：按摩旋前圆肌。患者坐着，手臂搁在沙发上。治疗师坐在患者手臂的正位。肘关节 90° 屈曲，在旋前旋后的前臂中立位。治疗师触诊患者肌腹前臂的前部，这一动作也可由患者主动收缩进行完成。对侧手的两个或三个手指指尖放在指定和反压用拇指在前臂外侧。前臂用另一只手固定（图 19-10）。按摩运动开始于肌肉下方，手指被肌肉拉到治疗师。这是活动期。然后将手指带回先前的位置（被动相位），重复该动作。

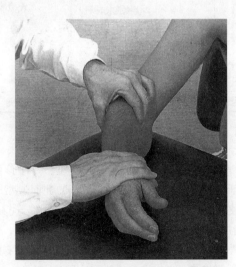

**图 19-10　对旋前圆肌进行深层按摩**

## 五、腕关节抗痛

### （一）网球肘

网球肘这个词被用来描述肘部的多种情况。1830 年，Renton 是第一个被描述手部外侧疼痛的患者。1873 年，德国医师 Runge 写了一篇关于"指痉挛"的文章。他将这一症状与 2 年"不能书写，与肱骨外侧髁的压痛有关"的情况加以区分。休息和治疗对该病没有任何效果，然后

他烧灼患者皮肤嫩的部位，疗效显著改善。他认为，痉挛抽筋是由于该位置骨膜创伤性炎症的结果，最初是由于用力旋后造成的通过持续的拉伸右外侧髁上的伸肌使其变为慢性。Morris（1882）将"草地网球手臂"和"骑手扭伤"的情况进行比较——臂部内收肌长肌损伤，主要称为"草地网球肘"。他在"柳叶刀"杂志的注释（1885）中注意到患有"肘部发炎"的数量。

从那时起，"网球肘"一词被用来描述肘关节外侧的症状。Remark（1894）和 Bernhardt（1896）认为，这是伸肌从外侧髁骨膜撕裂出现职业过度损伤所致。Coudere（1896）称之为"上髁肌腱破裂"，Fere（1897），epicondylalgie（1910 年）对"上髁炎"进行了报道。Schmidt 在 1921 年表明了上髁肌腱，Franke 在 1825 年描述了牵连的法氏囊。Osgood（1992），Crap（1932）认为，损伤位于肱骨囊与额外的关节囊伸肌腱下，它在 1788 年第一次被 Monro 所描述。

1936 年，Cyriax 收集了 26 种不同类型的损伤，在过去的 63 年，有 91 位作者称之为"网球肘"。他对网球肘的成因提出了一个简要的看法，并指出症状和体征与网球肘一样，可能只有一个背景，虽然是网球肘形成的必然结果，但却是一种治疗方法。

在随后的几年中，已经有大量有关网球肘的文章被发表，这些文章描述了不同的病理实体，如网球肘、肩滑膜炎，滑膜边缘的刺激，环形和侧副韧带退变，关节软骨的颤动，肱桡关节的骨关节病，骨软骨炎，桡骨头无菌性坏死，狭窄的环状韧带，桡骨头和软骨的小头，钙化性肌腱炎和肌腱端病外上髁，肱骨外上髁等。

在 1972 年时，Rolea 和 Maudsley 引入一个新的概念描述了桡管综合征。

最包罗万象的分类可能是 O'Nell 等声称"网球肘、肱骨外上髁炎，临床上表现为外上髁外侧区域的局部疼痛"。这种模糊的描述说明了大多数作者关于网球肘发病机制是如何确定的。

大多数作者认为，网球肘与肱骨外上髁局部条件有关。然而，一些作者认为，这种情况是由颈椎问题引起的，他们声称治疗颈部的疗效。Gunn 等认为，一个网球肘是由颈椎神经根疼痛引起的反射定位引起的。一些作者同意这一观点。Weh 认为，网球肘局部的临床评价想法应该扩大到一个由颈椎整体视觉、肩和肘组成的功能链，第 7 神经根支配的肌肉局部反射抑制和颈椎运动限制是致病因素。肘痛可能起源于颈部，这是相当确定的。这不应该被指定为"网球肘"，而应称为"颈椎肘痛"。如果临床检查显示肘关节疼痛是由肘关节运动引起的，那么必须在那里寻找损伤部位。相反，如果颈椎检查阳性，这意味着颈部运动必须是肘部疼痛的原因。

我们同意那些认为网球肘是肘桡侧腕伸肌的损伤。这是从肘部临床检查中发现的一个逻辑推论。其主要症状是

手腕延伸时感到疼痛。

### 结论

网球肘的特征是腕关节疼痛。

1. **术语**　"网球肘"从技术而言是一个误称，因为它最常发生在非网球运动员：< 5% 的患者打网球。即使有 500 人的网球选手抱怨肘外侧疼痛，Grachaw 和 Pelletier 发现网球肘目前发生率也仅有 39.7%。这符合 Krämer 的发现。尽管有炎症，但至少 10% 的病灶不位于髁本身。组织学分析显示，仅有胶原纤维束的破坏及并出现了血管和成纤维细胞的增殖和炎症反应。因此，"肌腱变性"应该优先于"肌腱炎"。

在所有的医学实践中，仅有 0.5% 的患者患有网球肘。因此，该条件很重要，可以适当进行定义。损伤位于肘部，在结构上，可控制手腕伸直桡偏（桡侧腕桡）。理论上，损伤也可以位于尺偏或手指的伸肌，但不太常见的，应分别命名为：尺侧腕伸肌肌肉损伤，对指伸肌腱损伤。

2. **病理特征**　人们普遍认为，网球肘是通过反复收缩腕部桡伸肌而引起过度损伤的现象，尤其是桡侧伸腕短肌。创伤后的原因也被描述。在早期阶段，当组织试图修复时，通常是当撕裂开始愈合时，持续的肌肉收缩再次将愈合表面分开。这导致一种自我延续的炎症痛苦瘢痕形成。Cyriax 的观点在 1973 年由 Coonrad 和 Hooper 确认。

手术过程中，针对最近观察到的这种情况，Nirschl 分类为肌腱变性而不是肌腱炎：外科检查表现为典型的浅灰色，颜色均匀，一般水肿和易碎的组织表明含有血管成纤维细胞、成纤维细胞和血管肉芽样组织，而炎症细胞通常不易发现。

3. **病史**　患者损伤很少在 20 岁或 70 岁以下发生，年龄通常在 30—60 岁。损伤是过度活动的结果，患者不会注意到网球肘发生时的疼痛，而是几天后，疼痛从肘部外侧开始，通过抓、捏和上举扩散到前臂的后部，经常到手背。长的环指包括扩散部位的手腕会感到疼痛。手腕伸肌只是作为关节运动的稳定剂。

几周后，症状发展到偶发的难以忍受的阵痛，拿更轻的物体效果下降。患者可能会遇到持续的疼痛，夜晚最糟糕，然后早上醒来时，手肘感觉僵硬。

4. **功能检查**　10 个肘部测试中有 9 个是阴性的，1 个是阳性的。要记住，肘关节必须完全伸直，以避免产生假阴性结果。

### 结论

网球肘 = 9 试验阴性 + 1 试验（抗伸腕）阳性。

我们的经验表明，如果手腕伸展能引起一阵尖锐的

---

剧痛，患者举腕能力下降，这有可能是腱膜结节损伤。腕关节弯曲，用手指被动握着，然后比较手指的屈伸指肌腱活性的抑制作用。在多数情况下，这两个方法将同样积极的，这表明腕伸肌有损伤。很少，手腕弯曲与手指抓举积极弯曲延伸将是负面的，即指伸肌。如果一个或多个手指伸肌紧张，弯曲不同手指并延伸将显示与肌腱有关。

接下来区分桡伸肌的尺侧方法使用两次试验。桡侧偏斜与尺侧偏斜相比，腕部处于屈伸之间的中立位。在罕见的情况下，顶住尺偏痛，损伤位于尺侧腕伸肌。更频繁，抵抗径向偏差感到痛苦的，这表明桡侧腕伸长肌和桡侧腕伸短肌在参与网球肘结构损伤（图 19-11）。

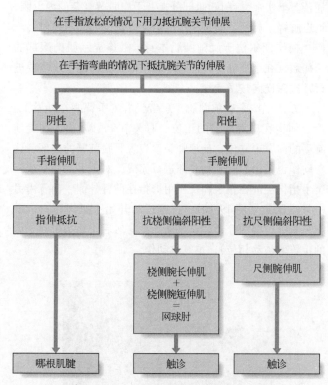

图 19-11　网球肘的临床检查

5. **触诊**　触诊可以明确准确的定位。叩触诊演习必须局限于桡侧伸腕肌结构故障。肘部的侧面通常非常柔软，即使在无损伤部位，触诊有时也会产生误导。一肘应与另一肘相比较，如可能的位置。对肥胖的女性，可能很难定义外上髁。触诊技术与按摩技术相同，虽然有时可能需要将肘关节进一步伸进去才能到达压痛点。

实践表明，一个网球肘有四种不同的定位（图 19-12）。然而，双损伤并不少见。在从近端到远端的触诊中，可以在以下某个地方发现压痛点。

● 只是近端前部：即伸肌桡侧腕长伸肌起源沿肱骨髁上嵴上。该结构就像一块肌肉而不是腱组织（Ⅰ型）。

● 在外上髁：前部的桡侧伸腕短腱骨膜起源。在这种情况下，触诊必须准确地指向腱本身的起源。触诊外侧或后髁部位可能是阳性的，仅仅是"关联"的痛点。损伤痊愈后就消失了。在上的腱骨膜本身是目前网球肘最常见的

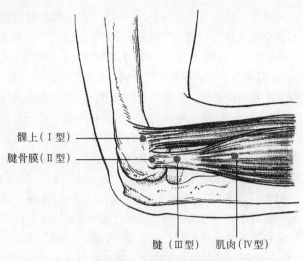

骶上（Ⅰ型）
腱骨膜（Ⅱ型）

腱（Ⅲ型） 肌肉（Ⅳ型）

图 19-12 网球肘的定位

定位（Ⅱ型）。

• 与骶髂关节线的桡骨头的桡侧伸腕短肌肌腱的部位齐平，位于其他腱结构之间（Ⅲ型）。

• 桡骨颈和几厘米远的伸腕肌的肌腹上部齐平（Ⅳ型）。

经验表明，Ⅰ型发生率在 1% 以下，Ⅱ型发生率为 90%、Ⅲ型发生率为 1%，Ⅳ型发生率为 8%。

6. 治疗Ⅰ型（骶上）网球肘 这种类型的治疗相当简单。它对深层的横向按摩反应很好，治愈应该需 3～6 个疗程，每周 2～3 次。注射是无效的。

技术：深层按摩。患者坐着，扶手搁在沙发上。肘关节屈曲和旋后举 90°。治疗师坐在患者侧并用对侧手，放置在肱骨近端外侧上髁只是前部的拇指尖。拇指保持良好的弯曲，并保持垂直于肱骨干。

手指施加反压在手臂的后侧（图 19-13）。

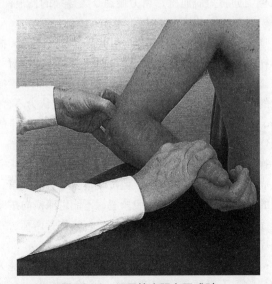

图 19-13 深层按摩骶上网球肘

按摩力是由整个手的上下运动所产生的，使拇指的运动与肱轴线平行。这个动作有两个阶段：向下运动时的

主动相位和手再次向上移动时的被动相位。

7. Ⅱ型（腱骨膜）网球肘的治疗 Ⅱ型（腱骨膜）网球肘的治疗变化从非常容易到非常复杂。治疗的选择取决于不同的因素，如年龄、活动和症状持续时间。当病情自行消退时，这种可能性应该呈现给患者。积极治疗包括注射曲安奈德和 Mill 手法。复发性或难治性病例可能需要其他的方法，包括用硬化剂溶液注射，经皮穿刺术和局部固定 - 贴和支撑。

（1）自然进化：腱骨膜的变化是网球肘唯一的类型，有自行治愈的倾向（图 19-14）。患者在 60 岁以下时可能需要一年；当年龄大于此，治疗长达 2 年。在完全自行恢复后，第二次发病是罕见的。然而，任何甾体溶液的注射将抑制自行治疗。应该告知患者自行恢复的可能性，当然，如果症状已经存在一段时间了。等待，同时尽可能地减少手肘活动可能是最好的方法。Cyriax 解释了自然恢复的作用机制为：腕伸肌收缩的结果，使紧张的愈合裂口两边缘之间的差距逐渐扩大。最后两表面不再并置，瘢痕张力停止。缺口现在填满了纤维组织。令人痛苦的伤疤已经嵌入，永久伸长腱纤维愈合。结果，应变不再落在肌腱的那一部分。这种结构改变可以防止复发。因为这里有几块肌肉附着在一起，轻微的永久延长腱段仅与一块肌肉有关，并不能削弱控制腕关节的力量。

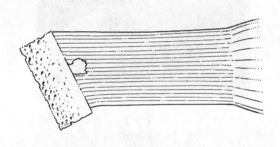

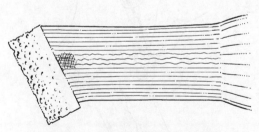

图 19-14 腱骨膜网球肘的自愈机制

① 注射曲安奈德混悬液：1952 年深横向按摩才替代肌腱损伤的治疗。多年来，人们一直在寻找一种减少局部不必要的创伤性炎症的方法。1952 年，Cyriax 和 Troisier 建议使用类固醇注射作为网球肘的治疗。注射后，瘢痕仍然存在，但炎症停止。由于甾体是不溶性微粒悬浮物，其作用仅限于注射的组成，而对扩散到邻近结构的无效。

在随后的几十年里，类固醇的注射效果很差。因此，一些作者建议，注射的方法是将溶液浸入到下面的肌腱上，而不是注入肌腱本身。这项技术可能容易导致皮肤萎缩和色素脱落的现象发生，但所有这些不良反应都可以通过使用尽可能少的弱类固醇和精确地渗入肌腱本身来避免。

△ 技术：注射。患者坐位，肘部搁在沙发上。关节弯曲成直角，完全旋后举。病灶的边界通过触诊方法确定。将已安装 2cm 长的细针并带有 1ml 结核菌素的注射器吸入去炎松混悬液，拇指置于痛处。用针垂直推置刺穿腱插入骨的部位（图 19-15）。注射一滴，用拇指触诊，从外观观察，发现一个微小的隆起，确证找到正确的部位。针退出一半，再插入角度稍有不同，必须设想对三维整个损伤进行注射。每次注入液滴时，用拇指确定其确切位置。注射器有时要施加相当大的压力。

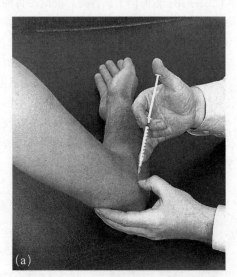

(a)

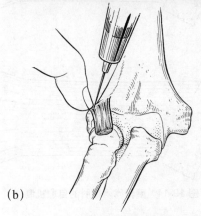

(b)

**图 19-15　对腱骨膜网球肘进行注射**
（a）从后面注射；（b）从前面进行注射。

警告患者在 24 小时内可能有严重的不适，这可能通过使用冰敷来减轻。完全休息 1 周，相对再休息 1 周。2 周后随访时，即使看起来已经达到了治愈效果，也应该仔细复检。如果检查是阴性的，就不必再做。如果肘关节仍然疼痛或如果临床期审评不是 100% 阴性，应重复注射。

▲ 结果：我个人的经验是，1 ～ 3 次类固醇注射能使所有简单的网球肘病例完全缓解。然而，只有 2/3 的患者仍然没有症状。其余 6 个月内复发。虽然新的注射可能是有益的，但依然会有一些难治的病例。成功的先决条件是：准确诊断和定位损伤，正确的入渗技术，以及彻底的阴性测试。Troisier 在 1991 年发现了类似的成功率：在一系列的 257 例患者中，所有情况下进行了皮质类固醇充分缓解注射，但复发率为 66.7%，尽管 67% 的此类复发只有一次或两次。

过去几年来，一直通过多种控制试验研究具有注射性类固醇的疗效。结果表明，所有类固醇注射在短期内产生迅速和显著的疼痛缓解，但长期疗效尚不清晰。Hay 对 164 例患者进行了多中心、实用、随机对照试验，局部注射皮质类固醇和萘普生。他们得出的结论是，早期局部皮质类固醇注射比萘普生或安慰剂治疗更有效，但 1 年的结果在所有人群中都是一样的。这证实了 Assendelft 等及 Verhaar 等的发现。

在另一项随机临床试验中，Smidt 等声称注射糖皮质激素的长期预后可能较差，导致复发的高数量。而 Altay 等报道，局部注射类固醇疗效较好，疼痛缓解 1 年。在一项前瞻性随机对照研究中，Dogramatici 等比较了三种不同的方法：局部麻醉注射曲安奈德。注射产生较好的临床效果，治愈率 84% 例，而皮质类固醇注射有效率仅 36%，单用利多卡因疗效为 48%。

② Mill 操作：一些学者，如 Cyriax，Mill，Mennell，Stoddard 和 Kalttenborn 提出了一种治疗网球肘的手法。虽然它是基于不同的病理前提，但他们发现手法治疗可能会产生好的结果。实操深横向按摩，是 Cyriax 于 1952 年利用选择激素进行渗前治疗发现的最有效的方法。他打算伸展桡侧伸腕短肌肌腱，用力撕裂令人疼痛的伤痕两面。这将模拟并加快自然恢复过程。

通过比较几种手法，似乎 Mill 操作正如 Cyriax 描述的那样，利用最小的势能具有拉伸肌腱最大潜力，对关节伤害造成最小影响。Mill 是一个外科医师，1928 年描述了他的手法，有重排撕裂环状韧带的倾向，被认为不合适。Cyriax 后来停止了自己初始操作所使用方法，倡导使用 Mill 修正手法。

操作之前深横向按摩因其脱敏和软化作用，使实际操纵痛苦少，因此更可容忍，但按摩本身无效的。第二种类型的网球肘只是体内腱骨膜撕裂，不能用深横向按摩单独治疗，尽管是唯一有效果的手法。有些作者声称居家运动治疗后手腕伸肌伸展具有良好的结果。

▲ 禁忌证：当伸肘是有限时，因为有引发创伤性关节炎的危险，不需要进行 Mill 操作，无论是作为一个现有的囊型结果（关节炎或关节）或为非囊模式扩展限制的结果（松身的障碍）。如果伸展能力看起来有限的，但由于疼痛本身是如此，可以尝试仔细地操作，如果这不会引起

关节的刺激或反应,那么在每次治疗时都不会有危险。

▲技术:深度按摩的准备:患者屈肘 90°坐位,并全旋。治疗师面对患者的手臂坐着,用另一只手抓住手肘。手指在肘内侧施加反压。拇指弯曲,拇指尖放在髁外侧缘痛处。拇指带过髁前部,然后移动在骨内侧进行按摩(图19-16)。按摩的幅度只有几毫米,垂直向下施加压力。由于该过程很痛苦,治疗师动作开始轻轻地,逐渐增加压力。

经过 10 ～ 15 分钟的按摩后,操作如下。

▲操作技术:患者坐在椅子上,治疗师站在后面。患者的手臂被绑住,向内旋转。前臂完全前旋,腕向后屈曲。患者的手放在患者的拇指和示指之间,握住同一只手,这样治疗师的拇指就在患者的手掌上。因此,手指放在手背上,这个姿势可以使治疗师在操作时保持患者手腕的完全屈曲。然后将对侧的手放在鹰嘴顶上(图 19-17)。通过双手朝相反的方向移动,肘部及伸肌伸展。

治疗师专注于患者完全弯曲的手,随着动作的持续,体重被传给另一条腿,使身体远离肘部。在这个位置,治疗师能够保持患者的肘关节和手腕处于所需位置。

当肘部伸展时快速推力(图 19-18),然后反方向移动双手。经常听到裂纹,说明部分腱纤维断裂。这种操作在每次就医时进行一次。通常需要 8 ～ 15 次,患者会治愈,但有些情况下,需要 20 ～ 30 次的治疗。但对网球肘的腱骨膜疗效不佳。

Troisier 对 131 个病例进行了系列报道,通过深横向按摩和 Mill 手法能达到良好及优秀的比例占到 63%。最近进行了一项随机临床试验,对深横向按摩的 Mill 手法与处于监护下训练的超声透入法的疗效进行比较,结果表明两组治疗与最初治疗相比,症状明显改善,组间比较显示了相关的疼痛,疼痛控制和功能状态,实验组与对照组相比,具有更明显的改善。

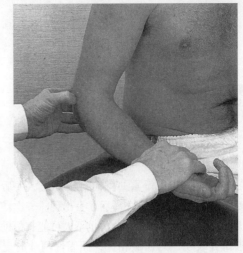

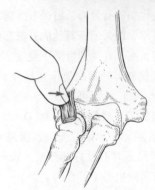

图 19-16 Mill 操作前的按摩准备

(2)顽固性网球肘:绝大多数网球肘患者可以通过上述两种方法治愈。如果损伤看起来难治或经常复发,可以使用对症措施进行治疗。

①注射硬化剂溶液:目的是不再减少瘢痕炎症,而是形成密集的粘连瘢痕。通过高渗葡萄糖的刺激作用吞噬原有瘢痕。其机制可能源于苯酚对小的无髓鞘神经疼痛纤

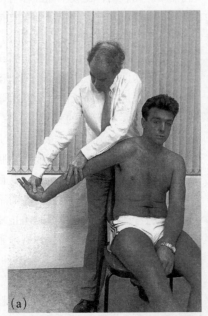

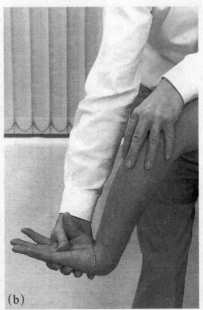

图 19-17 (a)对腱骨膜网球肘的 Mill 操作;(b)手部位置的细节

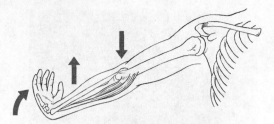

图 19-18　腱骨膜网球肘的 Mill 操作

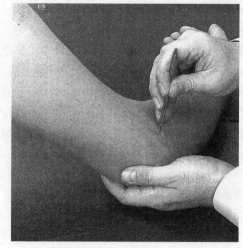

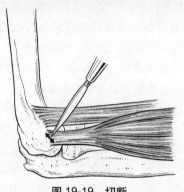

图 19-19　切断

维强大的破坏作用。

　　注射之后疼痛相当严重，可能持续数天，之后病情逐渐好转。有效期仅在 2～3 周后才会出现。一次注射入渗后症状会消失；若没有，再一次也不太可能有帮助。

　　最近研究表明，与对照相比，顽固性网球肘受试者注射 1～2 次硬化剂能有效降低肘关节疼痛，并改善强度。

　　②肌腱切开术：如果所有其他的方法都已进行尝试未能产生持久影响，那么在局部麻醉下经皮穿刺术是值得考虑的，就是将桡侧腕伸短肌肌腱全宽沿外上髁前方切断，该操作简单易行，在门诊即可完成。

　　这种疗法模仿了自然愈合的机制。Daubinet 研究表明，18 名网球肘患者经非手术治疗无效，而插入的桡侧腕伸短肌肌腱切断术显示具有良好的疗效。Verhaar 等进行的前瞻性长期随访研究取得了可喜的成果：一个简单的侧向伸肌蔓延门诊手术的并发症率很低，被认为是治疗长期网球肘的手术选择。Dunkow 等对 47 例患者进行了前瞻性随机对照试验，对患者进行正式宣告开放或经皮的快速、简单的程序而产生了良好的疗效。其他作者也声称通过长伸肌的经皮释放来治疗长期症状取得同样的结果。

　　如果切断失败，那么难以预料的结果是治疗可以重新开始。就损伤而言，迄今显示注射曲安西龙没有持久的反应，可能是适合的，进行一次或两次注射将会有所帮助。

　　▲ 方法：切断。切断与注射的相同点是均可触及。使用相同的注射技术用类固醇进行治疗，用 1ml 2% 利多卡因溶液注射整个压痛点。有些是为了使皮肤麻醉而采用皮下注射液体。一分钟后，再次的手腕进行扩展测试。如果选择了正确的部位，这个动作完全无痛的。

　　用一个既小又薄的双刃刀推力将针穿过皮肤以同样的方式垂直导入致密腱组织。将刀进一步移动直到触及骨（图 19-19）。在垂直方向沿内上髁骨上下移动刀端，以使全宽横跨桡侧腕伸短肌肌腱被分离。然后取出小的柳叶刀，如果有出血，则用力压以止血。

　　然后进行 Mill 操作，以确保两个切割端完全分离而无须进一步治疗。由于皮肤的开口只有几毫米长，因此无须缝合。

　　患者应注意疼痛过后，严重的疼痛可能持续几天，肘关节不超过 1 周，2 周后随访。对大多数创伤性关节炎而言，有时切断后疼痛也会消失。若非如此，应给予关节腔内注射 20mg 曲安奈德。

　　如果手术不成功，并且在持续一个月后，腕关节仍会疼痛，那么在压痛点处，通常在两端固定的部位应用体外冲击波疗法。

　　▲ 体外冲击波疗法：尝试用体外冲击波治疗法（ESWT）治疗耐药的病例。患者接受每周 3 次（500～3000），0.08～0.12mJ/mm² 冲击波。有些作者认为这是治疗网球肘的一种有效保守疗法。然而，最近的随机临床研究表明，比较不同的体外冲击波治疗组与安慰剂组没有表现出强有力的统计证据支持该治疗。

　　▲ 紧固装置和捆绑：这些年来，胶带和背带被用来治疗运动员受伤。在使用外部支持系统的早期阶段，医师和认证的运动训练者大多使用试验错误与直觉来为受伤部位提供支持。目前，对预防性运动医学这一方面的兴趣越来越大，并已运用健全的科学原则来改进外部支持系统的设计和有效性。肘部，一束带可应用于前臂近端（图 19-20）。它作为一个反力支撑，制约全肌扩张因而减少在前臂伸肌在内的肌肉力的敏感区域。其目的是使肘关节外侧的伸肌机构工作在带状附着点上，而不是在外侧髁的起始点上。我们考虑使用一副撑臂是防止复发的有效方法，因为它导致伸腕，利用积极的生物力学影响握力改善。

　　（3）特殊情况：在这里有两种罕见的外侧肘疼痛值得考虑。

　　①桡侧腕短伸肌活动受限，腱骨膜损伤：时常会遇到这种情况。如果限制于囊型，建议使用囊型疗法。该可

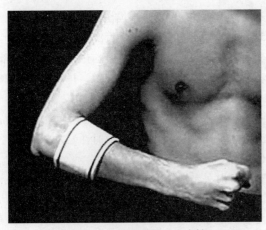

图 19-20　网球肘的反力支撑

能性最近通过关节镜检查得到证实。如果是这样的话，应该先采用囊型治疗。如果遵循有限无囊的模型，有可能形成一个松散体，大部分扩展部分活动受到限制，或形成囊肿。可以对松散体进行治疗。囊肿会对肘部被动伸展产生一定程度的限制。最后的感觉有点软，有时甚至有点弹性。触诊显示肌腱起源部位通常有囊性肿胀形成。

已被证明，上述任何治疗对该类型的网球肘无效。用一根粗针刺入网球肘，便可吸入囊液。紧接着，到处扩散。需立即注射曲安奈德溶液，在肌腱的起源处及 1mm，甚至更深处。可检测到囊肿。若患者囊肿，必要时可进行重复治疗。

②桡管综合征：一些学者认为，所谓桡管综合征就是网球肘。

（4）Ⅱ型网球肘的治疗程序：Ⅱ型网球肘有三种治疗方法（图 19-21）。

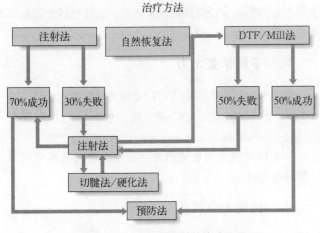

治疗方法

```
注射法      自然恢复法      DTF/Mill法

70%成功  30%失败      50%失败  50%成功

            注射法

        切腱法/硬化法

            预防法
```

图 19-21　Ⅱ型网球肘的治疗程序

①自然恢复疗法：网球肘是一种自限性疾病，通常在 1～2 年自行痊愈。因此，症状轻的肱骨外上髁炎持续几个月，等待前应给予积极治疗，并建议患者在活动中穿一副撑臂。

②曲安奈德注射处理：只要诊断和应用技术得到纠正，就可以立即得到治疗。然而，这并不意味着所有治愈的Ⅱ型网球肘患者仍保持良好状态。如果反复进行再评价和治疗，再加上良好的二级预防，则复发率依然很高。这种情况下，采用良好的注射技术及后续操作，70% 以上病例可获得彻底、持久的治疗。如果病情复发完全治愈后几个月可以再次申请注射疗法。如果复发是非常频繁的，应当视为另一种形式的难以治疗，应考虑硬化注射术。

③ Mill 操作：这种治疗方法的成功率约为 50%。然而，完全治愈后不会复发。Mill 操作和注射是可互换的但不能同时应用。

8. Ⅲ型网球肘（腱）的治疗　深度横按摩是最好的疗法，应需 6 个疗程治愈，每周进行 2～3 次。

技术：深度按摩。患者坐在沙发上，手臂搁在上面。肘关节由同侧手高举 135°延伸，并处于几乎全旋状态。桡侧腕短伸肌腱现在能覆盖半径的头部。治疗师握住患者的手肘和对侧的手。用手指反压力施加在肘内侧。拇指弯曲，在压痛点进行触诊。治疗师从腱内侧的拇指开始，用按摩力拉向患者的拇指拉伸，使之滑动到肌腱上（图 19-22）。然后拇指放松，重复上述动作。

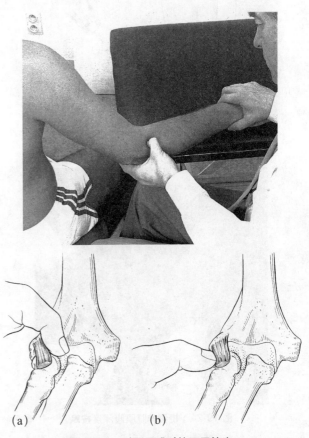

（a）　　　　　　　（b）

图 19-22　腱型网球肘的深层按摩

（a）起始位置；（b）终点位置。

治疗师必须确保按摩运动的振幅不会因接触到置于沙发的手而减弱或停止。因此，患者的前臂最好用一个垫子支撑，这样肘部就可以自由活动。

9. IV型（肌）网球肘的治疗 治疗选择是在桡侧伸腕肌腹上部用10ml注射液局部麻醉。两到四周的注射治疗通常会使症状持续缓解（图19-23）。横向按摩是另一种治疗方法，但治疗操作困难、令人痛苦且疗效不佳，需使用捏握手法进行（图19-24）。

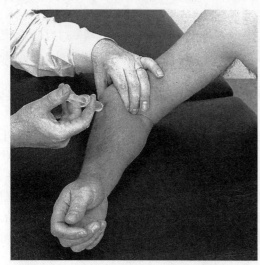

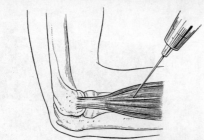

图19-23 桡侧伸腕肌腹注射

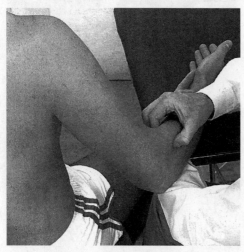

图19-24 桡侧伸腕肌腹深度按摩

技术：桡侧伸腕肌的腹部注射。患者坐位，肘部搁在沙发上。手肘向后弯曲成直角。一个10ml注射器安装一根5cm细针，装满0.5%普鲁卡因。压痛点由治疗师的拇指和示指捏住，针斜插在肱桡肌腹部直到触击的半径。然后稍微退回到指尖之间（见图19-23）。溶液呈扇形注

射用不同方式抽查以覆盖整个损伤部位。

5分钟后，治疗的手腕扩展再次测试。这种运动不应该再受到伤害；如果这样做了，还没有完全达到损伤部位。在患者下一次预约时应反复进行注射，并专注于所忽略的部位。

必须警告患者，因为局部麻醉注射可能使骨间背侧神经深支瘫痪而可能造成手延伸暂时性无力。

### （二）尺侧腕伸肌肌肉的损伤

有时，肘关节外侧延伸阻力和腕部尺侧偏斜是疼痛的。这表明损伤部位在尺侧腕伸肌，在肱骨外上髁后方通常为腱骨膜起源部位（图19-25）。或者，更少见的是在尺骨鹰嘴部位。当然触诊会显示损伤的确切部位。治疗包括曲安奈德混悬液或深层横向按摩。

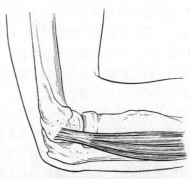

图19-25 尺侧腕伸肌肌肉

### （三）指伸肌腱损伤

手指的肌肉损伤有时发生但很少见。诊断太频繁了，往往可能是对临床检查的误解——手指的延伸，尤其是中指，在网球肘中常呈阳性。显然是在肘区腕和手指的屈伸密切关系所致。当一个手指伸肌腱的损伤确实发生时，用手指固定的腕关节抵抗伸腕应为阴性。治疗包括注射曲安奈德（起源）或深层横向按摩。

## 六、手腕扩张无力

腕关节伸展无痛的弱点可以是桡神经麻痹的结果，或许是$C_5$椎间盘突出压迫$C_6$神经根，很少见$C_6$椎间盘突出压迫$C_7$神经根。

令人痛苦的无力也通常发生在令人痛苦的刺痛引起II型网球肘时。

## 七、抗腕关节屈曲

### （一）疼痛

腕关节屈曲（举伸肘）造成的肘关节内侧疼痛损伤的常见部位是肌腱，其主要源于内上髁。损伤被称为内上髁炎或高尔夫球肘。疾病诊断7～10次，较肱骨外上髁炎少。虽然高尔夫球肘可能影响12—80岁的患者，但在40—50年龄组最常见。条件已被归因于前臂重复旋前，屈腕。正如网球肘一样，它伴随着一系列重复的（通常是职业性的）

紧张，而不是单一的损伤。组织学分析显示：正常屈肌腱的病理变化表现为撕裂、胶原束断裂、血管和成纤维细胞增生、局部透明变性和不完全修复过程。例如，网球肘，这些变化被称为"血管成纤维细胞增生"，没有任何证据表明炎症过程，"变"是优先于"肌腱炎"。

患者年龄在 40—60 岁，肘关节内侧疼痛可辐射到前臂尺侧的上部内侧。腕和（或）手掌弯曲引起疼痛。肘内翻往往是阳性的，旋前圆肌部分源于共同的肌腱。只诱发抗旋前和（或）1～2 个手指伸直很少引起的疼痛，可能在非常局限部位发生损伤，取决于屈肌腱的哪一部分受到影响。

对肱骨内上髁触诊找到精确的位置是必要的，这通常是非常局部，两个可能的位点（图 19-26）。

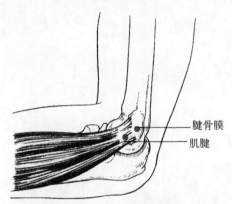

图 19-26　常见的肌腱损伤部位

腱骨膜
肌腱

- 腱骨膜类：在肱骨内上髁前方在普通屈肌腱的起源处发现痛点。
- 肌腱类：痛点位于 5mm 下方，与髁下缘水平。这是肌腱交界处（起源于肌腹下方的普通肌腱）。

偶尔，只有在长期的情况下，在影像中可能出现钙化。由于这只是一个没有临床意义的影像学发现，可能被忽略，但不影响治疗。

1. 治疗

（1）腱骨膜交界处：治疗的选择是用 1 ml 曲安奈德混悬液注射 1～2 次（图 19-27）。替代方案是深横向按摩（图 19-28）。每周 2～3 次，通常需要 6～12 次。而手术治疗效果不佳。

①技术 1：注射。患者躺在沙发上，上臂外展并向外旋转，手肘放于患者旁边坐着的治疗师的膝上。肘关节充分伸展，几乎完全旋后举着。在肱骨内上髁前方找到压痛点。一个 1ml 的结核菌素注射器装有精细的 2cm 针头。针垂直向下推，直到感觉到肌腱的阻力和骨接触。通过反复抽插注射整个影响的区域以填满三维领域。不断触摸拇指，以确保整个区域已覆盖。

②技术 2：深度按摩。患者与注射相同的位置，由治疗师的同侧臂手持全伸和旋后肘，其中拇指触诊为最突出

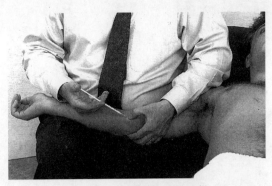

图 19-27　腱骨膜交界处注射

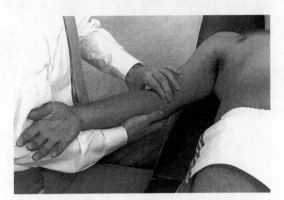

图 19-28　腱骨膜交界处深度按摩

的一点，在其内侧是内上髁。在它的前部可以发现普通屈肌腱的起源。

横向按摩用另一只手的示指进行，用中指加强。用拇指在肘外侧反压。按摩力是由整个手臂的运动产生的，将导致腕关节的屈伸运动。

（2）肌肉肌腱交界处：深横向按摩每周进行 2～3 次。这是唯一成功的治疗方法，通常需 4～8 个疗程恢复。

技术：深度按摩。当通过触诊发现腱骨膜连接处时，手指然后向远端移动 5mm。示指的尺侧缘位于上髁远端边缘接触处。该结构感觉柔软，有肌肉感，浑圆。示指移动到肌肉的内侧部分，横向按摩力的运动是通过将手拉向治疗师的身体来完成的。

肘部可能有点弯曲。这样可以放松肌腱连接处，可穿透更深。

2. 高尔夫球手肘部

（1）硬化剂注射：对于慢性的内上髁炎，通常可以使用硬化剂（PDG）进行注射，以便于产生密集瘢痕以吞噬原瘢痕而使肌肉不再收缩。

（2）反力支撑：可以应用内侧反力支撑，将有助于减少作用于普通屈肌腱的力量。

## （二）无力

屈腕无力通常由 $C_6$ 椎间盘突出症所造成，压缩 $C_7$ 神经根引起肘关节伸直组合无力，偶尔引起肩内收。

（刘俊丽　翻译）

# 第五篇

# 腕关节、拇指和手部

# 第 20 章

# 腕关节、拇指和手部的查体

## 一、牵扯性疼痛

当患者主诉腕部有不适症状时，这种情况可能会涉及腕部的很多结构。这些结构主要包括以下几部分。

- 桡尺关节远端
- 腕关节
- 控制手腕的肌腱
- 第一掌指关节
- 控制拇指的肌腱
- 控制手指的肌腱
- 手的固有肌肉

当患者感到桡尺关节近端到远端部位疼痛时，通常会描述为前臂疼痛。这同样适用于桡尺关节远端，通常会被描述为手指的疼痛。

疼痛通常是局部病变的结果，虽然更多的是近端原因，如颈部、肩胛带和肩部疾病，以及肘部的问题，都可能会导致上肢远端的疼痛。但是，在肢体远端的病变中，患者能够准确地指出病变的确切部位，可是只有当手腕和手的临床检查为阴性时，才应该在近端寻找病因。

感觉异常作为一种"神经症状"，可能是由上节段的病变（如颈椎或胸廓出口）引起的，也可能是由局部病变（如尺神经问题或腕管综合征）引起的。

## 二、病史

病史通常没有什么特点，因此必须依靠体格检查来诊断。但是，一些简单的询问也是很重要的。

- 哪里不舒服？患者描述手腕、拇指、手或手指出现的症状，这些症状是可变的，可能包括疼痛、感觉异常、麻木和乏力。
- 怎么发生的？有没有受过伤？特别是在检查过程中发现囊样包块时，必须考虑骨折的可能。
- 或者它是不是在特别用力之后形成的？大多数韧带、肌肉或肌腱损伤是由于过度使用造成的。这些症状可能是很自然的发生的，因为通常与关节炎或关节疾病伴发。
- 病变是如何发展变化的？由于病变的远端定位，其演变只能根据症状的强度或者病变的出现或消失来判断，但不能参考症状。

## 三、检查

众所周知关节畸形是关节或关节炎的典型改变。

腕骨背侧半脱位时，腕关节屈曲时可见骨突起，局部可发现肿胀。手背的囊肿跟这种半脱位很相似，同样的情况也适用于畸形愈合骨折，检查时可以看到骨折端，穿刺抽液后或触诊后包块消失有助于区别这两种情况。

另一个重要方面是肿胀的面积，创伤后很快就会出现肿胀，如跌倒，跌倒是腕骨骨折的高发因素。自发肿胀发生在类风湿关节炎患者中，且通常是双侧。在长期患类风湿关节炎人中也可能发生多个大神经节的肿胀。

在第一掌指关节处的大多角骨关节疾病中，拇指通常明显地固定在内收位，可以看到并感觉到骨赘。

手的颜色变化可能预示着微循环障碍，如雷诺综合征，或颈肋骨处的锁骨下动脉或静脉受压。

## 四、功能检查

许多不同的结构紧挨在一起，有些是可收缩的，有些是不能收缩的，因此必须进行功能检查。应该清楚的是，被动检查是检查惰性结构的，观察是伸展动作还是抗阻检查引起症状的。在某些情况下，运动会激发收缩结构疼痛，如指腱鞘内的肌腱。

对腕关节、拇指和手进行了 21 个检查（知识点 20-1）。

> **知识点 20-1**

**腕关节、拇指和手的查体**

桡尺关节远端
　2 个被动运动
手腕
　4 个被动运动
　4 个抗阻运动
拇指
　1 个被动运动
　4 个抗阻运动
手
　6 个手指的抗阻运动

## （一）远端桡尺骨关节

下面描述的是两个检查桡尺关节远端完整性的运动。旋后性疼痛是尺骨远端沟的尺侧腕伸肌肌腱炎的定位特征。两种运动的正常末端感觉都是囊性的（弹性）。

1. **被动旋前**　患者的肘部保持 90°弯曲。检查者双手握住患者的前臂靠近手腕的部位，对侧手指尖放在手掌的尺侧，另一只手的手指放在手背的桡骨侧。手的旋前是由双手同时运动来完成的（图 20-1a）。

2. **被动旋后**　检查者改变手的位置，将其对侧手的手指放到桡骨侧的手掌上，另一只手的手指落在手背的尺骨侧，旋后动作由双手的运动来完成（图 20-1b）。

## （二）手腕

1. **被动运动**（图 20-2）　正常手指末端的弯曲和伸展是弹性的，如果这些运动是主动的，那么检查者就必须能够区别运动是囊性还是非囊性的。

（1）被动屈曲：患者保持肘部屈曲在一个合适的角度，检查者用对侧手控制住患者的前臂，以达到一个很好的固定，另一只手抓住患者的手，使手腕做最大的弯曲。运动拉伸了手腕背侧（韧带，肌腱）的结构，并将一些结构固定在手掌上（图 20-2a）。

（2）被动伸展：使用同样的握法，检查者可以使患者手腕伸展。伸展手掌组织，固定手背侧其他组织（图 20-2b）。

（3）被动桡侧偏斜：检查者将患者的手向桡侧偏斜，拉伸手腕的尺侧的结构——尺骨侧韧带和伸肌（图 20-2c）。

（4）被动尺侧偏斜：检查者将患者的手向尺偏斜，拉伸手腕桡侧的结构——第一通道内桡侧韧带和肌腱（图 20-2d）。

2. **抵抗运动**　抗阻力检测（图 20-3）时患者的肘部

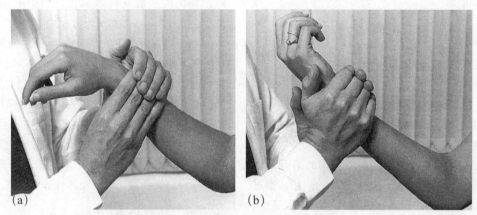

(a)　　　　　　　　　　　　(b)

图 20-1　被动旋前（a）被动旋后（b）

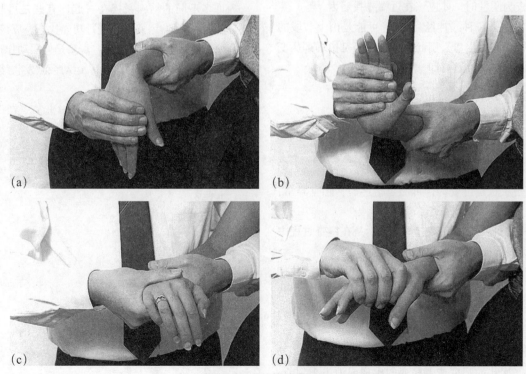

(a)　　　　　　　　　　　　(b)

(c)　　　　　　　　　　　　(d)

图 20-2　手腕的被动运动

（a）屈曲；（b）伸展；（c）桡侧偏斜；（d）尺侧偏斜。

是伸展的，这样可以对手腕的收缩结构施加更多的压力来检测细微的肌腱或肌肉损伤。

（1）抗阻力屈曲：患者的手保持中立位置，检查者对侧的手臂从患者手臂下面穿过，使患者的肘部呈伸展状态，同时用手固定患者的前臂。另一只手放到患者手的下面，在手掌侧施加阻力。

这个是检测患者手腕和手指的屈肌——桡侧腕屈肌、尺侧腕屈肌、指浅屈肌和指深屈肌（图20-3a）。

（2）抗阻力伸展：像之前的检查方法一样固定患者的前臂，检查者在患者的手背部施加阻力。

这个是检测查手腕和手指的伸肌——桡侧腕长伸肌、桡侧腕短伸肌、尺侧腕伸肌、指伸肌、示指伸肌和小指伸肌（图20-3b）。

（3）抗桡侧偏移：在手的桡侧给予抗桡侧偏移的阻力，拇指不涉及，来检查手腕的桡侧偏移，即是桡侧腕长伸肌、桡侧腕短伸肌和桡侧腕屈肌（图20-3c）。

（4）抗尺侧偏移：在手的尺侧给予抗尺偏的阻力，来测试腕部的尺偏——尺侧腕伸肌和尺侧腕屈肌（图20-3d）。

### （三）拇指

1. 被动运动　伸展过程中的向后运动。患者肘关节弯曲一个合适的角度，手掌向上伸出，检查者用同侧手握住它并把它固定住。另一只手的拇指伸展，然后拇指向后移动来伸展掌侧腕关节大多角骨囊的前部，也就是第1掌指关节（图20-4）。

2. 抗阻运动（图20-5）

（1）抗阻力伸展：患者拇指向上伸出手，并由检查者用对侧手固定。然后用另一只手的拇指在远端指骨的背侧施加阻力。拇伸肌的伸展试验检查的是拇长伸肌和拇短伸肌（图20-5a）。

（2）抗阻力屈曲：对患者拇指远端指骨的掌侧施加阻力，来检查拇长屈肌和拇短屈肌（图2-5b）。

（3）抗外展：对第一掌骨远端施加阻力，来检查拇指外展——拇长展肌和拇短展肌（图20-5c）。

（4）抗内旋：这个动作检查的是拇指的内旋肌——拇内旋肌（图20-5d）。

### （四）手固有肌：背侧和掌侧骨间肌

1. 示指与中指挤压　患者将手置于水平位置，手背向上。检查者将示指放在患者的示指（Ⅱ）和中指（Ⅲ）之间，并要求患者挤压它，来检查示指掌侧骨间肌和中指背侧桡侧骨间骨（图20-6a）。

2. 中指与环指挤压　检查者的手指被挤压在患者的中指（Ⅲ）和环指（Ⅳ）之间。检查者像之前一样进行检查，将手指放在病人中指和环指之间，检查的是中指背侧尺侧骨间肌和环指掌侧骨间肌（图20-6b）。

3. 环指和小手指挤压　检查者的手指被挤压在患者的环指（Ⅳ）和小手指（Ⅴ）之间。对环指背侧骨间肌和小手指掌侧骨间肌进行测试（图20-6c）。

4. 示指与中指的抗阻分离　检查者阻止患者手指远侧指骨的分离，这检查的是示指背侧骨间肌和中指背侧尺侧骨间肌（图20-7a）。

5. 中指与环指的抗阻力分离　这是评估中指背侧桡侧骨间肌和环指背侧骨间肌（图20-7b）。

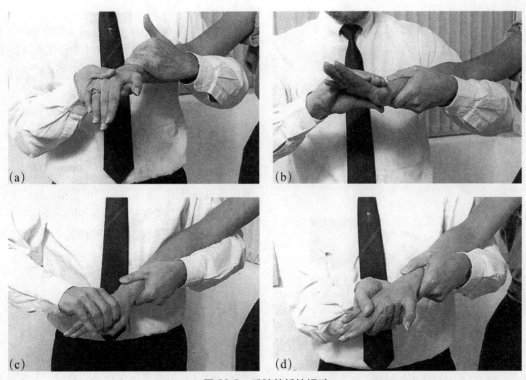

**图20-3　手腕的抵抗运动**
（a）抗阻力屈曲；（b）抗阻力伸展；（c）抗桡侧偏移；（d）抗尺侧偏移。

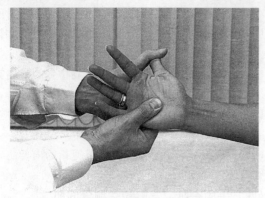

图 20-4　拇指被动运动

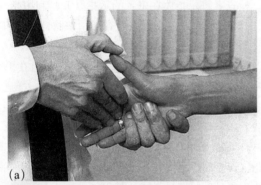

(a)

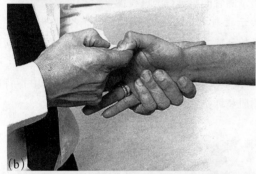

(b)

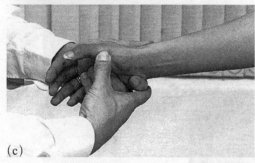

(c)

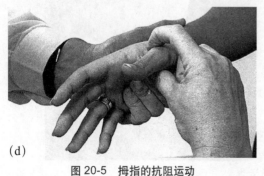

(d)

图 20-5　拇指的抗阻运动

(a) 伸展；(b) 屈曲；(c) 外展；(d) 内旋。

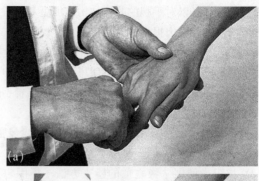

(a)

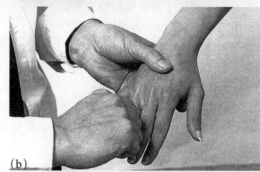

(b)

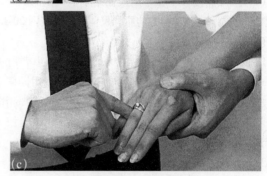

(c)

图 20-6　挤压手指

(a) Ⅱ - Ⅲ；(b) Ⅲ - Ⅳ；(c) Ⅳ - Ⅴ。

6. 环指与小指的抗阻力分离　检查的是环指掌侧骨间肌、小鱼际处的小指外展肌、小指外展肌（图 20-7c）。

## 五、触诊

休息状态下的关节触诊有助于发现韧带、肌腱或肌肉病变的准确位置。触诊也用于检查局部皮温、肿胀和滑膜增厚情况。

运动过程中的触诊可显示捻发音，肌腱在其鞘中运动时的细微嘎吱声，表明滑动表面粗糙，是过度使用的结果。这在肌腱或肌肉腹部穿过第一和第三通道时相当常见，即腕部的外展肌和伸肌。粗糙的捻发音可以指示结核病或严重类风湿关节炎。

## 六、辅助检查

这些检查（图 20-8）不是标准检查的一部分，只有需要更多关于患者问题的信息时才做。

1. 手指主动屈曲时腕关节的抗阻力伸展　要求患者手指屈曲，并用手掌压住指尖，此时，反复地抵抗手腕的伸展（图 20-8a）。

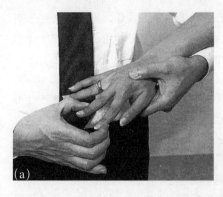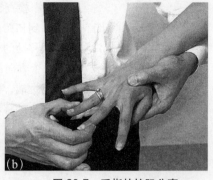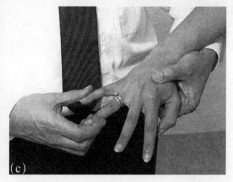

图 20-7　手指的抗阻分离

(a) 示指与中指；(b) 中指与环指；(c) 环指与小指。

2. 分别抵抗每个手指的伸展　将阻力施加在远端指骨上（图 20-8b）。

3. 分别抵抗每个手指的屈曲　将阻力施加在远端指骨上（图 20-8c）。

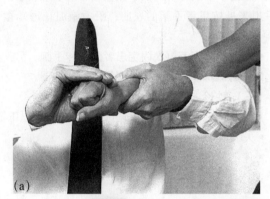

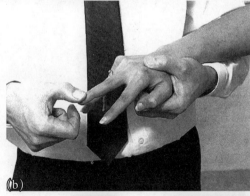

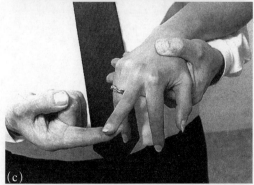

图 20-8　辅助检查

(a) 手指屈曲时抵抗腕关节伸展；(b) 抵抗每个手指的伸展；(c) 抵抗每个手指的屈曲。

## 七、腕管综合征检查

这些在上肢神经病变和压迫性上肢神经病变章节中描述。

腕、拇指和手的临床查体总结在知识点 20-2 中。

### 知识点 20-2

**总结手、手腕、拇指的临床查体**

病史

观察

功能检查

- 尺桡关节远端
  1. 被动旋前
  2. 被动旋后
- 腕关节
  3. 腕关节被动屈曲
  4. 腕关节被动伸展
  5. 腕关节被动桡侧偏斜
  6. 腕关节被动尺侧偏斜
- 腕部肌肉和肌腱
  7. 腕关节抗阻力屈曲
  8. 腕关节抗阻力伸展
  9. 腕关节抗阻力桡侧偏斜
  10. 腕关节抗阻力尺侧偏斜
- 大多角骨——第 1 掌骨关节
  11. 伸展过程中被动向后运动
- 拇指肌肉和肌腱
  12. 拇指抗阻力伸展
  13. 拇指抗阻力屈曲
  14. 拇指抗阻力外展
  15. 拇指抗阻力内收
- 手固有肌
  16. 挤压 Ⅱ 和 Ⅲ 手指
  17. 挤压 Ⅲ 和 Ⅳ 手指
  18. 挤压 Ⅳ 和 Ⅴ 手指
  19. 展开 Ⅱ 和 Ⅲ 手指
  20. 展开 Ⅲ 和 Ⅳ 手指
  21. 展开 Ⅳ 和 Ⅴ 手指

## 八、手指的检查

只有当患者明显表现为手指的问题时才进行这项检查（知识点 20-3 中总结）。

　知识点 20-3

**总结手指的功能检查**

被动运动
1. 被动屈曲
2. 被动伸展
3. 一个方向被动旋转
4. 反向被动旋转
5. 被动桡侧偏移
6. 被动尺侧偏移

抗阻运动
7. 抗阻力屈曲
8. 抗阻力伸展

触诊
9. 积液
10. 滑膜增厚

### （一）被动运动

被动运动在拇指和手指的掌指关节和指间关节、拇指指间关节及手指指间关节近端和远端进行。每个关节有四个检查。

• 屈曲：检查者用一只手固定近端骨，另一手固定远端骨使关节处于屈曲状态。

• 伸展：检查者一只手固定近端骨，另一手固定远端骨使关节回到初始位置，伸展通常是不可能的，除非在非常移动或超移动的个体中。

• 朝一个方向旋转：检查者用一只手固定近端骨，另一只手固定远端，使关节轻微屈曲并朝一个方向旋转，可能发生非常小的移动。

• 反方向旋转：执行同样的操作，但这次旋转方向是反方向的。

副韧带有两种检查方法。

• 桡侧偏移：一只手固定近端骨，另一只手使关节保持屈曲状态，强行使其桡侧偏移，并使用远端骨作为杠杆。

• 尺侧偏移：使用同样的策略，但这次是尺侧偏移。

### （二）抗阻运动

抵抗运动检查手指的肌腱，即长屈肌腱和伸肌腱。有两个检查，在这两个检查里，阻力施加在远端指骨。

• 屈曲：检查者用一只手抓住患者的手腕和手，另一只手用来抵抗患者手指的屈曲，阻力施加在远端指骨掌侧。

• 伸展：检查者再次固定患者的手和手腕。另一只手在远端指骨施加阻力，来阻止患者手指的伸展。

### （三）触诊

触诊可以在不同关节的上进行，并试图发现以下征象。

• 关节或韧带疾病中的积液。

• 伴随类风湿关节炎的滑膜增厚。附属韧带是最佳的触诊部位。

（王　尧　翻译）

# 第 21 章

# 腕、拇指、手的临床查体解读

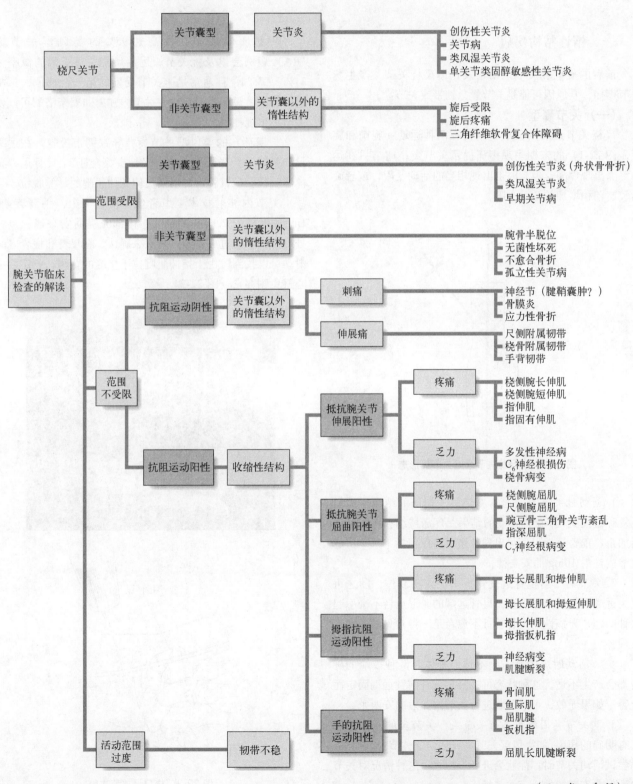

（王 尧 翻译）

# 第 22 章

# 桡尺关节远端疾病

## 一、惰性结构疾病

前臂的旋前和旋后运动累及远端尺桡关节，产生腕关节疼痛，其原因可能是关节囊、韧带或关节盘。

### （一）关节囊型

尺桡关节远端的关节囊结构在两种运动（旋前和旋后，图 22-1）的末期呈现疼痛提示关节炎。通常只在运动终点出现疼痛，但有时也出现相当的活动受限，或者旋后较旋前稍增加的活动受限。

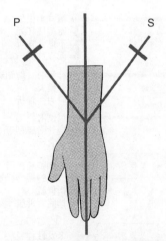

**图 22-1　桡尺骨关节远端关节囊形态**

1. 创伤性关节炎　通常不是单一损伤的结果，而是反复和过度旋前/旋后运动的结果。疼痛持续存在，运动后加重，前臂远端尺侧可出现肿胀。治疗包括 1 ～ 2 次的关节内注射 10mg 曲安奈德。

2. 关节病　当桡骨远段骨折未能成功复位，随之可发生远端尺桡关节的疾病。尺骨远端的畸形愈合不会引起这种问题，无痛性的尺骨骨折不愈合是一种常见的影像学发现。

关节活动时患者感觉到不适，查体时两种极端的旋转都会产生不适。这种状态可能会随着将前臂远端固定而改善；如果无效，可以试着进行关节内注射曲安西龙。

3. 单关节类固醇敏感性关节炎　关节炎的发生可以没有明确的病因，如类风湿关节炎或创伤性关节炎。而且，当尝试活动关节时，症状会进一步加重。这种情况对关节内注射曲安奈德的反应尤其好。

4. 类风湿关节炎　高达 95% 的类风湿关节炎（RA）病例会累及腕关节，远端尺桡关节受累的概率为 31% ～ 75%，且通常是腕关节受累的第一个部位，常常是双侧的。每年 1 ～ 2 次在关节内注射曲安奈洛酮可以使关节不出现症状。

长期存在的类风湿关节炎会导致韧带松弛，在远端尺桡关节，会导致所谓的"尺骨头综合征"：尺骨远端背侧半脱位、前臂腕骨旋后及尺侧腕伸肌腱的掌侧脱位。

关节内注射技术：患者坐于检查床上，手臂旋前，1ml 注射器配 2cm 长的针头，内部充满曲安奈德。接缝处很短，可通过放射到尺骨头来确认，在尺骨和桡骨之间滑动可以找到。由于指伸肌腱位于接缝的背侧，一定要小心避免刺穿它（图 22-2）。

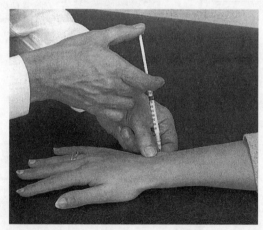

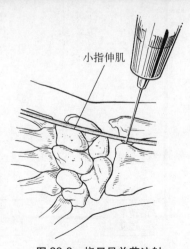

小指伸肌

**图 22-2　桡尺骨关节注射**

针在接缝的中点垂直向下，距尺骨下缘近端 5mm 左右刺入，刺入 1.5cm 左右会碰到骨头，然后朝向桡骨斜向转动，直到毫无阻力地滑过骨，然后进行注射。

### （二）非关节囊型

1. *旋后受限* 在 Colles 骨折畸形愈合后，桡骨短缩，可能会导致不可逆的旋后受限，会感到骨性阻碍。病程比较短的病例，运动时会伴有疼痛，但到了一定程度后会变得无痛。

尺骨的背侧脱位也可以表现为旋后障碍和可见的手背尺侧的突起。背侧脱位及半脱位的机制是极度的旋前和外展，将尺骨头推向关节囊外侧。三角纤维软骨复合体撕裂及掌桡尺骨韧带的变薄将导致这种脱位。

2. *旋后痛* 在尺侧腕伸肌腱鞘炎的病例中，被动旋后的后期会出现疼痛。这是一个局部征象，表明病变位于尺骨的槽底部。当然，腱鞘炎可以通过腕部的抵抗运动来诊断。

3. *旋前受限* 尺骨的掌侧脱位可表现为旋前受阻，在视诊触诊时，可见尺骨掌侧凸起和明显的放射状的 C 形凹槽。

4. *三角纤维软骨复合体* 在过去的几十年中，三角纤维软骨复合体（TFCC）撕裂是腕关节尺侧疼痛的常见原因。TFCC 在腕关节负重及远端桡尺骨关节稳定中扮演一个很重要的角色。

Palmer 于 1989 年提出了 TFCC 撕裂的分型，最主要的区别是创伤性 I 型撕裂和退行性 II 型撕裂。创伤型（I型）出现于过度旋前或轴向负重及腕关节尺侧的牵拉伤（如伸展时跌倒），也包含穿孔和撕裂，伴或不伴有骨折。IA 型（无血管的关节盘）撕裂是最常见的。其他类型的 I 型撕裂是次要的：IB 型（茎突基底）撕裂；IC 型（腕关节分离）撕裂；ID 型（桡骨分离）。退行性疾病（II型）是源于腕关节尺侧反复负重导致的慢性损伤。三角纤维软骨磨损与软骨软化症和韧带穿孔不同。TFCC 的退行性变常常伴随远端尺桡关节的这些变化。TFCC 病变导致腕关节尺侧疼痛，简单的病例显示一种尺桡关节的关节囊类型。复杂的病例呈现为关节半脱位（旋前或旋后受限）。TFCC 损伤病灶的激发试验，尺磨试验已经描述过。它包括背屈腕关节、轴向负荷及尺骨分离或旋转。如果诱发患者疼痛，应怀疑 TFCC 撕裂。另一项评估 TFCC 撕裂的快速而高度敏感的试验是"压力试验"，即当患者从坐位推着自己站起来的时候，尺侧偏斜时腕关节轴向负重。触诊 TFCC 的最佳位置是尺侧腕伸肌和尺侧腕屈肌之间，茎突的远端、豌豆骨的近端。在腕关节比较柔软的地方，除了 TFCC 外没有其他的结构。可明确临床诊断的方法是磁共振及高分辨率超声。

治疗需根据病变的类型和程度。大多数有症状的损伤对于相对制动，以及远端尺桡关节 1～2 次关节内注射反应良好。当整体不稳定发生时，手术是治疗的选择。当 TFCC 的背侧和掌侧的尺桡骨韧带撕裂时，会出现不稳定的情况。这时更推荐早期手术。TFCC 的慢性疾病，常常合并有不稳定，需要关节镜或开放修复，包括尺骨短缩，治疗效果很好。

## 二、收缩结构疾病

抗阻旋前和旋后并不包含在标准的功能检查中，因为它们在这个层次上不相关。然而，抗阻旋前可以作为一项检查旋前方肌的辅助检查。这是说，这种结构的损伤从未被描述，似乎并不存在。抗阻旋前运动也能检查屈肌肌腱（在高尔夫球肘的病例中）及旋前圆肌，但这两种结构损伤会在肘部附件会感到疼痛。

抗阻旋后不检查腕部的任何结构，仅仅检查肘部的结构——肱二头肌和旋后短肌。

（王 尧 翻译）

# 第 23 章

# 腕关节疾病

腕关节损伤常具有创伤性因素——单独损伤或者过度使用——通常位置局限。患者常常可以准确定位损伤，因为腕关节和手部疾病很少引起牵扯痛。如果症状自发出现并扩散至整个手腕，关节炎的可能性比较大，通常是类风湿关节炎。从病史上获得更多的信息包括静息痛、手脚麻木、阵发性疼痛，以及功能丧失。功能检查的解释是经典的，包括惰性结构（关节囊、非关节囊和韧带的损伤）及收缩结构。

## 一、惰性结构疾病

### （一）活动受限：关节囊型

关节囊类型屈伸活动受限程度相同（图 23-1）。在严重的关节炎中，腕关节固定于中立位，这点很重要。

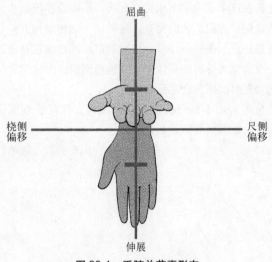

图 23-1　手腕关节囊形态

1. 创伤性关节炎　创伤后发现关节囊型疾病，常需要进一步的检查。单纯的创伤性关节炎比较罕见，创伤后关节囊型疾病常常暗示着骨折的发生。影像学并不可靠，因为可能需要几周之后才能提供骨折的影像学证据。这种延迟会导致严重的并发症，因为错误的诊断及腕关节骨折的固定常常会导致骨不连和骨坏死。然而，临床图像是如此明显，诊断不应错过：任何类型的创伤性关节炎持续超过 2 天都应该考虑为骨折。

> **注意**
>
> 创伤后持续 2 天以上的关节囊型疾病都应考虑骨折的可能，或者是一个腕骨，或者是桡骨的骨骺。

（1）病史及体格检查：病史是一种从简单的推力到以外展位和手背伸位跌倒所致的损伤，即刻的严重的疼痛会阻止手的运动。最初疼痛的位置是局限的，随后会传至整个腕关节。

视诊腕关节肿胀。查体发现关节囊型疾病：被动屈曲和伸展出现疼痛及活动受限，最后的感觉是保护性的肌肉痉挛引起的撞击声。腕关节向疼痛侧的被动偏离也会增加疼痛——一种压迫现象，为骨损伤提供进一步证据。仔细地触诊骨头可以发现局部的压痛，舟状骨是最常受累的。在这种情况下，鼻烟窝区域可出现压痛。这是舟骨骨折的典型表现，据报道灵敏性为 90%，但特异性低至 40%。舟状骨压缩试验也具有很高的灵敏性，但对舟骨骨折具有更好的特异性。这个测试通过抓住拇指并施加沿着拇指掌骨的轴向压缩的力量，腕部疼痛提示阳性。

舟骨跨越腕关节的近端和远端是最脆弱的一块骨头，舟骨骨折占全部腕关节骨折的 51%～78%。年轻的男性和 10—19 岁的人是舟骨骨折风险最高的人群。

舟骨在腕关节过度外展且负重时最易发生骨折，且可能合并尺骨分离。这种运动使手掌韧带紧张（放射性头状骨韧带和放射性舟状骨韧带），所以把舟骨固定在了桡骨上。由于近侧止点非常稳定，手腕的进一步负重和外伸会在远侧止点产生弯曲力，这可能导致骨折。

骨折可发生在舟状骨的任何水平，但骨折越靠近近端，近端骨折片缺血性坏死的概率就越大。这种现象的主要原因是舟骨血供的特殊性。舟骨的血供可分为骨内来源和骨外来源。骨外血供是桡动脉的一个分支，这个动脉一直到舟骨远端嵴。这个血管的分支从腕关节水平背侧缘的孔进入舟骨（图 23-2）。然后这些血管在髓腔内向近侧和手掌运行，形成骨内血供，供应血到近端。由于近端的血管分布局限，并依赖于髓腔流动，急性近端骨折愈合期可能延长，平均 3～6 个月，并且骨不连的发生率较高。

由于存在缺血性坏死的风险，尽快识别舟骨骨折非常重要。在最初的 X 线平片上，急性舟骨骨折可能会漏诊。

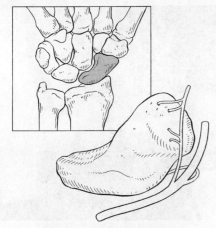

图 23-2　舟状骨的血管供应

因此，最初 X 线平片提示阴性的，不能排除骨折的诊断。当临床怀疑舟骨骨折的可能性较高，但 X 线平片为阴性，传统的推荐是将这些患者固定在拇指尖夹板或石膏上，2 周后再拍片。

> **⚠ 注意**
>
> 尽快诊断舟骨骨折以避免缺血性坏死是很重要的，创伤后关节炎持续时间超过 24 小时就应被视为骨折，直到确定为相反的情况。

可选择的用于诊断的影像学包括骨扫描和磁共振成像（MRI）。据报道，骨扫描显示 72 小时内病灶内摄取增加，对检测骨折非常敏感，但可能特异性不是很好。据报道，MRI 对舟骨骨折有 95% ～ 100% 的敏感性和几乎 100% 的特异性。MRI 的其他优点包括当存在骨折时可评估舟骨近端的血管分布情况。

（2）治疗：包括立即固定手腕，这是保护性的，可以减少骨不连和缺血性坏死的发生。最好的位置仍然不清楚，一些解剖学研究得出了不同的结论。使用拇指形石膏托固定似乎是最好的方式，将拇指固定在掌侧外展位，腕关节固定在中立位，并向骨折侧稍偏移，这对舟骨来说，将是向桡骨偏斜。这有助于将骨折表面压合在一起刺激骨折愈合。舟骨骨折愈合时间从最少 6 周到长达 9 个月，但在充分治疗的情况下，90% 的新鲜骨折可愈合。

其他腕骨也能发生骨折。通常，多个放射学视图和（或）断层扫描或骨扫描的随访研究对确定诊断是必要的。分离移位的骨折可能需要切开复位内固定。

2. **类风湿关节炎**　任何类型的风湿性疾病都能影响手腕，如系统性红斑狼疮、进展性全身性硬化症、银屑病关节炎、痛风和假性痛风、强直性脊柱炎和结节病，但类风湿关节炎最常见，通常在手指受累之后累及腕关节。在急性期，体格检查时会发现关节囊型病变，以及肿胀、皮温升高和滑膜增厚。在这个阶段 MRI 对诊断非常有帮助。

最近，关节超声也被证明是评估腕关节滑膜炎的一个重要的工具。除了疼痛之外，更多慢性病例表现为进展性活动受限。在这个阶段，皮温不高，甚至肿胀也会消失；通过常规 X 线片很容易做到诊断。

在急性期，可局部固定腕关节来治疗。在亚急性和慢性阶段，曲安西龙是更好的方法。在滑膜增厚和（或）压痛的部位注射 20mg 曲安奈德，这些部位可通过触诊准确识别。尽管治疗是痛苦的，但是结果是理想的，腕关节的症状往往不会再发生。

3. **关节病**　关节炎的发生可能随着年龄的增长自动发生，也可继发于严重的腕关节损伤，或腕关节的过度应用（如职业因素）。

患者主诉为僵硬及一些特定部位的不适，查体时可发现中度的关节囊型，被动测试时发现骨擦音和骨擦感。

X 线片显示骨赘，骨缘硬化及关节间隙变小，认识到 X 线片上可见的轻微关节病不总会影响腕关节的功能是很重要的。

因为这种轻微的关节病致残率很小，几乎不需要治疗。在极少数情况下，即在关节上施加沉重的负荷，可以进行关节融合术。

### （二）活动受限：非关节囊型

1. **腕关节半脱位**　腕关节半脱位是比较常见的，其中最常见的是头状骨。纯粹是临床诊断，并且一旦确定诊断，即可通过非手术治疗成功处理。复发并不罕见，并可能导致一些问题。

（1）病史和体格检查：患者主诉在做某些特定的动作时腕关节背侧疼痛，尤其是当腕关节处于外展位并且负重的时候，这些症状可自发的发生，也可是屈曲时轻微损伤的结果。

在体格检查时，可发现内部紊乱的情况（图 23-3）：急性损伤病例会出现伸展受限，有一种肌肉痉挛的感觉。其他运动不受限制，但因过度拉伸刺激韧带通常伴有疼痛。如果手腕保持屈曲状态，则可看见并触及骨性半脱位。

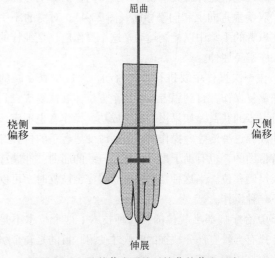

图 23-3　腕关节半脱位时的非关节囊形态

韧带局部有压痛。

放射线是阴性的：骨性半脱位的边缘似乎与其他部位合并，不能显示在 X 线片上，它的位置也不能通过与其他骨骼边缘的重叠来测量。

临床查体支持诊断：关节仅在一个方向上绞锁（这是典型的内部紊乱），视诊时可见移位。查体过程中立即复位支持初步诊断。

手掌半脱位是非常特殊的，通常是月状骨半脱位，会导致屈曲受限，且可能压迫正中神经的掌侧分支，引起对应区域的感觉异常（见章节"神经病变和上肢神经卡压"）。

（2）鉴别诊断：腕关节伸展受限不一定都指向腕关节半脱位，还应与以下疾病进行鉴别。

●手腕背侧的腱鞘囊肿触诊时通常感觉较软，不需要精细操作治疗，但可以通过穿刺进行诊断和治疗。

●Kienbock 病骨不连和单关节炎有不同的病史，在放射线片上很容易被鉴别。

●腕管综合征，见下文。

（3）治疗：包括手术复位恢复伸展功能。由于伴随着背侧韧带的扭伤，屈曲时仍伴有疼痛。一些具有深度的横向按摩将解决这个问题。如果疾病复发，可以再次手术复位。反复的复发表明关节不稳定，应该在附着于半脱位骨的韧带上注入硬化剂进行治疗。

①治疗腕部半脱位的基本技术：患者坐于检查床上，手臂外展位靠在检查床的后背。助手抓住患者的上臂靠近肘部的位置，把它固定在检查床上，一只脚向前朝向术者，操作者会放一只脚抵着它。

操作者与患者的臀部平齐，在检查床与患者胳膊之间，用同侧的脚抵住助手的脚。随后，操作者身体向一侧倾斜，利用身体的重力拉动腕关节获得牵引力。用同侧的手抓住患者前臂近桡腕关节处，拇指放在前臂的背侧。对侧手抓住患者的腕关节，拇指放在半脱位骨的背侧。

操作的目的是在牵引时造成腕骨之间的滑动。该技术如下执行。操作者身体向一侧倾斜，但要确保拉力作用在手的远端，这样腕关节就可以获得向前的牵引力。放松后，双手垂直向上和向下移动（图 23-4）。对侧的小手指放在患者的手掌中以控制运动；这个操作应该是纯粹的滑动，应避免屈伸。

在一次操作中要进行数次滑动，然后检查手腕的活动并重复操作，直到患者腕关节全方位伸展恢复或直到没有进一步的获益。如果没有很快成功，操作者也不应该过早地放弃这种治疗，操作期间稍微改变患者手的位置有时是有帮助的，也有助于形成稍微大一些的屈曲、伸展或桡侧或尺侧移位。当这种技术没有获得完全恢复时，可以尝试下一种操作。

②治疗腕部半脱位的第二种技术：这个技术不是首选，只有当骨有部分缺损的时候才使用。目的是在牵引的过程中挤压腕关节。

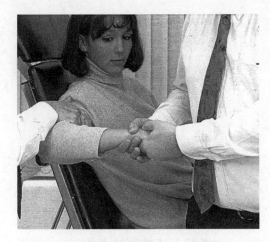

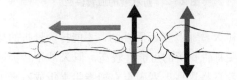

图 23-4　腕骨半脱位的基本手法

患者、助手和操作者与之前的操作保持相同的姿势。操作者手的远端轻微下移，这样就可以在掌骨的底部抓住患者的手。另一只手从上面靠近患者的手并用拇指和示指环扣住患者的腕关节，示指的掌指关节置于半脱位的骨上。操作者的前臂垂直固定（图 23-5），操作者身体向一侧倾斜，用手的远端牵引，松弛，然后突然、急剧地挤压。

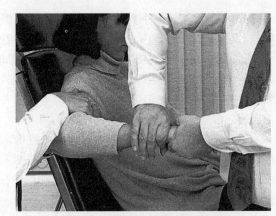

图 23-5　治疗腕关节半脱位的第二种手法

虽然这个操作的推力是纯粹的挤压，但手会无意识地向下运动，这有助于复位。这个技术可以重复数次。

③治疗腕部半脱位的替代技术：患者站在检查床旁，前臂置于检查床上，并用另一只手固定，前臂的远端部分放于床缘水平。操作者站在患者前面，并以一定的方式抓住患者的手，即一个拇指置于半脱位骨的背侧，另一个拇指加强；一个示指放在手掌侧，另一个示指加强；小指放在患者的手掌侧，以防止操作过程中的屈伸活动（图 23-6）。

放松之后，双手牵引前后滑动，同时重点向下移动。完成几次活动，每次操作后都再次检查患者腕关节活动。

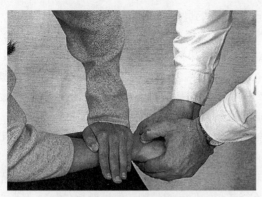

图 23-6　腕关节半脱位的替代手法

2. 其他关节问题　以下 4 种疾病，可以在放射线片上观察到，仅仅导致伸展活动受限。

（1）月状骨的无菌性坏死：月状骨的无菌性坏死首先由 Peste 在 1843 年提出。这种情况被人遗忘，直到 1910 年，Kienbock 记录月骨软化的时候，他假设其有血管创伤性的病因。尽管认识到这个疾病已整整过去了 100 年，但其病因一直存在争议。一些研究者认为，这与应力性骨折有关，应力性骨折导致了月状骨的主要血管的断流，其他研究者认为，急性创伤或重复的微创伤造成的过度剪切力导致月状骨血管形成中断，导致缺血性坏死。这种情况更容易发生在仅有掌侧或背的单一血管供血的月状骨。其他人认为，伴近端软骨下区域微小骨折的血管的非创伤性过程可能更接近事实。

缺血性坏死通常发生在 20—40 岁男性的优势手。症状可自发发生或由轻微的损伤引起，通常会严重干扰工作相关的活动。最初的症状是疼痛和僵硬，程度从中度到重度丧失功能。患者也可能提及手部力量减弱。

由于伴随的滑膜炎，初期的临床查体提示伴有肌肉痉挛的关节囊型，随后，被动背屈疼痛变得明显，并伴随其他动作结束的疼痛——明显的非关节囊型。

Kienbock 疾病的分期是依据其 X 线表现。

• 1 期：有小骨折线，需要骨扫描或 MRI 进行诊断。

• 2 期：沿着骨折线分布的微脉管系统，常常在掌侧。

• 3 期：显示骨折背侧的硬化部位。

• 4 期：显示骨折背侧的硬化部位，以及塌陷和伴有月骨完整性受损的继发性骨折。

• 5 期：桡骨继发性关节炎改变。

治疗方法包括受累骨骼的固定到血管重建术。然而，仍然没有治疗 Kienbock 疾病的金标准。一项近期的系统回顾显示，目前为止，没有充足的数据可以表明任何干预治疗效果优于安慰剂组或疾病的自然转归。

其他腕骨的缺血性坏死也有报道，但是很少见。

（2）骨不连：会导致假关节形成，也会引起外展受限。

（3）单关节炎：这发生在骨折未愈合后的几年，特别是舟骨。可以看见并触到突出的骨赘。外展受限，但这不一定伴有疼痛。

（4）腕管综合征：在头状骨和梯形骨相邻的第 2 和第 3 掌骨基部的骨突起标志着退行性骨赘形成和（或）后柱骨，这是胚胎发育过程中发生的副骨化中心。腕管综合征的症状可能是由覆盖的腱鞘囊肿或滑囊炎引起的，当表面肌腱滑过这些骨性突起，或这个位置发生骨关节炎改变，可通过 X 线进行诊断。

**（三）活动不受限**

尽管手腕的被动活动显示为活动度正常，但是在活动终点会伴有疼痛，说明这个结构被拉伸（韧带）或者被挤压（冲击综合征）。

1. 韧带损伤　韧带损伤的范围从轻微损伤稳定性良好到完全断裂完全不稳定。

（1）尺侧副韧带扭伤：这种疾病是 Colle 骨折或尺骨茎突骨折造成的损伤引起的。骨折已经愈合，但是手腕的尺侧仍有疼痛。视诊时，可见桡骨畸形，被动向桡侧偏移会引起腕关节尺侧的疼痛，症状可以通过注射曲安西龙而快速缓解。

技术：浸润。1ml 注射器充满 10mg 曲安奈德，连接 2cm 长针头。患者的手臂内旋放置在检查床上。手稍微向桡骨侧偏移。确认压痛点，感受到骨性结构和韧带阻力后进行浸润（图 23-7）。

（2）桡侧副韧带扭伤：这种罕见的损伤会在腕关节被动尺偏过程中导致腕关节桡侧疼痛，这些压痛更常见的

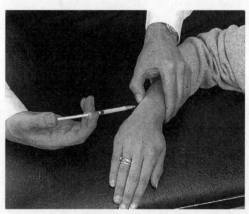

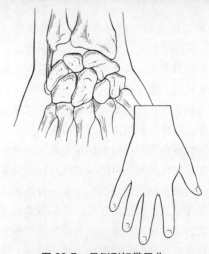

图 23-7　尺侧副韧带屈曲

原因是拇短伸肌肌腱和拇长展肌肌腱的损伤。鉴别诊断很容易，因为在肌腱炎中，抗阻运动也是阳性的。桡侧副韧带损伤对一次曲安西龙注射或几次深入的横向按摩效果良好。

技术：浸润。患者坐位，前臂处于中立位，手放置在检查床上，腕关节稍微尺侧偏移。确认压痛点，并使用2cm针头注入10mg曲安西龙（图23-8）。浸润时，可感觉到韧带的阻力和骨性触感，必须小心避免穿刺桡动脉。

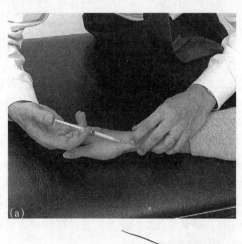

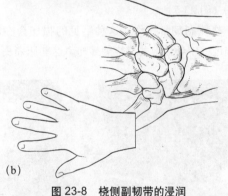

图 23-8　桡侧副韧带的浸润

（a）腕骨间韧带；（b）桡腕韧带或腕掌韧带。

（3）背侧韧带扭伤：最常见的轻微损伤通常是过度使用的结果，但在长期半脱位导致韧带过度拉伸时也可以发生。

完全被动屈曲时手腕背侧会感受到疼痛，其他检查是阴性的，仔细触诊可以发现损伤的精确部位。大部分的病变都发生在月状骨 - 头状骨韧带，但是偶尔也可发生在尺桡骨、头状骨、第3掌骨或尺骨三角韧带。

治疗包括多次深部横向按摩，不管症状持续多久，都可完全治愈。在极少数情况下，不清楚症状是否由单纯的韧带扭伤引起或由腕骨半脱位韧带受刺激引起，可以尝试着处理。如果发现无效，再用深部横向按摩法取代。即使在腕关节背侧韧带病变的慢性期，唯一有效的治疗方法也是深部横向按摩法。其他治疗方法，如激素注射、固定或手术都无效。为避免后遗症，并且因为这些病变往往是多发的，所以所有扭伤的韧带都必须给予摩擦。触诊应该仔

细进行，直到找到所有的压痛点。

技术：深部横向按摩。患者坐位，手放置在检查床边缘。治疗师面朝患者手腕坐着，治疗师一只手使其手腕弯曲在疼痛的极限范围，另一只手进行按摩。方向取决于韧带纤维的走向：桡腕和腕掌韧带与前臂在同一纵轴上，而腕骨韧带有或多或少的横向方向（图23-9）。对于桡腕韧带或腕掌韧带，按摩方向垂直于尺骨 - 桡骨轴。用示指按摩，并用中指加强（图23-10），或用拇指按摩。由于病变非常局限，治疗师必须确保手指在伸肌腱之间保持深度，不能越过它们。腕骨韧带使用拇指在由近端到远端的方向摩擦（图23-9）。

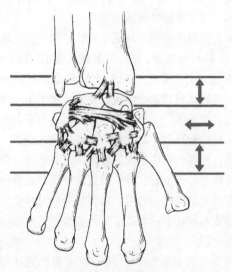

图 23-9　背侧韧带

箭强调了关节线上韧带纤维走向。

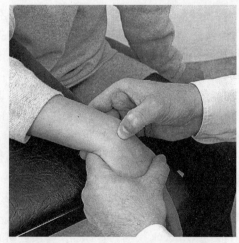

图 23-10　腕关节背侧韧带的按压

2. 腕关节嵌顿综合征　腕关节背侧和（或）尺侧疼痛可能是由于腕骨与桡尺骨之间的嵌顿导致骨膜挫伤引起的。

（1）尺骨嵌顿综合征：也称为尺骨基台或尺骨腕负荷，是一种退行性疾病，其特征是与尺侧腕关节过度负重相关的尺侧腕关节疼痛。尺骨头和尺侧腕骨之间的慢性撞击导

致骨膜炎及月状骨、三角骨及远端尺骨头的退行性变，以及三角纤维软骨复合体的退变撕裂（图23-11）。

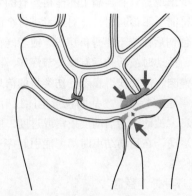

图 23-11　尺骨嵌顿综合征可能的病理学特征：尺骨头骨膜炎、尺侧月状骨及桡侧三角骨骨膜炎（大箭）；三角纤维软骨复合体病变（小箭）

尺骨撞击综合征的临床表现包括慢性或亚急性腕部尺侧疼痛，常因伸展位负重而加重，因休息而缓解。功能检查提示被动伸展时手腕背侧疼痛。如果三角纤维软骨复合体受累，则前臂旋转时也会产生疼痛。

放射学改变包括尺骨头、月状骨近端尺骨面、三角骨近端桡侧面软骨下骨硬化和囊性变。MRI 有助于早期发现隐匿性疾病。

治疗将取决于病变的严重程度。骨膜炎对于局部浸润 10mg 曲安奈德反应良好，避免进一步刺激。这可以通过避免腕关节于负重位过度活动或使用夹板或石膏托来达到。更严重的病例或者损伤三角纤维软骨复合体的病例，需要关节镜或手术治疗。

（2）尺骨茎突撞击综合征：这种腕关节尺侧疼痛是由于过长的尺骨茎突和三角骨之间的撞击引起的。尺骨茎突是尺骨柄突出的皮下嵴的延续，向远端三角骨投射的距离是可变的（2～6mm）。尺骨茎突和三角骨之间单次或重复的撞击导致挫伤，会导致对侧表面骨膜炎。如果一次撞击造成的创伤足够大，背侧三角骨可能发生骨折。

这种情况是基于尺骨偏离的挤压痛及尺骨茎突过长的放射学证据来诊断的。MRI 可显示尺骨茎突和近端三角骨的软骨软化（图23-12）。

治疗包括局部浸润 10mg 曲安西龙。在晚期病例中，除了尺骨茎突两处最近端的几毫米外，其他全部切除是可选的治疗。

（3）桡骨撞击综合征：腕关节背侧的疼痛是腕关节负重时反复伸展运动引起的，常见于体操或其他高能运动，这可能导致桡骨远端骨骺或近端腕骨的骨膜炎，被描述为"腕部撞击"综合征或"应激反应"，每次患者将重量放在伸展的手腕上时，就会诱发疼痛。

体格检查中，被动伸展手腕活动度正常但伴有疼痛，其他所有的活动均为阴性。仔细触诊发现损伤位于桡骨的

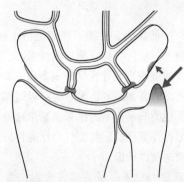

图 23-12　尺侧茎突嵌顿综合征的病理特征：三角骨近端（短箭）和茎突（长箭）的骨膜炎

下缘或位于舟状骨或月状骨。

如果避免更多的刺激，骨膜炎对局部浸润 10mg 曲安奈德反应良好。如果必要，可以通过避免手腕在负重位时的过度活动或应用夹板或石膏托来实现。复发病例中或为避免后遗症可以进行手术。

反复的负重可能导致桡骨远端、舟状骨和头状骨的应力性骨折。闪烁扫描和 MRI 可以诊断，石膏托固定进行治疗。

3. 腱鞘囊肿　腱鞘囊肿是一个充满流体的腔，起源于关节囊或腱鞘，在腕部很常见。它见于背侧，最常发生在舟月关节上，也见于掌侧，常发生在大多角骨关节。他的病因已经争论了很多年，并提出了几种假说：滞留囊肿、肌腱疝、囊性滑液、滑囊转化、瘤变或者纤维组织的黏液变性，最后一种理论被广泛认可。

主诉是之前位置上不存在的肿胀。休息或活动时偶尔会有疼痛。大小及性质均可变：既可以软也可以相当硬，给人以骨性结构的印象。当囊肿长大时，邻近的组织受压，也可以压迫到神经组织（见章节"神经损伤和上肢神经卡压"）。

许多技术已经被应用于治疗这种情况，从压迫囊肿（如使用拇指或用书构成坚硬的掌面）到抽吸并注射类固醇或硬化剂溶液。这些措施通常能导致暂时的治愈，因为病因未得到治疗，常常复发。尽管与囊肿带来的微小的症状相比，手术相关的风险更不受欢迎，但通过手术切除可获得更一致的结果。

**（四）活动过度**

根据 Ekenstam 学说，腕关节不稳是关节运动学改变的一种状态，关节运动学改变是一个或几个腕骨由于骨性异常、韧带损伤或关节松弛而出现的运动模式异常。

腕关节不稳定仍是一个非常争议的话题。自从 1943 年，Gilford 等首次提出腕关节不稳定以来，许多作者都在研究这个问题。他们已经提出了几个假设，并提出了不同的分类方法。这种差异表明在腕关节不稳这样一个模糊的话题中达成共识的困难。仍然缺乏标准的评估方法及放射线标准发现。但关节镜检查有助于更清楚地了解其潜在

机制。

1.病因　一般认为，手腕不稳定是由于创伤后伸展、一个或几个腕关节桡侧韧带或腕骨间韧带破裂引起的。损伤通常是过度伸展联合桡骨或尺骨偏离和（或）旋前或旋后引起的。然而，其他学者认为它也可以是解剖改变及桡骨或腕骨骨折后的畸形排列的结果。韧带松弛的其他的可能的原因是退行性变或炎症状态（即结晶性滑膜炎、类风湿关节炎）及医源性原因。

2.流行病学和分类　尽管腕关节损伤发生在28.6%的事故中，但仍没有腕骨不稳定的流行病学数据。几种分类方法已被提出。

基于Navarro的柱状概念，Taleisnik提出了一个理论。这个概念认为腕关节有三个垂直柱：①中央（屈曲/伸展）柱包含两块：一个在月状骨上，一个在大多角骨、小多角骨、头状骨和钩状骨上。②桡骨柱包含活动的舟状骨及③尺骨（旋转）柱，尺骨柱包括三角骨和豆状骨。因此，Taleisnik将腕关节不稳定分为桡骨侧，尺骨侧或近端的。

这个概念没有提到横向或月状骨的类型（Ⅰ～Ⅳ期），后来由Mayfield等描述，也没有提到最近讨论的腕骨间的不稳定，近侧列不稳定和其他的不稳定。

梅奥诊所基于Amadio，Cooney，Dobyns和Linscheid的研究提出了一个分类方法。

Lichtman分类偏离了柱状腕关节的概念和后面的纵向分类系统。它是根据"腕环概念"——远端和近端由两个链接连接：在桡骨侧可移动的舟状骨大多角骨关节及尺侧的可旋转三角骨钩状骨关节。这个概念包括了月状骨旁和腕骨间的不稳定。

其他已经提出的分类系统，如巴顿分类。

我们认为Saffar的分类系统是一个具有临床意义且有用的方法。

①静态和动态不稳定：动态不稳定仅表现在手腕运动或特定负荷引发症状时。静态不稳定是固定的，不能被患者纠正，标志着骨骼位置的异常。

②不稳定的位置：近端不稳定是最常见的不稳定类型。

▲舟月不稳定：舟状骨和月状骨之间有一个错位。这种情况可能会导致关节的改变。

▲三角月骨不稳定是三角骨、月状骨韧带完全或部分撕裂的结果。

▲二者兼有。

③腕骨间不稳定

▲亢奋人群轻度创伤后韧带变薄或撕裂：这会导致近端和中间列的腕骨排列不稳。

▲旋转伤后韧带撕裂：稳定的腕骨间韧带会撕裂或拉长。

④近短不稳定（桡掌侧）：Taleisnik分2期。

▲1期：整个腕部尺骨的滑行。

▲2期：伴舟状骨、月状骨分离的整个腕部尺骨的滑行。

3.临床诊断　虽然创伤后腕部疼痛经常发生，但关节不稳定较少出现。只有当病史和体格检查的发现与腕关节不稳定相符需要下诊断时，才对患者进行全面检查。

患者有创伤后伴或不伴骨折病史，或者既往有炎症性疾病的病史，活动时或活动后有腕关节疼痛，活动时伴腕关节乏力或弹响。需要获得患者受伤类型的信息，但是他们往往不记得这些特征。疼痛的位置也能投射某种可能，提供重要信息。被动运动活动度正常或过度，即使是非常温柔的被动运动，在运动结束时都可能引起疼痛。

激发试验：

① 对于舟月骨不稳定

• 舟状骨钟征：检查者用拇指和示指捏住患者的舟骨，当患者从桡侧向尺侧偏移时控制舟状骨的活动，舟骨的活动应该是流畅的，如果情况不是，那么该测试为阳性。

• Watson实验：检查者使患者的手向尺侧偏离，另一只手的拇指（结节）和示指捏住舟骨，然后患者的手被动桡侧偏移，并用拇指抵抗舟状骨的屈曲运动。在不稳定的情况下，可以在背侧感觉到近端向后移动（图23-13）。

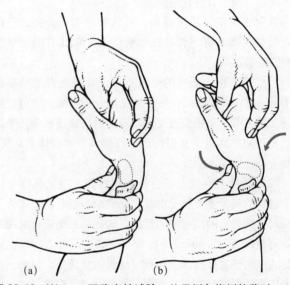

（a）　　　　　（b）

**图23-13　Watson不稳定性试验**：从尺侧向桡侧偏移时，对舟状骨掌侧施加压力

• Lane试验（舟骨滑移试验）：检查者评估舟骨的前后滑动。

② 三角骨月状骨的不稳定

• Kleinman剪切试验：检查者抓住患者的前臂远端并将手指放在尺骨背侧最远端，拇指放在豌豆骨上。这样尺骨是稳定的，再施加一个向后的压力作用在豌豆骨上，会产生疼痛（图23-14）。

• Linscheid试验：检查者抓住患者的前臂远端，将手指放在最远端及桡骨的桡侧，拇指放在三角骨的尺侧（图23-15）。桡骨是稳定的，压力作用于三角骨的侧面，会产生疼痛。

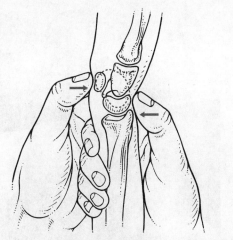

图 23-14 Kleinman 试验：腕关节背侧稳定，在豆状骨的背侧施加压力

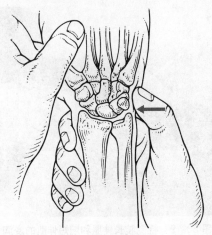

图 23-15 Linscheid 试验：桡骨是稳定的，压力沿桡骨方向施加在三角骨上

③腕骨间的不稳定

• 腕骨间滑移试验：检查者通过手在手腕上施加轴向压力并要求患者主动活动手腕，可能会产生叩击痛。当压力施加在豌豆骨或小鱼际肌肉主动收缩时，叩击痛不会出现。

• 焦虑测试：当头骨向后被动滑动时，会产生疼痛和（或）忧虑。

• 掌骨滑行：手腕置于尺偏，掌骨向掌侧滑行，可能会产生疼痛。

④桡腕关节不稳

桡腕内侧：压力施加在三角骨的后侧，并在桡骨上施加反向压力，若产生疼痛则为阳性。

• 尺骨松弛度：尺骨腕关节松弛度增加。

技术性评估包括关节造影、关节镜检查、计算机断层扫描（CT）、MRI 和闪烁扫描。

4. 治疗　仍然是有争议的，并且与很多的外科医师、内科医师或治疗师相关。治疗从非手术治疗到一系列的手术治疗。无症状或症状轻微的病例常常非手术治疗，包括制动、抗炎药物及渐进的理疗。明显有症状的，持续性或复发性病例通常经过手术治疗。应在未来几年寻找治疗证据。

知识点 23-1 中总结了手腕惰性结构的紊乱。

 知识点 23-1

**手腕惰性结构紊乱总结**
**活动受限**
关节囊型
• 创伤性关节炎
• 类风湿关节炎
• 关节病
非关节囊型
• 腕骨半脱位
• 其他关节问题
**活动度正常**
• 韧带损伤
• 撞击综合征
• 腱鞘囊肿
**活动度增大**
• 韧带不稳定

## 二、收缩结构疾病

腕关节肌腱炎、腱鞘炎比较常见，发病率高是手腕上肌腱的长期作用的结果，以及日常生活中、职业生活和体育运动中手过度使用的原因，这些肌腱在活动或稳定腕关节中发挥作用。

### （一）抗阻力伸展

1. 疼痛　抗阻力伸展疼痛表明手腕或手指伸肌病变，该运动在手腕附近疼痛，这表明两个肌肉群的远端是有牵连的。

手腕和手指伸肌之间的区别可以通过先测试放松手指的伸展，然后主动屈曲分辨，这限制了手指伸肌的活动。当手腕的伸肌出现问题时，可以通过测试抵抗桡侧和尺侧偏移来区分桡侧伸肌和尺侧伸肌（图 23-16）。

（1）桡侧腕长伸肌和（或）桡侧腕短伸肌：桡侧腕伸肌和（或）短肌（图 23-17）的病变常常是过度使用的结果，患者的主诉是活动时局部疼痛。

手腕的抗阻力伸展和桡侧偏移在关节的背侧和桡侧引发疼痛，完全被动屈曲也可能引起疼痛，但通常无痛。

触诊（完全屈曲）时可发现两个不同的部位，在第 2（长骨）和（或）第 3（短骨）掌骨的基部肌腱起止点处可引出疼痛。有时病变位于腕骨水平肌腱的远端。

假设病变位于腱膜交界处，治疗包括每周 3 次的深度横向按摩或局部浸润曲安西龙悬液 1～2 次，这种情况 2 周以内可获得完全康复。在治疗期间，患者应该避免引起疼痛的用力，不包括锻炼、被动运动、制动和手术。

①技术 1：深部横向按摩：患者坐位，前臂置于检查

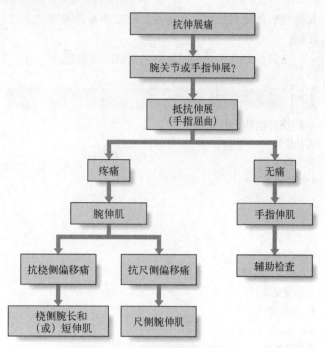

图 23-16　手腕和手指伸肌的区别

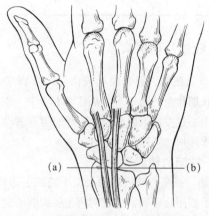

图 23-17　桡侧腕长伸肌（a）和腕短伸肌（b）

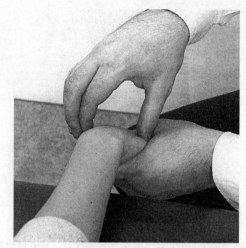

图 23-18　桡侧腕长伸肌和腕短伸肌的按压

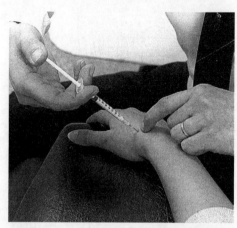

图 23-19　桡侧腕长伸肌和腕短伸肌的浸润

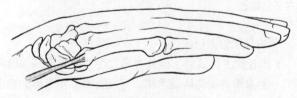

图 23-20　尺侧腕伸肌

床上，手悬于床边上。治疗师坐在患者手的外侧。患者的手腕屈曲但不引起疼痛，便于拉伸肌腱。另一只手的示指放在压痛点上，并用中指加强，拇指在手腕尺侧施加反向压力（图 23-18）。按压始于肌腱的桡侧，并且当手指通过肌腱时，按压重新开始。这是一个来回往复的运动，活跃阶段是朝向治疗师的运动。

②技术 2：浸润。这种治疗方法仅适用于第 2 和（或）第 3 掌骨的基部的插入点的肌腱炎。使用 2cm 针头，在压痛区注入 10mg 曲安奈德。当感觉到肌腱阻力且针头触及骨头时，给予注射浸润。如果在整个过程中触诊手指一直放在压痛点上（图 23-19），那么浸润的确切位置就可以确定。

（2）尺侧腕伸肌：尺侧腕伸肌是上肢第二常见的肌腱炎的好发部位。尺侧腕伸肌肌腱炎（图 23-20）通常发生在扭伤或过度使用后。腱鞘炎是类风湿的表现。

查体，腕关节背侧和尺侧的疼痛可以由抗阻力伸试验和抗阻力尺侧偏移试验诱发，被动桡侧偏移也会引起尺

侧疼痛。在腕关节桡侧偏移时触诊，类风湿腱鞘炎触诊时皮温高、可触及肿胀和结节。在关节劳损疾病中，可以触摸到三个可能的位点，它们是（按频率排列）：第 5 掌骨底部的腱膜连接处；三角骨和尺骨头之间的腱体；尺骨沟处的肌腱。在后者，极度的被动旋后也会引发疼痛。对于这个令人困惑的局部征象，Bower 解释如下。

在完全旋后的位置，ECU（尺侧腕伸肌）纤维隔膜的排列形成肌腱插入点的一条有角度的通道。这个角度导致了在 ECU 收缩过程中，尺骨移位时施加在腱鞘上的压力，特别是在前臂旋后和腕关节尺侧偏移时。

对于机械性腱炎，无论是 2 周的深横向按摩或是曲安西龙悬液 1～2 次浸润，都会治愈，浸润位置在腱骨连接处或在肌腱与腱鞘之间，运动、锻炼或固定没有任何帮助，手术通常是不必要的。类风湿性腱鞘炎可通过在肌腱

与其鞘之间浸润类固醇悬液来治疗。

创伤后腱鞘断裂或者伸肌韧带断裂都会导致肌腱反复半脱位。患者突然感觉到在某些特定的动作时有弹响，如腕关节轻度屈曲主动旋后时。临床查体时，在旋后位时可尝试使用等距压力再现关节的不稳定性。治疗方法是手术重建。

①技术 1：深部横向按摩。患者前臂内旋放在检查床上，治疗师坐在患者胳膊的内侧，使患者的手向桡侧偏移以伸展肌腱。根据压痛的程度，可以用一根，两根或三根手指的指尖进行按压，或用示指按压，中指加强（图 23-21）。在前臂的桡侧和远端施加反向压力，手指放在肌腱的掌侧面，然后向上移动到肌腱，重复这个操作反复按压。

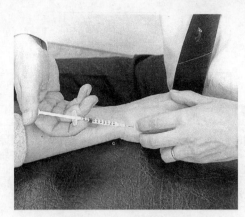

图 23-22　尺侧腕伸肌浸润

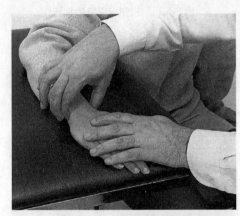

图 23-21　尺侧腕伸肌的按压

②技术 2：腱膜连接处浸润。患者的前臂以与按压治疗相同的体位放在检查床上，10mg 曲安奈德通过 2cm 针头在第 5 掌骨肌腱插入的位置浸润，另一只手的手指确保药剂注射在正确的位置（图 23-22）。

（3）尺侧腕伸肌及其相关结构：该结构与远端桡尺关节（DRUJ）和三角纤维软骨复合体（TFCC）紧密相连。明显的亚鞘在近端与 DRUJ 关节囊交融，远端与 TFCC 混杂在一起，这解释了这个水平呈现的"传输压力"现象。插入结构（DRUJ 和 TFCC）损伤时，腕关节抗阻力伸展和尺侧偏移试验可呈阳性。反过来也是这样：在尺侧腕伸肌病变时，被动的旋后也会出现疼痛。这种现象可通过确保所有检查试验都在起始位置进行（见第 20 章）来降至最低，这在技术上是正确的。

（4）示指伸肌：示指固有肌损伤很少见，是过度使用的结果。在手指放松时进行抗阻力伸展试验，可在腕关节背侧和桡侧感觉到疼痛，但当手指主动屈曲时，疼痛消失。当每根手指分别抵抗阻力伸展时，病变会变得明显。触诊显示病变位于腕部的肌腱，在活动的过程中，偶尔可以感觉到骨摩擦音。

几次深度横向的按摩治疗是有效的。

（5）指伸肌：无论是机械性的还是类风湿性的腱鞘炎，都可能发生在腕关节水平——肌腱位于共同的鞘内。

并在腕关节背侧局部产生疼痛。手指的抗阻伸展及被动屈曲都会拉伸肌腱引起这种症状。类风湿腱鞘炎的特征是症状（明显）和体征（中度）之间的不相符。在类风湿腱鞘炎，触诊可发现确切的位置及肿胀。机械性腱鞘炎伴有骨擦音。

机械型对在肌腱和腱鞘之间浸润 10mg 曲安奈德及多次深度横向按摩均反应良好。类风湿型，曲安西龙注射是唯一有效的治疗。

2. 无力　手腕在抗阻伸展时无痛性无力，应该对上肢进行全面的神经检查。与其他肌肉群的无力相结合有助于确定病变原因。虽然其他原因也可能导致无痛性无力，但下面描述的是最常见的。

（1）双侧无力：如果检查提示只有手腕伸展力较弱，那么铅中毒是一种可能。除了由造血、中枢神经、胃肠和肾受累引起的运动功能障碍之外，周围神经参与运动功能是主要特征之一。

如果铅中毒不是原因，那么应怀疑支气管癌或一种神经系统疾病。

（2）单侧无力：手腕伸展时单侧无力可能是由于神经根或外周神经受损的结果。与肌肉无力结合可提供更多信息：原因可能在于 $C_6$-$C_8$ 神经根或桡神经。

• $C_6$ 神经根麻痹：$C_6$ 神经根麻痹时，肘部屈曲无力。

• $C_7$ 神经根麻痹：手腕伸展无力在 $C_7$ 根麻痹中比较特殊，但肘部伸展和腕部屈曲通常见无力。

• $C_8$ 神经根麻痹：当尺侧腕伸肌和尺侧腕屈肌无力时，应该怀疑 $C_8$ 神经根麻痹。因此，当腕部进行抗阻力伸展试验时，手会向桡侧偏移。拇指的外展和内收也无力。

• 桡神经麻痹：手臂桡神经处的压力会引起桡神经麻痹。原因可能是腋下拐杖，椅子边缘或紧急情况下肱骨中段骨折（见"神经损伤和上肢神经卡压"）。

**（二）屈曲抵抗**

1. 疼痛　腕关节的屈肌或手指的屈肌是否有病变？如果手腕屈肌有问题，是桡侧肌腱还是尺侧肌腱？抗阻测试桡侧和尺侧偏移，也应按顺序测试每根手指的抗阻屈曲来确定受影响的结构（图 23-23）。

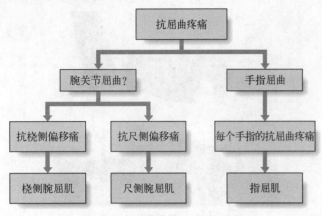

图 23-23　手腕和手指屈肌的区别

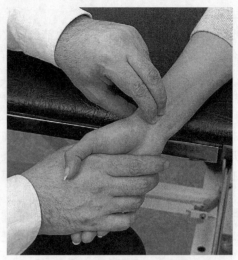

图 23-25　桡侧腕屈肌的按压

（1）桡侧腕屈肌：桡侧腕屈肌损伤（图 23-24）并不是很常见，但是常常见于女性（75%病例），常常是娱乐性或职业性过度使用的结果。运动时在手腕的掌侧会感到疼痛，如手指伸开抓住并举起重物时。

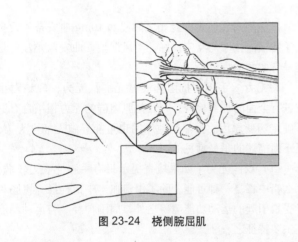

图 23-24　桡侧腕屈肌

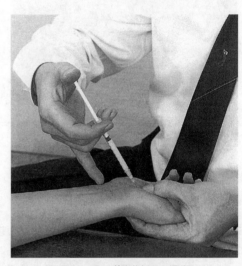

图 23-26　桡侧腕屈肌浸润

体格检查，腕关节在抗阻屈曲和桡偏时会感到疼痛。在肌腱的远端及第 2 掌骨肌腱的起止点处可触及压痛。

腱腹损伤对曲安奈德浸润和深度横向按摩均有良好反应，尽管通过鱼际肌肉的按摩并不容易，并且相当不舒服且费时。肌腱病变对深部按压反应较好，因为损害的部位通常比较广泛。

①技术 1：深部横向摩擦。患者坐位，前臂掌面朝上放在检查床上，手悬于床缘。治疗师面朝患者，并用同侧的手伸展患者的腕关节。用另一只手的手指按压腱体或者第 2 掌骨的起止点处（图 23-25）。按压从肌腱的尺侧开始，在活动时手指移动到桡侧。

②技术 2：浸润。患者坐位，并将旋后的前臂置于高位的检查床上，腕关节轻度伸展。1ml 注射器装满 10mg曲安奈德并配 2cm 针头，肌腱及其在第 2 掌骨底部的起止点很难通过拇指的肌肉识别。因此，可用拇指在掌侧加压，示指触诊第 2 掌骨基底的背侧。针头穿过鱼际肌并刺向触诊的示指（图 23-26）。在接触骨头之前，可以感到肌腱组织的抵抗力，然后进行浸润。

（2）尺侧腕屈肌：尺侧腕屈肌肌腱炎（图 23-27）相对桡侧屈肌腱更常见，因为尺侧活动度更大。这种病变通常在极度扭伤后出现。

通常情况下，患者可以精确定位症状到手腕的掌侧和尺骨侧。腕关节抗阻力屈曲和抗尺侧偏斜时可引起疼痛。触诊可提示病变的确切部位：豌豆骨远侧——在第 5 掌骨

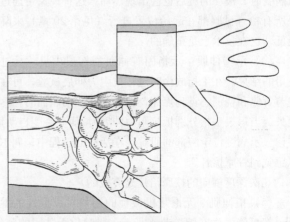

图 23-27　尺侧腕屈肌

的腱膜交界处——或腱体内侧靠近豌豆骨处。

深度横向按摩（4～6次治疗）和曲安西龙悬液浸润均有效。

①技术1：深度横向按压。患者坐位，前臂旋后，手悬在检查床边缘。治疗师面对患者，用对侧手拉伸患者的手腕，另一只手的拇指进行按压。在患者手腕的背侧给予反向压力（图23-28）。按压开始于肌腱的桡侧，止于尺侧。

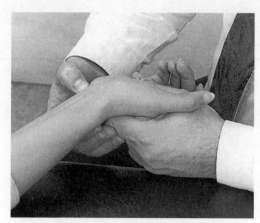

图 23-28 尺侧腕屈肌的按压

②技术2：浸润。这种技术对第5掌骨肌腱插入点的损伤特别有效，患者的手与之前按压治疗放相同位置。用装有 10mg 曲安奈德配有 2cm 针头的 1ml 注射器，通过触诊确定压痛点，整个过程，操作者将拇指放在压痛点。针头插入后，在触及骨并注射药液之前应该感觉到肌腱阻力（图23-29）。

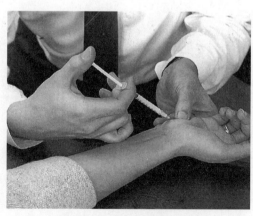

图 23-29 尺侧腕屈肌的浸润

（3）豌豆骨三角骨紊乱：豌豆骨和三角骨的掌侧面的关节疾病可能会发生，并因为肌腱附着于豌豆骨，产生与尺侧腕屈肌腱相同的体征。这种关节疾病被描述为豌豆骨三角骨关节炎和豌豆骨三角骨不稳定，直接按压豌豆骨会引起疼痛。豌豆骨在三角骨上的侧向被动运动也会引起疼痛和骨摩擦音。如果提示豌豆骨三角骨疾病，则需要关

节内使用激素。在复发性病例中，手术切除豌豆骨可能是必要的。

（4）指深屈肌：病变是源于机械性腱鞘炎或类风湿腱鞘炎。前者是由于过度使用，手指的抗阻力屈曲试验可引起疼痛，病变位于下前臂掌侧腕部以上 3～4cm 的位置，可通过深部横向按压（见下文）或肌腱之间注射类固醇悬液来治疗。类风湿腱鞘炎常局限于腕关节附近的一条屈肌腱，在疾病的早期，前臂掌侧面弥散性肿胀和局部皮温增高是唯一的体征。然后，大角度伸展时肌腱的压痛可能比过度使用时更严重。几周后，肿胀呈结节状，局部皮温增高持续存在。

在 1～2 次的曲安西龙的浸润治疗后症状会减轻。

指屈肌肌腱的肿胀有时会压迫腕管的正中神经远端，从而引起局部的综合征。（参见"神经病变和上肢神经卡压"）。

技术：深部横向按压（机械性腱鞘炎）。患者前臂掌侧朝上坐于检查床上，手悬在检查床边缘。治疗师从桡侧靠近患者前臂。用同侧的手使患者腕关节和手指伸展，另一只手的 2～3 根手指进行按压，拇指在患者前臂桡侧施加反向压力（图23-30）。

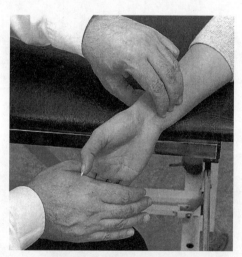

图 23-30 指深屈肌的按压

按压从尺侧的肌腱开始，止于桡侧肌腱，治疗师将患者手指拉向自己。

2. 无力 腕关节屈曲无力通常是 $C_7$ 或 $C_8$ 神经根损伤，也可能是更广泛的神经系统疾病的结果。

● $C_7$ 神经根麻痹：此外，肘部伸展明显无力；三头肌挺举很少受到影响。

● $C_8$ 神经根麻痹：尺侧腕伸肌和尺侧腕屈肌均无力，其结果是当抗阻力屈曲试验时手腕向桡侧移动，拇指抗阻伸展和内收也无力。

知识点23-2总结了收缩结构的紊乱。

**知识点 23-2**

**收缩结构紊乱的总结**
**疼痛**
伸展
- 桡侧腕长/短伸肌
- 尺侧腕伸肌
- 示指固有伸肌

屈曲
- 桡侧腕屈肌
- 尺侧腕屈肌
- 指深屈肌

**无力**
伸展—双侧
- 铅中毒
- 支气管癌
- 其他神经疾病

伸展—单侧
- 神经根：$C_6$-$C_8$
- 桡神经

屈曲
- 神经根：$C_7$，$C_8$
- 其他神经系统疾病

（王 尧 翻译）

# 第 24 章

# 拇指疾病

影响拇指根部的疾病可能会导致手腕径向疼痛。这就是为什么在检查手腕时测试第 1 掌骨关节及其邻近的肌腱结构的原因。

## 一、惰性结构紊乱

第一个腕掌关节的唯一相关被动测试是伸展过程中的向后运动。疼痛和（或）限制表明有包膜病变。在大多数情况下，受累的是关节囊的前部，并且发现关节前部有压痛。

以下 3 种情况比较常见。

### （一）类风湿关节炎

类风湿关节炎经常累及腕关节。类风湿关节炎应用曲安奈洛酮效果良好。少数情况下需要手术治疗，一般优先切除关节成形的赘生物。

### （二）创伤性关节炎

患者自诉拇指曾过度拉伸，手腕的掌侧、桡侧产生疼痛或不适感，导致活动腕关节因疼痛而活动受限。此时，检查 X 线片通常是正常的。

数月后可自行恢复。可以通过关节内应用曲安奈洛酮或按摩处理 2 周来缓解症状。每隔几天就进行按摩，并指向前方和前方前外侧的囊韧带结构。

### （三）关节病

通常腕关节病比较常见，最常发生在中年或绝经后的妇女身上，对 1/3 65 岁以上的女性和 1/4 > 75 岁的男性有影响。关节病通常是双侧的，目前病因尚不清楚。研究表明，韧带松弛和腕半脱位是拇指关节病的主要病因。

其主要症状是手背桡侧和手鱼际区疼痛及握力丧失。病变早期，偶尔产生疼痛，只有在特殊活动的时候才会被感觉到；随着病情的发展，疼痛可能会变得更严重、频繁，甚至可能在晚上也会出现；在后期阶段，当有严重的关节破坏和半脱位，疼痛会有所减缓，但握力仍会减小。

检查时经常发现拇指掌骨基部骨赘形成，这是继发于半脱位所形成的。随后，内收和 Z 形畸形的拇指形成：第 1 掌骨呈放射状移位，背侧移位，手掌的肌肉萎缩。

在检查中，外展运动时患者可表现出非常痛苦。有时可能会感觉到捻发音。骨关节炎的影像学病理改变可分为四个阶段，从轻度关节狭窄和软骨下硬化到完全关节破坏伴有囊性改变和骨硬化。最后一个阶段表现为明显的骨硬化迹象，粗骨赘和一个掌瓣移位的桡骨。但是必须注意的是，诊断不仅要以放射学证据为基础，而且还要以症状和体格检查为基础。大多数 X 线片显示都是无症状的，当被询问时，只有 28% 的人承认疼痛。

**治疗方法** 选择取决于关节病变阶段和关节功能的残疾度（表 24-1）。以往，非手术治疗骨关节炎的方法包括使用镇痛药、对关节进行保护、加强拇指内外肌肉的运动和使用夹板。若要解决顽固性疼痛则建议手术治疗。关节病早期，关节囊前部和外侧的深横向按摩会导致疼痛减轻，不会影响活动。在后期时，可以尝试关节内应用曲安奈洛酮，但作用效果很短暂。研究发现，在 26 周内的腕关节疼痛应用类固醇没有作用；相反，在无创伤性关节炎发生后，长期使用曲安奈洛酮效果更佳。

**表 24-1 关节囊疾病的治疗总结**

| 深度按摩 | 关节内注射 | 外科手术 |
| --- | --- | --- |
| — | 类风湿关节炎 | 类风湿关节炎 |
| 创伤性关节炎 | 创伤性关节炎 | — |
| 早期关节病 | 中度关节病 | 重度关节病 |

过去的几十年里，人们认为在关节内注射透明质酸比类固醇更有价值。研究发现，在 6 个月的随访中，透明质酸降低了疼痛，提高了握力；而两项随机对照试验表明，与类固醇相比，透明质酸在注射后的 26 周后，疼痛缓解明显。

手术治疗的指征为：持续疼痛、功能下降、不稳定和非手术治疗失败。术式的选择可根据疾病的发展阶段和性质而定。在初期阶段，斜腕韧带重建和肌腱间置手术已被证明能良好地缓解症状。对于严重或晚期的疾病，若近端和远端关节有良好的活动能力的前提下，部分学者主张采用腕关节固定术。关节成形术有简单的部分或完整的斜方切除术，也有不同的种植体和韧带间置和重建。这些技术通常被用于第二阶段或者非手术治疗失败患者。

（1）方法 1：关节内注射。患者仰卧在一张高沙发上。医师把患者的手放在自己的膝盖上，拇指放在最上面。用一只手在解剖结构的鼻烟窝里触摸关节。要特别注意不要把掌骨和骨赘之间的边缘误认为是连接线。另一方面，需要轻微的牵引力(图24-1中的箭)和尺侧偏差来打开关节。如果患者能适当放松，关节线可以通过一个小的间隙来确认，这个间隙可用触诊的指甲来标记拇指。

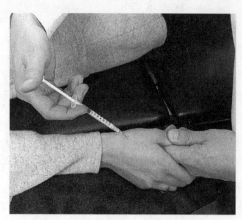

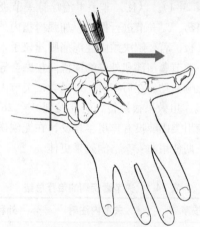

图24-1　关节内注射

1ml注射器内装10mg曲安奈德，再配上一根2cm长的细针。再次牵引后，针进入的标记线仅接近于伸肌表面的第1掌骨。必须注意操作过程要避开桡动脉和伸肌腱。为避免损伤桡动脉，针应进入伸肌短节肌腱的背（尺）侧。注射针应该与水平面呈60°，在大约1cm处感觉针尖端进入关节囊即可停止。如果在1cm内触碰到了骨头，针头的位置不在关节内，则要调整位置，直到感觉尖端进入关节为止，然后进行注射。当遇到相较大阻力时应及时停止注射，该情况可能发生于关节内注入0.5ml液体后。患者在术后可能存在24小时持续性的痛感。术后的几天内应避免用力，2周后进行复查。通常注射1～2针即可。

（2）方法2：对前囊有很深的横向摩擦。患者坐在沙发上，手臂翻转向上放松地放在沙发上，手则自然地垂在沙发边缘。治疗师将患者的手腕伸直，并将同侧手的背与患者手的背相接触；用拇指将患者的拇指向外伸展，并稍微向后伸展，以伸展前囊。治疗过程中应避免造成疼痛。

用另一只手的拇指，沿着关节线平行地摩擦过去。用指尖对支撑手近端指间关节进行反压（图24-2a）。

（3）方法3：对前外侧囊进行深层的横向按摩。患者的前臂被放置到中立位置。通过对侧的手，治疗师将患者的手腕伸入尺侧偏斜，拇指伸入屈曲处，从而使关节囊伸展。按摩在关节线处产生，另一只手的拇指与它平行。对患者手尺侧的手指给予反压（图24.2b）。重要的是要确保拇指保持手掌对伸肌短节肌腱，因为病变位于关节的前外侧。

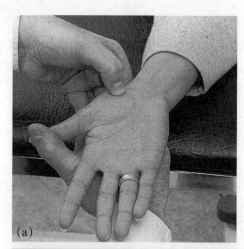

(a)

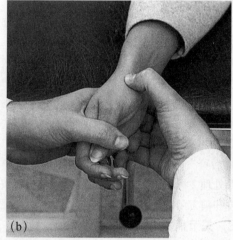

(b)

图24-2　前侧囊（a）和前外侧囊（b）的按摩

按摩1周进行2～3次，持续2～3周。对创伤性关节炎和早期关节疾病的效果更为明显。

## 二、收缩结构紊乱

### （一）疼痛

1. 抵抗伸展　这种运动很少单方面引起疼痛。由于短伸肌和外展长肌腱位于一个腱鞘内，在大多数情况下抵抗外展也是痛苦的。

（1）外展肘、短伸肘（第一腱鞘）

交叉综合征：是前臂的一种特殊的疼痛障碍，在临床上是比较常见的，但有时也不能明确诊断。它在文献中也被称为"划桨手的手腕""交叉综合征""前臂布"或"外展肌长肌综合征"[34]。Dobyns等引入了"交叉综合征"

一词，这是一种解剖学术语，指的是第一个伸肌筋膜室腱束（外展肌长支和伸肌短肌的肌肉腱连接处短肌腱）相交于第2伸肌室肌腱（伸腕桡侧的长支和伸腕桡侧的短肌腱），大约呈60°（图24-3）。

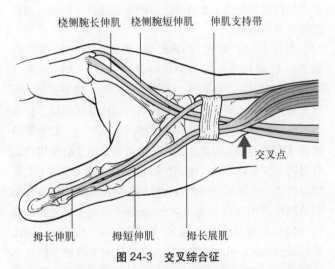

**图24-3 交叉综合征**

病灶位于第一隔室和第二隔室交叉处，在近端4～8cm Lister结节。

病变也可能位于肌肉的近端；因此，又被称为"肌滑膜炎"。这是由磁共振成像（MRI）显示的，围绕第2伸肌和第1伸肌间室的周围有包膜性水肿，从交叉点开始，离Lister结节近端4～8cm。病灶往往由职业性病引起。它经常与体育相关的活动有关联，如赛艇、皮划艇、网球、骑马和滑雪。

患者在手腕运动提到了骨裂。在检查时，抵抗伸展和抵抗拇指的外展是痛苦的。一些被动的手腕动作也可能是痛苦的。这个令人费解的现象可以解释不仅是运动拉伸肌腱（如被动屈曲手腕拇指和尺侧偏移的），而且每一个动作，将肌腱在腱鞘（如拇指扩展、径向偏差和手腕的弯曲或扩展）都会增加不适感。

触诊时，触痛和肿胀出现在离Lister结节近4～8cm的区域，这里是第1和第2伸肌筋膜室的交叉部位。

在最近发作的病例中，手腕活动时，可触摸到丝般柔滑的皮瓣。鉴别诊断是由肌腱鞘化脓性炎症、de Quervain腱鞘炎（见下）、早期慢性进化性多关节炎、拇指的斜方-第1掌骨关节、桡侧副韧带损伤和长桡侧腕关节肌腱狭窄引起的。

在经历了初始阶段的大量的疼痛和丧失能力之后，这种状况可能会发展成一个更长期的状态。自发性治疗可能需要好几个月的时间，也只有当患者让手腕完全休息的状态下才可以治愈。使用非甾体类抗炎药、固定化和浸润类固醇或局部麻醉并不一定会导致迅速、全面和永久的恢复。然而，在这种情况下，深度横向按摩（每周3次，超过2周）是非常成功的。相比这种程度来看，其他的治疗方法都显得过时了。这一观点在1978年得到了Paton的证实，自1947年以来，他一直采用深横向按摩治疗而

无一失败的案例。Bisschop描述了他在1975—1982年间治疗的62例病例，其中男性48名，女性14名。其中55例发病时间都为近期（少于6周），慢性（平均2.6个月）共7例。48例患者接受了其他治疗，效果不佳：16例采用了类固醇浸润；4例选用局部麻醉浸润；用石膏固定有13例（平均固定周期为1.8周）；2例使用胶带局部固定，4例用冰按摩，9例进行物理治疗。深度横向按摩——每周进行3次，持续15分钟。结果是除了1例以外的所有患者完全康复了，这些患者平均接受了6～7次治疗，其中39例患者从第一次治疗之后就表现出有好转的迹象。

方法：深横向按摩。患者前臂内翻置于沙发上，手放在沙发边。治疗师用对侧手将患者的手腕和拇指弯曲（图24-4）。这个是拉伸肌腱。另一只手抓住了患者的手腕；拇指平放在病变部位。从拇指在肌腱尺侧开始移动。通过对手臂的仰卧，拇指穿过肌腱到达桡侧。重复的移动会导致前后移动。

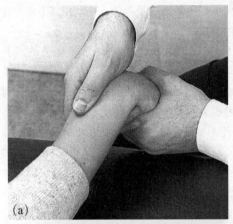

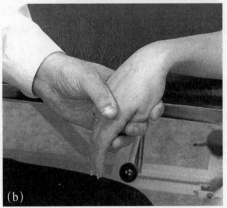

**图24-4 （a）拇长展肌、拇长伸肌和拇短伸肌的按摩；（b）手固定的细节**

（2）第1室腱鞘炎：这是外展肌的共同腱鞘的病变，在腕关节处有拇长肌腱和拇短伸肌肌腱。两种情况可以区分——机械的和类风湿的——需要相同的治疗。

机械的腱鞘炎：瑞士医师弗里茨·德奎尔万（Fritz de Quervain）在1895年的一份报告中首次描述了这种情

况。这一疾病后来被称为"Quervain病",腱鞘炎或茎突炎。虽然"狭窄性腱鞘炎"这个术语经常被使用,但是Quervain病的病理生理学并不涉及炎症。在组织病理学检查中,Quervain病不是由炎症引起的,而是由肌腱鞘增厚引起的,最明显的是黏液多糖的积累,黏液样变性的指标。因此,Quervain病应该被看作是内在的、退化的机制的结果,而不是外在的、炎症的结果。"茎突炎"这一术语也不恰当,因为病变不是骨或骨膜。在最近几十年里,Quervain病的发病率显著上升。大多发生在女性身上,发病人群平均年龄为47岁,30岁以前的人几乎从未出现过此类症状。在妊娠后的病人身上发现了与Quervain病相关联的重要信息。原因被认为是内分泌的来源,类似于怀孕期间和哺乳期后的腕管综合征。

Quervain病通常是自发的,但也可能是过度使用的结果。快速用力的重复动作也可能是发病的原因。

症状包括桡骨茎突处的疼痛和(或)压痛,有时向下延伸到拇指,向上延伸到前臂下部。通常在桡骨远端有局部肿胀。患者发现症状非常严重,无法正常使用手。触发可能使更严重的形式复杂化,并且在非手术治疗时表现出更顽固的过程。

检查时,拇指抵抗伸展和外展是痛苦的。手腕和拇指的被动运动也会引起疼痛,因为会使肌腱在发炎的鞘内上下滑动,造成疼痛的摩擦。很偶然的情况下,对手腕的径向偏差也会造成伤害。拇指腱有助于这种运动。芬克尔斯坦的测试(将手腕转向尺骨侧,而病人将拇指放在手指内握拳)重现了这些症状。一些人认为这种症状是特殊的。因为病变是腱炎,所以通常不存在捻发音,但可触摸到局部有肿胀。

触诊必须在广泛的区域进行,因为有三种可能的病变定位:在腱膜插入外展肌长骨进入第一掌骨的基部;在卡布斯的层面上;在半径(图24-5)下肢的凹槽处。

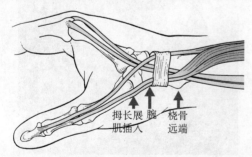

拇长展 腕 桡骨
肌插入 远端

**图24-5 第一隔室机械性腱鞘炎的三种可能定位**

重要的是,不要被压痛的定位所误导。通常,桡骨茎突比肌腱本身更嫩,这导致的病变被描述为桡骨茎突炎。这是用词不当,因为它给人的印象是病变是骨性的,位于茎突。在临床检查和治疗过程中,这是不可能的:当拇指的抵抗运动被测试时,疼痛感会增加;当直接针对肌腱进行治疗时,疼痛感会消失。桡骨茎突炎不存在,这是另一

个例子,Cyriax称这种现象为"相关触痛"。

自然恢复可能需要3~4年。然而,治疗是相当简单的。如果在肌腱和腱鞘之间正确注射的话,在一次或偶尔两次注射曲安奈洛酮时,病变的反应非常好。注射治疗的有效性通常归因于皮质类固醇的抗炎作用,但确切的作用机制尚不清楚。

综述显示,对治疗Quervain病,采用皮质类固醇激素注射治疗很有效性,成功率在78%~89%。通过Zingas等在可控、前瞻性、双盲的研究中,确定了第一个伸肌室浸润的准确性,并与该疾病的临床缓解相关。作者得出的结论是,只有那些让类固醇溶液真正进入肌腱鞘的患者才能被治愈。因此,注射失败可能是由于针头错位或肌腱鞘解剖变异所致。解剖学和超声研究证实了手术中观察到的第一个伸肌室可能包含分隔伸肌的隔膜由外展长极短角肌形成的短角肌腱。Melling等在研究110上肢外展肌长屈肌腱变异体时发现30%间腱间隔。这是Gousheh最近证实的。Leslis等发现,大多数注射失败的手腕在手术释放时都有单独的伸肌短节室。他们建议患者在第一次注射失败后进行第二次或更多的背部注射。

其他治疗方法,如深横向按摩、软膏和固定化应被视为已经过时。减压手术只适用于那些对非手术治疗无效的罕见病例。简单的肌腱减压和部分切除伸肌韧带,长期效果良好。对于那些中隔位于第一伸肌室的患者,Yuasa和Kiyoshige建议仅减压伸肌短肌室。

(3)类风湿腱鞘炎:在这种情况下,症状和体征之间有明显的差异。与机械性疾病相反,风湿性腱鞘炎表现为明显的腱鞘增厚,但疼痛并不严重。曲安奈洛酮悬浮液注射1~2次后,病情恢复良好。没有复发的趋势。

方法:注射。患者仰卧在高睡椅上,前臂在前倾和仰卧之间,并放在治疗师的大腿上。手腕保持尺侧偏移,拇指稍微弯曲。当患者被要求主动伸出拇指并将其外展时,肌腱很容易被识别出来。标记两根肌腱之间的边界。在拇指和示指之间夹有短伸肌和长伸肌的共同腱鞘。

1ml注射器里装满10mg的曲安奈德,最细的针备用。选一个最接近第一个掌骨的底部的进针点,将针头水平地插在两根肌腱之间,使其尖端位于共同肌腱鞘中。当液体被注入时,触诊的手指会感到沿着肌腱有一个小的香肠状的肿胀(图24-6),可以注射0.5~1ml的液体。

皮下注射有脂肪营养不良的风险,所以当针头拔出时,必须注意液体不回流到皮下组织。

(4)拇长伸肌炎:拇指抵抗性伸展的疼痛非常罕见,它是指伸肌肌腱在腕部损伤的结果。过度使用("鼓手男孩麻痹症"),强迫手腕伸展,直接外伤或桡骨远端骨折都可能导致伸肌长腱炎。

*2. 抗屈曲*

(1)拇长屈肌:拇长屈肌腱鞘炎可能出现在两个不同的部位,可通过触诊进行鉴别:在第一个掌跖骨的水平

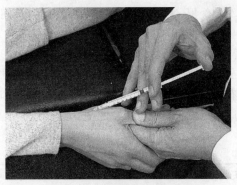

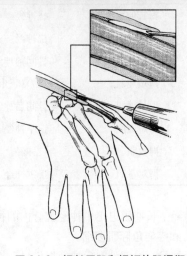

图 24-6　拇长展肌和拇短伸肌浸润

上（图 24-7），对曲安奈洛酮的浸润反应良好，但对深层的横向按摩没有什么反应；在腕骨的层面上，那里可能有捻发音。深横向按摩是有效的。

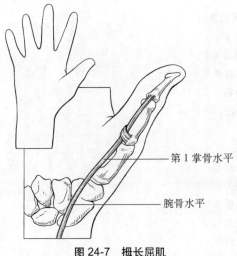

　　　　　　第 1 掌骨水平

　　　　　　腕骨水平

图 24-7　拇长屈肌

　　①方法 1：渗透。患者坐位，手放在沙发上。嘱患者弯曲拇指抵抗阻力，可以触诊肌腱并精确定位病变部位。沿着第 1 掌骨轴点可以轻松识别出肌腱。用装有 10mg 曲安奈洛酮悬浮液的注射器，安装最细的针头。将针插入到压痛点的水平，并多次提拉并沿着发炎的肌腱给药（图 24-8）。

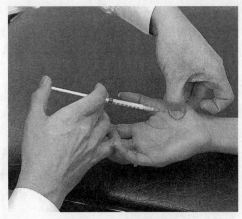

图 24-8　拇长屈肌浸润

　　②方法 2：按摩：患者坐位，把手放在沙发上。治疗师坐在患者的面前。通过对侧的手，手腕和拇指可以伸展。用另一只手的拇指，识别出了腕骨点，位于桡腕屈肌腱和掌长肌腱之间，与腕关节水平。当患者被要求做拇指屈伸时，可以感觉到肌腱。用手指在患者手腕的背侧施加反压力（图 24-9）。按摩始于肌腱的桡侧，止于尺侧。该动作是通过前臂的旋前运动来完成的。

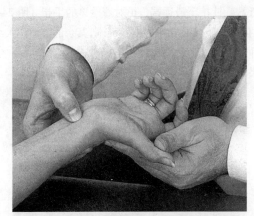

图 24-9　对拇长屈肌的按摩

　　（2）扳机拇指：指头因为深屈肌肌腱，由于在指头基部形成结节，使得手指头在弯曲而想伸直时会卡在肌腱滑车，以致尾端指节无法完全伸直，或在伸直时会有阻力，形成类似扣扳机的情形，所以称为扳机指。

　　其机制如下：屈指肌腱腱鞘炎是由于屈指肌腱与掌指关节处的屈指肌腱纤维鞘管反复摩擦，产生慢性无菌性炎症反应，局部出现渗出、水肿和纤维化，鞘管壁变厚，肌腱局部变粗，阻碍了肌腱在该处的滑动而引起的临床症状。当肿大的肌腱通过狭窄鞘管时，可发生一个弹拨动作和响声，故又称为扳机指或弹响指。其临床表现主要为手掌部疼痛、压痛和患指伸屈活动受限。本病多见于妇女及手工操作者（如纺织工人、木工和抄写员等），亦可见于婴儿及老年人，好发于拇指、中指和环指，起病缓慢。本病经非手术疗法，多能获良好疗效。个别病例需手术治疗才奏效。

①治疗原则

▲ 早期行局部用醋酸氢化可的松或甲泼尼龙 7.5～12.5mg（0.3～0.5ml）加 1% 普鲁卡因 1ml 行局部鞘管内注射，每周 1 次，1～3 次为 1 疗程。药物应准确注入鞘管内，疗效多良好。

▲ 局部制动：尽量避免手指活动。

▲ 理疗或热敷。

▲ 经非手术治疗无效或反复发作、腱鞘已有狭窄者，可行手术治疗，切开腱鞘并切去一小块，同时充分松解屈肌腱周围粘连，直到伸屈患指时，弹响消失。术中注意勿损伤指神经和指神经血管束。

②用药原则

▲ 绝大多数患者经局部封闭等治疗，可治愈，不需其他药物治疗。

▲ 个别需手术治疗者，术后用数天抗生素即可。

方法：渗透：患者仰卧在沙发上，治疗师坐在患者旁边。患者的手放在治疗师的大腿上，手掌向上。结核菌素注射器内填充 1ml 的 10mg/ml 曲安奈洛酮溶液，附着在 2cm 长的细针上。用一根手指就能摸出结节，位于掌指关节的近端。针拉至最远端，正对着触诊的手指（图 24-10），插入约 1cm。一半的溶液浸润在周围，其余的溶液注入结节。治疗师应该告知患者，术后可能会有剧烈疼痛。两周之后评估结果，几乎没有患者需要进行第二次渗透。

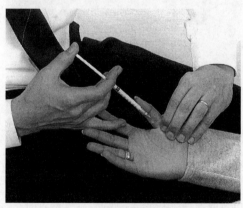

图 24-10　扳机拇指浸润拇长屈肌

## （二）无力

拇指的一块或几块肌肉无力可能是由于神经或肌腱病变所致。

1. 断裂　临床检查发现很容易发现肌腱断裂。在桡骨远端骨折（Colles 的骨折）后，伸肌和长肌腱很少发生断裂；它通常发生在几周后，因为肌腱被骨痂磨损。这种情况也出现在晚期风湿性关节炎患者中。外科修复重建为首选方法，在急性病例中，应尽快进行手术，以防止第二次断裂。

2. 神经病变　引起拇指无力的神经损害可能位于不同的水平（表 24-2）。

● $C_8$ 神经根：$C_8$ 神经根受压，通常由 $C_7$ 椎间盘突出引起，导致拇指内收和伸展的无力。

● 臂神经丛：臂神经丛下干在胸廓出口受到影响时可能有明显的外展短节肌萎缩，如臂丛下干受到颈椎肋骨的压迫。在晚期的病例中，可以检测到由正中神经和尺神经支配的肌肉无力。

表 24-2　神经损伤和拇指无力

| 无力 | 肌肉 | 神经 |
| --- | --- | --- |
| 伸展 | 拇长伸肌 | 桡神经 |
|  | 拇短伸肌 | 桡神经 |
| 屈曲 | 拇长屈肌 | 骨间前神经 |
|  | 拇短屈肌 | 尺/（正中）神经 |
| 外展 | 拇长展肌 | 骨间后神经 |
|  | 拇短展肌 | 正中神经 |
| 内收 | 拇收肌 | 尺神经 |
| 对掌 | 拇对掌肌 | 正中神经 |

● 正中神经：长期压迫正中神经腕管内的神经可能导致轻微的无力和疼痛鱼际肌萎缩。

● 骨间后神经：肘部骨间后神经损伤导致拇指外展和手指伸展无力。

● 尺神经：手部尺神经卡压引起拇指内收无力。

拇指疾病概述见知识点 24-1。

### 知识点 24-1

**拇指疾病的总结**

关节囊疾病

● 类风湿关节炎

● 创伤性关节炎

● 关节病

收缩结构的疾病

疼痛

抵抗伸展

● 拇长展肌

● 拇长伸/短肌

● 拇长展肌

● 拇短伸肌

● 拇长伸肌

抵抗屈曲

● 拇长屈肌

● 扳机拇指

无力

● 断裂

● 神经损伤

（王　尧　翻译）

# 第六篇

# 胸 椎

# 第 25 章

# 胸椎的临床检查

## 一、引言

胸部或腹部疼痛作为一种常见的疾病主诉，对医师诊断疾病、查体和治疗都是一种巨大的考验。

胸腹部疼痛常见的原因是内脏疾病，但相应部位肌肉骨骼的损伤也不容忽视。不熟悉该区域肌肉骨骼损伤的医师会把这些不明原因的疼痛诊断为诸如肋间神经痛、神经炎、心脏神经官能症、胸膜或肋骨疼痛等概念模糊的疾病。同样，诊断不准确会导致治疗的延误。一个原因是，在某种程度上，我们对疾病缺乏明确的（骨科）认知，会增加该部位本身诊断结果的复杂性。另一个重要的原因是，缺乏对该部位适用的临床检查方法。全面的检查不应仅限于常规的内脏查体（如视诊、叩诊和触诊），也要包括骨关节和神经系统的查体。目前有大量可靠的技术手段用于检测各种类型的内脏疾病，然而在肌肉骨骼疾病方面的诊断价值往往很有限。

临床上，胸椎特征表现不同于颈椎或腰椎，因此查体方式也有所不同。

### 胸椎与腰椎和颈椎之间的主要差异

1. 内脏痛与肌肉骨骼痛　内脏疾病引起的牵涉痛与肌肉骨骼疼痛表现相似，反之亦然。因此，诊断的第一步必须是区分这两类疼痛的来源。疼痛的特征在鉴别诊断中的价值微乎其微，因为两者具有相同的特征。来自心脏、胸肺或肠道的疼痛，通常是难以定位，界限模糊，呈单区域或广泛性分布。疼痛的临床表现也会误导医师。活动部位损伤性疼痛一个主要特征是由姿势和运动引起。胸部痛亦是如此，如患者的疼痛是活动时产生，则不以考虑内脏疾病为主，应考虑该疼痛来源于活动部位。此外，姿势、身体活动、深呼吸或咳嗽引起的胸腹部内脏疼痛也应重视。

最佳的鉴别方法是使用两种互补的检查手段：在全面的内脏检查排除所有内脏疾病的同时，联合骨科检查的阳性体征（图 25-1）。这一诊断路径会减少过多的不必要的技术检查，并防止延误诊断和治疗。

2. 椎间盘病变　众所周知，椎间盘压迫脊髓和神经根是颈椎和腰椎疼痛的主要原因。

在脊髓型退变中，突出的退变椎间盘压迫硬脊膜并引起多节段疼痛，其特征为突出的椎间盘突出占位超过椎管中部。脊髓型椎间盘突出症状和体征的部位：椎间关节

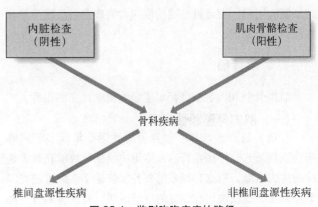

**图 25-1　鉴别胸腹疼痛的路径**

和硬脊膜。

在神经根型退变中，半脱出的椎间盘结构压迫着神经根及硬膜鞘。患者表现为节段性分布的严重疼痛和感觉异常。神经根型椎间盘突出症状和体征的部位：椎间关节、神经根和硬脊膜受刺激为特征。

椎间盘病变也会发生在胸椎，但临床表现常与腰椎和颈椎病变有很大程度的不同。

• 小关节体征较少：在颈椎或腰椎中，椎体间相互作用形成局部关节结构损伤模式：一侧关节运动损伤或活动受限，而另一侧则无活动受限，体征总是不对称。胸椎的情况并非如此。由于胸部较为僵硬，这种明显的损伤模式很少被发现。通常情况下，在 6 个脊柱活动度检查方向中只有 1 个阳性体征，通常是旋转。因此，胸椎疾病的诊断更具有不确定性，而且诊断必须以异常体征的细微之处为基础。

• 神经功能缺损很少在胸椎间盘病变中出现：尽管在颈椎或腰椎椎间盘向后外侧突出的病变中，神经功能障碍较为常见，但在胸椎间盘病变中，肌力下降和感觉障碍鲜有发生。这种神经功能障碍与神经根在椎间孔中位置有关，神经根主要位于椎体下后方，很少直接位于椎间盘后方。

• 无自愈倾向：在腰椎和颈椎，通常存在根性痛自愈，这种根性痛在颈椎和腰椎中，持续时间很少超过 4 个月和 12 个月。但在胸椎中，根性痛很少有自愈倾向，往往可以持续疼痛多年。

• 椎间盘突出物通常可以复位：虽然胸椎间盘病变难

以诊断，但有效地治疗它们却很方便。无论胸椎间盘突出物已经存在多久，位于中后方还是后外侧，是软还是硬，通常可以通过 1～3 次操作来复位突出物。与腰椎或颈椎不同，时间不是可复位性的标准。因此，椎间盘的复位可以有效缓解持续根性疼痛，即使长达数年的站立也是可以减少的。由于胸椎间盘突出常为环形突出，故牵引对缓解症状疗效甚微。

3. 非椎间盘病变　在胸部疼痛中，也常遇到非椎间盘型肌肉骨骼病变痛，如肋骨、肋骨关节、软骨、肋间和腹部肌肉引起。而颈椎和腰椎椎间盘的病变是功能障碍和疼痛的主要原因。

## 二、牵涉痛

肌肉骨骼和内脏病变都可能是胸腹壁疼痛的根源。

### （一）肌肉骨骼源性疼痛

1. *硬脊膜和神经根*　硬脊膜源性疼痛常以多节段疼痛为表现形式：疼痛常跨越人体正中线且可放射在数个连续的体表区域。对这种现象的一种解释是：疼痛可能是多节段来源，这反映出在前方的疼痛区域，有连续的脊神经纤维支配，这些神经纤维之间有相当多的交叉重叠。最近的研究表明，硬脊膜源性疼痛可以放射到八个以上节段，相邻和对侧硬脊膜之间有相当数量的神经纤维重叠。这可以解释一个事实，下颈椎间盘突出症可能出现放射到上胸椎平面的疼痛（图 25-2a）或腰椎硬脊膜疼痛引起下胸椎平面区域的疼痛（图 25-2b）。

而神经根性疼痛具有严格的节段参照系，并局限于神经支配区。

胸椎间盘突出可能会造成胸廓的牵涉痛，不仅是因为胸椎间盘压迫硬脊膜，导致支配节段出现疼痛，也有可能是胸椎间盘压迫神经根而导致疼痛产生。此外，颈椎和腰椎椎间盘病变也可能是胸部牵涉疼痛的根源。

（1）颈椎间盘病变：一些颈椎间盘病变可能造成胸椎神经支配区的疼痛。

①颈椎间盘压迫硬脊膜：常常导致单侧肩胛间疼痛，通常疼痛感觉高于 $T_6$ 节段，并蔓延到几个胸椎神经根支配区。疼痛也常延续到胸骨和胸前区。需要特别注意的是，只在前胸感觉到疼痛，因而误导了几乎所有的临床医师。我们需谨记一点是，颈源性节段外牵涉痛永远不会蔓延到上肢。

②颈椎间盘压迫神经根：椎间盘后外侧突出压迫 $C_5$、$C_6$、$C_7$ 或 $C_8$ 神经根，引起单侧根性疼痛，主要表现为上肢的剧痛。特别是在 $C_7$ 病变时，也可伴有一定程度的肩胛痛，但疼痛往往较轻。

$C_4$ 神经根的根性痛放射在斜方肌区域、锁骨下区域和肩胛骨上部区域。

（2）胸椎间盘病变：胸椎椎间盘压迫硬脊膜和神经根是胸腹部疼痛的常见原因。

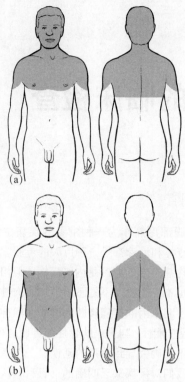

图 25-2　脊神经节段支配区疼痛
(a) 颈椎来源；(b) 胸椎来源。

①胸椎间盘压迫硬脊膜：值得注意的是，后方中央型胸椎间盘突出引起节段外疼痛通常存在于躯干，可在躯干前方和（或）后方，扩散到几个节段（见图 25-2b）。很少有扩散到颈部或臀部的情况。疼痛通常是单侧发生的，分布在几个节段。需要指出，疼痛通常是由背部正中向两侧放射。

②胸椎间盘压迫神经根：在胸椎间盘后外侧突出压迫 $T_1$、$T_2$ 神经根时，可发生手臂疼痛（图 25-3）。如果 $T_1$ 神经根受压，疼痛可发生在前臂的尺侧，而 $T_2$ 神经根受压则会引起从肘部到腋窝的手臂内侧、锁骨周围上胸廓前侧和肩胛骨后上部胸廓的疼痛。临床上，上两个胸节段神经支配区属于颈椎，因此用颈段进行检查较容易。

如果第 $T_3$～$T_{12}$ 出现压缩骨折，疼痛会单侧地作为胸腔周围的带状扩散，有时甚至扩散到胸骨前方（图 25-3）。

下面的标识可能有助于确定涉及哪一个神经根。

• 如果乳头周围有疼痛来源于 $T_5$ 神经根受压。

• 上腹部疼痛来源于 $T_7$ 和 $T_8$ 节段。

• 在脐周和髂窝处的疼痛提示 $T_9$、$T_{10}$ 和 $T_{11}$ 神经根可能受压。

• 腹股沟至睾丸区域疼痛可能来源于 $T_{11}$ 或 $T_{12}$ 胸根受压。

（3）腰椎间盘病变

①腰椎间盘压迫硬脊膜：引起的疼痛通常发生在腰部和腹部，有时会放射到下肢。疼痛很少蔓延到下胸部。

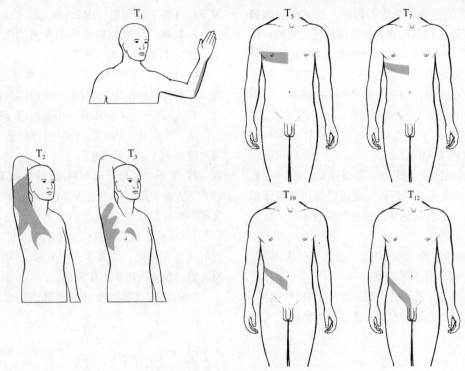

图 25-3　胸椎来源的节段性牵涉痛区域

②腰椎间盘压迫神经根：$L_1$、$L_2$ 和 $L_3$ 神经根的节段性疼痛可发生于腰部侧方和腹股沟。

2. 神经

（1）神经炎：脊髓副神经、胸长神经和肩胛上神经的神经炎可引起颈根部和肩胛骨上方的单侧疼痛。

（2）带状疱疹：胸廓表面常是带状疱疹感染的好发部位，因此急性单侧自发性疼痛需要常规仔细检查皮肤是否有红斑和带状的小疱群。

3. 骨　骨结构通常不会引起胸廓牵涉痛，引起的疼痛通常是局限性的。只有出现剧烈的局部疼痛时，才应考虑以下情况。

• 椎体外伤性骨折：严重的脊柱中央疼痛持续 2～6 周。第 1 周经常有腰痛。此后，疼痛逐渐消失。如无特殊情况，骨折在 12 周内可自愈。

• 椎体肿瘤：椎体的所有类型的骨肿瘤，原发性或转移性，以及感染，最初均会引起背部中央的局部疼痛。

• 肋骨挫伤或骨折：有准确的压痛点。肋骨的恶性侵犯的情况也一样。

• 胸骨疾病：创伤性疾病和肿瘤也可能引起局部胸骨疼痛。

4. 关节和韧带　韧带和关节始终遵循牵涉痛的发生原则，病灶的位置越深，位置越靠近脊柱中线，牵涉痛越明显。另一方面，病灶离脊髓轴越远，位置越浅，所引起的疼痛定位越精确。

• 胸骨和胸锁关节：由于表面上的位置，局部感觉疼痛。

• 肋软骨和胸肋关节（Tietze 综合征和肋软骨炎）：患者能够准确地指示病变部位。

• 椎间小关节：这些小关节损伤会引起单侧椎旁疼痛，有深度和局部的感觉，但疼痛的范围不会超过肩胛骨内侧缘。如果几个关节同时受到影响，如强直性脊柱炎的情况，疼痛多在头尾纵向传播，而向两侧传播较少；椎间盘突出症则与强直性脊柱炎相反。

• 肋椎关节和肋横突关节：位于脊柱和肩胛骨之间的单侧疼痛。

• 前纵韧带：该韧带损伤病变时，疼痛通常位于胸骨后面。

• 后纵韧带：该韧带损伤病变时，疼痛位于背部，肩胛骨之间。

• 胸肋软骨和喙锁韧带的病变：疼痛通常位于锁骨下窝。

5. 肌肉病变　肋间肌、腹部和肩部肌肉的扭伤会引起局部疼痛。

（二）内脏源性疼痛

1. 心脏　由心脏疾病引起的疼痛分布于 $C_8$-$T_4$ 体表投射区，因为心脏的神经主要来自这些节段。因此，疼痛可以放射到肩部、前胸和背部的相应区域。疼痛可放射到双上肢的尺侧，但左侧更常见（图 25-4a）。心包的疼痛来源于壁层，这是感觉神经支配的唯一部分。

2. 主动脉　如夹层动脉瘤，疼痛可出现在胸骨后面或腹部，这取决于疾病的程度。随着病变的进展，疼痛通常也会辐射到背部。

3. 肺　单纯肺部疾病很少引发疼痛。因此，疼痛一般是由壁胸膜引起的，如胸膜炎，或由肺肿瘤侵犯胸壁。

胸膜疼痛是由壁层胸膜炎症引起的。虽然脏层胸膜不含任何神经感受器，但肺尖胸膜是由体神经支配的，体神经在肺尖壁胸膜发炎时感知疼痛。肋间神经支配胸腔侧壁和膈面的壁层胸膜的外侧面。疼痛局限于这些神经体表支配区。膈神经（$C_4$）支配每个半膈肌的中央部分，与斜方肌区域的疼痛相似。

4.食管　食管疾病（$T_4$-$T_6$）通常引起胸骨中央和肩胛骨之间的疼痛（图 25-4b）。

5.膈肌　横膈肌的中央部分主要来自 $C_3$、$C_4$，少数情况来自 $C_5$ 的神经支配。疼痛可出现在肩部和颈椎底部到喉部中央部分。膈肌外周痛可出现在下胸肋缘和上腹部（图 25-4c）。

6.胃和十二指肠　疼痛（$T_6$-$T_{10}$）最常见于上腹部，有时在胸骨下部，或后背下部（图 25-4d）。

7.肝、胆囊与胆管　肝神经支配来源于 $T_7$-$T_9$ 的右侧。胆囊和胆管是 $T_6$-$T_{10}$。疼痛在右季肋部，并可能向右肩胛骨下角（$T_7$-$T_9$）辐射（图 25-4e）。

8.胰腺　患有胰腺疾病的患者的主诉常为上腹部疼痛，此为 $T_8$ 神经支配（图 25-4f）。

9.脾　脾损伤引起的疼痛通常是左侧可疑性疼痛，有时甚至可以在左侧下胸部水平（$T_7$-$T_{10}$）感到疼痛。

10.小肠、阑尾和结肠　小肠疾患（$T_9$-$T_{10}$）常引起脐周疼痛。在结肠疾病（$T_{10}$-$S_5$）中，疼痛通常位于病灶附近。阑尾疼痛为 $T_{10}$-$L_1$ 所支配。

11.肾和输尿管　肾和输尿管疾病（$T_{10}$-$L_1$）引起腰部、肋骨下方和腹部正下方及腹部前外侧的疼痛。疼痛常向睾丸或阴唇放射（图 25-4g）。

12.生殖系统　卵巢疾病（$T_{11}$-$L_1$）可导致单侧下腹痛，有时疼痛在脐周。睾丸疾患（$T_{11}$-$L_1$）引起阴囊疼痛，有时放射到腹股沟区和躯体侧面。

对胸部和腹部的牵涉性疼痛进行总结，参见知识点 25-1。

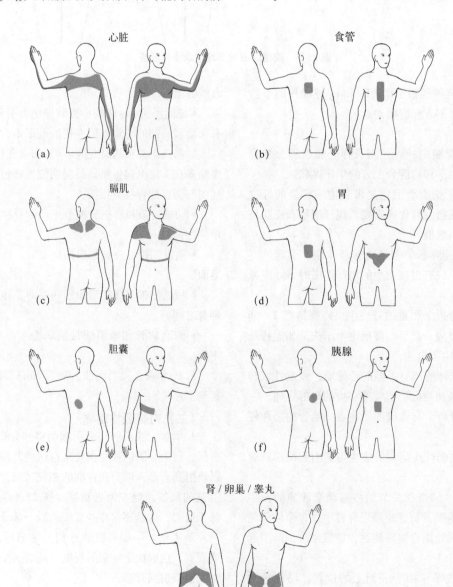

图 25-4　内脏源性疼痛区域

**知识点 25-1**

**胸腹部牵涉性疼痛概述**
**肌肉骨骼源性疼痛**
硬脊膜和神经根
• 颈椎间盘病变
• 胸椎间盘病变
• 腰椎间盘病变
神经
• 神经炎
　• 脊髓副神经
　• 胸长神经
　• 肩胛上神经
• 带状疱疹
骨
• 椎骨
　• 外伤性骨折
　• 椎体肿瘤
　• 感染
• 肋骨
　• 挫伤和骨折
　• 肋骨恶性侵犯
• 胸骨
　• 骨折
　• 肿瘤
关节和韧带
• 胸骨关节和胸锁关节
• 肋软骨和胸肋关节
• 椎间小关节
• 肋椎关节和肋横突关节
• 前后纵韧带
• 胸肋软骨和喙锁韧带
肌肉损伤
• 肋间肌
• 胸大肌
• 胸小肌
• 锁骨下肌
• 背阔肌
• 上后锯肌
• 腹部肌
**内脏源性疼痛**
• 心脏
• 主动脉
• 胸膜和肺
• 食管
• 膈肌
• 胃和十二指肠
• 胆囊和胆管
• 胰腺
• 脾
• 小肠和结肠
• 肾和输尿管
• 生殖器

## 三、病史

在处理胸腹疼痛时，记录病史的主要目标是鉴别肌肉骨骼疾病还是内脏疾病。如前所述，患者的症状与体位或活动之间的关系并不能排除内脏疾病，因为在几种内脏疾病中存在相同的关系。

病史记录应简单明了。详尽的信息可以推断出引起疼痛和感觉异常的原因，是否与抗凝药使用或出血性疾病有关。

### （一）疼痛

1. 疼痛是怎么产生的　如果患者提到胸部受伤，很可能是肋骨、胸骨或脊椎骨的骨性损伤发生。在病理性骨折中，突然的疼痛可能只是由一个微小的动作引起。

当没有外伤史的情况下出现疼痛时，应了解患者当时在做什么，以及处于何种体位对诊断有意义。就像腰椎一样，弯曲扭转病史的最常见的结果是胸椎间盘病变。然而，在椎间盘病变中，并不总能询问到这种病史，多数患者表示疼痛开始时没有任何特定的活动或姿势。

躯干或手臂剧烈运动后引起的疼痛，可能是由肌肉损伤引起的。

肋椎关节、肋横突关节或小关节的关节炎引起的一般是自发性的。当发生强直性脊柱炎时，疼痛和僵硬往往分阶段发生，清晨最严重（晨僵）。

**注意**

出现自发性疼痛、疼痛强度增加和持续的疼痛，应怀疑是由肿瘤引起的。

2. 疼痛在哪里出现，从哪里放射或转移到哪里，现在又在哪里　当肩胛骨感觉疼痛超过 $T_6$ 以上时，最可能合并颈椎疾病。此时，应首先进行颈椎的检查。如果颈椎检查为阴性的，再做胸部检查。

胸椎间盘病变通常会引起后胸部、背部中央或者单侧的不舒服的感觉。如同颈椎一样，疼痛可以首先在背后中央出现，然后向两侧放射。这种转移性疼痛提示椎间盘突出。

中央型胸椎间盘突出刺激硬脊膜导致单侧节段外的牵涉性疼痛，也会在前胸出现。此外，它也会引起腹痛，腹股沟疼痛，甚至腰痛。有时可以感觉到双侧疼痛，并分布多个节段。急性胸腰痛可能仅仅引起胸骨痛。这是一个最容易引起误解的现象，因为没有后胸痛先兆，这类急性胸痛患者出现椎间盘问题是不符合逻辑的，但仍有这种疼痛原因的可能性。

在椎间盘后外侧突出中，出现单侧单节段疼痛。疼痛主要分布于后方和侧方，有时也出现在胸前。这种类型的突出通常遵循从后方中央向后侧向转移。在这种情况下，在发生根性痛之前会有硬脊膜牵涉痛。在极少的后外侧突出情况下，椎间盘突出物直接压迫后外侧，此时疼痛为单侧向前放射。

疼痛强度不断增加和持续，通常来自肿瘤。例如，老年患者在清晨醒来时无疼痛症状，但在几个小时后脊柱中央疼痛开始发作，而且在一天中逐渐加重，很可能由于椎体塌陷引起过度的胸椎后凸，导致整个椎间盘内容物的突出压迫所致。

下颈椎底部的疼痛有时是由第 1 肋椎关节、胸锁关节或第 1 肋骨骨折引起的。

胸骨疼痛则很少是肌肉骨骼病变所致。最常见的是内脏病变所致。腹部疼痛也同样如此：肌肉病变确实可以引起，但很少见。这类疼痛一般为局限性。

3.咳嗽、打喷嚏或深吸气会引起疼痛吗　Valsalva 呼吸或深呼吸引发或增加颈椎腰椎的疼痛，原因通常被解释为由突出的椎间盘或肿瘤刺激硬脊膜。但在胸椎，疼痛原因并不是那么简单。除了硬脊膜受压问题外，许多疾病可能会引起同样的症状。深吸气疼痛加重，是因为一些内脏病变或其他肌肉骨骼病变所致。例如，呼吸道肿瘤、胸膜炎、肺栓塞、气胸，甚至心包炎都可以引起咳嗽或呼吸引起的疼痛加重。

在肋骨和胸骨的非椎间盘肌肉骨骼病变中也可发现同样的情况。肋骨骨折和挫伤、肋间肌肉拉伤和胸骨骨折都同属于这一类。因此，只有当临床确诊椎间盘突出时，呼吸对胸部疼痛的影响才被视为硬脑膜压迫症状。在胸椎间盘突出症中，更常见的是深吸气痛加重，而不是咳嗽痛加重。

### （二）感觉异常

胸椎间盘突出可通过两种方式产生针刺样疼痛。①脊髓受压的感觉异常，特征是双脚有踩棉感和针刺样痛感，通常由颈部前屈诱发加重。脊髓压迫和感觉异常也可能由椎管内外肿瘤、椎管内出血或椎体骨折引起。②后外侧突出压迫神经根导致的感觉异常，如压迫 $T_{12}$ 神经根可在腹股沟区感觉到针刺样疼痛和麻木。异常感觉仅局限于相应的皮肤支配区。

以上这两种原因都较少见，一般出现感觉异常时，必须首先考虑其他情况，如全身性疾病（糖尿病、恶性贫血和多发性硬化症）引起的神经病变。

### （三）抗凝治疗与出血性疾病

使用抗凝药物一直是脊柱手术的绝对禁忌证，因为会导致无法控制的椎管内出血。这同样适用于先天性或后天性出血性疾病。

### 四、视诊与触诊

在检查时，观察胸椎的生理曲度有无脊柱侧凸和后凸畸形。

### （一）脊柱侧凸

冠状位上的畸形称为脊柱侧凸。如果存在侧凸畸形，重要的是要确定是否位于腰椎或胸椎水平。注意姿势的正确，因其无病理改变，胸椎侧凸常可自行矫正。但是在结构性脊柱侧凸中，畸形不能通过肌肉活动作用来纠正。在伴有斜肩的情况下，凸侧的肩胛骨通常更突出，凸侧上肢离臀部较近，但对侧的上肢远离身体。

### （二）脊柱后凸

腰椎后凸伴有胸椎曲度变直可能提示强直性脊柱炎。过度的胸腰椎后凸的原因可能是骨质疏松症。有时，由病理性或外伤性骨折引起的椎体塌陷，或青少年骨软骨病均会造成局部后凸。检查时，手指沿从头颅向骶尾部方向上沿棘突滑过。由于胸椎生理性后凸形状，脊柱后凸在胸部比其他部位更难检查。

### 五、体格检查

根据疼痛程度，临床表现有显著差异（图 25-5）。由于多种原因，$T_6$ 水平以上（肩胛中部）的疼痛需要进行颈椎和肩袖的临床检查。首先，虽然上两个胸椎在解剖学上属于胸椎，但在临床上归于颈椎的临床检查中。第二，先前的研究表明，颈椎间盘突出常常引起上半胸段的节段外牵涉痛。第三，许多肺尖和肩袖的病变，虽然在胸腔的上部引起疼痛，但只有通过颈椎或肩袖检查来确定：肺尖的肿瘤仅累及 $T_1$ 神经根。通过颈部检查发现，肩胛上神经炎引起冈上窝疼痛，是由冈上肌和冈下肌病变联合无力引起。第 1 肋骨骨折会引起上胸痛，但如果检查者只检查胸椎，就可能出现误诊。由于这些原因，对于上胸痛的患者，必须首先进行全面的颈部检查，然后检查肩袖。只有当这些是阴性时，才应检查胸椎。

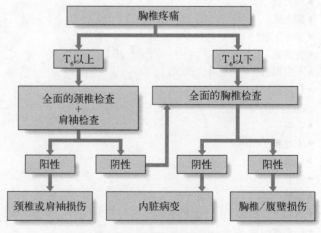

图 25-5　胸椎疼痛检查策略

如果患者在 $T_6$ 以下有疼痛，就不太可能出现颈部或肩袖问题，应关注胸椎疾病。

胸椎功能检查由一系列的基本检查组成。患者立位、坐位、仰卧位进行检查。在手术过程中，硬脊膜、关节、肌肉和椎孔均应探查。有时，当基本查体证明有特定症状或体征时，也需要辅助检查来明确诊断。

**（一）站立位**

1. **硬脊膜检查**　深吸气、颈部前屈和肩胛骨运动可间接拉伸硬脊膜。

（1）深呼吸（图 25-6a）：嘱患者深呼吸时，观察疼痛是否加重。只有在进行其余检查，排除其他疾病后，阳性症状才被视为椎间盘压迫硬脊膜体征。硬脊膜发出的肋间神经根受牵拉所致。

（2）颈部屈曲（图 25-6b）：嘱患者头部主动前屈。观察是否会加重疼痛或引起感觉异常。

在胸椎疾病中，颈部主动屈曲时的疼痛基本上被认为是硬脊膜体征，因为屈曲使硬脊膜牵拉。这是由于硬脊膜活动性受损而导致颈部屈曲的疼痛，但并不一定意味着有椎间盘病变。事实上，任何类型的椎管内占位病变，干扰刺激硬脊膜，如肿瘤，都可能会引发颈部屈曲疼痛。某些后韧带或椎旁肌的问题也会引起颈部屈曲时的疼痛。有时患者在颈部屈曲时突然感觉疼痛，类似于从他的背上放电，有时甚至蔓延到双臂和双腿。

有时疼痛也发生在颈部的放射。这是众所周知的 Lhermitte 征，以前被认为是颈部脊髓病变的病理体征。在后来的研究中，有人认为胸髓病变也可能导致相同的体征。这可以由多发性硬化、脊髓肿瘤、椎间盘病变、结核、脊椎疾病、蛛网膜炎或放射性脊髓病引起。

颈部屈曲也可能刺激或加重针刺样疼痛。如果在单侧或双侧下肢中感觉到这些针刺样疼痛，这种表现是脊髓在胸髓水平受压的结果，通常是椎间盘病变或肿瘤的表现。

（3）肩部动作：上举、前屈、后伸。

嘱患者上举、前屈和后伸活动肩关节。

这些测试基本上是肩袖结构的主动运动。因此，当这些结构之一出现紊乱时，会出现阳性体征。

然而，如果这些肩关节运动中的一个或全部引起疼痛，最常见的原因是胸椎间盘病变，这些活动（或多或少地）都会在胸椎平面上拉伸硬脊膜，$T_1$ 和 $T_2$ 神经根纵向拉长。最敏感的试验是肩胛骨贴合试验（肩向后，图 25-6c）。

2. **主动躯干运动**　嘱患者进行躯干的 6 个方向主动运动。这些运动都涉及胸腰椎。根据患者的疼痛程度和检查结束时的抵抗力来进行区分。

在屈曲、伸展和两侧屈曲方面，腰椎的活动范围最大，而不是胸椎。相反，旋转运动只在腰椎水平活动范围较小，而胸椎活动范围较大。

- 前屈（图 25-7a）
- 后伸（图 25-7b）
- 左侧屈曲（图 25-7c）
- 右侧屈曲（图 25-7d）
- 左旋转（图 25-7e）
- 右旋转（图 25-7f）

患者主动配合我们做这些动作。观察疼痛和活动受限情况。在结构性脊柱侧凸中，相关的畸形持续存在，并在向前弯曲时加重。

在进行旋转时，患者保持头部相对于肩部的中立位置，以避免颈部旋转。

主动躯干运动的结论：原则上，迄今为止所描述的 6 种运动都是关节运动。然而，因为它们是主动活动，它们也涉及一些收缩结构。被动和抵抗的活动（见下文）是鉴别非活动性和收缩性结构的关键。在这些测试之后，检查者应该观察其是否有关节问题。

因胸椎的关节形态的特殊性，各个阶段的疼痛程度相同的，两侧屈曲和两侧旋转受限，同时伸展受限较大，前屈受限很少或没有限制（图 25-8）。它类似于颈椎的模式。如果发现这种情况，就会提示整个运动节段的紊乱，如强直性脊柱炎或骨关节病。

任何其他测试异常组合，都被认为是部分关节活动

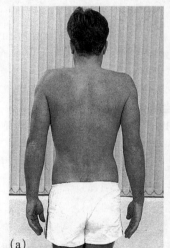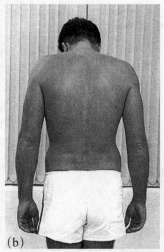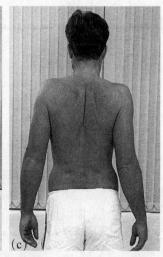

**图 25-6　胸段硬膜检查**

（a）深呼吸；（b）颈部前屈；（c）肩胛骨贴合试验。

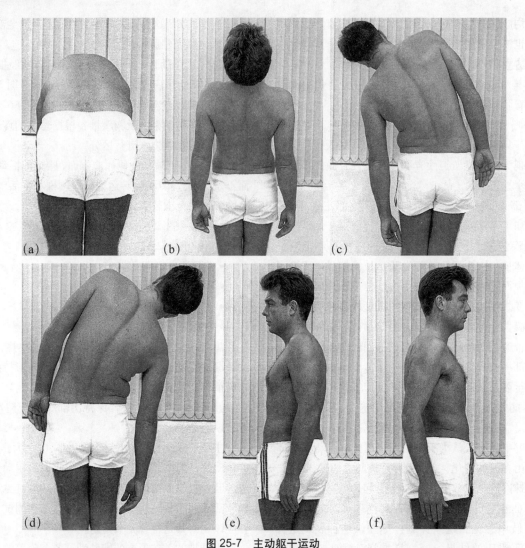

**图 25-7　主动躯干运动**
(a) 前屈；(b) 后伸；(c) 左侧屈曲；(d) 右侧屈曲；(e) 左旋转；(f) 右旋转

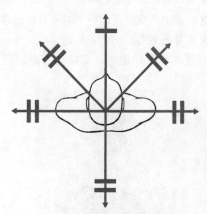

**图 25-8　全部关节活动方向**

受限（图 25-9）。这种组合可以是，一侧的旋转侧屈的疼痛，或者一侧的侧屈后伸，或者 6 个动作中的 3 个、4 个或 5 个动作对产生疼痛或活动限制是阳性的。只要异常测试以非对称方式存在，则该模式被视为部分关节病变。

在所有类型的椎间盘病变中，都会出现部分关节病变。在胸椎，常见的是 6 个关节运动中只有 1 个是阳性的——通常是一侧旋转。必须与小关节病变或肌肉病变进行鉴别，一些被动抵抗的关节活动也会出现阳性。

 **注意**

当侧屈背离患侧时出现疼痛和受限（图 25-10），通常表明严重的关节外病变，如肺、腹部肿瘤或脊髓神经纤维瘤。

**（二）坐位**

嘱患者取坐位，身体两侧被动抵抗旋转。在坐位时也会引起巴宾斯基征。

*1. 被动试验*

• 被动左旋（图 25-11a）

• 被动右旋（图 25-11b）

患者双臂交叉放在胸前。膝盖夹在检查者的双腿之间以固定骨盆。患者的躯干被检查者左右扭动。观察疼痛、活动范围和下肢末梢感觉。

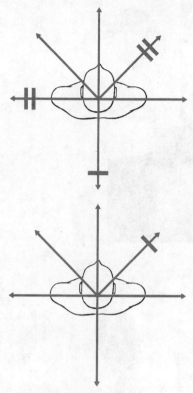

图 25-9　部分关节活动方向

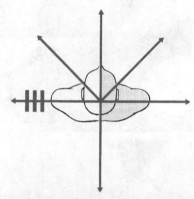

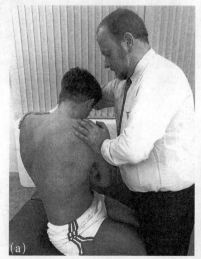

图 25-10　背离疼痛（有色）侧，疼痛和侧屈限制提示严重疾病

正常的下肢末梢感觉是有灵活的。强直性脊柱炎或晚期关节病的典型表现是下肢末端感觉僵硬。空洞的末端感觉和肌肉痉挛都提示严重的疾病：肿瘤、骨折和感染性疾病。

少数情况，疼痛出现在旋转一半时，当继续旋转时疼痛会消失。这被称为疼痛弧，Cyriax 认为这是椎间盘病变合并部分小关节病变的特征。

在这两种被动旋转结束时，嘱患者主动前屈头部。如果这个动作会加重疼痛，且其他检查未提示椎间盘有病变，则疼痛被视为硬膜来源。

2. 抵抗试验　在与被动试验相同的位置，进行肌肉等长收缩。检查者患者双肩保持不动，同时嘱患者躯干向左（图 25-12a）和右侧（图 25-12b）扭转，观察疼痛发生。由于肌肉损伤偶尔会发生在这个部位，因此必须进行这些检查。

仔细比较抵抗旋转和被动旋转的结果。在椎间盘病变中，被动旋转比抵抗旋转更痛苦。考虑到抵抗旋转会更加重疼痛，除非存在心因性疾病或肋骨骨折，否则最有可能出现肌肉病变。在这两个情况下，都应进行辅助检查（见下文）。

3. 病理征　足底反射。

检查者用相对尖锐的器械沿着足底的侧面滑动，从足跟开始沿前内侧和踇趾方向移动（图 25-13）。

正常情况下，脚趾不移动或全部均匀地弯曲。如果患者将脚趾全部分开且踇趾背伸，则病理征阳性，表明下行运动神经纤维中断。如果怀疑脊髓病变，必须对下肢进行全面的神经系统检查。这包括下肢和腹部的所有反应，大腿和腿部肌肉组织的抵抗运动、协调性、麻木感觉和温度感觉，以及直腿抬高试验。

### （三）俯卧位

被动伸展推力作用于水平面。患者俯卧位，并在每个胸椎棘突上施加推力，以确定疼痛程度。将手倾斜放置，

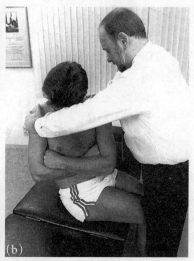

图 25-11　被动旋转
（a）左旋；（b）右旋。每次旋转结束时，患者头部要向前屈。

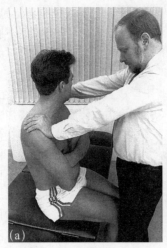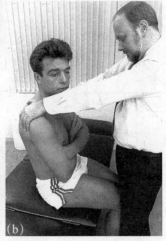

图 25-12　抵抗旋转

(a) 向左；(b) 向右。

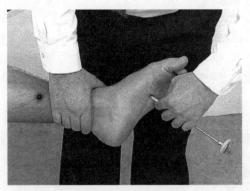

图 25-13　足底反射测试

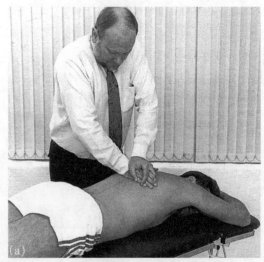

(a)

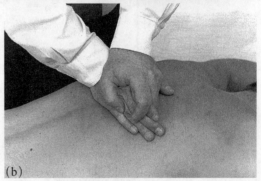

(b)

第 5 掌骨位于棘突上（图 25-14）。确定确切的疼痛部位至关重要，胸椎椎间盘突出是原因之一。

在伸展压力期间，还要注意下肢末端感觉的类型。肌肉痉挛提示严重疾病。

## 六、辅助检查

为了达到诊断，基本的临床检查一般是足够的。在无法鉴别肌肉问题的情况下，必须进行辅助检查。

1. 拉伸 $T_1$ 神经根　嘱患者侧方抬起手臂，弯曲肘部将手置入颈后（图 25-15）。该运动姿势通过尺神经牵拉 $T_1$ 神经根，当 $T_1$ 神经根的活动受损时，会引起肩胛骨之间或前臂的疼痛。该试验可用于区分颈椎疾病和上胸部疾病，后者刺激硬脑膜或 $T_1$ 神经根；如果出现疼痛，更应考虑胸椎疾病。

2. 抵抗试验和躯干伸展试验　为了获得有关肌肉损伤的更多信息，应执行以下抵抗运动。

（1）抵抗侧屈（图 25-16）：嘱患者站立位，双脚微微分开。检查者站在患者无痛的一侧，髋部靠着对方，手臂放在患者对侧的肩膀上。嘱患者向对侧侧弯，远离检查者。检查者握住患者的对侧肩膀，抵抗躯干侧弯。

（2）抵抗前屈（图 25-17）：嘱患者取坐位，检查者

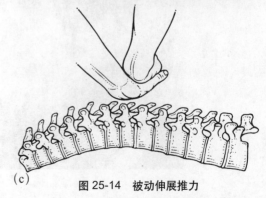

(c)　图 25-14　被动伸展推力

一只手放在胸骨的近端，另一只手放在患者的膝盖上。患者试图前屈以抵抗检查者施加的阻力。这是对腹部和臀部所有屈肌的测试。

3. 躯干背伸　这个动作有 3 种不同的方式。

（1）抵抗背伸（图 25-18a）：嘱患者俯卧位，在胸部近端和膝盖后部施加相反的压力。

（2）主动背伸（图 25-18b）：患者保持俯卧位，要求双手放在骶骨上，利用椎旁肌肉主动将躯干提离床面。

（3）被动背伸（图 25-18c）：患者俯卧位，通过手臂

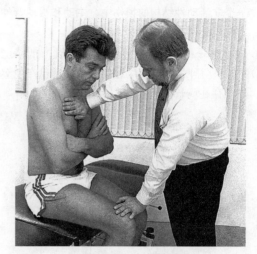

图 25-17　抵抗前屈

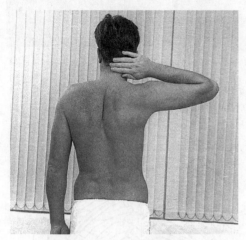

图 25-15　牵拉 T₁ 神经

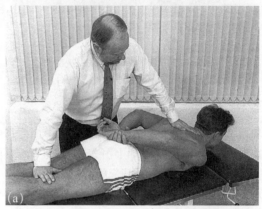

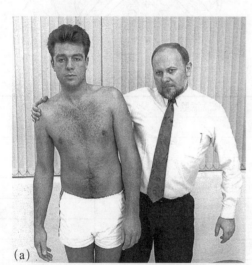

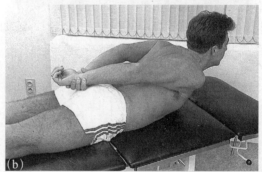

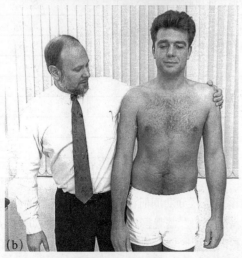

图 25-16　抵抗侧屈
（a）左侧；（b）右侧。

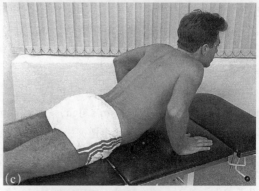

图 25-18　躯干背伸的 3 种方式
（a）抵抗背伸；（b）主动背伸；（c）被动背伸。

将身体推离床面。骨盆贴紧床面。

对背伸运动的结果进行仔细的比较。在肌肉损伤中，主动的和抵抗背伸可诱发疼痛，其中抵抗背伸可更易诱发。在一个非活动性结构的损伤中，主动和被动背伸可诱发疼痛，但后者更易引起疼痛。

4. 胸长神经检查　患者手臂水平伸展推抵墙壁（图25-19）。如果肩胛骨的内侧缘远离胸腔移动以产生翼状肩体征，提示存在胸长神经紊乱。

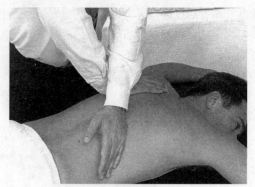

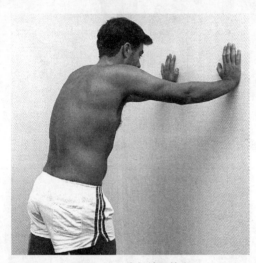

图 25-19　胸长神经检查

5. 肋骨浮动检查　检查者站在无痛的一侧，将一只手放在胸部远端，第 5 掌骨如上图 25-17 放置在可疑的肋骨上。另一只手豌豆骨放在相应椎骨的对侧横突上（图25-20）。用手在肋骨上搓动。同时，另一只手按压横突防止椎体旋转。这些摆动主要影响肋椎和肋横突关节。当有炎症时，会引起疼痛；当存在强直性脊柱炎时，运动的灵活性会降低。

6. 神经系统检查　当怀疑有压迫脊髓或神经系统疾病时，必须进行全面的神经系统检查。应该进行以下辅助检查。

（1）比弗征（Beevor's sign）：患者仰卧位，双臂交叉在胸前，嘱其将躯干稍微抬离床面。检查者观察肚脐在检查中不移动。任何在头尾方向或两侧面的移动都可能是对侧肌肉神经功能损伤。

（2）提睾反射（男性）：当叩诊锤的尖端滑过大腿内侧时，身体同侧的部分阴囊通过睾提肌的收缩向上移动。这种反射的缺失可能提示脊髓损伤。

（3）下肢全面的神经检查：如表 25-1 中描述。

（4）奥本海姆征（Oppenheim's sign）：患者仰卧位，两下肢伸直。检查者以拇指和示指把握患者的胫骨前缘上端，然后沿胫骨前缘用力向下推进至踝部，若出现蹬趾背伸，其他各趾呈扇形散开，当手指沿胫骨向下滑动，脚趾不应出现动作。然而，这个测试不如巴宾斯基征可靠。

7. 触诊　如果怀疑有肌肉病变，应触诊损伤的结构。

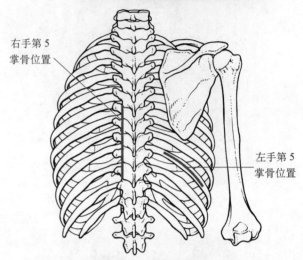

图 25-20　肋骨浮动检查

右手第 5 掌骨位置

左手第 5 掌骨位置

表 25-1　下肢神经系统全面检查

| 试验 | 神经根 |
| --- | --- |
| 步态视诊 | |
| 运动神经检查 | |
| 髋关节抵抗性屈曲 | $L_2$-$L_3$ |
| 膝关节抵抗性伸展 | $L_3$ |
| 足背伸 | $L_4$ |
| 蹬趾抵抗性背伸 | $L_4$-$L_5$ |
| 足抵抗性外翻 | $L_5$-$S_1$ |
| 膝关节抵抗性屈曲 | $S_1$-$S_2$ |
| 压臀试验 | $S_1$-$S_2$ |
| 踮起脚尖 | $S_1$-$S_2$ |
| 反射 | |
| 髌骨反射 | $L_3$ |
| 跟腱反射 | $S_1$ |
| 敏感性 | |
| 温度 | |
| 麻木 | |

触诊也是区分肋间肌肉损伤和肋骨病变的必要手段。在椎间盘病变中，需观察皮肤是否有麻木。如果出现在一个神经根的支配区域，则提示后外侧突出；双侧麻木则提示脊髓受压。

胸椎的临床检查总结见知识点 25-2。

## 知识点 25-2

**胸椎临床检查的总结**

病史
疼痛
是什么引发疼痛
- 受伤?
  - 骨质问题
- 自发性发作
  - 椎间盘病变
  - 关节炎
  - 肿瘤
- 有力的活动
  - 肌肉损伤
疼痛在哪里出现，从哪里放射或转移到哪里，现在又在哪里?
- 肩胛间高于 $T_6$
  - 颈椎疾病
  - 肩袖
  - 胸部病变
- 肩胛间低于 $T_6$
  - 胸部病变
- 颈椎底部
  - 肋椎关节
  - 第 1 肋骨
  - 胸锁关节
- 转移疼痛
  - 椎间盘
- 加重或持续疼痛
  - 肿瘤
受咳嗽、打喷嚏或深呼吸的影响
感觉异常
- 多节段 / 下肢
  - 脊髓压迫
- 节段性
  - 压迫神经根
- 未阐明
  - 其他神经系统疾病
抗凝治疗与出血性疾病

检查
功能检查
站立位
- 3 个方向硬脊膜检查
  - 深呼吸
  - 颈部屈曲
  - 肩胛骨贴合
- 6 个方向主动活动
  - 前屈
  - 后伸
  - 左侧屈曲
  - 右侧屈曲
  - 左旋转
  - 右旋转
坐位
- 2 个被动试验
  - 被动左旋转 (+ 颈部屈曲)
  - 被动右旋转 (+ 颈部屈曲)
- 2 次抵抗试验
  - 抵抗左旋转
  - 抵抗右旋转
- 脊髓征
  - 足底反射
俯卧位
- 受被动延伸推力影响的水平位位置
辅助检查
- 拉伸 $T_1$ 神经根
- 躯干抵抗试验
- 胸长神经检查
- 肋骨浮动
- 神经检查
- 触诊

## 七、影像学检查

X 线平片有助于判断骨性病变，评估脊柱侧凸的程度和进展。

在过去的几十年中，计算机断层扫描（CT）结合脊髓造影和磁共振成像（MRI）的使用大大提高了胸椎疾病的精准诊断能力。MRI 是确定特异性病变及其对邻近脊髓压迫的最佳手段。脊髓造影术后的 CT 特别是在胸椎管后纵韧带和骨结构病变的患者中有意义。

然而，现有影像学方法的高分辨率也使无症状胸椎间盘病变的发现变得更为常见。与腰椎和颈椎一样，MRI 的影像学解剖结果，与临床医师体检发现的临床症状和体征之间的相关性已经必不可少。如影像学研究表明，相当一部分人患有无症状椎间盘疾病。无症状的胸椎间盘突出的病例已在一些研究中有报道。Wood 等回顾了 90 名无症状患者胸椎的 MRI 研究，确定异常解剖表现的患病率：66 例（73%）在一个或多个层面上有阳性病变，包括椎间盘脱出 33 例（37%），椎间盘膨出 48 例（53%），纤维环破裂 52 例（58%），脊髓受压变形 26 例（29%），Scheuermann 病或后凸 34 例（38%）。

Awwad 等回顾性分析了 433 例患者的术后 CT 扫描，确定了 68 例患者有无症状胸椎间盘突出。在将影像学表现与 5 例有症状的胸椎椎间盘突出症进行比较后，作者无法分辨无症状或有症状的影像学特征。

所有这些研究都清楚地表明，MRI 显示的胸椎间盘突出可能与患者的症状无关。因此，"有症状胸椎间盘病变"的诊断主要是依靠临床查体。

（宋洁富　曹　鑫　张　健　翻译）

# 第 26 章

# 胸椎临床检查的解释说明（思维导图）

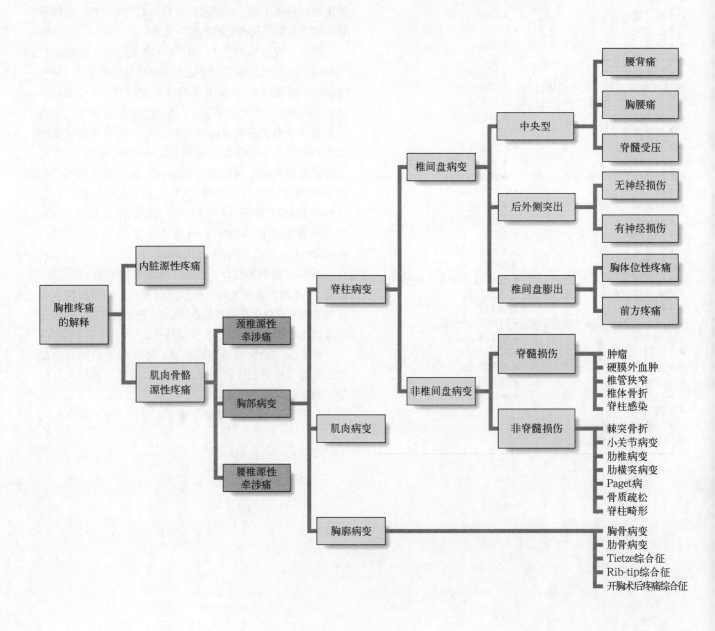

（宋洁富 曹 鑫 张 健 翻译）

# 第 27 章

# 胸椎疾患——椎间盘疾病

解剖学上来说，胸椎是胸廓的组成部分，但笔者更希望将胸椎间盘突出单独列出两章（本章和第 28 章），然后将胸廓与腹腔的疝的内容单独列出。而胸椎强直性脊柱炎单独列为第 29 章。经各类脊柱科同行商讨，我们决定这么分章讨论，目的在于希望带给各位读者更好的阅读体验及临床理解。

## 一、引言

颈椎与腰椎的椎间盘病变所致的颈腰痛是常见的疼痛原因，这个结论被广泛接受。但对于胸椎而言，情况有些不同。虽然胸椎间盘病变导致胸椎脊髓受压的病例甚多，但对于无神经症状的胸椎间盘突出的记录则甚少。胸椎间盘病变压迫胸椎脊髓的发病率约 1/10，通常发生在成人，而最年轻的病例报道则是 12 岁的孩子。在没有脊髓压迫的情况下，存在轻微的胸椎病变即可引起的疼痛是由霍克曼（Hochman）首先报道的，他对一名 67 岁的女性 $T_8$-$T_9$ 椎间盘突出并伴有单侧持续性胸痛的患者中摘除了病变椎间盘后，该患者神经症状消失。该患者的诊断是通过 CT 诊断的。

轻微的胸椎病变发生率更高。约一半的无症状者观察到胸椎的退行性改变，30% 有后部椎间盘突出。最新的磁共振成像（MRI）研究发现，在无症状受试者中，胸椎椎间盘突出的患病率为 37%，椎间盘突出 53%，环形撕裂 58%。对无症状患者的另一项研究发现，明显的椎间盘突出不低于 16%。在 MRI 检查的 48 例胸椎肿瘤患者中，伴发胸椎间盘突出症的发生率也非常高（14.5%）。虽然这些相对较高的数据不符合实际的临床情况，但我们认为症状性胸椎间盘突出比我们认知中的更为常见，并且倾向于 Krämer 的观点——胸椎病变中约 2% 为有症状的胸椎间盘病变。最近的研究也证实了症状性胸椎间盘突出的发生率占所有椎间盘脱垂的 0.15% 和 4%。

然而，此类疾病在临床上常被误诊，该类患者经常被误诊为肋间神经痛、神经炎、心脏神经官能症或心源性疼痛。如果不治疗，疼痛可以持续多年，导致患者持续处于较痛苦的状态。然而，大多数这样的病变可以在一些会诊后，其漏诊率可以大幅降低，从而充分减轻患者的痛苦。

虽然胸部椎间盘突出症的发病频率比通常认为的要高，但由于胸椎的刚性较大，胸椎间盘突出症的临床表现远不如腰椎。解释这种现象的一部分原因是肋骨在胸椎上的稳定作用的结果，另一部分原因是胸椎椎间盘髓核体积较小，胸椎椎间盘较薄，从而导致胸椎的伸展和屈曲运动范围较小。

轻微胸椎间盘病变最常见于 $T_4$ 与 $T_8$ 之间，而胸椎间盘突出导致脊髓压迫者通常见于胸廓下半部，$T_9$ 与 $T_{12}$ 之间约 70%，$T_{11}$ 最常见，发生率为 29%。对此的逻辑解释是，由于在这些节段上存在浮肋，致使较低节段胸椎的活动性增加。另一个原因可能是椎管在这一水平上具有更多的血供。

## 二、临床表现

据推测，椎间盘退变和椎间盘突出本身是无痛的，因为椎间盘几乎完全没有疼痛感受性结构。临床症状仅在椎间盘组织半脱位压迫敏感硬脊膜或神经根时才发生。这一临床假设在本书的腰椎章节有广泛讨论。

椎间盘移位（突出和脱垂）的组织可以是软的（髓核），也可以是硬的（纤维环），并且常表现为后中心或后外侧移位。

正后方移位可压迫硬脊膜，从而引起多节段疼痛，疼痛位置主要在后胸，但也可能扩散到前胸、腹部或腰部，但从未有双臂症状的报道。当后方位移进一步增加时，会导致脊髓的压迫。

椎间盘后外侧突出压迫神经根周围的硬脊膜囊，导致该节段神经所支配的皮区的疼痛。而较大的后外侧突起可压迫神经节或神经根纤维，导致神经支配区的运动和（或）感觉障碍。

当 $T_1$ 神经根被椎间盘突出所压迫时，疼痛区域为肘和腕之间的臂内侧。$T_2$ 神经根被压迫所造成的疼痛，涉及锁骨、肩胛骨和上臂内侧。$T_3 \sim T_8$ 神经根的相应皮片沿肋间间隙，在胸廓下缘结束。$T_9 \sim T_{11}$ 的支配区域包括腹部的一部分，$T_{11}$ 还包括腹股沟的一部分（图 25-3）。

胸椎突出可引起 4 种不同的临床表现：慢性胸背痛、急性胸腰痛、肋间神经痛和脊髓压迫。

每个临床表现都对应于一种特定类型的椎间盘病变。

除了硬脊膜和关节突的影响外，脊髓受压的因素仍有许多需要被我们探讨。

### 症状与体征

症状性胸椎间盘突出的临床表现类似于颈腰综合征。并且，疾病带来的硬脊膜与椎小关节的症状是可以被定位的。

1. 脊髓症状 所有类型的症状性胸椎间盘突出的疼痛都可以通过增加腹内压（深吸气、咳嗽或打喷嚏）来诱发或者加重。胸椎间盘突出症的患者，深呼吸通常比咳嗽更易诱发疼痛，这是因为肋间神经在深呼吸时更易刺激硬脊膜，然而对腰椎间盘突出症的患者来说是恰好相反（即咳嗽更易诱发疼痛）。这种中央型压迫的症状在腰椎中非常重要，但对胸椎的诊断帮助较小。事实上，其他肌肉骨骼或内脏疾病的疼痛也可能会因呼吸运动而受到影响，因此这些症状在胸椎水平是非特异性的。

2. 小关节症状 椎间盘病变的疼痛是在某些确定部位和运动引起的，并在某些其他部位和运动下消失。经常在长期屈曲或旋转运动时诱发或增加疼痛。

3. 脊髓体征 胸椎间盘突出若影响硬脊膜或硬脊膜神经根鞘的正常活动性，由于牵拉硬脊膜而导致硬脊膜张力增大，诱发或增加疼痛。被认为是中央型压迫体征的运动如下。

• 颈部屈曲疼痛。

• 肩胛骨运动的疼痛，最常见于肩胛骨周围，通过 $T_1$ 和 $T_2$ 神经根牵拉硬脊膜。

4. 小关节体征 椎间盘病变通常只影响椎间关节的一部分。因此，某些特定运动会导致生物力学改变，从而迫使椎间盘突出压迫硬脊膜。因此，我们可以了解到在临床检查中，只有一些主动运动会增加椎间盘突出，从而压迫某些部位，而其他动作将不起作用，因此无法诱发疼痛。这导致了周围型压迫的体征是诊断椎间盘突出症的绝对条件，尽管它不是病态的。

局部关节活动模型的例子如图 27-1 所示。

根据椎间盘突出的程度，部分关节在活动时或多或少表现出不同的症状，更多地表现为疼痛的诱发或加重。然而，通常只有一个动作是诱发或加深疼痛，最常见的动作是旋转。

胸椎间盘病变经常同时出现关节和硬脊膜症状，虽然后者症状有时不存在。

需要注意的是，一种关节的症状可能会同时存在着疼痛或者被动体态。在这种情况下，产生的问题是否存在肌肉问题或骨性损伤。在后者中，被动运动的疼痛更为严重，而前者则表现为主动运动的疼痛更为严重。

当出现朝向无痛侧的局限性侧屈及同侧的疼痛的唯一阳性体征时，此时考虑椎间盘突出方向与侧屈方向相反。然而需要注意，关于其他疾病，如肺或腹部肿瘤侵犯胸腹壁所致的疼痛与侧屈，必须予以考虑；椎管内肿瘤（如

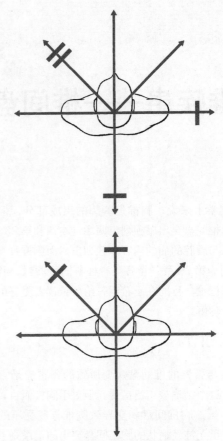

图 27-1 部分关节活动模式示意图

神经纤维瘤），也可能导致上述情况发生。

 **注意**

如果从疼痛侧的侧屈和疼痛的限制是唯一的异常运动（图 27-2），则应该怀疑肿瘤。

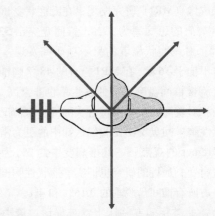

图 27-2 背离疼痛（有色）侧，疼痛和侧屈限制提示严重疾病

5. 脊髓压迫症状与体征 在胸椎间盘病变中，必须始终注意可能表明脊髓受压的异常神经学因素：双脚的针扎感与针刺痛，下肢协调性紊乱和巴宾斯基阳性体征（表 27-1）。

表 27-1 胸椎间盘突出中的周围型压迫和中央型压迫的症状体征

|  | 症状 | 体征 |
|---|---|---|
| 小关节 | 特定动作或姿势加重疼痛；<br>或者缓解 | 部分的关节活动存在 |
| 脊髓 | 深呼吸诱发或加重疼痛 | 颈屈诱发疼痛；肩胛<br>活动引起疼痛 |

### 三、胸椎间盘突出症的临床分型

胸椎症状性椎间盘移位可引起 4 种不同的临床症状：急性胸腰痛、慢性胸腰痛、肋间神经痛和脊髓压迫（图27-3 至图 27-5）。

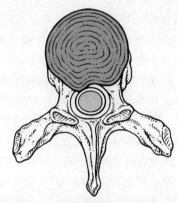

图 27-3 胸椎间盘移位：硬膜与突出物轻度接触后出现"腰痛"或背痛

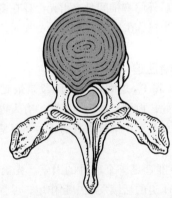

图 27-4 胸椎间盘移位：巨大的后移位 - 脊髓压迫

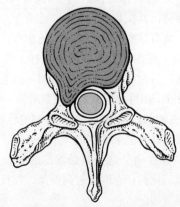

图 27-5 胸椎间盘移位：后外侧移位压迫神经根

每个综合征对应于一种特定类型的椎间盘病变。很明显，除了硬脊膜和关节的症状和体征之外，还必须寻找可能表明脊髓受压的因素。

#### （一）胸背痛

一个小的环形后正中型椎间盘突出压迫单侧。随后发生的单侧肩胛间疼痛具有中等的严重程度，通常由长时间的活动或前屈姿势引起。疼痛由特定运动姿势诱发或加重，在休息时会消失，但很少完全消失。慢性胸部背痛无自发性恢复，未经治疗的疼痛可持续多年。

因为疼痛通常不严重，周围型压迫的症状表现不明显。然而，不管临床检查多么仔细，总和影像检查结果不相符。例如，发现了一个典型的动作诱发了疼痛，提示周围型压迫的症状，但与影像学结果不符。

这种周围型压迫的症状，在被动姿态时没有疼痛，通常可解释为椎间盘病变的结果。支持这种诊断的另一个理由是当颈部屈曲就会增加疼痛（中央型压迫的典型体征）。

如果同时存在后胸背痛和前胸痛，则后胸痛常常受到周围型压迫的影响，而前胸痛则由于颈部屈曲而增加（即中央型压迫）。

椎间盘病变在 $T_1$ 和 $T_2$ 水平可能导致诊断困难，因为在这个水平脊柱的活动性极少，提示周围型压迫的动作可能对疼痛完全没有影响。疼痛通常是由颈部屈曲引起的，然后提示颈椎间盘病变。当发现这种症状时，必须对这两种类型的椎间盘突出进行鉴别诊断。牵拉 $T_1$ 神经根的动作和完成所有三个肩胛骨运动是关键：它们可以诱发或增加高位胸椎间盘病变的疼痛，但通常对颈椎间盘突出没有影响。

慢性胸背痛无自发性恢复，若未经治疗则该疼痛可持续多年。

在没有任何禁忌证的情况下，所有因椎间盘突出引起的胸背痛病例都应该首先通过手法治疗，这通常是很快成功的。如果失败，必须尝试牵引。如果经常复发，必须注射硬化剂浸润到不同的韧带和小关节囊以提高脊柱的稳定性。

特殊情况：自复位椎间盘病变。

如上所述，椎间盘突出可有自发复位。患有这种疾病的患者通常大部分时间都坐着。早上醒来时，他们没有症状，但坐了几个小时后疼痛开始于胸中部，并逐渐加重。躺下时，疼痛逐渐减轻。疼痛完全消失所需的时间取决于位移的程度，最初是 10 ～ 15 分钟。后来，如果患者坐更长的时间，可能需要一个小时或更长时间。但疼痛也可能消失，如在周末基本没有维持长时间的坐姿。

在这种状态下，由于坐的时间延长，椎间盘逐渐脱水。同时，坐姿引起的后凸将椎间盘向后挤压且将椎间孔的内容物也向后挤压，最终压迫硬脊膜并导致背痛。躺下时，脊柱后凸和重力的作用大大减弱，椎间盘自行回到原来的位置。这类患者应避免长期前屈。手法复位是无用的，但硬化性浸润可能是有益的。

### （二）急性胸腰痛

由于躯干的前屈 - 旋转联合运动，患者会突然因剧烈疼痛而固定在某个姿态，躯干也被固定在某个屈曲姿态不敢活动。这种情况类似于腰椎疾病导致的急性腰痛。这两种情况出现的潜在原因是后中央型椎间盘突出。疼痛通常在背部中心后方感觉到，在胸部周围单侧或双侧放射。在病变位置较高的病变中，疼痛甚至可能到达胸骨；在低胸段病变中，疼痛有时被称为腹痛。

深呼吸非常痛苦，通常比咳嗽更痛。中年人在没有受伤的情况下突然发作，伴随着深吸气和颈部屈曲的疼痛，首先考虑这种椎间盘病变。

部分椎间盘周围型突出存在于三、四或五个运动中，在严重的情况下，所有运动都会引起疼痛，但仍然是不对称的。因此，症状和体征比胸部背痛要明显得多。

如果患者卧床几天，自行消退大约 2 周。通过手法复位可以更快地获得治愈。需要说明的是，这种疼痛会非常严重，以至于患者几乎站不起来，或者需要很长时间才能在沙发上转身。这样的患者应该一直卧床，直到患者改善到正常活动成为可能。在最初阶段，不应进行活动性的尝试，因为活动带来的疼痛难以忍受。有时可以尝试特殊的振荡技术。

复发可能发生，但疼痛并不一定总是在同一侧感觉到。

特殊情况：胸骨腰痛。

这是一种罕见的疾病，通常导致诊断困难。突然出现的高或中胸椎后中央突起可引起疼痛感，只有胸骨前方或上腹，没有背痛。必须进行急性心肌梗死的鉴别诊断，但不十分容易。深吸气的效果是有帮助的，它会增加椎间盘病变的疼痛，但通常不会影响来自心肌的疼痛。

### （三）胸椎神经根痛

如同在颈椎和腰椎，会遇到两种类型的神经根性疼痛，即原发性和继发性后外侧突出。后者更为常见。在第一种类型中，突出物在发病后向后外侧方向偏离；在第二种类型中，首先有一个后向中心突出物，其后向侧移，类似于腰椎间盘病变。

• 在原发性后外侧突出症中，节段性疼痛从胸部外侧开始就感觉到，并且常常单侧地放射到胸部或腹部的前部。背部疼痛的缺乏可能导致椎间盘起源被忽视。

• 在继发性后外侧突出症中，最初出现节段外后中或后单侧疼痛，然后向侧移动更多，有时向前胸或腹部移动，同时成为节段性牵涉痛，强烈提示一系列症状。继发性后外侧椎间盘病变。

这两种类型导致的神经根受压会致使节段性疼痛。这是沿着肋间神经的单边带形分布。在胸部水平，后外侧突出很少引起针刺样麻木或针扎样疼痛。如果存在，它们也

会遵循与疼痛相同的节段性分布。当 $T_{12}$ 神经根游走至下腹部时，干扰该神经根可导致疼痛，偶尔还会在腹股沟和（或）睾丸出现针刺样麻木或针扎样疼痛。

在功能检查中，通常发现部分周围型突出的症状。有时，患者在检测周围型突出的运动上感觉不到任何东西，但颈部屈曲会引起剧烈的单侧胸骨疼痛，有时还伴有同一部位的针刺样麻木或针扎样疼痛。当颈部的屈曲也通过硬脊膜伸展神经根时，这些神经根中的一根可以被进一步拉至突出的椎间盘附近，导致突然的疼痛。

神经系统症状很少遇到，如果存在，总是难以诊断。由于大多数胸神经根不能通过手臂或躯干的运动来牵引，所以不存在类似直腿抬高的情况。此外，除了 $T_1$ 病变之外，运动障碍不能被体检查到。

偶尔发现的唯一特征是麻木。当存在时，由于皮节重叠，在确定椎间盘突出的确切节段方面几乎没有帮助。腹股沟只有麻木才会引起 $T_{12}$ 神经根麻痹。在罕见的情况下，在胸部前部有一个局限的感觉敏感的区域。

在颈椎临床检查过程中检测到 $T_1$ 根麻痹。它很少是椎间盘突出的结果，但通常是严重疾病的结果，如肺上沟肿瘤、神经纤维瘤或椎体转移。虽然 $T_1$-$T_2$ 不协调性压迫伴神经功能缺损的病例是有报道的，但应牢记，如果存在 $T_1$ 神经功能缺损，则应首先排除更严重的疾病。

压迫神经根的胸椎间盘病变通常不会自行消退，尽管有少数报道显示胸椎下段有自行消退的现象。然而，引起根性疼痛的后外侧胸椎间盘突出无论存在多久，仍可通过手法复位。当操作失败或存在神经受损时，应给予脊神经阻滞。

### （四）脊髓压迫

脊髓在 $T_9$ 和 $T_{12}$ 之间较低的胸段是最脆弱的，因为椎管位于最窄处，血供是最为丰富的。有人提出，椎管受压的征象并不总是源于椎管本身的压力，而是由于血液供应受到干扰。

骨赘狭窄椎管是一个额外的因素。先前的胸椎损伤也可以在脊髓压迫的后续发展中起作用，尽管这种情况很少见。

1. 病史 以时间先后排列病史症状，在脊髓压迫中最常见的是疼痛，其次是感觉障碍，运动无力，最后是内脏功能障碍。所有这些特征可以以任何组合存在。

（1）疼痛：起初几乎所有的患者都主诉为疼痛。它并不特别严重，通常呈带状分布，有时可能完全消失。它通常局限于背部，但可放射到骨盆或腹股沟，并沿腿向下。有时，患者会主诉剧烈的疼痛。这种疼痛的性质从持续的、灼热的疼痛到刺痛和痉挛性疼痛，不一而足。

（2）针刺样疼痛：这些是最常见的症状。它们通常被单脚或双脚感觉到，有时放射到腿部，并且经常因颈部弯曲而刺激或增加。

（3）麻木：在这一过程中，单侧或双侧麻木可能出现，

并伴有运动麻痹。麻木更多的是一种正常感觉的减弱，而不是完全失去敏感性。它通常从姆趾开始，伴随着主观感觉的寒冷。

（4）肌力下降：由于运动功能受到干扰，患者常常主诉行走困难，有时表现为主观的认为腿部力量下降，不稳定或僵硬；然而，随着肌力下降，可能真的干扰步态，使患者摇晃，甚至无法步行或站立。重要的是，要注意临床上发现一部分患者并不能主观意识到运动无力。

（5）内脏症状：患者也经常主诉泌尿系统或肠道的内脏症状。泌尿系统症状可能有所不同，从开始的排尿困难，到尿急、频率变化、失禁、排尿不全，甚至完全尿潴留。偶尔，患者会主诉为阳痿或性交时快感下降。

肠道问题与尿路相似，便秘常有。

2. 功能检查　通常证实了病史上已经预料到的事情。在神经检查中发现最明显的征象，关节征是次要的。

下列神经系统的一些或全部可能出现。

• 痉挛性步态不协调。

• 肌张力增加，受影响的肌肉不局限于一个肌节。有时，当患者试图坐起来时，脐部被看到移动时，可以显示出下腹部肌力下降。此即为 Beevor 征。

• 一些下肢肌肉无力伴随（或者不伴随）萎缩。

• 髌骨反射强阳性或跟腱反射强阳性伴踝阵挛。

• 偶尔会出现肌腱反射，特别是当出现松弛型截瘫时。腹肌反射通常不存在或减少，最常见于两个下腹象限。所有这些迹象可能是单方面的，也可能是双相的。

• 巴宾斯基（Babinski）征阳性和奥本汉姆（Oppenheim）征阳性。

• 提睾反射消失。

• 麻木。

• 直腿抬高试验阳性，有时是双侧的。

• 脊髓受压偶尔表现为脊髓半切综合征。其特点是患侧松弛性节段性软瘫，或者伴有病变下方的患侧痉挛性瘫痪，同时伴有健侧感觉丧失、本体感觉丧失和音叉振动感觉丧失。痛觉（镇痛）和温觉的患侧辨别可能存在，并且两者都位于病变的下方。

尽管这些检查中的许多没有包括在基础检查中，但是当对脊髓受压有丝毫怀疑时，就应该进行这些检查。

有时，神经系统紊乱被发现时，影像学表现为椎间盘突出到接近压迫水平但仍未压迫脊髓。这可能是脊髓前动脉供血受阻的结果，而不是脊髓本身受压。

与其他脊髓压迫性疾病，如肿瘤、感染、椎体骨折和硬脊膜外血肿、解剖性动脉瘤和脊髓疾病（多发性硬化、吉兰 - 巴雷综合征和肌萎缩性侧索硬化）的区别并不总是容易的。所以需要进一步的临床推理和更多的影像学检查。

3. 鉴别诊断　常常需要和其他能产生椎管压迫的疾病相鉴别，如肿瘤、感染、椎体骨折或硬脊膜外血肿，夹

层动脉瘤或椎管内疾病（多发性硬化症、吉兰 - 巴雷综合征和脊髓侧索硬化症），而这些疾病往往并不容易鉴别诊断，所以需要进一步的临床检查与病史探索。

4. 影像学检查　上述的临床描述需要进一步的影像学研究。X 线平片有时显示椎间盘有钙化，但包括 Cyriax 在内的其他作者认为钙化与伴随的椎间关节间隙变窄是非特异性的。

脊髓造影通常能明确显示病变的级别，尽管可能需要特殊的技术。

如今，MRI 是研究胸椎管成像的重要方法。它在脊柱的整个长度上提供了一个良好的图像，并且可以评估椎间盘和脊髓的形态。它是非侵入性的，与传统的脊髓造影相比，在腰椎神经根的可视化方面具有相当的灵敏度，并且即使存在脑脊液流动不畅的情况下也能对椎管进行全面评估。

5. 治疗　椎管受压后唯一的治疗方法只有手术。

**注意**

警示症状的总结：两个方面。

1. 神经症状的出现。

　　首先排除：肿瘤压迫，感染灶压迫及骨折。

　　如果以上诊断均排除，才考虑椎间盘突出。

2. 患者保持一侧侧弯且不敢活动，而若侧弯另一侧则诱发疼痛。非椎间盘突出需要除外肿瘤压迫。

## 四、治疗

几乎所有的胸腰椎突出程度可以通过 3～5 个疗程的操作来减少。如果在 3 个疗程后操作不成功，则应重新考虑诊断，如果椎间盘病变得到证实，可尝试牵引。牵引也可用于胸椎姿势疼痛综合征和胸部侧隐窝狭窄（见下文）。其他治疗，稍后讨论，包括用于持续性根痛或伴有神经功能缺损的根部疼痛的脊神经阻滞，手术，卧床休息和预防复发。

### （一）手法复位

1. 适应证　在没有禁忌证的情况下，所有无症状和有症状的胸椎间盘突出应首先尝试手法复位。

不同于颈椎和腰椎，由于胸椎间盘突出大部分为环状，所以起病的类型对于胸椎的治疗并不重要。因此，手法复位应该首先尝试。如果这些失败，如果确诊椎间盘病变，应考虑髓核突出。从疼痛开始经过的时间也可以忽略不计，因为胸椎间盘突出物无论其持续时间如何都可减少。虽然 $T_1$ 和 $T_2$ 椎间盘病变在颈椎检查（而不是胸椎检查）中会显现出来，但是当椎间盘突出时，应使用为胸椎设计的手法进行治疗。

在知识点 27-1 中总结了手法复位适应证和禁忌证。

知识点 27-1

**手法复位的适应证和禁忌证**

**适应证**
● 无禁忌证的有症状性椎间盘移位

**禁忌证**

**相对禁忌证**
● 无症状性椎间盘移位
● 自复位椎间盘病变
● 单根神经功能缺损

**绝对禁忌证**
● 脊髓压迫的症状和（或）体征
● 出血性疾病患者
● 接受抗凝治疗的患者

2. 禁忌证

（1）相对禁忌

①无症状性椎间盘突出：显而易见，在没有椎间盘突出的情况下，手法复位是不恰当的，甚至可能因为手法复位而导致椎间盘碎片的产生，从而造成进一步的伤害。

②自复位椎间盘病变：在自复位椎间盘突出中，由于卧床可以归位椎间盘，所以不必进行手法尝试。但是，必须采取预防复发的措施。系统性使用渗透硬化剂溶液是治疗的首选。

③节段性神经损伤：神经损伤表明，椎间盘突出较大压迫神经。因此，如果发现单神经根麻木和（或）运动麻痹，则不进行任何手法性尝试。如果出现这种情况，患者可以进行神经根阻滞来治疗。

④中央型椎间盘突出：这主要发生在年轻的大型胸椎后凸患者，存在髓核突出，位于后中央，引起双侧疼痛放射。治疗的首选是持续牵引。

（2）绝对禁忌证

①椎管受压：脊髓受压的症状和体征，如 Babinski 征阳性、下肢无力或痉挛性瘫痪是手法的绝对禁忌证。这类患者应立即手术。

有时遇到脊髓压迫的患者，他们仅仅在颈部弯曲时就可能诱发或者增加下肢的针刺样麻木或针扎样疼痛。部分病例在临床检查中，未发现椎管受压的进一步证据。原因可能是突出物对椎管的微刺激；然而，手法复位可能很容易加重病情，故为绝对禁忌。这不适用于持续牵引，但若患者的临床表现发生于近期可以尝试持续牵引。

②出血性疾病：患有出血性疾病的患者，无论是遗传的或后天的，或者正在使用抗凝药的，绝不应该使用手法复位，因为这可能引起椎管内血肿。如果接受抗凝治疗的患者出现椎间盘损伤，必须在一段时间内停止抗凝治疗（如果治疗条件允许），直到血液凝固恢复正常。然后可以安全地进行手法复位。

3. 手法技巧　胸部手法复位通常是在强牵引下进行的。3 种主要操作类型：①伸展操作，其中伸展始终存在，有时伴随旋转；②旋转操作，其中旋转是唯一的元素，不包含伸展；③第三种类型，即"高胸操作"，仅用于上部胸椎病变。

胸椎的所有伸展操作都是特定的，也就是说，只在椎间盘突出物两侧的两个椎体上进行。

（1）强力牵引原理：没有人能绝对肯定地预见在手法复位过程中，椎间盘突出的碎片将向何方运动。理论上，它可以进一步向脊髓移位。为了避免这一点，并为了其他一些有益的效果，胸部手法复位总是伴随着牵引。

牵引通常由助手提供，第一助手坐在患者头前，握住患者头或手。骨盆的稳定由坐在患者腿边并固定踝关节的第二助手提供，或者由骨盆周围的固定带提供（图 27-6）。

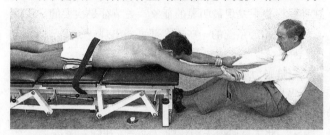

**图 27-6　一名助手使用皮带提供牵引力**

是否通过头部或手臂给予牵引取决于病变的程度和患者的舒适度。由于手臂上的牵引仅从 $T_6$ 向下打开椎关节，所以 $T_6$ 以上的椎间盘突出必须使用头部牵引（图 27-7）。

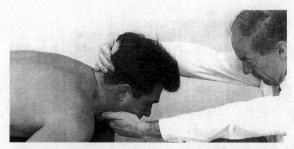

**图 27-7　如果病灶位于 $T_6$ 以上，则通过头部进行牵引**

如果通过手臂牵引引起上肢的任何地方疼痛，则改用头部牵引。

 **注意**

$T_6$ 上方的椎间盘突出：通过头部牵引。

$T_6$ 以下的椎间盘突出：通过手牵引。

通过头部牵引是通过将一只手放在患者的下颌下面，另一只手放在枕骨下面，头部和颈部始终保持在中立位置

（图 27-7）。双手使劲拉。

手臂和手臂的牵引是通过患者和助手双手握住对方的手腕来实现的。

在进行任何操作之前，助手必须首先开始牵引，因为经常必须处理牵引带松弛的问题，并且可能随时进行调整。

为了最大限度地打开关节空间，应始终以最大的力给予牵引力。因为最大牵引力只能维持几秒钟，所以只给了术者很短的时间进行手法复位。手法操作的不同步骤，包括牵引，由术者协调。

虽然助手施加尽可能多的力量，但牵引力本身并不会增加。换言之，在操作过程中，助手不会在拉力上增加一个拉力，而只会最大限度地保持拉力，直到操作完成。

（2）力的大小：每个操作必须用合理的力进行。这取决于术者和患者的身高体重水平和椎间盘突出的节段。如果一个体型较壮的术者正在处理一个体型较轻的患者，术者将不可能用全部的力量；但是如果一个体型较轻的术者必须复位一个体型较重的人，可能需要用尽全力才能取得好的结果。因为上胸腔最坚固，在这个层面上的椎间盘突出需要比下半部更用力才可能复位。因此，$T_6$ 以下的病变较少使用很大的力来复位。

所有的手法操作的用力必须使用身体来发力。最常见的错误发生在术者使用手臂而不是身体的时候。这将导致牵引后患者胸椎部松弛的丧失，并导致操作幅度的增加，这可能是危险的，因为术者无法控制其发力。

（3）俯卧位伸展技术：除非患者年龄在 60 岁或以上，才优先选用此技术。所有的伸展操作都是特定的，因为它们直接在病变所在的节段上进行。

①识别病变水平：通过压迫棘突，其中两个最痛的连续棘突确定病变节段。椎间盘突出通常位于它们相应的椎骨之间。如果发现只有一个棘突是脆弱的，那么在断裂处的椎间盘通常是位于下面的一个。正因为如此，进行伸展操作的位置应是这个脆弱的棘突所对应的椎体与下一个椎体之间。

有时所有的棘突在伸展的力大小方向都是相同的。这样一来，在指尖之间进行两个连续的棘突，并试图使它们向相反的方向旋转，就会很容易。这是在各椎间节段进行的，而最痛苦的两个则表明病变的程度。从这一点上，在描述不同的伸展技术，短语"两个最柔软的节段（two most tender spious processes）"被使用。对于这个短语理解是很重要的，所谓两个最柔软的节段即在该节段用最温柔的力避免使患者疼痛。

在横截面上则需要运用一些其他的伸展技巧。为了能够在正确的水平面上进行这些操作，必须对棘突和它们相应的横向突起之间的关系有良好的了解，因为这种关系随水平而变化（图 27-8）。

● $T_1$-$T_4$ 和 $T_9$-$T_{12}$：在连续的椎体之间有一个水平的差

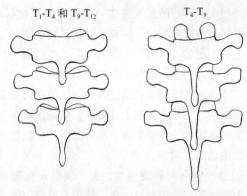

$T_1$-$T_4$ 和 $T_9$-$T_{12}$　　　　$T_4$-$T_9$

图 27-8　棘突节段水平与其相应横突之间的关系

异，即一个椎体的横突与上述椎体的棘突处于同一水平。例如，$T_3$ 的横向过程与 $T_2$ 的棘突水平一致。

● $T_4$-$T_9$：有 1.5 个水平的差异。横突与第 1 和第 2 椎体的棘突之间的棘突之间的脊椎间线平放在上面（图 27-9）。$T_8$ 的横向过程，如位于 $T_6$ ～ $T_7$ 的棘突之间，$T_7$-$T_8$ 和 $T_9$ 之间。

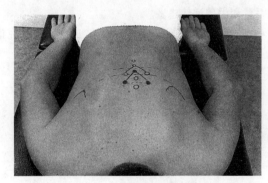

图 27-9　$T_4$-$T_9$ 中棘突和横突之间距离的 1/2

②旋转方向：手法复位的另一个重要技巧就在于旋转。操作首先是在较少痛苦旋转的方向上进行的。如果这只是部分或完全没有改善痛苦或使患者更痛苦，则在另一个方向上旋转。旋转的方向总是由上椎体前部旋转的方向来决定。因此，当上椎骨向左旋转时，运动被定义为左旋转（图 27-10）。

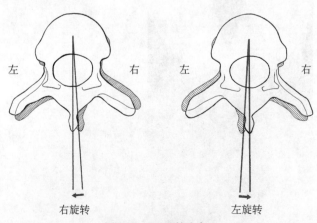

左　　　右　　　　左　　　右

右旋转　　　　　　左旋转

图 27-10　旋转方向

▲ 技巧 1：中心施压（图 27-11）。病人躺在低床上，两个最柔软的节段被标记。检查者面朝患者站到一边，把一只手放在标记处下方两个节段的位置，然后另一只手叠在这只手上方。因为胸椎棘突像屋顶上的瓦片一样互相覆盖，所以将手放在下部是合乎逻辑的，以便尽可能多地在椎骨之间运动。如果手放在上椎骨上，则通过棘突之间的骨接触来确保运动；当手放在下椎骨上时，手被推离上椎骨，导致运动范围增加。

手通过小鱼际与棘突接触，为了使操作对患者不造成那么大的痛苦，将手稍微倾斜，使得小鱼际位于手骨和患者病痛处之间。

助理采用上文已经描述的位置。

术者前俯在患者身上，肩膀垂直于手上方，肘部伸直，脚离开或靠近沙发，这取决于操作后的效果决定。所有的牵引都是通过使用体重来维持的，并一直保持到术者操作完毕。现在要求患者充分放松，深呼吸，然后最大呼气。当患者开始呼气时，术者就要求助手开始牵引。直到呼气结束，在最大牵引力下，术者的身体给出最终的伸展推力，通过手臂和手传递给患者。

▲ 技巧 2：单侧施压（图 27-12）。这种操作是在横向过程上单方面执行的。

患者俯卧，两个最痛的棘突及其相应的横突都有明显的标志。垂直压力作用于两个椎骨下部的横突。

术者位于患者患侧的对侧：在左侧进行右旋转。一只手被另一只手叠上，并把豆状骨放在横突上。为了进行良好的骨接触，椎旁肌首先推到一侧。这是通过将肌肉从下侧的底部推离椎旁肌而实现的。一个助手握住患者的脚踝，另一个握住头或手。手肘伸直时，操作者俯身在患者身上，使体重垂直于脊柱，使得患者胸椎相对松弛。患者现在被要求放松，深呼吸，然后完全呼气。此时要求助手开始牵引。经过几秒钟的牵引，术者最终向下用力。这导致该节段的旋转和伸展运动。

▲ 技巧 3：双手交叉（图 27-13）。虽然这种手法会附

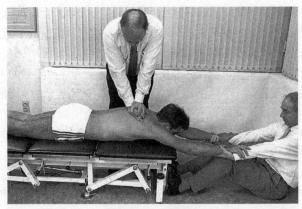

图 27-12 单侧施压

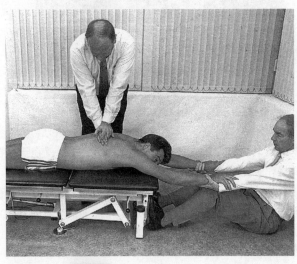

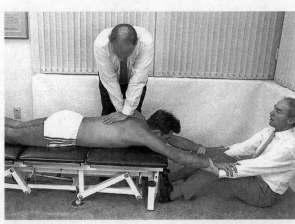

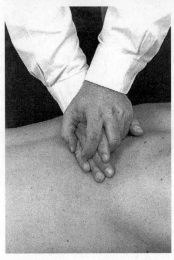

图 27-11 中心施压

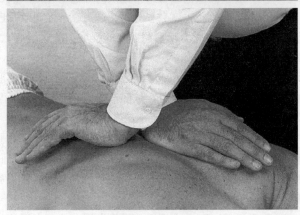

图 27-13 双手交叉

加很强的旋转力，但仍被认为是一种伸展技术。

患者俯卧在低位的沙发上。术者可以选择站在患者的两侧。两个最柔软的节段及其相应的横截面被标记。首先在临床检查中发现的疼痛较少的旋转。如果没有益处，则执行相反的旋转。一只手放在一个椎体的横突上，另一只手放在另一侧的第二个椎体的横突上。要小心地交叉双手。术者的患侧手通过豆状骨放置在横突上。健侧手通过大鱼际接触。良好的骨接触是必要的，并通过首先推动椎旁肌肉远离脊柱来实现。第一只手的大鱼际和另一只手的腕关节刚好位于棘突的一侧。现在两只手都扭向尺骨偏斜，所以把肌肉推向更远的一侧，然后回到更靠近中线的位置，但仍保持在横突上。

术者肘部直接用力，并将身体倾向于患者上方，然后带动着双肩垂直于双手上方。结果，患者胸椎被彻底牵引松弛。助手提供牵引力，术者最后用力将椎间盘复位。

（4）仰卧位伸展技术：患者仰卧在沙发的边缘附近，双手放在脖子后面，手指放在上胸椎节段。肘部在身体前方靠拢。术者位于患者的右侧。术者通过抓住患者的左肩和左肘两部位（图 27-14a），弯曲患者的颈部和躯干并向内滚动上身（图 27-14b）。

然后用右手的中指、环指和小指握拳，拇指和示指张开。然后与需要被复位的节段的下椎体牢固接触，大鱼际隆起抵靠左侧，屈指曲的中指骨抵靠右侧横突。以这种方式，下椎骨棘突位于这两个隆起之间的凹槽中（图 27-14c）。

现在患者再次躺下，直到术者的手卡在患者和沙发之间。为了实现对运动的完全控制，患者的肘部被牢牢地固定在术者的胸骨上（图 27-14d）。术者靠在患者身上，利用躯干的重量，在椎间关节处获得相当大的分离。在感受到组织张力极限（患者尽可能充分放松）时，术者向前推动身体施加一定量的超压。此时会听到"咔啪"的弹响声，评估是否复位成功。

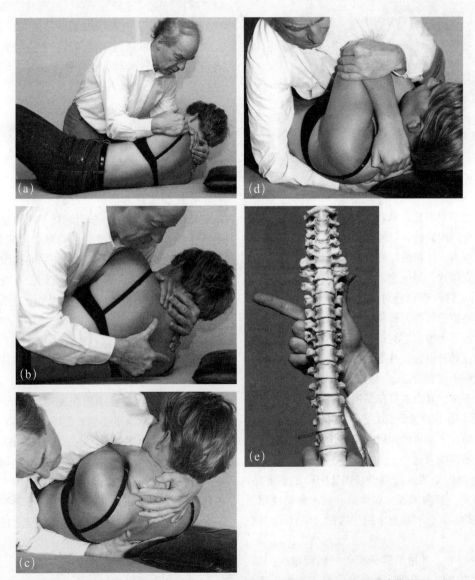

图 27-14　仰卧位伸展技术（a、b、c），上腰椎水平变化（d）。大鱼际和中指位置（e）

**复位姿势或手法变化**

- 如果患者由于僵硬或肩痛而无法用手到达上胸椎，可以通过将手臂完全交叉到胸部来改变该技术。右手扣住左肩、左手扣右肩。
- 如果鱼际隆起和中指节位于两个连续的横突上，而不是在同一个椎骨上，可以使手部稍微旋转到同一个椎骨上。

（5）上胸椎病变的复位技巧

①上胸椎间盘病变旋转复位技巧（图27-15）：此技巧仅适用于上胸椎病变。最好在中等高度的沙发上进行。首先需进行旋转，选择痛苦度较小的方向。

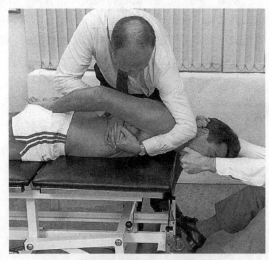
**图27-15 上胸椎间盘病变复位技巧**

患者俯卧。如果是右旋，术者站在患者的左侧。患者的右臂在背部完全向内旋转，肘部弯曲。一个助手通过患者的头部施加牵引力，并稍微向右旋转。这样，颈椎在整个人体内保持中立位置。另一个助手抱着患者的两只脚。

术者把他的左臂钩在患者对侧的肩膀下面，这样下臂的近侧部分就能把患者的肩膀从沙发上抬起来。右手放在肋骨的背侧上，尽可能靠近胸椎。两手的手指紧紧地握在一起。双手搁在肋骨上，正好在脊柱的外侧，而不是胸椎正中。术者把躯干向右弯曲，同时通过左下臂把患者的右肩从沙发上拉下来。其余的脊椎是通过双手按压在肋骨上的沙发上。要求助手施加牵引力，术者突然增加侧屈。随着最后复位成功，上胸椎的伸展和旋转增加。上胸椎的刚度允许在一个小范围内运动。

②上胸椎间盘病变的纵向牵引（图27-16）：患者站在或坐在术者前面，背向术者。如果患者比术者高或重，坐姿是首选的。然后，患者被要求抱住后颈，使肘部向前倾斜。

术者在患者后方，并用手臂从患者的腋窝前线向后屈曲手臂并握住患者两个手腕。然后要求患者弯曲头部，使肘部向前进一步下降，并向后靠在术者的胸部上。然后

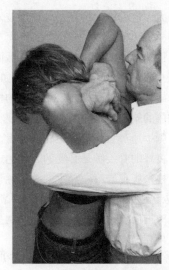
**图27-16 上胸椎间盘病变纵向牵引**

命令患者逐步开始用力，此时患者允许躯干下垂，突然伸直膝盖。这导致特别是上胸关节的纵向牵引和分离。感觉到"喀拉"或"嘎嘣"一声，然后对结果进行评估。

这项技术还可以增加某些角度，以追求更好的复位效果。术者可以通过轻微修改患者姿势来实现这一点：将躯干稍微向一侧转动，允许将下肋骨定位在需要操作的脊柱水平上。

**注意**

当向上用力时，需让患者颈部用力前屈。

4. 技巧选择 根据患者的年龄、椎间盘突出程度和先前操作的直接结果，从而选择不同的复位技术。

在每次手法复位之后，对患者需进行重新检查和改进手法复位的方式，重复多次相同的操作，并逐渐增加强度，直到患者完全康复，或者直到没有进一步的改善患者病情。在后一种情况下，另一种类型的操作如下：如果患者没有好转或甚至恶化，同样的操作不会第二次进行，而是立即被另一个方案代替。在这种情况下，执行相同类型的技术，但在相反的方向上。如果这种操作也加重了病变，必须停止操作并重新考虑诊断。

疼痛的改善是在小面积变得不那么严重的情况下表现出来的。另一个重要标志是疼痛集中：疼痛首先向远处或侧面扩散，但更集中，也被认为是病情改善。

一旦疼痛消失，临床检查变为阴性，就立即停止操作。在一定期间执行总数为5（老年）至10（年轻患者）次的操作。这些可以每天重复，尽管对于老年人来说，放宽至3～4天更为妥当。在患者完全康复之前可能需要3～5个疗程。复位后疼痛是会存在一部分的。如果有复发，患者应尽快回到医院，以再次手法复位。

通常首先使用伸展技术。然而，在超过60岁的患者，伸展技术可能会导致肋骨骨折，因此从来没有使用过。如

果在临床检查结束时对棘突施以延长压力，则同样适用。在这种情况下，应使用摆动技术（见下文）。

**注意**

在 60 岁以上的患者或在伸展压力过度疼痛时，不应使用伸展技术。

5. 手法复位失败 95% 椎间盘病变的患者在 3～5 个疗程病情得到控制。如果在 3～5 次手法复位之后，症状没有得到缓解，应该考虑误诊或者此类椎间盘病变不适合手法复位操作。后者可能是由于突出过大所致，如存在神经功能损伤，或者当存在髓核病变时可能发生（知识点 27-2）。

**知识点 27-2**

**手法复位失败**

**误诊：没有椎间盘突出**

- 椎间关节问题
- 肿瘤
- 肌肉损伤
- 骨损伤
- 韧带损伤
- 内脏牵涉痛

**椎间盘突出已确诊**

- 检查神经损伤
  1. 如果神经损伤存在
     - 停止手法复位
     - 给予窦椎神经阻滞
  2. 如果没有神经损伤，考虑髓核突出
     - 停止手法复位
     - 尝试牵引疗法

---

**（二）摆动技术**

有些病例对振荡反应更好。它们由每分钟 2～3 次的低频摆动构成。应每天进行 10～15 分钟的摆动，并以对胸椎的中心或单侧压力进行摆动。

适应证 有 3 组适应证。

- 在临床检查中出现大量不适，但周围型症状非常轻微的患者。
- 急性胸腰痛患者不能忍受手法复位带来的疼痛。可以使用摆动技术直到疼痛降低到可以开始手法复位的水平。
- 不能耐受伸展或旋转技术的患者。

**（三）持续牵引**

在一些胸椎间盘突出症患者中，可能需要通过牵引复位。然而，对于患有斜视症、哮喘或裂孔疝的患者，或

最近接受胸或腹部手术的患者，在技术上可能无法进行牵引（参见第 40 章）。

1. 适应证
- 操作巨大中央型椎间盘突出可能是危险的，因为有可能导致脊髓压迫。中央型突出主要存在于那些明显的胸部驼背，体位或楔形骨折后。这些患者抱怨中枢性疼痛辐射到两侧。
- 手法复位失败：患有椎间盘病变的患者，如果手法复位尝试失败或情况更糟，应该接受牵引，除非存在神经根压迫和神经损伤。通常有逐渐发作的病史，尽管这不是胸椎脊柱突出的病史。
- 患有胸椎间盘突出症的患者，如果没有出现其他脊髓压迫的症状或体征，可以谨慎地进行牵引。
- 胸椎姿势疼痛综合征患者可以通过每天持续牵引，增加无牵引时间间隔而得到帮助。
- 在一个非常后凸的胸椎小关节病变。
- 椎间盘病变邻近椎体楔形骨折。
- 前方与侧方的增生。
- 侧隐窝狭窄。

2. 技巧 每天牵引 30～45 分钟。T$_9$ 以上胸盘采用颈牵引治疗。对于这些，应遵守颈椎牵引的规则。

对于 T$_9$ 以下的胸廓突出，使用腰椎技术进行牵引。使用强度为 35kg（体型较小的人）至 70kg（体重较重，身体良好的人）。显然，胸带应放置在病变的水平上。最初的牵引阶段是用作患者定位和方便力量使用。

3. 结果 改善通常在 6～10 个疗程后开始，而完全治愈可能需要多达 20 个疗程。

**（四）脊神经阻滞**

在持续性神经根痛或与神经功能损伤相关的疼痛中，选择椎管内神经阻滞是治疗的首选。这只能在 X 线透视下进行。

**（五）卧床休息**

如果手法复位和牵引都失败了，而且没有手术治疗的迹象，剩下的唯一选择就是长期卧床休息，希望消除重力对脊柱的影响，使椎间盘突出自然减少。

**（六）手术：取出突出的椎间盘**

主要表现为早期椎间盘病变的脊髓压迫。1960 年之前做的椎板切除术是危险的干预措施，术后结果糟糕。结果发现，在 T$_{10}$-T$_{11}$ 水平的椎间盘中央型突出的患者中，几乎所有严重的手术并发症都发生了。这可能是胸椎管解剖生理的结果，椎管在这一层面上非常狭窄。后路手术需要在非常有限的空间中对椎管进行一些移位，从而可能造成该阶段的血供受损。

自 1960 以来，经胸外侧入路已被应用，近年随着胸腔镜显微外科技术的发展取得了更大的进展。

这些技术似乎提供更好的预后和更少的并发症。近年来，经皮激光椎间盘减压术，即通过激光能量降低椎间

盘内压来治疗椎间盘，也被认为是治疗顽固性胸椎间盘病变的一种有价值的方法。

### （七）预防复发

1. 体位预防 减少胸椎间盘突出通常不会很困难，但复发并不少见，而且常常很难达到稳定。这显然是因为正常的胸椎后凸导致椎间盘受到后向力的作用。

所有预防腰椎的方法也适用于这里（见第40章）。然而，要付诸实践是非常困难的，有时甚至是不可能的。例如，因为即使是最灵活的人也不能完全伸展超过一条直线，所以不可能获得与腰椎前凸相等的高度。最危险的动作是那些包括组合了屈曲和旋转的运动。同时举起一个重物使椎间盘突出复发的可能提高。因此，患者应避免转动躯干，以腿转动身体，膝盖弯曲抬起而代替。也必须避免长时间的驼背姿势。

2. 韧带硬化 对于复发危险性高的患者（胸椎后凸畸形）或复发频繁的患者，需要局部加强以增强棘上和椎间韧带及突出物所在椎体的小关节囊。这可以通过将硬化剂溶液渗透到这些结构中来实现，这导致成纤维细胞增殖并形成新的胶原。

最终结果是增加了椎间盘碎片的稳定性，因为这两个椎骨的活动性变差。在进行该程序之前，椎间盘复位必须完全复位。

偶尔，同样的技术可以用于关节面的关节炎或韧带病变。在这些情况下使用曲安奈德。

硬化剂注射以每周一次给予，通常在3周后获得最大效果；例外情况可能需要长达2个月。通常，一个疗程就能解决问题；如果有进一步的复发，它可以重复。

（1）技巧1：棘间韧带和棘上韧带的封闭（图27-17）。用3ml硬化液和1ml 2%利多卡因填充5ml注射器，并用4cm的针头，2ml该溶液用于椎间韧带和棘上韧带，其余用于小关节。

相关的棘突被标记，针在中线之间插入中间。在大约1cm深，它变成一个几乎水平的位置，指向颅骨，瞄准上棘突的下部。一旦它碰到骨头，0.5ml的溶液就会滴入椎上韧带，同样量的溶液在椎间韧带下面稍微深一些。浸润仅在针尖骨接触的情况下进行。然后将针半抽出，并朝向韧带在下棘突上侧的插入物进入更垂直的位置，韧带以同样的方式浸润。当棘上韧带被封闭时，它提供韧性的阻力，而棘间韧带的封闭更容易。

（2）技巧2：小关节囊的封闭（图27-18）。使用4cm

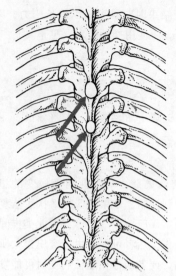

**图27-17 椎间韧带和椎骨上韧带封闭**

的针。患者保持俯卧，与最痛苦的连续棘突相对应的横突处标记。在两个横突之间，针从中线中途插入约1.5cm处。它在垂直向下运动，直到它接触关节过程约3cm深。针对小针头的阻力重新定位，渗入主要发生在囊内，针尖始终与骨骼接触，在整个封闭过程中通常会感觉到相当大的阻力。在两侧各注射1ml溶液。

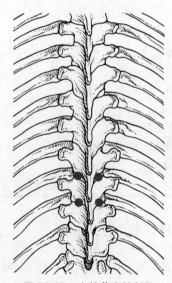

**图27-18 小关节囊的封闭**

同时封闭棘间韧带、棘上韧带和小关节，每周重复3次。

（宋洁富 曹 鑫 张 健 翻译）

# 第 28 章

# 胸椎疾患——非椎间盘疾病

## 一、引言

胸椎非椎间盘病变包括以下疾病。

- 肿瘤
- 硬膜外血肿
- 脊髓疝
- 椎管狭窄
- 椎体骨折
- 胸部畸形
- 横突骨折
- 脊柱感染
- 侧隐窝狭窄
- 肋椎关节和肋横关节局限性病变
- 小关节局限性病变
- Paget 特病。

通常情况下，胸椎非椎间盘病变的症状和体征与椎间盘病变相似。

其中一些疾病严重，甚至危及生命。因此，检查者必须保持警惕，一旦对准确诊断有疑问，应立即要求进一步调查。

此处列出了值得医师注意的警示症状和标志，并在知识点 28-1 中进行了总结。

## 二、警示症状和体征

### （一）症状

1. *逐渐加剧的疼痛*　在椎间盘病变中，疼痛可能会在短时间内加剧，或反反复复。在疾病发展时，疼痛往往有持续加重的趋势。这种情况可能在数天（硬膜外血肿）、数周至数月（恶性疾病），甚至更长时期（良性肿瘤）迅速发生。

2. *扩张性疼痛*　疼痛不仅强度增加，而且扩大到占据更大的区域，很可能是由扩大的病变引起的，最常见的是恶性疾病或硬膜外血肿。

3. *持续性疼痛，不因姿势或活动而改变*　尽管这种症状没有上述的症状那么令人担忧，没有任何症状变化的身体功能紊乱是不可能的。然而，胸椎的情况与脊柱的其他部分略有不同，因为它的僵硬有时会使疼痛与活动缺少相关性。夜间疼痛加重，很少是由椎间盘病变引起，风湿

**警示症状和体征总结**

**病史**

- 逐渐加剧的疼痛
- 疼痛加剧
- 持续疼痛，不因姿势或活动而改变
- 增加术后胸痛
- 50 岁以上人群的首次症状和体征
- 中央疼痛，双侧放射，向前扩散

**检查**

- 两侧屈曲和旋转的严重限制
- 屈伸限制
- 疼痛和远离疼痛侧的受限性侧屈是唯一的阳性体征
- 胸椎节段屈曲僵硬
- 出现以下神经症状之一
- 多神经根受累迹象
- 带状麻木区
- 所有脊髓受压体征
- 肌肉痉挛
- 局部椎旁肿块

性疾病、感染或创伤更容易诱发这种疼痛。

4. *术后胸痛加重*　尽管依照正确的手术指征和操作，但术后仍持续疼痛，需要进行新的诊断评估。必须在进一步查体中发现疼痛与患者症状之间的明确关系。必须排除局部感染和肿瘤。

5. *50 岁以上患者胸部的首发症状和体征*　由于椎管内和椎管外肿瘤主要发生在 50 岁以上，首次该症状应引起怀疑。此外，由于脊柱的僵硬，椎间盘损伤随着年龄的增长变得不再频繁。

6. *中枢性疼痛，在胸部两侧放射，向前向上腹部扩散*　尽管中央型椎间盘突出可能引起这种疼痛，但也应排除肿瘤或硬膜外血肿。

### （二）体征

以下体征可引起对非椎间盘病变的注意。

1. *两侧屈曲和旋转的严重受限*　在老年患者中，这些运动在范围内减少是正常的，活动不会过于受限。在年轻的患者中，严重的活动受限是不正常的；一旦出现，通

常是提示非机械性疾病，如强直性脊柱炎或肿瘤。

2.屈伸活动受限 在一个普通的椎间盘病变中，通常是前屈或其中一种旋转是最痛苦和受限的。如果活动范围严重受限且疼痛，则应注意椎体骨折、感染或肿瘤的可能性。只有一种类型的胸椎间盘病变可出现严重的活动受限：急性胸腰痛。在急性胸腰痛中，其他运动当然也会发生疼痛受限。

3.疼痛和远离疼痛侧的受限性侧屈是唯一的阳性体征 这种情况表明，病变被拉伸到某种程度，疼痛会加重。此时，患侧活动将受限，提示肺或腹部肿瘤，或胸部神经纤维瘤。

4.胸椎节段屈曲僵硬 胸椎水平运动受限表明除了椎间盘病变之外还有其他疾病。强直性脊柱炎是一种可能性，还有晚期骨关节病、骨折、肿瘤或脊柱感染。

5.神经系统体征 出现下列神经症状之一时，应始终使医师保持警惕。

• 多神经根受累迹象。

• 与一个或多个皮肤支配区相关的带状麻木区。

• 脊髓受累的所有征象。

一个巨大的占位，或一个大的椎间盘突出，检查者不可能手法复位，应立即行脊髓造影或磁共振成像（MRI）检查。

6.肌肉痉挛 如果其中一个被动运动被损伤肌肉收缩所阻止，则应怀疑是严重的肌肉病变。

7.局部椎旁肿块 局部椎旁肿块可能由肿瘤的椎外侵袭引起。

（宋洁富 曹 鑫 张 健 翻译）

# 第 29 章

# 胸椎强直性脊柱炎

约 0.1% 的人口患有强直性脊柱炎（AS）。它主要影响韧带与中轴骨的连接。胸椎和胸廓很少发生孤立性受累，该疾病通常是全身性强直性脊柱炎的一部分。只有 2%～5% 的患者首发症状是胸痛。

这种情况通常从骶髂关节开始，向上延伸到脊柱，通常从胸腰椎段开始，然后蔓延到腰椎、胸椎和颈椎。虽然骶髂关节炎的病情是普遍存在的，但不合并骶髂关节炎的强直性脊柱炎是非常罕见的。

## 一、临床表现

### （一）胸椎强直性脊柱炎

患者主诉慢性腰背僵硬，特别是在清晨，活动后缓解。疼痛和僵硬恶化是自发性的，不是由活动或锻炼引起的。在无痛期，患者表现无明显异常。只有侧面轻微疼痛症状。由于通常涉及多个节段，且很少出现牵涉痛，因此疼痛分布在中轴骨附近。所有这些都是与椎间盘病变的不同之处，疼痛通常是带状的，白天加重，是由活动引起的。

临床检查结果取决于疾病的持续时间。最初，存在于一个僵硬的腰椎节段，后来范围扩大，并伴有轻微的胸椎后凸。进一步发展为胸椎过度后凸，上颈椎过伸，髋关节屈曲。胸腔容量逐步减少。

在功能检查中，清晰地呈现出两侧屈曲和旋转的疼痛和限制程度相等，伸展运动的疼痛和限制较多，屈曲仅发生轻微不适。旋转和伸展的最终感觉是僵硬。旋转范围与病程有显著的负相关。按压棘突引起的疼痛通常比椎间盘病变严重得多。在随后的节段中，由于正常的韧带弹性的丧失，椎体更加容易发生骨折。若具有肢体末端感觉迟钝、慢性晨僵的延长和自发性加重的疼痛及其他局部化障碍等这些症状，且患者为年轻患者（主要是 18—30 岁），需首要考虑强直性脊柱炎。

影像学检查应立即进行，并且必须始终包括骶髂关节。

### （二）前纵韧带强直性脊柱炎

前纵韧带受累导致仅在胸骨或上腹部感到疼痛，而没有背部中央疼痛。疼痛的特征与强直性脊柱炎在其他部位的特征相同。

### （三）胸椎小关节强直性脊柱炎

通常累及关节突关节和椎间关节。前者主要引起双侧椎旁疼痛。强直性脊柱炎可能引起小关节完全融合。

### （四）肋椎关节强直性脊柱炎

肋椎关节和肋横关节常受 AS 的影响。计算机断层扫描（CT）通常显示典型的病变：关节骨质破坏、硬化、关节扩大和融合。这些改变为理解 AS 患者的胸痛提供了解剖学基础。虽然疼痛通常很轻微，但有时可能很剧烈，甚至类似于肾绞痛。胸部扩张减少。因此，当怀疑 AS 时，应对胸廓扩张功能进行评估。它是用双侧乳头水平进行测量。吸气和呼气之间的正常差至少为 7cm；＜ 4cm 被认为是异常的。令人惊讶的是，由于膈肌活动正常，胸廓扩张减少很少干扰正常的心肺功能。如果心肺功能受影响的话，可能存在慢性肺心病，伴有呼吸急促。肺功能受损也可能是强直性脊柱炎累及肺所致的上叶纤维化的结果。

### （五）胸骨关节强直性脊柱炎

在所有病例中，有 50% 的关节受到影响。有吸气痛。触诊显示一个明确的局部压痛区域，同时韧带肿胀。

## 二、进一步检查

### （一）实验室检查

活动性疾病可引起血沉加快。可能存在轻度贫血。HLA-B27 虽然不能直接诊断，但在 90% 以上的病例中存在，而正常人群中只有 8% 存在。

### （二）影像学表现

1. 骶髂关节　早期确诊主要基于骶髂关节 X 线平片：一张骨盆 X 线正位片。其特点是关节髂骨部分软骨下骨不明显，表现为轮廓丧失和假性增宽。随后，软骨下硬化和关节融合形成，最终与关节完全融合。

2. 脊柱改变　脊柱平片可显示以下变化。

● 侵蚀：椎体边缘骨皮质破坏，称为"亮角征"或"Romanus 征"。

● 椎体成方形：AS 的另一个特征。它是由椎体边缘破坏和椎体前部骨膜成骨共同形成引起的。

● 骨赘形成：指纤维环外纤维的骨化，导致一个椎骨边缘到另一个椎骨边缘的骨化过程。

● 相邻椎旁结缔组织纤维的骨化：后棘间韧带骨化，与棘突的连接，在正位片的中线上产生一条坚实的垂直密线。

● 关节突关节和肋椎关节：这些关节经常受到破坏的影响，并最终发生融合。

• 脊柱竹节样变：由结缔组织和其他相关骨化区完全融合椎体的结果。

3.胸骨关节 胸骨关节的 X 线片可出现最早期的改变。正常情况下，胸骨关节的关节面是平的，但 AS 发生时可能变成双凹的。

### 三、鉴别诊断

#### （一）弥散性特发性骨质增生

弥散性特发性骨质增生症（DISH）是一种以韧带钙化和骨化为特征的疾病，主要发生在胸椎。这种情况 50 多年前由 Forestier 报道，被称为老年性强直性骨质增生症。它发生于中老年人，通常无症状，或伴有轻微的疼痛或脊柱活动受限。根据放射学特征进行的患病率研究表明，40 岁以上人群中有 2.4% ～ 5.4% 患有 DISH，70 岁以上人群中有 11.2% 患有 DISH。DISH 的诊断通常基于 Resnick 和 Niwayama 提出的定义：

• 至少存在四个相邻椎体沿前外侧方向的骨化。椎体的前缘骨化通常较明显，需要与中轴骨的骨质增厚进行区分。

• 受累节段的椎间盘高度相对正常或者存在退变椎间盘病变的 X 线改变。

• 无关节突关节强直和骶髂关节硬化，破坏和融合。

• 与强直性脊柱炎不同的是，该病患者 HLA-B27 常常是阴性。

#### （二）骨关节炎

在骨关节炎中，椎间盘间隙变窄。骨赘生物产生于椎体的前缘和侧缘，具有水平的喙状形态。关节突关节和肋椎关节也有明显的骨关节炎征象。

### 四、治疗

治疗的目的是控制脊柱疼痛和缓解僵硬，保持活动性和脊柱生理曲度，并尽可能保持呼吸运动。

基本的治疗方法是服用抗炎药和进行日常锻炼。强烈推荐田径运动和游泳。

肋椎关节严重受累可能影响其活动性，应注意预防。深呼吸应该定期练习，可以由康复医师协助。还必须进行主动练习，以增加吸气和呼气时的关节运动。

（宋洁富 曹 鑫 张 健 翻译）

# 第七篇

# 腰　椎

# 第 30 章

# 腰 椎 概 论

关于背痛、坐骨神经痛和腰痛等常用词汇的含义，还有许多疑惑。在这本书中，它们被定义如下。

- 背痛：下背部、中央、单侧或双侧疼痛，伴有或不伴有向臀部和髂嵴的放射。

- 腰痛：在躯干固定或躯干活动状态时发生的急性和严重的"背痛"，疼痛的涉及范围更广，有时涉及其他区段分布的腿上。

- 坐骨神经痛：节段性地放射到 $L_4$、$L_5$、$S_1$ 和 $S_2$ 支配的腿部疼痛。虽然患者可能将其描述为坐骨神经痛，但由于 $L_3$ 神经根受压迫，沿大腿前部感觉的疼痛并不是"坐骨神经痛"。

近几十年来，许多流行病学研究已经证实与腰背部相关的综合征。因此，腰背痛的发病率及其社会经济影响是众所周知的。腰背痛非常常见，只有少数人可以避免。总人口的 80% 有时会罹患腰背痛，20% 的人随时都会经受病痛。在西方国家，背痛的 1 年发病率在 24%～36%。在美国，通过对退伍军人事务所门诊患者的研究发现，三年发病率为 67%。Knepnel 报道说，在一般情况下，每十名患者中至少有一名患有背痛。

背痛和坐骨神经痛在工业化国家也成为一个日益严重的社会经济问题：因背部疾病缺勤占全部缺勤工作日的 1%～2%，占所有疾病缺勤日的 12.5%。这是美国的年轻成年人中导致残疾的最常见原因。美国由于腰背痛每年损失的工作日数为每 1000 人 1400 个工作日，英国一些工厂每 1000 人则为 2600 个工作日。在英国，腰痛疾病在 1988—1989 年间是最大的单一的缺勤原因，占所有病假的 12.5%，2000 年时，因腰痛疾病导致的直接和间接费用超过 110 亿英镑。

腰背综合征的治疗成本是巨大的，而且每年都在增加。1976 年，在美国，脊椎疾病的总成本大约为 140 亿美元。到了 1983 年，这一数字已经上升到了 200 亿美元，至 1991 年时增加到 500 多亿美元；1998 年，美国背痛患者直接医疗支出已达 907 亿美元。

背痛和坐骨神经痛是主诉而不是具体的诊断。虽然这些症状大多数直接或间接地源于椎间盘损伤，但是被广泛接受的是，腰背痛是一组具有不同原因的疾病。

超过 80% 的低腰症候群与腰椎间盘相关；而由背部支撑结构（滑膜、韧带、纤维层和筋膜）直接引起的背部病症不多于 20%。这个陈述的证据来源于解剖学和影像学研究，但是 Cyriax 在大约 50 年前就得出了同样的结论，纯粹是经过仔细的临床观察："根据我的经验，腰椎间盘病变是一种持续性的、反复发作的、令人烦恼的及疗效欠佳的全身性病症，而不是身体其他部位的病痛和其他不良习惯所致。在我们看来，腰椎间盘损害占背部所有系统症状的 90% 以上。"

值得注意的是，在影响个人和社会的疾病中，对于它们的发病机制和病理标本几乎没有一致意见。尽管有先进的诊断和治疗技术，但患有腰痛和坐骨神经痛的患者数量仍在不断增加。业内人士甚至认为，残疾人的人数增加部分原因是不必要的技术检查和过多的手术治疗。

无效诊断和治疗的主要原因是由于患者在进行临床检查前接受了技术检查和检验。因为解剖学，组织学和所涉及的组织属性的基本知识必须能够理解患者的症状，并解释在临床检查期间发现的体征。这些技能现在还没有被广泛传授。学生们虽然在解释椎间盘影像、骨髓造影和磁共振图像（MRI）中接受训练，但他们不学习如何有效地采集病史和临床体格检查，也不知道如何解释和发现结果中所出现的临床症状，更无法理解诊断和检测出的结果与自然疾病是如何相关的。

对于身体的其他部位，从病史和体格检查获得的信息是正确诊断的首要和最重要的必要条件。如果临床评估正确完成，技术检查几乎没有什么意义，也几乎没有提高诊断的准确性。如果省略了临床评估，那么 X 线片、脊髓造影片、计算机断层扫描（CT）和 MRI 提出的问题将比它们解决的问题更多，即使这些检查非常敏感，但不足以确保检测到的病灶确为病痛的根源。事实上，CT 检查的假阳性率为 15.5%，假阴性率为 40%。MRI 的假阳性率为 13.2%，假阴性率为 35.7%。可见这些检查的假阳性率过高，因此在诊断个体患者的问题时不足以起到决定性作用。尽管如此，许多外科医师的决定仍是基于这些检查的结果进而施行手术。

通过对应用解剖学的深入了解及对组织属性的清晰认识，可以将临床评估期间发现的症状和体征转化为对患者背部发生的解剖变化的推断依据。临床检查的真正技术是结合所有的临床数据，使得典型的模式更容易被识别。事实上，只有一些症状模式，患者的描述常常惊人的相似。

硬脊膜是椎间盘产生疼痛最重要的部位。椎间关节后部的宏观变化与症状紧密相关：当硬脊膜囊被刺激时产生腰痛或背痛；坐骨神经周围的硬脊膜受累时发生坐骨神经痛。"硬脊膜概念"在椎间盘和硬脊膜都起着特殊的作用，是大部分腰背痛综合征的原因，在"硬脊膜概念"一章（第33章）中将对此进行讨论。

椎间盘的变化也可能对后部支撑结构产生影响，并导致其他征象及不同的体征。我们将在"韧带概念"一章中讨论这些内容（第34章）。

脊柱的退行性病变常是无痛的，事实上，这是一种不表示任何特定疾病的正常生理变化。有时，日益加重的退行性病变可以解释后天性椎管或侧隐窝狭窄。由此产生的症状和体征在狭窄概念的章节（第35章）中讨论。

还有一些与机械问题无关的疼痛综合征，如腰椎滑脱症、传染性和风湿性疾病及骨骼结构疾病。这些在非机械性脊柱疾病一章中讨论（第39章）。

对于腰痛、背痛和坐骨神经痛的治疗取决于诊断，即依据病史采集和临床检查获得的数据。"标准"的背痛治疗并不存在，治疗措施完全取决于潜在的疾病，因人而异。例如，如果背痛是由椎间盘的较小的后移引起的，刺激了硬脊膜，则可尝试通过手法复位或牵引将突出的椎间盘移回到原位。如果证明这是不可能的，则可尝试通过硬膜外注射使硬脊膜变得不敏感。如果突出不稳定且患者有反复发作的病史，应采取预防措施来防止进一步的椎间盘移位。如果背部疼痛是由于扭伤的后韧带或发炎的小关节引起，则应使用局部硬化剂注射或曲安奈德经皮渗透方法来治疗。

（杨俊华　翻译）

# 第 31 章

# 腰椎应用解剖学

## 一、人体形态

人体脊柱是由骨骼、软骨、韧带和肌肉组成的自我支撑结构。直立时，在矢状面，可以观察到 4 个自然弯曲，是人类从四足动物进化到双足动物的结果。这始于 300 万年前的非洲南部猿人，他们有足够强壮的骨盆，可以支撑身体，完成直立姿势。又过了 150 万年，最终直立姿势被采用——成为"直立人"。人体脊柱有 4 个生理弯曲，即颈椎前凸、胸椎后凸、腰椎前凸、骶尾骨后凸。这样的 S 型，似乎是人体脊柱维持静态和动态特性之间的折中；有理论分析表明：S 型是弹性杆在轴向受压时，所呈现出的形状。

从四足动物具有的胸、腰椎大且后凸的脊柱，到脊柱形成两条前凸和后凸曲线的进化历程，也反映在脊柱的发育过程中。在胎儿时期及婴儿出生后的 5 个月内，脊柱的弯曲是消失的，整个脊柱只呈现出一个轻微后凸的形态。13 个月时腰椎是直的；3 岁时出现腰椎前凸；8 岁时，腰椎已达到了正常成人的姿态（图 31-1）。

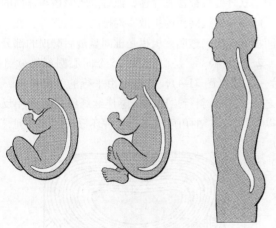

**图 31-1　腰椎前凸的发展**

由于腰椎前凸，使得椎间隙前大后小，这对椎间盘造成了一定的影响。很显然，脊柱前凸带来的轴向压力会使椎间盘的向前应变；而躯干在屈曲过程中增加的轴向压力，会迫使椎间盘向后。而椎间盘后移是一个非常不"受欢迎"的事件。因为神经根和硬脊膜都存在于脊柱的后部。事实上，这些非常敏感的结构均位于脊柱最薄弱和最不受保护的位置。然而，良好的姿势，能有效地保护这些神经结构免受椎间盘后外侧移位造成的压迫，而不是依靠任何

韧带结构的保护。因此，维持脊柱正常的生理性完整，对预防低腰背部综合征有重要的意义。

直立姿势的演变是近期的，脊柱似乎除了代偿性前凸之外，在结构适应方面并没有发生太大的变化。比较解剖学证据表明：脊柱已经完全进化成一个悬挂在身体前后部分之间的结构。然而，在从四足动物进化为双足动物的过程中，脊椎的功能势必要完全改变（表 31-1）；这就带来了严重的影响。直立时，脊柱必须承受轴向载荷，这可能会导致人类的椎间盘过早的退变。在直立姿势中，人类腰椎必须抵抗屈曲，而四足动物脊柱则必须抵抗伸展。从结构上看，让"桥梁"的中间部位凹陷是不合理的。然而，直立姿势确定后还没有引起解剖结构的适应；并且，人类脊柱的解剖结构更容易承受伸展，而不是屈曲，如纤维环的前部比后部更厚更强、前纵韧带的厚度几乎是后部的 2 倍。

**表 31-1　四足动物和双足动物腰椎的比较**

|  | 四足动物 | 双足动物 |
|---|---|---|
| 结构 | 水平 | 垂直 |
| 负荷 | 水平 | 轴向 |
| 曲线 | 轻微后凸 | 前凸 |
| 抵抗压力 | 抵抗伸展 | 抵抗屈曲 |
| 优势结构 | 前部 | （后部） |

总结：脊柱最初设计为水平的、轻微后凸、悬挂结构及抗伸展能力强。一旦获得直立姿势，脊柱开始承受轴向和屈曲压力。轻微的前凸可以防止腰椎间盘后移，并使其远离疼痛和重要结构，如硬脊膜和神经根。

## 二、椎骨

在胚胎学上，脊椎骨的下半部分和它下面椎骨的上半部分同源。它们之间是椎间盘，其余是脊索的残余部分。

1. **椎体**　每个椎体都近似一个圆柱体，它的皮质外壳很薄，包裹着松质骨。从 $L_1$-$L_5$，由于每个椎体所承受的载荷在增加，所以椎体后侧从微凹逐渐变成微凸，圆柱体的直径也逐渐增大。在椎体的上、下面，可以看到两个不同的区域：每个面的外侧区都是紧密的外周骨环，略高

于平坦粗糙的中央区——这起源于 16 岁左右的椎骨突与椎体的融合。中央区—骨终板—孔，血管通过这些孔可以到达椎间盘。中央区域覆盖着一层软骨，这层软骨受到外周骨环的限制。这是软骨终板，形成了皮质骨与椎间盘其他部分之间的过渡。通过椎体的矢状面切口显示：终板是微凹的；这就使椎间盘形成凸形。

2. 椎弓根　两个椎弓根起源于椎体后侧，与椎体方向垂直，与宽而平的椎板一起形成椎弓。从 L₁-L₅，椎弓根变得更短、更宽，而且更横向。这使椎管的前后径变窄，左右径从上往下变大。随着椎体后部凸起度的增加、椎弓根位置的改变，从而改变了正常骨椎管的形状，从 L₁ 的椭圆形到 L₃ 的三角形，在 L₅ 大体呈现三叶草形（图 31-2）。

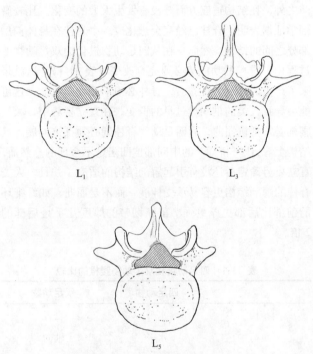

图 31-2　L₁、L₃、L₅椎管直径的变化

3. 椎弓板　每个椎弓板是平而宽的，中央与棘突相融合，直接向后突出。两个横突从椎弓根交汇处向外侧和背侧轻微突出。上关节突和下关节突皆起源于椎弓板。

位于上关节突和下关节突之间的椎板部分称为"椎间部"。它从椎弓板的外侧边界斜向上到达内侧边界，位于垂直方向的椎弓板和水平方向的椎弓根之间的交界处，致使这部分椎弓板受到相当大的弯曲力。因此，这个"椎弓板部分"容易发生疲劳性骨折或压力性骨折（脊椎溶解症）。

## 三、椎间盘

两个相邻的椎体由椎间盘相连。与相邻的关节面共同构成"Junghans 功能单元"（图 31-3）。椎间盘由纤维环、髓核和两个软骨终板组成。环状椎间盘与髓核的区别，只能在年轻人中才能发现。老年人椎间盘的一致性会变得

更加一致。因此，核 - 椎间盘突出症在 70 岁以后很少见。从临床角度来看，重要的是要把椎间盘看作一个整体，它正常功能的发挥，在很大程度上取决于所有元素的完整性。这意味着其中一种组成元素的损害会给其他部分带来影响。

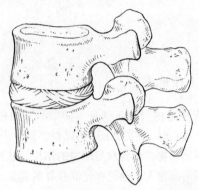

图 31-3　两个椎骨的侧面图："功能单元"

1. 终板　相邻椎体的上、下软骨终板（每个 0.6～1mm 厚）覆盖在椎间盘的上、下侧，将椎间盘和各自的椎体连接在一起。每个终板几乎覆盖邻近椎体的整个表面；只有一个狭窄的骨缘，围绕在椎体的周围，被软骨裸露着，称为环突。与覆盖椎体中间部分的软骨终板统称为椎体终板。终板覆盖整个髓核，但外周没有完全覆盖。环内板层的胶原纤维进入终板并与之融合，最终，髓核的各方面被纤维囊包围。

终板允许扩散，是椎间盘获得营养的主要途径。8 岁之前，软骨终板被血管穿透，血管进入髓核和环周的外围层。此后，通过终板的扩散实现椎间盘的营养。在严重的椎间盘退变中，透明终板也是椎间盘最后磨损的部分。

2. 纤维环　它是由 15～25 个同心圆纤维软骨板或"片"组成（图 31-4），每一层由平行的纤维构成，在椎体之间以 30°斜行。因为两层连续纤维的方向相反，它们以大约 120°的角度交叉。这种环形纤维的排列，使正

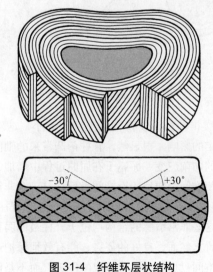

图 31-4　纤维环层状结构

常的椎间盘具有更强的抗剪切和抗旋转的能力，这保证了有角度运动的完成。最外层的纤维直接附着在环突周围的骨组织上。因此，它们被称为纤维环的韧带部分。其内1/3 与软骨终板合并，称为纤维环囊部（图 31-5）。

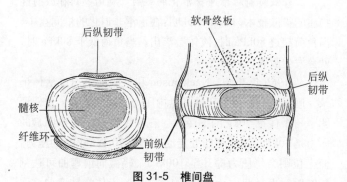

图 31-5　椎间盘

3. 髓核　它是由一种胶状物质构成的，由悬浮着含有黏多糖和水的黏液蛋白基的胶原纤维网状结构构成。随着年龄的增长，黏多糖也像它们结合的水一样，数量在逐渐减少。年轻的髓核有 85% 的水，而老年人只有 65%。这些生物变化也反映在髓核的宏观方面。在第二、第三个十年里，髓核清晰、牢固，呈胶状；但随后变得干燥、易碎。在老年人中，髓核的质地类似"增稠奶油芝士"般，干燥，呈褐色，易碎。

在出生时，髓核位于椎间隙的中心。由于椎体的前部比后部长得快，髓核逐渐位于后部。因此，纤维环的前部会更厚、更结实，这意味着纤维环对核前移位相比核后移位有更好的保护。但，这对相邻的神经根和硬脊膜是不利的。

软骨中没有神经，通常对椎间盘也得出同样的结论。然而，在过去的几十年里，有大量关于存在神经支配可能性的研究。纤维环的 1/3 处存在游离神经末梢已被证实；在后路融合手术中纤维环的一半处存在神经也已被证实。其他研究显示纤维环周围也存在一些神经成分。

最近的研究表明，机械性感受器存在于人体椎间盘2 ～ 3 个外板层和前纵韧带中。虽然 P 物质——普遍接受作为一种重要的疼痛神经递质——迄今为止没有被证实存在于人体的椎间盘中，包括其他的神经肽类也未被证实。因此，椎间盘外层神经末梢的存在与背部疼痛之间的确切关系仍然有争议。

微血管造影技术显示椎间盘缺乏血供。儿童椎间盘边缘是有血管化的，但到 8 岁时所有的血管软骨都消失了。骨性终板上的血管芽，在成年期作为软骨终板下的血管床被保留。尽管椎间盘可以通过与前后纵向韧带接触获得一些营养，而血管通过终板扩散仍然是成人椎间盘获得营养的主要途径（图 31-6）。因此，椎间盘是身体中最大的非血管结构，这也导致其损伤后愈合、再生的困难性。

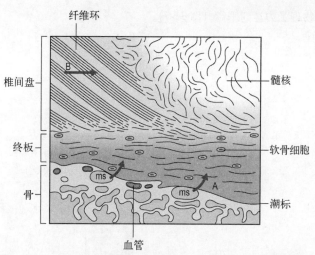

图 31-6　椎体终板由透明软骨层组成，与多孔的皮质骨板松散连接。代谢物运输的两条路线是：A，通过终板的骨髓间隙（ms）；B，通过纤维环 [Reproduced from Adams M, Bogduk N, Burton K, Dolan P. The Biomechanics of Back Pain, 2nd edn. Churchill Livingstone, Edinburgh, 2006: Fig 7.15 (p. 90).]

### （一）椎间盘的功能

椎间盘的主要功能是连接椎骨并允许它们之间的运动。其他功能是典型的为直立脊柱服务的：减震器；一个负载分配器；维持后方椎间孔大小的分隔物。

### （二）椎间盘的特性

1. 作为渗透系统的椎间盘　椎间盘的主要结构成分是胶原蛋白、蛋白多糖（PGs）和水。水不是自由的，而是被 PGs 束缚的；由于 PGs 具有明显的渗透性，所以能够保持椎间盘的水化和膨胀。三种成分在椎间盘中的比例各不相同。液体和 PGs 浓度在髓核中最高，在纤维环中最低，而胶原蛋白则相反。

蛋白多糖是一种复杂的化学结构，以单体亚基和聚合体的形式存在。前者由一个中心蛋白分子和一个附着长链氨基葡萄糖的聚糖组成；后者由单体组成，附着在长长的透明质酸长丝上（见第 3 章）。PGs 的合成是由软骨细胞完成的，是一个连续的过程，需要一个平衡的代谢。由于椎间盘没有任何血管结构贯穿，对于椎间盘的营养，完全依赖于通过终板中心部分和外环的扩散（见图 31-6）。因此，椎间盘很脆弱；随着年龄的增长，其成分发生变化是不可避免的。虽然，在成年后胶原的总含量保持相当稳定，但 PG 浓度却下降了。其结果是，随着年龄的增长，椎间盘的渗透性和膨胀率也随之下降。

蛋白多糖在椎间盘的渗透系统中起着关键作用，它存在于髓核、纤维环和软骨终板，以及椎骨的松质骨。由软骨终板和纤维环形成的半渗透性屏障将髓核和椎旁组织分隔开来，后者只允许小分子物质的运输，如水、离子和低分子量物质。用染料扩散试验表明，只有分子量在 400以下的物质才能通过椎间盘组织屏障。内区域的 PGs 可以吸收水分，直到静水压力与肌肉、韧带和重力所产生的物理张力达到平衡（图 31-7）。

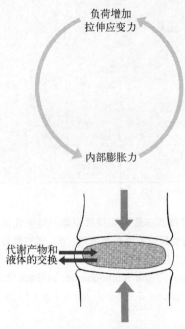

负荷增加
拉伸应变力

内部膨胀力

代谢产物和
液体的交换

图 31-7 Kramer 描述的椎间盘渗透系统

此时，没有液体的损失或增加。如果外部压力增加——如负荷增加——平衡就会被打破，液体就会从髓核中脱离出来（图 31-8a）。这种液体流失有两个后果：胶原网的拉伸应变力下降和髓核中的 PGs 浓度升高，因此使渗透压升高。换句话说，液体的损失增加了内部膨胀力，直到后者上升到物理压力，达到新的平衡。当外部负载降低时，情况正好相反：内部渗透压暂时高于外部，流体被吸引（图 31-8b）。PGs 的浓度和膨胀压力下降，直到外部和内部压力再次达到新的平衡。

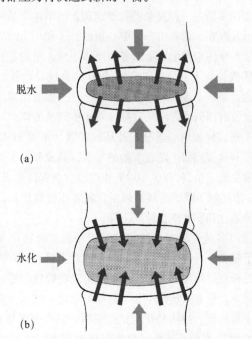

脱水

(a)

水化

(b)

图 31-8 （a）外部压力增加导致髓核脱水；（b）外部压力的减少导致髓核水化

总结：椎间盘的液体含量不是组织的固有性质，而是取决于外部负荷的变化。液体的流动是由椎间盘上的压力变化引起的：增加的负荷导致液体被挤出，而负荷降低使椎间盘内的 PGs 能够从周围组织中吸收液体。

2. 外载负荷对椎间盘水化的影响 利用染料和放射性物质的扩散技术，Kramer 证明：在正常非退化的椎间盘中，当负荷超过 80kPa 时，液体会渗出。当负荷低于 80kPa 时，就会发生吸收。

从 1966 年开始，Nachemson 和他的同事通过活体记录，展示了身体姿势和椎间盘内压力之间的关系。他们证明：一个体重 70kg 的健康人，在仰卧位时，$L_3$ 椎间盘的压力是 30kPa。站立或四处走动会产生 70 至 85kPa 的压力；而坐位则会将压力提升至 100kPa；轻微向前弯曲可达到 120kPa。当举起一个 20kg 的重物时，人体脊柱弯曲、双腿伸直，可将内压增加到惊人的 340kPa。

Kramer 的这些发现表明："脱水 - 水化点"在人站立和行走位置的附近（图 31-9）。仰卧位导致椎间盘水化，而坐着、弯曲或抬举时，会使椎间盘中的液体渗出。

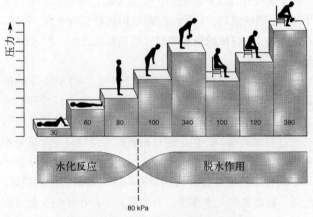

压力

30 | 60 | 80 | 100 | 340 | 100 | 120 | 380

水化反应　　　　脱水作用

80 kPa

图 31-9 椎间盘内部压力与位置有关

由于椎间盘内的运输过程主要依赖于液体流动，故椎间盘内部压力的持续变化对椎间盘的营养至关重要。加载和卸载起着泵的作用，使水和代谢产物在椎间盘中运输。为了防止椎间盘的早期变性，在日常活动中，尽可能保持椎间盘内部压力偏低是非常重要的。这可以通过在腰椎处采取轻微的脊柱前凸，来保护椎间盘免受过度压力。而且，位置的定期变化会不断地改变椎间盘内部压力，从而使营养随着液体从椎间盘不断进出。这些发现中得出的预防措施将在后面部分会加以讨论。

3. 椎间盘的生物力学特性 纤维弹性环向椎间盘提供液压及抗张力特性。在纤维弹性网的作用下，髓核就像一个充满液体的气球。负载时，轴向压力会均匀分布在软骨板和纤维环上（图 31-10）。由于髓核的膨胀，环状纤维会不断受到轻微的拉伸。McNab 将环状纤维比作一个螺旋弹簧，它将椎体拉在一起，以对抗髓核的膨胀。如果负荷是轴向和对称的，髓核会将力分布到各个侧面；因此，压力会垂直于拉伸的环状纤维。因为在这个位置的椎间盘是非常强壮的；即使在高负荷状态下，也看不到髓核向外突出，但软骨终板会塌陷。

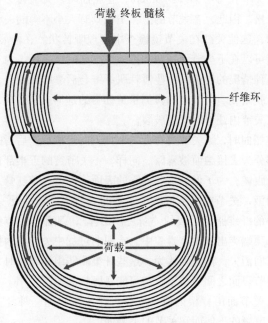

图 31-10　在轴向和对称负荷下，髓核将力分布到各个侧面，因此垂直于拉伸的环状纤维

　　然而，非对称负荷，会同时涉及椎间盘中不同位置的拉力、压缩和切变力。弯曲会导致凸面的拉伸作用力和凹面的压缩作用力：在张力下拉伸，而在压力下膨胀。凸面的拉伸作用力会随着髓核的移动而增大。在这种不对称负荷中，髓核遵循简单的力学平行四边形原则，被推离压缩区（图 31-11）。这意味着，在向前弯曲的过程中，髓核会向后移动；因此，更大的压力会落在后环形纤维上，而此时后环形纤维已经受到强烈的拉伸作用。

　　通过在髓核内放置金属针实验，证明了髓核在弯曲时的后移。在连续向前弯曲的情况下，髓核在前 3min 以 0.6 mm/min 的速度向后移动，在接下来的 1 小时内，后移速度变得非常缓慢。在弯曲停止后，髓核恢复到原来位置也非常缓慢。这些发现已被椎间盘造影和磁共振成像研究证实。在体外进行的生物力学研究也表明，正常的髓核在脊柱后凸时向后移动，在脊柱前凸时向前移动。

　　椎间盘的薄弱区域：许多解剖、生化和生物力学特性使椎间盘的后部成为整个椎间盘最关键和最脆弱的部分。

　　• 后环状纤维比前环状纤维薄而稀疏。

　　• 因为可用于扩散的面积在后侧比前侧小，核环边界的后半部吸收的营养较少，而椎间盘的后半部又是最受压的部分。

　　• 后纵韧带仅提供较弱的加固，而前环状纤维由强有力的前纵韧带加强。

　　• 由于环形纤维特殊的力学排列，后环形纤维的切向

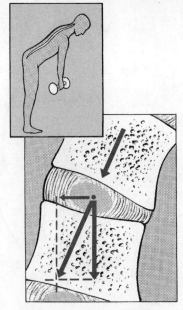

图 31-11　非对称的负荷

拉伸应变是施加外部压力的 4 ～ 5 倍。

　　所有这些因素解释了椎间盘的后部在发生弱化、辐射破裂和核后移位发展中存在优势。但这是不幸的，因为导致背痛和坐骨神经痛（神经根和硬脊膜）的大多数组织均出现在椎间盘的后部。

　　为了防止早期变性和内部紊乱，直立时的身体只发展了一个防御系统：即腰椎的轻微前凸姿势。Cyriax 是第一个指出腰椎前凸的重要性的临床医师。早在 Nachemson 等生物力学实验之前，他就已经证明了正确的姿势在避免背痛和坐骨神经痛方面的重要性。正确的姿势保持腰椎前凸的生理特性，减少椎间盘的内部压力，并防止髓核向后移位，从而保护了椎间盘。"保持背部凹陷"仍然是治疗椎间盘性背痛的最佳建议。近几十年来，由于很多人从事的工作都是久坐不动的，这类建议变得更多。坐姿位不仅增加椎间盘内部压力，而且坐位时，骨盆向后倾斜迫使腰椎后凸。久坐不动的工作逐渐增多，可能是腰椎综合征发病率上升的原因之一。

## 四、关节面

　　下关节突和上关节突相互对应，共同形成关节突关节。它们是真正的滑膜关节，由腰椎软骨关节面、滑膜液、滑膜组织和关节囊组成（图 31-12）。上关节面稍凹，面向中后部。下关节面凸向外侧，稍向前。一般来说，从 $L_1$-$L_3$ 的相对矢状位，到 $L_5$ 和 $S_1$ 的冠状位，位置是发生变化的（图 31-13）。

　　与椎间盘不同的是，关节突关节通常不承受重量，在正常负荷下不受压缩应变的影响。

　　然而在椎间盘退变碎裂中，椎间盘高度降低，关节面受到不正常的负荷，导致腰椎坏死。关节突关节的主要功能是在屈伸和侧向屈曲时引导腰椎运动，使椎体保持直

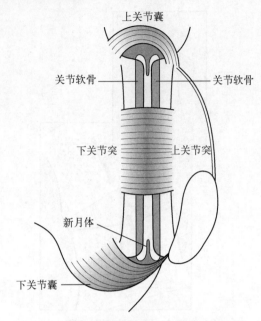

图 31-12　关节突关节面侧面图（部分关节囊切除）

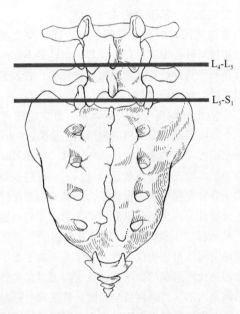

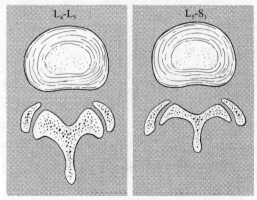

图 31-13　L₄-L₅ 和 L₅-S₁ 处的小关节

线。由于关节表面的矢状斜率大，旋转很少发生在四个腰椎上。在更远处的腰骶部位，关节面有一个更大的冠状面，这使得旋转运动成为可能，但这些受到髂腰韧带的限制。

因此，腰椎的总旋转范围尽管不是完全为零，但也是非常有限的。

关节囊有良好的伸展性，在背侧、上、下侧均有较好的弹性。在静止状态下，纤维从侧尾向中颅骨略微斜行。由于关节在每层偏移约 0.5cm，在屈曲时，关节囊必须足够宽松。因此，在关节的上、下极具有大小不等的关节囊凹槽，这使关节在关节镜检查中呈现哑铃状。在伸展中，后囊可以在下关节面顶端和椎板下端之间被挤压。为了防止这种情况的发生，一些骶棘肌纤维与后囊纤维融合，保持囊膜紧绷。关节囊的腹侧是黄韧带的延伸。它很薄，可能在关节内注射时发生破裂。

屈曲时，下关节突在上关节突上向上滑动。后者的下半部分失去接触而被暴露。同样，下关节突的下半部也暴露于腹侧。为了保护这些暴露的表面，维持关节软骨上的滑膜液，关节突关节被赋予了小的关节内"半月板"。这些小的纤维脂肪组成的"新月楔形体"，基部与关节囊相连，顶端突出于关节囊腔中。在屈曲过程中关节囊的拉伸使它们消失。部分人认为，这些纤维脂肪组织增大时，会在关节表面之间被挤压，这可能是腰痛的原因。

关节面由背根内侧分支的纤维支配。同一神经支配着关节囊的下侧面和关节的上侧面。

## 五、韧带

宽而粗的前纵韧带（图 31-14）起源于枕骨前、基底面，终止于骶骨上、前部。它由不同长度的纤维组成：有些长纤维延伸超过 4～5 个椎体；短纤维则牢固地附着在最外层的环状层和两个相邻椎骨的骨膜上。

后纵韧带（图 31-15）比前韧带更窄更薄：宽 1.4cm（前

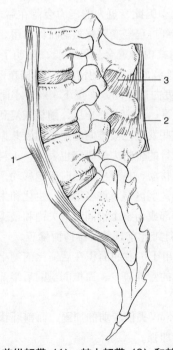

图 31-14　前纵韧带（1）、棘上韧带（2）和棘间韧带（3）

韧带为 2cm），厚 1.3 mm（前韧带为 2mm）。这是支持"腰椎最初被设计为水平悬挂结构理论"的另一个事实：为了承受拉伸的压力，前部必须比后部更结实。后纵韧带在椎体水平处较窄，在椎间盘水平处向纤维环外侧扩张，使其呈现出齿状外观。

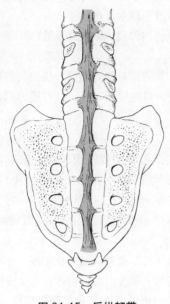

图 31-15 后纵韧带

虽然后纵韧带较窄，但对预防椎间盘突出有重要的作用。其阻力是限制后脱垂的主要因素，也是腰痛自发性减少的原因。这一特征也被应用于手法复位中；当韧带收紧时，中间的椎间盘轻微地向前移位。韧带仅位于脊柱中线的事实，是坐骨神经痛进展过程中一个预先决定因素；当中心物突出增大时，倾向于向阻力最小的方向移动（韧带外侧）。一旦脱离韧带阻力，进一步扩大，开始压迫神经根。这种解剖的演变反映在临床症状上的变化：腰痛被单侧坐骨神经痛取代。

黄韧带（图 31-16）连接着两个连续的椎板，非常有弹性，弹性蛋白含量超过 80%。外侧延伸形成关节突关节前囊，并进一步向外侧延伸，连接上方椎弓根的后、下边界和下方椎弓根的后、上边界。这些横向纤维形成了孔状环和侧隐窝的一部分。

棘间韧带（见图 31-14）位于两个连续的棘突之间。与纵向韧带不同，它不是一个连续的纤维带，而是由松散的组织构成，纤维从后上到前下斜行走向。相比于垂直走向的纤维，这种特殊的纤维方向，使韧带在更大范围的椎间运动中发挥作用。韧带是双裂的，这使得当棘突在伸展过程中相互靠近时，纤维可以向两侧弯曲。

棘上韧带宽、粗，呈索状。它连接两个相邻棘突的尖端，并与插入的腰背肌融合。有些学者认为棘上韧带不是真正的韧带，因为它似乎主要由腰背肌肉的腱纤维组成。棘上韧带对腰椎稳定性起着不可低估的作用。因为韧带的位置离旋转轴更远，且与胸腰筋膜相连，所以在抵抗

屈曲方面比其他所有的背部韧带更加有效。Pearcy 发现：在完全屈曲时，棘突尖端之间的距离，在 $L_3$-$L_4$ 时增加了 360%，在 $L_5$-$S_1$ 时增加了 129%。相比之下，后纵韧带在 $L_3$-$L_4$ 仅增加 55%，在 $L_5$-$S_1$ 时增加 34%。这说明在弯腰时，棘上韧带限制了椎间盘后段高度的增加。强韧的棘上韧带对预防复发性椎间盘突出症的重要性将在后面讨论。

横韧带是连接两个相邻横突的薄膜结构。它们与背部的肌肉组织紧密相连。

髂腰韧带（图 31-17）被认为与直立姿势有关。在出生时，它们并不存在；而是在出生后的第一个十年里，从腰方肌的肌外膜逐渐发育，到第二个十年才完全分化出来。韧带由前、后两部分组成。髂腰韧带的前束是发达的宽带。它的纤维来自于 $L_5$ 横突的前 - 下部，从 $L_5$ 椎体的中部再到横突的顶端，在插入髂前粗隆之前像宽扇一样展开。髂腰韧带的后束起源于 $L_5$ 横突的先端，较前束薄。它在腰方肌的起源之后插入髂嵴。

髂腰韧带限制了 $L_5$-$S_1$ 关节两侧的屈曲和旋转运动，同时限制 $L_5$ 在骶骨上的向前滑动，这对腰骶交界处的稳定起着重要作用。临床证实：在 $L_5$-$S_1$ 水平，后外侧腰椎

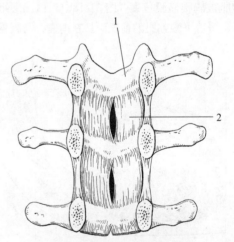

图 31-16 薄板（1）和黄韧带（2）

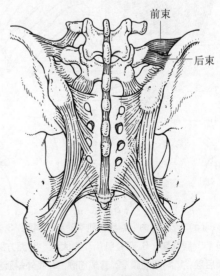

图 31-17 髂腰韧带

间盘突出不会伴有骶骨L₅的过度侧屈。所以这里不会出现明显的适应性畸形。因此，在急性腰痛患者中较大的横向倾斜意味着L₃-L₄或L₄-L₅的移位，因为这些椎间盘关节更容易张开。同样，通过坚固的髂腰韧带稳定腰骶交界处，也可以解释为什么L₅-S₁部病变比L₄-L₅病变更稳定的事实（见腰椎滑脱，第58章）。

## 六、肌肉和筋膜

肌肉能维持脊柱的稳定性。同时为躯干提供动力，并定位脊柱节段。背部肌肉可分为四个功能组：屈肌、伸肌、侧屈肌和旋转肌（图31-18）。

伸肌分为三层：最浅表层是强韧的竖脊肌或骶棘肌，起源于竖棘腱膜，一大片腱纤维附着在髂骨、骶骨中段和外侧嵴及骶骨和腰椎棘突上。中间层是多裂肌，其纤维集中于每个腰椎棘突上。经过每一个椎体时，纤维向下放射，插入下面一层、两层或三层的椎板。纤维的排列使每一个椎体向下拉伸，从而使起始椎骨延伸。第三层是由层层排列的小块肌肉组成，不仅具有伸展功能，而且具有旋转和侧屈功能。

伸肌被胸腰筋膜包裹（图31-18b），由三层组成。前层很薄，覆盖了腰方肌的前表面。在内侧，与腰椎横突的前表面相连，在横突间隙与横突韧带合并。中间层位于腰方肌后面。它也延伸到横韧带，并与椎板的外侧缘相连。后层覆盖背部肌肉。它起源于腰椎棘突和棘上韧带，包裹着背部肌肉，并与胸腰筋膜的其他层沿着腰髂嵴外侧边缘融合。筋膜融合得相当紧密，与腹横肌、腹内斜肌和背阔肌的纤维融合，形成一个强筋膜（侧筋膜）。侧筋膜进一步插入髂嵴后段和髂后上棘。

腰椎屈肌由内群肌（腰肌和髂肌）和外肌群（腹壁肌）组成。

侧屈肌和旋转肌是腹外斜肌、腹横间肌和腰方肌。重要的是要了解，单纯侧屈动作，只有腰方肌才能引起。

## 七、椎管

椎管由游离椎骨的椎孔组成，呈现骨节段与椎间盘节段和关节突节段交替。横截面的形状从L₁的圆形到L₃的三角形，在L₅呈近似三叶形（见图31-2）。

椎管边缘由前壁和后壁组成，通过椎弓根和椎间孔连接。

前壁由椎体后部和椎间盘后缘组成。在中线位，这些结构被后纵韧带所覆盖，后纵韧带在每个椎间盘处变宽。

后壁由椎弓板的最上部和黄韧带组成。因为在L₄和L₅水平上，椎弓板的内部尺寸趋向于减小，因此黄韧带在这些水平上占据了后壁的更大比例。后壁后外侧边界由关节突关节前囊和上关节突形成，位于关节下突的前方。

椎管由硬脊膜、脊神经和硬膜外组织构成。

## 八、硬脊膜

硬脊膜是一种厚膜囊，起源于枕骨大孔周围，纤维与颅骨内骨膜混合，远端由终丝固定于骶骨远端背侧。其纤维终止于尾骨，并与骶髂韧带的结缔组织融合。硬膜囊本身是盲段，通常终止于S₂处。有一种不稳定的硬脊膜附着物，即"Hofmann complex"，它由结缔组织组成，松散地将硬脊膜前段连接到脊柱（图31-19）。膜椎韧带从硬脊膜的腹侧进入后纵韧带。它们在结构上是可变的，可以表现为紧密的条带、Y分叉或辅助带。其他学者更多地报道了外侧韧带：从硬膜囊外侧表面穿过并与椎弓根的骨膜融合。

在腰椎水平，硬脊膜包含脊髓远端（脊髓圆锥，终止于L₁），马尾和终丝，这些结构全部漂浮并缓冲在脑脊液中。腰神经根有鞘内和鞘外通路。从脊髓成对出现，在离开硬脊膜前，自由地通过蛛网膜下隙。直到穿出椎间孔前，前、后根仍然被硬脊膜所覆盖。在L₁和L₂水平，脊神经几乎以直角从硬脊膜囊穿出，穿过椎体的下边界到达椎间盘上方的椎间孔。从L₂以下，脊神经距离穿出硬脊膜的位置要更近于他经过的椎间孔，这样就使得在椎管中走行的脊神经，越来越长、越来越倾斜。脊神经根倾斜的实际意义，后边将具体讨论。

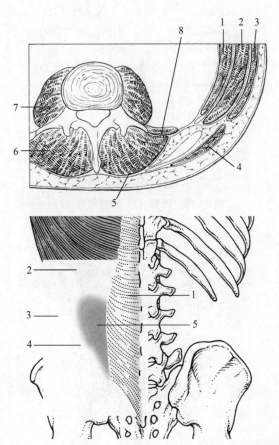

图31-18 （a）腰椎肌肉：1.腹横肌；2.腹内斜肌；3.腹外斜肌；4.背阔肌；5.腰筋膜；6.竖脊肌；7.腰大肌；8.腰方肌。（b）胸腰椎筋膜后层：1.胸腰筋膜；2.背阔筋膜；3.腹外斜肌筋膜；5.侧筋膜

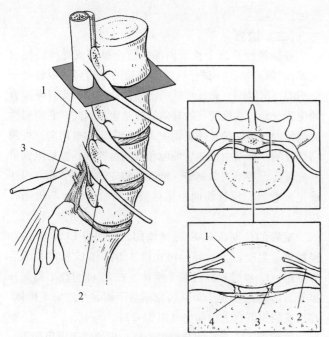

图 31-19　1. 硬脊膜；2. 神经根鞘内神经根；3. 膜椎韧带；4. 后纵韧带

来，这些症状一直被认为是脑膜刺激征阳性（Kernig 征和颈强直），但直到 Cyriax 在 1945 年的论文发表后，这种硬脊膜疼痛的机制才被阐明。在腰椎疼痛综合征的鉴别诊断中，"硬脊膜征"对于区分病变来源于硬脊膜的前部（椎间盘移位）与后壁（关节突关节和韧带）是非常重要的。

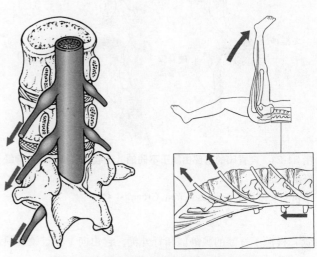

图 31-20　直腿抬高时神经根和硬脊膜的运动

硬脊膜的两个重要的临床特征：流动性和敏感性。

### （一）硬脊膜的流动性

在脊柱运动过程中，椎管的长度和形状会随时发生变化。很显然，椎管大小的变化势必会影响其内容物。屈曲时，椎管明显延长；O'Connell 通过放射学测量证明了这一点：完全屈曲的颈椎管的长度，与中立位相比增加 3cm。硬脊膜位于椎管内，固定在椎管的顶部和底部，因此会在椎管内移动。

Breig 指出，硬脊膜是可以拉长和伸展的。其他学者发现：在脊柱屈伸过程中，硬脊膜囊相对于椎管滑动。通过空气脊椎造影术，Decker 展示了：在脊柱弯曲时，硬脊膜会偏向椎管的前部：就像橡皮筋一样，它会向一个张力较小的位置移动，被拉向前壁。Klein 证明：在脊柱完全弯曲时，硬脊膜在 $L_3$ 水平向上移位超过 5mm。

直腿抬高可以对硬脊膜囊产生相当大的牵引力。在这个动作中，$L_4$、$L_5$、$S_1$ 和 $S_2$ 神经根被向下、向前牵拉（图 31-20）。在椎间孔水平，向下运动的程度在 1 ~ 4mm。由于神经根通过硬脊膜的覆盖与硬脊膜远端相连，后者也将参与向下运动。因此，直腿抬高也会向尾部、侧面、前部，牵拉硬脊膜。

尽管在后纵韧带和硬脊膜囊之间有一些松散的附着，但在颈部屈曲和直腿抬高过程中，硬脊膜相对于椎管前壁仍有轻微的移动。从而前壁的解剖会发生变化——如椎间盘膨胀，后突向管腔——压迫硬脊膜。相反地，无论是从下面在直腿抬高或从上面在颈部弯曲，硬脊膜都可以被拉向这个突出物。因此，对硬脊膜是可移动的观测具有相当重要的临床意义。因为在颈部屈曲或直腿抬高时腰椎疼痛会增加，这暗示了硬脊膜即为疼痛来源。事实上，几十年

### （二）硬脊膜的敏感性

临床实验表明，硬脊膜前部对机械刺激和化学刺激均敏感。腰痛在硬脊膜发炎或受压的神经系统疾病是很常见的症状。硬脊膜疼痛的进一步证据来自神经外科研究，报道指出：硬脊膜神经切除后，缓解了椎板切除术后疼痛。

从 20 世纪 50 年代开始，进行了大量的神经解剖学研究，描述了硬脊膜管的神经支配。有几位学者指出，硬脊膜的腹侧是由窦椎神经的小分支支配。进一步的研究证实了神经支配来自于窦椎神经，但仅局限于硬脊膜的前部。

在过去的十年中，免疫组化研究清楚地展现了大量的自由神经末梢，包括 P 物质、降钙素生成肽和其他导致痛感的神经递质。所有这些研究结果最近都得到了证实和发展。因此，目前的观点是腹侧硬脊膜上致密的纵向神经丛，可延伸至 8 个节段，相邻水平之间存在大量重叠和中线交叉。因此，硬脊膜的前部由神经纤维网支配，这些神经纤维网属于不同的、连续的窦椎神经（图 31-21）。这可能解释了"硬脊膜疼痛"现象，是一种覆盖不同皮肤区域的广泛疼痛模式，常见于腰背部综合征。从而，腰痛患者通常会描述疼痛放射到腹部或胸部，腹股沟或双腿前部。

### 九、神经根

### （一）定义

脊髓下端终止于 $T_{12}$-$L_1$ 水平。因此，位置偏下的腰、骶神经根势必要在椎管内运动。运动（腹侧）和背侧（感

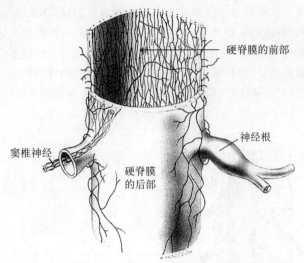

**图 31-21** 硬脊膜的前部由属于不同的、连续的窦椎神经的神经纤维网支配

Reproduced with permisson from Groen.

觉）根源于脊髓的腹外侧和背外侧，自由向下穿过硬脊膜囊、蛛网膜下隙。

在离开硬脊膜囊前，来源于同一神经根的根丝成对聚集。它们被硬脊膜和蛛网膜的延伸部分，也就是所谓的"硬膜袖"所包被。这对被硬脊膜覆盖的根称为脊神经的椎管鞘内部分。两对脊髓根在椎间孔水平连接。背根在与腹根连接处的近端，形成一个膨大的背根神经节，包含着背根感觉纤维的细胞体。在椎间孔交界处的远端，硬脊膜与脊神经外膜融合。从这里，脊神经的脊髓外部分

开始。

**（二）边界**

脊髓神经的整个椎管内部分被细根管或脊神经根管包裹。"侧隐窝"一词已应用于椎管的骨边界。根管是一个小的、圆锥形、骨纤维性的空间，从神经根离开硬膜囊的位置开始，在椎间孔的外侧边界结束。因此，它将完整的鞘外神经根保护在硬膜鞘中。根管的走向是尾向、外侧和稍前的。前壁由椎体后侧面和椎间盘构成，被后纵韧带部分覆盖。后壁为黄韧带、椎板及相应的上关节面。内侧壁是硬脊膜。根管侧面由椎弓根内侧面构成，与椎间孔相连。

根管的长度从 $L_3$-$S_1$ 逐渐增加，这使得 $L_5$ 和 $S_1$ 的神经根更容易受压。$L_3$ 神经根在椎体下部和 $L_3$ 椎间盘的后方穿过。$L_4$ 神经根穿过整个椎体，在 $L_4$ 椎间盘上侧离开椎管。$L_5$ 神经根位于第 4 腰椎间盘下侧，穿过第 5 椎体，在第 5 腰椎间盘上缘穿出（图 31-22）。

这种向下方走行的神经根的进一步的临床应用如下。

- 在 $L_4$ 水平，椎间盘突出可以压迫第 4 根、第 5 根；或者，如果突出较大，可同时压迫两个根。
- 在 $L_5$ 水平，椎间盘突出可以压迫第 5 根、第 1 骶神经根或两者。
- $L_5$ 神经根可以被 $L_4$ 或 $L_5$ 椎间盘压迫。

然而，重要的是，可能在约 4% 的人群中，腰椎神经根之间存在异常的通路和吻合。

椎间孔脊神经根离开脊髓通过的孔道（图 31-23）。它位于矢状面，因此可以在 X 线平片上能完美地呈现出来。

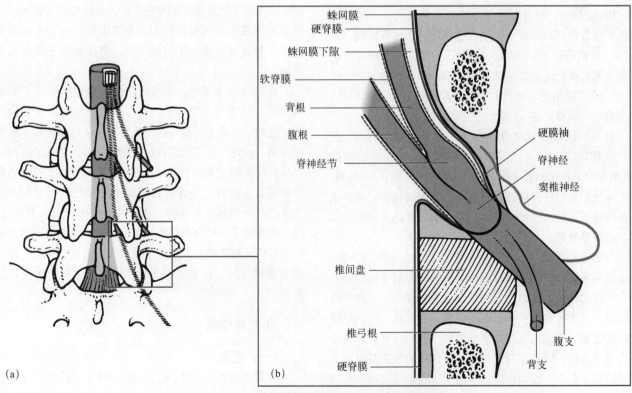

(a)　　　　(b)

**图 31-22** （a）腰神经根路径；（b）神经根的解剖

上椎弓根和下椎弓根共同限制了椎间孔。前方与椎体和椎间盘的后部相对应。后方由关节面构成。孔的大小从 $T_{12}$-$L_1$ 到 $L_4$-$L_5$ 增加，但 $L_5$-$S_1$ 的椎间孔是最小的，且位置稍前倾。

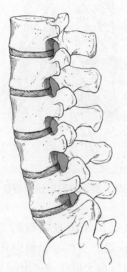

图 31-23　椎间孔

### （三）解剖学

神经根管容纳着椎管内的鞘外神经根。神经根由鞘（硬膜套）和纤维组成。每个结构都有特定的行为和功能，负责典型症状和临床体征（知识点 31-1）。有些临床研究结果表明，轻微的压力和炎症只要涉及根管，就引起疼痛和行动障碍。神经根管受到更严重的压迫时，也会影响到神经纤维，导致感觉异常和功能丧失。

---

**知识点 31-1**

**神经根的特性**

| 鞘 | 纤维 |
| --- | --- |
| 负责 | 负责 |
| ● 节段性疼痛 | ● 感觉异常 |
| ● 流动性 | ● 导电性 |

---

1. *硬脊膜鞘*　硬脊膜鞘（图 31-24）起始是一个漏斗状的囊，在硬脊膜囊出口处包裹前根和后根。神经根硬膜袖在硬脊膜囊的末端形成并延伸到远端的椎间孔处，在那里与硬脊膜鞘和脊神经的结缔组织鞘融合。因此，神经根的硬脊膜包绕不会延伸至椎孔边界以外。在这个鞘中，前根和后根不再是自由的，而是通过蛛网膜牢牢地与硬膜袖相连。换句话说，蛛网膜下隙在根管内形成一个双层管。

在椎间孔处，硬膜外组织更紧密，形成一个韧带，将神经鞘松散地固定到椎间孔的骨边界。这个连接神经鞘和椎弓根的韧带（称为"侧根韧带"，图 31-25）已被证实。这提示：硬膜袖的固定及硬脊膜前部与后纵韧带的连接，可能对坐骨神经痛的发病机制具有一定的影响。简单的力学分析表明，椎间盘突出对神经根的压力是由硬膜韧

带固定的程度决定的，而不是由神经根对后壁的压迫所决定的。

神经根硬脊膜鞘也是敏感的、可移动的，与硬脊膜囊相似。

（1）流动性：虽然椎间孔代表神经的一个相对固定点，但是远端的神经存在一些尾部的偏移仍是可能的。远端牵拉坐骨神经和腰骶神经丛时，从而向下牵拉神经根，并同时牵拉硬脊膜鞘和硬脊膜。在直腿抬高实验时，$L_4$、$L_5$、$S_1$ 和 $S_2$ 的神经根在椎间孔水平向下移动时，就会发生这种情况。

$S_1$ 神经根的主要运动范围为 4mm，$L_5$ 为 3mm、$L_4$ 为 1.5mm。直腿抬高试验不会直接拉伸 $L_3$ 神经根。只有在屈膝俯卧时，才能拉伸股神经。由于 $S_3$ 和 $S_4$ 神经根未触及下肢，因此无法检测其移动性。

由于神经根向下和向前的走向及硬脊膜前壁的相对固定，神经的向下运动通常涉及前移位，这会将神经根拉向椎间盘和椎体的后外侧。因此，神经根活动受限总是意

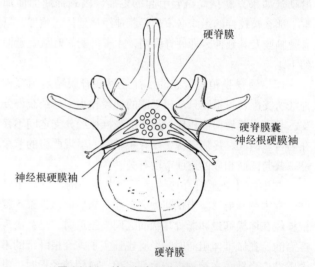

图 31-24　神经根与硬脊膜鞘之间的关系

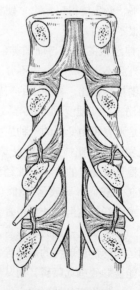

图 31-25　侧根韧带

味着神经前端受压。在直腿抬高试验过程中，臀部内旋增加了腰骶神经丛和神经根的张力。对于临床医师来说，这并不奇怪。因为通常情况下，患者在进行直腿抬高试验受到限制时，他们会主动地旋转臀部，从而能保护发炎的神经根不受进一步牵引。

Cyriax 提出了两种与神经根鞘运动有关的有趣现象：即一个是疼痛弧线的存在，另一个是在颈部弯曲时疼痛加剧。

• 临床时常发现，坐骨神经痛患者在直腿提高时出现短暂疼痛：这种疼痛只有在一定范围的运动时出现（通常 45°～60°）。对于这个奇怪的现象，最可以接受的解释是存在一个小的盘状突起，当神经根滑过之后，剩余的运动就不会引起疼痛了。在直腿抬高试验过程中，这种疼痛弧线暗示着椎间盘的微小移位。这也是一个很好的指征，说明通过操作或牵引复位来减少疼痛。

• 硬脊膜鞘也可以从上面伸展。正如我们之前看到的（硬脊膜流动性部分）：硬脊膜可以在颈部弯曲时向上滑动。如果直腿抬高试验引起的疼痛，因颈部屈曲而加重，那么被拉伸的组织必须从腰骶神经丛延伸到颈部。只有硬脑膜及其延伸，即硬脊膜鞘，才有可能同时从上延伸到下。

（2）硬脊膜鞘的敏感性：神经根硬脊膜鞘是由窦椎神经所支配，每根鞘只从相应侧的神经和水平神经获得分支。与硬脊膜囊前部相比，相邻的窦椎神经分支之间不存在吻合。因此，疼痛来源于硬脊膜鞘时，呈现严格的节段性，并与四肢相应的皮肤节段有关。

在椎间孔外压迫脊神经是不产生疼痛的，只产生针刺、麻木和麻痹感。当椎间盘突出非常靠后时，当第 5 腰椎神经在体横韧带和骶骨耳状面之间被压迫时，是会出现疼痛的。在做椎体阻滞时的经验也证实了神经根纤维的不敏感性。当针头在接触椎体后部之前，碰到神经根时，没有疼痛感，但会产生剧烈的"电击感"。由于神经根与硬脊膜鞘在同一水平，必定能得出结论：硬脊膜鞘受压是导致坐骨神经痛的根本原因。

2. 神经根 神经根的结构与周围神经的结构有三方面的不同：神经外膜不丰富，神经束不分支，神经束膜缺失。因此，与周围神经相比，神经根的实质更容易受到机械或化学刺激的伤害。实质受到刺激导致感觉异常。"根管性"疼痛仅仅是硬脊膜鞘受压的一种症状，与"根管性"疼痛不同，四肢发麻则表明神经纤维也受到刺激。因此，感觉异常是神经根直接受累的症状。神经纤维的进一步刺激和破坏会导致传导障碍，导致运动和（或）感觉障碍。神经根的运动和感觉纤维在沿着神经根管走行的过程中保持完全分离，这一事实具有一定的临床意义：神经根受压可能导致单纯的运动麻痹或单纯的感觉异常。如果从上而下施加压力，可能导致感觉障碍，而从下而来的撞击可能会导致运动麻痹。如果两条神经根之间有一个较大的突

出物压迫，则会导致上面神经根的运动麻痹，以及下面神经根的感觉障碍（图 31-26）。

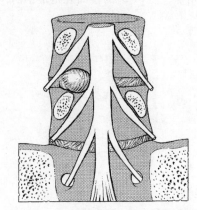

**图 31-26 突出物同时压迫两条神经根**

对于椎间盘突出压迫神经根的机制仍存在争议。Inman 和 Saunders 提出：神经根很少在前壁和后壁之间被"压迫"，而仅仅由于椎间盘突出而受到压迫。另有观察到鞘外的椎管内神经根，通过硬膜韧带复合体和椎间孔复合体固定于前壁和椎间孔。因此，神经根的这个特殊部分不能轻易地从椎间盘突出处滑出，而是被固定在椎间盘处；压力引起神经根病变因此发生。

这些解剖学发现可能有助于解释：为什么坐骨神经痛的体征和症状的大小不一定与椎间盘突出的大小一致，以及为什么存在许多无症状的突出。对传导的干扰程度与压迫力大小有关，而压迫力的大小不仅取决于突出的大小，还取决于硬膜固定于前壁和椎间孔的松紧度。

在临床上要检测神经纤维的累及情况：抵抗运动和反射测试能体现运动纤维的完整性，而皮肤麻木表明感觉传导障碍。对传导的干扰表明，试图通过手法或牵引来达到复位终将会失败。一般来说，椎间盘病变只影响一个神经根，其神经效应是相当微妙的。如上所述，感觉和运动的组合效应或它们单独出现，都有可能发生。也有可能出现两条神经根被一个椎间盘突出同时压迫的情况。在 $L_4$ 水平，第 4～5 神经根可能同时受压，麻痹症状可能出现，同时可能导致足下垂；或在 $L_5$ 水平，可能同时发生第 $L_5$-$S_1$ 的神经损伤。

巨大的压力可能最终导致缺血的神经根萎缩，进而硬脊膜鞘敏感性完全丧失。尽管存在完全损伤和椎间盘巨大突出，反射性的肌筋膜收缩来保护神经根也将不再发生，直腿抬高试验变成全范围的。

**（四）结论**

就临床目的而言，还可以将神经根的组成部分，分为外部（鞘）和内部（神经纤维），前者（鞘）是可移动的，负责疼痛；后者（神经纤维）则只起传导作用。这有助于区分每种病变的症状和体征，从而能够正确评估病变的位置、压迫大小和功能丧失的程度（知识点 31-2）。

知识点 31-2

**各级神经损伤的功能障碍**

L₁　L₁ 神经根受压既不产生感觉异常，也不产生肌肉无力，皮肤麻木仅在腹股沟韧带内侧发现

L₂　L₂ 神经根受累引起从腹股沟到髌骨的感觉异常，大腿前部麻木感。腰肌无力

L₃　L₃ 神经根传导的干扰导致从大腿远端 1/3，经膝盖和小腿，到脚踝部感觉异常。麻木感从髌骨内侧延伸至腿部内侧，终止于脚踝上。腰大肌和股四头肌无力，膝反射缓慢或消失

L₄　L₄ 神经根受压有以下临床体征：下肢外侧至踇趾的感觉异常；小腿外侧延伸至脚最终至踇趾麻木；还有踇长伸肌和胫骨前肌的无力

L₅　L₅ 神经根受累导致小腿外侧、足前、踇趾和两个相邻脚趾感觉异常，以及小腿外侧、足背和内三脚趾麻木。踇长伸肌、腓肠肌和臀中肌无力

S₁　S₁ 神经根受压表现为以下症状：两个外脚趾感觉异常，小腿、脚后跟和脚外侧麻木。小腿肌肉、腘绳肌、臀大肌和腓骨肌无力

S₂　S₂ 神经根受累导致大腿后部、小腿后部至足后跟感觉异常，小腿后部至足后跟麻木。小腿肌肉、腘绳肌和臀部肌群无力

S₃　S₃ 神经根损伤未检测到相应缺陷

S₄　S₄ 神经根的实质病变导致会阴、阴道或阴茎感觉异常，肛周麻木，膀胱和直肠功能紊乱，甚至是失禁

在由椎间盘突出压迫神经根时，症状和体征的变化使神经根管的解剖变化得以追踪：当压力轻微，只压迫根鞘时（图 31-27），会引起相应皮肤节段的疼痛，并可能影响行动能力，表现为直腿抬高试验阳性；较大的压力会对神经纤维造成压迫，反映在皮节远端感觉异常。临床检查时，不仅会发现运动障碍，而且还发现传导障碍——感觉异常和（或）运动能力丧失。更大的压力导致神经根萎缩，导致硬脊膜鞘丧失敏感性，并表现直腿抬高试验阴性。与此同时，感觉异常和运动麻痹完全存在（图 31-28）。

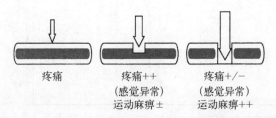

图 31-27　神经根受压的症状和体征随受压强度的不同而不同

## 十、硬膜外腔

硬膜外腔是在硬膜囊、神经根硬脊膜鞘和椎管之间的虚拟空间。硬膜外腔很窄，这是由于硬膜囊贴近椎管的边界，并充满了松散的结缔组织、脂肪、动脉和密集的静脉网络。

窦椎神经位于硬膜外腔的前半部。静脉系统广泛，无瓣膜，有多个交叉连接。Batson 描述了从骨盆下部流向腰骶棘的逆行静脉流，这可能为感染和转移灶，从盆腔脏器扩散到脊柱提供了途径。

## 十一、神经支配

脊柱由窦椎神经和脊神经后支支配。位于椎间孔平面后方的所有组织（即关节面、椎弓根、相关的腱及腱膜附着物、黄韧带和棘间韧带）均由后支支配。位于椎间孔前部的组织（纵向韧带、硬脑膜前部和硬脊膜袖）由窦椎神经分支支配。

### （一）窦椎神经

Luschka 在 1850 年首次描述了窦椎神经。它从脊髓神经的前支、神经节的远端发出，并从交通支处获得交感神经的一些分支（图 31-29）。胎儿时神经由几条细丝组成，这些神经丝之后可能会结合在一起，形成成年人的窦椎神经。复合神经厚 0.5～1mm，穿过椎间孔，在椎弓根周围上行，沿椎间盘的颅侧，到达后纵韧带内侧。在这里，它分为上行支、下行支和横向支，与对侧和相邻层的窦椎神经相吻合。因此，与可识别的神经干不同，窦椎神经是由来自不同水平和两侧的相互重叠的神经纤维丝组成的网状结构（图 31-30）。

窦椎神经的分支支配椎体、纤维环最外层、后纵韧带、硬膜囊前部、神经根周围的硬脊膜鞘。窦椎神经的分支也环绕着椎管的血管。硬脊膜的后部没有神经末梢。至于黄韧带和椎板是否由窦椎神经支配仍存在争议。

### （二）脊神经后支

脊神经从椎间孔的远端分为一个大的前支和一个小的后支（图 31-31）。后者几乎立即分为内侧支和外侧支，虽然也发现了一个较小的中间分支。

内侧支向后延伸至横突，位于上关节突与横突交界处形成的沟槽中。一个坚固的纤维带将这个骨槽转变成一个骨纤维隧道。在这一层，一个分支支配椎间关节的关节囊下部。神经在椎板上继续延伸，供给背部肌肉和下层椎间关节的关节囊上部。

每个内侧分支支配同一水平上方和下方的关节突。因此，每个关节突关节均由两个连续的内侧分支支配。

脊神经后支的外侧支位于腰背筋膜深层和椎板的外侧边缘。它供给肌肉和筋膜。外侧支有皮神经，远端可至大转子。

| 鞘 | | | 神经纤维 | | | |
|---|---|---|---|---|---|---|
| | 症状 | 体征 | 症状 | 体征 | | |
| 神经根 | 疼痛 | 流动性 | 感觉异常 | 运动障碍 | 感觉障碍 | 反射干扰 |
| L₁ | 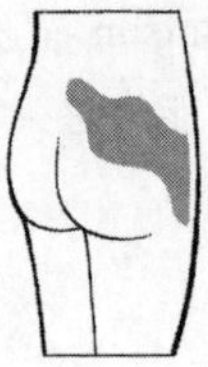 | 无 | 无 | 无 | 腹股沟韧带内侧 | 无 |
| L₂ | 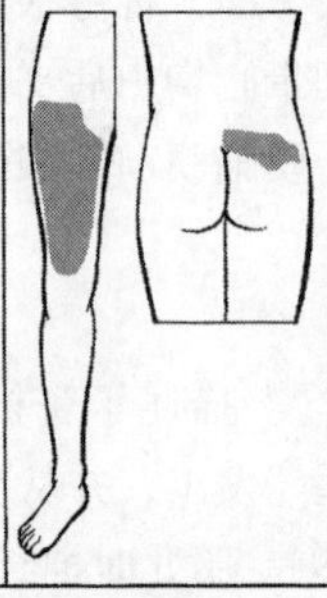 | 无（股拉伸） | 从腹股沟到髌骨 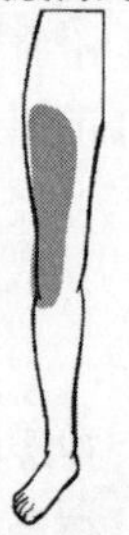 | 腰大肌 | 大腿前部 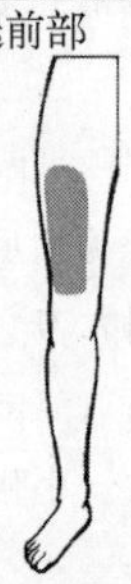 | 无 |
| L₃ | 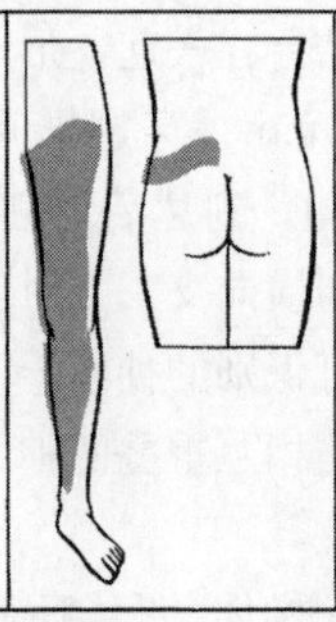 | 股拉伸 | 从大腿远端1/3，经膝盖和小腿，到脚踝 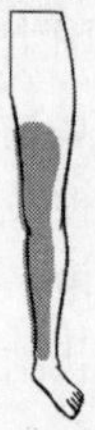 | 腰大肌 股四头肌 | 髌骨前侧延伸至腿部内侧，终止于脚踝 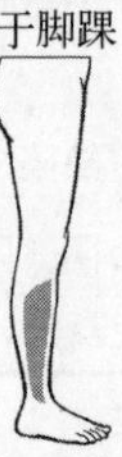 | 膝反射 |
| L₄ | 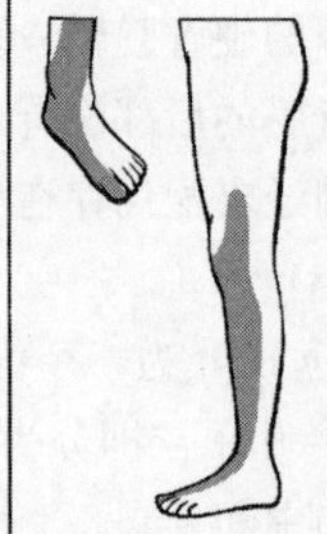 | 直腿抬高 | 下肢外侧至踇趾 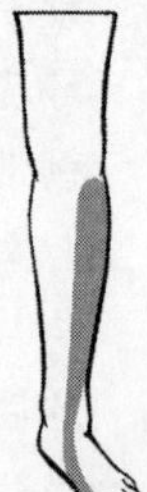 | 胫骨前肌踇长伸肌 | 小腿外侧至踇趾 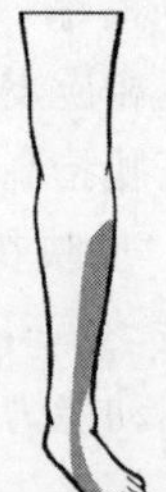 | 膝反射 |
| L₅ | 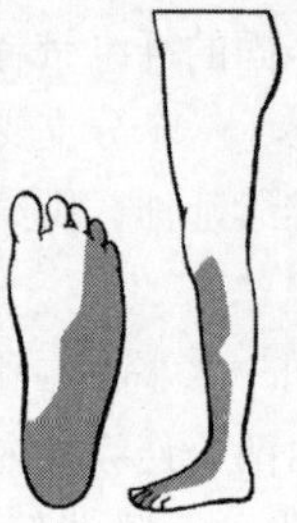 | 直腿抬高 | 小腿外侧、足前、踇趾和两个相邻脚趾 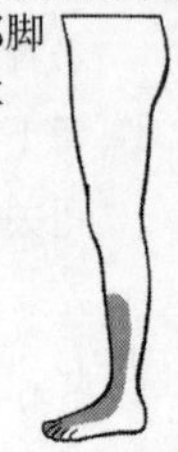 | 踇长伸肌 腓肠肌 臀中肌 | 小腿外侧、足背和内三脚趾 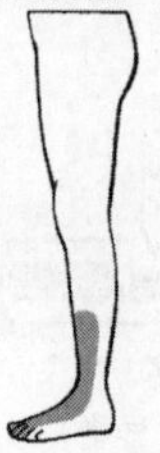 | 踝反射 |

图 31-28 各级神经根损伤的症状和体征

| 鞘 | | | 神经纤维 | | | |
|---|---|---|---|---|---|---|
| | 症状 | 体征 | 症状 | 体征 | | |
| 神经根 | 疼痛 | 流动性 | 感觉异常 | 运动障碍 | 感觉障碍 | 反射干扰 |
| S₁ | 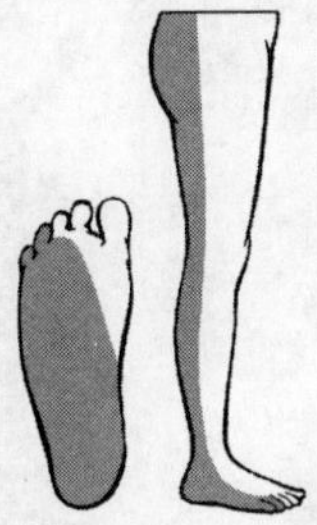 | 直腿抬高 | 两个外脚趾 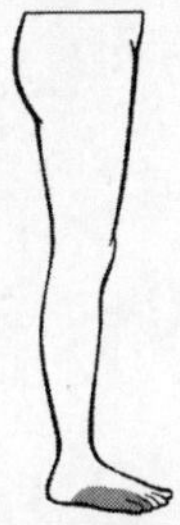 | 腓骨肌<br>小腿肌肉<br>腘绳肌<br>臀大肌 | 小腿、脚后跟和<br>脚外侧 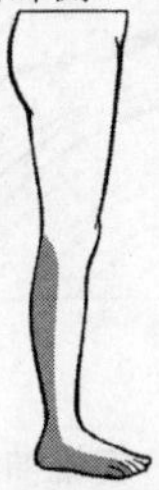 | 踝反射 |
| S₂ | 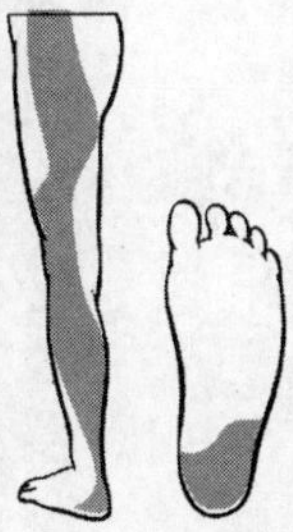 | 直腿抬高 | 大腿后部、小腿<br>后部至足后跟 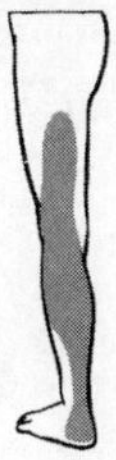 | 小腿肌肉<br>腘绳肌<br>臀部肌群 | 小腿后部至足后跟 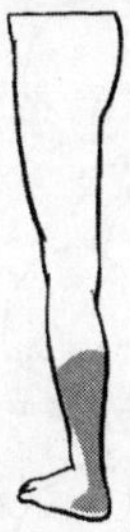 | 踝反射 |
| S₃ | 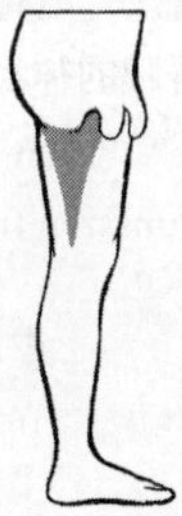 | 无 | 无 | 无 | 无 | 无 |
| S₄ | 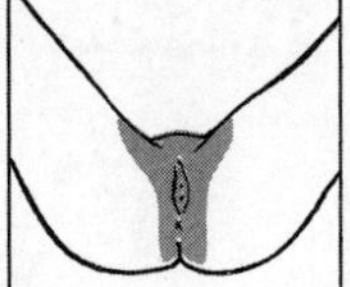 | 无 | 会阴 | 括约肌 | 会阴 | 无 |

图 31-28　各级神经根损伤的症状和体征（续）

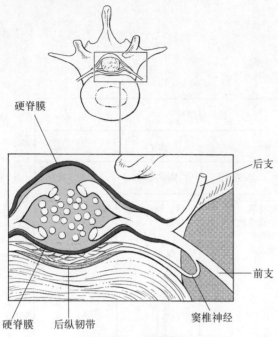

硬脊膜

后支

前支

硬脊膜   后纵韧带

窦椎神经

图 31-29  窦椎神经

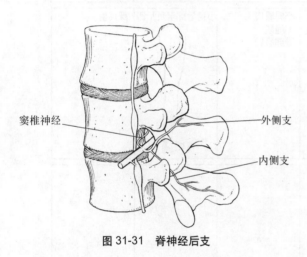

窦椎神经

外侧支

内侧支

图 31-31  脊神经后支

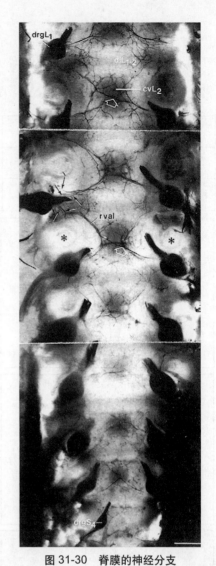

图 31-30  脊膜的神经分支

\* 切开椎弓根；cv，椎体；di，椎间盘；drg，脊神经节；rv，脊神经前根（Reproduced with permission from）.

（李  玉  翻译）

# 第32章

# 腰椎老化

## 一、引言

人类的脊椎相对于其起源用相反的方法行使它的功能：代替悬挂式的方法连接四肢动物的前后肢。从根本上改变了生物学功能且将巨大的负荷赋予腰椎间盘上，形成了一个直立在双足上的人体。人们长久以来把早期椎间盘退行性病变进展的主要原因归咎于人类的直立姿势："椎间盘疾病是我们为直立姿势付出的代价"。

动物界的椎间盘退行性变是非常不寻常的。在四足动物既没有看到椎间盘局部肿胀也没有看到许莫结节。然而，一个四足动物被迫采用直立体位，其椎间盘的纤维环和髓核很快出现结构性变化。在两足小鼠腰骶水平，椎间盘突出症达25%。因此，这似乎很明显，直立位和随后增加在椎间盘上的静力负荷是人类腰椎退行性变早期和进展的主要原因。

椎间盘的退行性变是如此常见，以至于被认为是正常的生理过程。因此，我们不用椎间盘"疾病"这个词语而宁愿用椎间盘"老化"这一说法。

在生命长河中，腰椎间盘退行性变开始得非常早。退行性变清楚的微观征像的出现在4岁时。青少年椎间盘脱垂的报道表明，较多的椎间盘退行性变在青春期或者青春期前且维持到30岁后，没有椎间盘表现，但可以出现一定程度的退行性变。因为退行性变影响所有人，不管他的体重、身体素质或者运动能力，似乎没有能逃避退行性变。

## 二、椎间盘老化

### （一）椎间盘老化的机制

直立姿势既赋予脊柱巨大的机械压力又减弱了易受损伤椎间盘的再修复能力。像前面的描述一样（见第31章），椎间盘依赖终板和纤维环的弥散获取营养，这只能发生在椎间盘破裂的压力在符合生理规律的范围内（图32-1）。因此，过度的压力和制动将损害椎间盘组织。例如现代，久坐的生活方式造成压力持续增加在椎间盘上；并且含水量持续保持在低水平，造成了营养物质的运输受阻。由于细胞的营养不良，纤维和基础物质的损害和它们的化学成分变化。胶原、黏多糖的酶解聚，造成椎间盘容量、重量的减少，导致胶体渗透压的下降，从而导致含水量进一步丢失。椎间盘的含水量下降是椎间盘退行性变最

主要的特征。老化的椎间盘流体静力学压力的丢失也反映在体重的日常变化；青少年早晨和夜间的体重相差2%，而成人则相差0.2%。成熟的椎间盘永久性干燥并且缺乏年轻椎间盘渗透性弹力。

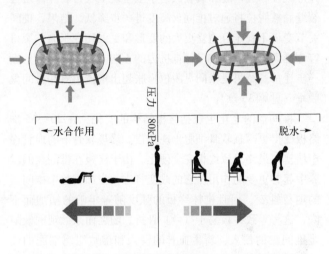

图32-1 负荷、活动、姿势伴随脱水-水合作用的变化

含水量的丢失是造成椎间盘充盈减少和耐久力下降的原因。椎间盘不能维持正常负荷和水合作用-脱水曲线的变化导致脱水进一步加剧（图32-2）。进一步退行性变的恶性循环，分子重量的进一步减少和黏合水的能力进一步下降（图32-3）。

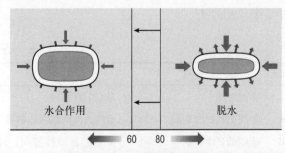

图32-2 与水结合能力的丢失导致耐久力的下降；椎间盘不能完成正常负荷和水合作用-脱水曲线变化进一步加剧脱水

随着年龄的增加椎体终板渗透力也下降。伴随着钙化减弱了对邻近髓核的营养供应，所以进一步加剧椎间盘的退行性变。椎体骨变化的早期阶段在核磁共振（MRI）

上首先见到。椎骨终板硬化后期放射性扫描可以看见。

胶体渗透压减少的另外一个结果是椎体的高度和椎间隙的减少，进一步影响椎体关节面的功能和椎间孔的解剖关系。

### （二）结构的改变

椎间盘是以张力抵抗的纤维环和压力抵抗的髓核组织为特征。当髓核脱水，椎间盘运用液体压力的能力减弱。无恒定的张力使得纤维环不再与髓核有密切的关系，承受较大的垂直负荷且遭受巨大的变形和剪切拉力。这导致纤维环的撕裂。纤维环的后面，特别是纤维环和髓核之间的区域遭受较大的机械张力。因为后面边界区域也是最易于营养缺乏，它将首先撕裂，以至于小的放射状裂隙出现。

纤维环组织的进一步软化和松弛将导致裂缝的扩大并形成腔和囊，腔和囊在放射学上呈现空气口袋样。这些裂缝髓核脱位将通过椎间盘高度进一步降低。结果，椎间关节变得不稳定且遭受更大的变形和更大切变张力。裂口容许椎间盘内容物在最低抵抗力的方向（大多数向后）进一步迁移。结果是椎间盘脱位膨胀超出椎体边界和椎间盘脱垂（见第 33 章）。

椎间盘的老化也包括终板结构的变化。在 20—65 岁终板变得更薄且软骨细胞出现死亡。终板软骨下的血管逐渐堵塞，最终导致终板完全硬化。由于终板在椎间盘的营养中起着重要的作用。它的改变将进一步加剧整个椎间盘的退行性变。而且椎体终板的强度随着年龄的增加而下降，这将导致终板易于（微）骨折。随之而来微观的缺陷是椎间盘的侵入、新生血管的侵入和增殖组织细胞的侵入。后者经历组织转化成软骨细胞和颗粒化组织，并且增殖组织也形成。这种"侵犯"的增殖组织扩散进椎间盘形成一个抵抗力的低下区域，引起进一步薄弱和不稳定。这就是假设这种"新"增殖组织在椎间盘的疝形成中起的作用（图 32-3）。

椎间盘微观的退行性变被 Friberg 和 Hirsch 及后来的 Nachemson 分成 4 个等级。这个评估腰椎间盘大的形态学改变的计划最近由 Thompson 等改进，他们考虑为 5 个形态学等级（表 32-1）。

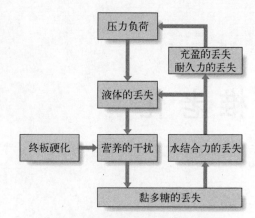

图 32-3　椎间盘退行性变的恶性循环

Miller 等从 273 具尸体 600 个腰椎间盘的检查研究得出结果：椎间盘退行性变的微观等级与年龄、性别相关。结论是到 50 岁 97% 的腰椎表现出退行性变并且 L$_3$-L$_4$ 和 L$_4$-L$_5$ 水平通常有最严重的椎间盘退行性变。另一项研究证实在 20—39 岁年龄段 35% 的受试者，60—80 岁年龄段所有受试者至少有一个腰椎水平的椎间盘退行性变。

这些数字说明椎间盘退行性变是年龄依赖性的病理生理过程，因此不能认为是"疾病"，而是任何人都逃脱不了的生物学事件。

### 三、椎间盘脱出

在纤维环上的裂隙将不可避免地改变髓核和纤维环的生物力学纤维，这能造成椎间盘破裂髓核脱出、突出和脱垂（图 32-4）。

髓核和纤维环内部不含有游离的神经末端。因此，这些结构的脱位是无痛的，除非它刺激其他更敏感组织，例如纤维环外部、硬脊膜和神经根鞘。

因此，迁移物的大小并不重要，而是对疼痛敏感组织刺激的程度。因为成像技术[计算机 X 线断层摄影术(CT)，CT 摄影和 MRI] 仅仅能检测出膨胀物的大小和位置，不能总是检测出对周围组织的影响，椎间盘脱位的影像学检测率比有症状的多得多。40 岁以上超过 50% 的无症状的患者既有椎间盘位置的改变又有椎间盘脱出。在没有活动

表 32-1　变形等级的描述

| 等级 | 髓核 | 纤维环 | 终板 | 椎体 |
|---|---|---|---|---|
| I | 凝胶肿胀 | 独立的纤维层 | 透明，不一致的厚度 | 边缘丰满 |
| II | 外周白色纤维组织 | 薄片之间的黏液性物质 | 厚度不规则 | 边缘突出 |
| III | 牢固的纤维组织 | 大量的黏液性浸润，纤维环 - 髓核界限消失 | 软骨上局灶性缺陷 | 早期软骨细胞或边缘骨质增生 |
| IV | 平行于终板的裂缝 | 局灶性破坏 | 纤维软骨从软骨下延伸，软骨下不规则和局灶硬化 | 骨质增生小于 2mm |
| V | 裂缝延伸穿过髓核和纤维环 | | 硬化扩散 | 骨质增生大于 2mm |

Reproduced with pernission from Thompson et al.

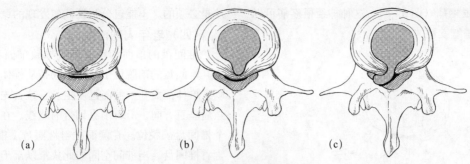

**图 32-4 椎间盘脱出**

（a）脱出组织在椎间盘内；（b）椎间盘膨胀，没有穿透纤维环；（c）椎间盘组织穿过纤维环形成疝进入椎管（脱垂）。

限制性低背疼痛的 28—80 岁的人群中，在 MRI 检测中呈现单个或者多水平的椎间盘突出。

Cyriax 列举椎间盘组织移动的 5 个方向：后面、后侧面、前面、垂直方向和环形。在椎间盘退行性变的特殊时期每一种类型的椎间盘脱出都可能出现。在 30、40、50 岁后面、后侧面的椎间盘脱位比较典型。骨软骨病导致的前面脱出是青少年的椎间盘紊乱，然而前面脱位合并椎间盘吸收是年龄大的患者一种损伤且很少在 50 岁以下的患者中看到。惊奇的发现下腰痛症状（腰痛、背痛、坐骨神经痛）是与年龄相关的，鉴于裂缝的发生率，椎间盘的断裂和退行性变在一生中呈线性增加。在 30—50 岁的人髓核中的广泛压力比老年人大。当椎间盘破裂的对后面纤维环的压力与其他伤害同时发生时，椎间盘后脱位很可能发生。换句话说，椎间盘破裂的压力和纤维环的低抵抗力的组合是椎间盘突出 - 脱垂的主要机械性因素。当髓核易膨胀的力量减少或椎间盘水分丢失，椎间盘逐渐缩小，椎间盘脱位的倾向减少。另外一个老年椎间盘脱位的因素是不断增加的后韧带的硬度，它不仅限制了脊椎的移动性，而且骨质增生的形成将负荷分散在一个大的区域。

## （一）后脱位

退行性变和裂缝首先发生的地方是纤维环和髓核的交界区域。在坐位或者向前弯曲，椎间盘不对称负荷带有前面的压缩张力和背侧的拉伸压力。由于椎间盘破裂的压力增加，髓核被向背侧挤压且施加更大的压力到薄弱的后纤维，而后纤维遭受弯曲所强加的拉伸力。

除了椎间关节的空间限制，椎间盘组织的后迁移还造成张力在纤维环外层和后纵韧带。韧带、硬脊膜和 Hofmann 复合体的刺激联合产生背痛（图 32-5a）。病史常常提示椎间盘脱出的位置和硬脊膜刺激的程度：日益增加的背痛提示髓核脱出。如果突出物从中央刺激硬脊膜，疼痛是中心性的，可能向两侧臀部放射。如果突出物位于表面，单侧疼痛和疼痛在半边臀部。

进一步刺激硬脊膜的产生的临床结果为急性腰痛（图 32-5b）。当髓核脱出时，患者主诉坐一会后弯腰，提物或者站立，导致急性、严重的疼痛。或者这种疼痛和影响活动逐渐显现。在坐位和弯腰一段时间后几个小时，提示髓核部分突出。在两个事件中，通常在弯曲和（或）侧面背离时，被动体位持续性疼痛可以避免。疼痛是难以忍受的且向两侧大腿外侧放射。硬脊膜的症状（咳嗽、喷嚏时疼痛），而硬脊膜的体征（限制性直腿起立完全屈颈时腰痛），提示硬脊膜被严重、持续压迫。

在背痛和腰痛的病人中，后脱位将后纵韧带置于张力下，则赋予反压力在膨胀物上。这就可以解释一段时间后特别是由于躺下或者避免坐位和弯腰，腰痛常常减轻。

巨大的后突出可以引起后纵韧带断裂。全部的马尾神经被压迫在突出物和韧带之间。这不仅仅从两边挤压神经根而引起 $S_3$、$S_4$ 神经根中心的压迫和萎缩，引起膀胱和直肠功能的紊乱（$S_4$ 综合征或者马尾综合征）（图 32-5c）。

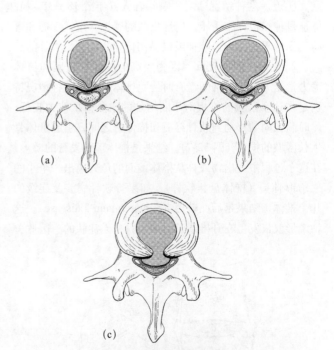

**图 32-5 腰椎间盘后移位**

（a）背痛；（b）急性腰痛；（c）巨大的后突（$S_4$ 或者马尾综合征）。

## （二）后侧脱位

由于突出物和膨胀的压迫和随后的刺激神经根硬脊

膜袖套引起神经根疼痛（图32-6）。这种神经根疼痛可以是原发性也可以是继发性的。

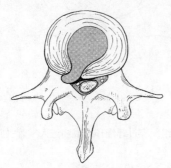

图32-6　青春期脊椎内疝

### （三）继发性后侧突出

当患者遭受一系列腰痛或者背痛时，神经根疼痛则开始了。这是很常见的。在最近的疼痛之后，后纵韧带从外面发挥的反压力，提示不是膨胀物的缩小而是侧向移位刺激神经根。背痛将消失，取而代之的是肢体疼痛。根据刺激的严重程度，这个不仅决定于凸出部分的程度和一致性决定于韧带的坚固性，椎管的大小和反应性炎症的程度，症状和体征单独与硬脊膜的移动性损伤的程度相关（直腿起立的受限程度和疼痛），或者其他行为的干扰（感觉异常、麻木和运动缺陷）。

1. 原发性后侧脱位　在这种患者中，疼痛常常起始于腓肠肌和大腿后面；前面疼痛的缺失提示硬脊膜没有被前面压迫。这种情况通常影响年轻人（年龄18—35岁）。体征是神经根纤维受压，局部皮肤的感觉异常，疼痛和直腿起立的限制性。影响神经根损伤传导的体征是例外的。

2. 青少年的前脱位　因为较高的胶体渗透压和流体静力学压力年轻的椎间盘有时侵犯椎体终板。这种情况特别是在这个区域的终板对不断增加的前负荷抵抗力较低。此时髓核向前移动到软骨终板和椎体骨之间，引起椎体骨生长区域的损害（图32-7）。结果是椎体前部发育的畸形。在这个过程中突出物或许从椎体前面的角分离出一个小的三角形骨头（椎体盘状软骨）。如果骨软骨病涉及连续的几个椎体，结果是后凸畸形（Scheuermann's disease）。这种畸形仅仅发生在脊椎生长时期并且是无症状的。因此关

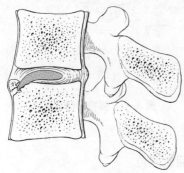

图32-7　椎间盘后侧脱位

注是必须的，不能过分强调偶尔发现的意义。

### （四）老年人的前脱位

椎间盘的前面和前侧撕裂导致前面和前侧面疝的形成。椎间盘的前脱位引起前纵韧带从椎体附着处剥离，这刺激椎体前面和前侧面过度生长。这首先出现在水平方向然后垂直方向，沿着前纵韧带的路线。在进展性患者，整个椎间盘前脱位。在侧面放射性照片上能看到两个"喙"含着椎间盘。当椎间空间如此狭窄以至于椎体挤在这个里面。Cyriax称这种情况为"蘑菇"现象。由于骨质增生特征性的外观，围绕着一个"蘑菇"-椎间盘前脱位（图32-8）。突出物形成的本身是完全无痛的，而椎间隙明显狭窄，前纵韧带的折叠和增大的关节前连接能引起椎管的严重的狭窄和侧面凹陷，当脊椎遭受轴向负荷时，侧面凹陷或许导致硬脊膜或者神经根压迫。

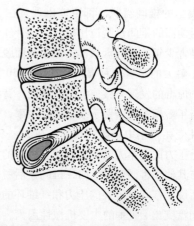

图32-8　老年人的前脱位："蘑菇"现象

### （五）垂直脱位

有两种垂直脱位的类型：许莫结节和双面凹椎间盘。

髓核疝穿过软骨终板被称为许莫结节（图32-9），尽管第一次是von Luschka在1858年描述的。在髓核物质侵犯松质骨，反应性骨壳形成，从17岁开始在放射性照片上可见；并且若干年没有变化。这种紊乱在低位胸椎和上腰椎水平可见。Schmorl报道用放射性照相术检查在无症状成年人中发生率13%，而尸体解剖检查研究报道许莫结节发生率在普通人群超过75%。

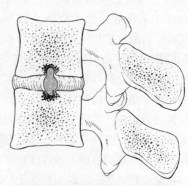

图32-9　垂直脱位：许莫结节

由于软骨和骨终板的外伤和退行性变两面凹的椎间盘出现。骨质疏松症和骨软化症引起骨的弱化，两个椎体间有气球并轻微塌陷。

### （六）环形脱位

由于退行性变、软化和脱水，椎间盘可以从围绕着关节的所有方向膨出。向外的压力拉起韧带并且掀起骨膜。结果椎体的前面和侧面形成骨质增生。这种骨的裸露部分环绕着受损的椎间盘。这种结构存在是有益的，因为它们增加重量的承受面积并且减少单位面积的负荷。他们也减少了移动性。两者的影响增加了连接的稳定性的增加。

## 四、周围组织的老化

### （一）对韧带的影响

相邻椎体终板很难区别硬化的密度，可能作为改变分布在椎体上负荷的结果。然而，椎间盘退行性变在放射线检查中最普遍的表现是椎体骨赘的形成。

椎间盘退行性变和不稳定性的首发体征是椎间盘不稳定的小的骨刺的形成，在椎体上面、下面伸出大约2mm（图32-10a）。形成的解释如下：减少椎间盘的肿胀和增加椎间盘前后的不稳定性，其结果是造成纤维环的最外层牢固地附着在骨骺环下面，起着牵引骨膜的作用。骨膜的水平提起结果导致牵引骨刺的形成。

脊椎炎骨刺（图32-10b）在老年人非常常见且骨赘的大小与患者的年龄成正相关。它们还被报道最高频率出现在重体力活和肥胖的男人的 $L_3$-$L_4$。骨刺的形成是由于椎体前面和前侧面骨膜下成骨作用，并且其病因学认为如下：在外界负荷的影响下软化和脱水的椎间盘容易膨胀并且掀起前纵韧带和椎体边缘的骨膜。骨质反应发生诱发喙样凸起的新骨形成。这个过程能被视为椎体试图扩大它连接面区域。通过分散轴负荷在一个宽广的区域，椎体减少压力在纤维环上并且脊椎变得更加稳定。

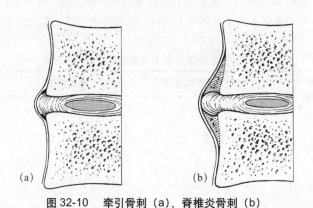

图 32-10　牵引骨刺（a）、脊椎炎骨刺（b）

### （二）对关节面的影响

椎间盘和关节面形成一个"三连复合体"。退行性变影响椎间盘随之后面关节的变化不断增加。关节面的关节

病总是继发于机械负荷的改变，由椎间盘退行性变诱发。像椎间盘退行性变一样，关节面关节病是在腰椎很常见，在30岁以下的成年人中有一半以上的人患有关节面关节病。最常见的关节病出现在 $L_4$-$L_5$。

首先，椎间盘的高度和容量的改变导致关节面的位置改变。在退行性变和狭窄的椎间盘上的轴向压力引起后面关节的半脱位：它们相关联地互相伸缩运动且滑过正常运动范围，有时这种程度以至于下面的关节面撞击邻近的椎间盘。

在一个功能单位减少时，导致关节囊纤维的方向改变。在轴向负荷时变成伸张。在直立位时给关节囊一个承载负荷的功能。如果椎间盘变薄，那么保持站立姿势时关节突关节将承受约为直立时椎间压缩力的16%。

椎间盘退行性变的另一个结果是在一个概念动物弯曲运动时变得麻烦。在适当充盈的正常椎间盘，瞬间轴向旋转或多或少地保留在髓核区域。在完全弯曲时它立即向前面运动到髓核并且完全伸展时它位于髓核的后面。在正常连接时，椎体由此跃过髓核而关节面的作用仅仅是引导运动。当椎间盘退行性变存在时椎间盘的轴向运动变得没有规律且完全不可预测：滑动和前后运动，或者当弯曲时在椎体上摆动变成可能。或者，轴向旋转运动通过或在后面连接经常保留。于是连接面引导和持续稳定的运动而且也遭受跳跃运动，其结果是连接面压迫和压力的分散（图32-11）。

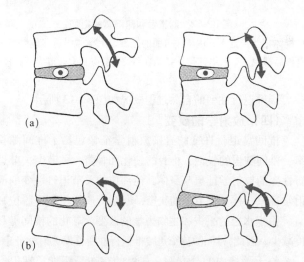

图 32-11　在椎体正常的功能单位仅仅通过滑动核和关节面运动（a）；当椎间盘退行性变存在时，关节面倾向于摇摆运动，导致椎间盘压缩和移位（b）

这些不正常的压力造成连接面和后韧带的松弛。与不断增加的椎间盘松弛一起，最终结果是功能单位的不稳定，随之促进椎间盘内部退行性变。这种三联复合体的不稳定最常出现在退行性变周期的特别时期，它常常出现在30—40岁，这时背痛很可能发生。

在连接面，反复的压力导致软骨的侵蚀和变薄。在软骨丢失的地方，纤维 - 脂肪关节内夹杂物可能增大充盈由软骨腾出的空间。其他区域显得肿胀，随后骨膜下骨质增生和关节周围纤维化。关节突连接的骨关节炎的改变导致上下关节面的扩大，产生一个球形连接面。所有这些退行性变造成连接面的运动大量减少和椎间盘稳定性的改变。在退行性变循环的终端，它们提供了功能单位的最终稳定性。

### （三）对椎管和椎间孔的影响

由于腰椎间盘的压力和容量的改变，椎间关节位置的改变使得关节突相互重叠覆盖。并且由于椎体进入的方法是相互的和连接面的倾斜，上面的椎体向后移动（骶骨前移）到椎间孔（图 32-12）。随着椎体不断靠近，黄韧带和后纵韧带可能形成绞扣，因此进一步使腰椎管狭窄。而且，连接关节过度肥大的球形连接关节突通常伸进椎间孔，在那里它们压迫硬脊膜囊和神经根。

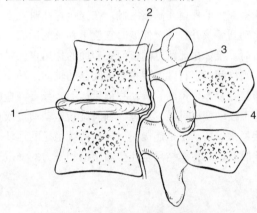

**图 32-12　对椎管和侧隐窝的影响**

1. 椎体相互接近；2. 由于关节面的倾斜，上椎体向后移位并产生脊椎后滑脱；3. 后纵韧带；4. 关节突关节变得肥大，形成球状体。

腰椎退行性变的自然过程概况如图 32-13 所示。

### （四）放射学的改变

椎间盘退行性变的直接放射学征像包括：椎间隙狭窄、椎间隙里的气泡、椎骨的硬化和骨赘。关节突关节退行性变的放射学征象与身体其他部位的关节退行性变的放射学征象一样（关节腔的狭窄、硬化、骨质增生和半脱位）。

由于水分的丢失和生物力学的改变，老化的椎间盘高度减少。因此，椎间隙狭窄是腰椎退行性变首发放射学征象。

位于髓核内的分立腔，气囊的存在是腰椎长期退行性变的证据。气囊产生的原理归咎于真空现象。

相邻椎体频繁改变伴随着椎间盘的退行性变。不断增加的连接终板密度界限难以分辨相邻椎体可以在普通放射照片上看出且经常称为"关节炎"。

通常见到两种骨赘的类型。牵拉骨刺，它从椎体角上水平伸出从椎体边缘出来 5mm（见图 32-10a）。他们认为是退化的椎间盘疾病引起，容许椎体椎间不正常的运动。因此，牵拉骨刺被认为是与部分不稳定性相关的。爪形骨赘是起源于椎体边缘的骨刺。这些骨的形成被认为是对有

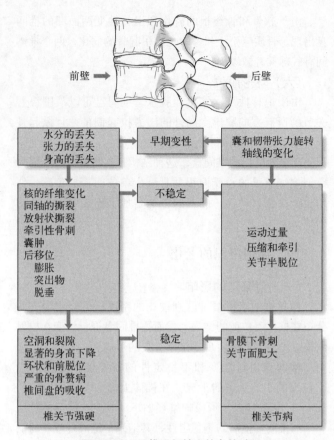

**图 32-13　腰椎退行性变的自然过程**

缺陷的椎间盘引起的不断增加的机械负荷的反应。

在关节突关节退行性变的放射学征象包括关节间隙狭窄、软骨下骨硬化和骨赘的形成。椎间隙的不断狭窄也引起椎骨关节突关节半脱位。从侧面放射学影像关节面顶端伸出上椎体后下边缘几毫米。对后关节的进一步损害是关节的后滑脱。腰椎的斜投射能够看到关节面排列不齐和关节畸形的出现。

椎间盘退行性变的最终结果是放射影像特征椎间盘几乎完全丢失，它的表现是致密和硬化的椎体终板之间的薄薄的椎间隙。显而易见的喙样骨赘在椎体前面。椎间孔狭窄关节面半脱位并且增大，可以见到后滑脱（表 32-2）。

**表 32-2　椎间关节和关节突的放射影像学改变**

| | 关节突关节 | 椎间关节 |
| --- | --- | --- |
| 早期改变 | 关节腔狭窄 | 椎间盘空间狭窄 |
| | 半脱位开始 | 牵拉骨刺 |
| | | 终板硬化开始 |
| 后期改变 | 关节间隙狭窄 | 明显的椎间隙狭窄 |
| | 软骨下硬化 | 气囊（真空现象） |
| | 关节面的增大 | 终板硬化 |
| | 关节半脱位 | 爪样骨质增生 |
| | | 后滑脱 |

## （五）退行性变与症状的关系

尽管椎间盘退行性变和放射学表现随着年龄的增加逐步加重，下腰部疼痛和活动受限不能过分强调放射影像。众所周知，背痛的高发年龄在一生的早期（40 岁），这个说明椎间盘退行性变不是每个人都产生症状。因此，依据放射影像学表现诊断腰椎紊乱是不明智的。在控制性研究中反复表明，临床症状和退行性变的放射影像学表现没有绝对的关系。拿一个例子来说，Sanders 等对关于 536 名患者的前瞻性研究，腰痛和腰部活动受限的患者（$n$=270）与无症状对照组的（$n$=266）放射影像学表现：两组不存在一点放射影像学表现的差异。他们的结论是放射影像学不能提供或者在机械性腰椎紊乱的诊断上没有帮助，并且对低位腰痛的过去、现在、将来诊断缺乏有效的方法。

相比较，执业医师必须每时每刻清楚地知道这个问题，不能被临床医师、放射影像学研究者或者患者寄托于放射影像学照片的解释所诱导。放射影像学检查的结果永远不应该作为患者的诊断。由于放射影像学表现和实际主诉之间没有相关性证据，最关键的是与患者特别仔细地讨论放射影像学的结果。告诉患者背部表现出"明显程度的关节病"或许意味着不能治愈，或许被一张无药可救的破碎的脊椎照片欺骗了。放射影像学照片将增加患者的负担，而不是帮助患者。当患者听说他的背废用了，许多人变得压抑。

症状是由一个多复合体的途径产生的而不是简单的且不复杂的关节病。如果对症状和体征进行仔细的评估，做出一个特殊的诊断且设计一个特殊的治疗方案仅仅是可能的。得到资料的解释是基于涉及的组织机械行为的认识和疼痛产生的原理。用这种方法，在主要概念下区分活动相关的脊椎紊乱：硬脊膜的、韧带的和狭窄的（第 33 ～ 35 章）。这三种情况出现在特殊年龄组，与腰椎的自然老化有一定的相关性且是明显通过临床诊断。因此，将特殊的背痛分为其中一种类型取决于从病史和临床检查获得的信息，而不是对 X 线照片的解释。

（陈　飞　翻译）

# 第 33 章

# 硬膜囊的概念

## 一、假设

硬膜囊的概念最早由 James Cyriax 在 1945 年提出，他的假设是腰背痛起源于椎间盘组织脱出髓核组织挤压敏感的硬膜囊。腰痛可能来源硬膜囊的概念基于两个前提。

- 椎间盘退变和椎间盘突出本身是无痛的。
- 硬膜囊是敏感并且将椎间盘退变向后突出转化为疼痛。

### （一）椎间盘不敏感性的临床证据

第一个前提（椎间盘不敏感性）最重要的证据是椎间盘明显退变与腰椎疼痛的相关性较差。

- 从尸检研究中获得的数据表明在，几乎 40% 的尸体中存在大的、无症状的椎间盘突出。
- 一些对照研究未能显示椎间盘退变的影像学改变和临床症状相关联。
- 无症状患者的骨髓造影术显示有椎间盘退变者占总病例人数的 37%，计算机断层扫描（CT）显示超过 40 岁的患者有超过 50% 的存在椎间盘突出。
- 最近的磁共振成像（MRI）研究再次证实，在无腰背痛症状患者中椎间盘退变及突出的高发病率。

这些观察可以得出这样的结论：椎间盘组织的退化或移位本身并不是腰背疼痛的来源，只有当涉及其他更敏感的结构时才会出现腰背部疼痛。

### （二）硬膜囊敏感性的临床证据

第二个前提是通过临床观察腰痛和坐骨神经痛的自然病程推导出来的。

支持硬膜囊疼痛介导作用的最显著的临床特征之一是从背痛到坐骨神经痛的时间演变。几乎所有坐骨神经痛的发作都是以腰痛或单侧腰痛开始的，但是一旦腿部放射痛随之而来，腰痛通常就会消失。通过 Mixter 和 Barr 研究，以下理论已被广泛接受：大多数神经根疼痛是椎间盘突出压迫神经根周围的硬膜囊所致，如果这个理论成立的话，就有理由认为早期的腰背痛是由同一椎间盘病变引起的。如果坐骨神经痛从硬膜套管引起疼痛，通过类比，先前的背痛必须来自硬膜囊。

坐骨神经痛因此只是病程的最后一个发展阶段。较少的椎间盘组织从椎间关节突出，顶起后纵韧带，触及硬膜囊，引起腰痛。由后韧带控制，突出的椎间可进一步还

纳，导致自行性恢复，或保持不变，导致慢性腰背痛。然而，如果进一步突出，顶起的后纵韧带所施加的束缚力就会向后外侧推动它。它不再受到任何阻力，直接压迫神经根。与此同时，对硬膜管的压力被释放，腰背痛停止。

硬膜囊在腰背痛综合征中的作用的另一个证明是诊断局部麻醉的疗效。普鲁卡因溶液，通过骶裂孔诱导进入硬膜外腔，从而进入硬膜管与神经管的边界之间，引起硬膜囊的接触麻醉。因为 0.5% 的普鲁卡因的浓度太低，无法穿透韧带或硬膜，所以它充当了表面麻醉药，因此只能使其接触的结构变得不敏感。如果患者在注射前腰背部疼痛，麻醉可以暂时缓解症状和体征，硬膜囊很可能是疼痛的来源。在所有急性腰痛病例和大多数急性或复发性背痛病例中，硬膜外局部麻醉立即减轻疼痛，因此强烈提示腰背痛是硬膜来源的。

在过去的几十年里，大量的神经解剖学研究表明，硬膜囊的腹侧是由窦椎神经的小分支提供的。免疫组化研究进一步证实，在硬膜囊中存在大量的自由神经末梢，这些神经末梢含有 P 物质、降钙素基因相关肽和其他导致损伤的神经递质。

### （三）硬膜囊双重疼痛的机制

最初的概念很简单：椎间盘的半脱位（但本身是无痛的）组织挤压硬膜囊或神经根。这些疼痛敏感的结构分别将解剖变化转化为背部疼痛或根痛（图 33-1）。

然而，最近的解剖学和生物化学研究稍微改变了这个最初的概念。

- 椎间盘外缘受神经支配：尽管早期的解剖学研究表明椎间盘是完全无神经支配，最近的 17 项研究可以检测到神经纤维的稀疏和神经末梢的游离纤维环的外三层外板，穿透至最大深度 0.9mm 的纤维环内。这意味着，除了表面，正常椎间盘几乎没有神经支配。
- 硬膜囊附着位于硬脑膜前部和后纵韧带之间（图 33-2）：最近的解剖和核磁共振研究表明硬脑膜不是完全的与脊柱分离，但通过结缔组织连接到后纵韧带，由腹侧和外侧纤维束组成。
- 虽然后纵韧带足够容纳在运动过程中硬膜囊移位，如果出现核隆起或突出，可以起到牵引硬膜囊的作用。
- 疼痛不仅是机械的：炎症机制也参与其中。除了受到机械的刺激，硬脑膜的伤害感受器也可能被激活。越来

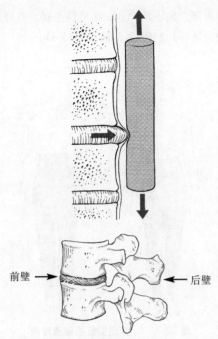

图 33-1　移位的椎间盘组织与硬脑膜的相互作用

前壁　　　　　　　　后壁

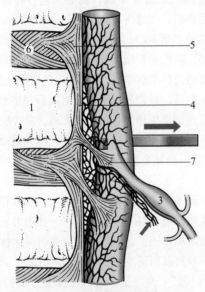

图 33-2　硬脑膜附着

1. 椎体；2. 硬脑膜；3. 神经根；4. 后纵韧带；5. 后纵韧带外侧扩张；6. 椎间盘；7. 硬膜囊韧带。小箭 . 窦状神经，神经根前（3）。

越多的实验研究表明，椎间盘病变和（或）移位可能引起足够的化学变化来刺激硬膜囊并引起硬膜囊疼痛。

虽然这些新的解剖和组织化学进展改善了对椎间盘硬脑膜关系的理解，但最初的（Cyriax）概念没有改变。从临床角度来看，椎间盘相互作用的机制仍然在惰性和大多数无痛结构（髓核和环的内部）和疼痛敏感的韧带复合体（环的最外缘，后纵韧带，硬脑膜和硬膜韧带）之间存在冲突，所有由神经椎神经支配。

因此，椎间盘硬脊膜疼痛具有多重行为，涉及多个皮节并跨越中线，这种相互作用不仅仅是硬脑膜上盘状组织的机械挤压，还涉及疼痛敏感组织的炎症反应。

这一假设具有重要的临床意义。由于机制是双重的，症状和体征也是双重的。因此，无论是"椎间盘"（关节突）体征和症状，还是"硬膜囊"体征和症状都应该在病史采集和体格检查中收集。

• 关节体征和症状与椎间盘的机械行为有关：某些姿势和动作产生生物力学变化，迫使硬脑膜突出。

• 硬脊膜的体征和症状与硬脊膜刺激的增加有关：从远端施加牵引力（直腿抬高试验和屈颈试验）拉扯炎症刺激的硬膜囊，或通过硬膜韧带拉扯后纵韧带或外环缘。另外，脊髓液压力的突然增加会使硬脑膜受到压力突出物（咳嗽和打喷嚏）。

疼痛的二元性在制定治疗策略时也很重要。第一种方法是通过去除突出椎间盘与硬脑膜的接触来减轻疼痛，这种接触可以通过操作或牵引来实现。如果失败，可以尝试通过硬膜外局部麻醉使硬脑膜脱敏。

**（四）退变椎间盘自然病程中硬脑膜概念**

硬脑膜概念中涉及的因素之一是椎间盘的半脱位部分，因此必须存在允许这种移位的生物力学条件。首先，椎间盘存在一定退变，导致纤维环薄弱和放射状纤维环破裂。这些变化出现在椎间盘退变病程的早期，由于一些生物力学和生化原因，发生最多在椎间盘的后部。第二，反复的磨损和撕裂，加上剪力和椎间盘高度的轻微下降，造成了一些韧带松弛，导致整个"运动单元"不稳定。第三，通过椎间盘内大分子的酶促降解，渗透压暂时升高。这意味着在特定的生命周期（20—50岁），髓核内的渗透压会增加。

椎间盘内压力升高，节段不稳定性增加是椎间盘突出的基础。对这种预先设置的椎间关节施加脊柱后凸不仅增加椎间盘内压力，而且还倾向于使椎间盘组织向凸起方向移位。椎间盘与硬膜囊接触的程度决定了是否会导致腰痛或背痛。当突出物位于后外侧时，硬脑膜发出神经根分支的部位被挤压，而不是硬膜囊，引起根性疼痛的临床症状。

椎间盘的进一步退变导致椎间盘内压力的下降。椎间盘高度的降低导致椎间关节和后方结构的反应性改变，使节段变硬和稳定，从而在脊柱退行性变后期减少椎间盘移位的趋势（图 33-3）。

> **结论**
>
> 通过流行病学研究发现，硬膜囊源性急性腰椎临床综合征发生有特定的年龄段。好发于 30—60 岁。

## 二、临床症状

### （一）腰痛

椎间盘硬脊膜相互作用的最显著病例是腰痛——剧

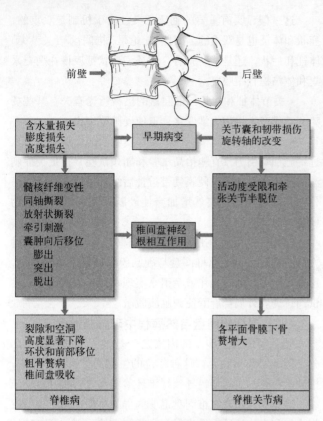

图 33-3 椎间盘硬膜相互作用在腰椎退变中的位置

烈的、不能活动的背痛突然发作，活动受限明显，伴有硬脊膜征和症状。见知识点 33-1。

知识点 33-1

**腰背痛总结**

| 定义 | 突然发作的一种严重的和无力的背痛，主要由椎间盘组织向后突出引起硬膜囊受压 | |
| --- | --- | --- |
| 急性发作 | 纤维环 | |
| 起病缓慢 | 髓核 | |
| | 关节突 | 硬膜囊 |
| 症状 | 坐位或弯曲时的阵痛 | 咳嗽/打喷嚏后的疼痛 |
| 体征 | 关节横向移位 | 屈颈试验阳性、直腿抬高试验阳性 |
| 治疗 | 复位、功能锻炼及制动 | 硬膜外注射 |

**1. 病史** 病史典型，主要取决于突出椎间盘组织的组成：纤维环、髓核或混合型。

（1）纤维环型腰痛：患者主诉在一些日常活动中，突然感觉腰部"啪"的一声，紧接着出现腰背痛。通常这种情况发生在一些简单动作之后：弯腰后站起，从椅子上站起来，或者捡起一个较轻物体时。最初，疼痛集中于腰部中心，并向腰部和臀部两侧放散。后来，它往往倾向于向某一侧放散。虽然集中于腰椎和（或）臀区，但它扩散到

腹股沟和腹部，向下延伸到一条或两条腿，直到脚踝，或在躯干向上延伸到肩胛骨下部（图 33-4）。

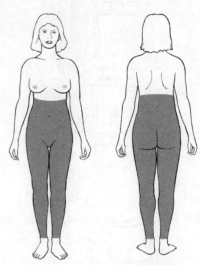

图 33-4 L$_5$ 突出引起的硬膜疼痛

如果疼痛只放射至单腿，就必须进行神经根性下肢疼痛的鉴别诊断。在这种"伪根性"硬膜囊疼痛中，放射痛累及区域是不明确的，覆盖了几个皮节，而且从来没有放射至足部。腰椎或臀肌的疼痛也比下肢局部疼痛更加明显。急性腰痛的典型症状是，坐着并向前弯曲会加重疼痛。而且，从坐到站，或者从躺下一段时间后到坐起，疼痛会加重，而且通常需要相当长的时间完成。急性腰痛最典型的感觉是尖锐刺痛。由于害怕这些，腰部的运动非常谨慎和"慢动作"。脊柱通过躯干肌肉的反射痉挛保持在疼痛最小的位置，每次试图拉直背部都伴有严重的刺痛；患者行走时躯干基本不动，身体前倾或侧倾，臀部和膝盖轻微弯曲。咳嗽和打喷嚏是非常痛苦的，一些患者发现即使是深呼吸也会增加疼痛。通常情况下，患者卧床休息，这可能是唯一一种可以保证不受痛苦影响的方式。采用典型的"腰大肌的位置"：仰卧位，臀部和膝盖弯曲到 90°。疼痛逐渐减轻，在大多数情况下，所有症状都在几天或几周后消失。急性纤维环性腰痛的发作是由于部分纤维环边缘后半脱位，将后纵韧带压在硬膜囊上（图 33-5a）。伴随突发腰背痛病史，腰部屈伸活动受限，提示椎间盘内部紊乱，就像突然膝盖疼痛，其次是无法伸直，显示半月板的半脱位。硬膜囊疼痛伴有咳嗽和打喷嚏，牵涉硬脑膜，因此排除后小关节突关节的锁定。在椎间关节后部移位时，腰椎屈曲，从而增加了硬膜囊的疼痛压力。为了使突出物远离硬膜囊并尽可能保持不动，患者采取了固定的体位。肌肉痉挛阻止腰椎的任何进一步运动。

（2）髓核型腰背痛：虽然疼痛同样无力，但并不会突然出现，而是在几个小时或几天内逐渐加重。另一种情况是，在做了大量弯腰、举重或以一种不舒服的姿势做了很长一段时间的繁重工作后，会感到轻微的背痛，但最初

认为是无关紧要的。然而，到了第二天早上，背痛进一步加重，甚至无法下床。

疼痛以一种典型的硬膜囊受累的方式放射（见图33-4）。患者在屈曲或侧屈时固定，每次试图使背部伸直后，在腰椎和臀部都会出现剧烈的刺痛。有时候，即使是简单的颈部弯曲也不可能，咳嗽或打喷嚏会引起一阵刺痛。就像纤维环型腰痛发作一样，病人必须卧床以应对疼痛。通常几天或几周后疼痛就会减轻。

在逐渐加重的腰痛中，突出部分大多是由柔软浆状的髓核组成，慢慢向后渗出。这通常发生在腰椎弯曲姿势（坐、弯或举）的维持过程中。移位的髓核组织对纤维化最外层和后纵韧带的压力越来越大，使其凸出（图33-5b）。这引起了硬膜囊的刺激，导致了典型的腰部、臀部和四肢疼痛。

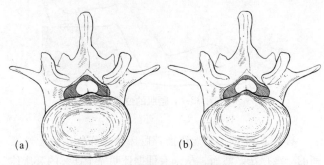

图 33-5 环形痛（a）和核腰痛（b）

（3）混合型腰背痛：有时会突然发作急性腰痛，在随后的几个小时或几天内逐渐加重。这表明椎间盘突出可能是混合的，由一个纤维环裂纹组成，在边缘之间有一些向后渗出的髓核组织。

纤维环和髓核突出物之间的区别对于治疗和预防都是极其重要的。坚硬的碎片对操作效果很好，而柔软的突起则更难处理。在进行复位和预防时，有周期性纤维环突出病史的患者在特定动作（弯曲和抬起）时必须经常保持警惕，但只有在关节屈曲时长时间负重后，髓核突出才会再次出现。

**2. 临床检查** 在临床检查中，以下几点很重要。

（1）检查：注意腰部弯曲的变化，骶棘肌可以感觉到收缩以保持适应姿势。因为弯曲的位置将上躯干放在重心前面，肌肉收缩以防止进一步的前倾。腰痛不是由肌肉痉挛引起的——一些权威部门已经维持了很多年——而是由椎间关节后部的紊乱引起的。

与急性腰痛相关的侧弯是一个常见的临床体征，无疑与椎间盘突出有关。侧弯可以是向疼痛的优势侧（同侧）或远离疼痛的侧弯曲（相对侧）。大多数受影响的患者向对侧弯曲。偶尔，这种移位可能会从一侧转向另一侧，这被称为交替性脊柱侧弯。侧向移位被解释为通过肌肉痉挛主动或反射，避免硬膜囊受压或刺激。

当存在横向侧偏时，应怀疑有第4腰椎或第3腰椎的病变。由于髂腰肌韧带的稳定作用，第5腰椎突出很少会导致横向侧偏。

交替侧弯是第4腰椎水平的中心突出的病理变化。在某一特定时刻，患者会向左偏移，但在做了一些腰椎运动后，会向右偏移。这种奇怪的现象可以用硬脑膜滑到中线突出物的一侧或另一侧来解释。

（2）脊柱运动：在四个方向有明显但不相等的限制程度，这表明关节的一部分比其他部分受累明显。

①伸展：通常情况下，由于椎间盘的后移位导致关节后部形成阻碍，腰椎伸展受到很大限制（图33-6）。

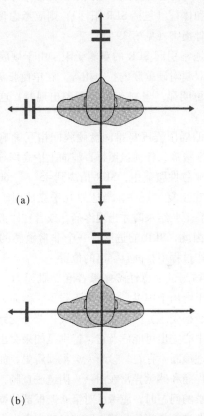

图 33-6 2 例大体部分关节运动模式

（a）屈曲和左侧屈曲的总限制，略限制伸展，右侧正常屈曲；（b）屈曲总限制；轻微限制伸展和左侧屈曲。

②侧向屈曲：在一个方向上，侧向屈曲比另一个方向受限明显，通常与检查时可见的侧向弯曲有关。如果疼痛感觉更多在接近患者弯曲的一侧，操作似乎效果更差。但是，如果疼痛感觉更多在远离患者弯曲的一侧，操作减少通常会成功。

另一种情况是，躯干在垂直方向上从一边摆动到另一边时，会出现剧烈疼痛。两侧屈曲在弯曲极限时是无痛的。这种现象表明在第4腰椎水平有一个中心凸起，与检查时所见的交替侧弯相对应。

③前屈：对于急性腰痛患者，这是非常痛苦的，通常是操作后的最后一个动作。

有时在屈曲过程中会出现移位,尽管它在直立位置是不存在的,或者在屈曲过程中在直立位置明显的横向倾斜消失了。

(3)特殊检查

①屈颈试验:在腰痛中,颈部屈曲常伤及下腰部,证实硬脑膜受累是疼痛的起源。

②直腿抬高试验(SLR):我们已经讨论了SLR是硬膜囊受累的证据,正如屈颈从上位拉伸硬膜囊一样,SLR也从下位伸展。因此,如果出现像急性腰痛这样的椎间盘硬膜囊相互作用的病变,则必然影响SLR。急性腰痛伴完全和无痛单SLR使临床医师不愿意接受椎间盘突出的诊断。如果背部急性疼痛严重到患者无法下床,但没有硬膜囊症状和体征(包括SLR阳性),则应考虑骨髓炎或转移等严重骨损害(见第39章)。

腰痛通常引起SLR的双侧受限:由于硬膜囊位于中央,抬高双腿对硬脑膜的拉力相等。在单侧腰痛时,SLR经常受限更明显。当交叉SLR现象出现时,这种情况有时会逆转。

SLR的局限程度是椎间盘硬膜间相互影响程度的标志。在急性腰痛,任何试图将直腿向上抬高均导致剧烈痛苦;而在亚急性腰痛中,SLR抬高到45°～60°开始出现受限。在恢复过程中,当还原几乎完成时,SLR可能只会在抬高下肢结束时才出现疼痛,或者在距离中间时出现疼痛。因此,SLR的进展是一个非常敏感的临床指标评估在操作过程中椎间盘突出的位置。

③传导测试:急性腰痛患者既无肌无力,也无皮肤阵痛。由于突出于中央,神经根不受累。然而,不要漏掉第4骶神经根受压。因为它位于中央,部分受到后纵韧带的保护,中心突出可能危及它,特别是如果突出过度伸展韧带。物理诊断不存在,诊断完全根据病史。如果疼痛深入骶部,疼痛和感觉异常在阴茎、阴道或直肠、鞍区麻木或有尿失禁的问题时,应考虑对第4骶根部的损害,并立即对患者做进一步评估。第4骶神经病变发生在后神经节近端,如果不减压,可能会对膀胱功能造成永久性的损伤,因此,它的起病无论多么轻微,都是椎板切除术的适应证。Cyriax建议,即使在腰痛发作后膀胱功能恢复时也要进行手术,因为不能保证下一次发作后不会出现持续性尿失禁。

3.自然病程 无论是否接受治疗,大多数急性腰痛患者在2～6周自行完全恢复。后纵韧带的张力突出椎间盘施加反压,突出椎间盘在前方逐渐移动,直到硬膜囊的压迫停止,症状消失。然而,由于纤维软骨很少有团聚的倾向,一块向后移动过一次的碎片迟早会再次移动。这意味着,虽然急性腰痛发作后完全恢复是常理,但复发是可以预见的。

然而,有时椎间盘突出并不会完全消退,慢性背痛也会出现。虽然患者大部分康复,大部分症状消失,但持续的腰椎疼痛仍然存在,特别是在特定的运动或特定的位置期间或之后。

另外,腰痛消失,但同时出现根性疼痛。正如已经讨论过的,突出物已经从中心移到一侧。

4.治疗 大多数急性腰痛患者无须治疗即可痊愈。MacNab说得很好,"医师必须不断提醒自己,即使他选择在患者的臀部涂花生酱来治疗,在概率的天平上,患者也会很快康复"。然而,将椎间盘内的压力保持在尽可能低的水平,当然会缓解症状并加速突出物的还纳。因此,明智的做法是不时采取仰卧位,膝盖和臀部弯曲成角,这将减少椎间盘的负荷到大约30kPa(腰肌的位置,图33-7)。这样做也是明智地避免引起盘内高压的运动和位置,如坐着或弯曲。

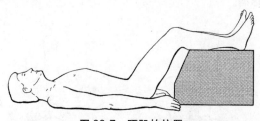

**图33-7 腰肌的位置**

标准教科书几乎一致推荐卧床休息作为治疗急性腰痛的一线疗法。然而,从未有证据证明完全连续的卧床休息会缩短恢复的时间。在一项病例对照试验中,虽然结果倾向于早期锻炼,但没有发现床上休息、早期锻炼和不治疗之间有显著统计学差异。其他报道提示,早期锻炼和休息之间的差异不大,2天在床上甚至比7天效果更好;换句话说,7天在床上比2天更有害。同时,Cochrane最近的一项研究得出结论,建议卧床休息和建议积极活动在效果上没有区别。因此,只有床是患者唯一舒服的地方时,才需要卧床休息。如果几天后,在没有明显增加疼痛的情况下散步是可能的,那么应该遵循这样的方法。此外,患者不应该被迫躺在床上。

(1)纤维环型腰痛:如果急性腰痛是纤维环型,在1～2次操作过程中有很好的机会早期和完全缓解,患者可以在第二天或第三天恢复工作,而不是等待两周或两周以上的自发恢复。

(2)髓核型腰痛:在髓核型急性腰痛中,典型的手法复位通常失败。症状的缓慢出现通常表明突出物太软,无法还纳。操作在侧弯方向远离腰痛的一侧时更容易失败。一个很好的替代方法是持续的人工牵引技术。在治疗急性腰痛时,另一种选择是增加但仍然舒适的脊柱前凸(McKenzie技术)。

虽然牵引对慢性髓核型腰背痛有效,硬膜囊症状缓和,但不应用于急性髓核型腰痛。经验表明,如果患者提到"刺痛"的存在时,那么几天内病情可能会明显恶化。原因尚不完全清楚。可能原因是在牵引过程中流体静力和渗透条件发生改变，椎间盘突出的大小进一步增加。

（3）超急性腰痛：如果腰痛是非常剧烈的，这意味着硬膜囊症状已强烈到反复痛苦的刺痛，迫使患者完全制动平躺，任何手法复位都是不可想象的。很明显，当患者几乎不能移动，或者需要几分钟的时间才能从检查椅上俯卧的体位翻身时，操作就无法进行。在这种情况下，除了几周的卧床休息，唯一的选择就是硬膜外局部麻醉，这种麻醉可以在 1～2 小时立即完全缓解症状。奇怪的是，尽管麻醉只持续 2 个小时，但从第二天开始就有了持久的缓解。注射可能对硬脊膜有一些长期的影响，使它变得不那么敏感。一旦刺痛感消除，患者就能够站起来并移动，以手法复位减少残余位移。这种硬膜外局部麻醉和手法复位的结合在几乎所有的超急性腰痛病例中都很快获得成功。

## （二）背痛

大约 80% 的下腰痛与椎间盘直接相关。椎间盘硬脊膜背痛表现为关节和硬脊膜症状和体征的典型复合体。疼痛和功能障碍的机制与腰痛的描述完全相同，但由于椎间盘硬脑膜的相互作用较为温和，其症状和体征较轻。

如果移位的椎间盘材料是髓核，症状的发作将会缓慢；如果是纤维化，疼痛会突然出现。因为与腰痛相比，硬脊膜不会持续受到刺激，因此硬脊膜的刺激仍然中等；无典型的腰痛和侧弯。有时硬脊膜接触发生在脊椎的特定运动中，只有当负荷增加时，将突出物推向硬脊膜管的方向。当硬膜囊在颈部屈曲或直腿抬高时向前移动时，其突出部分可能不足以干扰硬膜囊，因此硬膜囊征象并不总是存在。这就解释了为什么在中度背痛中，即使疼痛的机制是椎间盘硬膜囊相互作用，也只能有关节症状。

1. **病史**　疼痛通常发生在背部，单侧或中央，骶部或一侧臀部。由于疼痛起源于硬脊膜，可扩散至髂嵴，股骨转子及腹股沟，很少超过臀褶。偶尔，它可能模糊地位于大腿的后部或前部。

根据硬脊膜被刺激的部分，疼痛可为中央型或单侧或位置的变化。转移性疼痛是一种常见的病史，表明病变已从椎间关节的一侧转移到另一侧。腰椎间盘硬脊膜疼痛最典型的表现之一是腰椎间盘疼痛。然而，臀部交替性疼痛提示骶髂关节炎而不是椎间盘问题（见第 41 章）。

疼痛的定位不仅取决于硬膜管受压的位置，还取决于刺激的强度。参考疼痛的规则之一是，刺激越强，疼痛就越远。当疼痛位于臀部，但手法复位期间向中心和脊椎旁放射，这意味着疼痛刺激减少和椎间盘接触明显减少。因此，疼痛的"集中"是良好预后的一个很好的预测因素。相反的变化——疼痛越来越远地移动——表明情况已经恶化。

从临床角度来看，主诉是非常重要的，但不能总是被准确记忆。特别是在长期存在的病例中，患者可能很难记住症状是否突然出现——就像纤维环病变一样——或者活动受限是渐进性的——髓核移位。在纤维环突出症中，患者可能会描述背部突然感觉有东西向外突出，可能伴有

可听见的喀嗒声或下背部"砰"一声，伴有一阵剧痛。从那一刻起，背部在特定的位置和动作时疼痛。髓核型突出症的典型病史是最初症状轻微，几乎没有活动受限，患者很容易继续正常活动，可能只有轻微的背痛。然而，当天晚上在坐下来吃东西、读书或放松之后，会感到不舒服的程度大大增加。从想要起床的那一刻起，第二天的情况就会明显恶化。

姿势 / 动作与疼痛的关系也很重要。对于小的椎间盘病变，疼痛可能完全取决于用力程度。任何涉及弯腰、举起或坐太久的工作都会伴随着疼痛，然而，在休息时疼痛几乎或完全消失。在更特别的情况下，特定的位置是非常痛苦的，甚至是不可能的。很明显，接触会增加位置和活动，增加椎间盘内压力，从而导致椎间盘硬膜接触。向前弯曲和提升比站立时产生更高的压力。对于大多数背痛患者来说，四处走动比坐着舒服，因为坐着会给椎间盘增加更多的负担。没有支撑的坐姿比仰卧起坐造成的负荷更大，因而也更痛苦。

疼痛不仅受位置的影响，还受特定动作的影响。值得注意的是，在由椎间盘问题引起的背痛中，最一致的主诉之一是改变体位时暂时性的疼痛增加。坐了一段时间后站着的疼痛加剧，或者走路后坐着的疼痛瞬间增加，这是椎间盘硬脑膜相互作用的典型表现。在床上排尿和早上穿鞋通常被认为与疼痛增加有关。硬脊膜的症状，如咳嗽和打喷嚏时的疼痛，经常出现。

有时会遇到似是而非的复杂症状。上面描述的椎间盘的动力学表明，当患者躺下时，椎间盘内的压力应该降低，任何突出物都不那么突出。然而，一些患者在休息期间和休息后会有更多的疼痛，在夜间醒来，不得不在黎明前起床。这种解释可能是当外部负荷减少时，肿胀增加。在体外和体内，椎间盘水化和压力的变化都得到证实。据估计，在每日变化周期中，约有 25% 的椎间盘液体被表达和重新吸收。一个小的椎间盘后膨出，变得更多的水化膨胀，以增加硬膜接触。这种现象也反映在 SLR 范围的日变化上；在透明质酸后和 2 小时勃起后 SLR 的范围比较，SLR 的范围增加了 10% 或更多。

椎间盘硬脊膜疼痛的特征归纳在知识点 33-2 中。

---

### 知识点 33-2

**椎间盘突出硬膜囊受压的疼痛特征**
- 硬脑膜的参考
- 硬膜症状：咳嗽、打喷嚏和按压时出现疼痛
- 转移痛
- 坐 / 弯和位置变化时疼痛增加
- （早上更痛）

---

2. **临床检查**

（1）检查：侧偏或屈曲畸形只出现在比较明显的背

痛病例中。与腰痛一样，背痛的侧向弯曲可能是远离疼痛的一侧，也可能是朝向疼痛的一侧。可以看到或感觉到一些保护性的肌肉痉挛。在亚急性背痛病例中，检查没有发现什么特别之处；患者也没有提到任何疼痛在中立的位置。

（2）脊柱运动：在这四个活跃的动作上有部分的关节突运动模式。不同方向的限制程度不相等（图33-8）；如果没有限制，有些运动在极端时是痛苦的，有些则不然。所有这些发现都是典型的内部紊乱——一些运动增加了纤维环或髓核突出，因此增加了硬脊膜接触，而另一些则减少了。

（3）伸展：如果突出位于中心，也有限，疼痛位于腰骶区域中心。有时可见腰椎在伸展时发生轻微的外侧移位。

（4）侧弯曲：通常这是不平等的限制（图33-8a）。另一种情况是只在一侧屈肌末端有疼痛，另一侧则是全范围无疼痛。如果侧屈疼痛越难达到，手法复位几乎肯定会成功；但在相反的情况下，通过手法快速持久的缓解则更不确定。有时会出现一个疼痛的弧线（图33-8d）：当躯干从一侧移动到另一侧时，会出现短暂的疼痛。弧线可能相当广泛，只有经过相当大的努力才能克服。因此，应该鼓励患者继续运动，而不是在感到疼痛时立即停止；否则，可能会错过弧线的存在。有时两侧屈肌是完全的，没有疼

痛感。这并不能消除椎间盘突出，但可能表明它太小，太集中，在侧屈时不能与硬脊膜接触。只有伸展或屈曲才会影响疼痛，不对称可能只表现为短暂的偏离，屈曲或单侧定位时的疼痛弧线。

（5）向前弯曲：与急性腰痛一样，前屈通常是最痛苦和最有限的运动，因为它不仅作用于椎间关节，而且还将硬脊膜向前拉向突出的方向。在弯曲时躯干可能会偏离，虽然在直立的位置是笔直的。反过来也可能发生：直立位置的横向倾斜在屈曲时消失。有时这种偏离是短暂的：随着运动的进行，脊柱从中线开始，然后又回到中线。也可能有交替的偏差：向前弯曲的一种方式和移动方向相反的另一种方式。

无论是直立的、弯曲的，还是交替的，偏差都是避免疼痛的防御机制：硬脑膜必须被固定在一侧或另一侧。因此，临床发现的偏差，无论何种类型，强烈提示椎间盘突出。

屈曲也有可能是全方位的，只有在极端疼痛。或者，只有在颈部活动屈曲结束时才会引起疼痛。

背痛弧：经常会遇到疼痛的弧线，在中段某处有短暂的疼痛（图33-8c，d），或者在屈曲中点有轻微的偏离。需要仔细观察才能发现这条可见的弧线，而患者通常对此并不知情。屈曲时疼痛的弧线可能与部分关节模式有关，但也可能是孤立的发现。它总是意味着一小片椎间盘组织

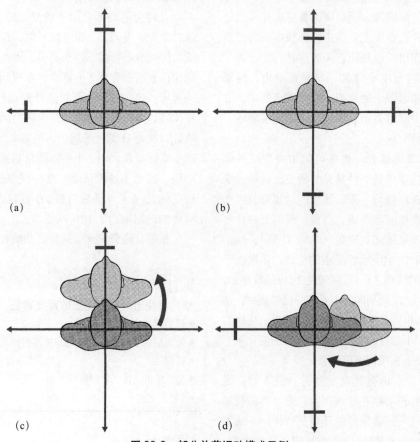

(a)　　　　　　　　　　(b)

(c)　　　　　　　　　　(d)

图33-8　部分关节运动模式示例

较低的数字与疼痛弧线有关：(c) 屈曲期间；(d) 左侧弯曲。

瞬间撞击硬脊膜。在屈曲开始时，椎间盘内压力和椎间盘后缘凸起的增加引起椎间盘硬脊膜接触（图33-9）。在水平方向以外的屈曲会造成更多的移位而不是压迫关节突关节。

（6）硬脑膜体征：任何阻碍硬脑膜正常活动的障碍都会导致 SLR 的限制或颈部屈曲时的疼痛。这是急性腰痛的正常表现。在椎间盘硬脊膜背痛时，SLR 可能是疼痛或受限，但如果不是这样，椎间盘不能自行消除作为症状的原因。特别是在亚急性的病例中，椎间盘突出可以是小的且对硬脑膜的影响不是连续的。在仰卧位时，突出物可能不够大，不会干扰硬脊膜的活动，因此 SLR 仍然是阴性。椎间盘和硬脊膜之间的接触只有在椎间盘内压力瞬间增大时才会发生，这种情况发生在站立位前屈时。在手法治疗过程中，SLR 在完全复位前变为阴性是一个常见的发现。在患者站立时进行腰椎运动测试，仍然会引起疼痛。因为在直立的位置，关节受到轴向压力，导致椎间盘后凸增大。

（7）神经根体征：简单的背痛没有神经根的症状。

3. 椎间盘硬脊膜背痛的自然病程　很难预测自然病程，因此告诉患者背痛很快就会减轻是不明智的。虽然大多数发作都是自限性的，但活动受限往往会变成慢性。虽然急性发作显示出一些自行治愈的倾向，但最近研究表明，背痛的过程只是周期性的，在急性发作后会反复出现。有相当一部分患者甚至可能无法解决他们的疼痛和活动受限，并常年遭受慢性腰痛的折磨。

4. 特殊类型的背痛

（1）硬脊膜挫伤：有时患者会主诉背部持续疼痛，这种疼痛不会因位置或动作而改变。发病形式为急性腰痛发作。解决问题通常在两周内完成，除了持续数月或数年的背痛，咳嗽和打喷嚏可能会加重疼痛，但其他运动不会加重；夜间或早晨疼痛可能增加。

临床检查完全没有发现任何阳性体征：脊柱活动范围全，无硬脑膜征。

这种背痛的一种可能解释是硬脊膜的"擦伤"。急性腰痛引起的硬脊膜的炎症。虽然椎间盘突出在一段时间后已经还纳，硬脊膜仍然处于炎症刺激中，导致持续的疼痛。很明显，这种类型的背痛——慢性疼痛不受姿势或用力的影响，临床检查结果为阴性——也可能是由于来自其他（内脏）结构的背部疼痛引起的。

当怀疑硬脊挫伤时，建议采用 0.5% 普鲁卡因硬膜外注射。积极的诊断反应不仅解决了鉴别诊断的问题，而且也是治疗的方法，因为大约一半因硬脊膜挫伤引起的背痛的患者通过注射一针就能永久治愈。

（2）夜间或清晨背痛：背痛可能仅限于夜间。患者可以在白天做任何正常的事情，没有丝毫的不适，但每天早上都是在凌晨醒来，因为越来越严重的背痛迫使患者起床。疼痛很快就减轻了，一旦患者直立起来，接下来是无痛的一天，尽管你很努力。另外，不能忍受的背痛在 2 小时的睡眠后强迫患者下床。疼痛很快减轻，恢复睡眠是可能的。白天没有丝毫的不适，即使是繁重的工作。

白天的临床检查为阴性：活动范围全，无硬脊膜征。

这种夜间背痛常见于中年人。最好的解释是在退行性变早期，椎间盘内压力升高。当水平位置的外荷载减小时，含水率有较大的增加。扩张迫使椎间盘对抗疼痛敏感的硬脊膜。恢复直立位提高了静水压力，水被挤压，椎间盘内压力下降，从而减轻了硬脊膜上的张力，疼痛消失。

由于疼痛是硬膜来源，硬膜外注射是首选的治疗方法，在 70% 的病例中成功。如果注射失败，可使用韧带硬化，以稳定下腰椎节段。

（3）髓核自行还纳式椎间盘：有时，获得的病史与前一节所描述的相反。醒着的时候没有疼痛，而且用力也不会引起症状。背部疼痛开始于腰部挺直的几个小时

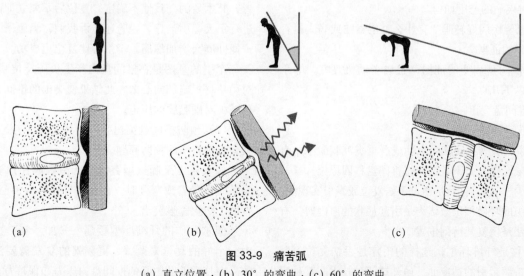

**图33-9　痛苦弧**

(a) 直立位置；(b) 30°的弯曲；(c) 60°的弯曲。

后，随着白天的进行而缓慢增加，最严重的是在晚上，强度根据活动而变化。躺下来消除了第二天早上完全消失的疼痛。

上午的临床检查为阴性，活动范围全，无硬脑膜征。到了晚上，SLR 出现疼痛。很明显，由于脊柱的轴向载荷，髓核突出。在夜间卧床后会导致自发减少。

因为这段病史表明椎间盘突出可减少，但不稳定，治疗方法应针对椎间关节的稳定。这可以通过硬化注射来实现，通常会有好的效果。

5.治疗 在给予具体治疗之前，必须回答以下几个问题。

• 背痛是由活动相关的脊柱疾病引起的吗？

• 如果是这样，这种障碍是否是椎间盘硬脊膜相互作用导致？

当关节和硬脊膜的症状和体征同时出现时，答案是显而易见的。然而，在中度硬脊膜腰酸背痛中，当患者仅表现为关节症状时，可能更难对内部紊乱做出一定的诊断。然而，除了少数病例外，部分关节运动模式常提示椎间盘病变（见第 39 章）。一个移位，无论是在直立的位置或在屈曲，意味着一个突出。此外，疼痛弧线的存在，无论是在侧屈或前屈，是一个小的椎间盘突出的提示。

椎间盘硬脊膜背痛的治疗方法因人而异，很大程度上取决于从病史和临床检查中获得的数据。虽然大多数情况下，腰痛是由半脱位椎间盘挤压硬脑膜引起的，但突出物的大小、结构、位置、水平和稳定性有很大的不同，因此治疗必须有选择性。对于椎间盘硬脊膜下疼痛没有一种明确的治疗方法。如果半脱位的椎间盘碎片被认为是引起疼痛的原因，应该提出进一步的问题。

• 病灶的级别是什么，突出物的大小和组成是什么？

• 半脱位碎片是急性的偶然事件，还是患者复发的背痛发作？活动受限会持续多久？阵发性疼痛是完全消失的还是持续的疼痛？

• 疼痛程度如何，硬脊膜受累程度如何？

• 患者对疾病的态度如何？

• 患者想要疾病好转吗？有什么补偿索赔或病人是否存在心理障碍的证据？

如果有椎间盘病变的证据，且患者动机良好，非手术治疗包括以下几点。

• 减少椎间盘突出。

• 预防椎间盘再突出。

• 硬脊膜脱敏（在硬脑膜急性或严重炎症刺激中，有时脱敏为了减轻疼痛而不是试图将椎间盘移回原位）。

（1）减少椎间盘突出：是通过手法复位或牵引实现的。当椎间盘组织的轻微移位被认为是引起症状的原因时，有效的治疗方法是恢复其解剖位置。

如果位移是纤维环型，选择的治疗是手法复位。髓核型突出是持续牵引的适应证。虽然这两种技术在某种程度上是可互换的，但一些突出物通过牵引证明是不可改善的，而通过手法复位证明是有效的，反之亦然。很明显，由硬环状物质组成的突出物对手法复位效果更好，但软的髓核突出需要牵引。Cyriax 说："你可以用锤子敲钉子，但糖浆必须被吸进去。"他说，如果无法获得足够的数据来判断患者的病情，而且治疗的选择也存在疑问，那么应该首先尝试手法复位。如果手术失败，患者应该从第二天开始进行牵引。如果通过手法复位获得了相当大的改善，但尽管进一步尝试，仍不能减少突出，则应替换牵引力以完成该过程。

①复位：手术指征为后路纤维环型突出。倾向于使用复位体征是弯曲时疼痛的小弧线或侧向的小偏差。当患者从疼痛的一侧弯下腰时，疼痛剧烈的患者通常通过手法复位很容易减少疼痛。在老年患者中的成功率也更高。

本书中所使用的方法是收紧后纵韧带，在关节后部创造空间。两个椎体边界之间的距离增加了，碎片就有了移动的空间，而后韧带所施加的力将碎片推回到原位。

第三层和第四层的位移对旋转运动的响应最好，而在第四层的伸展运动通常更有效。如果存在任何偏差，也可选择旋转操作。老年患者对俯卧伸展技术的耐受性优于旋转伸展技术。

简单易学的复位方法通常快速有效。总而言之，在46% ～ 57% 的患者中，一次复位可以缓解急性背痛。通常情况下，小的纤维环移位可以通过一次复位治疗。对于较大的突出症，可能需要 2 ～ 4 个疗程。当患者表现出明显的侧向弯曲时，有时需要 4 次复位。复位在经过少量疗程或根本不复位之后认为是成功的。因此，如果患者没有立即和持续的改善，继续治疗是不明智的，应该用日常牵引代替。

②每天持续牵引：牵引的适应证是 60 岁以下的患者，他描述了背部疼痛的缓慢开始。椎间盘硬脊膜受累的患者，其术后的一致性不确定，复位后不能立即改善，也应进行每天牵引治疗。经验还告诉我们，当躯干一侧向疼痛一侧伸展会增加疼痛，牵引会比复位更成功。

牵引的意图是在椎间盘内产生负压及拉紧后纵韧带，对髓核材料施加向心力。此结果使突出的椎间盘逐渐减少和减少对硬脑膜的压迫。

（2）预防椎间盘突出：一旦移位减少，患者无症状，就会出现特殊的预防问题。

如果病史是髓核型突出症，患者应注意姿势，特别是长时间坐着或弯腰时。在保持脊柱轻微前凸是有益的，有助于防止髓核突出。

偶尔发作的纤维环型腰痛——如一年一次——可以由一个好的复位来改善。更频繁的复发需要注意积极预防。在日常活动中降低椎间盘内压力和保持背部中空的必要性应该在患者所在的预防阶段得到重视，指导患者坐、站、弯、举。然而，训练是预防的而不是治疗的，患者在完全无症状之前不应该参加。

　　加强躯干的肌肉并不会增加椎间盘的稳定性。背部肌肉不能直接控制椎间盘的内容，因此稳定性不取决于它们的力量，而是取决于它们保持身体的位置。

　　因此，锻炼和加强腹部和骶棘肌是徒劳的，可能会使背痛加重，因为盘内压力随着俯卧伸展运动和仰卧起坐而显著增加。

　　复发性背痛，即椎间盘不稳定，患者虽保持良好的姿势，但反复发作，应对后韧带进行硬化注射。目的是在第 4 节和第 4 节腰椎水平诱导在韧带间和韧带上，小关节突关节后囊和腰筋膜深部的炎症。由于这一炎症反应，注射的韧带会出现纤维组织挛缩。注射结构的永久性缩短会降低移动性，增加椎间关节的稳定性。大约 80% 的患者接受硬化注射治疗。这些稳定注射的另一个适应证是髓核自我减少椎间盘突出症，没有其他治疗是有效的。当夜间或早晨背部疼痛对硬膜外局部麻醉没有反应时，也会出现这种症状。

　　(3) 硬膜外注射：在椎间盘硬脊膜相互作用中，硬脊膜的损伤比椎间盘突出更重要，选择硬脊膜外注射局部麻醉。例如，在夜间背痛时，椎间盘肿胀仅间歇地压迫硬脊膜。当背部疼痛是由"硬脊膜挫伤"引起时，硬膜外局部麻醉也被使用。

　　当腰酸背痛明显是腰椎间盘移位所致，但对复位和牵引均难以治愈时，下一步是硬膜外注射。如果不可能矫正椎间盘突出，尝试脱敏硬膜管是合理的。

　　椎间盘硬脊膜后疼痛的定义、症状、体征及治疗方法见知识点 33-3。

### （三）坐骨神经痛

　　由于 Mixter 和 Bar 在 1934 年发表了他们的经典论文，人们普遍认为外侧椎间盘移位是神经根疼痛的主要来源。椎间盘突出对神经根的压迫引起神经纤维的机械变形和神经根循环的改变，引起疼痛和功能的改变。

　　1. 机制　椎间盘后移位（图 33-10a）通常或多或少受到后纵韧带的物理影响。在急性腰痛中，当椎间盘自行或机械性复位时，韧带的阻力会使凸起保持原位，或使凸起再次向前推进：韧带施加的压力高于椎间盘内的压力，使突出逐渐向前移动。

　　然而，当椎间盘内压力仍然很高时，移位的组织会越来越向外侧推入椎间盘后外侧边缘——阻力较小的区域（图 33-10b）。向外侧移动，不受后纵韧带强中心的反压，腹侧韧带扩大，提起或撕裂外侧韧带扩张，疝入硬膜外间隙外侧腔室，压迫神经根。这是继发性后外侧突出导致典型坐骨神经痛发作的典型发展。

　　为了更好地了解临床图像，重要的是要记住症状的严重程度不仅取决于突出的椎间盘的质量，而且还取决于其

**椎间盘硬脊膜背痛总结**

定义

- 背痛，有时在臀部或腿部，由于椎间盘后移位不断或间歇性地压迫硬脊膜引起的

症状

- 急性、慢性或复发
- 发病提示突出的类型

| 急性发作 | 纤维环型突出 |
| 缓慢和逐渐发作 | 髓核型突出 |
| 急性发作，伴有缓慢恶化 | 混合型突出 |

- 疼痛是单侧的、中央的、双侧的或交替的
  （臀部和腿部的神经外痛是可能的）
- 特定的动作会增加疼痛感：通常坐着，坐完之后站起来，然后起床最痛苦的
- 硬膜症状可能存在
- 特殊类型的背痛
  - 持续的疼痛，"硬脑膜挫伤"
  - 夜间早上 / 背痛
  - 自我还纳型椎间盘

体征

- 关节体征
  - 部分关节移位模式
  - 移位：垂直位置，在屈曲或交变时的瞬时移位
  - 疼痛弧线
- 硬膜（不总是存在）
  - 屈颈
  - 直腿抬高试验阳性
  - 直腿抬高时的疼痛曲线

治疗

- 复位
  - 纤维环型病变
  - 小的髓核病变
- 牵引
  - 髓核病变
  - 牵引后椎间盘病变未改变
- 硬膜外注射
  - 顽固性背痛
  - 夜间和早晨背痛·硬脑膜挫伤
- 健康宣教：仅作为预防措施
- 硬化注射
  - 复发
  - 可自我减少的核突起
  - 夜间和早晨背痛

---

他因素（图 33-11）。其中，质量内部的膨胀——换句话说，就是突出物的柔软或坚硬——起着重要的作用。此外，根与椎间孔骨结构的相对固定可以决定它的牵引程度。最后，神经的炎症程度是产生症状的一个重要因素。神经根

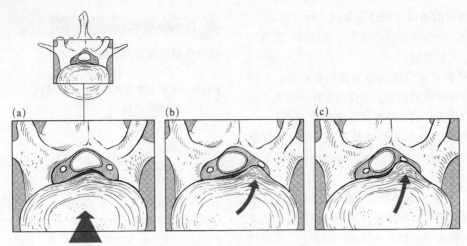

图 33-10　坐骨神经痛的机制（详见文本）

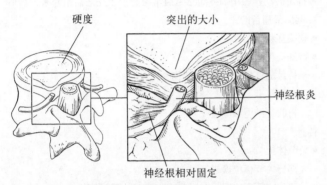

图 33-11　产生坐骨神经痛症状和体征的因素

可能有直接的化学损伤，或硬膜外和硬膜内肿胀和进一步压迫。许多专家强调，疼痛主要是由于神经根是慢性刺激的部位引起的和通过在根周围放置雾化球囊导管进行实验得出了这一结论：只有在压力维持足够长的时间以引起炎症反应时才会产生坐骨神经痛。在使用渐进式局部麻醉的手术过程中，坐骨神经痛只能通过对发炎的神经根施加直接压力或拉伸来产生，而对正常的神经根施加压力是无痛的。

因此，我们应该清楚地看到坐骨神经症状和体征的严重程度是由突出物的大小、与根不一致的接触强度和神经根周围的炎症反应决定的。由于所有这些原因，坐骨神经痛不仅仅是 CT 上可见的突出的存在。因此，判断坐骨神经痛的严重程度只取决于从病史和临床检查中获得的数据。科学研究通常只提供很少的信息。

症状和体征是神经根参与病变的结果，包括关节、硬脊膜和神经。神经根袖和神经根纤维引起两组不同的临床表现：硬脊膜和实质。

（1）硬脊膜根套管

①症状：节段性疼痛。硬脊膜根套管首先被压迫和引发炎症，导致神经根疼痛的出现。与硬脊膜外疼痛不同，硬脊膜根套管疼痛完全遵循节段参照疼痛的规则（参看第1章）。然而，缺乏经验的检查者有时会发现很难区分节段神经根疼痛和硬脊膜外疼痛。下面的特性可能是有价值

的。首先，硬脊膜疼痛从来没有超过脚踝，而神经根疼痛的 $L_4$，$L_5$，$S_1$ 和 $S_2$ 起源通常蔓延到脚和脚趾。其次，硬脑膜疼痛并不局限于患者能准确描述的精确皮肤区，而是在大面积范围内隐约可见。因此，患者在描述这一区域时将更加不精确。

②体征：活动中发生改变。神经根的硬膜鞘相对于邻近的结构移动。由于神经根向下且稍前，神经根通过外侧根韧带与下方的椎弓根松散结合，当向下牵引时，会与椎间盘后外侧相接（图 33-12）。

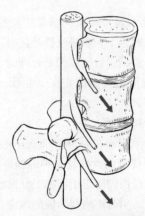

图 33-12　神经根向前拉在椎间盘突出处

SLR 期间，$L_4$、$L_5$、$S_1$ 和 $S_2$ 根在椎间孔水平处向下和向前偏移 2 ～ 4mm。很明显，在大的后外侧椎间盘突出中，这些根的活动能力受损，SLR 功能受限。有时出现疼痛的曲线，而不是限制：疼痛出现在运动过程中，但当腿抬高时就消失了——这是一个小突出的迹象，神经会碰到它，然后后滑过去。这种短暂的疼痛是非手术治疗的一个令人鼓舞的迹象。

第 3 腰椎神经根继续进入股神经，在 SLR 时，股神经保持放松。因此，这个动作没有疼痛并不能说明 $L_3$ 根是完整的。一个更好的测试是俯卧的屈曲髋关节。

对于 $S_3$ 和 $S_4$ 根的迁移率没有临床试验。

（2）实质：机械因素主要是造成硬脊膜内血流和形成硬脊膜水肿，进而造成神经纤维结构损伤。也有人认为，从退化的髓核中产生的分解产物可能通过根部渗出，导致"化学性根炎"。自身免疫机制在退化椎间盘周围的炎症组织反应中起作用。神经组织在非根相互作用期间的干扰细节尚未完全了解；然而，它们的临床后果和功能变化是清楚的。一方面，纤维的高度兴奋导致感觉异常和肌肉束状。另一方面，神经功能丧失——肌肉无力、感觉缺陷和反射改变。

①症状：感觉异常。针刺感只有在神经组织高度兴奋时才会出现。因此，它们是周围神经病变的病理表现。在神经根受压时，它们被严格限制在各自的皮节，并占据远端的一个区域。通常，当麻木开始时，感觉异常就会消失——当压力引起感觉缺陷时，兴奋性就会停止（见第 2 章）。

②体征：感觉障碍、运动障碍和反射改变。感觉和运动缺陷并不总是很容易被察觉，而且两条腿应该仔细比较。运动障碍通常是中等程度的，大多数患者不知道功能丧失。然而，虚弱有重要的治疗和预后后果，它必须在每个肌群中寻找。

由于神经根的倾斜度及感觉根和运动根在硬脊膜套内有单独的路线，一个突出物可以压缩一个根、一个根的一半、两个根或两个根的一半两个连续的根（见图 33-16）。在第 5 腰椎水平的病变中尤其如此，同样的突出压迫 $L_5$ 的运动根和 $S_1$ 的感觉纤维。

在非根相互作用中（见图 33-17），神经根体征如下。

- $L_1$：皮肤支配区域在腹股沟韧带内侧下方。
- $L_2$：支配腹股沟至髌骨的皮肤感觉，髂腰肌无力。
- $L_3$：腿部前部的皮肤镇痛，从髌骨到脚踝感觉，腰大肌和股四头肌无力，膝反射乏力。
- $L_4$：外踝、背、足、踇趾内侧感觉，以及胫骨前、踝背伸肌。
- $L_5$：外腿、足背、内三趾皮肤感觉、伸肌无力、腓骨肌；踝关节反射可能消失或减弱。
- $S_1$：腿部后外侧、踝关节外侧、足外侧和两个外脚趾感觉；腓骨、小腿肌腱和臀中肌可能很虚弱；踝关节反射减弱。
- $S_2$：小腿背部和脚跟的皮肤感觉，小腿和臀中肌无力。
- $S_3$：大腿内侧皮肤感觉；无肌力减弱。
- $S_4$：鞍区麻木，膀胱直肠功能障碍。

**2. 病史**

（1）继发性后外侧的突出：这是典型的坐骨神经痛。患者通常在 20—50 岁。背部疼痛或腰痛发病史。突然或增加的背痛，这往往成为单侧的。然后疼痛转移到四肢的一个部分，在那里占据了一个特定的皮肤组织；通常，当四肢开始疼痛时，背痛就会停止。

疼痛的准确定位对诊断有很大帮助。腹股沟和大腿前部的疼痛可能表明第 2 或第 3 腰椎神经根受压。当前侧疼痛向踝关节延伸时，第 3 腰椎神经根受累。腿外侧和足背交叉疼痛是由第 4 或第 5 腰椎椎间盘病变引起的。要区分它们并不总是那么容易。如果踇趾受影响，两个神经根可能都有责任，但如果再加上第 2 和第 3 个脚趾受伤，损害是第 5 腰椎神经。腿和脚外侧的疼痛，到达两个外脚趾，表明第 1 骶神经病变，而第 2 骶神经根部疼痛占据大腿、小腿和脚跟的背侧。

一段时间后，除了根部疼痛加剧外，患者还会主诉在各自皮肤节的远端出现感觉异常。针刺感不仅表明神经纤维被压缩了，这立即排除了节段性疼痛的其他非神经根来源，而且还提供了一个更好的指向哪个神经根有问题的指针。

之后，患者会提到腿或脚的麻木和无力。当无力到极点时，疼痛就停止了——根部已经萎缩。

后外侧椎间盘移位引起的症状具有惊人的相似性。病史对坐骨神经痛的诊断至关重要，可能是最重要的诊断技术。症状的发生和发展与姿势和用力的关系，疼痛的确切定位，感觉异常和麻木的存在是诊断和决策中极其重要的特征，对治疗和预防都是如此。这种疼痛通常在坐着时加重，在卧位时减轻，特别是当患者采用"腰大肌姿势"时——仰卧，臀部和膝盖弯曲（见图 33-7）。然而，在严重的情况下，当持续的压力导致硬膜鞘相当大的炎症时，疼痛可能是持续的，有时在夜间会增加。通常情况下，站着比坐着好，但有时候走路会很困难，特别是当神经根的活动能力受损时，以至于在摆动阶段将受影响的腿向前移动会拖住坐骨神经，然后患者以适应的步态行走。在第 3 腰根病变中，站立或斜卧时疼痛加重，坐位时疼痛减轻，因为坐位是唯一能放松股神经和第 3 腰椎神经根张力的体位，所以这些患者通常喜欢坐着睡觉。在非根相互作用中，症状通常在早上更严重，可能是由于椎间盘肿胀压力增加。患者疼痛症状在中午左右有所减轻，到了晚上又加重了。咳嗽和打喷嚏也可能导致臀部或四肢疼痛。

症状序列：从中央突出到后外侧突出的过程，对神经根套管和随后的神经根纤维的压力，反映在症状的顺序。最初的背痛之后是神经根疼痛，然后是感觉异常、感觉和运动障碍。随着后两者的增加，神经根鞘变得不敏感，坐骨神经疼痛减轻。引起神经萎缩的巨大突出可能导致功能完全丧失：患者可能会自发地、主观地好起来，但解剖学上却不好。然而，大多数患者从麻痹中康复后并没有持续的失去力量，特别是如果只有一个根系是麻痹性的。

由于诊断、治疗和预后的原因，区分四肢神经根痛和硬脑膜痛是非常重要的。在急性腰痛或严重的背痛时，这通常不是很困难，因为小腿的所指疼痛并不像腰椎或臀痛本身那么严重。另外，当患者表现为严重的腿痛，很容易辨认节段性根压痛。然而，偶尔发生的情况是，只有硬脊膜疼痛存在，将其与节段性疼痛区分开来可能更加困难。典型的例子是腹股沟疼痛，可来源于硬脊膜，节段参考来源于 $L_1$-$L_2$ 或节段参考来源于 $T_{12}$。臀部疼痛有时也会引起诊断问题：在一个或双臀部通常是硬脊膜起源，特别是如果疼痛局限于上臀部，不像背部疼痛那么严重。一个下半臀部的疼痛很少是硬脊膜的，更多的是 $S_2$ 的节段性受累。

虽然上述症状的顺序总是出现在原发性后外侧突出，但它并不总是像描述的那样典型。先前存在的背痛可能从未发生过，但背痛和坐骨神经痛几乎是同时发生的。然而，仔细调查可能会发现坐骨神经痛发作前几天左右，长时间坐着或弯曲时疼痛感模糊，骶骨疼痛。或者，剧烈的背痛几乎立即变成了腿部疼痛。除非有特别说明，否则不会提及背痛的短暂或重要时期询问。有时当根部疼痛来袭时背部疼痛并没有消失，尤其是在老年患者中。在这些病例中，症状可能会持续下去，但在"典型坐骨神经痛"中则不然。特别是当背部疼痛超过肢体，这种类型的坐骨神经痛很少显示自行治愈的倾向。

（2）原发性后外侧突出：在这种非根性交互作用中，疼痛从一开始就是根性的，以前没有背痛。病变为核性病变，仅发生于 18—35 岁的年轻患者。突出物通常在 $L_5$-$S_1$ 关节处，在那里压迫 $S_1$ 根。

病史通常较典型。一位年轻的患者说，久坐后疼痛。或者，疼痛可能在膝盖和腿的外侧，但很少扩散到脚。偶尔会出现脚跟麻木，之后会扩散到小腿和大腿的疼痛。患者一站起来，疼痛就消失了。以前没有发生过背痛，患者通常不会将小腿或膝盖的疼痛与背部疾病联系在一起；然而，咳嗽或打喷嚏会伤到腿。几个月后，疼痛会慢慢加重，在此期间，疼痛会向上蔓延至大腿后部。当疼痛到达臀部时，它可能是持续的，除了在床上。腰椎屈曲 SLR 逐渐减弱。最后，即使是伸直膝盖也会感到疼痛，这就迫使患者用屈膝蹒跚而行。

对于治疗来说，后外侧突出的原发部位的诊断是很重要的。由于原发性后外侧突出总是髓核型的，所以复位对症状没有影响。

（3）"挫伤"的硬膜囊根套管：有时根痛是持续的，不受姿势或用力的影响。通常患者有典型的非根性疼痛的病史，从这种疼痛中恢复已基本完成。然而，痛苦并没有消失，虽然现在比以前少了很多，但现在几乎是不变的。或者，患者可能已经接受了椎间盘切除术，这在很大程度上改善了他或她的状况，但并没有达到治愈的程度。有时疼痛是双侧的，这强烈提示脊椎滑脱。临床检查显示只有全方位的运动。对于这种不寻常的疼痛综合征，一种可能的解释可能是根套管的持续损伤，椎间盘病变已自发减少或手术切除。尽管没有更多的椎间盘接触，但套管仍然受到刺激。硬膜外注射局部麻醉是确定诊断的必要条件，而且常常能永久消除疼痛。

3. 鉴别诊断 坐骨神经痛不仅要与四肢的硬脊膜外 - 精神疼痛区分开来（见前文），还要与不是由椎间盘硬脊膜相互作用引起的节段性疼痛区分开来。这些障碍将在单独的章节中详细讨论，但这里列出了一些要点。

• 老年人坐骨神经痛多由侧隐窝狭窄引起，尤其是站立或行走时出现疼痛，应怀疑存在狭窄的神经根管（见第 35 章）。

• 双侧坐骨神经痛很少由一个椎间盘病变引起，除非椎间盘有巨大的突出后纵韧带断裂。$S_4$ 病变的证据也会出现（见上文）。另一个，虽然不常见，但可能存在两种后外侧突出，一个在 $L_5$，另一个在 $L_4$。另一种情况是，一个椎间盘发展了两个后外侧椎间盘突出，后纵韧带两侧各有一个。在双边坐骨神经痛较年轻的患者，应考虑滑脱；在老年病人中，可疑的脊柱或侧隐窝狭窄。

• 交替性坐骨神经痛很少由椎间盘病变引起，但提示早期强直的骶髂关节炎脊柱炎。

• 腰痛加重，坐骨神经痛加重，提示一种严重的紊乱，特别是如果疼痛不随姿势或用力等外力而变化，且持续恶化（见第 39 章）。

4. 临床检查

（1）检查：骨盆侧向倾斜或移位。就像腰痛一样，疼痛的方向可能偏向一侧，也可能偏向另一侧，这取决于突出的位置。如果后一种情况发生在神经根外侧，则会发生向无痛侧的侧向移位，减少与根的接触（图 33-13）。如果突出部位于硬脊膜硬膜与硬脊膜套之间的"腋窝"处，脊柱就会向疼痛的一侧倾斜，以减轻对根的压力。

坐骨神经痛患者在急性腰痛中采用这种弯曲的姿势是很少见的。伸展是不可能的，每一次试图拉直背部的尝试都伴随着腿部背部的剧烈疼痛。这种形式的坐骨神经痛

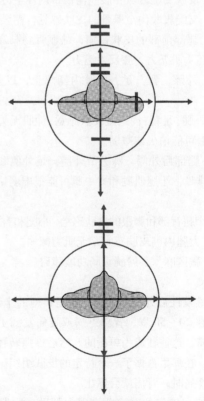

**图 33-13 坐骨神经痛的常见模式**

圆圈内的箭表示背部 / 臀部疼痛；圆圈外的箭象征着腿部疼痛。

很难非手术治疗，大多数患者会选择椎间盘切除术。

在压迫 $L_3$ 根时，患者可采取特定姿势：躯干轻微屈曲，髋部屈曲。患有急性髋关节病变的患者的位置相似，必须在临床上区分两者。

（2）脊柱运动：在坐骨神经痛，如腰痛或背痛，关节体征表明关节部分阻塞可能存在。然而，重要的是要记住，屈曲不仅是一种关节体征，也是一种对根的移动性的测试，除了在 $L_3$ 中病变通常是有限的，因为增加的疼痛在肢体。坐骨神经痛的典型模式——椎间盘病变的后果——是在屈曲过程中出现严重的腿部疼痛，以及在其他一两个腰椎运动中出现的下背部或上臀部疼痛。如果在腰椎运动过程中仅存在根际接触，且硬脊膜管未受影响，则仅在屈曲时肢体才会感到疼痛。这是典型的原发性后外侧突出，其中屈曲是唯一的痛苦和有限的运动。

有时在屈曲过程中可以看到侧向倾斜的增加。同样的，这个偏差可以是朝向疼痛的一侧，也可以是远离疼痛的一侧，这取决于突出的位置。

如果侧屈或伸展在腿部而不是在腰椎或臀区造成伤害，操作几乎总是失败的，尤其是在患者 < 60 岁时（图33-14）。

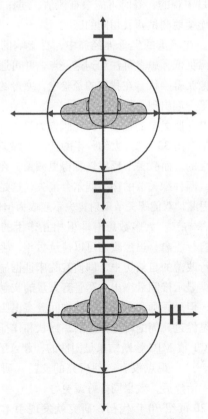

图 33-14　坐骨神经痛的不利模式

完全和无痛范围的屈曲并不意味着没有椎间盘病变是可能的，甚至一个大的突出不造成屈曲受限。例如，在 $L_3$ 压迫中，神经在伸展过程中是放松的，因此这种运动是无痛的。在严重压迫的情况下，根萎缩已经发生，屈曲

仍然是全范围和无痛的。患者已经失去了疼痛感，腰椎运动恢复正常，但一些肌肉的相当薄弱是大体的证据后外侧的椎间盘病变。

（3）神经根测试

①测试根的迁移率：直腿抬高检查了 $L_4$ 和 $S_2$ 的神经根袖的活动，而膝弯曲检查了 $L_3$ 的神经根。重要的是要记住，每个神经根是不完全固定的韧带，从神经根鞘到各自的孔的下蒂。SLR 时坐骨神经向下拉，根向前拉。由于固定术的原因，神经根无法滑动，与管前方占位性病变相接触。相反，从上方或后方压迫神经根并不会导致根系移动性下降。当进行 SLR 时，根的前部和相对固定的位置保护它不受后部压迫。这种观察在神经根疼痛的鉴别诊断中非常重要。侧隐窝狭窄或小平面肥厚会造成后侧（后壁病灶）的压迫，不会影响根的移动性。因此，SLR（或股骨拉伸）专门测试神经根和椎间关节（前壁）后部之间的移动性。

然而，对于椎间盘病灶神经根移动性的限制并不是病因学上的原因，因为 SLR 试验的特异性约为 90%。

• 任何占位性病变干扰神经根前侧的神经根管也会引起同样的临床特征。这就是神经瘤和肿瘤的例子，这和椎间盘病变一样会造成 SLR 受限。

• 臀部的病变也会引起明显的病变 SLR 受限。SLR 受限与髋关节屈曲严重限制的结合提请注意这类病变。

• 腘绳肌和骶髂关节损伤也会引起在 SLR 的极端疼痛，由于直接的张力施加。另一方面，完整无痛 SLR 并不排除椎间盘病变。

• SLR 检测不到 $L_1$、$L_2$ 和 $L_3$ 的病变，因为坐骨神经不会直接拉伸这些水平的神经根。然而，$L_3$ 根在 SLR 极限抬高时可能会受到一些牵拉。

• 小的后外侧突出物有时不够大到在仰卧位移动过程中冲击硬脊膜。与之相反，躯干脂肪与患者直立可引起腿部疼痛，因为关节现在被身体重量压缩，而凸起部分向根部方向挤压。因此，患者不能完全向前弯腰，但有一个完整和无痛的直腿抬高，这并不矛盾。

• 在神经根萎缩情况下，SLR 也是完全无痛的。

• 当坐骨神经痛导致躯干严重受限时，SLR 也常常是全范围无痛的。虽然在椎板切除术可能观察较大椎间盘突出。这些坐骨神经痛的病例对保守治疗有抵抗力。有人认为是神经根出现在这里稍高的孔中，因此在 SLR 或弯曲时不受影响。

由于这些原因，绝不能仅仅因为 SLR 是全范围无痛的就认为椎间盘病变不可能存在。硬脊膜活动性试验必须始终在其他临床发现的背景下解释，SLR 作为一个孤立的测试没有诊断意义。

然而，SLR 期间的疼痛曲线是椎间盘病变的病理表现，也表明病变很小，神经根只是暂时受压迫。疼痛曲线是一个令人鼓舞的信号，表明复位将会成功。

有时 SLR 在无痛的一侧导致另一侧肢体疼痛，有时

甚至可能是有限的。这种现象——交叉 SLR——在 $L_4$-$L_5$ 水平处更常见，表明隐窝突出：硬脊膜的向下运动将根的内侧部分拉向突出处（图 33-15）。

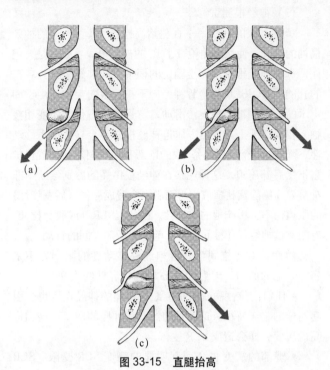

图 33-15　直腿抬高

(a) 单边限制；(b) 双边限制；(c) 交叉限制。

当神经损害不存在时，SLR 的限制程度与施加在神经根上的压力成正比。SLR 随时间的变化是判断坐骨神经痛发展的最佳客观标准。然而，当传导受到损害时，这种情况就会发生变化，与之相干扰的程度就能最好地测量突出物的大小。

②测试根传导：一旦神经纤维的压迫导致变形，神经缺损就会在临床上被发现。从这一阶段开始，突出的大小不再由根部移动的限制决定，而是反映在缺损的程度。必须仔细测试感觉和运动传导及反射变化，因为神经缺损的存在具有诊断和治疗价值：诊断是因为它指示神经根的压力，是椎间盘神经相互作用程度的标准；治疗性的，因为传导干扰的迹象意味着还原的尝试不再显示。

临床检查神经根传导必须彻底。由于病变往往是不完整的，大多数患者不知道任何力量或敏感性的损失，除非有完全的根萎缩。

由于神经根的倾斜路径，椎间盘病灶可压迫一个根或两个连续根。压迫也有可能只影响根的上部，导致感觉缺陷，而来自下部的压力会导致运动麻痹。一个大的突起可以压缩两个连续的根，或者一个根的运动纤维和下面根的感觉部分（图 33-16）。腰椎第 4～5 根受压，导致永久性的足下垂，可起源于第 4 层的大突出。骶前高度可发生骶前高度受压。

腰椎第三四根联性麻痹极为罕见，似乎只发生在先天性神经根异常。单发椎间盘病变不可能发生三联麻痹。

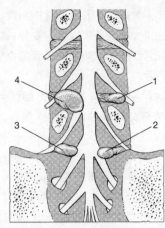

图 33-16　根在同一水平（1）处受压，根在（2）下受压，两个根（3）的两半，两个根的整体受压（4）

由于 $L_2$ 椎间盘病变极为罕见，$L_2$ 腰肌麻痹（腰肌）通常提示非盘源性病变。此外，双侧麻痹很少由椎间盘病变引起；因此，当双侧肌无力时，应怀疑为肿瘤。如果出现全身无力，也应怀疑有严重的病变，因为椎间盘病变引起完全麻痹是不寻常的。

测试所有关键肌肉的力量，并寻求皮肤敏感性的改变。后者是主观的，有时可能很难评估。同样重要的是，应同时或连续地测试两肢相同的区域。

有时，在严重的坐骨神经痛中，受影响的腿会比另一条腿皮温更低。患者可注意到这一点，并可通过临床检查或热成像获得确认。在我们的经验中，寒冷的肢体只会与神经缺陷一起出现。

踝关节和膝关节的抽搐有时比肌肉力量或皮肤敏感性消失得更早（图 33-17）。大约一半的情况下踝关节反射消失是永久性的，而膝关节反射恢复得更频繁。在单侧坐骨神经痛时，两种踝关节的痉挛偶尔会消失，这是一个奇怪的现象。因此，双侧踝关节反射丧失不应成为担忧的原因。

5. 自然病程　大多数患有非根相互作用的患者无须手术就能自行痊愈。虽然腰痛可以持续数年，坐骨神经痛通常有自行改善的自然历史，即使有临床证据显示虚弱或影像学证据显示椎间盘突出。尽管有大量的文献证明了相反的观点，但是医师和患者都相信椎间盘突出应该手术治疗。尤其是经过几周的卧床休息后，症状和体征并没有改善，如果 CT 或 MRI 诊断结果是阳性的，建议手术干预。

然而，这一观点没有得到研究的支持，研究表明在接受非手术治疗后，效果同样好或更好。

早在 20 世纪 70 年代初，研究就发现手术及非手术治疗 7～10 年观察结果无差别。

这些结论已被最近的研究证实，在 1 年和 2 年的随访后，非手术治疗的效果与手术方法一样好。

显然，更好地了解椎间盘突出的自然病程和导致突出的椎间盘组织发生变化的机制将对制定治疗方案有很大帮助。

通常情况下，在 $L_4$ 和 $L_5$ 水平，根性疼痛需要 6～12

| 鞘 | | | 神经纤维 | | |
|---|---|---|---|---|---|
| 症状 | | 体征 | 症状 | 体征 | |
| 神经根 | 疼痛 | 流动性 | 感觉异常 | 运动障碍 | 感觉障碍 | 反射干扰 |
| L₁ | 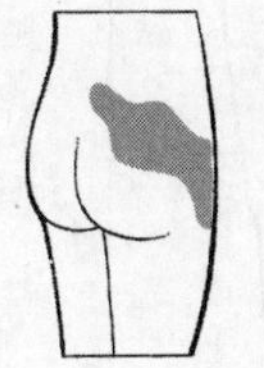 | 无 | 无 | 无 | 腹股沟<br>韧带内侧 | 无 |
| L₂ | 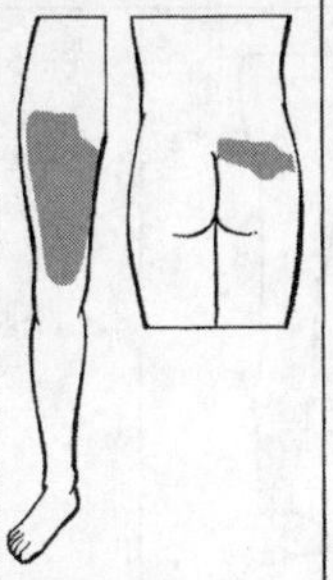 | 无 | 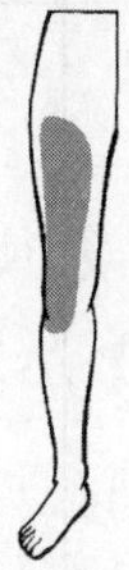 腹大肌 | 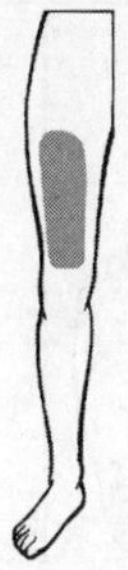 | 无 |
| 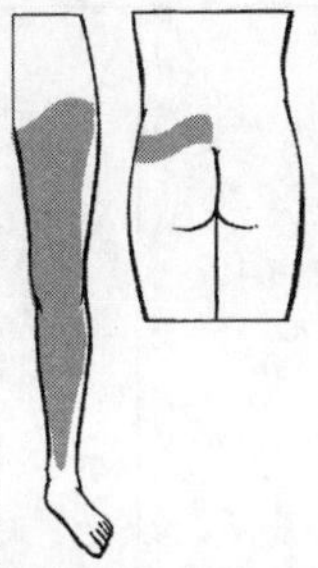 L₃ | 股拉伸 | 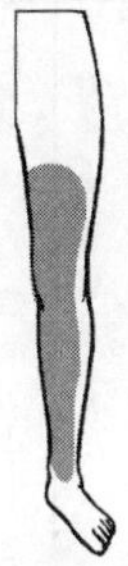 | 腹大肌<br>股四头肌 | 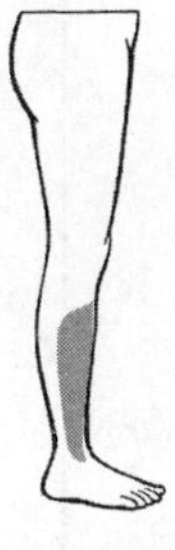 | 膝反射 |
| 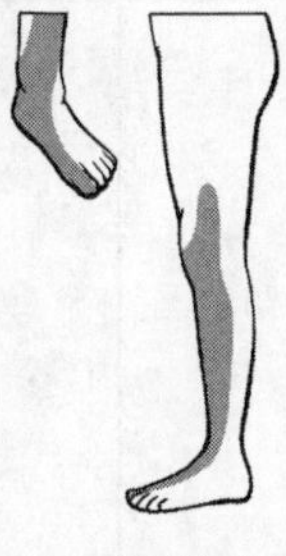 L₄ | SLR | 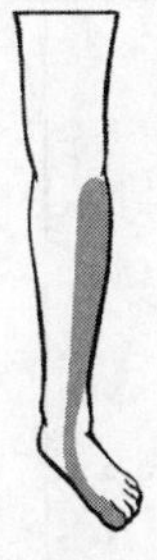 | 胫前<br>伸肌 | 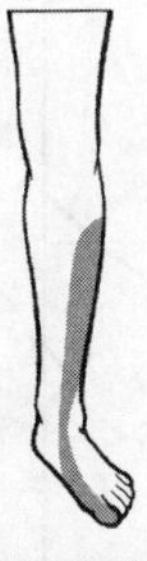 | 跟膝<br>反射 |
| L₅ | SLR | | 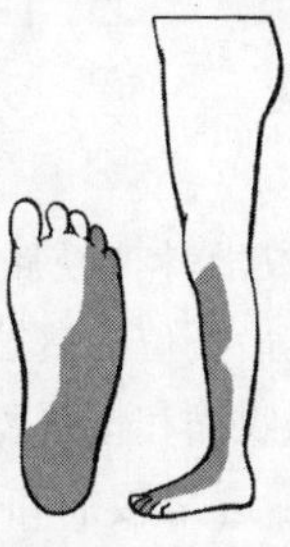 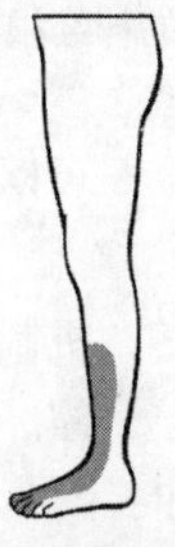 姆长伸肌<br>臀中肌 | 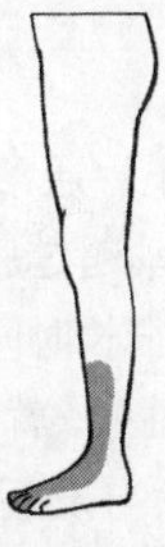 | 跟膝<br>反射 |

图 33-17　坐骨神经痛的神经根体征和症状

| | 鞘 | | 神经纤维 | | |
|---|---|---|---|---|---|
| | 症状 | 体征 | 症状 | 体征 | |
| 神经根 | 疼痛 | 流动性 | 感觉异常 | 运动障碍 | 感觉障碍 | 反射干扰 |

| S₁ | 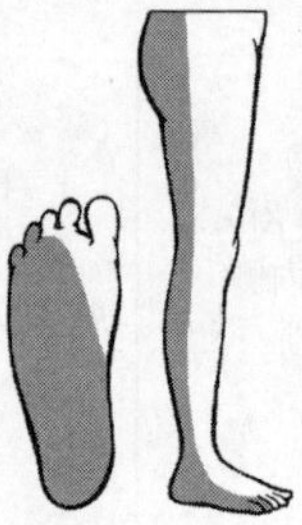 | SLR | 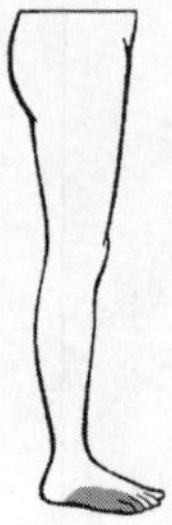 | 小腿和臀部肌肉 | 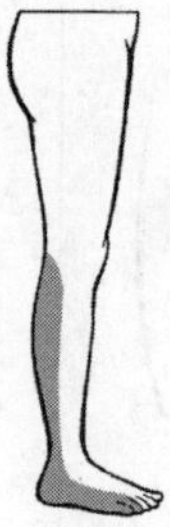 | 跟膝反射 |
| S₂ | 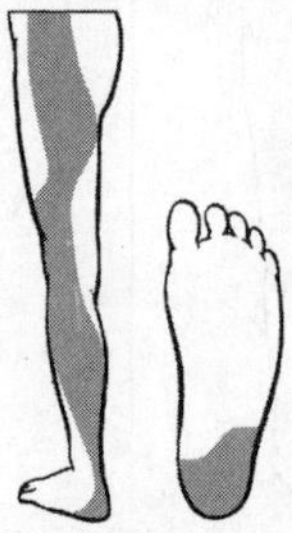 | SLR | 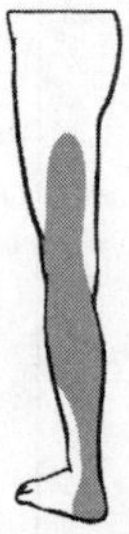 | 小腿和臀部肌肉 | 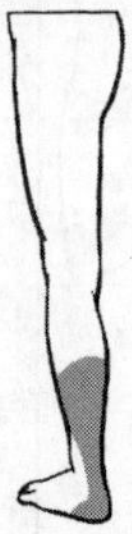 | 跟膝反射 |
| S₃ | 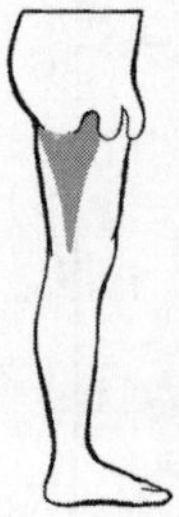 | 无 | 无 | 无 | 无 | 无 |
| S₄ | 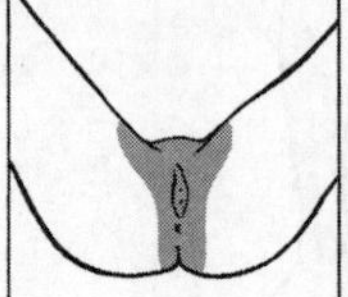 | 无 | 会阴 | 括约肌 | 会阴 | 无 |

图 33-17 坐骨神经痛的神经根体征和症状（续）

个月才能恢复，但在 $L_3$ 水平，通常恢复得更快。这个过程似乎是从突出物向外侧移动超过后纵韧带边缘的那一刻开始的。慢性背痛可以持续很长时间，这是一个惊人的临床事实，但一旦变成局部根性痛，就开始演变为自行恢复。

根痛自行性恢复的预后与发病日期有关。如果背部疼痛或臀痛持续不变——这表明突出仍处于硬脊膜接触状态——自行缓解是不可能的。此外，在老年患者中，根性疼痛的自行恢复通常无法实现，可能是合并侧隐窝狭窄的结果。在双侧根性疼痛中，自行恢复并不经常发生，症状可以持续多年不变。

由 Cyriax 列举的导致坐骨神经痛自发性恢复的不同机制是：自行复位、椎体后下位的侵蚀、膨出收缩和根萎缩。最重要的机制是膨胀收缩和根系萎缩。

（1）突出自行还原：这是腰痛和急性背痛的主要恢复原因，但在坐骨神经痛自然病程中并不起重要作用。由于突出部分位于韧带外侧，向心力不是很大，突出部分没有向前复位的倾向。由于同样的原因，坐骨神经痛的手法治疗不如腰痛或背痛成功。

（2）椎体后下位的侵蚀：如 Young 所描述的，椎体后下侧的侵蚀，这可能不是从坐骨神经痛中恢复的一个非常重要的机制。然而，最近也有关于椎间盘突出症侵蚀骨头的报道，从而有效地创造了更多的空间和更少的压力。人们认为，这种缺陷很可能是由纯粹的机械效应引起的。

（3）突出物萎缩：突出部分在几周或几个月后慢慢萎缩，这可能就是无神经功能障碍的单纯坐骨神经痛患者缓慢而渐进的自发康复的原因。CT 和 MRI 研究表明，相当比例的椎间盘突出具有自行解决的潜力。越大的突出似乎萎缩程度更大。因此，出现大疝和（或）椎间盘突出不应被视为手术适应证。

相反，MRI 报告证实椎间盘越退化，最初椎间盘突出越大，突出部分萎缩越大，与中央型突出相比，外侧型突出的发生率似乎更高，且椎间盘髓核越远移，可以观察到更快速的缩小，所有病例中突出碎片完全回归。

确切的机制尚不完全清楚，但有一种可能的解释是，当椎间盘髓质增大时，椎间盘髓质溶解加速，失去了终板和后纵韧带的营养注入。水分的丧失会使突出部分松弛，从而降低对神经根的压力。此外，硬膜外间隙的细胞渗透促进了髓核的吞噬作用，髓核被转化成瘢痕组织。

随后，炎症反应和由此引起的静脉充血减少，这反过来又进一步降低了对根的压力。突出物的自行收缩可能与化学核溶解引起的椎间盘收缩类似。

（4）根萎缩：随着缺血根萎缩发生，疼痛迅速减轻，患者症状得到改善。很明显，这种情况并不代表神经生理学的恢复——最初患者的解剖情况更糟。从麻痹中恢复可能需要 6～18 个月。

临床图片如下：患有坐骨神经痛的患者突然感到疼痛增加。在一定的时间（小时到天）后，疼痛停止，相应的皮肤感觉变得麻木。从这个时候开始，脚或腿可能会出现一些问题。检查显示全范围 SLR，但完全根功能障碍，包括运动和感觉。在神经根萎缩症中，疼痛缓解程度与神经功能缺陷之间似乎存在着联系：神经功能缺陷越明显，疼痛消失得越快。神经生理的恢复通常是缓慢的，并不总是完全的，萎缩可能导致一些轻微的永久性的虚弱，如果两个连续的根是麻痹的。腰椎第 4 椎间隙的大的后外侧突出物，如同时压迫 $L_4$ 和 $L_5$，可能偶尔导致永久性的足下垂。然而，一般来说，当只涉及一根神经根时，一年内完全恢复力量是规则。神经功能缺损的自行恢复研究主要集中在单根虚弱：所有病例均在平均 7 个月内完全恢复；当多神经根薄弱时，只有 13% 完全恢复。本作者重新检查了 42 例由于非根相互作用而造成的单根缺失患者，这些患者在坐骨疼痛恢复 1～4 年后都完全康复，肌肉无力无法检测到。一些皮肤镇痛可能是永久性的：例如，$S_1$ 麻痹后，脚的外侧保持麻木，或者 $L_4$ 根麻痹后，脚的背部保持麻木。大约 35% 的患者在 10 年后仍有一些永久性感觉功能障碍。大约有一半的情况下，踝关节反射不会恢复，但膝关节反射通常会恢复。

从神经缺陷中恢复的速度是非常多变的，并且很难预测。通常，神经根在 6～12 个月的时间恢复缓慢，但它能以不可思议的速度恢复，有时在 2～4 周疼痛完全消失。这不能用神经轴突的简单再生来解释——神经的再生以每天 1.5mm 的速度进行——已经有人提出，肌肉的外周神经再生可能来自完整的神经末梢。

重要的是，在疼痛消失后的 15 个月内，骨髓造影和 CT 可以保持阳性。同样的现象在成功治疗后也有被报道。因此，依赖 CT 对坐骨神经痛的病程进行评估是不明智的，而且临床事实比放射学表现更重要。

因为大多数患者都不知道运动功能的丧失，所以"丧失运动能力"的说法必须立即得到解释和保证。因为有轻微的虚弱和患者被告知有持续跛行的危险，许多手术都被执行。迄今为止，没有证据表明接受外科手术治疗的患者比非手术治疗的患者从神经损伤中恢复得更快或更好。因此，轻微或中度的虚弱不是手术指征。

然而，如果有证据表明早期的足下垂或第 3 和第 4 骶神经根受到威胁，应立即建议手术。

一旦从坐骨神经痛中自行恢复，无论是通过侵蚀、收缩或萎缩，在同一水平上，坐骨神经痛不可能复发。所有的自行治疗机制似乎都在促进关节的稳定，因此复发不是规则。这并不意味着可能不会有一些慢性或复发的背痛，因为在另一个水平的新病灶或其他机制（韧带松弛和后壁问题，见第 34 章）。然而，通常情况下，没有手术治疗就康复的患者不需要服用更多的药物。因此，他们可以继续他们正常的生活方式，进行任何他们曾经做过运动。这与接受椎板切除术的人的态度形成了强烈的对比。这种复发的倾向阻止了繁重的工作，即使小心，持续的或间歇性的疼痛可能会让他们意识到自己的背部。

70% 接受手术的患者仍然主诉背痛，45% 的坐骨神经痛患者在干预 4～17 年后，37% 的患者继续接受某种形式的治疗。再次手术的发生率在 17～23%。

因此，在尝试了所有可能的非手术治疗（包括硬膜外局部麻醉）之前，不能轻易做出手术干预的决定。即使是在"无情"的情况下，根性疼痛是可以忍受的，患者也应该意识到自行恢复的可能性。

并鼓励患者等 8～12 个月后再选择手术。采用这种非手术的方法，很少有患者需要手术。我们个人的经验是，只要痛苦还存在，这种态度是恰当的合理控制。

6. 治疗 自行解决的可能性必然影响治疗的任何评价。安慰剂治疗可以有效；例如，在随机试验中，注射木瓜凝乳蛋白酶的安慰剂组能减轻 42%～60% 的疼痛。

除了等待自行治疗或转介患者接受外科治疗外，还有两种不同的方法来解决问题。首先是复位减少突出。如果它不是太大，不是太横向的，也不是太长期的，就应该总是进行减少突出的复位。如果不能复位，则应注意相互作用的第二部分——神经根。然后，为了减少一些炎症反应，应该进行硬脊膜外注射。如果注射失败，可以尝试神经根浸润。

至于椎间盘硬膜相互作用的治疗，对于坐骨神经痛尚无明确的整体治疗（图33-18）。由于坐骨神经痛的解剖学基础因人而异，治疗方法总是根据症状和体征来选择："坐骨神经痛有很多面孔，治疗应该是选择性的"（James Cyriax）。

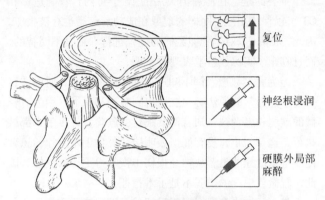

图 33-18 不同治疗椎间盘硬脊膜受累的影响

（1）通过复位或牵引重新定位椎间盘：少数坐骨神经痛的患者可以通过手法或牵引来治疗。只有那些不是太大或太久的突出物才有合理的机会通过牵引或操作快速改善，如最近根性疼痛（持续时间少于6个月）且没有神经功能缺损的患者。然而，也有一些例外。对于年龄超过60岁的老年患者来说，操作没有时间限制，尤其是那些在坐骨神经出现后仍然有腰痛的患者。此外，在复发性坐骨神经痛中，病史表明运动障碍是由以前的发作引起的，现在的发作有时可以通过复位迅速缓解。

根据病史和临床检查资料，选择牵引和复位。如果这些表明髓核位移是软的，就应该进行牵引。如果特征指向一个硬的环状突出物，应该进行复位。对老年患者牵引是没有用的，而对年轻患者患有原发性后外侧突出，复位总是失败。如果患者的年龄和症状均未显示位移的一致性，应首先进行手法复位。如果立即得到改善，这种治疗可以继续下去。如果没有反应，则用牵引代替。

只有30%的坐骨神经痛患者可以通过手术或牵引成功治疗，这意味着对大多数患者来说，必须考虑另一种策略。

（2）硬膜外局部麻醉：如果传导受损（运动或感觉）或夜间疼痛增加表明椎间盘硬脑膜接触强烈，尝试手法复位几乎肯定会失败。这种疾病应该通过硬膜外麻醉来治疗。这也适用于侧向位置突出。由于突出物已经移动到后纵韧带的外侧，在复位或牵引时韧带不再推动移位的凸起。因此，如果只有根痛，手法复位减少几乎肯定会失败。相反，坐骨神经痛伴随的背痛越多，通过减少疼痛缓解的机会就越大。

如果根性疼痛是长期存在的，复位将会失败。一般认为，经过6个月的神经根疼痛后，试图复位是徒劳的。

硬膜外局部麻醉也是正在康复的坐骨神经痛的首选

治疗方法；患者的症状是已经度过了最严重的阶段，随着卧床休息，腿部疼痛已经基本缓解。

没有身体体征的根性疼痛，即"挫伤"神经根，也可以通过硬膜外注射来治疗。最初用于诊断目的的注射通常也能永久消除疼痛。

硬脊膜后注射的机制仍然是一个争论的问题。也许这种液体有一些静水作用——用0.5%普鲁卡因50%的硬膜外注射会产生静水压力，从而将硬膜管和神经根从突出处移除。这种影响不仅是暂时的，而且会持续几个星期。另一种解释是，在坐骨神经痛注射普鲁卡因后，其结果可能会影响炎症的化学递质。普鲁卡因似乎比利多卡因的效果更好，这可能是因为普鲁卡因的pH较高（pH 6.5），这可能会对化学元素产生影响。

（3）神经根阻滞：是一种处理因根间相互作用引起的疼痛性炎症的替代方法，在硬膜外局部麻醉诱导失败时使用。如果症状和体征在硬膜外注射后1～2周没有改变，接下来的治疗方法是在受影响的神经根周围注射20mg曲安奈德。然而，最主要的困难是决定注射的水平，特别是在第5腰椎神经根疼痛的情况下，突出可以位于第4或第5水平。

一般来说，老年人对神经根阻滞的反应比硬膜外局部麻醉好。此外，第2或第3腰椎神经根的病变优先被局部神经阻滞治疗，因为硬膜外治疗似乎只有中等效果。

坐骨神经痛总结见知识点33-4。

### 知识点 33-4

**坐骨神经痛总结**

定义

● 腿痛，呈节段性放射状，由椎间盘后外侧移位引起，压迫神经根

症状

● 原发性后外侧或继发性后外侧

● 节段性疼痛

● 节段性感觉异常

● 乏力/感觉障碍

体征

● 部分关节运动模式

● 神经根（SLR和$L_3$伸展）

● 运动障碍

● 感觉障碍

● 腱反射改变

自然病程

● 自然还原

● 侵蚀

● 收缩（吸收）

● 根萎缩

治疗

● 椎间盘复位（复位/牵引）

● 脱敏（硬膜外注射/神经根阻滞）

● 等待自行恢复

● 手术

（于 龙 龚文平 王 亮 翻译）

# 第 34 章

# 韧带的概述

## 一、引言

后弓（后纵韧带和小关节）病变曾经被认为是引起腰背疼痛的主要病因。1934 年，Mixter 和 Barr 在其经典著作中更多地关注了椎间盘病变，却忽视了后韧带病变的重要性。人们普遍认为，椎间盘病变是引起腰背疼痛和坐骨神经痛的主要病因，而韧带病变可能只是导致腰椎症状出现的基础原因。在腰椎的病变过程中，椎间盘首先受力，其高度和机械性的改变都将显著影响后韧带的结构。通过解剖学发现，后韧带和小关节囊内存在游离的神经末梢。另外，许多研究也表明，直接刺激小关节和韧带可以引起下腰背部疼痛。

虽然韧带病变带来的疼痛很难通过物理检查发现，但可以通过临床症状来进行诊断。后弓病变可以通过观察局部麻醉浸润后疼痛和功能是否得到改善来进行诊断。

本章讨论的结构是棘上韧带、棘间韧带、小关节及横突和髂腰韧带。骶髂关节、骶嵴和骶韧带与腰椎韧带的特征基本相似，因此，它们的病变和治疗在第 43 章详细论述。

## 二、韧带疼痛的机制

在站立 - 坐下或屈伸运动时，腰椎能否稳定性支撑，多取决于韧带的张力，而不是椎旁肌肉的强度。因此，体位性损伤会影响到小关节囊和后弓韧带的痛觉感受器。例如，当正常组织长时间受到体位性压力时，或当异常（受创伤、炎症或畸形）韧带受到正常的体位性压力时就会发生。首先，延长健康韧带组织的负荷时间或增加其静态载荷量称为"体位综合征"。其次，受正常机械应力作用的异常（退化或炎症）组织引起的症状称为功能障碍综合征。

1. 体位综合征　疼痛发生并非由于组织结构发生病理改变，而是由于正常组织受到持续压力而导致。例如，弯曲手指综合征：持续将手指向后弯曲会引发疼痛。如果在足够长的时间里施加足够大的力，相关组织中的敏感结构的机械变形就会引起疼痛。每个人都经历过长时间保持特定姿势后产生的腰痛，疼痛会随着时间的延长而增加，体位改变后疼痛会逐渐消失（知识点 34-1）。

2. 功能障碍综合征　初期的结构是正常，增加机械压力会引起疼痛，但是随着时间延长，导致相关组织受

 **知识点 34-1**

**体位综合征的特点**

- 长时间维持特定的姿势会引起间歇性疼痛，但是可以通过矫正姿势或运动使之消除
- 时间是区分体位性和功能障碍性疼痛的重要因素，经过一段时间之后，疼痛才会变得明显：维持体位的时间越长，疼痛越明显
- 脊柱运动范围不受限，无腰痛：长时间对腰椎施加压力也不足以引起疼痛

---

损。例如，韧带变长或炎症改变导致化学性的疼痛和结构改变。此时，发生病态改变的组织结构在压力作用下会引发疼痛，进而产生功能障碍综合征，被定义为正常机械应力作用于病理性韧带而引起的腰痛（知识点 34-2）。

**知识点 34-2**

**功能障碍综合征的特点**

- 在特定的位置时，产生间歇性疼痛，在压力解除时，疼痛就会缓解
- 在腰椎活动的极限范围时，疼痛非常明显

## 三、体位综合征

当正常韧带受到异常的机械应力时会出现体位性疼痛。这种情况会在不适当的脊柱负荷下发生，如坐姿不正确或长时间保持弯曲的姿势。但是，当椎间盘的高度降低，脊柱后方承受的负荷太大时，也会导致异常的机械压力，这种情况可能在特定时期的老化脊柱中发生。椎间盘膨出和椎间隙的减小使后面的韧带变得松弛，引起姿势改变。椎间盘高度进一步降低会导致结构改变。图 34-1 中可见关节面过度伸展的情形。在这个位置，更多的重量落在小关节上，使得小关节囊变得过度伸展。在小关节的囊状纤维中存在两种纤维方向。Ⅰ型囊状纤维是从外侧尾部向内侧头部呈对角方向；而Ⅱ型囊状纤维在下关节突和上关节突交汇处呈横向延伸。尤其是Ⅱ型囊状纤维，脊柱轴向负荷会导致纤维过度拉伸，当上关节突向下滑动到较低的位置时会产生疼痛。

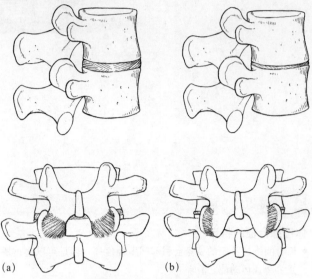

图 34-1 椎间隙的减小可能导致小关节囊的伸展

正常椎间隙（a）和椎间隙减小（b）。

类似的机制可能也解释了椎间盘切除术后的韧带疼痛，也可以解释化学髓核溶解术后，导致椎间盘高度突然下降而引起的背部疼痛。

1. 老化脊柱的体位性疼痛 体位性疼痛通常在年轻患者（30 岁以下）中发生。在这一年龄段内，椎间盘高度降低可能会引发后节段不稳定和松弛。姿势不正确会对脊柱产生较高且持续的轴向负荷，从而拉伸韧带和小关节囊。另外，椎间盘持续脱水会导致椎间隙进一步变窄，这又增加了韧带的压力。

关节周围纤维化和小关节面积增大会导致脊柱持续退化，进而产生僵硬的症状。因此，中年以后体位性疼痛通常会逐渐消失。

2. 病史 腰椎后部局限性病变提示没有硬膜症状。患者多为年轻女性，有弥散性背痛，双侧可放散至髂嵴和骶髂关节处（图 34-2），不会累及上臀部。当体位性疼痛来自骶髂韧带时，疼痛可能会累及 $S_1$ 和 $S_2$（见第 43 章）。

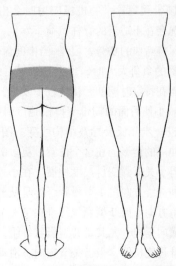

图 34-2 局限在腰椎体位综合征的疼痛

疼痛通常是由于在同一个姿势（坐着或站立）上保持的时间过长，疼痛强度与持续时间有关。Barbor 将体位性韧带疼痛称作"剧院或鸡尾酒会"综合征，这些是长期坐着或站立导致下腰背痛的典型例子。例如，躺着或俯卧，往往会导致疼痛加剧；步行时也会感到痛苦，特别是患者在缓慢地散步时。相比之下，对于不熟悉这种综合征的人来说，患者在活动和运动的过程中是感觉不到痛苦的。体位性疼痛（图 34-3）就如它的名字一样，是一种由于姿势而不是运动引起的疼痛。

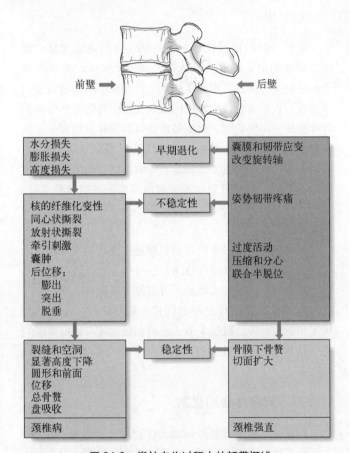

图 34-3 脊柱老化过程中的韧带概述

3. 临床检查 检查非常正常，可完成全方位的运动而没有任何疼痛，也没有硬膜和神经根压迫的征象。

4. 鉴别诊断 对就诊的腰椎疾病患者，如果病史描述有非常明确的症状，但在体格检查中没有发现任何体征，则必须考虑患者已经发生病变，而不只是有心理障碍。因此，需要鉴别腰椎体位性综合征、硬脊膜挫伤、椎间盘突出或内脏疼痛放射至背部。如果上述这些情况的临床检查都无济于事，那么鉴别诊断则需要完全依赖于病史。硬脊膜挫伤或放射性脏器疼痛和体位没有关系，硬脊膜挫伤可以通过硬膜外注射来诊断。如怀疑内脏系统疾病则要进行相应的检查。椎间盘病变与体位性疼痛有时候不容易区分，而且治疗方法相同（硬化注射），因此这个问题也就只有理论意义。

5. 治疗 过去，推荐采用自我治疗，尤其是预防性治疗。应告知患者疼痛机制，并教育其避免长时间的固定体位。如果不能避免长时间的坐姿，应注意选择适当的姿势和座椅。站立时应注意不断地变化两条腿的负重。所有这些信息和培训都可见"腰背培训"计划。与传统的意见相反，没有必要让体位性腰背痛患者加强锻炼，强壮的肌肉不会避免静态机械应力引发疼痛。

虽然我们始终应采取预防性措施，但我们亲身体会的效果不佳，只有少数患者的症状能够得到改善。多数患有体位性背部疼痛的患者好多年都会维持现状。有的人学习应对这种功能丧失的情况，随着进行性纤维化和后部硬化后，疼痛会逐渐消失。另一些人逐渐会变得残疾，并且备受挫折。对于这些人来说，对韧带结构施行人工硬化是最好的治疗方法。

战争时期，人们用化学硬化法来治疗腹股沟疝，Hackett 发现该方法会导致组织致密纤维化。他调整了后腰椎弓韧带骨膜连接的方法，来治疗慢性下腰背部疼痛和其他的并发症。最初的解决方案是用硫酸锌和苯酚，但是随后出现了各种令人眼花缭乱的材料，包括皂类衍生物和车前子油。在这种状况下，出现相当多的不良反应也就不足为奇了：3 例患者出现瘫痪，2 例在蛛网膜下隙注射后导致死亡。最初研究用于治疗静脉曲张的葡萄糖 - 苯酚 - 甘油溶液具有良好的安全性记录，在 20 世纪 50 年代后期，Ongley 把它用于脊柱疾病的治疗，这种混合物引起了明显的炎症反应，导致纤维细胞增殖和新的胶原蛋白产生。韧带骨膜连接处的纤维化会导致韧带的周长增加，并伴随收缩和疼痛缓解。将苯酚注射到后支的内侧和外侧分支处，可能会对神经直接产生影响，这也可以解释为何部分患者的疼痛会迅速得到缓解（有时从注射后一天或几天开始）。

连续 3 周，将 3ml 含有 2% 利多卡因的混合溶液，按照以下顺序注射到腰部韧带骨膜连接处的不同小关节中。第 1 周在 $L_4$-$L_5$ 和 $L_5$-$S_1$ 的棘间韧带和棘上韧带，以及在髂腰韧带的髂骨插入处进行注射。第 2 周在 $L_4$ 和 $L_5$ 的骨突关节的后方两侧注射。第 3 周在 $L_4$ 和 $L_5$ 椎板的横侧，即黄韧带与腰筋膜深层的内侧融合处注射。

在慢性体位性背痛中，局部注射的效果非常不错。根据我们的经验，大约 70% 患有体位性综合征的患者，在 6～8 周完全硬化后疼痛会得到缓解。其他学者的经验也是如此。两项随机研究显示，慢性下腰背部体位性疼痛患者的平均治疗缓解时间为 10 年。知识点 34-3 是对体位综合征的总结。

## 四、腰椎后弓功能障碍综合征

如前面已经提到的，腰椎后弓功能障碍综合征是当发生病变的腰椎后弓结构受到机械应力作用时出现疼痛的症状。

相关的后弓结构包括小关节、棘上韧带、棘间韧带，

**知识点 34-3**

**体位综合征总结**
症状
- 长时间体位不变导致的腰部疲劳性疼痛
- 持续时间与疼痛程度之间的关系
- 变换体位可缓解疼痛
- 疼痛不会累及上臀部远端
- 没有硬脑膜症状

体征
- 全方位运动不会引起疼痛

治疗
- 自我治疗和预防性背部锻炼
- 硬化注射

以及髂腰韧带。肌肉紊乱是非常罕见的，它们具有可收缩性，因而非常容易区分。骶髂关节的韧带损伤将在第 43 章讨论。

### （一）小关节

长期以来，小关节的关节病一直被认为是腰背痛的主要原因。1911 年，Goldthwait 认为小关节疾病是腰背痛的主要原因。到 1933 年，"小关节综合征"一词被引入。20 世纪 60—70 年代，在发表的医学论文中，关于小关节是否能够引起腰背痛的话题展开激烈的辩论。反方观点论据如下：首先，关节囊的滑膜组织中没有感觉神经支配；其次，在无症状患者的随机放射线照片中，关节出现严重紊乱的次数较多，提示轻微小关节病变不太可能会导致疼痛。为此，Cyriax 认为，小关节病变不会引起其他问题。

- 老年人的椎间盘吸收会导致小关节的关节面紊乱。
- 45 岁以上的人群中，有超过 50% 的人出现小关节的骨关节炎，这一现象主要与年龄和体重指数（BMI）有关，与性别无关，常发生在 $L_4$-$L_5$ 和 $L_5$-$S_1$ 等下腰背部。
- 椎体楔形骨折后发生的角度。
- 当椎体下方的下关节突向上关节突后方移位时，下腰部的椎体会发生后滑移。

然而，在过去的几十年里，争议更倾向于认为小关节病变是下腰背痛的主要原因。首先，在解剖学上，与滑膜组织不敏感相反，小关节囊由丰富的神经支配，当关节囊被拉伸或扭曲时被激活。在疼痛患者和志愿者中，小关节和神经受到化学或机械性刺激时，会产生腰背部和腿部疼痛。在局麻下进行脊柱手术期间，刺激腰椎小关节囊会使约 20% 的患者出现显著的疼痛。最后，在相当大比例的慢性下腰背疼痛的患者中，将局部麻醉药诊断性注射关节后，疼痛得到很大缓解。然而，一些研究表明，如果使用大量的麻醉药，关节囊破裂后会使其渗入到硬膜外腔，导致硬膜外阻滞。

1. 引发"小关节综合征"的潜在因素　每个小关节受到来自同级和上级的后内侧主分支的双重神经支配。然

而，在关节囊中发现有游离的神经末梢，而在关节软骨或滑膜组织中则没有。

正如发生创伤性关节炎时，炎症可能会引起疼痛。因此，有人提出疼痛是由相互接触的小关节的滑膜折叠冲击引起的。另外，炎症性关节炎（如类风湿关节炎、强直性脊柱炎和反应性关节炎）可能会影响小关节。目前，尚不清楚进展性骨关节炎是否与小关节综合征有关，但脊柱活动减少有时可能会引起纤维囊的扭伤。退行性腰椎滑脱症会导致整个上部椎骨（包括神经弓和棘突）相对于下部椎骨滑脱，使小关节囊处于长时间的牵拉中。这可以解释为什么退行性腰椎滑脱症患者腰背部疼痛发病率会增加。后弓的直接过度劳损可以引起扭伤，有时是由无意扭转引起的，多数是由于过度拉伸导致。腰椎的过度拉伸可能受到椎板下方的下关节突嵌塞的限制。如果仅在一侧出现这种情况，持续的拉伸运动将迫使该段围绕受影响的关节突旋转，这使对侧小关节的下关节进一步向后退缩。这可能会导致关节囊扭伤。类似的病变可能是由过度旋转导致，旋转通常受到与运动方向相反的小关节的嵌塞的限制（旋转轴正常位于椎间盘的后 1/3 处）。如果持续扭转，一个新的旋转轴将位于受影响的关节处，对侧关节将被拉回（图 34-4）。尽管大多数创伤后的炎症在几天或几周的时间内会自行消退，但是偶尔也会导致慢性韧带扭伤和持久的疼痛。

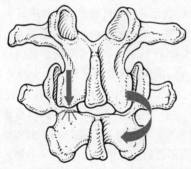

图 34-4　当仅在一个关节面拉伸时，对侧下关节突进一步被迫向后滑动，导致关节囊状扭伤

2.病史　患者常常在特定的运动过程中后背受伤，如经常性的过度伸展，或者过度伸展伴有侧屈。常表现为单侧和局部疼痛，有时可轻微地放散至腹股沟、上臀区或股骨转子等区域（图 34-5）。由于小关节是一个侧面结构，不会产生中枢性疼痛。但是，如果有双侧病变，疼痛可能是双侧的。

局部疼痛是肯定不会改变的。然而，疼痛的变化是椎间盘病变的一个重要的诊断因素：疼痛可由一侧转移到另一侧，可从椎旁传到臀区，或者在背痛之后伴随神经根疼痛。然而，在小关节病变中，疼痛总是集中在同样的位置。

不会出现硬膜症状，如咳嗽或打喷嚏所伴随的疼痛。

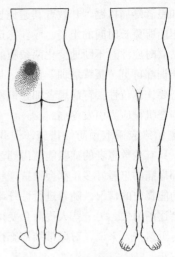

图 34-5　小关节病变疼痛区域

疼痛通常发生在拉伸期间，但是持续俯卧位也可能会出现疼痛。

坐姿通常不会引发病变，因为脊椎保持在中间位置，所以对小关节施加的张力很小。

3.临床检查　患者直立时通常可以全方位运动，虽然伸展运动可能会略有限制，在标准收敛模式运动到最大范围时，可以引起疼痛（图 34-6）：例如，当左侧小关节出现病变时，左侧屈曲和伸展会引起疼痛。在特殊情况时，发散模式也可以提示小关节病变：左侧病变时屈曲和向右侧侧屈可引发疼痛。有时只能通过伸展和侧屈相结合才能引起疼痛。

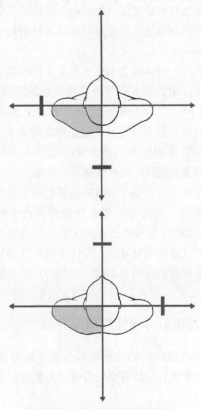

图 34-6　收敛模式和发散模式

没有疼痛弧和硬膜征（直腿抬高和颈部屈曲），典型的不协调互动；缺乏神经根受压征象。虽然有些人认为小关节的触痛是病变的诊断特征之一，但是椎旁区域的触诊缺乏特异性，因为其引发的压痛往往是由典型的硬膜外疼痛传导引起。

由于小关节病变比较罕见，如果没有经过局部诊断性麻醉药注射，一般不能做出诊断。下面会对这一技术进行阐述，但要切记阻滞治疗的结果并不总是可靠的。首先，仅使用小剂量的麻醉药（在关节囊的背侧不超过1ml）以避免硬膜外渗出，可能会使诊断无效。其次，许多研究已经证实浸润导致假阳性率很高（25%～40%）。

4. 治疗　诊断完成后，通过在关节囊的后部注射10mg曲安奈德来治疗。对于病变时间较长的患者，我们更倾向于使用苯酚溶液，因为曲安奈德通常只能暂时缓解症状。有报道表明，关节内注射利多卡因和皮质类固醇混悬液也有良好的疗效，关节内注射和关节周围注射的疼痛缓解效果都非常好，表明疼痛可能不是由滑膜炎症，而是由关节囊引起的。注射苯酚后，使关节去神经和射频"去神经支配"，也取得良好的疗效。

尽管缺乏支持退行性脊柱疾病融合治疗的数据，偶尔也会通过手术来治疗小关节病。知识点34-4是对小关节病变的总结。

知识点 34-4

**小关节病变总结**

介绍
- 局部和单侧腰痛

临床检查
- 全方位的运动时出现固定或放射性疼痛
- 没有硬脊膜和神经根征象

治疗
- 用皮质类固醇混悬液或苯酚注射后囊

### （二）髂腰韧带

髂腰韧带起始于第5腰椎横突的顶端和下部，形成前后束，连接于髂嵴顶部的前、后方，在腰骶交界处的稳定中起着重要的作用。前后束均限制骶骨上的$L_5$弯曲。侧屈由对侧韧带控制，伸展由前束控制。髂腰韧带对保持腰骶连接处扭转的稳定性也很重要。由于腰骶连接处小关节的方向特殊，相对于较高部位腰关节不能旋转，在$L_5$和$S_1$之间有一些旋转，由此可合理推测，髂腰韧带在维持高位关节稳定方面具有相同的功能。韧带的稳定和固定功能对急性椎间盘滑脱有保护性。在$L_5$-$S_1$节段，韧带可以防止像常见于$L_3$-$L_4$或$L_4$-$L_5$节段突出的横向移位。但是，在长期的椎间盘移位过程中韧带可能会拉伸。通过控制、牵引或手术等充分治疗原发疾病后，患者可能仍然会感到持续的慢性疼痛。

另外，髂腰肌的损伤可能来源于突然或反复的过度伸展，如在屈曲时被迫旋转。我们在观察足球运动员时，发现这种情况是由反复的腰骶部扭转引起的，在这种情况时，腹股沟疼痛的鉴别诊断应包括对髂腰韧带病变的鉴别。

1. 病史　患者在下腰部感受到单侧或双侧局部疼痛，疼痛可能沿着髂嵴向腹股沟放射（图34-7）。

症状可能在损伤或在持续的腰痛后出现，其中硬膜疼痛和总体致残的情况会好转，但在特定运动或长时间维持一个特定的姿势时会出现间歇性疼痛，就像小关节病变一样，疼痛总是在单侧或双侧，而非在中央发生。疼痛区域不会改变或转移，且完全不存在硬膜的症状。

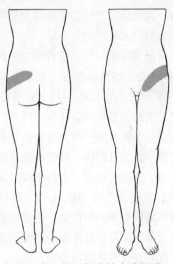

图 34-7　髂腰损伤的疼痛区域

2. 临床检查　立位时没有腰椎侧弯，腰椎运动范围正常。向疼痛反向侧屈曲可引起上骶髂部或腹股沟处疼痛（图34-8）。有时在做最大限度弯曲或伸展时也会产生疼痛，但是没有硬膜或神经根的症状。

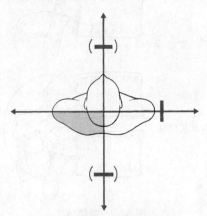

图 34-8　髂腰部病变的示意图

常规临床检查有时没有任何异常，评估骶髂关节和髋关节未发现任何异常时，可以进行额外的测试：让患者仰卧，将髋部弯曲至小于直角，并且内收，直至被检查者韧带末端有感觉为止。内旋的同时，股骨轴向压力会拉动髂腰韧带。这个测试不是专门针对髂腰部病变，但是如果存在髋部病变，结果也会是阳性的。因此，只有在已经怀疑髂腰部病变，并且排除了引起骶髂关节或腹股沟疼痛的其他疾病的情况下，才应该进行这项检查。

3. 治疗　在髂后上棘的上部韧带连接处，每周 3 次硬化治疗。通常在治疗几周后症状开始改善，如果症状有所改善，则继续进行治疗。

### （三）棘上和棘间韧带

腰椎侧位 X 线片结果显示，在完全屈曲时，棘突间距最多延伸 4 倍，这可能意味着棘突韧带在直立位置时是松弛的，只有在极端屈曲时才变得紧张。然而，韧带中的纤维方向从后上到前下斜行，使其在屈曲过程中可以保持较大范围运动。因此，韧带的过度伸展非常罕见，这也使它能否成为背痛的原因一直引发怀疑。

通过对大量研究对象的尸体进行解剖发现，患病超过 20 年的患者中，超过 20% 的患者会发生一处或多处的棘上韧带断裂，主要发生在 $L_4$-$L_5$ 和 $L_5$-$S_1$ 节段。这些数字表明由纽曼定义的棘上韧带断裂存在"反弹"现象，因为它们本身很少引起下腰背部疼痛。重要的是要认识到，在椎间盘退变过程中，完整的棘上韧带可能在防止其向后移方面起重要作用。在这种情况下，由于瞬时旋转轴不是在核内，而是在后纵韧带之后（图 34-9），纤维环的后方韧带和后纵韧带不再限制其向前弯曲。脊柱屈曲由棘上韧带控制。虽然"回弹"不是导致疼痛的主要原因，但是会增加节段不稳定性和复发性椎间盘滑脱。为此，棘突间韧带和棘上韧带硬化治疗是复发性椎间盘滑脱治疗的一部分。

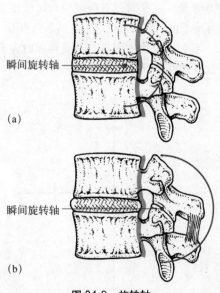

图 34-9　旋转轴

（a）环的正常节段：纤维环后方韧带和后纵韧带限制前屈；（b）退变的椎间盘：脊柱弯曲由棘上韧带控制。

在完全伸展期间，棘突间距缩小至 2～4mm，并且当双裂韧带在两侧横向弯曲时可以相互接触。韧带不会陷入棘突之间，如果疼痛来源于"亲吻的脊柱"，则是由于骨膜或毗邻的棘突之间的外膜囊受到刺激引起的。

1. 病史　无意识的过度伸展后会产生局部疼痛和中央疼痛（图 34-10a），如在体操或潜水期间向后弯曲时，疼痛不会大面积蔓延；患者直立和向后弯曲会引发不适，但是没有硬膜症状。

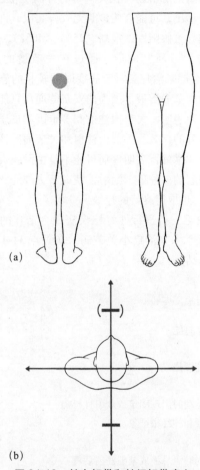

图 34-10　棘上韧带和棘间韧带病变

（a）中央疼痛；（b）向后弯曲疼痛。

2. 临床检查　伸展会导致局部疼痛（图 34-10b）。有时过度屈曲也会引起疼痛，侧屈曲通常没有症状。患者病变非常局限，经常集中在一个点。触诊时通常在两个连续的棘突尖端有触痛点，没有硬膜或神经根的症状。

3. 治疗　通过局部注射曲安奈德治疗有很好的疗效。如果病变是由单一的过度伸展引起的，则不需要再次注射。

（赵　凯　翻译；王永福　审校）

# 第 35 章

# 椎 管 狭 窄

## 一、引言

从 1990 年 Sachs 和 Fraenkel 发表一个俄国裁缝的病例后，人们开始认识到腰椎骨关节炎性改变引起的腰骶神经根压迫。病例中裁缝长期受到双腿间歇性麻痹的折磨，症状在去除 $T_{11}$、$T_{12}$ 肥厚的椎板后显著加重。继而出现更多关于腰椎骨关节炎的报道。以黄韧带显著增厚为唯一手术发现并伴有神经根痛的患者也逐渐被认识，通过韧带的锻炼可以明显缓解此类患者症状。1937 年和 1945 年，提出黄韧带肥厚可能引起腰背痛和坐骨神经痛。到 1945 年，人们认识到先天性椎管狭窄可能引起马尾神经受压和椎间孔部位神经受压，突出的骨面被认为是神经根刺激的原因。20 世纪 50 年代，引起神经根症状的进行性椎管狭窄有了权威界定。近几十年有大量关于不同类型"椎管狭窄"的报道，并且在不同类型病变分类和病理上已经达成共识。

### （一）定义

**脊椎管或神经根管狭窄的定义**
- 椎管狭窄引起马尾、外侧隐窝或椎间孔神经根受压迫
- 狭窄可以是先天发育或后天获得的，节段性或全节段的

- 先天性腰椎管狭窄：是一种只有在生长发育完全才表现病理效应的遗传性干扰。狭窄程度在几乎腰椎管全长表现一致。绝对狭窄指中矢状径小于或等于 10mm，狭窄本身即可引起神经根压迫。相对狭窄指直径 10～12mm，只有在其他椎管畸形（如关节强直或椎体后骨质增生）存在并引起复合型狭窄时压迫神经根。
- 获得性椎管狭窄：是关节病变、椎间盘突出、手术和创伤后病变，或骨疾病（包括肿瘤）作用的结果。
- 退化性狭窄：顾名思义，病变随脊柱退行性改变出现。此类狭窄是节段性改变，通常在椎间盘与后关节突之间表现最明显。狭窄部之间椎管直径通常为正常。
- 医源性狭窄：是手术造成的狭窄，并引起严重的硬膜周围纤维化。
- 外侧隐窝狭窄：指椎管外侧部（外侧隐窝）的狭窄。情况与矢状径缩短、冠状径缩短，或是二者均缩短所引起

的全椎管（腰椎狭窄）不同。两者引起不同的临床表现：腰椎狭窄与双腿有关，涉及多部位皮肤；主要症状是神经源性间歇性跛行。外侧隐窝狭窄主要特征为神经根痛，只局限影响一个部位的皮肤。

### （二）发病率

腰椎管狭窄发病率低，最近一组 443 例病例，仅 6% 存在相对狭窄，无绝对狭窄。外侧隐窝狭窄更常见，同样这组病例中三叶草型椎管占 15%。在此之前的研究中得到相同结果。

## 二、椎管狭窄

### （一）病理改变

进展性椎管狭窄，椎弓板、椎弓根和后关节突均增大（图 35-1）。

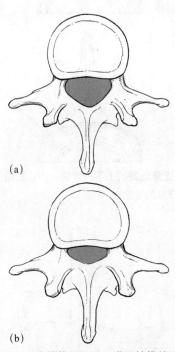

(a)

(b)

**图 35-1　（a）正常的椎孔；（b）进展性椎管狭窄的椎孔**

症状出现在第三或第四个十年后，由于骨性狭窄通常是相对的，退行性改变需要造成足以引起椎管内容物的压迫。只要是在正常发育的脊柱，大块骨的过度生长是可以接受的。

退化性狭窄可以有大体解剖学的改变（关节面肥大、骨质疏松、黄韧带增厚）导致或与退行性腰椎滑脱共同导致。

后者是一个完整神经弓取代了椎体。虽然确切的机制尚未明确，但是椎间盘退化、关节松弛、机械力增加和椎弓板，以及关节面的结构异常可能共同作用向前堆积取代整个脊椎骨。进展性脊椎滑脱的共同特征是关节面的冠状面之间失去了正常的连接。一些研究称与正常相比，在退行性腰椎滑脱的患者中矢状关节面连接明显增加。合并有椎间关节空间狭窄和关节面骨质疏松会引起椎体向前半脱位。继而，会并发黄韧带屈曲、肥厚。这会导致椎弓板和下一椎体的后边缘间狭窄（图 35-2、图 35-3）。这种情况通常发生于 50 岁以后，女性发生率为男性的 4～6 倍，并且通常影响 $L_4$、$L_5$ 水平。取代的发生通常是中等适度的，通常小于或等于邻近椎体上边缘前后径的 1/3。移位并不是连续不断的变化，而会被椎间和关节突关节退行性改变而终止。

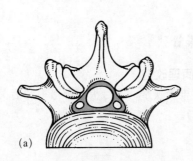
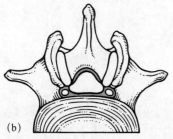

图 35-2 （a）正常位置的上下关节突；（b）在退行性腰椎滑脱中下方椎体关节突的位置

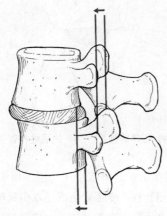

图 35-3 椎弓板和下一椎体的后边缘间狭窄

椎管狭窄临床症状出现的机制复杂并了解甚少。压迫不仅对硬膜囊和神经根，同时也对邻近的血液供应。因此，动脉栓塞、静脉高压和神经根、硬脊膜和窦椎神经的压力牵引很重要。

## （二）症状

退行性腰椎滑脱的患者，腰背痛是最常见的困扰，这可能是由关节囊的过度牵拉引起的。疼痛通常是断断续续的或是慢性的持续多年。患者反馈说他们的疼痛症状随姿势改变而变化，通常在经过一天之后加重。最显著的症状是神经源性间歇性跛行，或者"假跛行"。真间歇性跛行表现为行走时疼痛，休息可缓解。假跛行是由脊柱内容物受压迫继发产生的，而真间歇性跛行是血管功能不全的结果（表 35-1）。两者可以通过症状进行区别。

表 35-1 神经性和血管性跛行的区别

| | 神经性 | 血管性 |
| --- | --- | --- |
| 定位 | 模糊，包括后背 | 大部分在小腿 |
| 感觉异常 | 有 | 无 |
| 行走 | 严重 | 严重 |
| 站定 | 严重 | 缓解 |
| 弯腰 | 缓解 | 无改变 |
| 骑车 | 无改变 | 严重 |
| 俯卧 | 严重 | 无改变 |

神经源性跛行中，腿痛通常累及双侧，定位模糊，与感觉异常和麻木有关。疼痛通常是行走过程中出现，站定不仅不会消失，甚至会加重，只有弯腰或坐位才可缓解。神经源性跛行的主要特征是产生于姿势而不是活动。这种体位性机制解释了为什么患者在卧位时也会出现相同的症状而骑车时不会。最极端的是患者需要像胎儿般蜷缩着睡觉来缓解腿部症状。

极端的狭窄会出现膀胱和肠道控制的干扰，但不像是椎间盘突出引起的急性、毁灭性的马尾神经综合征的膀胱和肠道症状，椎管狭窄通常是表现较隐匿、缓和。

## （三）体征

患者会难以直立而采取一种"猿猴站立"的姿势，即扁平的腰椎前弯、臀部和膝部与之相适应。伸展受限，并可能引起腿部疼痛，尤其是在伸展动作持续一段时间时。两侧屈曲有对称性且无痛受限。屈曲不会引起腿部症状也不会缓解腿部疼痛。伸展时中矢状径和关节下矢状径均缩短，而屈曲时恰好相反可以解释这一现象。直腿抬高试验作为条件反射通常为正常。因为功能障碍涉及不同水平而且神经根压迫是间歇性的，所以通常没有明确的感觉缺失或肌肉无力。如果有明确的无力，通常定位在第 5 腰神经和第 1 骶神经支配的肌肉群。

## （四）影像学

普通 X 线片就足够提示椎管狭窄存在的可能性。椎弓根短和椎间孔狭窄在侧位片中可以清晰呈现（图 35-4）。关节面肥厚、椎间盘吸收、脊椎后滑脱和退行性滑脱在同样的视野也可以看到。

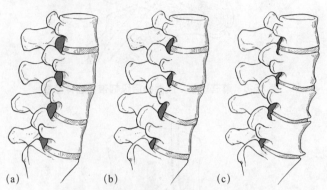

**图 35-4　椎管狭窄的影像学表现（侧位）**
（a）正常椎间孔；（b）椎间孔的先天性狭窄；（c）椎间孔的退行性狭窄。

在正位片（图 35-5），可以看到肥大的椎弓根、关节突肥厚、狭小的椎弓板空间、关节面的矢状化。

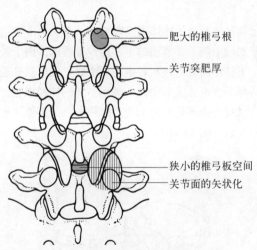

肥大的椎弓根

关节突肥厚

狭小的椎弓板空间
关节面的矢状化

**图 35-5　脊椎管狭窄的影像学表现（正位）**

然而，这些影像学表现并不具有特异性，并且可见于无症状人群。在有临床特征的人群中，临床症状和体征的轻重与影像学的严重程度无关。影像学表现只对临床诊断有辅助作用。

在有症状的患者中，MRI 已经很大程度上取代了 CT 和 CT 脊髓造影在脊柱狭窄的诊断价值。MRI 是一项可以确定引起椎管狭窄症状主要原因的无创检查，如与椎管横截面积缩小有关的马尾神经受压，明显的黄韧带增厚、屈曲，相邻关节面肥大。

## （五）治疗

椎管狭窄的自然过程不同，但是对大部分患者来说，这是个相对稳定的紊乱，严重的残疾和神经损伤是长时间慢性发展引起的，而非急性。最近的调查结果显示，80% 非手术治疗的患者 4 年中症状没有恶化。患者表现中等或严重症状的，建议采取不同的非手术疗法或手术矫正。

非手术治疗为首选，还包括相对休息和非甾体类抗炎药的应用。对患者进行日常生活的指导，通过骨盆倾斜练习来减轻腰椎前倾。可以尝试进行硬膜外注射，但关于其效果说法不一。一些数据显示，硬膜外注射糖皮质激素可以暂时缓解腿痛，但对功能状态无效，1 年后仍需手术治疗。

如果患者对非手术治疗无反应，或是恶化进展，则需要进行手术治疗。通常采取狭窄部位的解压术。有人主张在解除压迫后进行脊柱填充来避免术后不稳定。手术效果对 45% ~ 80% 的患者是好的。术前症状持续不到 4 年、无背痛史和无背部手术史的患者预后较好。

## 三、侧隐窝狭窄

描述侧隐窝位置的狭窄的方式很多：侧隐窝狭窄、关节下狭窄、上关节面综合征、椎间孔狭窄、水平沟狭窄或神经根管狭窄。

神经根管位于脊椎管侧面，起自硬脊膜囊移行为神经鞘处，止于椎间孔。后界由黄韧带、上关节突和椎弓板构成；前界是椎体和椎间盘的后侧，并被后纵韧带所覆盖。硬脊膜囊形成内侧壁，椎弓根内侧为外侧壁。椎弓根管分为三部分（图 35-6）：入口区位于上关节突的前侧和内侧；中间区在椎弓板峡部的下方，椎弓根之间；出口区是围绕椎间孔的部分。

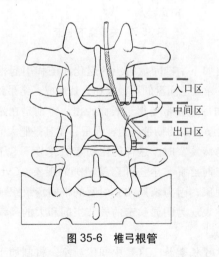

入口区

中间区

出口区

**图 35-6　椎弓根管**

## （一）病理改变

多种机制可以导致神经根管狭窄，但通常伴随椎间盘的退化，椎间隙明显狭窄和关节突进行性肥大，导致神经根包裹。

多种机制可以导致神经根压迫：关节下包裹，椎弓根扭折或是后关节半脱位造成的椎间孔冲击。Cyriax 认为，神经根压迫的主要原因是后纵韧带和退化后向上脱出的椎间盘髓核，因此会卡压到邻近的神经根。最近，手术造成的狭窄发生率增加。

1. 关节突下卡压（图 35-7）　此类型狭窄与入口区有关。神经根从硬膜囊出来，走行在椎体和椎间盘的后侧与同一椎体上关节面的前内侧之间。关节面炎性肥大，特别是关系到上关节突，能相当程度上缩短两边界之间的距离而压迫神经根，虽然还可能存在后纵韧带折叠或增厚造成的压迫（鉴于疼痛不是持续性的，而是与姿势相关）。

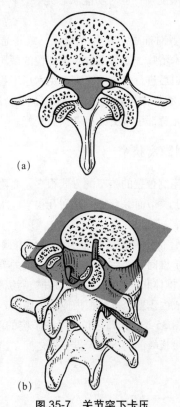

(a)

(b)

图 35-7　关节突下卡压

机制如下：椎间盘组织的退化和前移引起椎间隙狭窄，最终导致椎间盘的再吸收和骨赘形成。结果跨一个关节 1cm 的后纵韧带变得过长而脱出，特别是在站立和弓背时。增厚屈曲的韧带压迫神经根，尤其是肥大的上关节面造成隐窝狭窄时。这样能比稳定的关节下卡压更好地解释站立时疼痛、坐位和弯腰消失的现象。Cyriax 称此为蘑菇现象，因为长期站立引起的椎间盘组织前移的典型影像学表现为明显狭窄的关节空间和大的鸟嘴样骨赘（图 35-8）。

2. 椎弓根牵拉　这是中间区狭窄。机制如下：椎间盘退化引起椎间隙狭窄和上方椎体下沉。椎弓根压迫神经根（图 35-9），特别是若狭窄为非对称性的并引起炎症和水肿，使得症状加重。另一种情况是神经根被卡在椎弓根和退化膨出的椎间盘后外侧之间形成的沟内。

3. 椎间孔卡压　这一类出现在椎间孔的出口区。正常运动系统的离体解剖和生理学研究表明，腰椎的椎间孔在伸展和同侧弯曲时狭窄明显，屈曲时增加。随着椎间

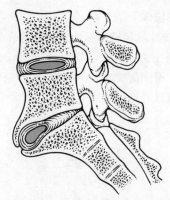

图 35-8　蘑菇现象：屈曲的后纵韧带压迫神经根

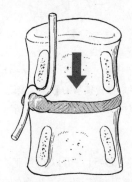

图 35-9　椎弓根牵拉

盘的退化和随之而来的椎体高度降低，关节突关节被迫持续处于伸展位：随下关节面的下移而伸缩移动。由于关节的倾角，下移伴随着后移和轻微的后滑脱，使椎间孔进一步缩窄。与下方椎体关节突关节关系密切的神经根也会受到半脱位（最终会恶化）的上关节面和上方的椎体和椎弓根之间的压迫（图 35-10）。

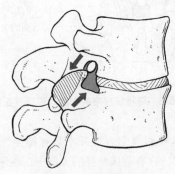

图 35-10　椎间孔卡压

4. 术后腰椎纤维化与狭窄　脊柱的手术操作会导致硬膜和神经根周围瘢痕形成——所谓的椎板切除膜。椎板切除术后发生率为 9%，与脊椎融合术后的发生率接近。摘除脱出的椎间盘会使椎间隙缩小，可能加重手术时已存在却未发现的狭窄。

5. $L_5$ 的侧压力　一种特殊的引起椎间孔卡压的情况出现在 $L_5$。一个强纤维带——横韧带——连接第 5 横突的下面和椎体侧面。当 $L_5$ 出现明显的向下、向前移位时，

L₅神经根可能被横韧带和骶骨翼压迫，如在$L_5$-$S_1$退化性滑脱时。压迫出现在有骶骨翼与横突间腰椎退行性侧凸的老年人，所谓"远离"综合征。也有说法是肥大的腰骶韧带可以引起椎间孔外的L₅神经根受压。

6.压迫的机制 想要理解侧隐窝狭窄引起神经根压迫的机制，很重要的是理解对神经根的影响是间歇性的，并与姿势改变和移动时侧隐窝的动态改变有关。大多数压迫发生于椎管内径最狭窄处，当内径增加时症状可减轻。当退化的脊柱轴向压力增加时，侧隐窝空间缩小：后纵韧带折叠并向后弯曲，上关节突向前、向上移位，椎弓根向下挤压神经根。伸展时程度轻一点，侧弯向疼痛一侧会使空间更加狭窄，进而造成神经根压迫。相反，伸展后纵韧带的侧弯时，上关节突远离椎间孔，压迫减轻。

神经根压迫症状不只可以由边界的直接压迫引起，还可以由神经根及周围的炎症和肿大引起。已经存在狭窄的空间内出现肿大会使压迫加重。

### （二）侧隐窝狭窄和脊柱老化的自然进程

侧隐窝卡压是老年人椎间盘退化、椎间隙明显狭窄和后壁后脱位的特征（图35-11）。

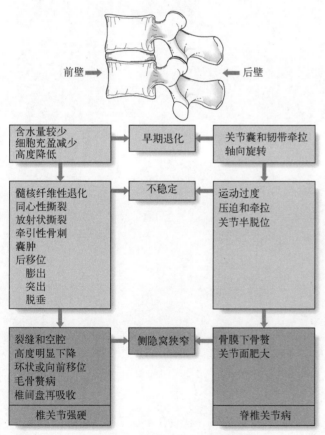

```
前壁 →          ← 后壁

含水量较少
细胞充盈减少   →  早期退化  ←  关节囊和韧带牵拉
高度降低                       轴向旋转

髓核纤维性退化
同心性撕裂
放射状撕裂      →  不稳定   ←  运动过度
牵引性骨刺                    压迫和牵拉
囊肿                          关节半脱位
后移位
  膨出
  突出
  脱垂

裂缝和空腔
高度明显下降    →  侧隐窝狭窄  ← 骨膜下骨赘
环状或向前移位                  关节面肥大
毛骨赘病
椎间盘再吸收

椎关节强硬                     脊椎关节病
```

**图35-11 脊柱老化中的椎管狭窄**

### （三）症状

患者集中在中老年（50岁之前的很少，大多超过70岁）。单侧的坐骨神经痛通常发生在站立和行走时。有时候，很特殊的神经根痛为双侧。疼痛不是站立时立即出现，而是在站立几分钟后或是在行走时。后一种情况，跛行必须除外：在血管性跛行站立时疼痛立即减轻，但侧隐窝狭窄疼痛会持续至患者坐位。一段时间后，麻木和脚部的针刺感出现。而且前屈可以立刻缓解疼痛，但伸展运动使之加重。有时会出现俯卧位时脊柱前凸增加引起夜间痛。

不像椎间盘脱出引起的神经根痛，症状不会随时间改变：疼痛的程度和部位都不随时间改变，虽然患者感受到疼痛增加，但沉积和致残减少。

没有硬膜症状。

### （四）体征

清晰而严重的症状和几乎无体征之间有鲜明的对比。

目前脊柱伸展有由后脱位引起的明显的限制。此外，脊柱运动正常，弯曲是脊柱全节段的。站立位做背部检查有时会引起相似的腿部疼痛，前屈位几乎立刻使疼痛消失。有时，在脊柱伸展或弯曲向疼痛侧会加重腿部疼痛和感觉异常。

直腿抬高是正常而无痛，没有减弱或是感觉缺失。对于久站的病例，可能有轻微的神经功能缺失：踝反射迟滞或趾伸肌轻度减弱。

然而，大多数的病例临床检查是完全正常的。也就是说，对侧隐窝狭窄和相关病症的诊断完全依靠病史：老年人，在直立位出现神经根痛，卧位、坐位或前屈位疼痛立即消失。

### （五）影像学

不同作者都强调影像学显示的狭窄严重程度与症状和体征的存在与否和严重程度不相关联。找寻侧隐窝狭窄的影像学改变和形态学诊断存在而无临床症状之间的关联很困难，人群椎管直径有差异，而且缺乏一个量化狭窄程度的系统。同样不能忘记狭窄程度是动态的，可能随患者姿势改变而改变（伸展运动明显缩窄椎管直径，而弯曲则相反）。因此，静态的椎管维度无法推测患者症状。然而，一旦诊断，影像学资料可以定义影响程度并能够很好地指导治疗。

特征性的侧位片表现是椎间隙缩窄，有的出现大的鸟嘴样骨赘（蘑菇）和关节突关节半脱位，伴随上关节突的向前、向上移位。正位片显示椎弓板间隙缩窄，也是侧隐窝狭窄的特征性表现；当后关节增生或是椎弓板结构异常存在时出现椎弓板间隙狭窄。

骨髓造影很难表现但CT可以清楚地显示关节下狭窄。然而近几十年，MRI结果已经成为侧隐窝狭窄诊断的金标准。基于矢状面MRI可以清楚地区分腰椎管狭窄程度的4级：0级表示不存在椎间孔狭窄；1级表示轻微的椎间孔狭窄伴随部分周围神经脂肪消失；2级表示重度椎间孔狭窄伴随周围神经脂肪消失但无形态学改变；3级表示重度椎间孔狭窄表现神经根受压或形态学改变。

### （六）自然过程

侧隐窝狭窄的自然病程是慢性的。症状随时间出现波动，逐渐恶化。如果不治疗，长时间会出现重度的残疾和神经功能缺失。

### （七）治疗

有时候症状可以通过减少腰椎前弯而改善，因此患者应接受对于日常活动的正确姿势的指导。

用这种方式没有改变的，指示用 20mg 曲安奈德进行神经根浸润。主要的困难是确定损害部位。有疑虑时，可以根据最可能的水平注射，如果 2 周未改善，在另一水平进行尝试。椎板切除术后定位尤其困难，需要多部位多次尝试。

神经根和窦椎神经浸润通常可以永久缓解侧隐窝狭窄，这可能看起来很惊喜。而且，已经有报道说神经根周围局部麻醉可以延长减轻神经根疼痛时间。良好的结果可以通过减轻韧带和周围神经组织的慢性刺激来解释。曲安奈德注射在合适的点，控制炎症并因此减轻周围神经肿胀。结果，减轻了椎管相对狭窄，而且解剖学狭窄和炎症之间的恶性循环被打破。良好且永久的结果见于局部浸润麻醉，可以通过对背侧神经根的 C 纤维的化学作用来解释。

当神经根浸润不能作为永久或半永久治疗时，需要进行手术：包括解除神经根压迫。有时通过开窗活动骨赘就足够了，但更多时候需要通过椎板切除部分活动肥大关节。近几年，棘突间植入（垫片）被用于腰椎管狭窄的治疗。这种微创干预的基本原理是使节段前凸消失，从而扩大椎管以直立的姿势。

（王　蕾　翻译）

# 第 36 章

# 腰椎的临床检查

## 一、病史

### （一）引言

对背痛和（或）坐骨神经痛的诊断绝非易事。尽管辅助检查方式越来越先进，但腰椎疾病的诊断仍然依赖于病史和体征。

目前病史采集在诊断过程中仍是最重要的工具。临床和亚临床上的检查技术只是提供了当前的信息，而病史可以反映疾病的发生发展经过。病史不仅是过去和现在病痛的记录，也提供了治疗、预防、预后的信息。因此，我们需要询问详细的、按时间先后顺序发生的病史。医师必须要花时间耐心地去倾听患者阐述的复杂的病情经过，大多数患者难以记住每一个细节。有时，他们甚至无法对简单的问题给出精确的回答，并将过去的和现在的症状、病痛、残疾、身体、情感和社会干扰相混淆。然而对过去病史的描述和现在症状的描述对诊断是十分必要的。因此，医师应该具备一定的问诊技巧。将患者的语言转换成应用解剖学、生物力学和发病机制有关的相关术语。

下面我们列举一个病例：患者说他突然出现腰痛，几天后左小腿严重疼痛，两天后，两个脚趾麻木，踮起脚尖站立不稳，这时后背痛已经消失了。这是一个由于$L_5$-$S_1$椎间盘突出使$S_1$神经压迫伴神经受损的病例。这个病例中对症状的描述不仅可以做出诊断，也提示了治疗方案：这个患者应该接受硬膜外麻醉或者手术或者自然恢复。

在临床上患者的症状并不总是很明显。但一个按时间顺序发生的、详细的病史有助于医师做出诊断，或者至少能够区分活动相关的背痛和非活动相关的放射痛或功能性疼痛。

1. 局部症状　症状分为腰痛、背痛和坐骨神经痛。

● 腰痛：严重的腰痛突然发作，强迫体位，不能继续活动。

● 背痛：下背部的不适。

● 坐骨神经痛：从臀部到大腿后侧和小腿不同层面的疼痛（$L_4$，$L_5$，$S_1$ 或 $S_2$），并且可能伴有触觉、运动和（或）者感觉缺失。但是在临床中，大腿前部或小腿（$L_2$-$L_3$）感到疼痛和感觉异常并不是典型的症状。

2. 发病机制　疼痛症状的描述对于腰椎疾病的诊断具有重要作用。医师应该重点关注疼痛的部位、演变、与

活动的关系及与解剖位置的关系。腰部和骨盆的疼痛通常是局限性疼痛，也有可能是盆腔内器官的放射痛。有时腰椎疼痛可能会被误诊成为非器质性疼痛或功能性疼痛。局部的器质性疼痛可能与活动有关，也可能与活动无关，前者称为与活动相关的脊柱疾病，后者称为与活动无关的脊椎疾病（知识点 36-1）。

### 知识点 36-1

**低位背痛的病因**

**机体异常**

与活动相关脊柱异常

● 椎间盘和椎间盘突出症

● 囊状突出

● 狭窄

**与活动不相关的脊柱异常**

● 炎症（败血症、风湿病）

● 骨异常

● 获得性缺陷

● 肿瘤

● 代谢性疾病

背部放射痛

● 内脏器官异常

**非器官性异常**

（1）与活动相关的脊柱疾病：与活动相关的脊柱疾病通常由机械功能障碍引起，椎间盘突出性病变，囊状或韧带性病变，椎管狭窄。

椎间盘突出可能导致三个主要的症状：腰痛、背痛和坐骨神经痛。椎间盘突出的症状并不一定相同，症状与椎间盘突出的部位、对椎关节及脊膜的压迫有关。小关节的损伤表现为局部疼痛，疼痛位置固定，没有压迫脊膜和神经根的症状。韧带疼痛通常发生在年轻人身上，与长时间的、逐渐增强的姿势压力有关，正确的姿势可以消除疼痛。长时间站立的人运动加重疼痛。腰韧带损伤，疼痛为简短的隐痛，不会放射到下臀部。而髂腰韧带或者坐骨韧带的损伤会使疼痛放射到腹股沟、大腿上后侧。不出现硬膜压迫和神经根压迫症状。

中央椎管狭窄症，走路、站立引起腰部、坐骨疼痛，

弯腰、坐下可以减轻疼痛，并伴有双腿麻木、无力。患者年龄不低于 30 岁，往往超过 60 岁。脊柱侧凹狭窄的病例，中老年患者主诉站立、行走时单侧坐骨神经痛，坐下、弯腰向前可以立即减轻疼痛。并不出现脊膜压迫和神经根症状。

（2）与活动无关的脊柱疾病（第 39 章）

• 炎症疾病，脓毒性和风湿性的。

• 骨质疾病，如骨质疏松症、骨折或者肿瘤。

• 获得性椎弓缺陷。

• 脊柱内的病变，如神经瘤，转移瘤和囊肿。

强直性脊柱炎疼痛症状各不相同，有时患者一天醒来时没有任何不舒服且能做任何一种繁重的工作；而下一周患者可能因为背部疼痛醒来，一整天都不能随意活动。这与患者的椎间盘疼痛有明显的不同，椎间盘突出的患者疼痛由站立，或穿袜子紧身衣物引起，特定的姿势、活动也可以引发疼痛。在类风湿疾病中，疼痛通常在早上最严重，夜间疼痛症状缓解。恶性疾病的疼痛症状持续，在夜间加重。腰痛在神经根疼痛后出现，并不局限在单一节段。

（3）背部放射痛：疼痛与活动、姿势无关，提示来自内脏和盆腔疾病，如主动脉、泌尿生殖系统或者胃肠道。在这些疾病的初始阶段，通过警告信号提示疾病的发生。

> **⚠ 警告**
>
> • 上腰部疼痛提示主动脉夹层、肿瘤、龋齿、强直性脊柱炎或内脏疾病。
>
> • 老年人持续并逐渐加重的腰部疼痛提示恶性肿瘤。
>
> • 疼痛范围逐渐增大、疼痛逐渐加剧提示病情加重，如肿瘤或神经瘤。例如：患者主诉背痛，并出现坐骨神经痛，而背痛症状逐渐加重。
>
> • 持续的疼痛，不因运动和姿势而改变提示病情严重，也可能是心理障碍。

3. 问题解决 在谈论病史时，医师尽量找出以下问题的答案。

• 器质性病变或非器质性病变？

• 症状是否与活动相关？

• 是椎间盘的何种损伤？

• 哪种损伤与症状最为相符？

• 其他类型的病灶有哪些症状？

• 患者是哪种类型的人？疼痛的程度和日常活动的影响是否与临床表现一致？

腰痛通常是软组织损伤引起的，所以经常归咎于椎间盘异常。病史对于诊断是十分重要的。Cyriax 说所有的椎间盘都是相似的，然而损伤是不同的（详情见第 33 章）。病史也验证患者提供的信息的准确性，即患者主诉与综合征的临床表现不一致。医师应该注意病史中的小毛病，在病史询问及后续的辅助检查中应该重点注意确认患者提供的不确定信息。与此相反，当患者准确地陈述与类似病例的预期相同的情况时，毫无疑问，他们说的是可靠的，也不需要寻找可能的精神心理疾病因素。没有器质原因的患者，如果病史正确，很少能逃脱检查，这些患者既往没有已知的器质性病因，所提到的疼痛的规律和事实不符合，他们没有那么多关于痛苦程度的描述，没有提供明确答复，如果检查者坚持往往会引起反感。

问病史时医师应该注意以下几点。

• 年龄和日常活动

• 症状

  ○ 疼痛。

  ○ 感觉异常。

  ○ 姿势、运动或咳嗽。

  ○ 膀胱问题 /$S_4$ 神经根。

• 患者对这些症状的反应。

4. 年龄和日常生活的活动 椎间盘病变引起背痛和坐骨神经痛最常见的年龄在 20—50 岁，超过 60 岁少见，20 岁以下偶见。

椎间盘向后外侧突出，青年、老年均可出现。

在老年患者中，侧隐窝狭窄更常被认为是根痛的原因（表 36-1）。此外，退行性椎管狭窄是一种老年人多见的疾病。

**表 36-1 年龄相关疾病**

| 年龄（岁） | 疾病 |
| --- | --- |
| 15 | 脊柱前移 |
| 15—35 | 强直性脊柱炎 |
| 20—50 | 椎间盘病变 |
| 老年 | 脊柱侧隐窝狭窄 |

腰椎滑脱可引起年轻人后韧带疼痛，年轻患者站立位可引起疼痛。强直性脊柱炎好发于 15—35 岁，坐骨神经痛交替性出现，男性发病风险高于女性 4～9 倍。

患者职业、爱好和运动也可以用来作为诊断依据，指导治疗。大多数患者不能忍受疾病引发的疼痛，以及疼痛引发的行为不便。与进行轻微体力劳动的人相比，椎间盘突出的卡车司机更不能忍受疼痛及行动不便。另外，由于疾病导致的日常行为受限及不能进行体力劳动也是患者比较忧虑的。

保护性活动在治疗、复发和预防方面也很重要。如果一个泥瓦匠每两年腰痛一次，他的病情可以被判断为是很稳定的。相反，如果一名上班族每年有五次以上的腰痛发作，表明病情很不稳定，尽管按摩可以在短时间内缓解症状，但显然需要采取更为有效的预防措施，如硬化剂注射、腰托。

## （二）问病史

低位背部疼痛症状多样。临床医师必须获得准确的现病史、既往史（见知识点 36-4）。疼痛是最常见、最重要的症状，也是患者就诊的主要原因。患者不会主动说出其他症状，但临床医师必须仔细询问：如感觉异常、麻木、足背寒冷、大小便失禁。

患者对症状的描述通常是模糊的。医师应该按照时间顺序整理病史。

1. 疼痛　对所有疼痛的不同方面都应该进行调查：定位，发病，进化和持续时间的感知的当前疼痛，运动和姿势的影响，以及硬脊膜症状的存在。在以前的发作中获得相同因素的信息也是非常有用的（知识点 36-2）。

在下背部的疾病中，疼痛可能会经历背痛，如臀肌疼痛，或不涉及一条或两条腿，或典型的根痛。

### 知识点 36-2

**疼痛：重要症状**
**目前疼痛**
部位
- 位置：单侧，双侧，中央
- 上腰部，下腰部，臀部，腿部

起因
- 疼痛是什么时候出现的？几天前，几周前，几个月前，几年前
- 疼痛是怎么发生的？突发疼痛还是逐渐的疼痛

演变
- 背痛与腿痛的关系

**疼痛与活动的关系**
- 什么姿势或者动作加重疼痛
- 疼痛的位置
- 疼痛出现的频率
- 疼痛的间歇期
- 既往治疗经过

---

（1）当前疼痛

①疼痛部位与程度：患者首先被问到他们目前是否感觉到疼痛，并指出位置。可以通过患者情绪判断疼痛程度。一个稳定的患者通常把手掌放在疼痛最明显处，并可以沿疼痛放射的位置移动手掌。心理疾病导致的疼痛患者不能准确指出疼痛位置。

后背痛可以在中间、单侧或双侧。中枢性疼痛不能由一侧放射而来，如关节突关节或骶髂关节。双侧疼痛也几乎不起源于中间。单侧臀部疼痛是典型的椎间盘突出表现。有时骶髂关节也可以导致臀部疼痛，但是少见肌肉紧张。

双侧、模糊的腿痛通常是硬膜疼痛。双腿的节段性疼痛有时可由两个椎间盘突出引起。然而，双侧根痛往往是腰椎滑脱、椎管狭窄、侧隐窝狭窄或转移的结果。双侧髋关节骨性关节炎和由于髂动脉血栓形成的间歇性跛行也

可能导致双腿疼痛。

疼痛的程度也很重要。累及硬膜的背痛，疼痛通常位于下腰骶区，并可能向下放射到单侧或双侧臀部。

如果患者疼痛位于上腰部，医师应该警觉。下背部的恶性疾病疼痛会放散至上背部。

由于 $S_4$ 神经根压迫导致的骶骨、尾骨、会阴疼痛和麻木，是按摩的绝对禁忌证。

单侧坐骨的节段性疼痛是由于低位神经根的压迫导致的。区分神经根性疼痛和硬膜疼痛是很重要的，但也是困难的。后者疼痛在一个很大的区域内，不局限于一个节段，甚至可能会向上延伸到胸部或大腿，有时到达脚踝。相比之下，由于神经根压迫导致的节段性疼痛非常容易识别，患者表现为有明显节段范围的严重疼痛。鉴别神经根和硬膜疼痛在诊断和治疗上都非常重要，因此应明确疼痛的位置和特点。而患者往往不能准确描述出疼痛是在前大腿还是后大腿，是否向膝盖蔓延，是局限性疼痛还是弥散性疼痛。

一侧臀部下方疼痛少见，通常由于 $S_2$ 节段性压迫导致。

②腰痛的起病：腰痛可能是急性的、慢性的或复发的。患者应该确认症状第一次出现的时间，"你的背部问题是什么时候开始的？"这是一个重要的问题。例如，背痛 20 年的主诉，需要进一步询问疼痛是持续性的还是间歇性的。可能是 20 年前的一次急性腰痛，2 天前的第二次发作，或者是一个持续的、每天的疼痛，也可每年发作 6 次的复发性的疼痛。虽然这三个例子都是背痛病史 20 年，显然诊断和治疗明显不同。

坐骨神经痛的持续时间的病史也是非常重要的。由于侧隐窝狭窄引起的神经根性疼痛的持续时间没有限制，但是椎间盘突出的疼痛可以自行恢复。如果椎间盘向另一侧突出，症状将减轻。如果椎间盘向缺乏营养椎间关节突出，突出的椎间盘将萎缩。一般来说，患者在 12 个月内恢复神经根性疼痛。然而，这仅适用于 60 岁以下的患者。

下一个问题涉及发病的速度："它是如何开始的：发病是突然的还是渐进的？"背部疼痛持续了几个小时，甚至是在做了大量的弯腰、负重的繁重工作后出现疼痛，这意味着一个轻微的椎间盘损伤，髓核逐渐增大，这种病例一般采用牵引治疗。如果突发疼痛，限制活动通常采用硬膜外注射治疗。

急性腰痛突然开始，此时患者向前弯曲或举起一个重物，是典型的硬、环状椎间盘移位。在一个不太严重的情况下，可以按摩。

③疼痛的演变：在椎间盘突出时，疼痛通常从背部开始，逐渐转变为一条腿痛。这种转移性疼痛提示椎间盘损伤。如果背痛逐渐增加，并在一段时间后延伸到一条腿，最后涉及背部和双腿，则考虑肿瘤的可能。

从腿部开始的疼痛，数月、数年逐渐向上伸展到大腿后侧，这很可能是一种压迫 $S_1$ 根的后外侧突出症。

老年人的慢性坐骨神经疼痛，延续数月至数年，是典型的从侧隐窝狭窄的神经根性疼痛。

"交替疼痛"，腿部双侧骶髂关节炎，这通常是早期强直性脊柱炎的表现。偶见于非常不稳定的腰椎间盘病变。

④背痛和根痛的出现顺序：哪一个先出现，背痛还是根痛：通常背痛先于神经根痛出现，并且当神经根痛出现时，背痛缓解。这时疼痛开始逐渐自行恢复。但是，年龄＞60岁的患者症状一般不会自行恢复。

无背痛的根痛，一般由后外侧突出引起，按摩不能缓解症状。髓核向后外侧移动。

⑤哪些因素影响症状：在与活动有关的脊柱疾病中，症状与姿势或活动有明显的关系。

（2）姿势和活动：腰间盘突出的疼痛可以由弯腰、举重物、坐下或坐下后直立引起，走路、躺卧可以缓解疼痛。20—40岁的患者可以醒来无症状，接下来的几个小时也没有症状，活动后也无症状，在一天内，逐渐出现后背痛，缓慢加重。躺在床上可以使症状减轻，这就是可自我缓解的间盘损伤。

有的患者主诉长时间站立后后背疼痛。疼痛逐渐加重，伴有双侧神经根痛，双脚感觉异常。坐下、躺下症状可以在数分钟内缓解。年轻的患者可能是脊椎前移，年老患者怀疑脊椎狭窄。

韧带姿势综合征的疼痛由于维持特殊姿势引发，改变姿势可以减轻疼痛。姿势维持时间越长，疼痛越严重。Barbor将韧带疼痛描述为剧院-鸡尾酒会综合征，年轻人多见。

（3）咳嗽和打喷嚏：另一个可能影响症状的因素是在咳嗽和打喷嚏时腹内压升高（知识点36-3），腹内压的突然增高引起硬膜受压迫，导致间盘突出。虽然硬膜压迫经常与椎间盘突出有关，但腰椎管内的任何占位性病变都压迫硬膜（如神经瘤或恶性肿瘤同样的反应）。通常患者

### 知识点 36-3

**脊柱内损伤**

硬膜内
● 神经瘤

硬膜外
● 间盘突出
● 间盘感染
● 转移瘤
● 硬膜外脓肿
● 血肿

脊柱外损伤

骶髂关节
● 关节炎
● 压力

不会自己想起，研究者必须询问患者咳嗽和打喷嚏。

在椎间盘病变中，咳嗽和打喷嚏通常会增加腰部或臀部的疼痛。然而，当腿部疼痛加剧时，按摩疗法不起作用，应该尝试硬膜外注射。神经瘤可能会引起同样的症状，但腿部的疼痛通常比背部更为明显。

在活动性骶髂关节炎中，经常会感觉到臀部疼痛，有时会放射到大腿。这时由于关节运动到时腹内压暂时升高导致。

（4）晨间痛：患者醒后疼痛，起床后症状减轻，之后也可以负重工作，提示强直性脊柱炎。疼痛位于腰部中间，每日变化。

有时清晨的疼痛是由腰间盘突出引起。躺卧姿势可以加重已经存在的小的椎间盘突出，缓慢压迫硬膜，清晨痛醒的患者，这种椎间盘突出应该行硬膜外麻醉治疗。

与有小椎间盘突出，晨间后背僵硬、疼痛的间盘突出患者不同，仰卧也可以引起刺痛。

（5）根痛在夜间恶化：较大程度的椎间盘突出和严重炎症可以导致症状夜间加重。患者可采取硬膜外注射治疗。

（6）持续性疼痛：如果腰部运动或体位不引起疼痛，提示没有机械性损伤。这种情况可能是其他一些病理性疾病，如腹腔内或脊柱恶性肿瘤或感染。

疼痛的持续时间：由于棘后韧带的支撑力，腰痛在1周内可以自行恢复，并可以减轻突出位移。背痛的持续时间不能预测，如果一个小的突出物与椎间盘其他成分、韧带接触，获得足够的营养，可以使椎间盘不断增大。由于椎间高度的降低，后棘韧带的压力逐渐减少，椎间盘突出持续存在，症状可能不会自行恢复，推拿和牵引或许有效。

引起坐骨神经痛的椎间盘向后外侧突出，逐渐突出到关节外。突出物营养被切断，在8～12个月症状可逐渐减轻。在6个月内可以尝试推拿和牵引治疗。6个月后由于症状开始自行缓解，推拿不一定起效。剧烈的或者长时间的坐骨神经痛，硬膜外麻醉可以减轻症状，如果治疗失败，疼痛不能忍受，建议手术治疗。

神经根痛在1年内没有好转，甚至加重，考虑神经瘤、侧隐窝狭窄。

（7）既往疼痛：既往的疼痛发作与年龄、疼痛位置、起源、演变、与动作姿势的关系密切相关。疼痛发作的频率及既往诊疗经过、疗效也十分重要。

①年龄：如果患者从儿童时开始近期又出现腰痛，提示继发性椎间盘病变导致的脊椎滑脱。

②部位：腰间盘突出的症状由硬膜和神经根受压的部位决定。不同的病因可以导致疼痛出现在相同部位。然而，椎间盘的移动、压迫不同的敏感位置也可以引起不同位置的疼痛。

疼痛从一侧臀部转移到另一侧臀部，见于强直性脊

柱炎累及骶髂关节。

囊性疾病、韧带疾病、脊椎管狭窄中，疼痛固定，长期保持不变。

③病因：长期磨损可以导致椎间盘受损，但是只有在内部紊乱时症状才会出现。但易损伤也可以引起椎间盘损伤，但是如果损伤后一段时间才出现疼痛症状，就很难确定真正的病因。

④演变：病史多年的发作性背痛并不认为是进展性恶性疾病。老年人首次出现背痛，进行性加重提示恶性疾病。如果疼痛症状持续，医师需要了解疼痛好转或减轻，疼痛的特点不变还是变化。

⑤疼痛发生频率：既往疼痛发作的频率与患者的职业提示了椎间盘突出的稳定性。如果每天从事繁重体力工作的人，症状发作每年小于一次，说明椎间盘很稳定，不需要特殊治疗。如果从事轻微体力劳动的人，每年发作三四次则提示不稳定的椎间盘，需要进行间盘加压，包括支具、硬膜外注射，甚至是手术治疗。

⑥疼痛间歇期：医师必须评估疼痛的程度与活动受限的程度。症状是否能完全消失，在疼痛间歇期患者是否能进行任何活动还是疼痛从未缓解？如果疼痛消失，椎间盘突出缩小，推拿按摩也许有效，如果疼痛并未消失，椎间盘没有缩小甚至继发了其他部位损伤，说明按摩牵引将无效。

⑦既往治疗：医师需要确定症状是自行消失还是治疗的结果。

（8）椎间盘的相互作用：病史也可能有助于了解椎间盘的相互作用程度。

①明显的关节症状（疼痛）和姿势偏位：这些都是椎间盘相互作用的典型特征。患者或他人发现异常。典型表现是患者突发剧烈腰痛，由于大的椎间盘中间突出使患者突发疼痛，并维持屈曲位，尝试直立动作挤压椎间盘，增加对硬膜的压迫从而加重疼痛。屈曲位减轻对硬膜的压力。

大的后外侧突出椎间盘伴随着腰椎的横向错位，并累及一侧髋关节。患者不能向对侧移动，提示第 3 或第 4 腰椎水平病变。

如果患者由于神经根痛而强迫前倾或者后倾体位，建议手术治疗。

如果急性腰痛患者主诉轻微动作也可以引起疼痛，医师应该谨慎实施推拿和按摩治疗。最安全、有效的方法是硬膜外局部麻醉，尽管突出物、横线偏移、关节限制会持续存在，但是可以明显、立刻减轻疼痛症状，注射后第二天进行推拿按摩疗效更佳。

②麻木和（或）无力：患者主诉走路不稳、不能踮脚站立，提示大的后外侧突出，禁忌推拿牵引。

知识点 36-4 总结了疼痛病史的常规。表 36-2 列出了一些典型的病史。

---

知识点 36-4

**疼痛病史总结**

部位
- 中间、单侧、双侧
- 平面（"禁区"、$S_4$ 平面）

发作部位
- 后背 / 腿
- 突然发作 / 逐渐发生

演变
- 转移痛
- 蔓延痛
- 疼痛性质改变
- 背部：神经根痛
- 一般演变：原发后外侧突出

影响疼痛因素
- 症状与姿势的关系
- 特殊病史
- 可以自行缓解的间盘损伤、脊柱前移
- 椎管狭窄
- 韧带姿势综合征

疼痛持续时间
- 持续性疼痛
- 可以缓解的坐骨神经痛

既往疼痛病史
- 发作频率
- 疼痛间期

---

2. 感觉异常　如果患者主诉针刺样疼痛，病因是硬膜受压或周围神经炎症，多数病因为压迫引起的。患者不会主动提及麻木症状，但是这个症状十分重要，应当引起医生注意。

压迫神经根、压迫脊髓导致的感觉异常必须引起注意。

压迫神经根导致的疼痛的典型症状为疼痛和感觉异常，疼痛有明显的节段性。针刺样疼痛提示累及神经纤维，通常是远端疼痛。所以必须明确症状出现的位置，感觉异常的分布较疼痛更有助于判断压迫神经根的位置。

如果从外部压迫神经根，疼痛先于感觉异常出现。椎间盘突出首先出现节段性疼痛，紧接着出现针刺样疼痛和麻木。如果感觉异常先于疼痛出现，怀疑神经瘤或肿瘤。疼痛和感觉异常同时出现提示侧隐窝凹陷，症状数月、数年不变。

如果仅仅感觉异常，而不伴有疼痛，通常不是由于椎间盘突出引起，考虑多发性硬化、糖尿病、恶性贫血及脊髓压迫。伴有双脚或四肢针刺样疼痛，症状出现位置没有神经节段性，在脊髓压迫中，颈部活动受限也可以引起针刺样疼痛。

3. $S_4$ 神经根预警　神经根位于椎管中央，受韧带保

表 36-2　典型病史

| 诊断 | 年龄 | 疼痛部位 | 硬膜外症状 | 姿势 | 劳累 |
|---|---|---|---|---|---|
| 椎间盘突出导致背痛 | 15—70 | 腰臀部 | + | 坐位加重，步行减轻 | 弯腰加重 |
| 姿势综合征 | ≤ 30 | 腰部 | — | | 减轻 |
| 椎管狭窄 | 青年人 | 腿部，单侧节段 | — | 站、走加重，坐、躺、向前弯腰减轻 | 无影响 |
| 坐骨神经痛 | 20—50 | 腰部，单侧节段 | + | 坐位加重，仰卧减轻 | 加重 |
| 强直性脊柱炎活动期 | 15—35 | 腰部，单侧臀部少见 | — | 清醒时明显 | 加重现有疼痛 |
| 脊柱前移 | 15—35 | 腰部，双侧坐骨神经 | — | 长期站立加重 | 与劳累无关 |
| 脊柱恶性疾病 | | （上）腰，腿；多节段 | + | 夜间加重，与姿势无明显相关性 | 肌肉痉挛限制活动 |

护。大的后中央型椎间盘突出，会使韧带受压，最后导致韧带破裂，损伤 $S_4$ 神经根（马尾神经综合征）。

诊断马尾神经综合征主要依赖于病史，典型症状为鞍区麻木、大小便异常、下肢无力。患者可能因为害羞而不会提及这些症状，所以医师应该仔细询问病史：急性腰痛、急性会阴痛和双侧坐骨神经痛。马尾神经综合征禁忌按摩，手术是适应证。延误治疗将严重致残。

### （三）患者对症状的反应

有些患者对症状的感知并不敏感，而有些患者则反应过度。医生在病史采集过程中应确认病情的严重程度，患者的不适是否由于精神心理因素引起。如果机体器官损伤很小，而患者不适感明显，提示精神心理因素，建议首先进行心理治疗。

## 二、视诊

医师应该从患者进入病室时观察患者，尤其特别注意以下事项。

- 患者如何进入房间，是否行走异常。
- 患者是否坐下困难、不适。
- 患者是否起立姿势异常。
- 患者是否由于疼痛而面部表情异常？

接下来，患者应脱去衣物，医师观察患者四肢、外观形态，尤其是下肢、骨盆、双足。对于视诊环境的要求是光线明亮。

### （一）正常躯干形态

应在后部和侧面观察患者躯干。从后面看，肩部和骨盆应该是水平的，两侧的软组织结构应该是对称的（图36-1a），胸腰椎椎体应在一条垂线上，肩胛骨与第7胸椎棘突水平相一致，髂嵴应与第4腰椎对齐，下肢应分担身体负荷，并保持良好的对齐方式：髋关节不内收，膝关节不屈曲，双脚略向外，跟骨既不旋前也不旋后。

侧面观（图36-1b）可以看到胸椎后突和腰椎后突的生理弯曲，骨盆应该处于中轴位置。也就是说髂前上棘和耻骨联合是在同一垂直平面上。臀部、膝盖和踝的关节不应该弯曲或过度伸展。

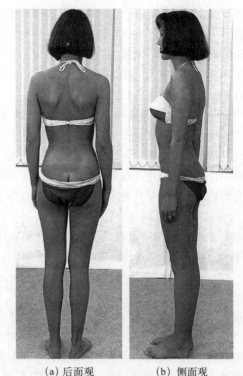

（a）后面观　　　　（b）侧面观

图 36-1　正常躯干的形态

### （二）病理躯干形态

1. 后位相　很多腰脊疾病都与不对称姿势有关。不对称可能在垂直平面上——棘突不对齐，或者在一个水平面上——髂嵴、髂前上棘和髂后上棘和大转子之间并没有相互联系。骨盆倾斜可能是由大转子上方或下方的解剖学变化引起的。如股骨头和颈部的变化，或者解剖腿长度的差异来自于生长障碍。横向移动或倾斜可能有几个原因（图36-2）。

（1）静态脊柱侧突（图36-2a）：由于腿长差异而出现的骨盆倾斜，将不同厚度的木板放置在较短的肢体下，使骨盆处于水平，使倾斜消失。

目前还没有明确的证据表明两腿长度差异可以导致脊柱症状。如果短肢垫高可以减轻或消除站立或腰部弯曲或伸展时的疼痛，建议穿高跟鞋。一些医师建议纠正任何形式腿部长度的不等。然而，大多数调查人员认为，腿部长度差异不超过 15mm 并不会导致腰痛。因此，建议在复发性腰痛或腿部长度超过 15mm 时矫正干预。

（2）坐骨神经痛性脊柱侧突（图 36-2b）：机械功能障碍和肌肉痉挛引起的下腰椎横向偏移称为坐骨神经痛性脊柱侧突。经常因硬膜受冲击和神经根受压导致疼痛。通常由椎间盘突出导致，但是任何椎管的占位性病变都会引发这种症状，椎间盘病变通常位于 $L_3$，$L_4$。由于髂骨韧带在关节处的稳定作用，$L_5$-$S_1$ 通常不引起椎间盘横向偏差，少数骨盆倾斜患者可能会导致。

以下是六种腰间盘偏移方式。

• 朝向疼痛的一侧，这表明突出是位于内侧的移位，也就是神经根的侧隐窝。

• 远离疼痛的一侧，这种情况下，突出部分位于神经根的外侧，被躯干的偏移所缓冲。

• 交替的移位，硬脊膜从一边到另一边的小中线突出。它也可以诊断出第 4 腰椎水平的突出。

• 站立时的偏移，在屈曲位时会消失。

• 直立时无偏移，但在尝试躯干过弯曲时有明显的偏离，常常被视为根痛。

• 躯干弯曲时的瞬间偏移，患者在屈曲时的特定时刻会突然偏移。当这个点被反射，身体即回到对称平衡的姿态。通常疼痛是在偏离的时候感觉到的，但偶尔也不是。这个标志表明，椎间盘的分节改变了它的位置，在脊椎关节的后部，并暂时接触硬脊膜。

（3）特发性脊柱侧突（图 36-2c）：特发性脊柱侧突弯曲，自孩童时起就存在。不同于目前腰椎间盘问题引起的侧方移位，它伴有低位胸椎和腰椎旋转畸形，如果畸形在直立的姿势中不明显，那么在弯曲的时候会很明显。

（4）心因性脊柱侧突（图 36-2d）：在精神心理性的脊柱侧弯中，尽管疼痛被认为是腰椎，但患者颈部、肩膀和胸椎倾斜，腰椎却保持垂直。

2.侧面观

（1）腰椎前突过度：通常由于胸椎后突代偿腹部肌肉无力导致。腰椎前突也可以弥补髋关节屈曲畸形。

（2）过度前突：如果这不是来自于过度的胸椎后突的代偿，这就暗示了脊椎滑脱。整个脊椎位于骶骨前方的一个平面上。这是以一个中或低腰椎层面棘突为特征的，如果看不见，可以被触诊到：当手沿着棘突向下滑动时，会感觉第 4 或第 5 节段的跨度（图 36-3b）。在隐蔽的脊椎滑脱中，卧位时跨层消失了，而在这个位置上的 X 线片可能不会显示。

（3）驼背的姿势：这是典型的急性腰痛。在椎间关节的后部有一个很大的向后突出物，任何试图挺直背部的尝试都会使半脱位部位挤压硬膜而导致疼痛。患者站立时屈曲畸形，无论有无骨盆倾斜。

（4）过度的胸椎后突：青年人强直性脊柱炎或青少年骨软骨病多见。在老年人提示老年性骨质疏松。

（5）脊柱角状后突畸形：这是由于两个相邻的椎间盘明显变薄或者椎体楔形骨折引起的。有这个特征需要 X 线片检查。

（6）平背：腰椎管狭窄或侧隐窝狭窄的患者通常背部扁平。他们保持轻微的弯曲位，消除正常的腰椎前突。

（7）髂嵴与胸廓间隙的缩小：这表明胸腰段的缩短是由连续水平的椎间盘狭窄或明显的骨质疏松引起的。

3.肌肉

（1）萎缩：椎旁肌萎缩是罕见的但可能表明慢性炎性疾病，如强直性脊柱炎，或者结核，或者脊髓灰质炎，或者肌病。也见于手术后的去神经支配。

腓肌、腘肌、臀部肌肉的显著萎缩发生在第 5 腰椎和第 1 骶神经根麻痹。

严重的髋关节炎，臀肌，腘肌，股四头肌会看到明显的萎缩。

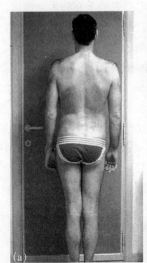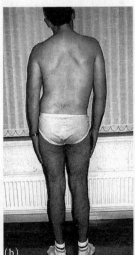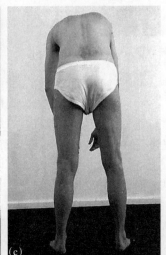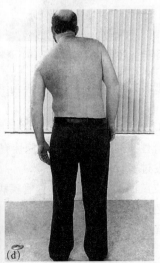

图 36-2　脊柱侧突的类型

（a）静态的；（b）坐骨神经痛性的；（c）特发性的；（d）心因性的。

（2）痉挛：椎旁或臀肌不对称的痉挛，使其比正常的一侧突出，屈曲或侧屈时伴随着身体姿势的调整。一般情况下，可触及肌肉张力的差异（图36-3c）。肌肉痉挛，伴随着可见的屈曲和（或）侧屈畸形，也是坐骨神经痛的表现。

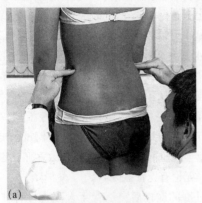

（a）

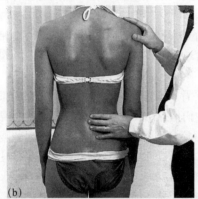

（b）

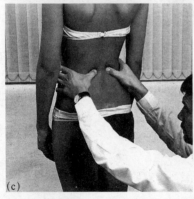

（c）

图36-3　（a）髂骨棘触诊；（b）脊柱触诊；（c）肌肉触诊

双侧骶棘肌的痉挛使腰椎前突，可能暗示严重的疾病，如肿瘤转移。

4. 皮肤和头发　中线毛发缺失可能暗示各种先天疾病，骨性、神经系统疾病。隐性脊柱裂的患者中80%存在毛发过多。

皮肤的颜色可能暗示血管疾病。如果足站立时显示暗红色但是抬高转为白色，表明存在动脉阻塞。如果是伴随疼痛的肢体，可能存在间歇性跛行。

### 三、功能检查

在开始检查腰椎运动之前，应问患者此时是否有疼痛并指出疼痛部位。如果他或她指出上腰椎/下胸椎区域疼痛，检查者应该警惕。这个部位的椎间盘病变非常罕见，但是严重的非运动性疾病经常在这个部位出现。因此，这个区域被称为"禁区"（图36-4）。

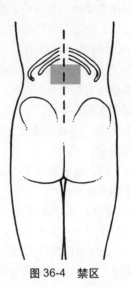

图36-4　禁区

为了避免错过重要的信息，检查者必须熟练和有秩序的常规检查。测试先在站立的位置进行，然后是仰卧、俯卧位。

#### （一）站立检查

1. 步骤　检查者从患者后面观察，患者同时进行四个主动运动：向后弯，向左右侧弯，完全通过颈部前曲向前弯（图36-5）。

运动应该平稳和循序渐进地进行。应注意任何细微偏差和（或）受限，并确认疼痛出现位置。当进行某一运动时，患者应该告诉检查者何时感觉到疼痛及在哪个部位。不应该错过运动中的短暂疼痛（疼痛弧），以免漏诊。

记录腰椎弯曲程度，以及患者在骨盆倾斜前向后倾斜的距离来记录伸展程度。

● 测量侧屈的方法。确定患者的手在腿的一侧可以移动多远。在整个活动范围内，腰椎应向两个方向均匀弯曲。患者在做动作时不能向前或向后弯曲。

● 通过记录手指到地板的距离来评估前屈的范围。当身体完全屈曲时，腰椎会变平，年轻人的腰椎甚至会略微突出。前屈通常是最受限制和最痛苦的动作，可能会遗留持续的疼痛，模糊了对其他动作的反应。因此，最好最后进行这一运动。然而，在韧带损伤和椎管狭窄中，弯曲、前倾可能是无痛的，也可能只引起轻微的不适。

2. 检查结果　四次腰椎运动测试完毕后，可能会出现以下模式。

● 部分关节有或无活动模式。

● 一侧的疼痛弧。

● 疼痛范围消失。

● 全关节不能活动模式。

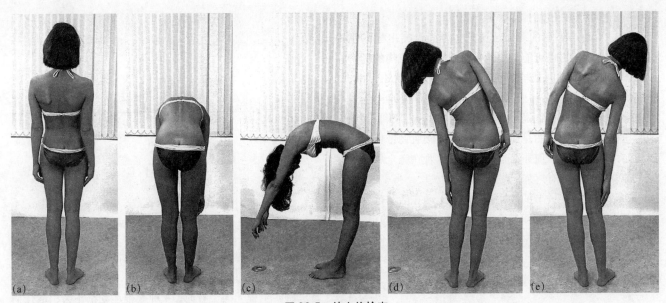

**图 36-5　站立位检查**

（a）向后屈曲；（b、c）向前屈曲；（d、e）向两侧屈曲。

- 全范围，无疼痛。

（1）部分关节模式：这提示是内部病变并强烈表明是椎间盘突出。一个或多个腰椎活动疼痛，而其他不痛或疼痛较轻（图 36-6）。如果范围受限，病变的程度与对应的疼痛程度是不相等的。

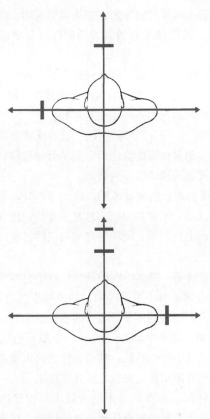

**图 36-6　部分关节模式示例**

疼痛的严重程度取决于位移的大小。局部关节模式最显著的例子是急性腰痛的发作，疼痛由椎间隙和硬膜的

相互作用导致。虽然所有的动作都可以导致疼痛，但是一侧动作的疼痛和限制会比相反的方向更严重，存在明显的不对称。

疼痛可能集中或单方面地感知，取决于突出的位置。如果腰痛的发作是由后中心移位引起的，屈曲和伸展是非常痛苦和严重受限的，而侧向弯曲仅在活动范围的末端疼痛。在明显的单侧突出，一侧屈曲可能完全受阻和疼痛，并伴有屈曲和伸展，而另一侧屈曲不受限制，仅引起轻微不适。

在由内部病变引起的背痛中，有些动作在极端时是轻微的或仅仅是疼痛的，有些则是正常的。运动受限不像急性腰痛那么明显。

罕见的是，后弓病变，即韧带后侧和小关节突关节囊，导致部分关节模式，但这里既没有限制也没有疼痛弧。脊柱偏位也不存在。

（2）疼痛弧：从前弯或侧弯回来的过程中可能会出现疼痛弧。它总是意味着椎间盘的碎片移位，通过后纵韧带瞬间震动硬脊膜。有时当躯干从一侧摆动通过垂直方向时，会出现痛苦的感觉。该标志通常与部分关节模式有关，但也可以是孤立的过程。

有时只是偏移的瞬间无痛，暗示着患者没有注意到疼痛弧，椎间盘碎片改变了它在椎间关节后部的位置，而没触及硬脊膜。

无痛咔嗒声是关节异常移位的信号，未刺激敏感结构。这不足以界定为疼痛弧，其临床意义尚不清楚。

部分关节模式和疼痛弧的形成可得出三个重要的结论。

- 从来不是心因性的。
- 椎间盘突出的病理表现是硬脊膜与突出物接触并滑过。

• 这表明该突出物小且是可还原的。

（3）运动结束后的疼痛：这是小椎间盘突出症的常见症状。然而，它也可能是拉伸受伤的肌肉或扭伤的韧带或包膜的结果。反向抵抗运动是无痛的可排除肌肉性的。扭伤的韧带不会有疼痛弧，也不会有硬脊膜征或神经根征。伸展韧带的动作也是可以预测的：在肌肉上和棘间韧带的扭伤中，完全屈曲是痛苦的。如果髂腰肌韧带仅在一侧扭伤，从损伤的一侧屈曲是疼痛的，尽管在完全屈曲或完全伸展时也可能有疼痛。

在一个关节突关节的囊性病变中，运动在活动范围的末端也会引起疼痛，但可能会呈汇聚性或发散性的模式。意思是在左侧关节，向左侧伸展和侧向弯曲或向右侧弯曲时是疼痛的（图 36-7）。

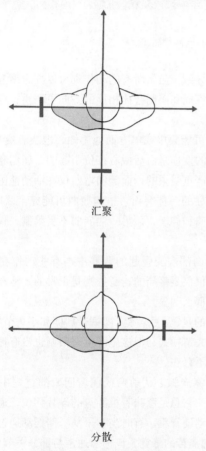

汇聚

分散

图 36-7 运动结束后的疼痛

（4）全关节模式（图 36-8）：如果所有的运动都是疼痛和（或）限制在一个统一的模式，高度怀疑关节炎、骨折或恶性疾病。在这方面，年龄和习惯是非常重要的，因此任何方向的严重限制对老年人来说都是很正常的，但在青春期，这通常是与活动有关的脊髓疾病的征兆。

典型的是强直性脊柱炎患者，腰椎是平的，并伴有两侧侧屈限制和前屈的明显僵硬。椎间盘或椎体结核、恶性或良性肿瘤、Paget 病和慢性骨髓炎也存在同样的局限性。

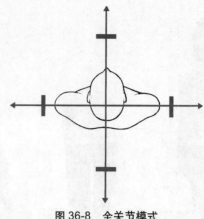

图 36-8 全关节模式

因此，完整关节模式的形成通常是一个警告信号应进行进一步物理检查。

（5）全程无痛：有时，4 种腰椎运动都不会引起任何不适，可能会在以下的情况中出现。

• 腰椎间盘病变史，但在检查时无位移。这是众所周知的事，患者表现为自我减轻型椎间盘病变。患者每天早晨醒来时感到舒适，能够在任何方向弯曲背部，而不感到疼痛，几个小时后，后背开始疼痛。这样的患者如果在早晨被检查，所有临床测试都是阴性的。另一个例子是在急性腰痛发作后的几天内的患者，由于自然恢复，所有的症状可能都消失了，在检查时没有出现椎间盘突出。

• 内脏疾病放射的疼痛。如果病史表明，疼痛不因活动而加重，或因休息而缓解，则应怀疑与非活动相关的疾病。

• 韧带体位综合征。疼痛只是在站立或行走了很长一段时间时才引起的。脊椎的运动是无痛的，原因很简单：在测试中施加的压力不足以引起疼痛。

• 无椎间盘病变的腰椎滑脱。这种疾病类似于上述的韧带体位，患者也可能会主诉双侧坐骨神经痛，检查经常显示的是腰部或腰部以下的层面。

• 受压的硬脊膜或硬膜鞘。这些患者开始表现为普通的腰痛和（或）坐骨神经痛。总是不变的动作或姿势时发作，通常晚上更严重。硬膜外麻醉可消除，这说明是硬膜囊起源。

• 椎管狭窄：典型的病例是站立行走时疼痛。腰椎活动也许只有伸展时不引起疼痛。如果要求患者站一会儿，会出现背部和四肢的疼痛，而弯曲就会消失。

3. 说明 这 4 个动作中的每一个都可能显示出一些具有诊断意义的特殊特征。然而，应该再次强调，临床诊断只能在所有测试模式完成之后才能得出。

（1）伸展：该运动是由椎旁肌肉收缩起动，而髂腰肌和腹部肌肉顺利的放松让运动达到极限。后弯通常仅限于 20°～30°。为了稳定背部，患者在进行测试时可以将双手放在髂嵴上。

①部分关节形式的疼痛限制：急性腰痛，伸展通常

由于大的后中央突出被完全限制。这一限制是部分关节形式的一部分。在坐骨神经痛中，如果躯干的伸展因严重的沿背侧下肢的放射痛而受限制，预后很差，提示需做手术。

②无痛的局限性：在中年或老年人，伸展的无痛的局限性，是骨赘形成和（或）关节间隙的减少导致的。在长期存在的强直性脊柱炎，完全骨性强直时疼痛停止。然后，不仅伸展受限且两侧弯曲也受限。椎体骨质增生（老年强直性脊椎骨肥厚症）也会导致脊柱的无痛性强直。

③疼痛受限与全关节型：脊髓型颈椎病老年患者表现出四种运动的无痛限制。然而，如果叠加椎间盘病变，伸展也可能变得疼痛。椎管狭窄也有类似的情况：虽然是全关节型，疼痛和感觉异常仅仅被伸展引发。伸展的疼痛限制可能也意味着强直性脊柱炎。有一种明显的完整的关节模式，仅仅伸展是疼痛的。

侧隐窝狭窄时，伸展可能引起一条腿的疼痛和（或）感觉异常。

④全范围疼痛：单侧背痛，一个共同的模式是伸展是全方位的、集中的疼痛，而屈曲引起单侧的腰痛或臀部疼痛。

$L_3$ 神经根伸展时紧张，屈曲时放松。因此，在 $L_3$ 神经根压迫中，伸展常常是痛苦的，而屈曲则会缓解。

在坐骨神经痛中，伸展有时引起下肢疼痛而不是背部疼痛。如果患者年龄在 60 岁以下，操作几乎肯定会失败。

伸展时的局部中枢性疼痛可能来自于脊髓的局部骨膜炎。

在上部骶髂区或腹股沟伸展的单侧疼痛可能由于髂腰韧带损伤引起。

在小关节囊病变引起的背痛中，常常出现收敛的模式：伸展和向疼痛一侧侧屈都会在活动范围的末端产生疼痛。如果躯干伸展引起臀部或下肢疼痛，有时很难找到问题的根源。只有臀部感觉到疼痛时，其根源可能在腰椎、骶髂关节或髋关节。当合并出现大腿前部的节段性疼痛时，病变必须起源于第 3 腰椎节段：第 3 个椎间盘病变或髋关节的关节炎。在髋关节伸展到 90° 之后，可以对腰椎进行伸展运动，避免伸展张力落在髋关节上。如果大腿后部感觉到疼痛，第 5 腰椎和骶髂关节可能很紧张。进一步的研究将区分这两个位置。

⑤偏位：有时腰椎在伸展过程中会出现轻微的偏位以避免疼痛。这种不由自主的动作强烈提示椎间盘病变。

（2）侧屈：这一运动是由椎旁肌、腰大肌和腹外斜肌和腹内斜肌共同参与完成的。对侧的肌肉顺利放松以控制运动。在活动的末尾，胸廓和髂嵴是横向接近。两侧屈曲接近 15°～20°。

①双侧屈曲运动的疼痛受限：Cyriax 说：所有严重的腰椎疾病都会导致两侧屈曲运动范围的受限。该征象的发现应作为青年和中年患者的一种警示，良性和恶性肿瘤、肺结核、慢性骨髓炎、强直性脊柱炎、骨折必须排除。

②双侧屈曲运动的无痛受限：这是一个在老年人身上的正常发现且通常与脊椎关节强直或骨质疏松症有关，在这种情况下伸展和屈曲也受到严重限制。

③单侧屈曲运动的疼痛受限：这通常是由大的单侧突出引起的。关节仅在一侧被限制，在第 4 或第 3 腰椎水平，这些突出通常与站立时腰椎的横向偏斜有关。

如果一侧屈曲远离症状侧是疼痛和受限的，手法复位可能有很好的效果，虽然它可能需要特殊的技术和连续几次复位，以产生持久的治疗效果。

与此相反，60 岁以下的患者如果向疼痛一侧的侧屈疼痛，操作常常失败，牵引可能更容易成功。如果这种运动也会导致下肢疼痛，而不是腰区或臀上部，手动复位几乎是不可能的。

如果侧屈远离疼痛侧的受限是唯一的阳性发现，则必须再次怀疑严重的关节外病变。在腰椎或胸椎下段水平上的腹部肿瘤或神经瘤常表现出这一警示性标志。

④全范围疼痛：连同部分关节模式，这指向椎间关节内病变。没有任何限制意味着突出很小，表明操作应该很快成功。

一侧屈曲末端的疼痛是由肌肉损伤、骨折或韧带扭伤引起的。

· 在肌肉损伤或横突骨折的情况下，疼痛来自于拉伸（弯曲到对侧）。在相反的方向抵抗侧屈也是痛苦的。

· 单侧后韧带功能不全综合征，痛侧弯向对侧显示髂腰韧带病变或小关节囊病变。对于前者，前屈和伸展也可能是痛苦的。小关节病变显示出不同的模式：如同侧屈一样，活动结束时前屈也是疼痛的。

⑤疼痛弧：侧屈的疼痛弧表示椎间盘损伤，通常在第 4 腰椎。当患者将躯干从一侧移到另一侧时，疼痛弧可能非常微小，并呈现为轻微的短暂疼痛。有时弧是相当广泛的，如果患者在疼痛出现时不被鼓励继续运动，可能会漏诊。

（3）屈曲：这是一个复杂的运动，不仅影响腰椎及其神经内容物，而且影响骶髂关节和髋关节。该运动是由髂腰肌和腹部肌肉收缩引起的。然后由于重力作用，脊柱肌、臀肌和腿筋放松而使运动达到极限。在活动结束时，脊柱仅仅由脊柱韧带固定于骨盆的被动作用而稳定。

向前弯曲引起骨盆旋转连同腰椎屈曲。正常情况下，骨盆旋转度与腰椎平坦角度之间存在一定比率，构成了"腰椎骨盆比率"，是难以量化的。然而，在身体屈曲的任何阶段，腰椎曲线平坦的程度必须成比例地伴随着两个髋关节横轴线周围骨盆旋转的程度。在这些运动中，在水平面上的为了保持平衡同时臀部需后移，是腰椎骨盆比率中骨盆部分的一个不可分割的组成部分。如果任何组成部分功能缺乏，该比率就会受到干扰。

①疼痛的限制：急性和严重的椎间盘病变，疼痛严

重地限制了躯干的屈曲，因为向前弯曲的重量进一步增加了突起的大小。此外，这种运动牵拉硬脊膜和强烈地将它向前突出。在最大程度的弯曲腰椎时，颈部的屈曲可以从上方牵拉硬脊膜，从而增加疼痛。

屈曲也可能受到根痛的限制。如果这是唯一的表现，在年轻人中发现通常表明原发性后外侧突出。这表现被看作是神经根标志而不是关节标志。同时，在二次后外侧突出，伴随后腿部的疼痛，躯干屈曲往往是受限的。然而，在这里，当一个或两个其他椎体运动时，这一表现与背部或臀部疼痛有关，颈部屈曲也可能引发或增加肢体的疼痛，因为该动作会使神经根结构更多地放射到椎管内。

②脊柱前弯的固定：在屈曲时，由于骶棘肌的痉挛，脊柱腰椎前弯保持固定。如果两侧弯曲运动也明显受限，则必须排除严重的非活动性障碍。

③活动结束时的疼痛：在大多数背痛病例中发现，背部完全屈曲的中心疼痛或单侧疼痛是一种常见的关节标志，是由于小的中线突起接触硬脊膜引起的。通常伴有部分其他脊柱运动的疼痛，这是部分关节模式的一部分。罕见的，局部中心性疼痛很少是由棘上韧带或棘间韧带扭伤引起的，唯一的临床发现是屈曲和伸展结束时的疼痛。

如果在完全屈曲时感受的疼痛是单侧骶髂关节或臀部水平上的，小的单侧突出是可能的。然而，这必须区别于骶髂关节、髋关节或臀部结构的损伤，所有这些部件都在屈曲结束时被拉伸。髂腰韧带的拉紧也是可能的，远离疼痛一侧的侧屈也是痛的。小关节囊的红肿可引起局部的单侧疼痛，可能轻微地涉及上臀部。远离疼痛一侧的侧弯是疼痛的一发散的模式。值得注意的是，如果颈部屈曲的辅助运动，在完全屈曲时进行，引起或增加背部或臀部的疼痛，所有的韧带、小关节平面、骶骨关节病或髋关节病变可以排除，这标志着脑膜刺激征。

④无痛的限制：在老年人中，屈曲受限联合伸展和两侧运动受限是正常的，由颈椎病引起。然而，如果在这种情况下叠加小病灶（椎间盘或韧带），屈曲也是疼痛的。在 $L_3$ 根压缩时，屈曲通常是完全的和无痛的，因为这一运动放松神经。

⑤疼痛弧：屈曲的疼痛弧总是意味着椎间盘突出，通过运动使硬膜震颤，当患者继续向前弯曲时疼痛消失了。

⑥横向偏斜：前屈时脊柱的横向侧偏也意味着椎间盘病变。是脊椎承受突出代偿引起的，以防止突出压迫硬脊膜或神经根受压。通常屈曲时脊柱垂直对称性地偏斜。有时偏斜在站立时存在，向前弯曲时消失。在其他患者中，这种偏斜是交替的，一种是向前弯曲，另一种是拉直，这意味着硬膜必须被固定在小突起的一侧或另一侧。

（4）踮脚尖站立：站立姿势的最后一次测试是踮起脚尖站立，它检查小腿肌肉的力量，从而检查 $S_1/S_2$ 节段

的完整性。患者被邀请做测试，首先是健腿，然后是患腿。检查者稳定患者的双手，不施加任何力量。身体向前倾斜和膝盖弯曲是阳性表现（图 36-9）。

这个测试最好重复数次，以便发现那些仅有弱阳性的病例。

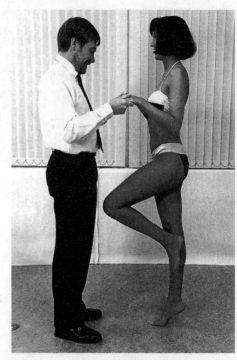

**图 36-9 踮脚尖检查**

> ⚠ **警告**
>
> **站立**
> - 由于剧痛，片刻无法站立。
> - 全关节型。
> - 青年和中年患者双侧屈曲运动范围的受限。
> - 远离疼痛侧的一侧屈曲总体受限为唯一阳性发现。
> - 屈曲时脊柱前弯的固定及双侧屈曲运动的明显受限。

## （二）仰卧检查

要求患者仰卧，坐在沙发的方式应与他们以前的表现和从病史中获得的信息一致。在怀疑的情况下仔细观察患者的态度可以提供信息。例如，从坐到仰卧的姿势使腰部有特殊的张力，特别是在急性腰痛时，患者可以用手臂支撑住自己。很容易地离开沙发意味着腰大肌必须有正常的力量。如果躺下，患者可以坐在沙发上，双腿伸直，直腿抬高必须是全范围的。

1. 骶髂关节　臀部疼痛通常是由腰椎疾患引起的，然而，髋关节和骶髂关节疾病的疼痛被认为是同一区域。为了除外骶髂关节病变，应做一个特殊的试验，在不影响腰椎或髋关节的情况下对骶髂关节的囊和韧带施加张力。骶髂关节检查方法如下。

检查者用双臂交叉将手放在髂前上棘上，压力向下

和向外施加，并应均匀分布，防止腰部移动（图 36-10）。

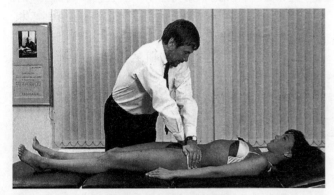

图 36-10　骶髂关节检查

在正位检查中，臀部和（或）大腿后部引起单侧深部疼痛。在急性腰痛综合征中，有必要让患者的前臂支撑下腰部来完成该测试，这样做能更好地避免腰部节段活动弯曲。这个测试方法也可以防止骶骨的柔软部分或髂后上棘的一个部分被很痛地压在诊察台上。强烈的单侧疼痛表明骶髂韧带或前骶髂韧带的紧张。相反，如果患者主诉疼痛是中央性的，很明显这是无关的，因为单侧结构是不可能引起中央疼痛的。也许它更多的是与被压在诊疗床上的骶骨背侧的触痛有关。髂前上棘的不适可以被忽略。

骶髂关节的牵引试验具有很高的特异性和 100% 的敏感性。该检查在背部疼痛的临床诊断中是非常重要的，不应被漏掉；骶髂疼痛的性质和范围几乎没有什么方法将其与椎间盘突出 $S_1$ 和 $S_2$ 神经根压迫硬脑膜程度鉴别。不管什么体态和用力下疼痛都可能出现或消失，或者经常改变方位，要注意骶髂关节炎的可能性。更令人困惑的是，咳嗽也会造成疼痛，因为腹压的增加会使髂骨脱离骶骨。而且，常规的临床检查并不能区分骶髂关节炎和椎间盘损伤：腰椎运动可能会使所有范围疼痛增加；屈曲非常痛苦甚至受限；而且，直腿抬高也可能导致疼痛。因此，很容易被漏诊也不足为奇，而患者通常都是在假设患椎间盘损伤的前提下进行治疗的，这甚至可能导致不必要的手术。此外，骶髂关节正常的 X 线影响并不总是能排除关节炎，因为症状可能出现在放射学证据前几个月，甚至几年。因此，在常规脊柱检查中不要忘记骶髂关节牵引试验是至关重要的。

2. 髋关节　在对骶髂关节进行检查后，要对髋关节进行三个基本测试。区分腰椎和髋关节是很重要的，尤其是在臀部和（或）大腿前部疼痛的情况下。

两边首先要做非患侧屈曲、外侧和内侧旋转位的范围、感觉和疼痛的检测。

大腿被屈曲直到触及腹部（图 36-11a）。髋关节保持 90° 弯曲时进行旋转运动检查。一只手在膝盖上方稳定股骨，另一只手放在小腿的远端，并进行旋转运动（图 36-11b，图 36-11c）。

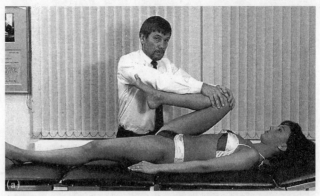

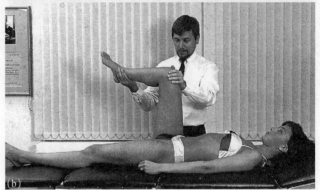

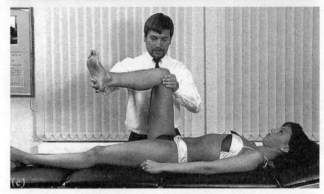

图 36-11　检查髋关节
（a）屈肌；（b）内侧旋转；（c）横向旋转

在轻微的腰椎损伤中，这些运动通常不会使背部疼痛。然而，在患有严重腰痛的患者中，有些测试可能会有些轻微的疼痛。全髋关节屈曲，如可能对坐骨神经根产生轻微的牵拉。另外，完全的内侧旋转会拉伸坐骨神经干，可能会引起臀部的疼痛。同样也适用于骶髂关节。将髋关节移到完全范围之外的是活动链的下一个环节骶髂关节，可能会引起骶髂关节疼痛。髋部的外侧旋转伸展前骶髂韧带和内侧旋转对后韧带有相同的影响。

3. 直腿提高试验（SLR）　是为了评估硬脊膜的移动性，以及第 4 腰椎到第 2 骶段的神经根的受压情况。

（1）历史注解：该试验是 1881 年由 JJ Frost 参考他的老师 Ernest Charles Lasegue 首次提出的。Frost 提出这个测试方法是为了帮助区分髋部和坐骨疼痛。后来，很多研究者证明该动作对神经根和硬膜囊有张力。研究椎间孔内神经根的移动性，显示在 SLR 时移动 2 ～ 8mm 的范围。仔细研究 35—55 岁的受试者显示，第 4 腰椎根向下移动 1.5mm，第 5 腰椎根 3mm，第 1 骶椎根 4mm。最近的一项关于尸检的研究表明，SLR 70°所引起的腰骶神经根髓鞘内运动 $L_4$，$L_5$ 和 $S_1$ 分别是 0.96mm、1.54mm 和 2.31mm。

（2）试验的意义：在一项对 50 名有临床和影像学证据的腰椎间盘突出症患者的研究显示，SLR 是最灵敏的术前物理诊断标志（96%），与治疗腰椎间盘突出术中手术病理相关联。这一体征也有助于诊断腰椎间盘硬膜囊背痛，然而，不管该体征存不存在，其意义都不应该被高估。SLR 作为一种孤立的现象，没有任何诊断意义，而且必须与其他临床研究结果相结合。正如在知识点 36-5 中所见，神经根和硬膜的活动受限对于椎间盘损害来说并不能确定诊断。

### 知识点 36-5

**直腿抬高**（straight leg raising，SLR）

下列情况可能出现 SLR 阳性

脊柱内损伤

　椎间盘

　　● 突出

　非椎间盘

　　● 肿瘤

　　● 神经瘤

脊柱外损伤

　● 骶髂关节病变

　● 臀部的主要损伤

　● 髋关节的主要损伤

　● 腘绳肌腱损害

　● 非器质障碍

---

相反，完全无痛的 SLR 并不能排除椎间盘损伤。在椎间盘问题上产生阴性试验结果的情况如下。

● 神经根在孔中的位置稍高一些接触不到突出物。

● 在第 2 或第 3 腰椎和第 3 或第 4 节骶神经根水平的突出物，不受动作影响。

● 轻微的突起，只对硬脊膜有轻微的影响，因此不会影响它的移动。

①脊柱内的占位病变：任何位于椎管前壁的占位损伤可能会干扰硬脊膜和（或）神经根结构，因疼痛而限制活动。通常是后侧或后外侧的椎间盘移位，可能是肿瘤、炎症或出血。

在压力来自于后面的神经根疾病中无这种体征，如在狭窄的侧凹处或肥大性的骨突关节接合处。因为 SLR 拖动神经根向下和向前，使神经根在移动过程中从压迫处移走了。

②明显的急性腰痛和阴性的 SLR：检查者应注意明显的急性腰痛和阴性的 SLR 之间的对立。在这些病例中，应怀疑非机械性疾病而非较低水平的椎间盘病变。

③第 2 或第 3 腰椎水平的椎间盘损害：在这些病变中，SLR 通常是全范围的，因为运动不会直接影响到这些神经根。然而，完全的 SLR 可能会通过牵拉下方的神经根压迫硬膜囊来加重腰椎疼痛。

④肌腱紧张：也有可能是肌腱紧张限制活动，有时是向上到 50°时。通过抬高另一侧腿，同样的紧张度引起同样程度的受限，将区别于由硬膜囊刺激引起的真正的反应性的肌肉痉挛。

⑤骶髂关节疼痛障碍：在骶髂关节损伤时直腿抬高也可能引起疼痛但不受限。在所有范围，收紧的腿部肌腱产生的牵引力作用在骶棘韧带及关节的前囊上。

⑥臀部的主要病变：臀部严重的疾病，如骨髓炎和髂骨或上股骨的骨髓炎、骶骨骨折或慢性感染性骶髂关节炎，也影响着 SLR 的运动。与阳性的臀部标志形成了"臀征"。

（3）进行检测：检查之前，应假定髋关节至少有 90°弯曲，否则就不能得出结论。然后，扶着脚跟，将腿从解剖学的位置向上被抬起。为了防止膝盖弯曲，另一只手放在它的前侧（图 36-12）。也不允许患者旋转或外展骨盆，在臀部旋转大腿以避免疼痛的拉伸。

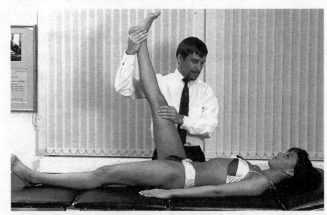

**图 36-12　直腿抬高**

检查者应该对双侧的范围、最终感觉和不舒服程度进行比较，从无痛的一侧开始。正常范围在人与人之间有很大的差异：腿上紧张及僵硬的患者只能达到 60°，而超移动度的人可能会显示超过 120°。硬脑膜下的和（或）两个下腰和上骶神经根的活动障碍，不自觉的腿筋肌痉挛突然阻止了整个生理范围内的进一步的活动。在这一点上，患者可能会说产生背部或腿部的疼痛，这表明硬脊膜或神经根被刺激了。检查者一定要轻轻进行 SLR，只要有轻微的疼痛，腿部肌肉就不会突然终止运动，否则可能错过疼痛弧或那些不常见的情况，如 45°疼痛开始，但是大腿可以移动到 90°，不适却没有增加。

限制程度随椎间盘和椎间神经根相互作用的程度而变化。然而，这条规则只有在没有实性介入的情况下才成立。一旦检测到神经定位体征，SLR 就不依赖于椎间神经根相互作用（知识点 36-6 SLR 检查六步骤）。

①疼痛的弧（图 36-13）：患者在抬腿和（或）落腿的过程中感到一阵短暂的疼痛。疼痛弧可能在 SLR 中是一个孤立的现象，但通常与全程疼痛相伴随。这一发现非常重要，因为它是椎间盘损伤的病理表现：移动的神经根刮到了突起，随即滑过。它暗示了这些症状不是由肌肉或韧带造成的，而且可以排除是精神心理性造成的。此外，突出的范围较小，因此处理后预计很快会恢复。

切除术的神经根相关联。然而，在交叉腿痛患者的手术中有非常高的隔离或挤压的发生率（图 36-14）。

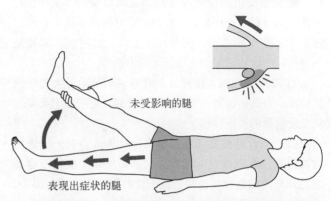

图 36-14　交叉腿直腿抬高：突出的定位是轴向
Redrawan from Magee DJ.Orthopaedic Physical Assessment.2008，Saunders with Penmission.

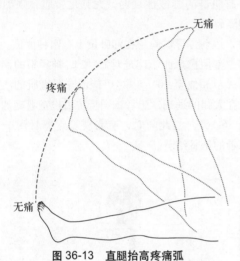

图 36-13　直腿抬高疼痛弧
Redrawan from Cyriax J.Textbook of Orthopaedic Medicine，Volum 1，1982，Harcourt Brace & Co Ltd，Elsevier Health Science Books，with permission.

③拉伸骶髂关节：此操作还可能会使骶髂关节紧张。抬起健侧韧带的所有松弛部分后，骶骨和髂骨一起运动，运动在对侧关节处产生旋转的张力。

④屈颈直腿抬腿：在 SLR 变得疼痛的时候，患者被要求弯曲颈部，同时保持躯干的静止，这通常会增加疼痛，由于从上部拉向硬脑膜，从而增加与受损的硬膜结构的紧张关系。这个明显的"硬脑膜征"排除了骶髂臀部或肌腱损伤的可能性（图 36-15）。

### 知识点 36-6

#### 直腿抬高试验阶段
六个阶段可鉴别并且每个阶段可作为确定突出尺寸大小的标准

| | |
|---|---|
| • 完全无痛 | 这并不排除椎间盘突出。在仰卧位上这些可能太小以至于可能无法与硬脑膜或硬膜囊接触，因此这些结构可以自由活动 |
| • 广泛疼痛 | 小的突出 |
| • 疼痛弧 | 可能暗示小的突出。硬膜囊或神经根在突出物上滑过 |
| • 无神经损伤的疼痛和限制 | 突出部分更大，限制了硬脊膜或上骶神经根的活动 |
| • 伴有神经损害的疼痛和限制 | 大的后外侧神经突出，损害压迫神经根，减弱了活动性和传导，从 SLR 获得麻痹的严重性可作为干预程度的标准 |
| • 伴有神经损害的完全无痛 | 大的后外侧突出已达最大限度，神经根受压已导致缺血和萎缩 |

②交叉腿直腿抬高试验：移动健侧腿引起背部或坐骨疼痛时这个测试是阳性的。这是被向下中拖拽的硬脊膜和对侧神经运动的结果，这强烈暗示轴向突出部位并指向第 4 腰椎水平，但有些并不能将椎间盘突出的位置与椎板

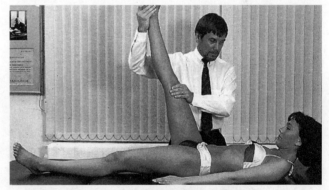

图 36-15　改良的直腿抬高：颈部弯曲

⑤ Bragard 试验：伴随移动的神经敏感的存在也被称为 Bragard 试验。抬起的腿应该放下直到疼痛解除。在这个位置上，弯曲足部导致疼痛的复发，这是由于胫骨神经拉伸坐骨神经导致的结果。

⑥"绞锁"征：也被认为是一种非常可靠的对神经根张力的测试。在这项检测中，进行 SLR，直到疼痛出现。在这个水平上，膝盖稍微弯曲，直到疼痛消退。患者的四肢被置于检查者的肩膀上，拇指放在覆于坐骨神经的膝窝里。如果对神经突然施压导致背部或腿部疼痛，几乎可以肯定患者患有严重的神经根损伤。

（4）腰痛和直腿抬高：限制的程度与硬膜囊的受压

程度相对应。大的后侧突出，SLR 双侧受限。单侧腰痛通常只限制受影响的一侧，或比另一侧程度更大。

硬膜囊受压的任何变化都能立刻改变 SLR 的范围。因此，这个标志在评估治疗方面非常有用。所以，在操作过程中，在牵引之前，或者在床上休息的时候，SLR 是一种很好的评估进展的方法，无应力损伤。

当 SLR 阴性时，腰椎站立时的主动运动成为测试的新标准。在这个位置，间盘内压力升高，可能会引起新的间盘硬膜囊的受压接触。

（5）坐骨神经痛和直腿抬高：SLR 试验对于确定间盘神经根压缩程度是非常有用的。如果神经根还没有萎缩，SLR 的限制程度与神经根所受的压力成正比。那么，从传导受损的角度，结合神经定位体征，干涉的程度提供了判断突出大小的新标准。事实上，虽然有时突出变得更大了，但是 SLR 的限制可能没有改变，甚至可能达到全范围，后种情况，患者可能已经发展成缺血性神经根麻痹。这个突出的大小已经达到了最大值，但是由于缺血的原因，神经根失去了它的功能，包括疼痛传导。硬膜鞘疼痛因此终止了，而 SLR 则可达到全范围。患者主观上好转——不痛了，但在解剖学上损害更严重了。大的突出无疑会在计算机断层扫描（CT）上可见，虽然 SLR 试验已经变成阴性（见知识点 36-6）。

（6）非器质性障碍和直腿抬高：SLR 的范围，必须与站立时的躯干灵活度进行比较。由于椎间盘内压力在站立和前弯时压力更大，因此在这个测试中限制被认为是最大的，或者至少等于 SLR，在这个体位置，关节不负重。反之则不然：许多完全真实存在的椎间盘损害限制了躯干弯曲，而不限制 SLR。除非这种差异得到了重视，否则那些有医疗法律要求的患者可能会受到不公平的待遇。

然而，应承认在精神心理疾病中的不一致性，以避免对不存在脊髓损伤情况的过度治疗。如果有任何疑问，应进行额外的测试以进一步确认这些矛盾。例如，如果患者坐在沙发上腿向前伸，所谓 SLR 限制程度和髋关节屈曲程度之间的不一致性，需要能够坐在沙发上证实这种怀疑。

**4. 测试脊柱节段神经支配的完整性**　这包括对整个下肢的肌肉力量、感觉和反射的检查。应始终与对侧做比较。当发现干扰神经传导的迹象时，应评估其参与程度。椎间神经根相互作用，运动传导可能会减少，但很少有完全的瘫痪。

阳性的神经根体征具有诊断和治疗的双重价值。运动减弱是神经根参与的最可靠的局部标志；相反，感觉变化是相当主观的，容易受情绪状态的影响。反射的变化可能是由之前神经根受压引起的。至于治疗，脊柱节段神经支配障碍，则表明其突出程度太大，且位于外侧的位置太远，无法确保手术的成功。由于这个原因，所有的传导测试都应该在每次操作或尝试牵引前重复进行，特别是患者没有按预期的方式做出反应。也有可能，在疗程间隔期，

神经根性麻痹进展了，这使进一步徒劳的尝试减少。

椎间盘突出通常只影响一个根。然而，由于腰神经根的倾角，一个大的突出可能位于两个根之间，牵住上根的运动部分和下根的感觉部分。这一临床观察可见于 $L_4$ 突出影响腰$_4$ 和腰$_5$ 神经根，以及在 $L_5$ 突出影响第 5 腰椎和第 1 骶椎的神经根。

两个以上神经根传导损伤是罕见的，首先一定要怀疑肿瘤。这同样适用于双侧的神经根麻痹。

所有肌群的弥散性衰弱，尤其是腰肌，强烈暗示精神心理障碍。

（1）运动传导试验：在仰卧位上有四种测试。

①髋部阻抗弯曲：这是对 $L_2$ 和 $L_3$ 神经根的测试。将髋部的关节屈曲至 90°，以尽可能消除股直肌的活动。双手都放在大腿的远端，患者试图抵抗由检查者施加的强阻力（图 36-16）。与此同时，有必要稳定髂骨用一个膝盖抵住患者的坐骨结节。

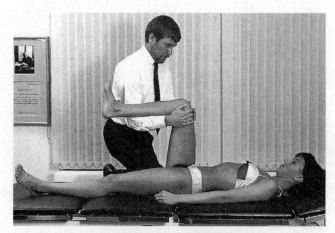

图 36-16　髋关节阻抗实验

如果尝试的动作感觉虚弱而痛苦，则应该怀疑肿瘤的存在。第 2 根腰椎麻痹几乎不可能是由椎间盘突出引起的（1/1000 腰间盘突出），而严重的疾病更有可能发生：如神经瘤或转移。后者可能位于脊骨上或高位股骨。

第 3 腰椎神经根麻痹，髋部的阻抗弯曲只轻微受损，但股四头肌力量显著减弱。

②足背背屈：这是对 $L_4$ 神经根的测试。患者仰卧，臀部和膝盖伸展，脚踝完全背屈，应抵抗检查者身体的全部重量（图 36-17）。

③踇趾的背屈肌：这是测试 $L_4$ 和 $L_5$ 神经根，检查者把拇指放在踇趾的甲床上，手指放在脚掌上，患者被要求抵抗检查者试图跖屈踇趾（图 36-18）。

④阻抗足外翻：这是测试 $L_5$ 和 $S_1$ 神经根。一只手在内侧稳定脚踝，另一只手放在前脚外侧。要求患者抵抗检查者试图将脚背屈和翻转（图 36-19）。当出现减弱时，检查者需注意通过将腿在髋部外旋来努力替代外翻的动作。

需要强调的是，在进行这些测试的同时，正常的运动

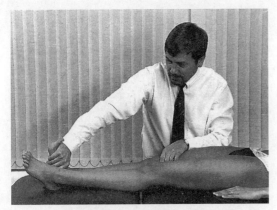

图 36-17　足背屈阻抗

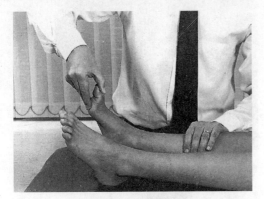

图 36-18　踇趾的背屈

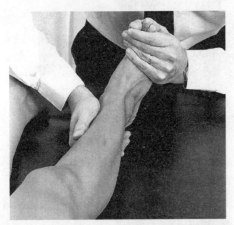

图 36-19　抵抗足外翻

神经传导的患者将能够抵抗检查者所施加的最强的力量，但在踇趾的背屈时除外，因为检查者的力量更强。

（2）感觉传导的测试：这些测试接下来进行。不同的区域在同一时间进行比较（图 36-20）。

- 大腿前部：$L_2$。
- 位于足上方的小腿的前部和内侧：$L_3$。
- 仅踇趾：$L_4$。
- 踇趾和两个相邻的脚趾：$L_5$。
- 足的外缘和两个外脚趾：$S_1$
- 足跟底：$S_2$。

双腿感觉传导受损在椎间盘损害中是不典型的，但在脊椎滑脱或肿瘤中发生。

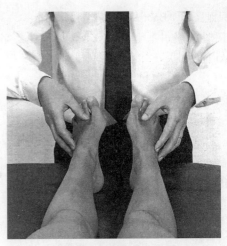

图 36-20　检测感觉传导

（3）膝反射：这可能在第 3 腰椎神经根病变中减弱。膝盖都用一只手依次举起，用反射锤敲击（图 36-21）。

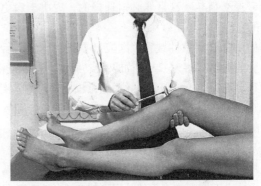

图 36-21　检测膝反射

5. 脊髓完整性测试　应对所有怀疑上运动神经元损伤的患者进行脊髓完整性测试。

- 神经根麻痹影响不止一个，特别是双侧的。
- 上腰部疼痛。
- 主诉双腿无力。
- 两脚都有感觉异常。
- 伴痉挛步态的疼痛。

反射锤的方向是从跟骨沿着前脚的边界止于踇趾球，牢牢地划过足的跖面（图 36-22）。在阳性反应中，踇趾伸展，

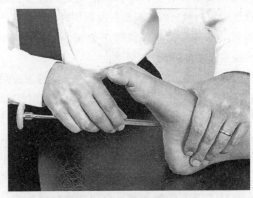

图 36-22　检测 Babinski 征

而另一只趾跖屈（Babinski 征阳性）。

在阴性反应中，脚趾要么不动，要么完全弯曲（Babinski 征阴性）。

**警告**

**仰卧**

- 阳性的骶髂关节干扰试验
- 无任何硬脑膜体征的急性腰痛
- 臀部体征
- 躯干弯曲和直腿抬高之间的差异
- 超过一个神经根传导受干扰的表现
- L$_2$ 根性麻痹
- 双侧神经根麻痹
- 完全瘫痪
- 在受影响的一侧足部更温暖

6.检查循环　这是非必须选择的，取决于病史和检查中的发现。

如果怀疑间歇性跛行，则应触摸股动脉、胫后和足背动脉的搏动（图 36-23）。如果股动脉搏动减弱或消失，诊断几乎是肯定的。脚踝无脉搏通常没有任何血管疾病。

在臀部的跛行情况下，髂内动脉可能自行阻塞，股动脉的搏动是正常的。

足部水肿提示静脉血栓形成。

局部热存在于有静脉曲张的患者和胫骨背侧畸形性骨炎中。上两节腰椎水平的肿瘤可能会干扰交感神经；如果是这样的话，受影响的那一侧的脚温度明显比另一侧的要高。

**（三）俯卧位置的检查**

这从脚踝反射测试开始。

1.踝反射试验　用一只手抬起脚。然后，用小手指压脚背屈使所有跖屈肌松弛，然后再撞击跟腱（图 36-24）。

这种反射在第 4 腰椎和第 1 或第 2 骶神经根麻痹中单侧减弱或消失。众所周知，这种反射一旦失去，大约一半的患者不能恢复。因此，一次新出现的腰痛发作，没有踝痉挛，不能证实最近有神经根传导受损。

双侧无反射没有任何意义，但这是脊髓痨、恶性疾病和脊椎滑脱当脱出的神经根侵及双侧时的表现之一。

2.被动屈膝　采用被动膝关节屈曲试验来测试第 3 腰椎神经根（图 36-25）的活动。

这一水平的椎间盘后外侧突出，膝盖的屈曲是非常痛苦的，有时限制在有限范围内。疼痛在背部和（或）上肢的前部有感觉，这取决于测试是否会引起硬膜囊或椎间神经根的相互作用。Wasserman 在 1918 年描述了这项检测，是在有前大腿和腿部疼痛而 SLR 试验阴性的士兵身上进行的。

在骨性关节炎的髋关节、糖尿病性神经病变、抗凝

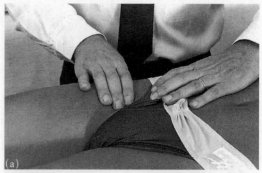

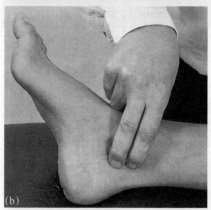

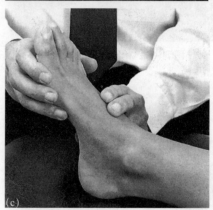

**图 36-23　感觉脉搏**

（a）股动脉；（b）胫骨后动脉；（c）足背动脉。

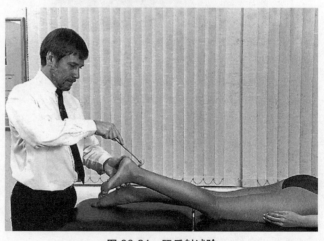

**图 36-24　踝反射试验**

治疗、腹膜后出血和动脉瘤破裂的情况下，也有股骨拉伸试验假阳性的报道。

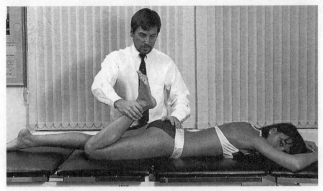

图 36-25　被动膝盖弯曲

　　股直肌的紧张性也可能影响这种运动。患者的前大腿疼痛，必须与 $L_3$ 神经根压迫症的疼痛反应鉴别。如果非疼痛的一侧是弯曲的，可以比较疼痛的程度和限制，以这种方式区别于 $L_3$ 神经根牵连的防御反射肌肉痉挛。

　　在此测试中，股直肌和髂骨下脊柱的拉力会使腰部脊柱延伸，也可能引起下腰痛。

　　交叉股拉伸测试：当无症状的一侧膝盖弯曲的时候引起另一侧的损伤，该测试为阳性。它被假设是一种用来帮助诊断有症状的椎间盘突出症的有效策略。然而，它远不常见，而且在很多第 3 腰椎神经根病变中，拉伸是疼痛的但不受限。

　　3. 测试运动传导　俯卧位有三种测试方法。

　　(1) 阻抗膝伸展：这是对 $L_3$ 神经根的测试。检查者试着用其弯曲的肘部来抵抗企图的伸展，同时在膝部上方的部位有力固定住腿的上部 (图 36-26)。正常的患者比检查者更强壮。严重减弱常伴随腰肌无力，腰肌一部分是由同一根神经根支配的。如果双侧减弱，应怀疑脊髓肿瘤或肌病。

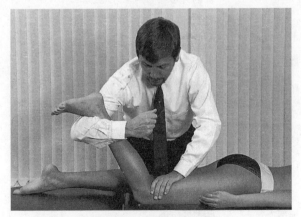

图 36-26　膝部阻抗伸展

　　痛性虚弱表明股四头肌部分破裂，更严重的情况是髌骨断裂。

　　(2) 阻抗膝弯曲：这是对 $S_1$ 和 $S_2$ 神经根的测试。检查者阻抗膝弯曲，同时稳定骨盆 (图 36-27)。正常情况下，检查者强于患者。减弱说明第 1 或第 2 骶神经根的病变。

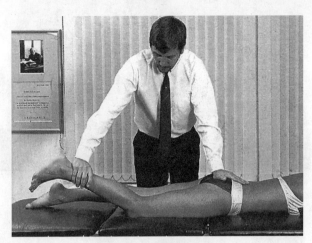

图 36-27　膝部阻抗弯曲

　　痛性衰弱表明腘绳肌腱之一的部分破裂。

　　(3) 测试臀部肌肉：通过让患者强烈地收缩臀部 (图 36-28)，测试 $S_1$ 和 $S_2$ 神经根。受影响的一侧肌肉隆起减低和触诊失去肌张力证明减弱。

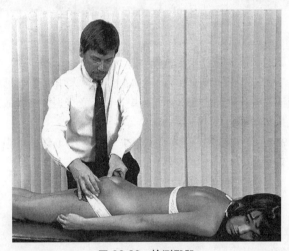

图 36-28　检测臀肌

## 四、触诊

　　1. 检测腰椎棘突的不规则性　示指和中指快速地沿着脊柱向下移动感觉异常突出(图 36-29)。如果发现异常，可能提示椎体楔形变，或者两个相邻的椎间盘的空间完全消失。也提示脊椎体骨质流失 (骨质疏松，结核性骨疽，二次矿化或陈旧骨折)，需要 X 线检查。

　　发现 "shelf" 突出，常在 $L_4$-$L_5$ 空间，或在站立位置检查时可明显感觉到突出消失，表明椎体滑脱。

　　2. 对伸展的压力　接下来是对伸展的压力以检测病变的水平。从骶骨开始，每一个腰段都依次"按压"，应注意在什么平面最能激发疼痛和肌肉保护 (图 36-30)。

　　在机械障碍中，预期是疼痛的水平在下腰部。如果上腰部位是疼痛的部位，临床医师必须保持警惕。应警惕

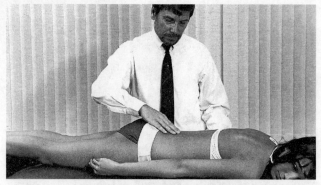

图 36-29  不规则脊柱的触诊检测

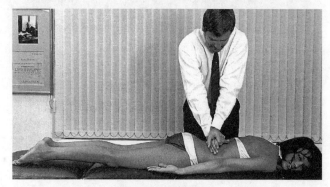

图 36-30  伸展按压

严重的疾病并进一步检查确定。

测试还可以检查末端感觉。在年轻人中，末端感觉应该是有弹性的，而在老年人中，由于脊椎退变的缘故感觉是僵硬的。

对 40 岁以下患者有末端感觉较硬说明可能患有强直性脊椎炎。

功能检查和触诊在表 36-3 中进行了总结。

 **警告**

俯卧位
- 脊柱棘突的一处异常突出。
- 腰部以上部位的压力导致疼痛和肌肉保护。
- 40 岁以下的患者末端感觉较硬。

表 36-3  功能检查和触诊汇总

| | 试验 | 测试内容 |
| --- | --- | --- |
| **站立** | | |
| 视诊 | 偏位 | 矢状面 |
| | 疼痛 | 额面 |
| | 不规则 | 水平 |
| | | 侧面 |
| | | 骨骼 |
| | | 皮肤 |
| | | 肌肉 |

续表

| | 试验 | 测试内容 |
| --- | --- | --- |
| 椎体活动 | 伸展 | 范围、疼痛、疼痛面积、偏位 |
| | 侧屈 | |
| | 弯曲（＋颈屈） | 范围、疼痛、疼痛面积、偏位 |
| | | 范围、疼痛、疼痛面积、偏位 |
| 运动传导 | 踮脚站立 | $S_1$ 和 $S_2$ |
| **仰卧位** | | |
| 骶髂关节 | 无牵引力 | 骶髂关节炎症 |
| 髋关节 | 屈曲 | 髋关节和臀部病变 |
| | 外旋 | 髋关节和臀部病变 |
| | 内旋 | 髋关节和臀部病变 |
| 硬膜囊和 $L_4$-$S_2$ 神经根移动性 | 直腿抬高 | 范围 |
| | | 疼痛 |
| | | 疼痛范围 |
| | | 交叉直腿抬高 |
| | | 颈屈 |
| | | "臀征" |
| 运动传导 | 髋关节弯曲阻抗 | $L_2$ 和 $L_3$ |
| | 足背屈阻抗 | $L_4$ |
| | 拇趾伸展阻抗 | $L_4$ 和 $L_5$ |
| | 足外翻阻抗 | $L_5$ 和 $S_1$ |
| 感觉传导 | 大腿前侧 | $L_2$ 和 $L_3$ |
| | 大腿前侧、小腿内侧 | $L_3$ |
| | 拇趾 | $L_4$ |
| | 拇趾和邻近的脚趾 | $L_5$ |
| | 脚的外边缘和两个外侧脚趾 | $S_1$ |
| | 脚底根部 | $S_2$ |
| 膝屈 | 髌韧带 | $L_3$ |
| 跖屈 | 足跖面 | 脊髓 |
| 踝屈 | 跟腱 | $L_5$，$S_1$ 和 $S_2$ |
| **俯卧** | | |
| $L_3$ 神经根移动性 | 被动屈膝 | 范围 |
| | | 疼痛 |
| 运动传导 | 膝伸展阻抗 | $L_3$ |
| | 膝弯曲阻抗 | $S_1$ 和 $S_2$ |
| | 臀肌收缩 | $S_1$ 和 $S_2$ |
| 触诊 | 腰椎棘突 | 不规则 |
| 伸展压力 | 骶骨和腰椎 | 疼痛 |
| | | 末端感觉 |

## 五、附加试验

最终，病史有时会提示是否有阻抗运动的表现。以下这些都是特别可取的。

• 疑似 12 肋或横突骨折：局部疼痛出现于沿腰椎的单侧。疼痛产生于屈侧并对疼痛部位侧屈抵抗。X 线检查证实诊断。

• 疑似肌肉扭伤：在腰部区域这几乎很少发生。只有疼痛的抵抗延展和无痛的被动延伸结合，才能将力集中到肌肉上。然而，在某些（急性）椎间盘损伤中，由于关节压迫的增加，抵抗运动也可能引起疼痛。

• 怀疑患者有精神症状：由抵抗运动引起的疼痛是很可能发生于此，因为这些患者往往把用力和疼痛等同。

可进行三种抵抗运动：（图 36-31）。

○ 俯卧：抵抗伸展。

○ 站立：抵抗侧屈。

○ 侧卧：抵抗侧屈。

在俯卧位抵抗躯干延伸，将一只手放在后胸上，另一只手放在膝盖后面。

在站立位时对患者的侧屈进行抵抗，检查者用髋部抵住患者，抓住患者远处肩膀，然后要求患者向检查者对侧弯曲。

在侧卧的位置，患者关节不负重，患者在胸前交叉双臂；在这个动作中，检查者固定住患者的大腿。然后要求患者将胸腔略抬离诊床。

## 六、硬膜外麻醉

有时会遇到既没有病史也没有明显的体征表明某特定病灶的病例。尽管检查将显示出症状是由一机械障碍引起的，但可能不确定椎间盘损害、后结构异常或骶髂病变是否存在。那么局部麻醉的使用可能是有帮助的。

普鲁卡因稀释液通过骶骨路径被注入硬膜囊。溶液对硬脊膜和神经根髓鞘脱敏。在椎间盘或神经根的相互作用中，疼痛在麻醉期间消失。另外，硬膜外麻醉也可能导致永久性的进展。

如果可能是后腰因素（喙突或韧带）的障碍，则应对可疑结构进行局部麻醉。在浸润麻醉 5 分钟后，要求患者进行以前疼痛的动作。如果不再引起疼痛，正确的区域就被选择出来，诊断是可靠的。浸润麻醉必须是精确的，有时，可能会得出错误的推断，尤其是对于小关节的浸润麻醉。最近的研究表明，当相对较大量麻醉药被注入到小关节时，一些渗出物通过薄的前囊进入到硬膜外空间。小关节造影证实，当在小关节内注射超过 2ml 的造影剂，就会发生硬膜外渗。超过这个量的局部麻醉注射到一个小关节可能会导致意外的硬膜外阻滞。

## 七、技术检查

### （一）腰椎平片

大多数在普通的 X 线平片上所做的观察都是微不足道或毫无价值的。特别是先天性异常，如移行脊椎、脊柱

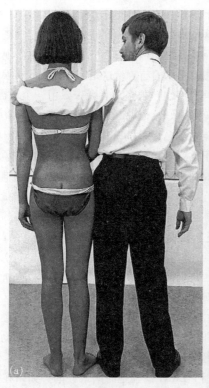
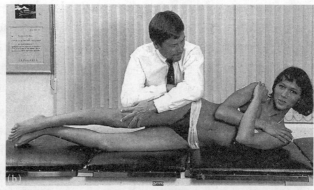
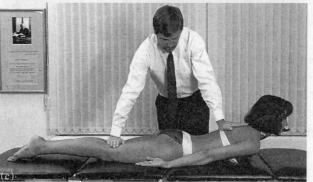

图 36-31　附加检测

（a、b）抵抗侧屈；（c）抵抗躯干伸展。

裂、不对称小关节角等，在临床上并无显著性。

还经常显示临床症状与退化有相关的 X 线变化之间没有关系。下腰痛患者的放射诊断价值不高，也可以从观察中发现：尽管随着时间的推移，患者症状出现或消失，但影像学并未改变。因为 X 线片不能显示软骨的位置，所以它们也不能诊断出当前的椎间盘损伤。因此，X 线片仍然是一种用以解释过去、现在或将来下腰痛原因的非常糟糕的方法。

常规的 X 线方法以减少严重疾病漏诊风险，这是一种常见的做法。事实上，这种可能性是微乎其微的，一组 68 000 例的脊髓 X 线检查中，在 2500 例中只有 1 例出现了严重的疾病，而临床未诊断。相反，应记住很多严重疾病并不总是立即在 X 线片显示，约 30% 的骨的质量已被破坏在 X 线检查出现损害之前。所以，过多地依赖 X 线影像可能得出安全的假象。在短期内，依赖病史和临床检查是明智和安全的：如果症状和体征可靠的话（如发现有警示标志），患者应被考虑患有严重疾病，不是进行操控性治疗，而应进行特殊的试验测试。

腰椎的放射学评估还有一个阻遏值得考虑，它是性腺照射损害的最大原因。第 5 腰椎检查总的性腺剂量男性 75mg 和女性 382mg。不必要的斜位片占 65% 的辐照剂量。Hall 评估女性性腺剂量，当只有 3 个图片检查时，剂量等于 6 年间每日进行一次胸部平片的放射剂量。

X 线片的"标注"可能会使患者感到困惑或产生偏见，不应该将其描述为疾病，因为放射学的表现和实际的主诉之间没有明显的联系。对患者来说，像"你的背部显示出严重的关节病变"这样的说法意味着他们是不可治愈的。它暗示着背部像发霉的奶酪一样破碎：病情是确定的无法治愈的无希望的。骨关节病的诊断是给患者判刑，许多患者在听到背部被"磨损"的时候会变得非常沮丧。一个焦虑或过度忧虑的患者将会遭受比他或她自己所经历的背痛更多的痛苦，因为他们认为背部是无可救药的，对于骨性关节病的治疗没有合适的治疗方法。技术检查已成为一个问题而不是帮助手段。X 线片对患者没有帮助，相反它可能会对患者自身不利。

### 结论

腰椎普通的 X 线片的价值是非常有限的。它们的特异性较低，在女性导致高强度的性腺照射。相对成本无效价比，并且会给受影响的患者带来严重的负面心理影响。临床医师在使用放射学时应始终非常小心和严格。研究结果应在正常老化的脊柱的背景下进行解释。阴性结果的 X 线检查并不总是能排除严重的疾病。

### （二）其他影像研究

自 1921 年以来，人们一直在努力提高脊椎中各种结构之间的成像对比。最初，气体被注入蛛网膜下隙。接下来是碘化油溶液的阳性对照图研究始于 1922 年，由此产生的毒性作用，包括严重的蛛网膜炎和晚期脑膜疾病，推进了更安全的、水溶性的造影剂的发展。

从 20 世纪 40 年代早期开始，腰椎间盘被注射了造影剂以检测椎间盘的脱位和椎间盘的破裂。然而，这一直是有争议的。在过去的十年中，一些权威机构对其使用进行了认真的研究：它的代价是昂贵的，而且没有诊断价值，敏感性、特异性和预测价值并不如脊髓造影、CT 和磁共振成像（MRI）及椎间盘成像后椎间盘炎的风险高。椎间盘成像研究因此被认为过时了。

因此，在最近的研究中，发现了高分辨率 CT 和 MRI 在很多方面都对脊髓疾病的诊断有了革命性的影响。这些技术不仅能使骨解剖和脊椎的病理特征形象化，还能确认椎间盘的置换或骨狭窄。因此，它们已经成为脊椎诊断成像的基础。不幸的是，由于种种原因，视觉化脊柱疾病的能力并不能解决诊断问题或治疗难题。

CT 和 MRI 扫描敏感度高，但相对来说是非特异性的。换句话说，这些技术在无症状个体的图像上有很高的异常发现率：尸检研究显示很多都存在椎间盘突出（约为 40%）；脊髓 X 线像在无症状患者中显示 37% 存在异常；超过 40 岁人群 CT 扫描 50% 以上显示异常。大量的磁共振成像研究也发现了无症状患者椎间盘退变的发生率较高。尽管额外的成像技术强烈建议用于评价有警示症状和提示有肿瘤或传染性疾病体征的患者，但他们对腰椎机械损伤的诊断价值有限。必须强调，如果不结合临床实践，过度依赖诊断性检查可能导致错误的（和灾难性的）治疗。脊柱疾病的诊断依赖于详细的病史和体格检查，治疗也一样。近年来，在积极的 CT 扫描检查中，出现了越来越多的推荐患者手术的趋势，这是一个很大的错误。由于无症状的椎间盘突出，很多患者会去做了一个不需要的手术。Boden 说得很好，他说："做磁共振扫描检查脊柱是否有毛病通常是非常危险的开始。"在椎间盘突出的时候，它的大小不重要；它对周围的疼痛敏感结构的影响决定如何处理。成像通常不能区分有症状和无症状的椎间盘，因为它通常无法检测到炎症，疼痛程度或对神经的功能影响。临床查体可以做到这一点，也可以提供明智的解释。

### （三）康复

50 年前，人们开始使用肌电图（EMG）。这项技术的改进，加上额外的检测程序，现在可以分析和记录神经根功能障碍（水平、程度和长期性）。尽管这是唯一直接评估神经根生理完整性的实验室研究，但该测试对于那些所谓的非压迫根神经性病变的患者是没有帮助的：突出只压迫神经根鞘而非纤维。

而且，EMG 检查是时间依赖的。如果在坐骨神经痛过程中过早或太晚检查，可能出现假阴性。在整个肌肉产生肌纤维电位之前检查，其结果将是正常的。在慢性神根症中当肌肉完全恢复神经支配的时候也会出现这种情况。

　　另外，不能确定导致去神经支配过程的原因。通过适当的临床检查，在严重的压缩性神经病变中，很容易发现（严重的）功能缺失。

　　这些因素意味着电诊断具有非常低的特异性和敏感性。这种诊断技术在腰椎疾病中并不重要，除非有时是牵涉法医学案例要求有腰椎神经根生理完整性的客观文件。

---

**结论**

- 额外的影像模式是高度敏感的，相对是非选择性的。
- 在无症状个体的图像中，异常发现的发生率很高。
- CT 和 MRI 技术在评估非机械性（肿瘤或传染性）疾病的症状和体征方面是极其重要的。
- 在机械损伤中，过度依赖诊断性研究而不结合临床准确查体可能导致错误的（外科）治疗。

（周　萍　翻译）

# 第 37 章

# 腰 椎 不 稳

腰椎不稳被认为是造成大多数慢性或复发性背痛的主要原因，但"不稳"一词定义仍然不明确，而且目前还没有明确和有效的临床症状可以诊断出腰椎不稳。同时尚不明确这种不稳定性是如何导致疼痛和活动障碍的。

人们普遍认为，腰椎不稳不会直接导致临床症状，而可能是其他病变如（复发的）椎间盘移位，后部韧带及关节突关节紧张和神经根卡压等引起临床症状。

## 一、定义

简单地说，不稳就是缺乏稳定性，当外部施加一个小负荷可能会导致巨大，是灾难性的移位。这也是美国整形外科医师学会所描述的："节段性不稳定是对施加负荷的异常反应，其特征是运动节段的活动超出正常约束范围。"

Panjabi 利用"中性区"的概念，在生物力学上对节段性不稳给出了更为精确的定义。中性区的概念是基于观察到脊柱运动节段的运动范围（ROM）可以分为两个区域：中性区域和弹性区域（图 37-1）。中性区是 ROM 的初始部分，在此期间脊柱运动所需抵抗的内部阻力最小。ROM 的弹性区域是为抵抗实质内阻而产生的运动的末端范围部分。因此，节段性不稳定被定义为脊柱稳定系统的能力降低，脊柱稳定系统是将脊柱中性区域维持在生理活动范围内，以防止神经损伤、严重畸形和 /（或）失能性疼痛。该定义描述了关节在初始范围内和在轻微载荷下，可能表现出过大的位移。

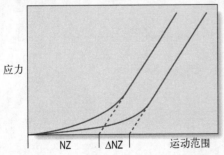

图 37-1 节段性不稳时，脊柱稳定系统无法在生理极限内将脊柱的运动范围维持在中性区域（NZ）内

腰椎不稳的临床定义是："一种极小的诱发因素导致

患者出现从轻度下腰痛到中度发作的进展性临床表现"。另一些人认为，只有当腰椎主动活动中观察到突然的异常运动或可见的滑动或卡顿（slip or catch），或当患者在站立位触诊相对于在俯卧位触诊时，可检测到相邻椎体的相对位置发生改变时，才会出现腰椎不稳定。

## 二、解剖

临床上必须明确造成脊柱不稳定的结构。脊柱的稳定系统可以概念化为由被动（惰性的）部分、主动（收缩性的）部分和神经控制系统组成。

### （一）惰性结构

被动系统主要包括椎体、椎间盘、关节突关节和关节囊，以及脊柱韧带。被动子系统在脊柱的弹性区域中发挥着最重要的稳定作用，大量研究已经表明被动结构对节段稳定性的贡献。

脊柱的后方韧带（棘间韧带和棘上韧带），以及关节突关节和关节囊、椎间盘是脊柱前屈时最重要的稳定结构。后伸的末端范围主要通过前纵韧带、纤维环前部和关节突关节来稳定。腰椎的旋转运动主要由椎间盘、关节突关节来稳定，而对于 $L_4$-$L_5$ 和 $L_5$-$S_1$ 节段，髂腰韧带也具有稳定作用。

惰性稳定系统的损伤对脊柱稳定性会有重要的影响。椎间盘退变、后纵韧带的薄弱和小关节的早期退变可能增加脊柱中性区的范围，提高对收缩性子系统的需求，以避免节段性不稳定的进展。

### （二）收缩性结构

脊柱稳定系统中的主动活动子系统包括脊柱肌肉和韧带及胸腰筋膜，它们以两种方式维持着脊柱的稳定。第一种是较为次要的作用，主动活动子系统可直接拉动先兆性的移位（当然，如果椎间盘部分出现移位，则该系统不会发挥作用）。第二种，更重要的贡献是间接的：每当肌肉收缩时，它们在脊柱上施加压缩载荷，从而达到稳定效果。换而言之，肌肉通过在中立位置压缩关节，可以使关节和椎间盘的移动变得不那么容易。

近几十年来，各种研究都证明了肌肉对腰椎的稳定作用。腰竖脊肌肌群为许多提升动作提供了所需的大部分伸肌力量。旋转主要是由腹斜肌产生的。多裂肌似乎能够施加一些节段控制，因此被认为在腰椎的提升和旋转运动中起到稳定器的作用。腹斜肌和腹横肌在脊柱稳定性中的作用一直是备受争议的话题。腹肌被认为是通过增加腹内压力或者通过在腰背筋膜上产生张力来起到稳定作用的。

## （三）神经肌肉控制

神经控制系统在脊柱的稳定中也起着重要的作用。Panjabi 描述稳定系统由惰性脊柱、脊柱肌肉和控制单元组成。在该模型中，位置和负荷所引起的脊柱平衡的变化由嵌入在韧带中的传感器监测，该传感器将信息又传递给控制单元。当检测到挑战脊柱稳定性的情况发生时，控制单元会激活相应的肌肉以保护或恢复稳定性，或避免不稳定发生。有研究显示，下腰痛患者常常伴有神经肌肉控制功能的持续性缺失，成为这一假说的有力证据。最近的一项肌电研究进一步证实了这一假说，该研究表明，从棘上韧带的机械感受器到多裂肌存在着一条初级反射弧。该反射弧可以通过向孤立的棘上韧带施加负荷来触发，其反过来在韧带变形水平上引发多裂肌的活动，也可能会引起上方或下方水平的活动。

## 三、腰椎不稳的分类

节段性不稳的主要分类见知识点 37-1。肿瘤、感染和创伤的分类是无可争议的。它们会导致前柱的力学性能的弱化，并且可以通过医学成像和组织活检来诊断。腰椎滑脱是一个比较有争议的范畴。这种情况在青少年或成人中很少进展，因此被认为在这些年龄组中是稳定的。然而，有人提出，如果滑脱节段同时伴发严重的椎间盘退变，可能会导致滑脱的进展，并将无症状和稳定的病变转变为有症状的病变。

 **知识点 37-1**

**腰椎节段性不稳分类**
1. 骨折和骨折脱位
2. 前柱感染
3. 原发性和转移性肿瘤
4. 儿童腰椎滑脱症
5. 退行性不稳定
6. 儿童进行性脊柱侧凸

在所谓的"退行性不稳定性"的界定方面更为复杂。前面我们已经彻底讨论了腰椎的老化（见第 32 章）。总的来说，它发生于三个相继的阶段：功能障碍、不稳定和再稳定。

在椎间盘退变早期（即功能障碍阶段），椎间盘出现纤维环撕裂和早期核变性，后方韧带和关节突关节囊的韧带紧张。不稳定期出现椎间盘高度降低、椎间盘大体形态改变、脊柱韧带和小关节韧带松弛。这些变化导致运动范

围增大和异常，并增加了椎间盘移位的可能性。在再稳定阶段，椎间盘发生进一步生理变化，如胶原增加和含水量减少，以及脊柱骨赘的发展和关节突关节的严重骨关节病变，导致脊柱刚性增加，从而再稳定化（图 37-2）。

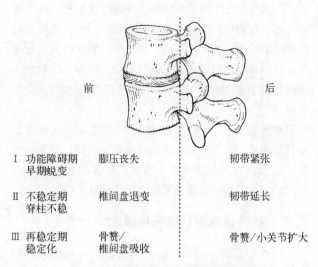

| | | 前 | | 后 |
|---|---|---|---|---|
| Ⅰ | 功能障碍期<br>早期蜕变 | 膨压丧失 | | 韧带紧张 |
| Ⅱ | 不稳定期<br>脊柱不稳 | 椎间盘退变 | | 韧带延长 |
| Ⅲ | 再稳定期<br>稳定化 | 骨赘/<br>椎间盘吸收 | | 骨赘/小关节扩大 |

**图 37-2　脊柱退变过程的三个连续阶段**

体内和体外的生物力学研究已经证实了这一假设：在实验室中通过模拟正常人体活动中的反复循环载荷再现了脊柱刚度的丧失，伴随有纤维环撕裂甚至髓核破裂。在其他实验中，在退变节段施加载荷可以显示出刚度的丢失，有时甚至变化极其显著。然而，将这些解剖上和功能上的变化转化为可作为诊断和治疗依据的临床描述仍然存在困难。

基于病史和放射学检查的组合结果，建立了退行性腰椎不稳定的进一步分类系统（知识点 37-2）。

 **知识点 37-2**

**退变性腰椎不稳**
**原发性不稳定**
- 轴向旋转
- 平移
- 后滑动
- 脊柱侧凸

**继发性不稳定**
- 椎间盘切除术后
- 椎板切除术后
- 脊柱融合术后
- 髓核化学溶解术后

- 原发性不稳是指没有进行过任何可能引发不稳定进程的干预或治疗。
- 继发性不稳包括手术破坏脊柱的一个或多个约束单元。

继发性不稳定可在椎间盘切除、椎板减压术、脊柱

融合和髓核化学溶解术后发生。

旋转不稳定仍然是一个假定的实体，到目前为止尚未确定正常的放射学限值。

平移不稳定是最常见且最为人熟知的原发的退行性不稳定。其特征在于腰椎屈曲时椎体的过度前移。在早期阶段，它表现为椎间隙狭窄和牵拉骨赘；后期，表现为退行性腰椎滑脱症。然而，前向平移是脊柱屈曲的正常分向量，同样困难的是设定正常平移的界限。许多无症状个体表现出超过 3mm 的前向滑动；无症状患者中约 20% 会发生 4mm 的平移。

当椎间盘退变和随之而来的椎间盘高度降低致使关节突关节伸长，就会发生椎体向后滑脱。同样，在无症状个体中也会出现类似的表现。因此，在 X 线片上简单检测出向后滑脱不能成为椎体不稳的手术指征。

## 四、腰椎机械损伤的临床概念

节段性不稳定不一定会产生疼痛，具有明确的脊柱不稳的放射学征象的患者甚至可能完全意识不到。然而，不稳定的节段会使脊柱更容易受到创伤，一个被动的和无防护的动作可能集中到过度活动的节段并产生椎间盘的后向移位。反复的损伤也会对韧带和关节突关节等脊柱后部结构产生慢性刺激。椎体的前向或后向移位可使侧隐窝变窄，从而压迫到各自的神经根。

脊柱不稳定并非是一种疼痛状况，但可能导致继发性病变：

- 韧带扭伤。
- 反复的椎间盘 - 硬膜囊相互作用。
- 侧隐窝狭窄卡压神经根。

### （一）节段不稳和椎间盘 - 硬膜囊相互作用

可以推测，过度活动的节段可能会引起反复的椎间盘移位，导致反复或慢性椎间盘 - 硬膜囊相互作用。疼痛不是由脊柱节段本身的不稳定性引起的，而是由位于其内部的椎间盘片段的不稳定性引起的。

典型的病史通常是反复发作的背痛，可能突然出现或逐渐开始，取决于移位的片段（"髓核"或"纤维环"）的一致性（见第 33 章，硬脊膜的概念）。一年会有几次腰背痛发作，而在每次发作之间患者身体健康，无背部疼痛。然而，轻微的突然动作或异常的姿势会引起新的椎间盘移位，从而导致新的椎间盘硬膜囊相互作用和疼痛。

很明显，在这种情况下，治疗不仅要解决椎间盘移位的问题，而且应对脊柱不稳定进行处理。

### （二）节段不稳和韧带病变

当正常韧带受到异常机械应力时，会出现体位性韧带疼痛（见第 34 章，韧带的概念）。这可能发生在功能障碍阶段：椎间盘的膨压丢失和椎间隙的高度降低导致该节段的松弛和中性区的范围增加。小关节面发生覆盖，上关节突向下滑动至下关节突。关节处于伸展位置，后囊过度

拉伸。随着不稳定的进行，韧带和小关节囊的张力增加，导致更多的体位性韧带疼痛。

患者通常为年轻人，主诉弥散性腰背痛，双侧放射至腰背部及骶髂关节。疼痛通常发生于长时间保持一个特定的姿势，疼痛的强度取决于这个姿势持续的时间。相比之下，在日常活动或体育运动中没有疼痛感，且所有的腰部活动都是自由的。

### （三）节段不稳和狭窄

不稳定性及随后并发的腰椎后滑脱可能使神经根管变窄，进而压迫神经根（见第 35 章，狭窄的概念）。通常情况下，这一过程是由一个弯曲的后纵韧带施加的前压力和上关节突的后压力联合作用造成的。其机制在于：椎间盘间隙的明显狭窄导致后纵韧带及椎间盘残余组织向后突出。在站立或脊柱前凸位置时尤其如此。由于小关节突的倾斜，椎间隙的狭窄和节段松弛度的增加也导致了上椎体的向后滑脱，使得神经根与下方椎体的上关节突的前端紧密接触（图 37-3）。

病史为中老年单侧或双侧坐骨神经痛患者。在站立或行走时发生疼痛，在坐着或向前弯曲时疼痛消失。

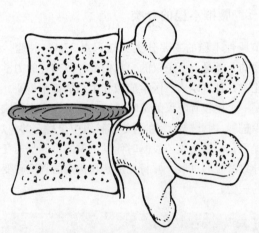

**图 37-3 椎体后滑脱使神经根管变窄**

## 五、腰椎不稳的诊断

"节段性不稳定"这个词经常被误用，将任何因运动而加重的腰部疼痛称为腰椎不稳定已经成为一种时尚。"你患有腰椎不稳"这句话应该慎用，因为很难满足使用这个术语的标准。不稳定性诊断的"金标准"到目前为止尚未确定。

诊断通常基于病史、临床检查、功能检查和影像学。在患者的病史中可以找到一些线索。据报道，由极小扰动引起的下腰痛（LBP）的频繁复发、前次 LBP 发作时的侧向移位、手法治疗的短期缓解及在前次 LBP 发作时使用支具改善症状，都是不稳定性的验证指征。

### （一）临床观察

一些作者指出，通过被动的椎间运动测试来触诊活动能力的增加是不稳定的表现。然而，这些技术的有效性

还未被证明。另一些人则认为，在主动的 ROM 测试中发生异常活动，如失稳关节的卡顿，也可表明存在不稳定性。失稳性卡顿是指运动的突然加速或减速，或发生在主要运动平面之外的运动（如脊柱屈曲时发生的侧弯或旋转），卡顿被认为是节段不稳定的迹象。然而，这种"失稳性卡顿"的定义太宽泛了，因为在目前的描述中，还包括常见的疼痛弧指征，表明在运动过程中存在短暂的椎间盘硬膜囊相互作用。

在我们看来，MacNab 对正常脊柱节律的反转更具有节段性不稳定的特征。在正常的腰椎 - 骨盆节律中，骨盆旋转度与腰椎展度呈比率平稳递变。这种节律可能会在脊柱前屈后恢复直立姿势时被打乱。为了避免对腰椎造成伸展性负担，患者首先略微弯曲髋部和膝部，以便将骨盆折入脊柱下方，然后通过伸直双腿恢复直立姿势（图 37-4）。

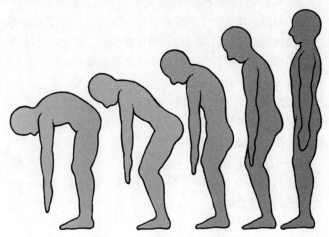

图 37-4　逆转正常的脊柱节律

### （二）放射学观察

放射线测量一直是最一致报道的确立不稳定性的方法，尽管仍然存在很多争议。

椎间盘间隙缩小是一个可质疑的指征，因为这是一个常见的与年龄相关的现象。

第二个指征如 MacNab 所描述的是牵拉骨刺的存在（图 37-5）。骨刺被认为是施加在附着于椎体的纤维环外侧的拉伸应力造成的。

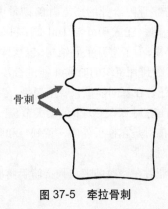

骨刺

图 37-5　牵拉骨刺

第三个指征是脊柱错位的存在。这一放射学评估是基于 Knutsson 的早期观察，他将不稳定性定义为在屈曲和伸展之间椎体存在 3mm 或更多地前向平移。然而，正如前面所讨论的，关于正常平移的上限存在很多争议。Boden 和 Wiesel 强调，只有在滑动 > 4mm 时，才应该考虑存在脊柱不稳定。另一些人的结论是，在 $L_3$-$L_4$ 和 $L_4$-$L_5$ 水平至少需要前向移位 4mm，以确诊不稳定性，而在 $L_5$-$S_1$ 水平上，精确测量超过 5mm 的位移是确诊所必需的（图 37-6）。此外，也有人指出，许多脊柱不稳并不是发生在屈曲和伸展的末端，而这是常规放射学研究中常用到的技术。

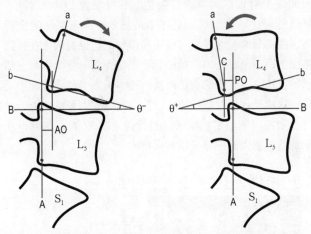

图 37-6　放射学方法评估脊柱屈曲和伸展时的前向（AO）和后向（PO）平移（after Dupuis et al）

### （三）支撑

最后，有人建议对脊柱不稳的患者尝试支具治疗可以缓解疼痛。总的来说，结果还不具有诊断价值，可能是因为脊柱支撑通常很少或根本没有脊柱固定的功能。

> **知识点 37-3**
>
> **腰椎节段不稳的诊断**
> **病史**
> ● 慢性体位性背部疼痛和（或）反复的椎间盘 - 硬膜囊交互作用
> **临床检查**
> ● 全方位活动
> ● 无硬脊膜指征
> ● 当从弯曲位恢复直立位时，脊柱节律反转
>
> **放射线检查**
> ● 牵拉骨刺
> ● 功能位放射线片显示超过 4mm 的前向平移

节段性不稳定的诊断应慎重。知识点 37-3 中列出的特征可能指向脊柱不稳定。

## 六、治疗

患者的宣教可能是治疗节段性不稳的一个重要组成

部分。首先，教育重点应在于避免负重下脊柱的屈曲运动，因为它们可能造成椎间盘的后移位。患者还应被告知避免腰椎处于末端位置的重要性，因为这些位置会使后路被动稳定结构超负荷。

节段性不稳定的物理治疗侧重于为提高脊柱稳定性而设计的训练。近几十年来，各种各样的强化方案都是为主动稳固不稳定节段而设计的：所提倡的治疗类型从简单而密集的动态背伸肌锻炼到特定的动态稳定性训练和脊柱节段控制。

由于腰部竖脊肌是提升动作中伸展力矩的主要来源，因此提倡对该肌肉群进行强化。在复发性 LBP 患者中，伸肌的强化动态训练明显优于常规热疗、按摩和轻度锻炼。腹部肌肉，尤其是腹横肌和腹斜肌，也被认为在预期施加负荷下通过协同收缩而具有稳定脊柱的重要作用。然而，以孤立方式训练腹部肌群时通常采取某种仰卧起坐动作，这类动作会对腰椎造成危险的高压缩力和剪切力，并可能引发（不稳定）椎间盘的后移（图 37-7）。因此，在训练这些肌肉时应该采用替代技术。

椎间盘内压力占站立位置时压力的百分比

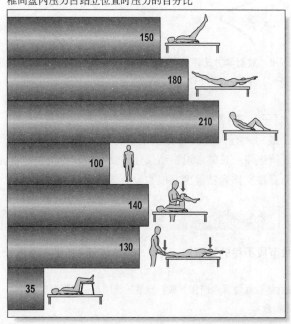

图 37-7　仰卧起坐动作可能会危险地增加椎间盘内压力

一些作者强调，腹横肌和多裂肌对下脊柱的稳定性有特殊的贡献，并介绍了一运动方案，该方案建议对腹横肌和多裂肌的协同收缩模式进行再训练。该训练方案是以多裂肌等长收缩的同时，收缩腹壁为基础设计的，包括三个不同层次。

• 首先，进行特定的局部稳定性训练。俯卧位、坐位和直立位，患者等长收缩腹壁，同时腰部多裂肌协同收缩。

• 在整体躯干稳定性训练阶段，四点跪位下协同收缩上述同样的肌群，然后将一侧手臂前伸和（或）将对侧

腿后伸，或在直立位时将一侧手臂前伸和（或）将对侧腿后伸。

• 第三阶段，进行稳定性训练。一旦正确激活协同收缩模式，就可以开始功能性动作训练，如从坐着或躺着的姿势站起来，前后弯曲及腰部旋转。所有日常活动都应融入训练。

最近一项随机试验研究报道，在一组慢性 LBP 患者中，运用该训练方案比常规训练（游泳、散步、体操锻炼）效果更为显著。

尽管肌肉锻炼方案取得了积极的成果，但如何训练腰部和腹部肌肉来提高脊柱的节段稳定性仍然难以理解。肌肉（除多裂肌外）不仅在腰椎上具有多节段附着，而且它们的取向也不能很好地抵抗位移。因为它们主要是纵向走行，只能抵抗矢状面旋转，而不能抵抗前后方向的剪切力。然而，每当肌肉群收缩时，尤其是当它们同时收缩时，它们会对整个腰椎和不稳定的节段施加压力。通过压缩关节，肌肉使关节和椎间盘内容物更难移动。因此，受过训练的肌肉对脊柱稳定性的最重要贡献可能是在脊柱周围形成刚性支柱结构并增加脊柱刚度。

然而重要的是，只有在通过手法治疗、牵引或被动姿态训练解决实际问题，椎间盘硬膜囊相互作用之后，才能通过肌肉锻炼来预防脊柱不稳。

### （一）硬化治疗

在后纵韧带注射硬化剂是节段性脊柱不稳非手术治疗方法的一种选择。

治疗包括将刺激剂（苯酚 2%、葡萄糖 25%、甘油 15%）注射到受累节段的棘间和棘上韧带、小关节后关节囊和腰筋膜深层。

这种渗透剂将诱发机体产生局部的炎症反应，刺激成纤维细胞增殖和胶原纤维的产生。最终造成受累节段的结缔组织收缩、硬化，失去弹性，进而降低椎体活动度，增加治疗节段的稳定性。

这种治疗方法的有效性最近在一项双盲对照临床试验中得到了证实。该研究表明，主动治疗组与仅用盐水注射的对照组在统计学上有显著差异。

技术方法：在两个连续运动节段（通常为 $S_1$-$L_5$-$L_4$）和髂腰韧带的髂骨附着处的所有背侧韧带中进行一系列浸润。连续 4 周，注入 3ml 与 1ml 2% 利多卡因混合液体。一定要记住，为了避开重要结构，包括椎管内的组织，只有在针尖接触到骨组织的时候才能进行注射。

• 第一次注射在棘间韧带和棘上韧带。

• 第二次注射到关节突关节的后关节囊。

• 第三次注射是在椎板外侧，黄韧带和腰筋膜深层的内侧部分融合处。

• 第四次注射在髂腰韧带和胸腰筋膜髂后上棘附着处（图 37-8）。

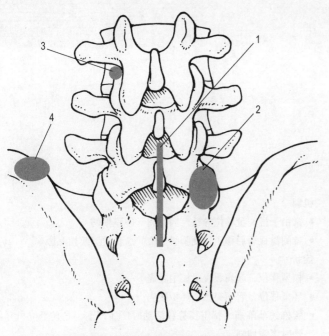

**图 37-8 节段不稳的硬化剂注射治疗**
1. 棘间韧带和棘上韧带；2. 小关节囊；3. 腰筋膜深层；4. 髂腰韧带。

### （二）手术治疗

脊柱融合治疗退行性不稳定的适应证是有争议的。如前所述，根本问题在于疾病的定义和诊断。然而，尽管这项手术的适应证不确定，费用和并发症的发生率高于其他脊柱手术，而且长期效果也不确定，但美国的腰椎融合率正在迅速上升。美国的背部手术率，尤其是脊柱融合手术率比其他任何国家都至少高 40%，是英国的 5 倍。虽然没有进行随机试验评估腰椎融合治疗脊柱不稳定的有效性，但针对症状严重和影像学显示活动过度（平移 > 5mm 或旋转 > 10°），且非手术治疗无效的患者，仍然存在手术的必要。非手术治疗包括患者宣教、身体锻炼和硬化剂注射相结合。

（汪爱媛 翻译）

# 第 38 章

# 腰椎疾病鉴别诊断

影响腰椎疾病的原因很多，影像学检查特异性低，不易确诊。临床医师需要通过正确诊断选择恰当的治疗策略及判断预后，因此有必要根据简单的临床标准对腰椎疾病进行分类。本文将病史和体格检查的临床表现作为分类基础，其中包含已有的疾病名称。

### 症状
- 腰痛（知识点 38-1）
- 背痛（知识点 38-2）
- 坐骨神经痛（知识点 38-3）

### 疾病（图 38-1）
- 硬脊膜病变
- 韧带损伤
- 椎管狭窄症

注意：正常腰椎老龄化改变包含这些症状和疾病。

 **知识点 38-1**

### 腰痛
**定义**
- 突发严重、活动障碍的腰痛

 **知识点 38-2**

### 背痛
**定义**
- 疼痛位于背部，伴或不伴硬脊膜弥散式的放射痛；多数患者疼痛放射不超过臀折线
- 疼痛可以为急性、慢性，间歇或持续性

**机制**
- 急性或反复发作背痛：常由椎间盘与脑脊膜相互作用引起，

**机制**
- 常由于椎间盘移位导致，因此属于硬膜损伤
- 椎间盘显著后移压迫硬脑膜：椎间盘和硬脑膜相互影响

**症状**
- 核型移位，起病缓慢：核型腰痛
- 环型移位，起病突然：环型腰痛
- 腰椎关节阵痛，特定姿势和活动时疼痛严重，尤其坐位和弯腰时疼痛加剧
- 硬脊膜受到刺激，咳嗽或喷嚏时诱发疼痛

**体征**
- 关节：分离，严重的局部关节活动受限
- 脑脊膜：屈颈痛，直腿抬高受限

**自然史**
- 多数 2 周内自发缓解

**治疗**
- 超急性期：硬膜外封闭
- 环型腰痛：推拿
- 核型腰痛：卧床休息；活动：McKenzie 疗法；阵痛或移位时不主张牵引

因此症状、体征与急性腰痛非常相似，程度更轻。硬脊膜症状和体征有时轻微甚至无。明确的非囊性模式，屈曲位疼痛反映病因为小的中央椎间盘突出的病灶
- 慢性背痛：椎间盘脑脊膜相互作用或后部结构损伤（切面或韧带）
- 根据临床特征鉴别诊断

**症状**

| 盘状背痛 | 韧带姿势综合征 | 韧带功能障碍综合征 |
| --- | --- | --- |
| • 起病时间：已知<br>• 急性：环型病变<br>• 起病缓慢：核型病变 | • 疼痛逐渐加重<br>• 起病时间已知 | • 伴高血压创伤 |
| • 疼痛强度不恒定，波动性 | • 相同姿势出现疼痛强度取决于持续时间 | • 固定姿势时强度恒定特定姿势激发疼痛 |

| | | |
|---|---|---|
| • 单侧疼痛，可向两侧放射 | • 两侧模糊疼痛，很少放射超过臀肌 | • 局限、单侧疼痛，除非双侧关节损伤 |
| | | • 棘上韧带和棘间韧带损伤的中央痛 |
| • 疼痛位置改变：移动性疼痛 | • 位置不变 | • 位置不变 |
| • 有时硬脊膜症状 | • 无硬脊膜症状 | • 无硬脊膜症状 |
| • 刺痛 | • 无刺痛 | • 无刺痛 |
| • 活动引起疼痛 | • 特定姿势引起疼痛，随姿势保持时间加重，活动后缓解 | • 特定姿势引起疼痛，随保持时间加重，有时特殊活动时出现 |
| • 坐位或弯腰时疼痛 | • 特别是站立或散步时疼痛 | • 增加腰椎前凸的活动和姿势引起疼痛 |
| **体征** | | |
| **盘状背痛** | **韧带姿势综合征** | **韧带功能障碍综合征** |
| • 局部关节模式 | • 全部 | • 全部，有时过度活动出现疼痛 |
| | | 关节面损伤：融合或分离损伤 |
| • 有时疼痛弧 | • 无 | • 无 |
| • 有时被动脑膜征；直推抬高受限；屈颈痛 | • 无 | • 无 |
| • 推拿/牵引后缓解 | • 推拿/牵引无改善 | • 推拿/牵引无改善 |
| **自然史** | | |
| • 不可预测：可自发缓解，但通常不能。慢性背痛尤其无自发缓解趋势 | | |
| **治疗** | | |
| **急性背痛** | **复发性背痛** | **慢性背痛** |
| • 环型：推拿和预防<br>• 核型：牵引（硬膜外阻滞） | • 环型：推拿和局部封闭<br>• 核型：牵引和局部封闭 | • 椎间盘硬脑膜：推拿和牵引<br>• 硬脊膜伤：硬膜外阻滞<br>• 椎间盘回缩：预防和局部封闭<br>• 姿势韧带：局部封闭<br>• 后部结构功能障碍：曲安奈德/局部封闭 |

 知识点 38-3

**坐骨神经痛**

**定义**

- 神经根硬脊膜受压产生放射痛
- 疼痛局限于涉及神经根的皮肤。如果脊髓受压，可出现疼痛伴感觉异常，运动和（或）感觉异常

**机制**

- 后外侧椎间盘突出或侧隐窝狭窄造成脊髓受压
- 脊柱裂突有典型起病年龄和自然史
- 侧隐窝神经根缠绕多发生在老年患者，症状无进展

**症状**

| **脊柱相互作用** | **侧隐窝狭窄** |
|---|---|
| • 青中年 | • 中老年患者 |
| • 疼痛位置变化 | • 症状无进展 |
| • 继发后外侧突<br>　○ 首先腰背痛<br>　○ 其后下肢痛 | • 无移走性疼痛 |
| • 原发后外侧突<br>　○ 疼痛从小腿开始<br>　○ 向上移动 | |

| | |
|---|---|
| • 硬脊膜症状 | • 无 |
| • 多数 1 年内缓解 | • 无缓解趋势 |
| • 通常，坐位和弯腰疼痛最明显，疼痛可能为持续性 | |

**体征**

• 站立和行走时疼痛，坐位或向前弯腰时缓解
• 有时俯卧位疼痛

| 脊柱相互作用 | 侧隐窝狭窄 |
|---|---|
| • 局部关节模式 | • 全身或骨关节病导致关节囊轻微肿胀 |
| • 屈曲受限，有时伴分离 | • 有时伸展受限 |
| | • 站立后疼痛 |

• 神经根移动受损
　○ 直腿抬高或 L₃ 拉伸试验阳性
• 常有脊髓受累征象 / 运动 / 感觉功能丧失 / 反应迟钝

**治疗**

| 脊柱相互作用 | 侧隐窝狭窄 |
|---|---|
| | • 神经根封闭 |
| | • 手术 |

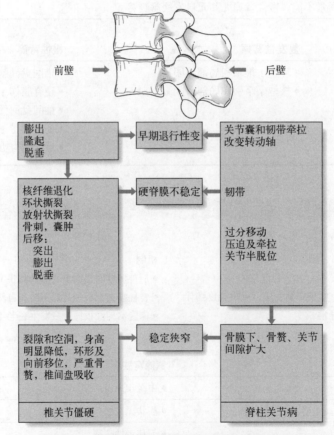

图 38-1　3 种腰椎疾病与脊柱前后壁自然老化的关系

（南　敏　翻译　张晓梅　审校）

# 第 39 章

# 脊柱非退变性疾病的预警信号

## 一、引言

在临床实践中我们遇到的大多数腰椎综合征是由机械活动相关的紊乱引起的，可分为硬脊膜、韧带和狭窄综合征。然而，腰椎综合征也可能源于此非机械的 - 非活动相关的脊柱疾病。这些疾病是：感染性疾病和风湿性疾病；肿瘤和渗透性的病变；代谢紊乱；获得性神经反射缺陷。除此之外，下腰部疼痛、腹股沟和盆腔区域可以由内脏器官（参见胸廓和腹部部分）疾病引起。臀部、腹股沟和四肢疼痛可以由骶髂关节和髋关节疾病引起，虽然"活动相关"，没有脊柱起源的疾病，相关部分在髋关节和骶髂关节的章节中详细介绍。

虽然非机械性（非活动相关）障碍的发生是罕见的，但尽快区分它们与机械活动相关的疾病是很重要的。但这并不容易，因为这些疾病经常与其他腰椎病变非常相似。有些疾病的诊断可通过放射学进行，但这些疾病并不可以，特别是在炎症或肿瘤疾病的早期阶段。详细的病史和临床检查是人们首先发现非活动相关疾病的重要手段：病史可能提示疼痛的异常定位或非典型演变；特殊的临床症状可能引起对相关疾病怀疑。然而，最重要的是，病史和临床检查的比较，导致"不可能性"的存在，重点关注严重的脊柱病理，如脊椎骨折、恶性肿瘤、感染或炎症疾病。

## 二、腰痛和坐骨神经痛的警告信号

症状和体征总是指向非机械障碍，在这里被称为"警告体征"。这种体征的发现表明腰椎很可能存在一种非特异性的紊乱。出现警告信号的患者永远不应该被认为患有一种常见的机械障碍，直到相反证明。因此，重要的是要进行确诊性检查 [X 线片、骨扫描、计算机断层扫描（CT）和血液检查] 来确定诊断。物理治疗师也有责任对出现警告信号的患者给予积极治疗（按摩或牵引），并将此报告给其负责的医师，并将患者送回要求进一步彻底检查。

> **！警告**
>
> 在病史上可能发现的警告信号有
> - 重大创伤
> - 不断恶化的健康状况
> - "禁区"疼痛
> - 增加，缓慢加重疼痛
> - 扩张，而不是转移疼痛
> - 持续的疼痛，不受位置或动作的影响
> - 坐骨神经痛，时间太长
> - 双侧坐骨神经痛
> - 术后腰痛增加

### （一）症状

1. 重大的创伤　在发生腰痛之前有明显的创伤，应该要求进一步的影像学研究，特别是年龄超过 70 岁并使用皮质类固醇的患者。

2. 一般健康状况恶化　不明原因的体重减轻、发热、系统性不适（疲倦、食欲不缺乏）和既往癌症史都被认为是一种严重疾病的潜在症状。

3. "禁区"疼痛　上腰椎区域的疼痛很少是机械性损伤的结果。椎间盘病变几乎从未发生在 $L_1$ 和 $L_2$ 水平，甚至 $L_3$ 腰椎病变仅占腰椎疾病的 5%。此外，韧带损伤和隐窝狭窄似乎不发生在这些腰椎水平。因此，如果患者腰上部疼痛"禁区"（图 39-1）应怀疑存在非机械损伤，如强直性脊柱炎、肿瘤、尿道癌、主动脉血栓形成或脏器提示可能。

4. 渐增性腰椎疼痛　指在几周内持续恶化的疼痛，提示是恶性疾病。对于患有腰痛的老年患者来说尤其如此，他们的腰痛在短时间内增加。

5. 放射性疼痛　是椎间盘病变中常见的症状：疼痛首先在中心部位，然后变为单侧；或腰痛换边；或者一

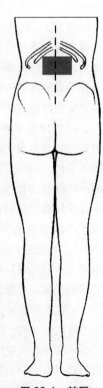

图 39-1　禁区

开始有腰痛，一段时间后就变成了腿痛。因此，在椎间盘病变中，腰痛可能会转移到不同的位置，或者当单侧根痛出现时腰痛会缓解。然而，如果病史是持续的腰痛，逐渐扩大和新发，尽管出现根痛，仍应该怀疑非机械障碍。此外，疼痛首先传播到一个皮肤节，但一段时间后也涉及邻近的皮肤节，这应该被认为是一个不断增加的病灶的病史，几乎从不涉及椎间盘。如果当神经根（或根）受到压迫时，对硬脊膜的压力增加，造成疼痛的病灶将不会是移动椎间盘突出，而是迅速（肿瘤）或缓慢（神经瘤）的病灶增加。

6. 持续的疼痛　是典型的机械障碍的姿势和活动有影响的疼痛：腰痛由于椎间盘病变通常是坐位增加腰椎的弯曲，休息后可缓解，而韧带的疼痛有典型的姿势自然和神经根疼痛引起的侧隐窝狭窄增加在直立位置时放松。当患者的疼痛或多或少是连续的，而且找不到任何能缓解疼痛的姿势时，应怀疑有严重的脊髓或脊髓外损伤。然而，有时，一个情绪心烦意乱或腰痛急性发作的患者会声称疼痛是持续的。进一步的病史研究将会揭示，虽然有持续的疼痛，但在某些位置疼痛会有所减轻，而严重的刺痛感会使其他动作无法完成。很明显，在这些病例中，疼痛是由机械引起的。

7. 坐骨神经痛　持续时间过长从椎间盘后外侧突出的坐骨神经痛持续时间超过一年是不寻常的。正常发展的根性痛会迅速加重，在 1～4 周达到顶峰。严重的症状会持续几周或几个月，之后会好转。在一年之后，几乎所有的患者都康复了。然而，需要注意的是 60 岁以上的患者，特别是那些仍然没有康复的患者根性疼痛出现后会出现一些腰痛，不一定会表现出好转的趋势。此外，在神经根受压的情况下，由于侧隐窝变窄，疼痛可以持续数月或数年，没有任何加重或改善的趋势。如果根性痛在 9 个月后继续加重，其原因大概率不是椎间盘病变，更可能是神经瘤或硬膜外囊肿等非机械障碍。罕见的是，坐骨神经痛持续时间要比由神经根受压引起的疼痛长。

8. 双侧坐骨神经痛　双侧坐骨神经疼痛要与双侧硬脊膜外疼痛和双侧神经根疼痛相鉴别。对于一个有经验的医师来说，区分这两者并不困难。硬脊膜疼痛是钝的、深的、弥散性的和不明确的，并且扩散到不同的皮肤。虽然硬脊膜疼痛经常到达脚踝，但永远不会伸展到脚上。神经根性疼痛是尖锐而局部的，并且停留在皮肤区域的边界内。疼痛可以达到脚，除了在特殊情况下 $L_1$-$L_3$ 神经根疼痛，也可以伴随远端局部感觉异常和麻木。如果患者出现真正的双侧坐骨神经痛，必须考虑以下几个条件。

• 脊椎滑脱可能导致双侧神经根疼痛，可能是由于滑脱椎体向前运动，将神经根向下牵拉影响下方椎体的稳定。

• 椎间盘病变导致双侧坐骨神经痛是罕见的，应该认真对待，因为它可能意味着巨大的突出，这对 $S_4$ 根有风险。

膀胱尿失禁和鞍区麻木可能伴随双侧根性痛。很少

有两个椎间盘同时突出，一个在后纵韧带的两侧；另外，两个突出部位，一个在 $L_4$ 水平，一个在 $L_5$ 水平。

• 双侧侧隐窝狭窄或椎管狭窄也是双侧坐骨神经痛的原因。前者，典型的病史是疼痛会在直立的位置时减轻。在后者中，患者会出现神经源性跛行。

• 恶性疾病表现为双侧坐骨神经痛迅速加重，通常扩散到四肢，分布与过多的皮肤节相对应。

9. 腰椎手术后背痛加重　椎间盘间隙感染最常发生在椎间盘突出的手术摘除后。术前疼痛初步缓解后，出现严重且持续增加的腰椎疼痛。

（二）标志

> **⚠ 警告**
>
> 构成警告的临床症状有
> • 有关节侵犯的症状而没有硬脊膜受压的迹象
> • 两侧屈曲受限
> • 疼痛使一侧屈曲的严重限制
> • 腰椎曲度改变
> • 神经根疼痛和肌肉痉挛疼痛和神经缺陷之间的差异
> • 累及多个神经根
> • $L_1$ 和 $L_2$ 神经根缺失
> • 臀部标志
> • 感染，一侧下肢皮温升高

（三）关节症状和硬脊膜症状的差异

由于急性腰痛基本上是硬脊膜前部受压所致，所以硬脊膜症状应始终存在。如果患者有急性腰痛病史，并且有明显的关节征，但根本没有硬脑膜征，则不太可能出现椎间盘病变，应考虑其他更严重的病变。

• 在由恶性疾病或老年骨质疏松引起的椎骨病理性骨折中，脊柱活动有明显的局限性，但直腿抬高可保持正常和无痛。

• 强直性脊柱炎中，僵硬的腰椎关节因急性扭伤会导致急性腰痛，但硬脊膜症状完全消失。

• 在腰椎体的慢性骨髓炎中，明显的关节体征和完全无硬脊膜体征之间存在明显的对比。

1. 侧屈受限和双侧活动受限　侧屈的范围随着年龄的增长而减小。因此，一些对称的活动受限在老年人是正常的。然而，这些动作在年轻或中年患者的双侧局限性是不正常的，如果存在这种症状，通常提示是非机械性的，一般是严重的腰椎疾病。强直性脊柱炎的腰椎定位常表现为这种症状，但恶性或良性肿瘤、Paget 病、慢性骨髓炎和陈旧骨折也是如此。

在急性椎间盘病变中疼痛导致一侧屈曲的严重限制，侧屈疼痛表现具有严格的局限性是常见的，如图 39-2 所示，常与其他局限性疼痛运动联合出现。然而，当一侧屈

曲远离疼痛一侧是唯一的腰椎特征时，椎间盘病灶不存在，是必须怀疑有严重的关节外病灶。这种模式提示腹部肿瘤，通常为结肠癌或肾癌，但也应考虑腰椎或胸椎下段的神经瘤。

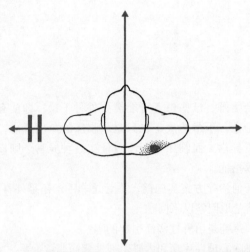

**图 39-2　远离疼痛侧的侧屈曲的严重限制是严重疾病的警告信号**

2. *腰椎屈曲活动受限*　患有严重腰椎疾病的患者会有臀部屈曲改变，腰椎间盘突出引起骶棘肌痉挛。患者腰弯得像个老派的管家。这种典型的屈曲——腰椎僵硬，身体在臀部作为一个整体弯曲——有时会伴有双侧侧屈的限制，必须认真对待。急性腰痛有时见于由普通椎间盘病变引起的急性腰痛，但通常提示强直性脊柱炎的脊髓定位或脊柱更严重的非机械性疾病。注意不要与脊柱后凸畸形患者的正常屈曲范围相混淆。在这种情况下，脊柱仍可能表现为屈曲活动受限，尽管腰椎具有相当大的屈曲运动度。

3. *神经根疼痛和肌肉痉挛*　椎间盘病变导致坐骨神经痛，躯干屈曲受限，因为肢体疼痛，患者无法将坐骨神经拉伸到一定程度。通常，这种限制与骶棘肌痉挛程度有关。然而，当侧屈或伸展引起神经根疼痛而肌肉痉挛时，必须怀疑更严重的脊柱疾病，而不是简单认为是椎间盘病变。

4. *疼痛和神经缺陷之间的差异*　在椎间盘病变中，只有有严重神经根疼痛的病史，才会出现一些肌肉无力。这并不意味着患者在发现麻痹时仍然有坐骨疼痛。例如，在神经根萎缩时，当肌无力表现得更加明显时，神经根疼痛就消失了。虽然在这个阶段没有太多的疼痛，但病史提示更加严重的坐骨神经痛。

相比之下，如果患者表现出严重的肌无力而没有四肢剧烈疼痛，那么脊柱转移很可能发生。在椎间盘病变中，除非累及两个连续的神经根，否则很难发现完全的肌肉麻痹，在第 4 腰椎水平的 $L_4$-$L_5$ 合并病变中有时会发生这种情况，导致足下垂。

5. *累及多神经根*　虽然一个腰椎间盘突出经常压迫两个相邻的神经根，三重麻痹或双侧麻痹几乎都是由转移或神经痛性肌萎缩引起。

6. *$L_1$ 和 $L_2$ 神经根的缺失*　第 1 和第 2 腰椎间盘病变非常罕见；估计发病率在 0.3% ～ 0.5%。此外，导致肌肉无力的外侧隐窝狭窄并不发生在腰椎上部。因此，如果腰肌无力，最初的诊断不应该是椎间盘病变，而应该是严重的非机械性疾病。在第 2 腰椎水平的肿瘤中，有可能出现双侧的麻痹。当肌肉收缩时，如果出现单侧肌肉无力伴有髂窝疼痛，可能在髂嵴或骨盆发生肿瘤。如果肌无力伴有大腿疼痛，可能发生股骨上部转移性侵犯（见第 48 章）。

7. *臀部征象*　当出现臀部的征象时，提示肾盂区域有严重的病变（见第 47 章）。可能是骶骨、髂骨或股骨、骶髂关节化脓性关节炎或直肠脓肿的恶性沉积。

8. *感染一侧下肢感觉温度异常*　在椎间盘病变引起的神经根疼痛中，患者常抱怨受累侧的脚和腿感觉冷，常经触诊证实。相反，如果受累侧较暖，则应怀疑上腰椎处有肿瘤。解释可能是肿瘤对 $L_1$ 和 $L_2$ 交感神经的干扰。

（王天天　张　岩　王　亮　翻译）

# 第 40 章

# 腰椎治疗

## 一、引言

腰椎功能障碍的治疗应依据原发病变的特点来选择方法，如果忽视这些问题，就可能选择不充分或不恰当的治疗方案，结果会使患者、医师、治疗师都失望。

大量的非外科治疗方法用于腰痛的治疗并声称能达到较好的治疗效果。这些方案包括 Back school、卧床休息、冷冻疗法、药物治疗、锻炼、推拿、牵引、局部阻滞、硬膜外注射、脊髓矫正器等。但是到目前为止，大规模非选择人群对比研究均不能证明上述任何一种治疗方案有特别的优越性。因此有观点认为，当前针对腰痛的任何一种治疗方案并不比安慰剂效果更好。甚至有些学者认为，这些疗法的主要作用并不是针对身体薄弱环节进行相应训练后的逆转，而是通过一些"中枢"效应，对可能涉及与疼痛和残疾有关的知觉的调整。

显然，这些研究过于强调治疗的无效性。既然证明非手术治疗无效，那么就要告知患者将在这种残疾状态下生活，直到症状自然消失。

然而，在分析这些结果时发现一个显著的问题——缺乏合适的诊断。在当前评估腰椎病变治疗效果的临床试验中，仅仅将疼痛这一个症状在随机分组患者中进行评估，这是极其错误的做法。对在病变差别极大的患者身上所做治疗的结果进行研究，常常是对治疗产生争论的原因。一组主诉"腰背痛"的患者是非常不一样的，即便大多数人的疼痛是因为椎间盘突出引起，但其疼痛的发生机制则可能完全不同。在任何随机分组之前，患者的个体病症都得清楚的鉴别。随后的治疗不仅要针对症状，还要针对明确的具体病症情况。因此我们认为，任何治疗方案实施之前，都要做出一个明确的诊断，医师对患者的原发疾病要有一个明晰的思路，然后依据疾病的种类和严重程度选择合适的治疗方案。例如，最近一篇有关脊柱推拿术随机临床试验的综述表明：除采用明确的入选标准描述的某些亚群患者外，其余均无证据显示治疗有效。

既往病史及临床检查通常总是能指导医师给患者选出最好的治疗方案。个人经验表明：如果能够智慧地应用非手术治疗，那么有证据表明对一位个体一种治疗要优于其他方法，也优于安慰治疗。只有少数患者仍然不能完全缓解，这些患者可能需要外科干预。即使有外科干预指征，手术的决定也只是从临床的角度考虑。影像学检查异常，而临床检查没有证实这种异常，则没有外科手术指征。

任何治疗方案实施前，不管是非手术还是外科手术，必须清楚地回答以下问题。

1. 疼痛是由脊柱病症引起的吗？

排除心理性疼痛和内脏牵涉性背痛非常重要。

2. 这种状况是"与活动相关"（机械性）的脊椎病症吗？

特殊的、非机械性病症所致腰背痛或者坐骨神经痛，如风湿性疾病、肿瘤和感染——需要其他类型的治疗。

3. 如果脊柱病症与活动有关（机械性），那么到底属于哪种类型？

（1）这种病症是椎间盘突出吗？

在关节和硬脊膜体征与症状明确相关联时，答案就比较明确。可是中度椎间盘突出所致腰背痛，若患者仅仅只有关节症状，就很难确切地诊断为关节病变。除个别韧带疼痛者外，部分关节类型通常是椎间盘损害。不管是直立位还是俯屈时出现偏移都确定有椎间盘突出。而且不管患者侧弯还是前屈都会出现一个疼痛弧。这是小的后侧或后外侧凸出的特征。如果有椎间盘损害的证据，患者有积极治疗的愿望，则非手术治疗有如下方案。

- 椎间盘突出复位：通过推拿或牵引获得。
- 维持椎间盘回缩：通过硬化剂注射取得。
- 硬脊膜脱敏：推拿或牵引前，要对急性或严重的炎症反应进行硬脊膜脱敏。如果椎间盘已经没有接触硬脊膜了，硬脊膜仍存在炎症反应，则采用硬膜外局部麻醉治疗。
- 硬脊膜神经根鞘脱敏：椎间盘与神经根紧密接触导致一定程度的实质性损害，企图使椎间盘回缩无效时。对硬脊膜鞘进行消炎和脱敏，等待其自行恢复则是一种较好的治疗方法。操作技术是通过骶管行硬膜外局部麻醉。如果这种方法不能奏效，则需行窦椎和神经根阻滞。当椎间盘和神经根接触持续了一段时间，或当二者分开后神经根仍然发炎时，也可推荐硬脊膜鞘脱敏治疗（图 40-1）。

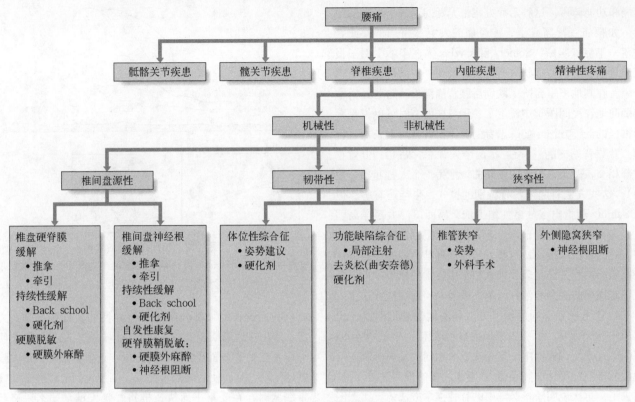

**图 40-1　腰痛治疗方案**

（2）这种疾病是韧带的问题？

韧带疾病的特点是体位性疼痛，没有硬脊膜症候及全方位活动等。依据症状和体征就能很容易区别是体位疼痛还是局部功能失调综合征。体位性疼痛的治疗包括将后面的韧带结构人为的硬化，而局部功能失调综合征往往使用氟羟泼尼松或硬化剂局部浸润。

（3）这种病症是椎管狭窄的问题吗？

当出现"神经源性间歇性跛行"时就考虑有椎管狭窄，非手术治疗相当困难。然而外侧隐窝狭窄的特点是老年患者长期坐骨神经痛，当患者步行或站立时疼痛出现，而坐着或弯腰时消失，采用氟羟泼尼松龙进行神经根封闭效果相当好。

（4）哪些人容易患病？

制定治疗方案时，必须解决如下问题。

• 患者对于自己面临问题的态度如何？

• 有获取改善的愿望吗？

• 有赔偿的要求吗？

• 有精神疾病证据吗？

• 能否忍受有效的，有时可能是不愉快的治疗感受？

这些问题必须在治疗方案制定时妥善处理。

治疗如果按照此路径进行，最终只有少数患者可能不缓解。这种方法也被证实是安全的，同时从医疗费用和患者遭受不必要的痛苦来讲，对巨大的腰椎疾患人群是具有意义深远的现实和实际意义的。1986 年，美国花在腰痛的年度费用达到 810 亿美元。到 1995 年，整个美国社会腰痛治疗的总费用超过了 1000 亿美元，由此造成的经济损失更高达 1.018 亿个工作日。在英国，1998 年为 16.32 亿英镑的医疗保健费用直接投入腰背部疼痛治疗。然而这些花费比起由于腰背痛导致的经济损失（106.68 亿英镑）更显得微不足道，因而有经济学家分析指出腰背痛是最贵的疾病之一。

腰部医疗保健费用的实质反映外科治疗费用的昂贵。当患者获得了有效的治疗时，他是否首先采用上述提到的花费较少的治疗方案。不幸的是，普通的脊柱外科医师通常既没有培训，也不懂脊柱非手术治疗。事实上现在很多州的卫生保健系统，几乎对所有的腰痛都常规采用外科手术的方式。Finneson 的研究也证实了这一观点。他调查了一组 94 例腰背部手术无效的患者，结果发现 81% 的患者根本就没有手术指征。

## 二、推拿术

### （一）引言

推拿和牵引是所有医学理论中毫无例外的治疗方法，可追溯到公元前 400 年希波克拉底时代。治疗背部疾病的方法在随后的几个世纪中被其他著名的医师训练掌握并推崇。例如，阿波罗尼奥斯、盖伦、阿维森纳、安布鲁瓦兹·帕雷、珀西瓦尔·波特、詹姆斯·帕吉特爵士及其他人。在中国，公元 618—907 年的唐代就确立了推拿技术。插图显示古代推拿和器具牵引治疗腰痛和坐骨神经痛的方法与现代治疗方法没有太大区别。

推拿和牵引能减轻因椎间盘软骨结构的紊乱导致的

疼痛和功能障碍。这种治疗方案毫无疑问起源于患者的经验，如腰痛、背痛或坐骨神经痛的人突然扭一下，或者跌落一下症状缓解。Schiötz 和 Cyriax 描述了不少例子报道无意间的运动使症状突然缓解。我和一位同事也报道一个患者在其地下室台阶上跌倒后腰背痛消失。这些经历毫无疑问地在民间医学中滋生了各种各样的有时可以说是稀奇古怪的治疗方法：如踩患者的背、扭背、用钢条击打背部、背靠背站立的"秤盐"（两个人背靠背站立，上臂在肘部相交，两个人轮流向前屈曲，把另一个人背起离开地面）。这些方法看起来没有特别的模式，可能还有害。但是 Schiötz 却指出：从诸如像挪威、墨西哥、太平洋岛国这些人类遥远地方的部落土著很多世纪以前就运用的这些有效的方法来推测，这些方法似乎有其合理的一面。这些原始的治疗方法是现代推拿和牵引技术的模型，世界各地训练成熟的医师和治疗师都在教授和实践这些方法。

　　尽管出现了不同的治疗方法和不同的理论概念，但这似乎无关紧要，所有人都声称自己取得了成功。Cyriax 深信，几乎所有病例中一定存在一个相同的发病机制——脱位的椎间盘碎片回归正位，或者说突出的椎间盘被"吸"回去了，再次说明矫形医学中的脊柱推拿方法的真实意图就是直接针对病灶。他们发现椎间盘损害是其退行性变和脊柱疼痛的首要原因。

　　即便是今天这种观点也很难让人信服，因此仍然有很多医师拒绝给急性腰痛和坐骨痛患者推荐背部推拿治疗。回避脊柱推拿治疗这一话题是相当不明智的，因为越来越多的患者将会接受或者考虑这种治疗方法。1980 年在美国有 1.2 亿人次的外科检查都是找脊柱推拿师做的。

　　越来越多的分组明确的临床对照试验研究结果被公开发表，比较了推拿和不同形式安慰剂疗法及其他非手术治疗的效果，推拿的积极作用要么在治疗周期的开始就出现，要么在治疗周期的 4～6 周出现。

### （二）推拿术的定义

　　在矫形医学中，脊柱推拿是一种被动运动的非手术治疗方法，采用单纯的推拿或持续的按压使移位回复到正常位置。推拿过程中经常会听到咔嗒声，这种声音可伴随着症状和体征的立即缓解，表明疾病的诊断及治疗选择正确。

　　脊柱推拿因对脊椎病症理解的不同而产生不同的思想流派，推拿所依据的理论包括：减少椎间盘突出；纠正后部关节功能障碍；活化阻滞的椎骨关节；减轻神经根挤压力（松解神经根）；神经反射活动正常化；肌肉松弛。

　　本书讨论的推拿技术主题是：将移位的软骨环从敏感的结构上移开，改变椎间盘突出症状。这种方法依赖于两个原则。

　　• 腰椎受影响的椎间关节打开，换言之就是让椎间盘碎片有位置移动。

　　• 在牵引过程中进行推拿，这样可拉紧后纵韧带，抽吸椎间盘，从而发挥向心力作用（图40-2）。

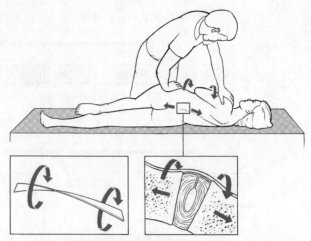

图 40-2　长杠杆推拿的效果

脊柱的复位打开椎间间隙，牵引和旋转产生扭矩并使后纵韧带拉紧，在椎间环的外侧部分产生螺旋牵引力。

　　我们操作的大部分都是非特异性的长杠杆推拿。力量都发挥在远离期望受益区域的身体部位。杠杆作用能使操作者在受累平面施加更大的力量。正常关节可以最大限度地活动，从而使后纵韧带绷紧。当感觉到僵硬关节和韧带绷紧时，在受累平面快速推挤。腰椎推拿要么快速起效，要么无效。如果在一个平面做了两次推拿，症状体征依然无改善，则就要换个平面或方法，如果仍无效，则就要放弃推拿治疗。相反，如果推拿后椎间盘突出减少，则局部症状及其他不适就会消失。先前疼痛的症状立即变得正常。因此，推拿的治疗效果是由患者来判定的，而非推拿治疗师。

　　其他很多推拿学校声称其治疗方案更具选择性，主要是针对受损平面。声称开发出了能够定位的临床技巧。通过触诊就能准确地定位出"固定的"或"锁住的"位置，然而很多研究都没能证明这种方法的可靠性。我们赞同 McKenzie 的观点，正脊治疗的当务之急是非神秘化的，按脊术和推拿的迅速成长使人们产生了这么一个印象：这种被动的最终范围运动的操作比较复杂和特殊，只有正脊推拿治疗师和骨科医师能够理解，或者说有能力"感知"。他们就产生了这样的信念，要想理解和熟练掌握正脊治疗技术，就得经过 3～4 年的训练。然而这些意见现实粉碎得一塌糊涂。在英国绝大多数正脊治疗师根本就没有接受过讲授，但却累积了许多满意的顾客，而且极少有人认为这种行为是有害的。

　　本书讨论的治疗方法主要优点包括：第一，非常简单，而且至少同脊柱推拿师和骨科医师所推荐的一样有效。第二，只要学生完成了医学或者物理治疗知识的学习，通过 180 个小时的学习就能掌握。

　　在矫形医疗领域，推拿手法总是本着减少软性移位这个目的，这和其他方法有所不同，通常有一个常规的治疗方案或间歇性推拿一段时间。在对患者进行推拿操作之前，应该对软性移位的类型和患者本人的情况进行评估。

● 移位是软性的，移位不能太大也不能向外侧偏移太多。推拿很难使软的髓核突出复原，除非突出的髓核很小且突出时间非常短，此时推拿可改为持续力量的按压方式。如果髓核移位的稳定性不是很清楚且症状和体征都指向对侧方向，那么推拿可值得试一试。在第一个疗程中，就能很快知道这种治疗方法是否能减轻症状。如果治疗失败，第二天就可用牵引的方式来替代。软性移位复位可使 2/3 的背痛、1/3 的坐骨神经痛，约 1/2 的腰痛患者在一次治疗后症状体征完全缓解。

● 患者必须精神稳定，渴望康复。如果你忽略了这些心理方面的因素，在某些情况下，患者或许会认为你所采用的这种治疗使其情况变得更差而难以接受。因此，实施这些积极的治疗方案，患者自身的态度比检查发现微小疾病更为重要。

### （三）推拿的适应证

既往病史和临床体格检查可以提供充分的信息来选择适合推拿治疗的病例（见知识点 40-3）。

1. **急性环形腰痛**　症状始于腰部的咔嗒声，接着在俯屈或侧弯时有突然剧烈的腰痛，并且以一种超乎寻常的方式放射，伴有显著的硬脊膜症。

除超急性患者不可忍受椎拿复位椎间盘外，其他患者均可考虑尝试推拿复原椎间盘。超急性患者采用硬膜外注射，次日再行按摩。如果患者拒绝注射治疗，也可以采取卧床休息 2 周。运用 McKenzie 的伸展运动抗脱位技术也可能获得恢复。一旦过了超急性期变就可再次尝试推拿治疗。

2. **腰痛**　突然出现的急性或复发性背痛通常对推拿治疗反应良好。有很多症状和体征提示推拿很可能获得成功。

弯腰、突然直腰或坐位时发出咔嗒声或突然背痛均提示软性移位。另外的"支持症状"是患者的年龄。因为 60 岁以后不再发生髓核突出，而有可能是一个硬的能够移动的椎间盘碎片。

有利的迹象是：

● 部分关节形态：有些运动只有在极端范围内疼痛如弯曲、伸展、侧弯时远离疼痛一侧。

● 伴有或不伴有瞬时移位的疼痛弧。

● 站立位或最大限度俯屈过程中没有肌肉痉挛引起的明显移位。

● 没有明显运动受限——明显的移位和运动受限，常常需要多个疗程的按摩（知识点 40-1）。

然而，一些较小的椎间盘突出推拿治疗效果不好。60 岁以下的患者，向病侧弯曲挤压病灶时疼痛最重，这些患者通常不赞成推拿。如果推拿引起下肢痛而不是腰痛或上半臀部疼痛，那么推拿几乎总是无效。牵引治疗则可能会取得较好的效果。

3. **坐骨神经痛**　推拿可使 1/3 的坐骨神经痛患者椎间盘复原。而且许多症状和体征提示推拿治疗有效（知识点 40-2）。

**知识点 40-1**

#### 支持推拿治疗背痛的症状和体征

| 支持的症状 | 支持的体征 |
| --- | --- |
| ● 60 岁以上 | ● 部分关节形态 |
| ● 疼痛突然发作 | ● 向好的一侧弯曲疼痛加重 |
| ○ 前倾时 | ● 存在伴或不伴瞬时移位的疼痛弧 |
| ○ 站直时 | ● 没有明显的移位 |
| | ● 没有明显的活动受限 |

**知识点 40-2**

#### 支持推拿治疗坐骨神经痛的症状和体征

| 支持的症状 | 支持的体征 |
| --- | --- |
| ● 神经根性疼痛后仍有持续的腰痛 | ● 伸腰和侧弯引起腰痛而不是下肢痛 |
| ● 神经根痛是近期发生 | ● 没有移位和肌肉痉挛 |
| | ● 直腿抬高中度受限，腿后肌群无痉挛表现 |
| | ● 没有神经损伤 |

**知识点 40-3**

**推拿术**
**适应证**
● 急性环状腰痛
● 有明显症状 / 体征的腰痛
● 有明显症状 / 体征的坐骨神经痛
　○ 混合型椎间盘突出
　○ 患者年龄 > 60 岁
**禁忌证**
● $S_4$ 神经根损伤
● 抗凝治疗
● 大血管移植
● 妊娠后期
● 体质虚弱
● 肌肉痉挛
● 严重神经病患者
**无效**
● 过于疼痛者
● 椎间盘突出太大
● 突出物太软
● 神经根疼痛持续时间过长
● 压迫现象
● 椎板切除术后，同一平面出现突出物
● 存在不利的关节体征
　○ 背痛
　○ 坐骨神经痛
● 原发性后外侧突出

（1）混合型椎间盘突出患者：无论是症状体征还是患者的年龄均不能确定移位的碎片情况时，首先可试行推拿治疗。治疗后无论有效与否都可很快清楚。相反牵引治疗常常需要一周时间才能确定是否有效。

（2）年龄超过60岁的患者：确定髓核或纤维环损伤的原则不适用于年龄超过60岁的患者。因为此年龄的人髓核已变硬变干，发生了相应的变化。在卧位和站立位时椎间盘内压力不再发生太大的变化，因此卧床休息治疗完全是没有效果的。随着后纵韧带张力减弱，不能维系其应有的向心力。因此，这个年龄段椎间盘突出症最适合推拿治疗，而且是缓解症状的唯一治疗方法。

然而尽管推拿治疗适合老年患者，但是一个治疗周期只能进行1～2次治疗。两个周期间歇时间也要适当延长。也就是说每周一次，每次治疗的强度无须改变，否则每次推拿时对关节的向心力太小则对移位产生不了影响。

骨质疏松不是推拿治疗的禁忌，不过担心推拿引起骨折的某些操作方法还是不能使用的。

### （四）禁忌证

这分不同的情况：一是绝对禁止推拿；二是推拿尽管对患者没害，但也没有一点作用（见知识点40-3）。选择合适的患者和选择适当的方法能够避免曾报道过的各种严重并发症。

**绝对禁忌证**

（1）危及第4骶神经根：尽管这些神经根位于椎管的中央且被后纵韧带很好地保护着，但是大块的中央型椎间盘突出也会影响它。此时可见椎间盘明显突出，也有可能后纵韧带局部破裂。推拿则可能使韧带完全破裂，导致整个椎间盘被挤出。

$S_4$综合征的重要症状是双腿的神经系症状及双侧坐骨神经痛快速进展。会阴、直肠、外生殖器或肛门疼痛感觉异常等其他症状也提示可能有这种损伤。最终出现膀胱无力，引起尿频但无尿急，直肠张力减低致排便失禁。

急性腰痛和双侧坐骨神经痛伴相同平面的神经根受压是较大的中央型突出例子。这些患者预料有后纵韧带突出，这样的突出也会导致脊柱跛行，患者在行走时症状出现，躺下后即刻消失。

所有这种情况下如果在患者侧卧位采用大力的旋转技术，就可能会使后纵韧带最后的保护纤维断裂，导致椎间盘整块突出。

（2）抗凝治疗：患者采用推拿治疗可能会引起椎管内血肿，有凝血异常的患者也不能进行大力的推拿治疗。

（3）主动脉移植：尽管没有报道推拿会造成主动脉移植物连接部的损伤，但是这种情况的存在仍有理由作为任何大力推拿——旋转或伸展力推的禁忌。

（4）妊娠最后一个月：不能进行腰椎推拿治疗。卧床休养和硬膜外麻醉是选择的治疗方案。妊娠最初4周推拿无限制，此后伸展动作因需要俯卧位故不能做，患者有

任何流产诱因存在时任何时候都不能进行推拿治疗。

（5）骨质结构变脆：这包括不稳定性骨折、严重的骨质疏松、骨髓炎、多发性骨髓瘤和骨肿瘤。

（6）肌肉痉挛：当有明显的肌肉痉挛时，强制运动千万不要去做，这可能会导致某些形式的关节激惹、骨折或肿瘤转移。因此，当患者摆好姿势准备推拿，若出现肌肉痉挛的任何征象，都应该作为停止推拿操作的信号。

当然，充分的临床检查可能发现这些肌肉痉挛警示。

（7）精神状态：严重的精神疾病患者即便是其椎间盘突出适合进行推拿治疗也不能做。这样的患者症状已根植其内心暗示其某种需要——补偿或者保护——预期推拿无法取得成功甚至可能加重病情。最后还有可能导致脊柱移位的强迫性神经官能症出现。这样不仅使得推拿操作难于进行，而且还有可能使患者厌恶治疗使情况更糟。

### （五）推拿治疗没有效果的病例

**1. 太过疼痛** 超急性腰痛患者由于难以忍受任何运动带来的疼痛故推拿治疗是不可能的。这些患者最好的治疗是立即给予硬膜外麻醉，等硬脊膜激惹基本消失后再进行推拿治疗。

**2. 椎间盘突出太大** 这有两种情况。

（1）椎间盘突出导致神经根传导受损：所有这种类型的椎间盘突出都不可能通过推拿或牵引复位。如果出现肌肉无力、皮肤痛觉缺失或反射障碍等体征，说明椎间盘突出很大不可能复位（而且向外侧突出很多）。硬脊膜外注射是治疗选择。

（2）坐骨神经痛伴脊柱过度弯曲或脊柱侧弯畸形：这样的病例如果要向相反的方向运动就会引起疼痛放射到下肢，推荐外科手术治疗。

**3. 突出的椎间盘太软** 髓核突出引起腰痛和坐骨神经痛均不适合推拿治疗（除非突出小，而且是新近发生的病例，推拿方法要改为持续按压）。突出物太软快推也不能奏效，牵引则是良好的治疗选择。这种类型的椎间盘损害病史很典型，容易鉴别。急性髓核型腰痛也是一个突出物太软不能快推的例子。疼痛在过度弯腰和起身后逐渐产生，在随后几个小时里慢慢加重，次日清晨会因严重腰痛患者甚至不能起床。患者年龄通常＜60岁。纵然有推拿治疗的指征，也必须持续用力按压才能有效。如果治疗有效，则要在患者仰卧位、侧卧位、站立位都进行操作，以纠正躯干侧偏。

另一种方案是硬膜外注射，第二天再进行推拿纠正侧弯畸形。

如果所有这些治疗方法均告无效，则就需要在仰卧位进行骨盆牵引数日，然后慢慢变为每日半小时牵引。McKenzie推荐的伸展运动也是有效的方法。该方法来源于他的假说理论：身体拉伸或反复负重后可在椎间盘的纤维环内发生流动或液体、髓核、死骨片的移位。最常见于弯曲位负重时。他推荐运用恰当的伸展力度逆转这种流动

或移位的情况。

4. 神经根疼痛持续时间太长　60 岁以下，持续 6 个月以上的神经根痛患者采用推拿复位是不可取的。然而如果腰痛同时伴有神经根痛，通常是不能自行康复的，推拿治疗也值得试一试。

5. 脊髓压迫现象　中央型狭窄、外侧隐窝狭窄及"自行复位的"椎间盘突出对推拿治疗都不会有反应。引起狭窄的基础病变是推拿和牵引失败的原因。自行复位的椎间盘突出，其症状一般出现在一天的结束时，推拿可能会使其复位，推拿治疗只能是暂时减轻症状的一种方法。

6. 椎板切除术后　同一平面新出现椎间盘突出推拿治疗很少成功复位，而牵引通常更有效。

7. 60 岁以下患者不支持推拿的关节体征　背痛脊柱侧弯向痛侧就不能进行推拿治疗，但腰痛患者除外。除弯腰以外的任何运动都引起下肢痛而非背痛者，推拿也是注定无效的。如果伸展推拿致神经根痛，说明突出的椎间盘压迫神经根很紧，推拿操作必须停止。

8. 原发性后外侧突出　这些突出均有髓核物质，因此推拿是不可能复位的。

### （六）推拿操作的风险

腰部推拿是相当安全的。最常见的严重并发症是突出的椎间盘进一步脱垂，导致的马尾神经综合征。但是，脊柱推拿引起马尾神经综合征的风险低于 370 万分之一。大多数患者描述的并发症事件都是发生在患者麻醉状态下推拿时或者调整了脊柱推拿方案。侧卧位、长杠杆、大力旋转技术是引起意外的主要原因。这可能只有部分是真实的，导致并发症发生的根本原因是缺乏充分的检查，没能将不适宜推拿的病例排除在外。相反，如果给予充分的体格检查后再进行推拿治疗，而且采用本书所描述的推拿方法绝不会有严重的并发症发生。

这些推拿术的主要优点有以下几点。

- 大量的牵引力对椎间关节发挥强劲向心力作用。
- 弯腰运动可加重离心力损害，应该避免使用。
- 每次操作均要根据硬膜、神经根及关节体征来评估。这样可使我们明确关节里面到底发生了什么，下一步我们将怎么办。

其他并发症，诸如肋椎和肋骨软骨接合处扭伤、横突骨折均不严重。发生这些情况要么是操作不熟练，要么是适应证把握不准。如果出现上述并发症，一般经过 4 ～ 8 周的时间就能自行康复。

### （七）不良反应和预防措施

通过询问病史和体格检查，如果确认矫形问题比心理问题轻得多，那么这样的患者最好不要去进行治疗，即便这类患者治疗后能改善也不会持久。一旦患者认为症状停止就会有严重的后果，则可能会出现推拿后精神危机而归咎于治疗本身。由于推拿本身对软组织结构的拉伸只会引起轻微不适。急性腰痛患者开始治疗时需要轻柔，评估

患者的治疗反应，取得其信任。有时患者会出现一个无疼痛期，但是接下来 2 天却反应又很强烈，而在下一次复诊时症状体征又会减轻甚至消失。因此要告知患者疼痛后的情况，这可能是由于肌肉和（或）关节囊——韧带相互作用引起，可在 2 ～ 3 天消失，与病灶没有关系。老年患者进行推拿治疗也是很安全的，但每一个疗程的推拿次数要限制，也就 2 ～ 3 次，而且要避免大力的长杠杆技术。

### （八）结果

1. 急性腰痛　如果在站立位或最大限度向前弯曲时没有偏斜，腰痛是最近才发生的。那么约 50% 的患者经过一种治疗方法就可好转。Potter 指出，此类患者中 93% 的人经推拿后要么完全康复，要么疼痛得到极大的改善。

2. 腰背痛　推拿要么起效快，迅速缓解背痛的症状和体征，要么完全无效。如果 1 ～ 2 个周期的治疗后没有明确改善，就应该终止这种治疗方式。推拿治疗对不大复杂的近期发生的腰背痛疗效好于慢性患者。而且对腰背痛伴硬脊膜体征的患者更为有效。

3. 坐骨神经痛　推拿对不太复杂的椎间盘突出与硬脊膜冲突的治疗成功率为 1/3。另外一篇报道也证实了这个结果，他们对 50 例单侧坐骨神经慢性疼痛的患者进行了一个疗程推拿，有 18 例完全康复。另外一些学者发现经过脊柱推拿，有 25% ～ 75% 不太复杂的坐骨神经痛患者能痊愈或者明显好转。

### （九）推拿技术

骨内科学将推拿技巧分为三部分内容。

- 旋转。
- 伸展。
- 抗脱位。

在对每一种推拿技术进行详细的描述后，读者就会发现一份有关技术选择、疾病进展评估、重复治疗及治疗周期的操作要领。

1. 旋转技术　旋转应力已经显示在腰椎平面减轻椎间盘移位是非常有效的，因此推拿治疗常常从旋转开始。首先使用最小的旋转力度进行伸展。患者侧位于健侧，即疼痛一侧在上面，以便移位的关节分开。必要的话接着利用股骨做杠杆强力旋转。不过这一操作在患者罹患髋关节炎或怀疑骨质疏松的老年人不能采用。如果移位是中央型，直腿抬高试验可确定首先治疗哪一侧。如果没有任何症状和体征提示哪边是患侧，则治疗师可通过反复试验确定治疗哪一侧。

下面讲述常用的五种不同旋转技术。

（1）伸展：治疗床必须放置稳定，高于地面 30cm。治疗床太高不可能撑开身体，降低了推拿治疗的效果。患者健侧卧位，上面的大腿弯曲 90°，下面的大腿伸直。

推拿师站在患者后面平腰处，一只手放在患者前面的肩膀上，向后向上旋转胸部，同时另外一只手放在患者的股骨大转子处，向前向下旋转骨盆，两手力度相当。这

可使得移位的关节面分开。

推拿师利用自己身体的重量和施加在患者身体上的倾斜力，可使患者腰椎关节在相当程度上分开，一旦感觉到组织拉力的极限时，推拿师则整个身体垂直向前倾伸开上肢再用力（图40-3），此时可听到"咔嗒"或"啪嗒"声。随后对推拿治疗结果进行评估。

**操作要领**

- 旋转角度一致
- 手臂位置固定，手指指向运动的方向
- 肘部伸直
- 双手用力均匀
- 根据体型评估作用于患者的体重分量
- 推拿是伸展而非旋转

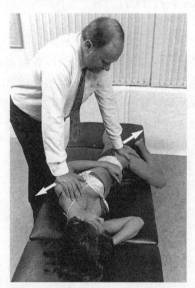

图40-3 伸展

（2）双腿交叉：弯曲的箭表示两腿交叉，箭指向左侧表示患者躯干向左后侧旋转。字母R表示患者右侧卧位。

治疗床放置稳定，高于地面60cm。患者仰卧，距离床边20cm或者一掌宽。

**操作要领**

- 这种推拿治疗能产生最大的旋转力度和很小的分离力度。
- 运用杠杆和重力意味着膝盖只需很小的力量。
- 关节僵硬的患者，不可能使其肩部远端靠到治疗床上，骨盆旋转时肩部远端多少会离开治疗床，保持相应位置就好。
- 腿部的弯曲程度取决于患者的站立位姿势：患者腰椎能较好地前倾和（或）侧弯，则臀部弯曲幅度就大，如有必要可达到120°。此种情况最后感觉可获得有效的治疗效果，推拿更有可能取得成功。没有脱位的患者，最好先采用抬高大腿的方法进行治疗，幅度不超过90°。

推拿师站立于患者健侧腰部位置，面向脚部。双手向上牵拉患者大腿，腿部外展呈90°。同时推拿师向自己方向旋转患者骨盆和腰部。这样就可避免臀部内收。推拿师同侧膝盖顶住患者骨盆，以避免坠床。接着对侧手臂采取反掌姿势，手掌施加于患者膝盖外侧。另外一只手按压患者远端肩部在治疗床上（图40-4）。继续旋转患者骨盆直到感觉组织拉力达到最大。同时通过大腿的杠杆作用，有力且高速的按压患者膝盖达到增加旋转力度的目的。另外一只手尽量保持固定患者远端肩部在治疗床上。

（3）双腿交叉并侧弯：这种操作方法是前面"双腿交叉"的一种改进方案，而且也要患者侧弯。患者仰卧位，双腿弯曲交叉，疼痛一侧下肢在交叉下方。推拿师站在患者健侧腰部平面。握住患者膝盖使其弯曲90°，扭动双腿使骨盆向旁侧倾斜，从而打开患侧腰椎。在推拿过程中维持这种姿势。这时放在患者膝盖上的手可以松开，将远端肩部按在治疗床上。推拿师用自己的胸部和腹部保证患者腰椎侧弯姿势，这常常是用膝盖从旁边顶住。接着慢慢增加旋转的力度，在重力作用下，腿向内转向地面方向，直至感觉到最大的组织张力为止。此时推拿师的大腿从侧面顶着患者上面的膝盖，完全取代了腰椎侧弯姿势的安全

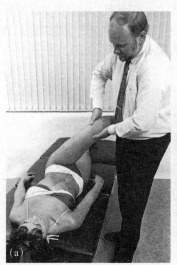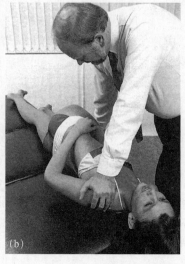

图40-4 腿交叉
（a）腿向前旋转骨盆；（b）推拿前瞬间。

措施。最后，放在患者膝盖上的手旋转后增加推拿力度，推拿时快速向下按压患者膝盖以达到目的（图40-5）。同时，推拿师的另外一只手维持患者远端肩部固定于治疗床上。如果可能则在侧弯过程中用力旋转。

**操作要领**

- 老年及臀部关节炎患者不能施行此种操作，但骨质疏松患者可施行
- 交叉以下的大腿弯曲90°
- 始终保持侧屈姿势包括最后的力推
- 此种推拿产生快速短时向下的推力，始终保持患者远端肩部固定不动

（4）反向伸展：治疗床调整至30cm高，患者躺向健侧，推拿师站在床边，患者伸直上面臀部，下面则弯曲45°以保证姿势稳定，上面的臂膀悬在治疗床边，下面的臂膀放在身后。推拿师站在患者后面骨盆处面向患者头部。同侧手抓住髂前上棘，尽量向后旋转骨盆。在这种姿势下，推拿师的手臂完全旋前，手放在髂前上棘向下向后推动骨盆。推拿师另一只手放在患者肩胛上，向上向前推挤患者

胸部（图40-6）。接着，推拿师斜靠在患者身上。两只手用力反向运动尽量打开患者腰椎关节，直到感觉到组织张力最大时，用有力的手臂向下猛拉身体达到推拿的目的。最好是在患者呼气时操作。

**操作要领**

- 骨盆必须很好的向后旋转，否则推拿挤压骨盆就不能伸展腰椎关节
- 旋转的角度要相当
- 双手按压力量要恒定
- 最后一推要肘部伸直
- 推拿师利用自己体重来增强对患者的伸展，但是也要根据患者的自身情况掌握
- 推拿是伸展不是旋转。

（5）大腿反向旋转：治疗床调整至60cm高。患者躺向健侧，上面的大腿伸直，下面的臀部弯曲60°，下面的手臂置于身后。推拿师站在患者身后平腰位置。同侧手在膝盖处抓住患者大腿使臀部弯曲90°，水平外展大腿，使患者骨盆尽可能远地扭转。另外一只手放在患者肩胛部

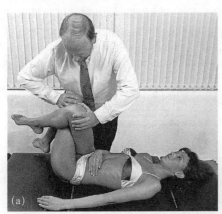
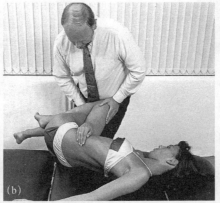
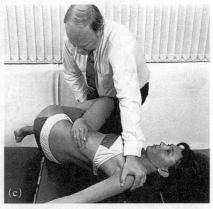

**图40-5　侧屈位双腿交叉**
（a）臀部的膝盖弯曲，骨盆侧屈；（b）骨盆旋转；（c）推拿。

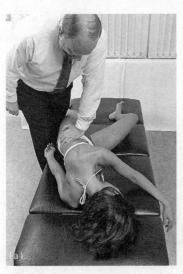
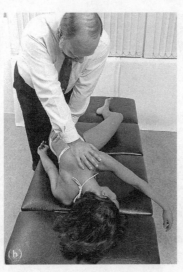

**图40-6　反向伸展**
（a）同侧手向后旋转骨盆；（b）推拿。

将上胸部推向治疗床（图40-7）。在给患者胸部持续给力的同时，患者上面的大腿弯曲至60°完全外展。有的病例需推拿师将膝盖顶着下面臀部以防止骨盆向后滑动。当推拿师感觉到组织张力达到最大时，则通过自身身体短暂而快速旋转完成推拿。这时强迫胸部的手臂向下同时牵拉大腿向后，使患者腰椎关节发生强烈的旋转和伸展。

很显然老年人、臀部关节炎及骨质疏松患者不能施行此种推拿方法。

**操作要领**

- 体型略瘦的推拿师宜采用此技术
- 臀部疾病，老年患者及骨质疏松患者禁用
- 上方大腿至少弯曲60°

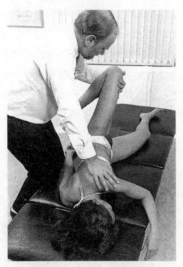

图40-7　大腿反向旋转

2. **伸展技术**　小的软骨移位引起的背痛采用这种操作技术很有效。尤其是老年患者及采用旋转姿势伸展操作后不完全复位的持续微小椎间盘突出者宜选用。它要比旋转应力技术更温和，更适合于骨质疏松患者。但是这种操作只影响一个脊柱节段。有人认为，在推拿操作过程中椎间压力使两个相邻的椎骨分开，从而拉紧后纵韧带，对椎间盘产生一个吸力——可以逆转移位的向心力。$L_5$-$S_1$关节面更趋额状面，使其推拿效果要优于其他腰椎节段。推力在颅骨方向把$L_5$和$S_1$分开，而不是推压关节背侧面。

急性腰痛，如果伸展按压引致疼痛向下肢放射时则是禁忌。

脱位也称作较大的移位，采用这些技术几乎确定是无效的。

如果一个体重较大的推拿师给一个体重较轻的患者推拿时，推拿者采用全部体重依靠患者的背部时会使患者产生较强的对抗，因此要减少用在患者身上的体重。

（1）中央按压：患者俯卧在高度为30cm的硬床上，推拿师站在患者腰椎平面，面向患者，膝盖顶住床缘。推拿师一只手的尺骨缘放在患者两个相邻脊棘突间（正常情况下在$S_1$-$L_5$间），另一只手的后半部压在前面哪只手上，按压桡侧增加力量（图40-8）。拇指按压背侧和尺侧。为了不接触髂骨，推拿师通常站在患者左侧，右手旋转45°，上肢伸直，顶住患者背部，伸展膝关节，两腿交替进行。当推拿师整个身体重量完全压在患者背上时，可产生最大的组织拉力。

当患者放松且取得一定程度的伸展时，可突然弯曲患者头部及胸部做最后的按压。如果推拿成功了通常会感到"砰"的一声或"咔嗒"一声响。

**操作要领**

- 当体重较大的推拿师给体重较轻的患者推拿时，所用体重可适当调整：一个甚至两个膝盖保持弯曲姿势，倚靠在治疗床的边缘
- 倚靠患者
- 上肢伸展并保持伸直
- 如果体重压力引起疼痛向下放射至下肢，停止推拿

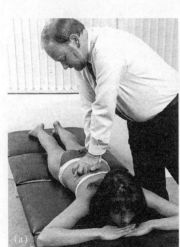
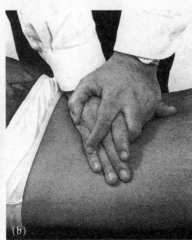
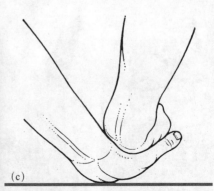

图40-8　（a，b）中央按压；（c）手的尺侧缘放置于两个相邻棘突之间

（2）单侧按压：如果反复采用中心按压既没有完全缓解患者的症状，也没有使其恶化，那么中央按压后就可立即施行单侧按压。推拿师站立患者疼痛一侧，当然，如果疼痛为中心性，则站立哪边就没有要求。推拿师将同侧手腕伸直，用最突出的豌豆骨在局部发挥作用。在 L₅ 或 L₄ 棘突基底部单侧按压。同样倚靠患者是很有必要的，这样可以轻轻地斜向按压（图 40-9）。操作者另一只手放在推拿手上面，用后部推压以增加推拿的力度。为了保持推拿师的身体平衡，操作中在身体向前运动时，两条腿可稍微往后挪步，但膝盖和大腿可以倚靠治疗床。推拿和前面介绍的技术无太大差别。只是这时的力推是朝着内侧向下，这样就可以打开疼痛侧的关节，在用力推的同时也可给些旋转及伸展力。

**操作要领**

- 保持上肢伸直
- 重力的中心转移到患者身体中央以外
- 膝盖和大腿靠着治疗床
- 病人放松和所有组织松弛时施行最后的力推
- 如果体重压力致疼痛向下肢放射，停止推拿

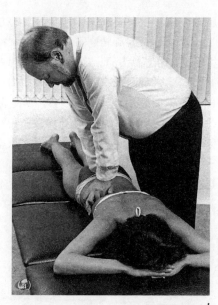

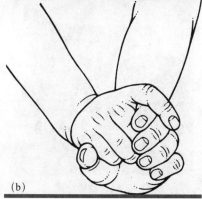

图 40-9 （a）单侧按压；（b）突出的豌豆骨放在下面

（3）联合大腿的单侧按压 I：联合大腿的单侧按压是用力更大的按压技术。只有在椎间盘突出取得部分恢复，反复努力未能进一步改善，而且在施行了前述的伸展推拿之后才可进行。如果推拿不能取得任何好转，再继续采用这种方法或其他方法都是不明智的。患者俯卧于较低的治疗床上，推拿师站在患者健侧骨盆平面，同侧手握住患者痛侧膝盖侧面，另一只手尺侧面固定在患者髂骨的后脊柱上，然后伸直大腿使其尽力向头侧靠并强力内收（图 40-10）。这样就可以打开椎间盘突出侧的关节面。此时推拿师身体快速朝向患者头侧旋转完成推拿。通过这样的操作方式，腰部的手单侧朝下推力，以及膝关节处朝上的拉力就相当大，这可导致下腰椎关节处发生过度伸展、侧弯和旋转联合运动。

**操作要领**

- 只能在以前的伸展推拿取得一定的恢复的情况下施行
- 髋关节病变的患者不可能施行
- 患者身材需和正骨推拿师相当

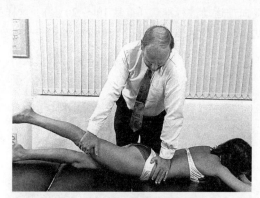

图 40-10 联合大腿单侧按压 I

（4）联合大腿单侧按压 II：体格强壮的患者需通过膝盖增加力量以发挥作用。不过对于曾经采用伸展应力推拿无效者也不宜施行此方法。和前面的体位一样，患者俯卧于治疗床上，推拿师站在患者痛侧。用对侧一只手握住患者膝关节的前面，伸直大腿，内收直至骨盆刚刚离开床面，另一只手掌放在痛侧第 4 和第 5 腰椎平面骶棘肌上，前臂完全旋后（图 40-11）。在患者的大腿完全伸展和内收时，同侧膝盖和手掌迅速用力完成推拿。这样可使患者的下腰椎关节伸展开来。

**操作要领**

- 只用于中央按压或单侧按压取得一定恢复，患者体格较重时才可施行
- 髋关节病变的患者不可能施行

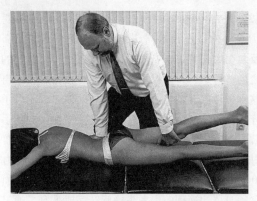

图 40-11 联合大腿单侧按压 Ⅱ

（5）单侧撑开牵引：如果前面的伸展推拿对患者有帮助，但仍不能取得完全恢复则可施行此单侧撑开牵引。该方法可消除任何推拿术所致的全身疼痛。患者俯卧向健侧弯曲，尽可能打开疼痛侧关节。推拿师站在患者健侧面向患者，前臂交叉肘部弯曲呈直角。一只手的手掌放在患者髂棘处，正好在骶棘肌旁。另一只手的手掌放在肋缘处（图 40-12）。为防止推拿时皮肤过于紧张，首先用下面的手向上推，上面的手向下推。然后保持肘部姿势不动，躯干反复向前运动进行推拿（重复 10～20 次）。这样的操作方式可强迫双手分离，给腰部施加有节奏进一步分开，同时获得一定程度的伸展。

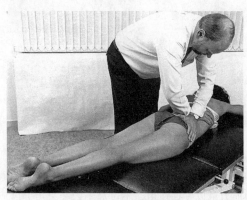

图 40-12 单侧撑开牵引

3.防脱位技术 这些方法用于因后侧中央型椎间盘突出所致的体位性背痛和腰痛患者。曾经采用旋转和（或）伸展方法使疼痛消失，但是当患者站立几分钟，身体倾斜向一侧快速站直时，就会引起一侧肌肉持续痉挛。体格检查时发现朝向对侧侧弯，有时伸展仍然受限。

通常应用三种技术。

• 仰卧位侧弯。

• 侧卧位旋转分离。

• 侧方滑动、静置。

（1）侧弯：患者仰卧位，两腿弯曲并交叉膝盖朝上。推拿师站在患者前面骨盆处。两只手握住患者的膝盖，将患者上面的腿向外推挤，下面的腿向自己这边推（图 40-13）。这一动作可使骨盆倾斜，从而使腰椎在原来

阻滞的方向取得完全侧弯。快速重复这一操作数次，然后保持压力数秒。如果患者曾患中央型椎间盘突出，则在操作结束前维持几分钟。这种姿势可通过推拿师同侧膝盖顶住患者坐骨结节从远侧推，或者用对侧膝盖顶住患者骨盆从外侧面推而得到加强。反复操作直至患者站立时能够维持躯干伸直位为止。

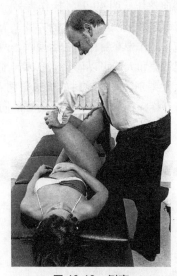

图 40-13 侧弯

（2）旋转分离：患者侧卧于腰椎凸面，上方的大腿弯曲成 60°，从而使骨盆旋转刚刚 90°。推拿师站在患者前面骨盆处，面向患者头部。双腿膝盖夹住患者上面大腿以固定骨盆位置。两只手放在上胸部一侧。向后向上推患者胸部以纠正椎间盘侧斜（图 40-14）。尽量保持这种纠正姿势直到患者不能耐受为止。推拿师要站稳平衡，以防止以自身重量全部压在患者身上。经反复多次推拿操作后，患者站起来检查评估疗效。

反复进行推拿直到纠正或者反复推拿患者不再受益为止。

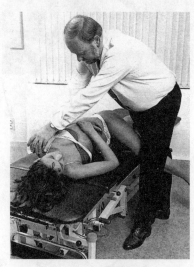

图 40-14 旋转分离

（3）侧向滑移：患者站直两脚分开 20cm，腰部凹进一侧的手肘部抬起放在下胸部侧面。推拿师站在患者这一侧，用自己的胸部推挤患者的肘部，另一只手放在患者骨盆的另一面，在胸部推挤的同时另一只手将患者的骨盆向自己身边拉（图 40-15）。慢慢使腰椎侧弯得以纠正甚至过度矫正。这种操作的压力需保持数分钟，并且重复很多次。这种推拿的实质是侧向滑移而不是侧弯。

一旦脊柱变直就需要恢复向前弯曲。为达此目的再次要求患者保持正确的姿势，即臀部向前运动的同时躯干向后弯，这样整个身体才能在所有的时间里保持平衡。反复练习直至伸展活动完全恢复。

这至少需要 3～4 天连续练习才能产生一个持续的效果，另外教会患者自我纠正姿势才是关键（图 40-16）。

患者站在一个通长镜子前，一只手放在腰椎倾斜的凹面侧之下胸部，另一只手放在对侧髂棘处。接着患者在受限制活动方向做骨盆侧滑运动纠正侧弯畸形。一旦这种练习取得成功，就可做限制性伸展运动：患者可将双手放在腰部以支持躯干，慢慢地尽量向后弯曲。这个锻炼方式每个小时都应重复进行。

**操作要领**

- 侧滑运动才能纠正脊柱侧弯，而不是侧弯运动

### （十）操作程序

**1. 技术选择**

- 首先尝试在侧卧位伸展或反向伸展推拿，尤其单侧疼痛患者（图 4-17）。
- 中央性疼痛及老年患者首选伸展技术。

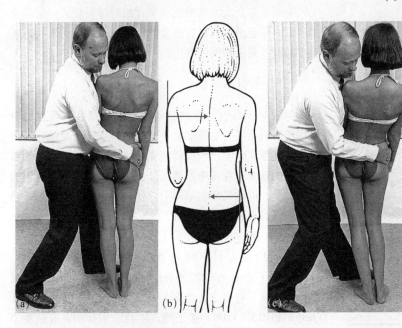

图 40-15　滑移
（a，b）正确；（c）伸展。

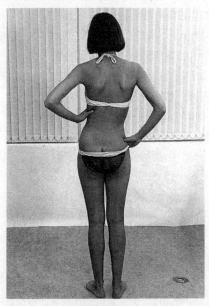

图 40-16　自我纠正

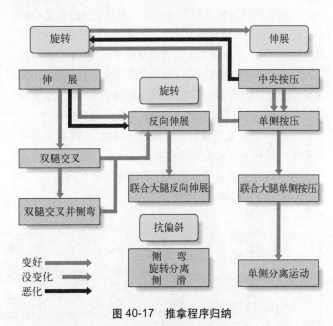

图 40-17　推拿程序归纳

• 急性腰痛患者不适合于伸展技术，但旋转常常获得较好效果。

• L₃-L₄ 椎间盘突出患者通常对旋转推拿反应较好。

• L₅ 椎间盘突出患者，特别是老年对伸展推拿反应较好。

• 老年患者应该避免长杠杆类型操作，以防骨质脆弱发生骨折。

• 如果较小的椎间盘突出症不能通过旋转 - 伸展技术取得完全复位，则可换为伸展技术。

• 每一项技术施行后，治疗效果都要进行评估，然后再决定是继续用相同的方法还是改用另外的方法。如果一种推拿方式有效，则可以重复多次直到症状和体征稳定后再尝试另外的治疗方式。每种治疗方案的效果，治疗过程中的最后感觉，患者的年龄及耐受程度的评估等都会对治疗方案的选择产生影响。

2. 进展评估 （知识点 40-4）。每次推拿后都要对体征重新评估。如果出现硬脊膜体征，首先进行如下检查：在推拿之前检查直腿抬高受限是否是推拿后再次出现的；如果患者咳嗽时出现疼痛，嘱患者再次咳嗽并描述咳嗽时的主观感觉。

---

**知识点 40-4**

**推拿后症状改善信息总结**

• 硬脊膜体征
  ○ 直腿抬高幅度
  ○ 咳嗽时疼痛
• 关节症状
  ○ 疼痛
  ○ 腰椎活动幅度
• 疼痛中央化

---

只有在卧位时体征消失后才可以在站立位检查腰椎活动度，以此评估关节体征。相反，如果患者只是在站立位腰椎活动时疼痛，那么就需要患者站立位时向后弯曲及侧方弯曲，来判断疼痛的程度或躯干活动的范围大小。因为向前弯曲很可能增加椎间盘的移位。在推拿师确认椎间盘完全复位前如所有其他检查都是阴性，不能进行躯干弯曲检查。

另外一个重要的体征是疼痛"中央化"。推拿之后疼痛向中央转移可以认为推拿有效。

每一次推拿之后的结果评估都需确信推拿师。

• 移位得到移动。

• 移动的方向正确。

3. 操作的重复 一个推拿操作周期要持续到症状和体征得到最限程度的缓解。如果在伸展性用力推拿操作过程中听到"砰"的一声，就得到了相当程度的改善，在下次随访前都无须再行伸展操作。如果只是得到轻微的缓解，那相同的操作就得重复直到病情不再进一步变化。年轻患者也可以尝试其他推拿方式。不过每个疗程 6～8 次推拿是患者能耐受的最大限度。老年患者每个疗程最好施行 2～3 次操作，下一个疗程再继续进行。有时推拿操作可使患者病情变得更糟，如果是伸展推拿操作所致，还可改用旋转推拿操作。如果是旋转推拿操作加重了症状，那就需要改变旋转方向（反向旋转）。如果这些措施仍然不能奏效，那就要问一下自己该患者是否适宜推拿治疗。推拿绝不是说没有危险，如果出现了警报信号还要推拿则发生风险概率亦会大大增加。推拿开始时缓慢轻柔、推拿操作过程中注意患者的自我感受，每次推拿操作结束后重复检查都可以避免错误的发生。

## 三、牵引术

尽管对于牵引治疗的有效性目前仍然存在较大的争议，我们仍然认为对腰部给予被动的持续牵引是治疗髓核性可复性椎间盘突出所致背腰痛和（或）坐骨神经痛的有效方法，除非存在特殊的禁忌证。尽管大多数研究课题的设计欠佳，但结果均显示牵引疗法还是要比束腹塑身，卧床休养，热敷和按摩效果好。

### （一）历史回顾

古代埃及人利用轴向牵引的有益作用进行治疗。Schiötz 和 Cyriax 在他们所著的书《推拿治疗的过去和现在》中再现了科尔多瓦地区的西班牙裔阿拉伯医师 Abu'L Qasim（1013—1106）描述的古埃及牵引插画。在这本书中，插图显示了希波克拉底（公元前 400 年）和盖伦（公元 131—202）使用的牵引技术。

现在有两种牵拉方法运用比较熟练。本书及 Cyriax 在 1950 年介绍的持续牵引方法及间歇牵引方法。后者有各样的方法如电动的、手动的（由治疗师操作）及患者本人（自动牵引）。然而几乎所有文献报道均指出：所有类型的间歇牵引治疗均无明显疗效。

### （二）持续牵引的效果

许多轴向牵引研究结果已经确定持续牵引至少产生三种效果（图 40-18）。

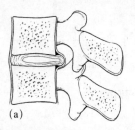 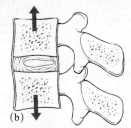 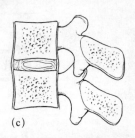

(a)          (b)          (c)

**图 40-18 持续牵引的效果**

(a) 牵引前，髓核向后移位突出；(b) 牵引过程中椎间隙扩大，后纵韧带拉紧，椎间盘内产生负压；(c) 牵引后，椎间盘复位维持。

1.椎体间隙扩大的空间 这是椎间盘移位退缩重要的前提条件。

对于一个年轻男性，采用60kg重量持续牵引一小时，身高可增加10～30mm。此后每小时回缩4mm。离体脊柱实验显示，10～30kg重量的持续牵引可使每个关节间隙增加1.5mm。椎间盘间隙宽阔的患者或有椎间盘退行性变迹象的患者椎骨分离程度最大。

有人对10位健康的年轻人进行研究探讨持续牵引对身高的影响。结果证实持续牵引可明显增加身高，如上所述平卧位脊柱负荷取消后这种增长也会停止。这些发现说明，绝大部分椎体分离现象发生在牵引最初的30分钟内。此外还确定：牵引过程中两个相邻的腰椎终板扩大介于1.0～1.5mm，占椎间盘厚度的10%～15%。其他的一些研究证实：患者经重力牵引后通过放射影像测定腰椎间隙增加了3～8mm。

正常情况下强健的腰椎旁肌肉组织对牵引起对抗作用。扣除掉摩擦力，至少需30～35kg的重量才能对腰椎产生影响。另外一些研究工作指出，牵引重量至少是身体重量25%以上才能对抗腰椎旁肌肉的阻力使腰椎分开，否则是无效的。这一研究支持较早前的研究：牵引重量大于体重25%被作为对照。

2.后纵韧带拉紧后，在关节的后面产生了向心性拉力 后纵韧带张力的增加具有明确的治疗价值，尤其是当突出的椎间盘位于韧带前方，且紧密接触时。因此，如果突出位于侧面牵引效果就极差，这一结论也被"固定水平牵引对椎间盘突出的CT研究"所证实。椎间盘突出对非手术治疗的临床反应和突出髓核成分的定位具有相关性。中央突出及后外侧突出患者牵引治疗效果更好，这些患者的临床症状改善更明显，但是侧向突出牵引治疗就没有多大效果。当然破裂的或者死亡的髓核物质再回复到椎间盘是不可能的（图40-19）。

3.抽吸使突出物向关节中央移动 生物力学计算指出：持续牵引过程中椎间盘内可产生很大的负压。30kg重量的牵引可使$L_3$椎间盘内压力由30kPa降至10kPa。另外一项研究证实：椎间盘内压与所施加牵引重量的大小呈反向关系。最大牵引重量可显著减轻髓核压力至100mmHg以下。椎间盘造影显示：椎间盘内压降低可对其内容物产生一个向心性吸引力。中国有一项研究报道了31例脱出的椎间盘在牵引治疗下，椎间盘内压和椎间盘高度的变化。证实牵引治疗可使绝大部分患者椎间盘内压减少，椎间隙增加。

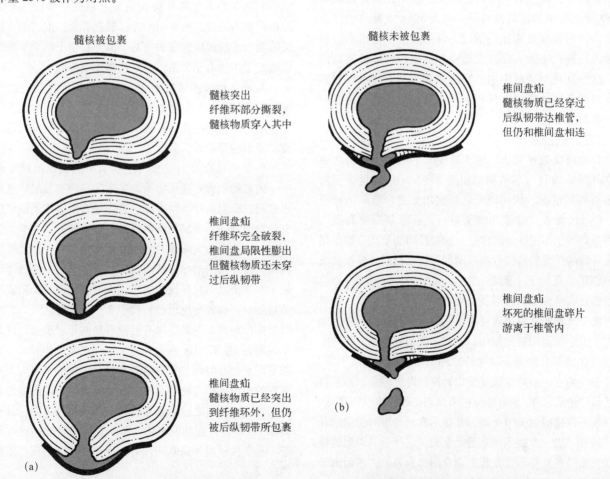

图40-19 （a）包裹椎间盘的疝，移位的髓核物质仍然被纤维环和（或）未受损的后纵韧带包裹示例，有牵引指征；（b）未包裹椎间盘的疝，髓核物质被挤出到椎管内，牵引不能复原突出的物质

4. 椎间盘病变的修复 还有人认为：在椎间盘内压力减低发生过程中，椎间盘的营养也得到了改善，修复胶原沉积，促使纤维环裂纹自然愈合。

持续牵引对椎间盘内压力的影响同长期卧床休养一样，且影响更大。几个小时的牵引所得好处与数周的卧床休息相当，甚至还要多。尽管卧床休息也可以慢慢地使突出的髓核复原，但牵引治疗效果更为迅速。牵引治疗不是单纯地消除直立姿势所产生的压力，而是机械性地分开关节。另外，牵引治疗时患者可以下床活动，它远远优于几个星期的卧床休息——后者不仅影响患者的心情，而且还增加误工费、疾病补助金的支付。

必须强调指出：这些反应只有在牵引半小时内带来椎间盘更大复位的情况才可能发生，而在当天其他时间通过增加负荷逆转椎间盘的情况下很少发生。因此，为达到这一效果，患者必须坚持每天牵引治疗。牵引重量是患者的最大耐受量，否则牵引治疗就是安慰治疗。

牵引治疗过程中进行肌电图检查显示骶棘肌运动活动增强，这种情况可持续到肌腱中的机械感受器受到刺激。此时运动活动抑制，椎间关节紧张。软弱的突出物开始慢慢还原，3 分钟后肌电图活动静止。这就提出牵引必须是持续性的。有一项研究测定了两个推拿师被动牵引 30 秒过程中的椎间盘内压，以及 50kg 重量自动体牵引 2 分钟的椎间盘内压的情况，结果显示，被动牵引椎间盘内压变化不大，而自动牵引却能显著增加椎间盘内压。这些发现与持续牵引的反应形成强烈对比。很显然只有持续牵引才能够在体积上缩小突出的髓核并使其回复到正常位置。

### （三）适应证

1. 椎间盘髓核突出 果冻样柔软的髓核突出仍然被包在纤维环内且与后从韧带相连（图 40-19），是牵引治疗最有效的情况。如同硬纤维环突出更适合推拿治疗一样。Cyriax 常说"你要用榔头砸钉，而糖浆却要靠吸"。必须强调指出不可回缩的体征：如神经功能紊乱、神经根疼痛导致的严重的持续性腰椎畸形。腰椎椎间盘髓核突出典型临床表现如下：患者一般 < 60 岁，向前弯腰一会儿开始感到有些背痛，随后在一天当中慢慢加重。第二天早上，由于严重的背痛患者往往不能起床。临床检查显示部分关节型态及运动挤压损伤，也就是说朝着疼痛一侧弯曲或伸展疼痛都会加重。这和纤维环突出的症状截然不同，后者表现为在向前弯曲或提重物时突然发生腰痛，而且可在任何年龄段发生，也有部分关节型态出现。出现疼痛弧，伴随或不伴随瞬时关节分离，都提示有一个小的游离的纤维环碎片，进一步提示推拿治疗有效。这些不同类型的椎间盘突出的鉴别并不总是像上面介绍那样典型。然而出于治疗的原因，区别这些疾病发生的机制还是非常重要的。表 40-1 的总结对你可能有帮助。

**表 40-1 髓核突出与纤维环突出的鉴别**

| | 髓核突出 | 纤维环突出 |
|---|---|---|
| 病史 | | |
| 年龄 | < 60 岁 | 所有年龄 |
| 疼痛发生 | 不停地弯腰站起后，驼背状坐位时诱发，疼痛逐渐加剧 | 向前弯腰再站起，伴随咔嗒声突发移位，诱发急性腰痛 |
| | 用力后背痛 | 一旦用力就会背痛 |
| 临床检查 | 部分关节形态 | 部分关节形态 |
| | 背痛患者挤压损伤时疼痛（腰痛或年龄超过 60 岁者不发生） | 向健侧弯曲时疼痛 |

2. 不确定型椎间盘突出 如果症状和体征不能清晰地确定是否有椎间盘突出，可以首先尝试推拿，这是因为推拿起效快。如果推拿无效或部分有效，再尝试牵引。不过推拿后不可立即牵引，应在第二天进行，这有两方面的原因。

- 如果推拿后太快牵引，在疼痛释放后就会发生剧痛。
- 如果在同一时间联合其他治疗方法，牵引治疗效果就不能判定。

3. 第 1 和第 2 腰椎间盘病变 在这个节段水平，推拿治疗基本无效，而牵引治疗一般都有效。继发于下腰部关节融合术后的椎间盘病变是个例外，由于这个节段的融合改变了生物力学关系，推拿常常能取得成功。

4. 椎板切除术后突出复发 椎板切除术后突出复发可首先尝试推拿，但是如果突出位于原来手术的地方则很少成功。牵引治疗往往有效，尽管这些患者的预后远不如没有手术的患者。

5. 原发性后外侧突出 这些类型的突出治疗非常棘手，因其均包含有髓核物质，推拿治疗没有效果。这种突出对每日牵引治疗通常有反应，但是在取得相当的复位后有复发的倾向。硬膜外麻醉也是一个比较好的选择，但只有当突出达到最大限度时才能发挥作用。对于原发性后外侧椎间盘突出的治疗方法给出了如下的建议：每日牵引可使 1～2 个月站立导致的突出得以复原。但是如果成功复位后复发，或者突出已经持续了 3～4 个月之久，那么最好是保持现状，尤其是仅有轻微疼痛的年轻患者，这是一个普遍现象。Cyriax 再次强调：神经根痛发作开始自行性恢复需 9 个月时间。如果是患者自己康复的则可大大避免复发的倾向。但需密切观察，直至突出的椎间盘稳定在其最大尺寸。换言之，患者直腿抬高幅度不再下降，且在每 2 周一次体检，连续两次体检都不再发生变化。这时再给予 1～2 次硬膜外局麻药注射，通常在几周内就可消除神经根痛。

6. 腰痛合并长期的双侧直腿抬高受限 患者主要是年轻成年人，表现为数月甚至数年与双侧直腿抬高显著受限相关的腰痛,业已证实每日牵引对其有效,但仅限于连续牵引 3 个月者,至少需 1 个月以上的时间才可能观察至是否有改善。

7. *第 4 骶骨疼痛*　如果有 $S_4$ 神经根传导损害的表现或体征,需要立即施行外科手术治疗。如果仅仅只有疼痛,而尾骨及生殖部位没有麻木感觉,也可小心谨慎地尝试牵引治疗。不过这种评估方法不一定是安全的,需与多个医师充分讨论后才可实施。

### (四)禁忌证

1. *急性腰痛*　即便牵引治疗只一个疗程,也可能会导致腰痛阵发性加剧数日,因此急性腰痛是牵引治疗的绝对禁忌。即使腰痛患者最近没有发生阵发性加重,牵引治疗的第一个疗程也必须小心谨慎。当牵引结束时而不是牵引过程中,患者才会有极端烦人的阵痛,使得患者此刻不能停止牵引。患者往往 3 ~ 4 个小时的时间才能从治疗床起身。Cyriax 建议:牵引重量的减除要非常缓慢,那么一旦结束牵引,最好花上 15 分钟时间来扭动脖子以减少损害,同时增加直腿抬高的幅度。如果开始运动时仍然有阵痛,则需要重复旋转推拿(双腿交叉),并且从轻柔开始。如果仍不能奏效,则应立即施行硬膜外麻醉。

2. *腹部外科手术后或食管裂孔疝后*　患者既往有腹部外科手术史或者罹患食管裂孔疝则不能耐受腹部压力。

3. *呼吸或心功能不全*　患者不能完全平卧,更不用说耐受约束带。

4. *呼吸兴奋*　在椎间盘突出影响硬脊膜时,咳嗽或打喷嚏可诱发疼痛发生。这是由于硬脊膜突然膨胀压迫突出的椎间盘所致。在牵引过程中,剧烈的咳嗽和打喷嚏也会加重疼痛,使得患者难以充分放松。因此,呼吸系统问题需首先治疗。

5. *疼痛反应*　如果牵引引起背部及腿部疼痛增加,那么该患者就不适宜牵引治疗。慢性背痛和坐骨神经痛患者经常发生类似情况,因为腰椎已经弯曲变形。牵引治疗一开始疼痛就增加说明病情恶化,因此有充足的理由停止牵引治疗。

6. *巨大的突出*　腰椎严重脱位,任何企图在相对方向进行纠正都会因刺痛而失败,因此牵引也是不可取的。椎间盘突出伴有相当程度的炎症反应(持续疼痛或夜间疼痛)最好的治疗方法是硬膜外注射。

7. *精神状态*　有的患者不能耐受治疗所需约束带的限制,当胸部约束带套上后,开始变得焦虑甚至呼吸加速。遇到此类患者,最好是不要继续进行牵引治疗。

### (五)牵引治疗无效的患者

尽管没有真正的禁忌,但是在下列情况下牵引治疗是无效的。

神经功能损害或严重的腰椎滑脱,突出物大于其突出路径,这种突出物通过推拿或牵引是无法由纤维环外缘恢复进去的。游离的突出物,碎骨片,椎间盘疝等牵引也是无效的。在这两种情况下,硬膜外注射可以缓解症状,同时给予充分的临床及神经系统调整,最终手术治疗。

*长时间临床症状*　原发性后外侧突出超过 3 个月最好不要行牵引治疗,尤其是仅有轻微疼痛的年轻人,椎间盘突出复原后复发的倾向非常突出,而在神经根痛发生后 9 个月内有自然恢复的可能。60 岁以下继发性后外侧突出引进神经根痛超过 6 个月,已经超过了牵引治疗的时间。此类患者的治疗选择是硬膜外局部麻醉。自然恢复是基本原则,不过需数年时间。

知识点 40-5 总结牵引治疗的适应证和禁忌证,以及治疗无效的患者。

---

**知识点 40-5**

**牵引**

**适应证**

- 包含有髓核的椎间盘突出
- 不确定型椎间盘突出
- 第 1 和第 2 腰椎间盘突出
- 椎板切除术后复发的椎间盘突出
- 原发性后外侧突出
- 疼痛伴双侧直腿抬高受限
- 第 4 骶神经疼痛

**禁忌证**

- 急性腰痛
- 腹部外科手术后
- 食管裂孔疝
- 心肺功能不全
- 牵引后疼痛加重的患者
- 精神疾病患者

**无效**

- 非完整的椎间盘突出
- 巨大的椎间盘突出
- 长期临床症状患者

---

### (六)牵引步骤

1. *牵引设备*　包括治疗床及电动或者手动的安装于床下的操作机件。

在非电动设备中,需要一个与牵引绳索相连的弹簧秤,测量牵引力量并保证牵引的幅度。当骨盆约束带在治疗床上慢慢滑动时,弹簧平衡的缓冲机械调整其松紧程度以恢复到最佳力量。因此,需要治疗师在场。尤其是在牵引力正式减少的最初 15 分钟内治疗师必须在场。电动设备就不需要这样,治疗师只要在听距范围内即可,这是因为自动化的设备不是"故障保险"的。电器设备的优势是整个治疗周期内均能提供持续的牵引力(图 40-20)。

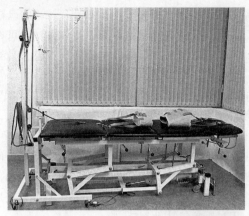

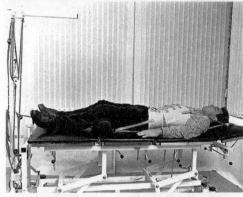

**图40-20** （a）持续腰椎牵引的机械牵引装置和约束带；（b）持续腰椎牵引患者的姿势

治疗床周围应该是开放式的，患者牵引治疗时能顺畅地呼吸。治疗床使用其可拆解部件就可抵消摩擦阻力。不过加大牵引力也可以抵消摩擦阻力，普通的治疗床也能达到相似的治疗效果。

2. 胸部约束带 放置在患者衣服外，在其下方使用厚的泡沫橡胶或折叠毛巾以便拉紧。约束带尽量靠近下胸部以针对腰椎进行牵引。如果患者不能忍耐这种姿势，约束带则可适当上移。约束带固定于患者病床的头侧，使用时一般不接触患者的躯干部，因此治疗床的头侧要抬高至

少30cm。

3. 骨盆约束带 要包裹整个骨盆，下方依旧使用厚的泡沫橡胶或折叠毛巾，约束带放置于髂嵴处，与牵引绳相连。同样为了不接触患者的身体，使用时牵引绳要调整30cm的高度。

4. 患者姿势 最可能的姿势是俯卧位或者仰卧位。Cyriax提出，最好采用患者第一次治疗时感觉最舒适的姿势（假定采用的是俯卧或者仰卧位）。如果治疗效果不佳，则要评估屈伸活动时的疼痛和活动受限程度。

• 如果患者屈伸运动时都有疼痛（或者都没有疼痛），则采取俯卧位或仰卧位。一条牵引带放于前，另一条牵引带放于后。这种方法可使牵引过程中关节面处于平行状态（图40-21a-d）。

• 如果弯曲时疼痛，伸展时不痛，牵引时腰椎则微微前弯。患者仰卧位腰椎下放置一个小枕头，也可以采取俯卧位。两种姿势牵引时约束带都放置于前面（图40-23e,f）。

• 如果伸展时疼痛，弯曲时不痛，牵引时腰椎则要微微驼背状。患者仰卧位小腿放置于小板凳上，膝关节向上弯曲。也可以采取俯卧位，两种姿势牵引时约束带都放置于后面（图40-21g，h）。

以下是常用的8种不同的治疗姿势，实际操作过程中最常使用的姿势。

• 仰卧（很少俯卧）驼背姿势：脊柱前凸或者平卧。

• 腰大肌姿势：髋关节和膝关节弯曲到90°，这种姿势最常运用到$L_3$神经根损害患者。

5. 患者告知 进行治疗前患者要避免过多进食，同时告知患者持续牵引可能带来的潜在不适及可能的治疗效果。鼓励患者尽可能在牵引治疗过程中保持放松。咳嗽和打喷嚏会引起阵发性疼痛及治疗后疼痛，因此治疗过程中应尽量避免。应进一步向患者保证牵引过程中不会有疼痛，也不会增加疼痛。如有不适要及时报告。这些必要的解释说明可以缓解患者的紧张害怕情绪。

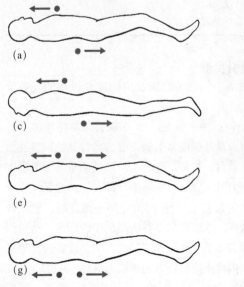

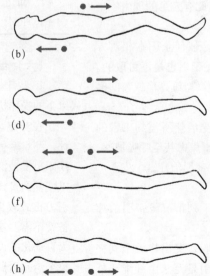

**图40-21 腰椎牵引的8种姿势**（箭头指牵引绳的位置和牵拉方向）

6. *牵引的重量及持续时间* 理论上讲，牵引的力量及持续时间应尽可能达到患者能忍受的极限。通常牵引力过 40～60kg，持续至少半个小时的疗效较好。实际上牵引力与患者的体重有关，一般认为牵引力是体重的 60%，有较好耐受并能达到较好的治疗效果。

7. *治疗间隔* 牵引必须每天进行，这是因为半小时的牵引所取得的关节症状减轻远大于剩余时间里关节支撑体重所带来的逆转。值得注意的是，假若患者在周末比较放松，规律的卧床休息，短时间的直立，停止牵引仍然是有效的。如果不注意这些原则，下次随访时突出的椎间盘则可能恢复原样。急性病例每天牵引可不限一次，牵引时间也可延长至 1 小时以上，被动的背伸和俯卧位平躺等都是有效的治疗方法。如果牵引了几天仍然无效，则要考虑调整患者的体位或牵引绳的位置，调整后观察 2 周患者症状若仍然无改善则应放弃牵引。治疗师也不要过于绝望，很多患者都是在第 2 周才开始有改善。很显然两周治疗患者有改善但仍未完全缓解时，则应考虑第 3 周的治疗。对于背痛和长时间直腿抬高受限的年轻患者，甚至需要 1 个月的治疗才可能有改善。

8. *步骤*（知识点 40-6）

（1）复查：患者每次牵引前都必须进行检查。症状和体征，如腰椎活动情况，直腿抬高情况有什么变化。但是在一个牵引治疗周期后马上对患者进行检查毫无意义。因为这个节点上发现的短暂的或好或差的问题是没有意义的。

（2）牵引：患者以舒适的姿势躺在治疗床上，这个姿势必须是治疗有效且约束带能够持续应用。接着慢慢开始牵引，最初一分钟牵引重量缓慢增加到 30～35kg，当患者适应后，可逐渐增加牵引重量到患者能耐受的极限。但是第一次治疗，牵引重量应该较小，对一个中等体重的人最好 30kg，且不超过 15～20 分钟。尤其要注意最近刺痛刚刚停止的患者，特别是急性腰痛的患者。治疗师应始终与患者保持联系且一开始就要直接观察患者，这可以使患者能够感觉到他被持续监测着。定时询问患者的不适也是很有好处的。因为尽管我们告知患者报告他的不适，但是仍然有不少人能够接受治疗的疼痛不适，询问并观察患者可避免严重的并发症发生。

（3）牵引移除：牵引完成后，在牵引解除及约束带解除过程要特别小心，因为此时常发生阵发性疼痛。为了防止此种情况的发生，牵引的解除需缓慢进行即持续 2～3 分钟，然后小心地解除约束带。骨盆约束带首先解除，因为骨盆约束带对腰椎节段影响较小。牵引解除后提醒患者保持镇静，平静呼吸，在床上继续休息 5 分钟再起来。下床后适当活动背部，首先缓慢进行每条腿的屈 / 伸，然后活动骨盆。活动后如无刺痛则可离开治疗床，保持腰部挺直，脚移动到床边向侧面，先保持坐位接着站起来。如果出现任何疼痛不适，则再卧床 5 分钟才站起来。

（4）治疗后护理：接着给患者示范如何穿鞋和如何坐车。患者离开时如果仍然感觉腰部僵硬，那么在坐车前最好行走一段路。腰部的支具（如折叠毛巾等）可以用来保护患者，以减少椎间盘的压力。在整个治疗周期内，患者应尽可能地避免久坐和弯腰。

知识点 40-6

**牵引步骤及可能的不良反应**

1. 告知患者牵引技术，治疗机制以及可能的不良反应
2. 每次牵引治疗前检查患者身体状态
3. 寻找患者最舒适的治疗姿势
4. 固定好牵引绳索但是不能过紧
5. 开始牵引时要轻柔，1 分钟后达到 30～35kg 重量
   第一个疗程：牵引力量较小
   进一步治疗：增加重量到患者体重的 60%
6. 保持稳定牵引重量 30 分钟
7. 缓慢减少牵引重量 2～3 分钟
8. 患者起床前休息几分钟
9. 患者起床前，对其骨盆和臀部施加温和的主动或者被动运动
10. 患者起床时，必须保持后背笔直
11. 指导患者日常活动，上车前应该步行一小段路
12. 牵引治疗作为日常基础工作持续 2～3 周。7～8 个治疗周期后仍旧无效，则停止牵引治疗

**（七）结果**

大多数椎间盘突出致腰痛和坐骨神经痛患者推拿治疗是无效的，而牵引治疗有效。牵引治疗 2～3 周后前突的髓核即可回缩，患者可以行走。首先是疼痛消失，接着直腿抬高逐渐恢复正常，最后躯体运动恢复。患者恢复正常后直腿抬高时可出现疼痛反射弧。

一篇研究调查了 10 例椎间盘突出引起的坐骨神经痛患者，采用不同的牵引力（10%、30% 和 60% 体重）对直腿抬高试验时疼痛缓解的影响，测量结果显示与采用 10% 体重的牵引力相比，采用 30% 和 60% 体重牵引力的即时效果明显占优势。

持续牵引对突出的髓核回缩情况也通过 CT 检查进行了研究，纳入对象的年龄是 20—40 岁，牵引时间 40 分钟，牵引力 40kg。评估结果显示，中间突出者回缩率为 78.5%，后外侧突出者回缩率为 66.6%，外侧突出者回缩率为 57.1%，所有病例的背痛和腿痛减轻，这不包括椎间盘碎裂或钙化的患者。最新的一项前瞻性、随机对照研究评估了持续性腰椎牵引对腰椎间盘突出患者症状、体征的影响并采用 CT 检查测定突出的椎间盘大小的变化，结果显示患者的症状和体征显著改善，CT 检查示突出的椎间盘明显变小。

**四、减少髓核突出的可选择方法**

椎间盘髓核突出多发生于年轻及中年人群，其临床特征是进行性发生、发作并出现症状。其症状常出现在长久

的尤其是脊椎后凸姿势时，或活动后通常是前屈时。这种椎间盘移位的缓解需要逐步缓慢进行，它需要长时间持续力量和作用。采用短时间、高速刺激的快速推拿是没有效果的。要使髓核慢慢回位需要持续的牵引治疗。依据我们的经验，牵引是大多数髓核突出患者最佳的治疗选择，当然如果患者存在牵引禁忌，或者治疗师没有牵引设备，也可以采用其他治疗方式。我们发现下面的治疗方法对这类患者也是有效的：持续振荡 Cyriax 推拿术、McKenzie 还原术。

### （一）持续振荡推拿术

Cyriax 描述的多数方法通常都是用于缓解环状移位的症状，可通过"原子核"方式操作。患者取描述的姿势，推拿者收紧索具探知关节最终感觉，推拿者给予震荡的或持续的按压，而不是突然的高速度的推压。检查时轻微移位的患者，最终采用轻度的不断重复的震荡，持续 10～15 秒是很有效的；如果患者症状体征较重，要想取得较好的疗效则需要持续用力按压，维持时间尽可能至患者最大耐受程度，通常是 20～45 秒，推拿者监测患者的呼吸周期，在呼气时可适当增加力量。对一些较难治的患者，可将这种方法与持续牵引相结合。推拿应持续到患者症状改善，通常需要几个疗程。当推拿不再能使患者症状改善时则可进行牵引；当牵引不能完全缓解患者症状但却改善了患者的全身状况时则可再次进行推拿，这很有可能使患者的症状更进一步缓解。

### （二）McKenzie 复位法

McKenzie 方法的思路仍然是 Cyriax 的椎间盘理论。作为一名理疗家，基于自我重复锻炼和（或）通过患者确定疼痛部位以减轻因髓核移位而引起的"紊乱综合征"为目的，他发展了一套预防和治疗的理念。依据疼痛的定位和椎间盘突出存在于否将"紊乱"分为 1～7 级，椎间盘突出指脊柱后凸或侧弯。

教会患者如何进行性增加机械力，以期缓解痛点及以后的疼痛。只有在自己治疗效果不明显时治疗师才予以干预。在检查过程中让患者反复进行俯屈、伸展、侧弯等。选择能使疼痛减轻或缓解的方法自行锻炼，可以参考 McKenzie 的书籍或文章。

下面列出了后侧中央突出的三种最常见情况的治疗原则，这些情况下多数患者采用伸展运动的锻炼是有效的。

1. 急性腰痛无疼痛分离　患者背部中央或两侧疼痛和（或）两侧臀肌疼痛，可以应用"原子核"Cyriax 法（震荡或持续的旋转技术）。如果选择 McKenzie 法，这则是紊乱 1 级治疗。

患者逐渐从一个姿势向另一个姿势运动，当疼痛集中和（或）消失时继续进行。

从俯卧 5 分钟开始，然后俯卧伸展 5 分钟（肘扶地休息）。俯卧休息几分钟后仰卧伸展，连续 10 次。定期进行上述锻炼运动。

2. 急性腰痛伴俯屈疼痛分离　此即紊乱 2 级，患者仍旧是背部中央或双侧疼痛，但俯屈时加重。这种疼痛需首先矫正。治疗从俯卧位开始，腹部用一些枕头支撑，每 5 分钟缓慢移除一个直到患者能够正常俯卧。几分钟后抬高头部，每 4～5 分钟抬高一点，可能的话直到完全伸展。在这个治疗过程中疼痛可能会集中或缓解。治疗后使紊乱 2 级转至紊乱 1 级，则这种疼痛分离消失，则可按紊乱 1 级进行治疗。

3. 急性腰痛伴侧方位疼痛分离　比较重的背部中央疼痛伴侧方位疼痛加重者，只要侧方移位没有纠正推拿治疗则很难缓解疼痛。因此，首先要做的是站立位纠正侧方移位。当这种疼痛分离得到了纠正，甚至在卧位进行过度纠正后才可试图在治疗师的辅助下重复伸展运动。若这些操作能使分离消失，则患者很可能回复到了紊乱 1 级的状态而可以进行相应的锻炼。

紊乱级别的降低不是唯一的目的，也不是充分的治疗。患者应依据"背部学校"（维持背凹）的锻炼原则，努力维持症状的缓解。如果因为紊乱而使功能受损，则要告诉患者坚持锻炼以保持在各个方向运动时完全无痛的运动范围。以患者运动时对其症状的影响为依据，制定相应的治疗计划。

## 五、注射疗法

### （一）硬膜外局部麻醉

1. 引言　推拿、牵引或硬膜外注射可治疗硬脊膜或神经根综合征。推拿或牵引的目的是移开与硬脊膜或神经根鞘接触的东西，因此这些方法适合于可还原的椎间盘突出症。进一步来讲，如果椎间盘突出不能移动，硬脊膜有炎症，则硬膜外注射是合适的选择。

硬膜外注射的目的是处理椎间盘突出的第二个因素：硬脊膜或神经根鞘。因为使用 0.5% 的普鲁卡因，只能期待表面局部麻醉。药液不可能穿透渗入韧带、神经根的硬脊膜鞘或有髓神经组织中。麻醉的组织只是麻药浸泡的游离神经末梢表面，包括硬膜、后纵韧带的背侧面、黄韧带的前面和关节面。药液由硬膜外腔的末端（骶骨裂孔）注入后，向上通过椎间盘和硬脊膜，注射后症状消失提示药液在椎间盘与神经根交互作用中起效。因此，在对椎间盘突出是否存在损害有怀疑时进行硬膜外局部麻醉是很有帮助的。这种方法可在门诊应用。通常注射是治疗性的，尽管 0.5% 的普鲁卡因只有短时的麻醉效果，但常常可取得持续的效果。

在坐骨神经痛的本质和发病机制认识之前，很早就采用骶管内硬膜外注射治疗坐骨神经痛。Sicard 和 Cathelin 1901 年设计出了该方法。Caussade 和 Queste 在 1909 年，Viner 在 1925 年首先报道了硬膜外注射能够治愈坐骨神经痛。1930 年 Evans 报道 1～2 次硬膜外注射就能使 61% 的坐骨神经痛患者完全治愈或长久治愈，不过他使用的普鲁卡因量很大（浓度 1 %，用量 140ml）。在他治疗的患者中只有一例在使用 2% 普鲁卡因 120ml 后出现严重的并发症：发绀、角弓反张、意识丧失及大小便失禁，该患者半小时后恢复知觉，12 小时后括约肌功能恢复，最后完全康复。

Cyriax 自 1937 年开始使用这种方法。他首先要诊断性地确定背痛或者坐骨神经痛的原因是椎管内还是椎管外引起。然后将该方法用于治疗不可复位的椎间盘症患者。总计 50 000 例次注射治疗（0.5% 的普鲁卡因 50ml），未见严重并发症发生，只有 5 例患者有轻微不良反应（1 例过敏，2 例下半身一过性截瘫，2 例罹患化学性脑膜炎），所有患者最终都恢复正常，无长久损害。

从 1980 年开始，我们在门诊行注射治疗超过 10 000 人次。只有轻微的不良反应，如头晕或头痛，但一般不会超过半小时。1 例患者发生了下肢截瘫，但 3 小时内即恢复正常。

2. 诊断性注射指征　0.5% 普鲁卡因只是表面局部麻醉药，该药物并不会穿透进入任何组织，也不会通过大神经的髓鞘屏障。该药也不会穿透后纵韧带、关节囊和黄韧带。所能影响的组织仅仅是药液浸泡的组织结构。患者症状能够暂时缓解表明药液能够在椎间盘和硬脊膜间流动。因此，注射是非常好的诊断性方法。对于非机械性疼痛，以及不大复杂的脊柱前移，骶髂关节劳损或关节炎，脊柱或外侧隐窝狭窄，韧带或关节面疼痛等情况。注射治疗在疼痛缓解上是没有差别的。

实际上，诊断性注射还可以用于心理性腰痛，异常腰痛及罕见的牵涉痛患者。

（1）心理性疼痛：病史及功能检查常常可明确诊断。然而即使患者有一些神经质的反应，轻微的椎间盘突出影响也还是会有的。精神症状掩盖了器质性损伤的表现，使我们很难对损伤的本质做出结论。此时可行诊断性硬膜外注射。

注射 20 分钟后再进行临床检查。如果患者诉疼痛消失则表明可能存在小的椎间盘突出，如果患者想把问题扩大化，则会告诉我们注射后疼痛加剧。注射后直腿抬高试验如果不是限制在 20°，而是 45° 则说明患者是精神性疼痛。注射后如果患者疼痛未改变，那么还需要进一步明确是精神性疼痛还是真正的非椎间盘突出性疼痛。

（2）异常腰痛：有明确的长期腰痛史，疼痛症状不随姿势或伸展改变而改变。临床检查可见腰部运动时有完全无痛的活动范围。此种状态下运动时腰部无痛或仅轻微增加疼痛。此时需明确疼痛是硬脊膜、韧带或非机械性引起。如果局部注射疼痛消失，则说明是硬脊膜性的，注射通常也是治疗性的。

（3）牵涉痛：对于疼痛是局部器官引起还是牵涉痛不能确定的患者，需要诊断性硬膜外注射。典型病例的疼痛位于臀部或大腿，如果腰部运动不受限或者骶髂关节没

异常，臀部症状很容易检测得到。只是疼痛的来源不能确定，硬脊膜还是局部？硬膜外注射可直接鉴别。

（4）法医学病例：相反的观点经常存在，椎间盘相互作用是否存在可通过局部麻醉药再次确定。

3. 注射治疗的指征　注射治疗适用于不适合行推拿和牵引的硬脊膜椎间盘相互作用的患者。例如，突出很大不能从硬膜分开，或者硬膜严重感染患者，这些患者具有全部三种症状：腰痛、背痛和坐骨神经痛。

（1）腰痛：硬膜外注射是超急性腰痛的绝对适应证。因为突出的椎间盘严重刺激硬脊膜，可使其产生强烈的炎症反应，患者轻微的运动就可招致剧烈的刺痛。这些患者由于严重的肌肉痉挛和疼痛，手法复位很难奏效。牵引则会加重病情属治疗禁忌。局部硬膜外阻滞联合次日以后的推拿治疗，对需卧床治疗几周的患者来讲是唯一的选择。

注射后硬脊膜症状和体征可立即消失：咳嗽不再加剧疼痛，伸脖子、直腿抬高等都无疼痛。有人提出疼痛的缓解可减少肌肉痉挛，如果采取斜卧位，则可使突出的椎间盘迅速地自主复位。在接下来的 24 小时内维持平卧位。患者同样严禁坐位开车回家，要保持侧卧位。第二天当患者症状充分改善后则可以起床并适当走动，甚至有可能自行到医师治疗室进行进一步推拿治疗。值得注意的是，局部麻醉药效消失后，硬脊膜的刺激症状和体征也绝少再出现。只要固定性刺痛消失了，患者就可进行推拿操作。1～4 个治疗周期后可完全缓解患者症状。

（2）背痛：普通的椎间盘突出性背痛对物理治疗反应良好，环状椎间盘损伤进行推拿，髓核移位则行牵引治疗。对推拿和牵引治疗无效的患者可选择硬脑膜麻醉注射治疗。同样，注射治疗还可用于推拿或者牵引治疗因为多种原因不能进行的患者。尽管突出的椎间盘可部分或完全复位，在椎间盘和硬脊膜间仍存在相互作用，使硬脊膜炎症反应持续存在，为了消除持续的疼痛，注射治疗可使硬脊膜管脱敏。

①难治性腰背痛：当椎间盘突出引起的背痛通过推拿和牵引不能缓解时称为"难治性背痛"，需与复发性背痛鉴别。复发性背痛的椎间盘移位可以复位，但不够稳定。而"难治性背痛"则是所有努力都不能使突出的椎间盘复位。下一步的治疗方法就是给予一定数量（1～4）的硬膜外注射，间隔一周，常常能缓解持续性疼痛。

②硬脊膜水肿：急性腰痛后，硬脊膜仍然是处于剧烈炎症状态，可导致慢性背痛，这种疼痛不随姿势或运动而改变。临床检查时可发现完全腰部运动有一个完全无痛的范围。患者背痛发生后可立即给予硬膜外局部麻醉，如果炎症发生在症状出现时，则注射后疼痛消失不仅在麻醉药作用的时间里，而且常常持续缓解。

③清晨或者夜间腰背痛：患者病史特点是清晨醒来起床诉严重背痛，起床后疼痛很快缓解，日常活动不受影

响。临床检查正常，腰椎运动正常无痛。清晨疼痛的机制很可能是硬脊膜引起。卧位时椎间盘间渗透压力增加导致椎间盘膨胀压迫硬脊膜。这种情况物理疗法是无效的，但是局部硬膜外麻醉对 70% 的患者治疗有效。

④孕妇：在妊娠的最后几个月里，椎间盘突出所致背痛是不能通过推拿或牵引治疗的，可选择的治疗方式就是硬膜外局部注射。

⑤过敏反应：有时患者感觉过于敏感而不能接受积极的治疗，特别是治疗方式对患者有不能完全避免不愉快的不良反应时。因此，对于一个神经官能症的患者进行推拿是很不明智的。首先患者通常都很焦虑，根本就没有做好充分的思想准备接受其背痛的积极治疗；第二，即使患者最终同意推拿，在进行推拿操作时如果感觉到肌肉防御性抵抗张力增加，说明患者实际上并没有真正接受。因此，如果医师觉得患者不能耐受推拿操作，那最好选择硬膜外注射治疗。

（3）坐骨神经痛：推拿和牵引治疗只能使 30% 的坐骨神经痛患者完全缓解。实际上，只有突出较小或者长期没有引起神经根周围炎症的椎间盘突出进行推拿或者牵引治疗有效。当突出太大 [ 运动和（或）感觉传导受损 ] 或者长期存在（超过 6 个月），严重的夜间疼痛，可选择硬膜外局部麻醉。当坐骨神经痛处于恢复阶段，或者当突出消除硬脊膜管仍然水肿时，也可以运用硬膜外麻醉。

①椎间盘突出伴神经异常：神经根痛伴感觉和（或）运动传导障碍说明椎间盘突出广泛且很难复位，此时最适合通过骶孔途径进行局部麻醉治疗，这可使 80% 的患者持久缓解。尽管这种方法是安全可靠的，但仍需进一步讨论，药物对于硬脊膜鞘内游离的痛觉神经末梢具有持久的脱敏作用。已经有人提出药液被用力注入硬脊膜腔和突出的椎间盘中间，使其分开从而结束二者的接触，起到持久的治疗效果。

硬脊膜外注射是神经根痛伴肌无力或感觉缺失的治疗选择，同本书推荐的其他治疗方式一样，注射要么很快起效，要么完全无效。因此，需在注射一周后对患者的症状和体征再次进行评估。首次注射后如果没有获得持久的缓解 [ 客观的和（或）主观的 ]，则无须再行注射，因为这样的情况几乎不能取得治愈的可能。相反，如果首次注射有一些效果，则在间隔 7 ～ 10 天后可再次注射，直到患者疼痛完全缓解。理论上讲患者注射次数没有限制，但实际上依据疼痛的严重程度及首次注射后的即时反应，多数患者需要注射 2 ～ 4 次。

首次注射后的诊断反应常常能预测所需的注射次数。如果直腿抬高试验正常无痛，则可能需要多注射一次即可；如果还有些疼痛则可能需要多注射几次；如果直腿抬高试验有改善但仍受限，则可能需要注射数周（6 次）。

坐骨神经痛伴直腿抬高受限于无痛一侧的患者，注射次数常常多于常规注射次数。首次注射后无痛的一侧直腿抬高可立即恢复，而疼痛一侧则需 7 次注射后，直腿抬高才可能完全恢复正常。

伴有严重的运动功能减退的患者通常注射后可迅速缓解。1 ～ 2 次注射即可缓解其坐骨神经痛，但肌肉力量的恢复往往需要几个月的时间。

首次注射治疗后最初几天的情况很难预测。很多患者诉注射后数天疼痛加剧然后迅速改善，另外一些人则立即改善或者改善 2 ～ 3 天后再度恶化。有时患者恢复很慢，渐进性好转达一周时间，因此需告知患者在最初几天里是得不出什么预测性结论，而且数天内疼痛还有可能比注射前更严重，症状和体征的评估需在 1 周后。而长时间神经根痛患者，甚至需持续到 2 周后评估，因为这部分患者多在注射后的第 2 周才能看到显著的改善。

只要患者症状有改善，无论是主观性的还是客观性的改善都可考虑第 2 次注射：如患者诉疼痛缓解，而直腿抬高检查时仍然和注射前一样受限；或者直腿抬高已明显进步，而患者却坚持说疼痛和注射前一样严重。当症状和体征的改善相一致时则比较容易做出第 2 次注射的决定。然而如果疼痛和（或）体征没有持久的变化，重复注射则无意义，此时最好做脊神经阻滞或外科手术治疗。硬膜外麻醉无效的患者常常都是站立时腰部弯曲以便减轻疼痛，如果在受限方向伸展、侧屈都会引起肢体严重的疼痛，则只能外科手术治疗。当患者对称性站立，前弯时明显偏移，其预后则不好。老年人坐骨神经痛，第 3 腰椎椎间盘损害伴神经根痛对硬膜外注射治疗反应较差，这两种情况我们推荐在合适的神经平面进行脊神经阻断治疗。

如果注射后的当即反应很好，而一周后患者又和注射前一样糟糕，则可加入适量的可的松或泼尼松龙再次注射，这样也许可以取得持久的缓解。

②没有神经体征的坐骨神经痛：临床体检未发现明确的神经传导受损的体征，但病史及体检强烈支持注射治疗。这种病例如下述情况。

- 6 个月以上的长时间神经根痛。
- 恢复中的神经根痛。
- 坐骨神经痛伴神经病变一年内复发者。
- 严重的神经根炎症反应。
- 硬脊膜鞘肿胀。
- 原发性后外侧椎间盘突出症。
- 推拿或牵引治疗无效者。

▲6 个月以上的长时间神经根痛：推拿或牵引复原椎间盘的机会非常小。相反，局部麻醉常常能取得较好的效果。正常情况下，椎间盘突出所致的神经根痛可在一年内开始自然恢复。若患者不属于这种情况，疼痛和直腿抬高受限持续存在，则可给予 1 ～ 2 次的硬膜外注射治疗。第 2 次注射也可以等到 2 周后。Cyriax 解释这种良好的治疗效果的机制是：通过局麻使神经根活动，同时使神经根鞘持久的脱敏。

▲恢复中的神经根痛：患者卧床数天或数周后坐骨神经痛减轻。临床检查示直腿抬高受限但无肌无力，尽管这种情况好像可以进行推拿或牵引，但是硬膜外注射常常效果更好起效更快。

▲新近神经根麻痹后坐骨神经痛复发：偶尔会碰到这样的患者，也许是神经根萎缩，也许几次硬膜外注射后坐骨神经痛就完全消失，但在一年内却经受另外的坐骨神经痛发作。这种情况很罕见，因为大多数患者疼痛消失后症状和体征都不会在同一侧或同一节段复发，新发的小的椎间盘突出则可能是"新"疼痛的原因。因此就有人提出此类患者推拿和牵引可能有效，然而在实际操作中推拿和牵引好像总是不能奏效，而1～2次硬膜外注射常常有效。

▲神经根鞘炎症：当患者平卧时如果坐骨神经痛持续存在，即便没有神经相关体征都要怀疑神经根鞘周围存在严重的广泛的炎症，推拿和牵引会极度恶化病情应避免采用。根据我们的经验，硬膜外注射是很好的治疗选择。急性的和剧烈的神经根炎症，可在麻药中加入40mg泼尼松龙。

▲神经根鞘肿胀：此类患者坐骨神经痛持续存在，与姿势和运动无关。临床检查患者运动正常，直腿抬高无疼痛感，神经根传导正常，也没有其他引起疼痛的原因。节段性疼痛的原因则可能是突出的椎间盘复位后硬脊膜神经根鞘持续存在炎症反应所致，这要么是自发性的要么是治疗后的结果。尽管神经根处于游离状态且能够正常移动，但它仍处于炎症状态，引起持续性的坐骨神经痛。硬膜外局麻可确定诊断，并且能使疼痛不仅立即消失且持续有效，1～2次注射就足以完全治愈。

▲原发性后外侧椎间盘突出：诊断确定后可进行牵引或硬膜外局部麻醉治疗。牵引通常有效但易复发。当患者病情持续进展时，硬膜外局部麻醉也完全无效。只有在患者的症状和体征最明显时才可给予注射治疗。在实际运用当中患者每两周重复体检一次，直腿抬高受限情况大致稳定后给予注射治疗。随后1～3次注射一般可缓解症状。因此，原发性后外侧椎间盘突出的治疗既不能简单化也不能急。这需要向患者说明合适的治疗只有在疾病发展的特殊时间给予才能取得较好的治疗效果，也许要等待4个月之久。当疼痛不是很严重，且夜间也不出现疼痛时。通常不推荐早期手术治疗。

▲推拿或牵引无效者：突出的椎间盘碎片引起硬脊膜反应的患者中，通过推拿和牵引复位的可能性大约只有30%。其原因是突出的椎间盘位于后纵韧带以外，从而导致韧带对其还原起不到多大帮助，与推拿对椎间盘与硬脊膜关系的影响一样。不过只要没有禁忌，且情况比较稳定即神经根痛不到6个月、无神经病变、中等度炎症反应，可首先试行推拿和牵引。如果2～3次推拿或10次牵引后症状无改善，则应改为硬膜外注射治疗。

硬膜外局部麻醉适应证总结于知识点40-7。

**硬膜外局部麻醉适应证**
**诊断**
● 精神性神经官能症
● 异常背痛
● 牵涉痛
● 法医病例
**治疗**
● 超急性腰痛（结合推拿）
● 腰背痛
  ○ 顽固性腰背痛
  ○ 硬脊膜肿胀
  ○ 清晨或夜间腰背痛
  ○ 孕妇
  ○ 精神性神经官能症
● 坐骨神经痛
  ○ 坐骨神经痛伴神经病变
  ○ 坐骨神经痛不伴神经病变
一年之内复发的坐骨神经痛伴随神经病变
严重的神经根炎症
硬脊膜鞘肿胀
原发性后外侧椎间盘突出
理疗或牵引无效

4. 禁忌证

（1）过敏：普鲁卡因过敏非常罕见。Cyriax 在 50 000 例硬膜外注射病例中只遇见过一例。少见并不表示忽略，而是更应该小心。如果患者在既往的局部注射麻醉中发生过严重的不良反应，最好是做过敏试验。如果试验未见局部或全身不良反应，则可进行硬膜外注射。

（2）局部化脓：针刺部位局部皮肤化脓是注射治疗的绝对禁忌证。细菌进入椎管可导致极其严重的后果，因此不能冒这种风险。既往发生过局部脓肿，因藏毛窦或肛瘘而手术者也是治疗的禁忌证。

（3）以往神经感染：有人认为，发热性神经系感染恢复后，在神经鞘的下段可能会形成一些脓毒性粘连，硬膜外注射后药液压力可引起炎性反应。

（4）抗凝治疗：硬膜外穿刺针穿入骶管经常会刺破静脉。如果正在进行抗凝治疗，出血会导致严重的血肿，最终可能会引起粘连。

5.硬膜外麻醉的不良反应及风险　除了过敏需要在注射前排除以外，还有两种可能的不良反应：静脉内给予麻醉药或注射太快会致低血压，麻醉药液渗漏引起脊髓麻痹可致暂时性截瘫。

（1）低血压：只要采取了预防措施，血压下降是不必担心的。

● 硬膜外穿刺针穿入后进行回抽以免穿入静脉，确认后注入 5ml 试验量观察。

● 硬膜外腔麻醉药物的注入要慢，每分钟 5ml，每注射 5ml 间隔 30 秒至 1 分钟。

● 注射过程中和患者保持交流，患者说话声音轻微减弱即是血压开始下降的征象。此时应该暂停麻醉药注入直到患者感觉良好。

（2）脊髓麻醉：Cyriax 记录了 4 例硬膜外注射 0.5% 普鲁卡因 50ml 后发生胸部中段以下截瘫的病例。药物显然穿过了硬脊膜屏障，暂时性地麻痹了下肢和腹部，患者仍然有腹式呼吸，无须人工通气，2 小时内恢复正常。本人也遇到过一例下胸部麻痹类似病例，注射过程中患者下肢明显无力，当时注射 0.5% 普鲁卡因 20ml 立即停止，3 小时后患者下肢力量恢复能够开车回家。

脊髓麻醉最可能的解释是鞘内注射而未发现。穿刺过程中穿刺针的针尖刺破了硬脊膜，即使在注射药物过程中针尖不在鞘内，注药时的压力也能够使足够多的药物渗漏出去产生骶神经根或腰神经根完全阻滞。

为了避免这种并发症的发生，注药速度必须慢，每注射 5ml，或患者每一次无意识地动一下身体都要回抽，每次注射间隔时都要检查一下跟腱反射及足部背屈肌的力量，一旦发现异常立即停止注射。

6. 注射技巧　注射的目的是将药液注入硬膜外腔（总结于知识点 40-8）。硬膜外腔是硬脊膜与椎骨骨膜之间的狭窄腔隙，被脊神经根划分为前后二腔，前腔狭小，后腔较大，内有脂肪、静脉丛及脊神经根等结构。

### 知识点 40-8

**骶部硬膜外注射要点**
● 患者位置固定
● 选择穿刺点
● 用 2% 利多卡因 1ml 对穿刺点进行局部麻醉（包括皮肤和腰间韧带）
● 穿刺针刺入 4cm 进入骶管
● 抽出针芯检查有无出血或脑脊液流出
● 缓慢注药每分钟不超过 5ml，保持与患者交流
● 每注射 5ml 停顿片刻
　○ 检查针的位置
　○ 检查血压
　○ 检查脊柱屈肌力量
● 注射完成后，患者继续俯卧 10 分钟，然后仰卧 15 分钟

骶管终止于骶骨的下端，骶管外仅有韧带、皮下组织及皮肤覆盖。硬脊膜通常在第 2 骶骨平面终止。这些解剖特征使得骶管末端成为合适的穿刺点，穿刺时无须担心损伤硬脊膜。正常情况下穿刺针向上需进入 6cm 以上针尖才可能抵达硬脊膜囊。

（1）体表标志：骶管末端由骶骨末端结构、两侧骶骨角及腰部韧带构成。在骶骨裂孔间仅有皮下脂肪和皮肤（图 40-22）。

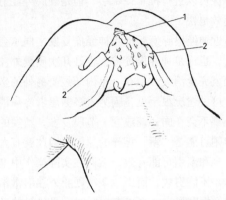

图 40-22　（1）骶管裂孔；（2）髂骨下棘

因此，最重要的体表标志就是两个骶骨角，是骶骨末端标记。要扪清楚这两个骨性突起并不是件容易的事。有的妇女骶骨外有较厚的皮下脂肪，使骶骨角难显现。有时骶骨角缺如或不对称，有时因臀部肥厚深埋其中或位置偏高，它们一般可在臀间线附近几厘米处扪及。

为了更好地扪及骶骨角，下面建议可有帮助。

● 患者取俯卧位，耻骨联合上方放一小枕头使骨盆稍微高。

● 两腿稍微分开并向内旋转（图 40-23）。

这个姿势可使臀部向外，骶骨角及间隙更明显，有时在臀间线上部即可看到两个骶骨角。

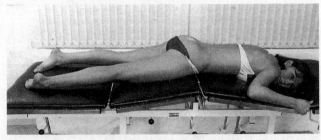

图 40-23　定位骶骨角的体位

如果骶骨角不能看见，可通过下述方法定位：扪及双侧髂后上棘连线，向下画一个等边三角形，底是髂后上棘边线，本角形的顶则是骶管裂孔处（图 40-24）。

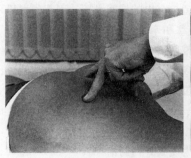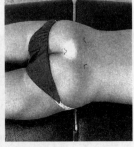

图 40-24　三角法确定骶管裂孔

其他重要的标志是骶骨棘突及位于第 1 骶骨平面的双侧骶脊肌。

为了评估骶骨的曲线及骶管的方向，需要扪及骶骨棘。而扪及骶骨角相当重要，这是明确进针方向的关键。有的人骶骨很平，几乎没有曲度，而有的人却弧度很大，偶尔可见骶骨扭曲或显著不对称者。扪骶脊肌以判断这种不对称。

(2) 准备工作：在臀间垫布单至臀部，以保护肛门、阴道免受消毒剂刺激。如果体毛较多则予剃除。医师一手按压骶骨角，如果患者不能放松臀部肌肉，或者骶骨角很深，助手则需将患者臀部向外展。小心不要使骶骨角处皮肤过分紧绷以免找不着骶骨角。一个小的注射器中吸入 2% 利多卡因 0.5 ~ 1ml，接上 25G×2.5cm 的针头做皮肤局麻用，注射部位是按压拇指远端间隙（图 40-25）。浸润皮肤、皮下及拇指下方的腰间韧带。要注意针头走入骶骨裂孔的方向，以指引随后较大的腰穿进针。局麻用药量不要超过 1ml，以免找不着体表标志。

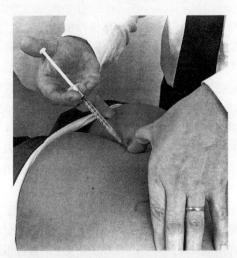

图 40-25　骶骨裂孔处进行局麻皮肤及皮下组织

(3) 穿刺：用带有针芯的腰穿针进行穿刺。为了能够很容易地进入骶管，穿刺针需有一定的弹性和长度，21G×9cm 最合适。针芯可防止穿刺时皮肤等组织进入针道，针穿的方向是两个骶角连线向远端的拇指，穿过较厚的腰间韧带时有落空感，至骶骨前在骶骨裂孔处则无阻力，此时将针稍微向外拔一点，调整角度使针与骶管相一致。可用触诊之拇指轻轻按压皮肤完成（图 40-26）。

穿刺针继续向上进 3 ~ 5cm，正常情况下针尖仍在硬脊膜囊下端，其标志是两个髂前下棘连线。

通常针滑入骶管内是没有问题的，但针尖可能会碰到骨，此时则需调整角度。穿刺前触及骶骨棘突，表面麻醉时细针穿过腰间韧带的角度都是穿刺成功的关键。骶骨弯曲度很大时则穿刺较困难，要求进针远离两侧骶骨角连线，针几乎水平方向朝上。脊柱前凸的患者骶骨平坦则要垂直进针。骶度过度弯曲开裂者较为特殊，其骶弓不是骨

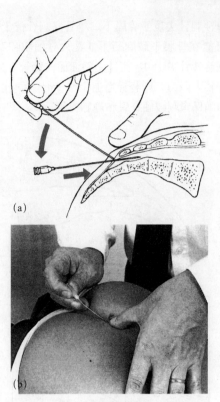

(a)

图 40-26　腰椎穿刺针进针腰穿

性而是纤维组织，如果穿刺过于偏下，针尖则可能滑向骶骨韧带顶部，而停留在缺损周围的纤维组织中。偶尔碰到骶管骨性突起穿刺也会很困难。如果进针时碰到这样的骨性阻力，针尖则需留在这里并在这个点进行注射，注射过程中如果没有渗漏引起局部肿胀就可完成注射。

当穿刺针进入骶管足够深时，拔出针芯，注意观察不能有脑脊液和血液流出。

硬脊膜一般终止在 $S_2$ 水平，非常接近穿刺针尖。一些罕见的病例，患者硬脊膜终止于较低的水平，此时穿刺容易损伤。如果有脑脊液流出，应该立即拔出穿刺针。如果只后退少许穿刺针使其停留在硬膜外，继续注射麻醉药则是严重的错误，因为这样做会使大量的普鲁卡因通过穿刺孔引起脊髓麻痹。因此，如果发现硬脊膜刺破，则整个操作应该后延几天，再次穿刺时向近端不要穿这么深。

拔出内芯后出血并不奇怪，一般考虑是硬膜外静脉出血，调整针尖位置避免刺穿静脉，继续注射无任何风险。如果调整针尖位置仍然有出血，则注射可延后 2 天进行。

(4) 注射：注射器抽入 0.5% 普鲁卡因 50ml，与穿刺针相接，回抽确保未穿刺到硬脊膜或静脉。然后以每分钟 5ml 的速度缓慢注射。一般情况下，穿刺无明显阻力，患者只是感觉骶部轻微的疼痛。通常麻醉药的注射量是 50ml，也可根据患者体格和损伤部位调整。即使是体格很大的患者伴随第 3 腰椎病变，50ml 麻醉药也足够。30 ~ 35ml 剂量适合于体格较小的女性患者，$L_5$-$S_1$ 水平病变患者 40ml 就足够了。

如果麻醉药不能注入或者患者感觉骶骨疼痛明显，

则要考虑穿刺针尖位于骨膜下。尽管穿刺针位于骶骨内，但针尖可能在骨膜下致麻药不能注入（图40-27）。这种情况下可旋转针尖180°使针尖斜面面向骶管。如果注药时还是有较大阻力，则将针后退1～2mm。再次注射前，重新回抽确保未刺破硬脊膜和静脉血管。

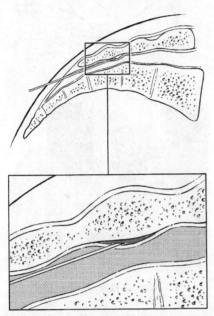

图40-27 如果麻醉不能注射，要考虑穿刺针尖在骨膜下

注射过程中医师手掌保持按压在患者骶骨上。如果穿刺进针不正确，未穿刺入骶管而是留在骶棘肌内，则在注射10ml后医师手掌会感觉到明显的膨胀感（图40-28）。误穿是非常常见的。一项研究指出，骶管硬脊膜注射穿刺针位置正确率为85%。最近的另一项研究则显示：穿刺后用X线透视检查穿刺针位置正确率仅为77%。

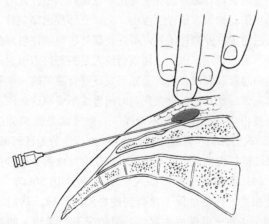

图40-28 保持注射时对骶骨的触诊可有效防止穿刺针误穿

注射时另一只手保持对骶骨的触诊是防止误穿的安全保障，因此注射前对双侧骶棘肌的确认非常重要。有时双侧骶骨凸面明显不对称。注射前如果不能很好地定位，那么注射过程中如果麻醉药渗漏到一侧骶棘肌，即使量很大也很难确定。尽管骶骨外注射不会造成任何严重的后

果，但是可能会导致错误的诊断或得出不正确的治疗失败的结论。

每注射5ml（图40-29）后需要暂停并评估脚趾背伸肌力，以此能早期发现麻痹反应。如果麻醉药穿过了硬膜屏障，则下肢肌肉力量会迅速减弱。同样，患者每一次移动后都要注射器均要回抽确认。

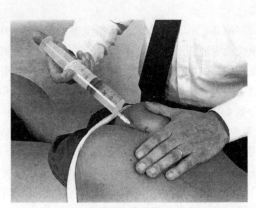

图40-29 注射

在整个注射过程中医师都要保持和患者交流。患者要时刻告知医师自身的任何不适：局部或者牵涉性疼痛、头晕或者头痛。患者出现口吃通常是不良反应的首要表现，如果感觉患者行为古怪或词不达意，则暂时停止注射直到患者好转。如果在注射时很快出现头晕并持续超过5分钟，即使没有注入多少麻醉药，也必须停止注射。老年患者对于注射的耐受性好于年轻患者。注射过快引起头晕和轻微头痛是由于脑脊液压力的迅速上升，导致矢状窦内静脉压力突然下降。

注射会让患者在骶骨部位产生不适的压力感，有时可能会放射到双侧臀部或大腿。一个坐骨神经痛患者诉注射后腿部疼痛复发，其实这有可能是发炎的神经根鞘在注射时压力增加所致。如果患者的病损在第5腰椎，往往注射5～10ml麻醉药后会开始再发疼痛。如果病损在$L_3$水平，则注射35～40ml后会开始再发疼痛。

硬膜外注射时再发疼痛是好现象。说明麻醉药局限在硬膜外并且在已经到达了受影响的神经根处。疼痛的剧烈程度取决于神经根炎症的程度和注射的速度。如果注射速度过快，则有炎症反应的神经根处压力上升过快，会导致无法忍受的疼痛，应该避免此类情况出现。因为注射可能需要重复，必须消除患者对注射的恐惧感。医师要根据患者的反应来调整注射的时间等。

（5）注射后：注射完成后患者仰卧10分钟，接着侧卧至少15分钟，并严密观察患者情况。偶尔有一些患者在注射后几分钟感觉头晕和血压下降，遇到此情况，通常抬高双腿即可。有时患者会感觉骶骨和鞍区的轻微麻木，仰卧位时不能感觉到床板的压力。注射后如果出现交感神经阻滞则患者双脚会感觉温暖，表明麻醉药物已经渗透到第2腰椎水平。

在注射 15 ～ 20 分钟，发炎的硬脊膜或硬膜神经根鞘或多或少处于麻醉状态。此时检测硬膜外注射麻醉药的效果就是观察直腿抬高的幅度和疼痛的改变。直腿抬高立即改善则具有诊断价值，特别对坐骨神经痛患者。注射后疼痛消失且直腿抬高恢复正常，可再进行一次注射治疗即可治愈。注射后如果直腿抬高只有轻微改善，仍旧有不适感觉甚至受限，则可能需要 2 ～ 4 次注射治疗。坐骨神经痛合并双侧直腿抬高受限患者，第 1 次硬膜外注射非病变一侧直腿抬高可完全恢复到无痛并活动自如，但是病变侧一般无改善。第 2 次注射后直腿抬高才开始慢慢恢复，有时甚至要注射 5 次病变一侧直腿抬高才可能完全恢复。因此坐骨神经痛合并双侧直腿抬高受限患者，可能需要 5 ～ 6 次硬膜外注射才能康复。

注射后 20 ～ 30 分钟患者可以起身离开，绝大多数患者是没有问题的，他们可以步行甚至开车回家。然而偶尔有一些患者会感觉头晕或者出现轻微的暂时性本体感觉障碍。尽管肌肉力量正常，但行走却较为困难。这仅仅是深度敏感性缺失。可能是极其微量的麻药渗透穿过了神经根鞘。麻醉药浓度过低不可能引起严重的临床反应，注射 30 分钟后症状即可消失。患者注射后出现头晕和步态失常可再次仰卧直到症状完全消失。因为无法预见患者对于注射的反应性，理论上任何患者在注射后都应该卧床一小时甚至更久。如果时间紧迫，不要进行注射操作。

注射后患者要保持相应的休息。第二天患者要记录日常活动。一些患者抱怨轻微的头痛，但往往不会持续超过 24 小时。很难预测注射后立即产生的疗效。一些坐骨神经痛患者在注射 2 ～ 4 天后疼痛加重，但是又迅速缓解。或者注射后疼痛立即缓解，2 天后又再次复发。另外一些患者注射后即刻出现严重的疼痛持续 1 ～ 2 天，并逐渐缓解。因为注射治疗后有多种多样的结果，因此在一周后再评估疗效。长时间坐骨神经痛患者最好在 2 周后再评估疗效，因为症状的改善往往是在注射治疗后的第 2 周才出现。

7. 随访　首次注射后 1 ～ 2 周患者来复查，判断治疗效果时需同时考虑主观及客观情况的改善。只要有改善都可进行第 2 次注射。症状和体征的缓解通常是相平行的。但是患者有时会出现分离现象，如直腿抬高已明显提高，而患者却还说没有改善。也可能相反，疼痛明显减轻，而神经根活动的受损程度与注射前一样。这两种情况都可认为是状态有改善，可进行第 2 次注射（知识点 40-9）。但是如果患者的症状或体征无持续改善，则继续行硬脊膜外注射就没有必要，而需考虑其他治疗方法。

只要症状进行性改善，就可每隔 1 ～ 2 周进行一次硬脊膜外注射。超急性腰痛一次注射后，接着每天进行推拿即可治愈。慢性腰痛通常需要 1 ～ 2 次注射，而坐骨神经痛可能需多达 6 次注射才能治愈。

有时尽管初次注射反应良好，但在接下来的注射时效果却不明显，此时仍值得进行硬脊膜外注射治疗，不过在

注射液中加入 40mg 泼尼松龙。通常单药无效时联合用药就有效。

 **知识点 40-9**

**症状或体征减轻时进行第 2 次注射的指征**
**症状**
- 疼痛减轻
  - 夜间疼痛减轻
  - 休息时疼痛减轻
  - 疼痛部位向上移，如小腿痛变为臀肌痛
  - 咳嗽和喷嚏时疼痛减轻
- 日常生活活动增强

**体征**
- 直腿抬高得到改善
- 腰部活动能力得到改善

如果单用普鲁卡因注射症状改善是暂时性的，可在其中加入泼尼松龙 40mg

8. 机制　硬膜外注射大量麻醉药对硬脊膜有一个机械性影响，而不是推拿、牵引所致的椎间盘从损伤部位的移位。硬脊膜管或硬脊膜鞘通过硬膜外腔注射的药液，使其从椎间盘分离。这种情况已有实验证实：Troisier 等通过骶管进行硬膜外注射治疗有效后，向硬膜囊注射碘油造影检查证实了注射的机械作用。很可能硬脊膜和椎间盘在注射后的分离不仅仅是暂时性的，而且分离可使二者的关系产生明确的变化。有些研究支持上述机械观点，如向硬膜外腔注射生理盐水也能产生治疗效果。

支持分离假说的进一步研究证据来自一个随机双盲对照研究。该研究探讨硬膜外注射对术后腰椎纤维化的影响，方法是比较醋酸泼尼松龙 125mg+ 生理盐水 40ml 和单纯醋酸泼尼松龙 125mg 强力骶管内注射的效果，结果加盐水者改善明显得多。

尽管人们推测液体压力作用是引起硬脊膜外注射长期效果的原因，但是很显然这不是唯一的机制。局麻药已经反复强调可改变不同的机制而引起短期或长期的症状缓解，这些机制包括过度的损伤感受、过度的神经递质释放和神经系统的伤害感受敏化作用等。

9. 结果　Evans 在 1930 年首次报道了硬膜外注射治疗的疗效。坐骨神经痛伴直腿抬高受限的患者注射后有 62% 的人有效。在随后的几十年间很多其他研究证实这种方法的有效性。加入甾体类激素仅仅使得治疗成功率增加到 70% 而已。Cyriax 对神经根痛伴有神经体征的患者使用 0.5% 的普鲁卡因 50ml 治疗，68% 的患者完全有效。其他研究坐骨神经痛患者，采用骶管注射局麻药和甲泼尼松混合物效果也能达到 60% ～ 83%。Bush 和 Hillier 进行了一项双盲，安慰剂对照试验。比较了注射 0.5% 普鲁卡因 25ml 混合 80mg 曲安奈德与注射生理盐水 25ml 对坐骨神经痛患者的治疗效果。4 周时治疗组患者疼痛缓解和运

动改善明显，生活质量显著提高，而在一年时两组的主观和客观改善相一致。最近一项随机、双盲实验评估了局麻药物（加入或者不加入类固醇）骶管注射治疗慢性椎间盘性腰痛的效果。结果显示疼痛缓解和功能状态改善局麻组为 55%，局麻加类固醇组为 68%。

本书作者对 94 例连续硬膜外注射局麻药的患者进行了回顾性分析，总共 208 次注射无不良反应，疼痛完全缓解者 68 例，结果分类如下。

（1）超急性腰痛：5 例患者在硬脊膜外注射局麻药后联合每日推拿，5 天内疼痛缓解。

（2）慢性腰背痛：21 例患者 12 例治疗成功，9 例无效，这一组患者又分三种情况。

• 9 例硬脊膜肿胀——有脑膜症状，无脑膜和关节体征——3 例治愈，6 例无效。

• 3 例晨间背痛，1～2 次注射后治愈。

• 9 例慢性顽固性背痛（推拿和牵引不能缓解），3 例注射后治愈，3 例注射后再次推拿治愈，另外 3 例无效。

（3）神经根疼痛：68 例神经根痛患者；39 例合并神经损害；23 例无神经损害；6 例为椎板切除术后发生神经根痛。

• 23 例神经根疼痛不合并神经损害患者中有 19 例痊愈，4 例无效。

• 39 例坐骨神经痛合并神经损害的患者中，31 例在 1～7 次注射后康复。为了增强初始反应缓慢的情况，在余下的 6 次注射中均加入氟羟泼尼松龙 40mg。表 40-2 列出了每一个受累神经根局麻疗效相关数字。

• 治疗开始时直腿抬高受限平均在 35°（70°～10°）。治疗持续时间平均 3 周（1～8 周）。

• 硬脊膜外注射次数如下：7 位患者 1 次；9 位患者 2 次；11 位患者 3 次；2 位患者 4 次，1 位患者 6 次，1 位患者 7 次。

• 只有 2 例椎板切除术后疼痛患者硬膜外注射有效。

**表 40-2　坐骨神经痛合并神经根损害患者局麻疗效**

| 神经根 | $n$ | 成功 | 无效 |
| --- | --- | --- | --- |
| $L_3$ | 2 | 1 | 1 |
| $L_4$ | 4 | 1 | 3 |
| $L_5$ | 11 | 9 | 2 |
| $S_1$ | 15 | 14 | 1 |
| $S_2$ | 7 | 6 | 1 |
| 合计 | 39 | 31 | 8 |

### （二）神经根阻滞

硬膜外局麻药注射无效的椎间盘突出患者，可通过脊椎侧孔或相应的腰椎神经注射局麻药或氟羟泼尼松龙。这种方法也适用于外侧隐窝狭窄所致的神经根痛或椎板切除术后持续性神经根痛者。

**1. 适应证**

（1）硬膜外注射无效：硬膜外局部麻醉的很多患者首剂注射治疗反应良好，但 1 周后就改善不明显。重复注射时加入氟羟泼尼松龙 40mg 也无效，这类患者下一步可考虑行局麻药神经根阻滞。

如果局部神经根阻滞能立即改善体征，则可在相同的节段注射氟羟泼尼松龙 20mg。所有硬膜外注射无效的椎间盘突出患者都可在下一个治疗周期采用腰椎神经局部阻滞。神经根阻滞特别适用于远侧疝出或椎间盘破裂卡入神经管道导致的神经根痛。对于继发于椎间孔和椎间孔外疝引起的严重的腰部神经根痛患者，椎间孔注射局麻药和甾体类激素可使 80%～90% 的患者获得长期的症状改善。

（2）$L_2$-$L_3$ 神经根综合征：经验证实，椎间盘损害导致的 $L_3$ 神经根疼痛行神经根阻滞较硬膜外局部注射治疗起效快且好。神经根阻滞也是极少数因 $L_1$-$L_2$ 椎间盘损害引起的 $L_2$ 疼痛患者的治疗选择。

（3）外侧隐窝狭窄：当外侧隐窝狭窄压迫致神经根痛时，硬膜外局部麻药注射经常是无效的。

此时局麻药加类固醇神经根阻滞常常是有效的，甚至单用局麻药也能产生持久的缓解效果。局麻药加类固醇激素在神经根周围浸润能长期缓解症状（很多患者甚至治愈）说明：外侧隐窝狭窄引起的神经根痛不是单纯的椎管骨性狭窄所致，炎症反应、神经周围软组织水肿和纤维化所致的压力作用也是引起神经根疼痛的因素。

最主要的困难是如何鉴别病变在第 4 还是第 5 腰椎水平，临床检查并不能激发定位症状。因此，氟羟泼尼松龙常注射于最可能的病变节段，注射后一周如果没有明确效果，下一次则换另外的节段注射。如果效果明显则可在 2 周间歇期再注射 1～2 次，直到症状完全消失。

（4）椎板切除术后神经根痛：脊柱手术后持续性或复发性神经根痛是重要的诊断和治疗问题。此时需在复发性椎间盘突出、瘢痕组织形成及被忽视的椎管侧面狭窄间做出判定。尽管脊髓造影和 CT 检查有一定的价值，但也经常做不了诊断。

硬膜外局麻药注射有时可取得成功，但常常因为瘢痕而使药液难以到达合适的部位；第 2 次、第 3 次手术仅仅被看作是最终的手段。这是因为如 Nachemson 指出的，首次手术后再次手术的成功率急剧下降至 5%，其他作者也报道二次手术成功率很低（8%～10%）。

手术后持续性神经根痛者可选择腰椎神经根阻滞，但是通常也是很难确定准确的部位，常常需要多次尝试注射位点。一旦发现正确的节段，则在下一次注射局麻药时，同时注射氟羟泼尼松龙 20mg。不过背部手术后持续性神经痛采用神经根阻断的效果，远不如原发性神经根疼痛患者。

2. $L_2-L_5$ 神经根阻滞术　患者俯卧位手臂放在身体侧面。骨盆处放置一个小枕头以减少脊柱前凸。这种姿势可以放松骶棘肌并能较好地触诊骨性标记。

标记脊柱棘突的间隔。第 4 和第 5 棘突之间通常和双侧髂前上棘连线水平保持一致（图 40-32a）。不过要特别注意手指不要过度按压皮下组织，尤其是过于肥胖患者。有时患者骨盆位置较高，骶骨较低，两侧髂前上棘连线此时可能经过第 4 腰椎节段，甚至在 $L_3-L_4$ 之间。

另外的鉴别方法是采用髂后下棘作为标记来区别双侧脊柱棘突和棘间韧带。第 1 骶骨棘突尖通常位于髂后下棘连线以上 2cm。如果有怀疑触及不清，则可通过骨盆和下腰椎 X 线片来估计体表标记。

椎间孔位于脊柱棘突平面，在两个相邻棘突平面水平线间、垂直中线外侧三指宽的区域选择穿刺点（图 40-30a）。

用一根长约 7cm（肥胖者需 9cm）的细针 2ml 注射器吸入 2% 普鲁卡因或混合氟羟泼尼松龙 20mg。与水平线保持约 60° 夹角对准椎体正中进针（图 40-30b）。正常情况下，完全进针均无明显阻力。有时候在较深的位置能感到有软骨阻力，说明穿刺到了椎间盘。

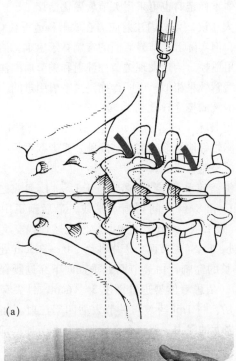

(a)

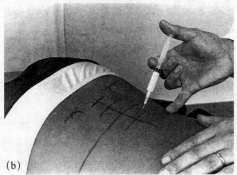

(b)

图 40-30　左侧 $L_4$ 神经根注射

如果针在进入 3 ～ 5cm 深度碰到骨性结构或者韧带阻力，则可能是碰到外侧骨翼或者椎间关节下缘，此时必须退针并按照垂直方向重新进针。

偶尔在 5 ～ 6cm 深度碰到骨组织则可能是横突。此时将穿刺针向外拔出一些，往下稍微调整进针方向。

如果穿刺到了神经根，患者则会有突然的触电感，并向腿部放射。这种情况是瞬时的可立即消失。

针尖一旦碰到骨性或者软骨组织，就回抽确保未穿刺到硬脊膜内或血管内。如果回抽到清亮的液体，则不能行普鲁卡因注射以免造成脊髓麻痹，应立即拔出穿刺针，延后 2 天再重新穿刺。如果回抽有血液，则要调整针尖位置以避开血管。如果回抽既没有脑脊液也没有血液，则在针尖接触的骨性或者软骨组织处（也就是腰神经位点）注入 1ml 麻醉药，然后将穿刺针往外拔出 0.5 ～ 1cm，重复再回抽后无异常后将余下药液注入，此时针尖位于椎间孔也即神经根周围。正常情况下，注射时无明显阻力，但椎板切除术后患者，由于纤维化可能会有阻力。

通常，注射时后背或者下肢无不适感。但是注射时如果出现阻力或者神经根痛加重则说明穿刺针尖位于神经根组织或者脊髓神经节内，此时需退针少许再行注射，否则会导致压力性坏死。

局麻注射后，患者仰卧并重新检查神经根运动性。如果穿刺位置正确，则患者的运动幅度和疼痛能得到极大的改善。否则，可在当天或者下一次重新选择另外的腰椎节段注射。如果注射的是氟羟泼尼松龙，则在 1 周后再评估疼痛缓解情况。症状有改善则可在相同位置进行第 2 次注射。如果无好转，则需选择另外的节段注射。

3. 第 1 骶神经注射技巧　患者俯卧、双臂放于身体两侧、骨盆稍抬高、放松肌肉、减少脊柱前凸。确定髂骨脊和双侧髂前下棘。

第 1 骶骨孔径较大，位于第 1 骶骨棘突尖端平面。第 1 骶骨棘突位于髂后下棘水平连线上 2cm（图 40-31a）。第 1 骶骨孔位于此线，中心线外约 3cm。

小注射器带 7cm 针头，吸入 2% 普鲁卡因 2ml 或者再加入氟羟泼尼松龙注射剂 20mg。在髂骨范围内尽量远离中线选择穿刺点。正对骶骨背面 45° 进针（图 40-33b），这种进针方式较好，因为横向进针容易穿过骶骨，穿到骶骨前面的肠管，这是非常危险的，穿到肠管拔针后就可能污染硬膜外腔。斜行穿刺通常在 3 ～ 5cm 深度可能接触骶骨背侧，稍微调整进针方向直至感觉到韧带阻力，则可刺破韧带继续进针 1 ～ 2cm 进入硬膜外骶骨腔。

回抽确定无误后可进行药物注射。必须进行回抽，因为穿刺针倾斜通过第 1 骶骨孔进入骶骨能轻易地穿透硬脊膜。回抽有脑脊液是局麻注射操作的绝对禁忌！

### （三）韧带注射

1. 棘间和棘上韧带　当韧带和棘突骨膜炎症是导致

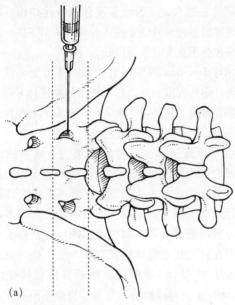

(a)

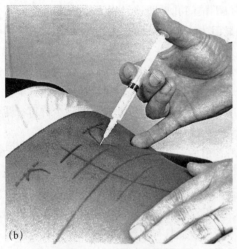

(b)

图 40-31　第 1 骶神经注射

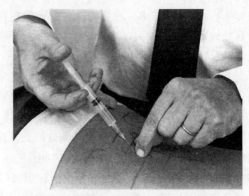

图 40-32　棘间和棘上韧带注射（L₅-S₁）

**2. 腰椎小关节后侧囊**　背痛很少不源于小关节损伤，这不是一个可靠的临床诊断。但是关节痛则可能是损伤引起关节囊过度牵拉所致。尽管小关节有来自两个相邻神经根背支丰富的神经支配，但是只有关节纤维囊内含有感受伤害的游离神经末梢，是关节的疼痛感受器。因此，治疗的目的就不是注射药物到关节而是浸润关节的背侧囊。

强直性脊柱炎及外伤性背部过伸患者注射时也可加入氟羟泼尼松龙 20mg，不过关节注射治疗最常用于体位性背部疼痛。这时常用硬化剂使关节囊硬化。当椎间盘退化，椎体不稳定时也可采用关节囊硬化治疗。

有人建议，关节内注射应当在放射科透视或 CT 引导下进行，但实际上关节囊后面的穿刺并不困难，治疗过程可以不用监控。治疗发现关节内注射和关节周围注射，对疼痛的缓解效果相似，说明疼痛是关节囊引进的，而不是关节内滑液的炎症导致。

注射技术：患者俯卧，骨盆上抬减少脊柱前凸。这种姿势能较好地触诊棘突及其间隙。患者双手放在身体两侧充分放松骶棘肌群。

两侧髂棘水平连线，通常位于 L₄ 和 L₅ 棘突之间。L₃ 和 L₄，L₅ 和 S₁ 棘突间再画水平线，最后画正中线。通常 L₄-L₅ 及 L₃-L₄ 关节面的中心位于上述连线交叉处向外 1.5cm 处。L₅-S₁ 关节面位于中线旁 2.0 ～ 2.5cm 处。用一根 5cm 长的穿刺针由关节面处垂直向下穿过骶脊肌（图 40-33b）。依患者体型进针深度 3 ～ 6cm，针尖穿过韧带抵达骨后，将 1ml 药液向关节表面四周注射，此时可感觉到相当大的阻力。要注意在穿刺针碰到骨质之前不要注射药液，以免损伤任何重要的结构。

通常用 2% 的利多卡因 1ml 做诊断性注射。外伤性过伸的关节和强直性脊柱炎患者，注射氟羟泼尼松龙 20mg。需要行关节硬化治疗的患者可向下方两个关节面内注射硬化剂。

**3. 腰深筋膜**　胸腰筋膜的中间层附着于腰椎横突上，并与横突间韧带相延续，同时也附着在椎间盘边缘。与腰椎筋膜的后层相融合。在 L₅ 和 L₄ 水平向腰背深筋膜和椎间板的过渡层注射硬化剂可治疗慢性体位性背痛，也可引起韧带收缩从而治疗复发的椎间盘突出。

患者症状时，注射则既带诊断性（2% 利多卡因）也带治疗性（氟羟泼尼松龙 10mg）。棘间韧带和两个下节段棘上韧带硬化剂注射也作为复发性椎间盘突出固定的一种治疗。

操作技术：患者卧位，骨盆下垫一小枕头。L₅-S₁ 和 L₄-L₅ 棘间韧带定位容易：双侧髂嵴连线的水平线向下到 L₄ 和 L₅ 棘突间。2ml 注射剂带 5cm 长的 21G 穿刺针，吸入药液。在合适的平面穿刺针垂直穿过韧带后稍微向上进针；针尖触及上一椎体棘突的下面；回抽无误后向韧带骨性连接部位注入 1ml 药液（图 40-32）。然后将穿刺针退出一点，向着下面椎体的棘突上表面方向再次进针；回抽无误后注入另外 1ml 药液。

为了避免穿刺针损伤任何重要的组织结构，包括椎管内的组织。在针尖接触骨质前不能进行药物注射，推药时会遇到较大的阻力，因此穿刺针头不宜太细。

如果硬化治疗是复发性椎间盘突出治疗的一部分，那么第 4 和第 5 腰椎水平就都得浸润。2% 利多卡因 1ml 加上组织硬化剂混合物 3ml 注射于这两个平面。

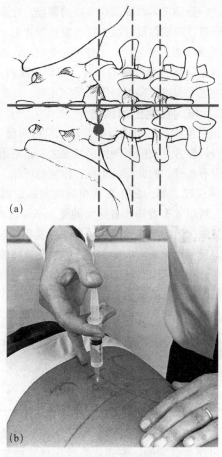

(a)

(b)

图 40-33　腰椎关节后面注射

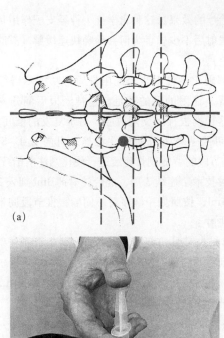

(a)

(b)

图 40-34　腰部深筋膜注射

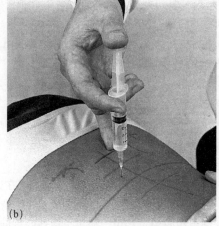

图 40-35　右侧髂腰韧带注射

在椎间板的外侧注射也可能触及神经后支，此处的神经纤维支配关节，卷曲包绕骨质走向椎间板的背侧。因此，在椎间板边缘注射硬化剂可产生背部去神经支配作用。

注射技术：患者俯卧，骨盆稍微倾斜，尽量放松背部肌肉。画三条横线，$L_3$-$L_4$，$L_4$-$L_5$ 以及 $L_5$-$S_1$ 棘上韧带，再画中线。选择穿刺点：横线由中线向外 1.5cm 正好是椎间板的边缘（图 40-34）。

注射器针头长 5cm，可选择局麻药物或者局麻药和硬化剂混合。在恰当的位置垂直进针 3 ～ 6cm 直到针尖穿刺到骨质（穿刺深度和患者体型相关），然后后退穿刺针少许，再稍微侧向进针。这个过程可重复进行直到医师感觉穿刺针接触椎间板边缘，注射 0.5ml 药液。注射时必须注意保持和椎间板的骨性接触。接着穿刺针后退少许再向中线方向进针，当接触椎板边缘后再注射 0.5ml 药液。

4. 髂腰韧带　这些韧带在稳定腰骶关节中发挥重要的作用，尤其是在维持关节扭转性方面。

注射技术：用 5ml 注射器带 7cm 针头在髂骨部穿刺，将硬化剂 4ml 加 2% 的普鲁卡因 1ml 注入此韧带周围。

扪到髂嵴和髂后上棘。双侧髂嵴最高点做水平线，一手拇指按压在一侧髂骨中点位置，穿刺点在髂嵴水平线棘突外侧 3cm 处（图 40-35）。进针必须非常倾斜向按压的拇指方向，抵到骨头前有明显的韧带阻力感。沿此边缘反

复穿刺在深层及浅面注药，使药广泛浸润。确认穿刺需要达 3 ～ 4cm。必须注意的是穿刺针触到骨质才能注药。

5. 下腰椎硬化剂注射　从 1956 年开始，Hackett 即应用后腰弓韧带骨膜连接处注射硬化剂治疗慢性腰痛，最初使用的溶液包含硫酸锌和苯酚。20 世纪 50 年代晚期，Ongley 选择最初用来治疗静脉曲张的右旋糖酐、苯酚和甘油混合剂。这种混合剂疗效好，不良反应少，能诱发有效的炎症反应，引起成纤维细胞增殖和胶原基质修复。韧带的缩短收紧可限制脊柱活动，从而有利于防止椎间盘移位的复发。苯酚是一种已知的强有力的破坏神经的物质。注射治疗在神经根后外侧支或其周围有药液浸润后，部分患者引起了化学性去神经支配效应，进一步增强

413

了注射治疗的效果。这种化学性去神经支配作用可以解释硬化剂注射后不少患者为何会疼痛快速缓解（有时注射当天即起效）。

局部硬化剂注射也是局限性臀部功能障碍综合征的治疗选择。注射的目的就是制造神经根后侧分支局部疼痛感受器长期去神经支配效应。对于复发的椎间盘突出、体位性韧带疼痛所致的慢性背痛。可向 $L_4$-$L_5$-$S_1$，或者 $L_3$-$L_4$-$L_5$ 节段的背侧韧带连续进行硬化剂注射治疗。

注射技术：连续 3 周，混合注射剂 3ml 加入 2% 的利多卡因 1ml，按照如下顺序对不同的腰椎节段韧带骨膜关节进行注射：

• 第一次对 $L_4$-$L_5$ 和 $L_5$-$S_1$ 棘间和棘上韧带注射，在髂骨区穿刺对髂腰韧带进行注射。

• 一周后进行第 2 次注射，在两侧对 $L_4$ 和 $L_5$ 椎间关节后侧进行注射。

• 再一周后进行第 3 次注射，在 $L_4$ 和 $L_5$ 椎弓板侧面，这里是黄韧带和腰背筋膜深层中间部分相融合。

6. 附注　通常每次注射治疗后都会有 24～48 小时的治疗后疼痛，且比较严重，但这种疼痛极少需要卧床休息或不能工作。

注射后组织充分硬化一般需要 6 周时间，在这期间为了防止韧带伸展，患者应尽量避免前倾或是驼背式坐姿。在这个纤维组织收缩过程中，如果出现新的椎间盘突出，则应立即进行手法复位。

7. 结果　这些注射治疗的效果是相当好的。大约 70% 的慢性体位性背痛患者，注射 6～8 周后疼痛完全缓解。6 周后如果疼痛症状有缓解但未治愈的话，则可再次进行注射。如果 2 个月后症状没有缓解，则就没有必要继续注射治疗。根据我们的治疗经验，硬化剂治疗很少复发，甚至连复发的倾向都没有。有时患者在治疗后 2 年返回来做一些"加强"治疗。

## 六、腰椎病的预防

### （一）引言

预防是解决腰痛的一个理想的方法。传统意义上有三级预防措施。初级预防的目标是避免导致腰痛的因素；次级预防则是努力减少腰痛发作的频率和强度。三级预防是减少慢性腰痛造成患者的功能障碍。

尽管初级预防是最好的方法，但却很难完成，这是因为要改变人们的生活行为相当困难，尤其是当这种行为并不危及生命时。不过初级预防在企业生产活动中却非常重要。在一个好的企业，预防的努力不能只针对工人，良好的工作环境（工作台、办公室和汽车）是首要的条件，对从业者的专业教育是第二位的。

二级预防是每个临床医师的职责。一旦治疗方案完成，患者从腰痛中康复，就要提出怎么预防，防止复发的问题。要告诉患者椎间盘突出的发生机制，以及预防其发

生的方法。鼓励患者参加腰痛学校的课程。在那里会教导大家如何进行腰部保健，减少腰痛发作等知识。

三级预防则主要是针对治疗不完全成功，需要改变生活习惯以适应持续性疼痛的患者。背痛的原因多种多样，预防措施也要和可能发生的原因适应才对。

### （二）椎间盘突出的预防

无论是推拿、牵引还是等待，一旦椎间盘突出复位，就必须告诉患者复发的可能性仍然很大，这是因为椎间盘组织中没有血管，因此它就不存在修复的可能。椎间盘只要曾经移位过，那么它在受到相同的刺激后就有可能再次移动。所以才有背痛患者疼痛的复发率高达 85% 以上，而且随复发次数的增加，疼痛的严重程度和发作持续时间也增加。反复发作就增加转为慢性，引起功能障碍，最终需要外科干预的风险。这些事实足以说明我们得向患者详细讲解椎间盘突出的发生机制，以便患者能够在未来配合预防治疗。这里有两条基本原则。

• 避免长时间一个体位固定不动
• 保持痛部在"生理性"姿势，即腰椎前凸姿势

静止不动可导致椎间盘物质脱水和快速退化，这对椎间盘组织是有害的。要建议患者尽可能经常变换体位姿势。

轻度的生理性脊柱前凸是正常和自然的腰部姿势，这种姿势造就了腰椎间盘的楔形结构。患者需在各种姿势下保持这种背部前凸的状态。第一，这种姿势已经证明是椎间盘内压力最低的情况；第二，在脊柱前凸姿势时，椎间关节的前面部分比后面张得更开，在这种不对称性负荷状态下，压力结果把髓核向前推挤。相反，弯腰时，拉伸应力作用于椎间盘后部，使得髓核向后挤压（图 40-36）。髓核向后移位就会危及硬脊膜和神经根。很多生物力学研究证实：驼背姿势（脊椎后凸）时正常髓核向后移位，脊柱前凸时髓核向前移位。

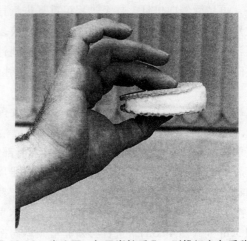

图 40-36　类比图，如果脊柱后凸，则椎间盘向后移位

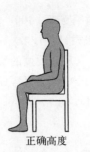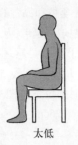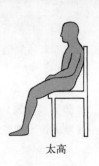

正确高度　　　　　太低　　　　　太高

图40-38　座位高度

如果座位太低，患者就得把腿伸直，腘绳肌腱就会牵拉骨盆向前，结果导致腰椎自下弯曲，或者是膝盖和臀部被动弯曲再一次使骨盆旋转向前，引起腰椎弯曲。如果座位太高，整个骨盆就向前滑动，腰椎脊柱后凸增加。

当患者坐在桌子前时，建议座位稍微前倾（图40-39）。这种姿势时骨盆前倾，腰椎接着向前移动保持前凸。当患者在水平桌面工作时，保持直立姿势更舒适，也能保持腰椎前凸。

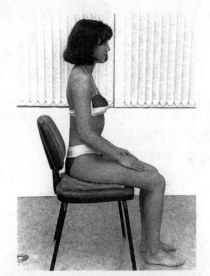

图40-39　坐在桌子旁时座位稍微向前倾

（2）座位的深度：座位的深度不要超过膝盖后到骶骨的距离。如果深度太大坐者就不能保持腰椎紧靠后背休息，脊柱被迫成凸面状态（图40-40）。如果不得不保持这样的坐姿，那就要在腰后的空隙处放置较硬的物品以支撑：如坐垫、公文包或者圈起的外套衣服等。

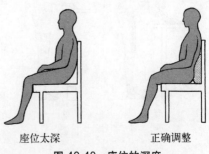

座位太深　　　　　正确调整

图40-40　座位的深度

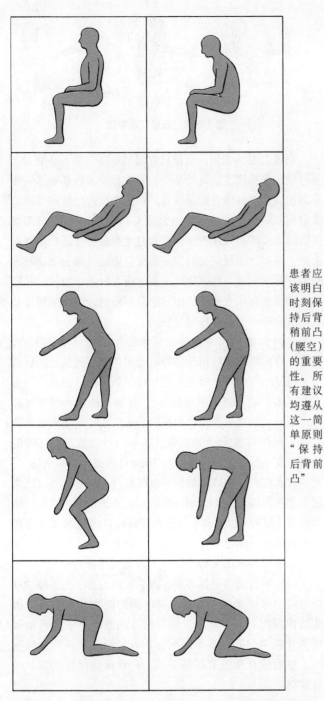

患者应该明白时刻保持后背稍前凸（腰空）的重要性。所有建议均遵从这一简单原则"保持后背前凸"

图40-37　保持后背前凸的纠正姿势（左），错误的姿势（右）

1. 坐姿　现如今，人们为了许许多多的生活之事而需要坐着，如坐小汽车，坐火车和公交，在办公室坐和在家里坐（图4-37）。要让患者明白的是其实坐着对于背部来说是最糟糕的姿势。因为坐位姿势会增加椎间盘内的压力。因此应尽量避免坐着，但是如果只能坐着就得选择合适的姿势和好的椅子。好的椅子可以使你的腰部维持正确的前凹状态，最重要的是坐位的高度和深度，以及背部休息时的倾斜度和形状。

（1）座位的高度：座位要调整到适合个人的高度（图40-38）。理想的高度是：大腿正好放在座位上、膝盖呈直角、脚后跟接触地面。

（3）斜靠背休息：座位和靠背的夹角不要超过100°，角度加大则会增加骨盆向后旋转，从而使腰椎后凸。

（4）腰支具：椅子靠背要质量好、有足够硬度的实心垫，放置高度应在L₃-L₄水平，这里正好是前臂弯曲肘部呈直角放到后背时的位置（图40-41）。正常情况下，这里离椅子座位高19～26cm。

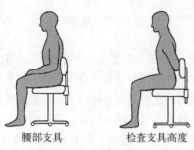

图40-41 腰部支具

腰部支具　　　检查支具高度

（5）开车的姿势：汽车的座位常常带来很多问题。空气动力学原理迫使现代汽车制造商把汽车设计得尽量低矮。结果汽车的座位也就相当低，这对驾驶员背部伤害很大。双腿几乎是伸直的，从而牵拉骨盆向前。如果把后背向后倾斜，加上座位的适当倾斜，座位就可能遵循了上面所述的有力原则。汽车靠背倾斜110°～120°，它与座位间的夹角为90°～100°是最佳（图40-42）。为了保持腰部前凸，背部需放一个大约8cm厚的硬垫子，高度在座位上方20～25cm最佳。

斜坡座位具有的几个优点。

• 臀部向后滑，使得座位的水平面和垂直部分形成夹角。

• 大腿平放座位上休息，膝盖向上使大腿和小腿之间的夹角变小，腘绳肌张力减低。

• 躯干上部向后，增加后背与背靠的接触。身体重量的大部分转移到靠背上，脊椎轴向负荷压力减轻。靠背和方向盘的距离在双手能伸直时最为合适。上肢能完全伸直防止胸部与靠背过于接触，以免增加负荷引起脊柱后凸。

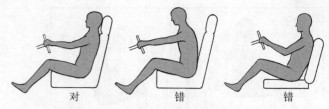

图40-42 调整驾车姿势

对　　　错　　　错

患者也要认识到，仅仅只有调整好座位是不够的，必须习惯于保持恰当的驾驶姿势。不管行驶多远都要尽量使臀部往后靠直到骶骨触及靠背。背部支撑物尽量向前推挤腰椎使其前凸。一项随机研究证实L₃-L₄水平放置腰部支撑物的坐姿能有效减少腰痛。要避免引起脊柱后凸的所有坐姿。例如，双腿交叉的坐姿也是有害的，因为上面的大腿牵拉骨盆向上，使腰椎从下面弯曲。同样，坐位时双腿向外伸直（在床上或浴缸中）也是不行的，腘绳肌腱使骨盆向前旋转，引起脊柱明显后凸。

2. 站立姿势　站立位通常不会增加椎间盘内压力，当你保持正常的脊柱前凸姿势时无须担心椎间盘会向后移位。但是站立位工作时常常使脊柱稍微弯曲（如在桌子旁工作，大扫除，使用吸尘器等），这些均能显著增加椎间盘内压力。站立工作时台面高度恰当，工作时使用恰当的装备可预防对椎间盘的影响（图40-43）。站立工作时的台面高度一般在肘部以下8～10cm（大概一个拳头）。对大多数人而言，此高度是比一般餐桌高30～40cm，比常规工作台面高10～15cm。洗脸盆也要比正常高度高，清洁用具-扫帚-吸尘器-拖把也应该设计得足够长以方便使用时保持身体处于直立状态。

3. 举起和搬运重物

（1）学会使用腿部力量，而非背部力量：为了减少杠杆作用，尽可能减少重物与身体间的距离非常重要。因此腿伸直时不能举重物。最好的方法是蹲下去后再拾起重物（图40-44）。在举起重物前收紧骶棘肌保持脊柱前凸，然后伸直膝关节和髋关节，尽量保持腰椎固定，举起重物。

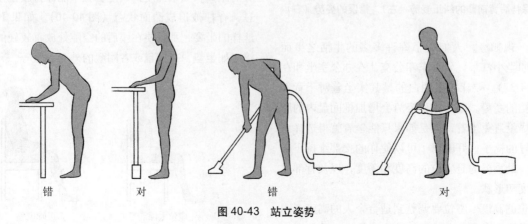

错　　　　对　　　　错　　　　　　对

图40-43 站立姿势

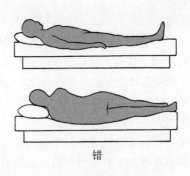

（2）避免身体躯干部既弯曲又扭动：身体弯曲和扭转可使椎间盘后外侧面的纤维环受到最大程度的牵拉，很可能造成纤维环损害而使髓核突出。为了避免这种情况发生，要告诉患者应该以脚为支点，而不是扭动躯干。

在搬运重物时，让物体尽量靠近身体，物件离身体越远椎间盘内压力越大，脊柱后突越严重。把重物放在髂嵴处搬动最好（图40-45），这时重物的重量直接转移到腿部，而不是通过脊柱传递。

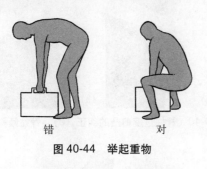

图40-44 举起重物

错　　对

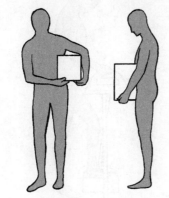

图40-45 搬动重物时尽量让物体靠近身体

**4. 睡觉（卧床）姿势** 许多背痛都是躺在松软的床垫上所致。仰卧在吊床上迫使脊椎后凸，逐渐引起髓核移位。因此，床垫必须坚固并放置在较硬的床板上。最佳卧位姿势是仰卧、胸部稍微偏向一侧、大腿稍微弯曲、小腿向外伸直（图40-46）。这种姿势可维持腰部的前凸。

**5. 怎样锻炼** 增强肌肉力量的锻炼并不能防止椎间盘移位。要告知患者强有力的背部和腹肌并不能阻止椎间盘组织向后移位。只有在日常生活中保持正确的姿势才能预防椎间盘突出。因此，重要的不是增强肌肉的力量，而是肌肉发挥力量的方式。而且针对背部肌肉力量的锻炼对椎间盘有较大的危害。俯卧位伸展运动可使椎间盘内压增加5倍，仰卧起坐可增加6倍。增强或维持腰部运动的锻炼也是禁忌的。唯有保持腰椎的静止性而不是运动，才能预防椎间盘移位。

相反，增加髋关节和膝盖的力量及活动性的锻炼是值得鼓励的。因为这样可以把重力由脊柱转移到腿部。这样的锻炼方式有一定意义，但只是作为指导和体位性训练的补充方式。

只有一种预防性的"锻炼方式"逻辑上具有保护作

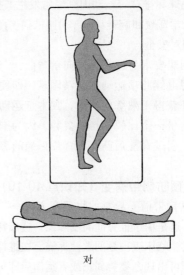

错

对

图40-46 睡觉的姿势

用，而且被证明对于反复发作的腰背痛患者有一定价值。被动牵引状态下的伸展锻炼。患者双手放在桌面上并伸直手臂，双腿尽量向后远离，肩膀尽量上抬，躯干尽量下垂。这种方式可通过骨盆和腿的重量在牵拉时被动伸展（图40-47）。维持这种姿势20～30秒。牵拉能减少椎间盘内压，伸展可使椎间盘向前移位。每天可进行5～10次这样的锻炼。

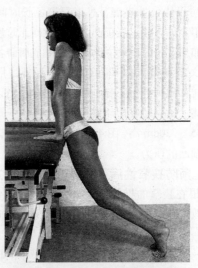

图40-47 被动牵引下的伸展训练

6.怎样运动

（1）游泳、行走和跑步都是安全的。游泳时躯干浮在水中，这可以防止任何对髓核的挤压。跑步和行走时，腰椎仍处于生理前凸状态也能防止椎间盘向后移位。骑车时只要骑手使用肌肉力量维持背部前凸，则骑车对腰椎也就没有多大危害。

（2）球类运动则可能诱发突然的椎间盘纤维环移位，因为运动员不是总能完全控制身体被迫采取的运动姿势。网球、羽毛球和排球等运动因其经常发生"抽筋"，且要求运动员经常弯腰和旋转身体，对腰椎损伤尤其大。而足球和篮球相对安全。

（3）划船要求身体大幅度向前弯曲。一旦发生椎间盘损害要想继续此项运动则非常困难。即便是划手经过良好的训练获得了熟练的技术。独木舟运动要求坐着膝盖伸直，这是一个比较糟糕的姿势，因为腘绳肌腱牵拉骨盆向前，引进脊柱后凸。有背部疼痛的患者应避免这些运动。

### （三）预防韧带病变（知识点 40-10）

当后纵韧带遭受异常的物理应力时，即可引起腰椎韧带疼痛。这是由于椎骨间高度降低，造成脊柱轴心的后部承重太大。临床表现是间歇性疼痛。在维持某种姿势较长时间后即可出现，姿势纠正或者运动后即可消失。维持脊柱前弯或者前凸过大尤其会增加后部的承重，增加体位性疼痛的发生。

**知识点 40-10**

**预防韧带病变**
- 避免长时间保持一个姿势
- 避免柱过度前凸
- 保持运动

为了防止体位性疼痛，患者要避免长时间的静态姿势，尤其不允许脊柱过度前凸。要注意纠正过度脊柱前凸的姿势。如果要长时间站立，则要在站立时骨盆倾斜或靠在墙上膝关节稍微弯曲（图40-48），另外，把身体重量从一条腿转移到另外一条腿上可改变姿势张力，从而预防体位性背痛。站立时我们建议把一只脚放在一个小脚凳或脚踏上（15～20cm高，图40-49），这可使得髋部稍弯曲，缓解脊柱前凸的压力。

### （四）预防狭窄性病变（知识点 40-11）

神经根在狭窄的椎管内受压并不是一成不变的，椎管大小的改变和姿势有关。变形的脊柱承受轴向压力时椎管会减小。后纵韧带折叠并弯曲在后方，上关节突向前上移动与上一节脊柱椎骨相关，椎弓根向下推向神经根，腰部伸展可进一步使间隙变窄增加神经根的挤压力。弯腰则可以缓解椎管压力：因为弯腰可拉伸后纵韧带，使上关节从神经根处移走。

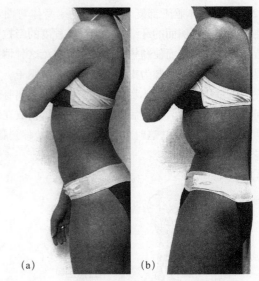

图 40-48 脊柱过度前凸的纠正（a）；骨盆倾斜（b）

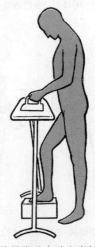

图 40-49 使用脚踏来减少脊柱前凸的压力

因此，鼓励椎管狭窄的患者尽可能在任何姿势下都要保持脊柱平衡。坐着时保持驼背坐姿会比较舒服，但是站立或行走时，很难保持脊柱背弯的姿势，此时最好行骨盆倾斜锻炼（骨盆主动向前，即可保持后背伸直）。首先躺在地板上锻炼，接着靠墙站立，膝盖稍弯曲。一旦掌握了骨盆倾斜的要领，则每天锻炼几次，每次5～10分钟。早期椎管狭窄或外侧隐窝狭窄的患者，骨盆倾斜锻炼是很有效的。

**知识点 40-11**

**预防狭窄性病变**
- 避免脊柱前凸
- 避免轴向负重

## 七、脊柱外科手术

不同的国家脊柱手术率显著不同。在发达国家中英国最低，每年不足10/10万接受椎间盘切除或腰椎融合手术。美国背部手术5倍于英国，每年至少有69.5/10万的患者接受椎间盘切除手术治疗，还有31/10万的患者接受脊柱融合术。即使在同一个国家，也存在很大的地区差别。Volinn团队调查证实，在华盛顿州不同的地区腰部手术发生率相差几乎15倍以上。然而坐骨神经痛和腰痛的发病率却没有多大差异，那么造成国家之间、地区之间手术率差别这么大的原因是什么呢？唯一合理的解释就是没有统一的手术指征。美国医学研究院的一项研究也得出结论说：腰痛手术已过度应用而且常常是滥用。最新的一项研究证明，椎间盘手术率越高的地区，治疗效果越差，再次手术的风险越大。

外科手术成功的基础是患者的症状有明确的原因，患者的症状和影像学检查相一致，患者疾病没有社会心理因素的影响。综合考虑所有相关因素后坚信手术的效果要优于疾病自然发展的结果。违反以上原则是手术失败的主要原因，而非外科手术方式选择的错误。因此，不要轻易进行外科手术干预，而是充分考虑非手术治疗，甚至疾病自然康复过程。但是有时外科手术治疗也是有必要且还不能耽误的。

决定手术治疗与否，要考虑如下重要因素。第一，大多数有腰椎手术治疗指征的情况均有自然康复的可能。第二，手术治疗的效果并非想象那么完美，即使手术者的手术操作技巧良好，术前严格选择患者，坐骨神经痛行椎间盘切除手术的术后即刻成功率也不超过90%，长期有效率不超过80%。如果主要是背部疼痛，则手术治疗后只有一半的患者症状能得到缓解。术后4年内再次手术率10%，5年则增加到15%。术后症状不缓解再次手术的成功率很低。第三，要清楚对疾病不干预的风险。如果患者开始即有肌肉麻痹，那么不进行手术治疗持续下去会有残疾的可能吗？现在普遍认为：运动减弱和（或）感觉缺失是外科治疗的主要指征。毫无疑问，马尾综合征是外科椎间盘切除术的绝对指征且还要急诊进行。然而，大多数下肢肌麻痹并不严重，而且是一个医师体检的体征，而不是患者感觉明显的症状——肌肉麻痹的患者经常并没有注意到自己的这种情况。单纯神经根麻痹往往能自行恢复，通常在几个月后。有时患者在神经根疼痛消失前能感受到肌肉的力量开始增强，皮肤的敏感性也恢复。Hakelius和Hindmarsh的研究指出：即使耽搁3个月，对肌肉力量恢复的影响也是微乎其微。他们进行了一项回顾性研究，对166例接受外科手术者和417例未行手术治疗的患者进行比较。发现肌肉麻痹和感觉缺失的恢复没有统计学意义上差异。Weber的一项前瞻性研究也显示：外科手术治疗和非手术治疗的肌无力情况恢复相似。但是，如果椎间盘突出引起两个相邻的神经根麻痹，会导致永久性的肌无力，这很可能是第4腰椎水平的椎间盘突出。$L_4$-$L_5$神经麻痹致足下垂。如果担心足部背屈肌出现永久性肌无力，则要尽快进行椎板减压手术，否则椎板切除术不一定能使肌肉力量得到恢复。

## （一）椎间盘突出的外科治疗

腰椎间盘突出症可通过不同的手术方法来治疗。通过椎板内途径椎间盘摘除术、显微椎间盘切除术、经皮椎间盘摘除术及采用木瓜凝孔蛋白酶化学核松解术等。这些治疗手段由于目前尚没有前瞻性的对比研究，还不能做出有效的对比分析。

腰椎间盘切除术在过去被称为腰椎板切除术。这个术语表达可能不太合适，因为它意味着神经元素的完全暴露。

显微椎间盘切除术的优点是切口小，术后恢复快；缺点是技术上要求更高，感染率高，遗漏引起显著症状之病变的风险增加，手术定位上难度大并且复发率相对更高。

在经皮或抽吸椎间盘切除术中，一个套管插到椎间盘纤维环处。一个切割工具通过鞘，在纤维环中切出一个洞。然后将小的弯钳伸入到切开的小洞中，将椎间盘中的髓核尽可能抽出（通常是4～6g）。这个手术的成功率在50%～75%。在经皮激光椎间盘减压术中，套管中含有玻璃纤维，可应用激光能量破坏髓核物质。尽管这些技术机制尚不清楚，但其益处可能都是基于椎间盘减压的机制。该治疗方式不适用于游离型椎间盘突出的患者。该技术的优点是并发症风险低，治疗时间短，恢复快。然而，用于治疗的患者数量太少，不能被认为是一种有效的治疗方式。在最近的一项随机临床试验中，该方法的成功率只有44%。

化学核松解术是一种向椎间盘内注射木瓜凝乳蛋白酶治疗椎间盘损伤的方法。蛋白酶迅速降解蛋白聚糖核心蛋白，产生的片段只含有少量的糖胺聚糖链。这些物质从组织中弥散出去，加上椎间盘的保水能力丧失，从而减少了椎间盘内的压力，以及受压神经根的压力。这种方法的效果还是不及外科手术切除。这一治疗方法的一个严重缺点是在注射后大概6周内腰痛增加。此外，还有少数人可能出现严重过敏反应和神经系统并发症。对腰椎间盘突出引起神经根疼痛的年轻患者，化学核松解是可行的治疗方案。

1. 适应证 当患者出现马尾受压综合征或刚开始出现下垂足时，毫无疑问可以采用腰椎间盘切除手术。然而绝大多数腰椎间盘突出患者的主诉是疼痛，而不是明显的神经肌肉功能障碍。尽管大多数神经外科医师通常认为肌肉麻痹是早期手术标志，但尚无证据表明手术后神经肌肉功能障碍恢复比非手术治疗后恢复更快。

（1）绝对适应证（知识点40-12）

①第3、4节骶神经根麻痹：急性腰痛或坐骨神经痛发作时，膀胱虚弱无力伴尿失禁，需要立即进行椎板切除术。马尾受压综合征的结果依赖于快速的识别和早期手术，因为压迫是节前的，没有恢复的可能。其重要特

征为双侧神经根痛和双侧神经症状；会阴疼痛、感觉异常和（或）麻木；还有泌尿系功能障碍和（或）直肠括约肌张力丧失。

### 知识点 40-12

**椎间盘硬神经根交互作用外科处理适应证**

- 第 4 骶神经根麻痹
- 早期足下垂
- 严重的神经根疼痛
- 6 ~ 12 个月非手术治疗无好转

②足下垂：足的背屈由 $L_4$ 和 $L_5$ 运动神经根支配。在第 4 腰椎处有一个大的椎间盘突出可能会导致这两个运动神经压力萎缩。然后导致胫骨前肌和脚趾的背屈肌完全瘫痪，难以恢复。因此，如果足的背屈肌出现大的、快速的、进行性肌无力症状，此时就要考虑实施椎板切除术以期望快速恢复肌肉的力量。

③严重的难治性神经根性痛：重要的不是病变的严重程度，而是疼痛的严重程度。这一指征与是否具有神经系统体征无关，而与持续的、顽固性疼痛相关。患者可能接受过各种非手术治疗，包括硬膜外局麻，可能还加了氟羟泼尼松龙和神经根阻滞，但其症状依然如以前一样严重。这样的坐骨神经痛患者通常都有必要进行椎间盘切除术。无论患者是否伴有神经缺损症状，甚至伴有肉眼可见的腰椎畸形：表现为肉眼可见的侧弯，或屈曲畸形，只要伸直腰就引起严重的神经根痛并向下肢放射（另见第 36 章）。或者在弯腰时严重偏离疼痛的一侧，由于严重的神经根痛而不能向痛侧侧弯。

（2）相对适应证：大多数外科医师认为，伴有神经体征的神经根痛是椎间盘切除术的主要适应证。但是我们坚信轻到中度的单纯肌肉无力并不意味着需要进行外科手术干预。如果只有一条神经根受累，自行恢复是治疗的基本原则。通常疼痛停止后，肌肉才开始恢复。尽管神经根萎缩有时会引起永久性肌无力和敏感性缺失，甚至踝反射永久性丧失这是事实，但是外科手术也不是总能防止这种情况的发生。许多回顾性和前瞻性研究比较了手术治疗和非手术治疗患者的情况，发现二者在麻痹恢复方面没有什么差异。

因此，肌肉无力不是外科手术的主要指征，它是硬膜外局麻的指征；神经根脱敏是必需的。硬膜外麻醉后疼痛很快消失，且常常是永久性的。通常数月后神经性肌无力也会得到恢复。

大家永远不要忘记，大多数坐骨神经痛患者无论采取何种治疗方法都会在一年内康复。我们还应当记得在椎板切除术之前的年代，极少有坐骨神经痛的患者能从他们的痛苦和残疾中恢复过来。因此，对于一个疼痛尚可忍受的神经根痛患者，即使伴随有神经系统的体征，非手术治

疗没有太多效果，我们也要建议其耐心等待自发性康复出现。8 个月后如果症状和体征没有好转，再考虑是否手术治疗。然而不幸的是，持续 8 个月之久的腿部疼痛，也与手术后效果欠佳有关。

2. 减压手术失败 减压手术的失败率差别很大，从 5% 到 50% 不等，平均为 15%。失败的原因可能是诊断错误、手术位置错误、手术错误、患者选择不合适或技术问题等。参考历史记录对手术失败原因的评估会有很大帮助。通常有以下三种可能。

（1）患者初期没有症状缓解或症状加重：诊断、适应证或手术部位错误。

手术失败的主要原因是社会心理原因：患者不合作或者就不想治好病——可能是为了索赔、工作不满或心理障碍。这种患者的手术要慎重考虑。术后长期失能是预料中的。即便真正有器质性问题，术后也会有间歇性背痛。因此，如果认为患者有妨碍手术效果的可能，就应尽可能避免实施手术治疗。

有时手术失败则是由于位置判断错误，这可能因为分段异常或影像学检查标识错误所致。后者并不罕见，往往因为诊断影像诊断的特异性太低所致。CT 检查和脊髓造影的准确性在 80% ～ 87%。因此，如果仅参考影像学检查结果就决定手术，出现定位错误就不足为奇。此外，术后持续神经根痛最重要的原因之一是手术时可能忽略了同时存在的外侧椎管狭窄的情况。

（2）术后确实有最初的疼痛缓解，但是随后慢慢发生相同节段的复发性神经根痛。这很可能是神经根周围形成了瘢痕。据估计，这样瘢痕形成占到所有手术失败的 12% 左右。

（3）术后病症完全缓解，但数月或数年后又复发。在相同位置或其他位置出现新的椎间盘突出。也可能是由于手术切除使椎间盘间隔变窄而出现外侧隐窝狭窄。

**（二）椎管狭窄和外侧隐窝狭窄的手术**

中央椎管狭窄推荐广泛椎弓板切除术，切除范围向两侧延伸至关节面。

外侧隐窝狭窄要行椎板切除术加椎间关节切除术。由于对侧常常也会狭窄，因此手术操作通常是两边都做。因此在任一节段，四条神经根都要显露（$L_4$-$L_5$ 在 $L_4$ 平面，$L_5$-$S_1$ 在 $L_5$ 平面）。

椎管狭窄行手术治疗的患者中，尽管有 33% 的患者仍然有严重的持续性背痛。而且再次手术率似乎也很高，但仍有 75% 的患者治疗效果良好。此外，在 8 年的随访期间发现，23% 的患者进行了脊柱的再次手术。与手术成功的相关因素有：脊髓影像学检查有明确的椎管狭窄，先前没有手术干预，没有糖尿病，没有髋关节病症，腰椎手术前没有骨折等。

**（三）腰椎关节融合术**

当出现严重的腰椎不稳定时，就有必要进行腰椎融

合术。要稳固相邻的两个椎骨或腰骶关节处则有很多方法和技术。后侧入路手术包括后外侧融合术、后路腰椎椎体融合术（PLIF）和经椎间孔腰椎椎体间融合术（TLIF）。更为复杂的技术则是前路腰椎融合术（ALIF）和各种方式联合应用：如前后路联合腰椎椎体融合术或360°融合术。应用不同类型的固定方式（如椎间融合器，螺钉，钢板，钢丝等）将移位骨固定，所有患者均要使用骨移植物。

**适应证**

（1）腰椎滑脱：人群中这一疾病发生率为 5%～7%，但只有在出现特定体征和症状时才需要手术稳定。

• 儿童中有超过 33% 的渐进性和症状性滑脱，或超过 50% 开始即有滑脱症状。

• 尽管接受了硬化剂治疗，但仍存在韧带性腰椎疼痛或双侧坐骨神经痛。

（2）退行性脊椎滑脱：退行性脊椎滑脱是椎弓根完整无损情况下的脊椎滑脱现象。滑脱是由于椎间盘退行性病变、广泛的关节松弛、物理应力增加及椎弓板关节面结构异常等联合所致。常常发生于 $L_4$-$L_5$ 节段且滑脱比例很少会超过 33%。随着滑脱的进展，患者可能出现腰痛或双侧坐骨神经痛。如果注射硬化剂没有明显效果，则必须考虑椎体融合术。

（3）腰椎不稳定：患者因反复发生椎间盘突出而遭受严重的复发性腰痛。推拿可迅速缓解疼痛及功能障碍，但在轻微的扭腰或伸展后会再次出现。如果患者在非手术治疗如背部学校训练、硬化剂注射等以后上述情况仍持续存在，则要考虑关节融合术。但是关键的前提是，如果"不稳定的平面"能有把握确定，选择性融合将会缓解症状。要确定不稳定的平面，椎间盘造影或窦椎阻滞可能有用。而且融合有益的患者也可以施行短期的外固定。

（4）髓核反复突出：疼痛在早晨出现，随着一天时间的推移症状慢慢加重。患者躺下去就很舒服。每天早晨疼痛消失但起床后重现。背侧韧带重复注射硬化剂没有效果。硬膜外注射没有效果。这种病例唯一有效的治疗方法就是椎体融合术。

**（四）全椎间盘转换**

该技术的目的是恢复和维持脊髓节段的运动性并缓解疼痛症状，同时避免脊柱的不稳定，保护相邻椎间盘和关节免遭过度退化。手术入路类似于前路腰椎椎体间融合术，其血管并发症发生率也相似。由于全膝关节和全髋关节置换术越发成熟，对脊柱退行性关节病变现在考虑较多的是置换而不是融合。

对已发表的文献和一些全椎间盘置换有效性和安全性的临床研究进行综述，结论是全椎间盘置换的长期并发症和有效性与腰椎融合相似。

脊柱手术适应证总结如知识点 40-13。

 **知识点 40-13**

**脊柱手术适应证**

**椎间盘切除术**

绝对适应证

• 第 3 和第 4 骶神经麻痹

• 早期足下垂

• 严重的顽固性神经根痛

相对适应证

• 非手术治疗无效

**椎板切除术**

• 中央管狭窄

• 外侧隐窝狭窄

**关节融合术**

• 严重的腰椎不稳

　○ 脊椎滑脱

　○ 复发的椎间盘突出

　○ 髓核反复性突出

（王宇琴　翻译）

# 第八篇

# 骶髂关节和尾骨

# 第 41 章

# 骶髂关节的临床检查

## 一、引言

骶髂关节炎是一种常见的引起单侧臀肌疼痛的疾病，包括风湿性骶髂关节炎和脓毒性骶髂关节炎。骶髂关节作为一种滑液关节，如果有侵害其他滑液关节的感染或传染因素存在，骶髂关节同样也会受到侵害。然而，骶髂关节炎作为一种引起机械性背痛的主要原因仍然存在争议，诊断"骶髂功能障碍"或"骶髂半脱位"定义均不清晰且很难被证实。证实骶髂损害的临床诊断标准未达成一致，故争议很多。如果仅仅依靠局限性疼痛或触诊敏感作为诊断依据，骶髂损害的诊断非常常见，而如果要依据周密的腰椎和髋部临床检查才可诊断，该病的诊断率会很低。骶髂关节区域单侧痛及触诊敏感不是一个可靠的诊断骶髂功能障碍的临床依据，是因为它更可能是来源于下腰椎硬膜的牵涉痛及牵涉性敏感。而且，骶髂关节的机械性检查如检查骶髂关节的张力而不影响腰椎和髋关节，是非常难做到的。大多数常用的检查缺乏这样的必要条件，这就可以解释为什么不同的检查者会做出不同的结果。

要讨论关节功能障碍，必须先澄清以下术语的定义问题。

• 骶髂拉紧/扭伤是由于不正常的关节活动引起囊状韧带结构的过分伸展或破裂。

• 骶髂不稳定是囊状韧带的松弛引起的异常关节移动。

• 骶髂半脱位是关节骨组织的永久移位。

• 骶髂功能障碍是各种关节病导致的可逆性关节活动度下降。

• 骶髂关节炎是骶髂关节的一种炎症状态。

在1905年，Goldthwait和Osgood首次引入"骶髂扭伤"的概念，并认为它是背痛和坐骨神经痛的常见原因，之后被众多学者补充强化，现在仍在沿用。MacNab观察到骶髂扭伤仅发生于年龄 < 45 岁的人群，并且必须要有足够大的外力作用于关节，如从高处坠落或车祸方可发生。Cyriax建议保留此术语，是因为疼痛是关节韧带在非炎症状态下损伤引起的。然而，因疼痛和临床体征出现于影像学改变之前，早期的骶髂关节炎与本病的鉴别存在困难。

当发生臀部、大腿背侧、小腿肚的疼痛，一些阴性症状，如腰椎关节征象（－），直腿抬高试验（－），髋关节末梢感觉正常，骶髂关节神经和动脉征象（－），均有助于诊断。

腰背疼痛疾病的临床评估是大致类似的（见第36章），当从病史和功能检查提示可能存在骶髂损伤，可以进行一些特殊的体格检查和影像学检查。

## 二、牵涉痛

在骶髂关节病变中，疼痛可能是局限性的，也可能放射至臀部和大腿，是牵涉痛还是来源于关节的疼痛需鉴别，而且非常重要，应当列为首要考虑的问题。

### （一）放射至骶髂关节区域的疼痛

单节段的腰椎间盘突出症（$L_1$、$L_2$、$L_3$ 和 $S_1$、$S_2$）或多节段（腰椎硬膜）的腰椎间盘突出症是最常见的牵涉性痛原因。另外，髋关节炎也可能放射至骶髂关节区域，髋关节炎的患者臀部内侧和上方疼痛，是因为髋关节与第3腰椎水平平齐。

### （二）来源于骶髂关节的疼痛

骶髂关节的神经支配和韧带是非常复杂的。研究证实，关节的前半部分由 $L_5$-$S_1$ 和 $S_2$ 的腹侧神经支配，而关节的后半部分由 $L_5$ 的背侧神经和一个骶神经背侧衍生的神经丛支配。关节的上部分和髂腰韧带均与 $L_2$ 和 $L_3$ 相连。

在骶髂关节损伤和骶髂关节炎时，疼痛最常出现于臀部，也可放射至大腿和小腿的背侧，但不会放射至足部，也可见腹股沟处的疼痛。典型的疼痛分布如图 41-1 所示。

## 三、病史

病史采集应包括既往疾病、外伤、妊娠和分娩、职业和工作习惯，以及运动和娱乐活动情况。家族和社会史也很重要。如果是盆腔分娩引起的损伤，疼痛最常发生于分娩后的第三个月或最初几周。

在骶髂病变中，一个典型的症状是会出现单侧的臀部疼痛（常常部位很深，钝痛，很难描述），可能伴随 $S_1$、$S_2$ 皮肤甚至大腿背侧的牵涉痛。左半、右半臀部疼痛交替出现，需重点考虑早期的强直性脊柱炎的诊断，尤其是在见于 15—35 岁男性时。

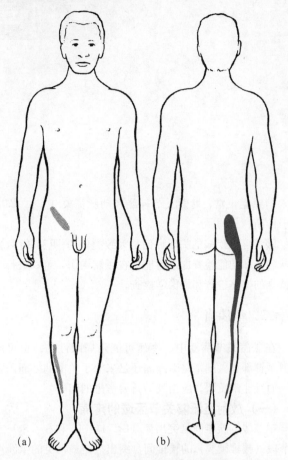

**图 41-1 来源于骶髂关节的疼痛**

（a）腹股沟疼痛可能来自关节上部；（b）后囊和韧带引起的典型疼痛。

咳嗽可能会出现臀部或大腿背侧疼痛，是因为突然增高的腹压使髂骨与骶骨分离。基于对椎间盘的损伤在下位腰椎水平的推测，此现象与其位于硬膜囊的起始部位有关。然而，如果出现此损伤，疼痛常常是在腰部而不是臀部。

一些医师发现，在骶髂关节病变的患者中会出现一种特殊的步态，类似于树干的倾斜，他们中的大多数走路时会偏向于健侧，一些患者甚至坐位时会不自觉避免接触病变侧的臀部。

神经系统症状，如麻木、感觉减退、迟钝是不会出现的。

## 四、功能检查

### （一）引言

在背痛和坐骨神经痛的患者中，除骶髂关节牵引试验外（图 41-3），其他骶髂关节临床检查都不是常规检查。骶髂关节牵引试验被认为是关节内炎症最敏感的检查。

除了骶髂关节牵引试验阳性外，在立位腰椎检查中一些不一致的症状和轻微的体征也有提示意义。例如，在急性骶髂关节炎时，躯干整体弯曲和向患侧弯曲可能引发疼痛，如果直接做骶髂关节测试试验，疼痛会加剧。髋关

节活动也可能引发疼痛，尤其是双侧旋转试验，这是由于髋关节活动结束时对骶髂关节的间接压力所致。

腰椎的常规临床检查可能是阴性的，但是腰椎检查出现腰痛或坐骨神经痛等症状可能间接提示骶髂病变。在骶髂张力测试时，常规试验通常不会引起疼痛。只有当测试真正拉伸了韧带且持续时间足够长才会使得受损韧带出现疼痛反应。因此，应综合病史、长时间负荷后的疼痛反应和特殊骶髂试验结果（知识点 41-1）做出韧带拉伸损伤的诊断。

### 知识点 41-1

**特殊骶髂试验的绝对适应证**
- 在常规腰椎试验中骶髂牵引试验（+）
- 在常规腰椎试验中剧烈的腰痛和轻微的体征存在不符
- 存在骶髂关节功能紊乱的病史，常规腰椎试验（-）

### （二）骶髂试验

骶髂关节检查可以分为触诊试验和疼痛诱发试验两种，触诊试验是通过触诊来评估关节活动和关节结构，而疼痛诱发试验是通过对关节施加压力而诱发出患者的疼痛症状。

1. 触诊试验 众所周知，触诊试验包括立位弯曲试验、坐位弯曲试验和 Gillett 试验。Gillett 试验具体操作如下。

患者背对检查者站立（图 41-2），检查者将一只手的拇指放在髂后上棘下端，另一只手的拇指放在骶骨第二孔水平或髂后上棘对侧，嘱患者将一侧膝盖尽可能抬高，向后旋转同侧髂骨，使得髂后上棘低于对侧。如果骶髂关节局部固定会使得此检查不能完成，或者因为这类患者会通过最大程度的屈髋而代偿倾斜的骨盆，甚至会出现髂后上棘上移。在这类患者中，这个检查是痛苦的。

Gillett 试验操作的前提是髋关节功能是正常的，对于两条腿不等长，腰椎侧凸和因为肥胖使得骨性标志无法定位的患者，检查很难做甚至是不可能做到。

到目前为止，触诊试验可信度不够，因此我们不做。

2. 疼痛诱发试验 是通过按压特定结构来诱发出患者的症状。研究证实，这类试验可以达到较高的一致性。

主要包括以下几点。
- 牵引试验或前分离试验。
- 压缩试验或后分离试验。
- 骶推力或下压试验。
- 头向剪切试验。
- 股骨剪切或股推力试验。
- 骨盆扭转或 Gaenslen 测试。
- Yeoman 测试。
- Patrick 或 fabei 试验。

软区域的压力。

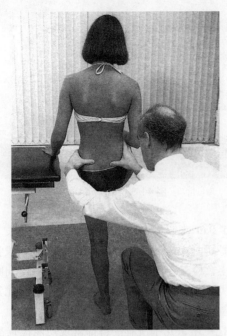

图 41-2　评估骶髂关节旋转度的 Gillett 试验

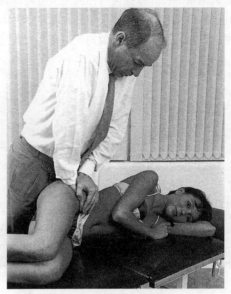

图 41-4　后分离试验

（1）前分离试验（图 41-3）：本试验为腰椎的基本功能试验之一，对骶髂关节炎的诊断有很高的敏感性和几乎100% 的特异性。

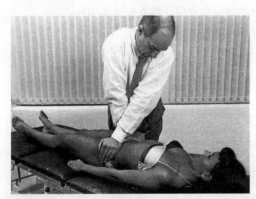

图 41-3　前分离试验

患者取仰卧位，检查者交叉双臂向下、向外逐渐向髂前上棘施加压力，如果诱发出疼痛，必须明确疼痛来源于单侧臀部还是腿后侧，所有其他的结果，如腰痛或髂前上棘柔韧度增高，都不相关。如果出现了臀部或腿后侧疼痛，再次行此试验，让患者的前臂支撑腰部，稳定腰椎并防止检查床对骶骨或髂骨的压迫。如果这不能改变疼痛的强度，几乎可以确定，骶髂前韧带是有病变的。

伸展骶髂前韧带的其他试验也有，但不特异，是因为也会对其他结构施加压力。抬腿 90°并横向旋转髋关节就是其中之一，也是腰椎的常规检查之一。

（2）后分离试验（图 41-4）：患者取健侧卧位，检查者站在患者身后，向最高处髂嵴向对侧施加压力。本试验拉伸骶髂后韧带并压缩骶髂关节的前侧部分。本试验的优点是骶骨和髂骨不与检查床接触，排除疼痛是来源于一个

（3）骶推力或下压试验（图 41-5）。患者取俯卧位，直接向骶骨施加压力。检查者两手交叠置于骶骨中央（$S_2$），直接向下用力，同时将髂骨固定在检查床上。如果存在骶髂损伤，对腰椎施加压力的类似试验可能会引起臀部疼痛，但当压力直接作用于骶骨时，疼痛会明显剧烈。在头颅试验中，手位于骶尾骨末端，向头颅方向施加压力。

接下来的骶髂疼痛诱发试验都是以股骨作为支点，因此应当谨慎地解释结果。

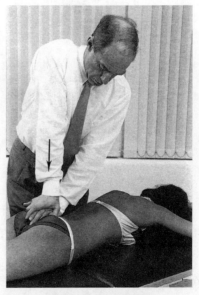

图 41-5　向下压骶骨

（4）股骨剪切或股推力试验（图 41-6）：患者取仰卧位，臀部弯曲，轻微抬起，检查者站在患侧，通过股骨向骶髂关节和韧带施加后切力，避免了对臀部的过度施压（对末梢感觉），压力应当是纵向的，而不是向下的。一些

专家认为，此试验尤其对髂腰韧带施加了压力，如果患者大腿呈最大限度屈曲并被推向对侧肩关节方向，轴向的压力会施加于骶髂后韧带上；如果患者大腿呈最大限度的屈曲并被推向同侧肩关节方向，轴向压力则会使骶结节韧带紧张。

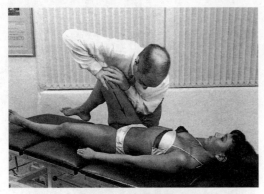

图 41-6  拉伸骶髂后韧带试验（股推力试验）

（5）骨盆扭转或 Gaenslen 试验（图 41-7）：这一试验是在患者的仰卧姿势中进行的。一侧臀部被动屈曲，推至胸部。另一侧腿被动伸展，悬于检查床边缘，向骶髂关节末端施加压力时，一侧出现俯屈，另一侧则相反。由于压力同样也会作用于腰肌、臀部关节、股神经，故此试验结果判读应谨慎。

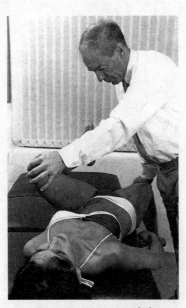

图 41-7  Gaenslen 试验

（6）Yeoman 试验（图 41-8）：此试验是患者在俯卧的情况下进行的。检查者站在患侧，一只手置于骶骨上，另一只手伸展臀部，最大限度向前旋转髂骨。骶髂关节疼痛为阳性结果。此试验同样可以拉伸其他结构，如髋关节和腰肌，通过腰肌使得腰椎受压。所以，这个试验不总是可靠或必要，至少应当与固定髂骨的臀部拉伸试验结果相对照（一只手固定髂骨而不是骶骨）。

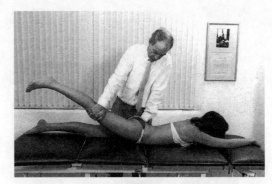

图 41-8  Yeoman 试验

（7）Patrick 试验（图 41-9）：本试验在髋关节上依次进行股骨屈曲、外展和外旋转活动。结束后，股骨被固定在骨盆上，检查者将对侧髂前上棘向下压，并向膝盖内侧施加压力。此试验对骶髂前韧带施加了压力，尤其是被检查腿一侧。

回忆一下，几乎所有的臀部常规功能检查都间接向骶髂关节施加了压力。

• 将腿 90° 屈曲并向侧旋转，避免大腿内收向骶髂关节施加压力或是间接拉伸骶髂前韧带。

• 将髋部和膝盖 90° 屈曲并向内旋转髋关节，避免大腿内收使骶骨和髂骨分离。如果髋关节没有病变，出现骶髂关节的疼痛高度提示存在骶髂损伤。

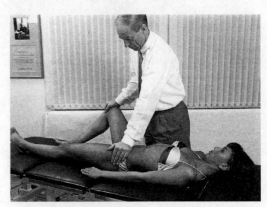

图 41-9  Patrick 试验

## 五、硬膜外局部麻醉

通过局部麻醉确认阳性在疑难病例中非常关键，但此时却是行不通的，因为骶髂前韧带不能被浸润，而且韧带后的部分过大。Cyriax 建议除非患者出现了明显的主诉、腰部疼痛、骶髂试验（+）、放射学检查（-），才考虑施行硬膜外局部麻醉。

## 六、影像学检查

X 线检查体现不出骶髂关节劳损。在骶髂关节炎中，对骶髂关节的放射学评估至关重要，然而，临床症状可能早于骶髂关节硬化数月甚至数年出现，故骶髂关节形态正常不能排除强直性脊柱炎的诊断。近几十年来，磁共振成像已经成为检查骶髂关节相关性早期炎症和形态学损伤最重要的方法，估计有 90% 的敏感性和特异性。

当患者单腿站立进行 X 线检查可能发现骨盆不稳定，在非负重侧耻骨向尾部突出提示耻骨联合和骶髂关节不稳定。

**结论：依据详细的病史和体格检查结果来诊断骶髂关节疾病。**

关节炎和劳损是必要条件。如果两个或两个以上向关节施压的特异试验阳性，考虑骶髂关节疾病。但是，只有病史和体格检查排除其他疾病，这些试验才有意义。同样重要的是，存在骶髂关节紊乱的患者可能合并存在其他疾病，如侧凹的脊髓狭窄或椎间盘突出，这些疾病都可能导致疼痛。

功能障碍和半脱位很难被证实，仍然不清楚，也可能不存在。

骶髂疼痛诱发试验见知识点 41-2。

　知识点 41-2

**骶髂疼痛诱发试验**
**前韧带**
- 前分离试验
- Patrick 试验

**后韧带**
- 后分离试验

**前韧带和后韧带**
- 骶椎压迫试验
- 头向剪切试验
- 股推力试验
- 骨盆扭转试验（Gaenslen 试验）
- Yeoman 试验

（王　蕾　翻译）

# 第 42 章

# 骶髂关节和尾骨临床检查的解读

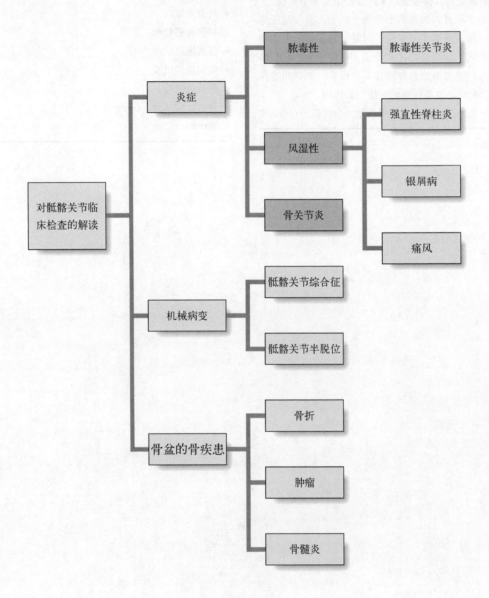

（王　蕾　翻译）

# 第 43 章

# 骶髂关节疾病

骶髂关节是一个滑膜关节，可发生各种关节炎性病变和退行性变。骶髂关节相对稳定（只在年轻人关节能旋转 3°～5°），但易受到机械创伤。

50 岁以后关节软骨表面可发生纤维化，到了 70 岁关节常发生纤维性强直。随着关节纤维性强直，其有效活动范围减小。

大多数骶髂或臀部疼痛并非源于骶髂关节，可能是椎间盘问题所致，因此在诊断"骶髂关节病变"时务必谨慎，必须排除可能导致"骶髂关节疼痛"的其他原因。

影响骶髂关节病理改变的因素包括炎症性和机械性。后者称为"骶髂关节综合征"，其确切机制尚不清楚，通常认为机械性疼痛源于轻微的关节半脱位和（或）韧带拉伤。

## 一、骶髂关节炎

在评估可放射到大腿和小腿后部的臀部疼痛患者时，临床医师始终要牢记骶髂关节炎性病变的可能性。骶髂关节炎通常是强直性脊柱炎的首发表现，可与炎性肠病、银屑病及其他少见风湿性疾病有关。已见过骶髂关节痛风，而骶髂关节化脓性感染很少见。

### （一）强直性脊柱炎

强直性脊柱炎（AS）曾被认为是一种罕见疾病，现在相当常见，患病率为 0.5%～1.0%，男女比率约 5：1，以往认为 20：1。目前研究显示，女性患病与男性一样多，只是病情较轻，多见关节外表现。此病特征为韧带和关节囊的纤维化和骨化，不同于类风湿性疾病典型的关节破坏。

强直性脊柱炎常自骶髂关节开始逐渐向上延伸至脊柱。骶髂关节炎通常比较隐匿，据估计有臀部疼痛者不超过 1/10。大多数强直性脊柱炎起初为弥散性腰痛，有时早期可有胸部或颈部症状。AS 常累及关节外、肌腱和韧带。此病可累及身体所有系统，可有虹膜炎、肺部疾病、慢性前列腺炎和心血管疾病。

强直性脊柱炎的诊断有时较困难，尤其在仅有骨盆受累的早期阶段。近几十年来虽已制定了一些临床标准，但也不是太理想。放射学证据是诊断骶髂关节炎必不可少的，但骶髂关节出现放射学异常需要数年时间。最近，磁共振成像（MRI）被证实在骶髂关节炎早期诊断中的价值，其敏感度和特异度约为 90%。活动性骶髂关节炎在 MRI 上的影像学表现要比 X 线片早 8～9 年。临床标准中的

胸部扩展范围缩小和脊柱运动对称性受限可以出现在 AS 较晚阶段，此时，疾病其他方面的表现应该很明显了（知识点 43-1）。

患者预后难以预测，一些患者的病变仅局限于骨盆而能维持较好的生活质量，仅少数患者可进展为关节强直。

<table>
<tr><td>知识点 43-1</td></tr>
</table>

**修订的强直性脊柱炎（AS）纽约标准**
**临床标准**
- 腰痛和僵硬超过 3 个月，休息不能缓解
- 腰椎活动对称性受限
- 胸部扩展受限

**放射学标准**
- 双侧骶髂关节炎，Ⅱ级或以上
- 单侧骶髂关节炎，Ⅲ-Ⅳ级

具备放射学特征与至少一个临床标准，可确诊 AS
具备三个临床标准，可疑诊 AS

### （二）骶髂关节炎

众所周知，强直性脊柱炎始于骶髂关节，但因其起病隐匿而未能得到足够的重视。许多晚期患者都记不起曾有过骶髂区或臀部疼痛。即使骶髂关节炎在初始发病时有症状，可能被当成 $S_1$ 椎间盘病变所致。对脊柱进行常规临床检查是可以发现此病的。

1. 症状  病人多是 15—40 岁，常诉单侧臀部疼痛。由于骶髂关节主要来自第 1、2 骶骨节段，疼痛常放射到腿后部直至脚跟。疼痛的部位与 $S_1$ 或 $S_2$ 神经根受压所致相同。然而，骶髂关节炎的疼痛不扩散到足部，也无感觉异常。类似椎间盘疾病，咳嗽（腹内压增加）可能导致臀部和下肢疼痛。和剧烈咳嗽同时出现的疼痛的部位和程度可能被想象为椎间盘疾病。一些特征有助于区分骶髂关节炎和椎间盘疾病。此病主要特点是疼痛的出现和消失是无规则和不可预测的，在急性发作期，疼痛持续出现；在缓解期，患者可以自由活动而不会引发疼痛。发作常无诱因，如果有疼痛，常因劳累而加重；如果无疼痛，也不能被激发出来。此病与椎间盘病变相反，椎间盘病变的疼痛总是伴随某一动作出现的，而避免这种动作可不出现疼痛。此病另一重要特征，骶髂关节疼痛经常从一侧到另一侧交替

出现，很少两侧疼痛，除非两侧都有病变。

2. 体征　由于本病与 $S_1$ 或 $S_2$ 神经根压迫症状相似，且可疑指标比较少而常被误诊（表43-1）。

**表43-1　骶髂关节炎和 $S_1$-$S_2$ 椎间盘病变的鉴别诊断**

| | 骶髂关节炎 | $S_1$-$S_2$ 神经根压迫 |
|---|---|---|
| **病史** | | |
| 臀部疼痛 | 传播到 $S_1$-$S_2$ 处皮肤 | 传播到 $S_1$-$S_2$ 处皮肤 |
| 突发疼痛／持续痛 | 逐渐加重 | 持续 |
| 咳嗽 | 疼痛 | 疼痛 |
| 晨起症状 | 睡醒时疼痛、行走改善、晨僵时间长 | 起床时疼痛 |
| 和活动的关系 | 疼痛和活动无关 | 某些活动时疼痛 |
| 疼痛部位 | 交替疼痛，疼痛不超过脚踝 | 非交替疼痛，通常到足部 |
| 感觉异常 | 无 | 足部或足趾 |
| **临床检查** | | |
| 伸展和侧屈 | 自如 | 常受限 |
| 屈曲 | 可轻微受限 | 常严重受限 |
| 直腿抬高 | 动作结尾可能疼痛 | 通常受限 |
| 骶髂关节牵引试验 | 疼痛 | 不痛 |

向痛侧伸展和侧屈时，臀部疼痛可能略加重，弯曲因臀部和大腿疼痛加重而受限，有时弯曲时可见躯干轻微偏向痛侧，直腿抬高可在动作结尾出现疼痛。

只有检查骶髂关节前部时，才能明确判断。检查时，单侧臀部或小脚后部疼痛源于骶髂关节。此检查方法对确定骶髂关节是否受累非常敏感，对诊断骶髂关节炎比出现放射学证据可能提前几年。检查骶髂关节的方法很多，牵拉试验最重要。此方法不使用杠杆而对关节前部直接施加应力（以患者股骨为杠杆的牵张力很不具体，不作为筛查试验）。骶髂关节牵拉试验，因其特异性而成为腰椎常规临床检查的重要内容。

发作期对患者进行检查时，被动活动髋关节也引起臀部疼痛，尤其被动外旋、屈曲、外展和伸展时。有学者发现，骶髂关节压痛可高度提示骶髂关节炎的存在，但触诊有压痛不会增加更多信息，只会让检查者困惑。首先，关节外包覆着骶髂肌，超出了触诊手指所及范围；其次，骶髂关节区域是腰椎神经刺激引起压痛的常见部位。

3. 辅助检查　骶髂关节炎的放射学证据是诊断 AS 的必要条件。临床症状可能比放射学证据出现早几个月甚至几年。在疾病早期，当放射学证据很小且有可疑意义时，应用计算机断层扫描（CT）可以证实关节变窄和融合。

放射学证据根据纽约标准分为五个等级（0-Ⅳ级；表43-2）。最初，部分关节周围骨质疏松，导致软骨下骨

缺损，关节腔扩大；病程进一步发展导致关节表面侵蚀，软骨下骨的局灶性硬化；进一步增殖变化导致跨关节腔的不规则桥接，导致关节两侧模糊和边缘模糊；最终放射学显示骨融合。

**表43-2　强直性脊柱炎的骶髂关节改变**

| 级别 | 改变 |
|---|---|
| 0 | 无症状 |
| Ⅰ可疑 | 关节周围骨质疏松 |
| Ⅱ轻微 | 关节边界清晰度下降，小部分硬化 少量侵蚀 |
| Ⅲ明确 | 双侧硬化明确 边界模糊 关节间隙变窄 |
| Ⅳ关节强直 | 关节完全融合 |

检查活动性骶髂关节炎的最好方法是 MRI。如果骨髓水肿区域（BME）位于典型部位，即骶髂关节周围，则认为 MRI"阳性"。当 MRI 仅见一处 BME 病变，应在连续图片上仔细观察。附着点炎、关节囊炎和滑膜炎提示有活动性炎症，且与 AS 相关，但若无 BME，则 MRI"阳性"依据不足。

4. 与 HLA-B27 的关系　众所周知，基因标志物 HLA-B27 与强直性脊柱炎相关联。HLA-B27 在健康人群中出现率日本和非洲为 1%（高加索人为 14%），而在强直性脊柱炎患者中为 90%。然而，HLA-B27 的存在对本病的诊断作用不大，甚至没有作用。无论 HLA-B27 的存在与否，如果患者反复 X 线检查都正常，则诊断的可能性不大；反之，即使 HLA-B27 阴性，如果患者有典型的 X 线表现也能诊断。

5. 自然病程　预后很难预测，有些患者病症仅局限于骨盆，而有些患者可迅速发展到脊椎和骨外疾病。发病年龄越小，预后越差；男性一般比女性差。25 岁以后发生骶髂关节炎，一般病情较轻，双侧骶髂关节炎持续发作和消退数年，直到骨性强直完全消失，疼痛消失。如果疾病向上发展，一般进展很慢，40—50 岁胸椎才受累，颈椎一般不受累，髋部活动自如。相反，20 岁前发生骶髂关节炎，或脊椎炎在 25 岁前已发展到腰椎，则极有可能早期严重致残；疼痛和僵硬沿着脊柱迅速向上扩散，在发病后 20 年内极有可能累及髋关节。

6. 治疗　让患者了解此病的自然病程非常重要。应告知患者"关节逐渐僵硬,最终关节完全僵硬和残疾失能"这个学说不正确。AS 一般不像人们普遍认为的那么严重，大多数患者预后良好，可以进行正常的社交、家庭生活和职业生活，仅有少数患者出现失能。

目前无根治性疗法，采取预防和对症治疗，以避免

疼痛和畸形。

为防止进一步畸形，患者应进行适当运动。日常严格的姿势和伸展练习比理疗更有价值。基本要求患者睡在硬床垫上并避免弯曲侧卧。建议患者每天至少一次将脸朝下在硬表面上半小时。白天应尽可能常做扩展练习，应注意工作中的姿势和尽可能多地活动。游泳是最好的日常运动。

应用非甾体抗炎药（NSAIDs）治疗疼痛和炎症。吲哚美辛为首选药物。告知患者治疗是连续的，用药目的是为了维持正常活动和每日必做的日常姿势练习。NSAID失效时，推荐使用抗肿瘤坏死因子（TNF）。过去几年，一些安慰剂对照和开放性试验显示，在活动性 AS 治疗中，TNFα 阻断药（英夫利昔单抗和依那西普）效果明显，50%～70%患者的症状改善了 50%或更高。

### （三）银屑病

银屑病中骶髂关节炎的确切患病情况尚不清楚，估计为 20%～30%。皮肤状况和关节病之间的联系尚不清楚。本病通常为单侧或不对称，可无症状。临床表现为疼痛和骶髂关节牵拉试验阳性，与 AS 相同。治疗骶髂关节炎使用 NSAIDs。

### （四）Reiter 综合征

Reiter's 综合征为典型的三联征：关节炎、结膜炎和非细菌性尿道炎。关节炎可侵袭很多关节，常不对称。本病病因尚不清楚，可能与感染有关。男性多见，多在20—40 岁。超过 30% 患者有骶髂关节炎的影像学表现，但只有少数患者有单侧或双侧骶髂关节炎的临床表现。骶髂关节炎的临床表现可早在发病后的 3 个月内出现。

### （五）化脓性关节炎

骶髂关节的化脓性感染很少见，尽管近年来相关报道越来越多。感染通过血源性途径或从邻近脓肿直接扩散到关节。易患因素为怀孕、静脉注射毒品和免疫抑制。

此病少见且局部症状和体征不明显，早期常被漏诊。臀部或腰部急性或亚急性疼痛并伴有发热，应考虑本病。也可能存在急腹症，尤其在儿童。

如果前关节囊扩张与腰骶神经丛接触，本病可出现股神经或坐骨神经根刺激症状和体征。

在腰背部临床检查中发现"臀部体征"时，应高度疑诊为本病。X 射线片常正常，CT 和 MRI 均为有效检查手段，$^{99m}$Tc 或 $^{67}$Ga 放射性核素扫描常可提前确定病情。使用抗生素治疗，本病一般可以治愈。

### （六）痛风

痛风通常被认为是一种周围关节病变。然而，自1965 年以来，人们认识到 7%～17%痛风患者的晚期阶段，骶髂关节也能受累。临床上骶髂关节炎常无症状，急性发作罕见。

### （七）骨性关节病

骶髂关节退行性关节炎的发病率随年龄增长而增加。

骶髂关节骨关节病仅有放射学异常，并无临床意义。

## 二、骶髂关节综合征

### （一）引言

1905 年，Goldthwait 和 Osgood 首次认识到，骶髂关节的机械性损伤可以引起背痛和臀部及腿后部的牵涉痛。

一些学者非常重视关节，并将骶髂关节综合征视为腰背部和骨盆疼痛的常见来源。普遍认为，骶髂关节区的大多数疼痛源于硬脑膜，而与关节本身病变无关，但是同意骶髂关节作为疼痛的主要原因也是合理的，因为骶髂关节是滑膜关节，它可以受到与其他滑膜关节功能障碍相同因素的影响。将骶髂关节内及周围的韧带扭伤和过度使用作为"功能障碍"疼痛的可能原因是容易理解的，而识别将"骶髂关节半脱位"作为"功能障碍"疼痛的主要原因是比较困难的。

在脊椎按摩治疗和手法医学文献中已经描述了许多检测骶髂关节功能障碍的试验，虽然常用，但许多测试很难实施或解释，因此它们的可靠性很低。特别是那些评估骶髂关节运动（或缺乏运动）的检查是不可靠的。疼痛激发试验是试图重现患者疼痛而可靠性更好，可用于检查骶髂关节综合征。

我们不讨论损伤的骶髂关节可能是骶髂关节功能障碍的来源。这个问题争议太多，目前有关这种疾患尚无明确的证据。相比之下，骶髂关节炎是一个具有典型体征和症状的容易描述的实体。最近研究表明，骶髂关节局部阻滞后能暂时缓解疼痛，证实了骶髂关节是腰背痛的主要来源。值得强调的是，诊断需要典型的体征，而骶沟和后骶髂关节线的压痛不足以做出诊断。

### （二）病史

骶髂关节综合征常发生在 15—35 岁女性。韧带可因摔到臀部或机动车事故而受伤。其他损伤也可能与骶髂关节综合征的发生有关，如踩进意外的洞或误算高度，或者骶髂关节损伤可能与妊娠有关，在怀孕和分娩期间激素变化导致骶髂韧带松弛。疼痛常是单侧的（也可双侧），从不交替，并局限于骶髂关节区域，放射到臀部和大腿及小腿后外侧面。

疼痛具有典型的姿势特征，仅在韧带长期或增加负荷后出现。因此，维持长时间姿势可以带来疼痛，通常过度站立或散步可加重疼痛，矫正姿势或运动可消除疼痛；休息可减轻疼痛，但躺下（如固定体位）也可能导致疼痛。弯曲和爬楼梯可以加重疼痛；无硬脑膜征象，如咳嗽和打喷嚏时的疼痛；无神经系统症状，如感觉异常和虚弱。

病情持续存在，自发恢复罕见。

### （三）临床检查

骶髂关节区域的疼痛多来自硬脊膜，因此诊断骶髂关节炎必须谨慎（知识点 43-2）。腰椎检查活动度良好，有时在屈曲或伸展终点会有疼痛。同侧肢体承受重量可能会有疼痛。直腿抬高活动度良好。病情严重的患者，一些髋部运动（屈曲，内侧旋转和伸展）可能在活动范围终点出现疼痛。腿部抵抗阻力和抵抗伸展也可能有疼痛。

骶髂关节牵拉试验可能阴性。由于该检查仅牵拉了前韧带，牵拉力量有时不足以诱发后韧带疼痛。更剧烈的运动，臀部的杠杆运动，力量可能会作用到后方韧带。值得强调的是，大多数检查是非特异性的，假设臀部是正常的。因此，只有在临床检查排除了腰椎和臀部疾病，阳性检查才有意义。

**知识点 43-2**

**骶髂关节炎诊断总结**
- 骶髂关节区域的姿势性疼痛
  - 怀孕
  - 跌倒或道路交通事故
- 腰椎检查阴性
- 髋部检查阴性
- 骶髂关节试验阳性

### （四）治疗

**1. 训练计划**　Vleeming 等认为，骶髂关节"闭合力"不足是骶髂关节炎的重要原因。闭合力是指韧带和臀部肌肉所提供的稳定身体的力量。作者推测，只靠韧带不能有效承接从脊柱到髂骨的负荷，尤其在过度负重和持续负重情况下，如久坐久站，使骶骨处于相对俯垂姿势时。肌无力和肌肉功能不协调，也会降低闭合力功能，进而增加骨盆韧带的负荷。韧带紧张就会引起疼痛和韧带松弛。

作者建议，进行专门训练作为弥补闭合力不足的治疗措施之一。应训练臀中肌和对侧背阔肌的力量和协调性。竖脊肌、多裂肌、筋膜、腹外斜肌和腹横肌也应纳入训练中，因为它们都直接或间接地与骶髂韧带相连。

**2. 束带**　如果关节和韧带被保护 1 个月左右或穿戴适当的束带，症状可能会永久消失。最合适的束带是非常紧密的无弹性的 6cm 宽的束带，围在髂嵴和大转子之间的骨盆周围（图 43-1）。

Vleeming 等研究发现，该束带在脊柱和骨盆的生物力学效应可以显著减少骶髂关节的旋转。束带的位置和所受负荷的大小都是影响治疗效果的重要因素。束带的位置位于转子的水平处，可使运动幅度降低至最佳的程度。

如 Vleeming 等所描述的直腿抬高试验对该病有预测诊断价值。患者仰卧，腿抬起 5cm 左右，有严重骨盆功能障碍的患者不能做此动作，或者一侧力量非常弱。在用束带固定骨盆，或者从侧面用手按压髂骨棘后再次重复该试验，若侧面按压使得直腿抬高试验疼痛消失，使用骨盆束带治疗可能取得较好的疗效。

**3. 硬化剂注射**　如果束带不能改善疼痛，可将硬化剂注入后骶髂韧带。我们使用 Ongley 溶液（2% 苯酚，25%

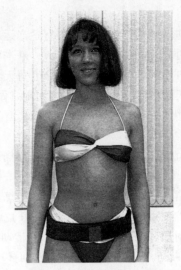

**图 43-1　骶髂关节炎的束带**

葡萄糖，15% 甘油），这种混合物安全性良好，除了注射后 2 天疼痛之外，无其他不良反应。它诱导炎症反应，导致成纤维细胞增殖和新的胶原产生。由于疼痛，溶液需要与 2% 利多卡因混合使用，混合比例为 80% 硬化剂和 20% 利多卡因。

通常治疗所有骶髂韧带都是在韧带骨膜之间进行。注射选择性很多，如果注射两侧所有韧带要比只注射小部分韧带效果更好。

**4. 操作技术**　将装有 8ml 硬化剂和 2ml 利多卡因的 10ml 注射器安上 7cm 长的针头。

在第 1 骶棘尖水平处刺入皮肤，从进针处刺入下边两侧的韧带：后骶髂韧带、骨间骶髂韧带、骶结节韧带和骶棘韧带。为使药物到达后骶髂韧带，针尖与皮肤成 30°并横向刺入直至触及骨骼，沿着后上脊柱的后部进行 4～5 次小剂量注射。应强调，没有液体被注入骨内，除非感觉针尖刺入骨骼（图 43-2）。然后将针部分拔出并以与水平方向成约 45°重新刺入，到达骨间骶髂韧带的髂骨附件，刺入 5～7cm 达到骨骼，进行小剂量注射。

为到达骶骨和骶棘韧带的骶骨附着处，针应该几乎全部拔回，将皮肤和皮下组织一起尽可能向下推至尾骨，另一拇指在较低三个水平触及骶骨侧面，将针推到触诊拇指下方（与骨接触）进行小剂量注射。

髂腰韧带的髂骨插入可以通过单独的皮肤穿刺。将针插入第 5 棘突侧面约 3cm 处，触诊拇指放在髂嵴内侧边缘，针尖在拇指方向上倾斜地刺入，直到接触骨骼前有阻力感的韧带（图 43-3）。通过注射针多次拔回和重新刺入，沿着边界，深部和表面进行 1ml 药物的注射，只有在针接触到骨时才小心注射。

**5. 随访**　注射时会有剧烈的疼痛，但麻醉药很快会起效。1 小时后出现长达 2 天的背部疼痛，有时疼痛达到患者被迫在床上休息的程度。疼痛一般不超过 2 天。每周注射 1 次，可重复注射 2 次。在最后一次注射后 6 周内，

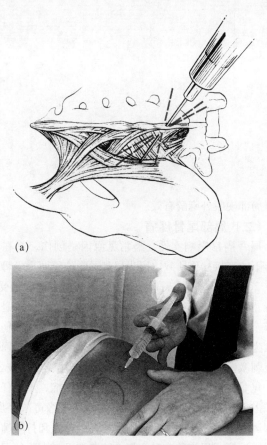

(a)

(b)

图 43-2　骶髂韧带后方的硬化剂浸润注射

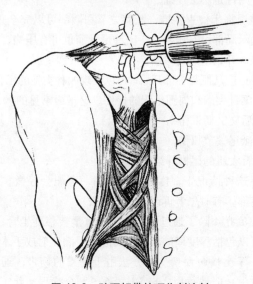

图 43-3　髂腰韧带的硬化剂注射

患者应避免所有使骶髂关节紧张的动作和姿势，如站立，弯曲和爬楼梯。6 周后判断效果。症状缓解不明显者需要再次注射。

## 三、骨盆的骨性疾病

### （一）肿瘤

骶骨肿瘤，无论原发性和继发性，都是罕见病，早期经常漏诊。大多数骶骨肿瘤患者都有非特异性的腰痛。然而，病史将提示一些有腰椎非机械性病变的不寻常的典型特征，一般称为"警示症状"（见第 39 章）。

- 持续的疼痛，不因改变姿势或活动而改变。
- 疼痛逐渐加重。
- 疼痛范围扩大。
- 双侧坐骨神经痛。

在严重骶骨病变后期，可发生尿路和（或）肠道疾病。

临床检查可能会发现局部有压痛和肿胀。腰椎检查和骶髂关节疼痛激发试验均可阳性。最明显的临床表现是出现了"臀部体征"，它提醒人们注意可能很快会引起严重的骨盆病变。

除转移外，骶尾部脊索瘤是最常见的恶性骶骨肿瘤。肿瘤起源于脊索的残余，生长缓慢，但具有局部渗润性和破坏性。症状最初可轻微，在诊断之前数月或数年出现。随着疾病进展，疼痛可能难以控制。死亡通常由并发症或局部肿瘤广泛生长所致。本病可通过仔细的直肠检查进行诊断，直肠检查几乎总能显示坚固的骶前肿瘤的肿块，它是一种直肠外并固定在骶骨上的肿瘤。

治疗骶骨脊索瘤的首选方法是根治性切除术。尽管放射治疗通常只能使用一次，但是在次全切除术后加上放射治疗可以改善无病间隔。

### （二）骶骨骨折

近几十年来，机动车和工业外伤发生率的增加导致了骶骨骨折的增加。

这些病变的诊断和治疗超出了本书范围。但是，骶骨骨折发生在没有明显创伤的情况下，因此必须纳入骶髂关节病变的鉴别诊断中。

不完全骶骨骨折常发生在绝经后骨质疏松症的老年女性，常与椎间盘病变、椎管狭窄和马尾综合征相混淆。骶髂关节试验非常疼痛，并且有"臀部体征"。通常需要CT 扫描来证明骨折线。治疗方法包括休息等。

（于　萌　翻译）

# 第 44 章

# 尾骨的解剖和疾病

## 一、尾骨解剖学

尾骨是由四个退化的椎骨融合而成。第1尾椎有一个与骶骨尖连接的基部和两个足够大的尾骨角。骶尾关节是一个真正的关节，有关节囊和韧带。覆盖尾骨后部的其他韧带是后交叉韧带。臀大肌通过其尾骨纤维部分插入尾骨的背外侧（图 44-1）。

尾骨及其覆盖皮肤接受 $S_4$ 和 $S_5$ 神经支配。

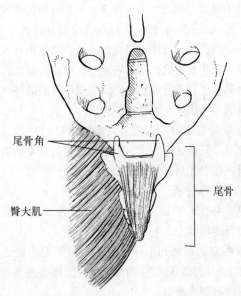

尾骨角

臀大肌

尾骨

**图 44-1 尾骨及其与骶骨的关节；臀大肌；两个尾骨角和骶骨间韧带**

## 二、尾骨疾病

尾骨疼痛常是由局部病变引起，但也可能是尾骨牵涉痛，也有心因性尾骨痛。

### （一）尾骨牵涉痛

尾骨疼痛可源自相关节段的腰椎间盘病变，也可由骨盆下部结构（直肠或前列腺肿瘤）刺激引起。病史和临床检查很容易区分牵涉痛和局部异常。在椎间盘病变引起的尾骨牵涉痛中，坐姿和腰部移动均可产生疼痛，咳嗽时疼痛加重，体格检查可见腰部运动时疼痛，并且直腿抬高常会增加疼痛。然而，触诊无助于诊断，因为各种原因的尾骨痛，都出现局部压痛。如果躺下疼痛没有缓解或夜间出现疼痛，则应怀疑肿瘤或炎症等其他原因。如有疼痛，使用局部硬膜外麻醉有效。

### （二）局部尾骨疼痛

尾骨痛常影响女性，最常见原因是创伤。常在半坐姿落下的直接挫伤所致。因为尾骨通常位于两个坐骨结节上方 2cm 处，只有在臀部摔倒身体向后倾斜时才能受伤；或者，跌落入狭窄物体上，外力可能撞击尾骨而不是坐骨结节。在"特发性"尾骨痛中，没有发现特别的损伤。有人认为，尾骨某些解剖变异容易出现重复的微创伤而成为慢性刺激。分娩有时也会造成伤害，产后尾骨痛已被公认。

尾骨疼痛与坐位有关。仅尾骨感觉疼痛，不向任何方向扩散。坐在坚硬表面上或臀部在椅子边缘可减轻疼痛。腰部运动、站立和躺下不会引起疼痛，咳嗽和打喷嚏也不会引起疼痛，但排便有时会痛。除非涉及臀大肌的尾椎纤维，否则行走不会疼痛。

常规临床检查腰椎，骶髂关节和髋部可以完全正常，触诊提示局部可有压痛。心因性尾骨痛也可有压痛，因此应在触诊开始前进行诊断。

触诊应从骶骨中部开始，可以发现四种类型的尾骨痛。

- 尾骨尖端和周围组织的挫伤。这是最常见的。
- 后交叉韧带扭伤。
- 骶尾关节扭伤。
- 臀大肌的尾椎纤维的刺激。

在这种情况下，疼痛是单侧的，可能会轻微扩散到一侧臀部。有时患者诉说走路不舒服。

**1. 治疗** 除了通过修改座位将重量转移到坐骨之外，治疗可以包括深度横向摩擦，类固醇浸润注射或手术。

**2. 深度横向按摩** 此方法用于受累的韧带，通常很快见效。一般地每周 2～3 次，6～8 个疗程。除了尾骨尖挫伤外，局部注射类固醇常可以获得更好、更快的效果。

**方法**：患者取俯卧位，骨盆下方垫枕头。腿稍微外展并内旋。物理治疗师坐在患者旁边，将一只拇指放在受累点，如果病变位于骶尾部或尾骨骨间韧带处，则使用拇指交替上下按摩；如果损害位于臀肌纤维深部，则应将拇指深深压在肌肉和尾骨外侧边缘之间，然后沿着骨的边缘上下滑动拇指按摩。

**3. 类固醇尾骨注射** 如果病变位于尾骨尖端或深度按摩无效，可选此方案。通常注射非常有效，但如果患者之后不采取改造座椅结构来预防复发，可能会再次复发。

方法：患者俯卧在沙发上，骨盆略微倾斜，腿内旋。仔细寻找压痛点。有时有必要进行直肠触诊（图44-2）。然后在示指和拇指之间按压尾骨。在这个姿势下可以精确地注射，不必担心会穿透直肠。如果注射至骶尾部关节或尾骨顶点，预防措施非常恰当。

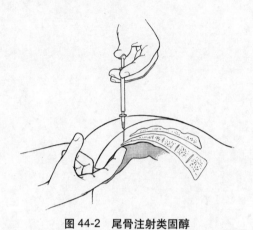

图44-2　尾骨注射类固醇

将装有10mg曲安西龙的1ml注射器接上2cm长的细针。小心备皮，将针头从局部刺入，直至针头触到骨，将针头抽出一半并以略微不同的角度重新刺入，直至整个病灶被一系列微小的相邻穿孔刺入。用拇指和示指准确触摸感受每此药物注入的位置。

注射后，尾骨仍然会疼痛几天，然后症状减轻。2周后再次检查，如果仍有一些残留压痛，则进行第二次浸润注射。

如果病情经常复发，应该用两种渗透性组织硬化剂（1.5ml硬化剂和0.5ml 2%利多卡因）代替类固醇注射液。虽然注射后几天非常疼痛，但一般会产生永久性效果。

4.手术　尾骨切除术仅适用于经足够非手术治疗仍无效的持续性难治性疼痛。然而，手术治疗效果并不理想。此外，据报道，尾骨切除术后革兰阴性杆菌感染的发生率很高。

### （三）心因性尾骨疼痛

尾骨痛也可能是心理原因导致的。因为诊断通常是通过引发压痛来定的，所以排除心理性病例非常重要。通常询问病史有助于诊断，真正的局部尾骨痛不会放散，精神性疼痛通常是模糊的，并且向各种（不可能的）方向上放射。在局部尾骨痛中，腰部或臀部运动不会引起疼痛，而在心理性病例中它们都会引起疼痛。如果怀疑是心理性尾骨痛，在询问病史和功能检查中必须给予患者足够的自由和心理放松，以防止出现抵触。

（于　萌　翻译）

# 第九篇
# 髋部和臀部

# 第 45 章

# 髋关节和臀部的临床体格检查

## 一、引言

髋关节和臀部的疼痛不一定来自该部位的病变。Cyriax 表示臀部疼痛多来自腰椎（$L_1$ 和 $S_2$），而大腿的疼痛可由腰椎、髋部引起。出现疼痛时不太容易确定是腰骶部、骶髂关节还是髋部的问题。因此，首先需要详细的病史采集（见第 36 章），获取既往史和现病史及疼痛的部位和性质。其次，进行体格检查，包括整个下象限：腰椎、骶髂关节、髋关节至股骨近端。一旦明确不是腰椎或骶髂关节的原因，可更详细地检查髋关节。

如果在采集病史和体格检查后仍不能明确诊断，重点应转向骨科以外可能导致这些症状的疾病，通常是腹腔内病变。这种情况下疼痛通常与体格检查时体位变动无关。臀部疼痛的另一个非骨科原因是髂总动脉闭塞引起的间歇性跛行。另外，髋部疼痛也可能是心理原因引起的。

## 二、疼痛

### 臀部和髋部疼痛

臀部和髋部的疼痛大多数是由腰椎单节段（$L_1$-$S_2$）或多节段（硬膜）病变引起的。应熟知臀部和髋部的皮肤感觉分布。

第 1 腰椎神经支配区域包括臀部外上象限，与第 2 和第 3 腰椎神经支配区域部分重叠（图 45-1）。

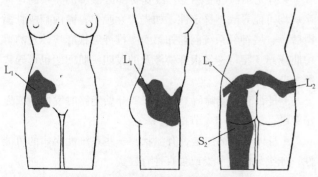

**图 45-1　臀部和髋部的皮肤感觉分布**

臀部下方的皮肤感觉来源于第 1 和第 2 骶骨节段。第 4 和第 5 腰椎不在臀部支配，尽管第 4 和第 5 腰椎间盘

突出是最常见的引起臀部疼痛的原因，并且表现为硬膜囊受压。

第 1 腰椎神经支配区域还包括下腹部和腹股沟。第 2 腰椎神经支配区域是大腿前方到髌骨。

第 3 腰椎神经支配区域位于大腿内侧和前部，然后向下到脚踝。第 1 和第 2 骶骨神经支配区域覆盖臀部、股骨后方、大腿后部和足底。

臀部的多节段硬膜囊受压引起的疼痛较广泛，可能扩散到两条腿，但不包括足部。

腹股沟疼痛也可能是由腹腔内问题引起：阑尾炎，妇科疾病、腹股沟疝或股疝。

来自臀部和髋部的疼痛

1. 肌肉　臀部肌肉起始于第 4、第 5 腰椎和第 1 骶骨的肌腱。肌肉引起的疼痛较少见，最常受伤的肌肉分别是：

- 髂腰肌 -$L_2$ 和 $L_3$。
- 内收肌 -$L_2$ 和 $L_3$。
- 股直肌 -$L_3$。
- 股方肌 -$L_5$ 和 $S_1$。
- 半膜肌 / 半腱肌 -$S_1$ 和 $S_2$。
- 股二头肌 -$S_1$ 和 $S_2$。

2. 髋关节　髋关节的感觉支配区域主要由第 3 腰椎节段形成。因此，髋部疼痛区域包括臀部的上部、内部和大腿前内侧直至内踝。极少数人中，支配区域来自第 4 腰椎节段。这时，疼痛可沿着大腿中部向外侧扩散，可达踇趾。因为牵涉痛不会占据整个神经支配区域，髋关节病变可能导致膝关节牵涉痛或扩散至胫骨前方。但疼痛局限于臀部内上象限时可能提示是腰骶部或骶髂关节的问题。

3. 骶髂关节　骶髂关节通常会引起大腿和小腿后方疼痛，在极少数情况下，腹股沟区域会感觉到疼痛。

4. 滑囊　滑囊同其他软组织一样可引起牵涉痛。在臀肌滑囊炎中，外侧或后侧转子区域可感觉到疼痛，可牵涉至大腿外侧，即第 4 或第 5 腰椎节段的感觉支配区域。腰肌囊肿是由第 2 和第 3 腰椎节段引起，腹股沟区域疼痛并蔓延至大腿前部。

臀部和髋部引起的牵涉痛总结见知识点 45-1。

## 知识点 45-1

**牵涉痛总结**

**疼痛涉及臀部和臀部区域**

| 节段性 | 腹股沟 | $L_1$-$L_2$ |
| | 大腿 | $L_2$-$L_3$ |
| | 臀部 | $S_2$ |

**来自腰椎硬脑膜的多节段**

**来自臀部和臀部区域的疼痛**

| 髋关节 | | $L_3$ |
| 骶髂关节 | | $S_1$-$S_2$（$L_3$-$L_4$） |
| 臀部滑囊炎 | | $L_4$-$L_5$ |
| 腰肌滑囊炎 | | $L_2$-$L_3$ |
| 肌肉 | 髂腰肌和内收长肌 | $L_2$-$L_3$ |
| | 股直肌 | $L_3$ |
| | 股方肌 | $L_5$-$S_1$ |
| | 腘绳肌 | $S_1$-$S_2$ |

## 三、病史

病史记录与腰椎疾病的步骤大致相同（见第 36 章），因为开始时无法确定是患者的腰椎、骶髂关节或髋关节问题。因此，一旦发现髋关节并发症需要询问针对性的问题。

询问患者的年龄、性别、职业和爱好等常见问题之后，需要了解的具体问题包括：疼痛，功能障碍还是不稳定？之后按时间顺序系统地沟通下列问题：何时以及如何开始、演变、目前的症状（知识点 45-2）。

## 知识点 45-2

**症状总结**

- 发病：先天性 / 后天性（创伤性 / 非创伤性）
- 发展
- 目前的症状
  - 疼痛部位
  - 姿势，运动的影响
  - 夜间疼痛
  - 刺痛
  - 咳嗽和疼痛
  - 不稳定性
  - 功能减退
- 身体其他部位的症状

### （一）发病

- 开始时间？急性、亚急性还是慢性？
- 疾病起因？有无外伤，疼痛出现有无明显原因？

如果是创伤性

- 如何发生？身体处于什么位置，髋部受到什么样的力量？

- 立即出现的症状？疼痛点？有无肿胀？有无功能障碍？

如果是非创伤性

- 症状突然出现还是逐渐出现？

### （二）演化（发展）

在长期慢性病例或创伤性病例中，根据以下方面了解主诉的演变很重要。

- 强度：它是否恶化，改善或保持不变，或是完全缓解还是没有彻底缓解？
- 定位？疼痛有无扩大或移动？体位性疼痛是游离体的特征。
- 治疗？既往治疗有何效果？

### （三）目前症状

- 当前问题？可进一步询问疼痛、针刺、不稳定性或功能障碍情况。
- 疼痛区域（哪个皮区）？获得尽可能详细的描述。
- 休息时或夜间有无疼痛？夜间疼痛表明炎症的可能性，可能是严重疾病，如关节炎，关节血肿，肿瘤，转移或骨折的表现。但是，在一般情况下臀肌滑囊炎，晚上患侧卧位时疼痛也非常明显。
- 什么时候引发疼痛？坐着、站着、走路和跑步、爬楼梯，或者躺着？如果走一定距离后开始疼痛，询问是否为站立休息后消失，开始行走同样距离之后重新出现，提示为间歇性跛行。
- 特定的运动是否引起疼痛？
- 疼痛是在活动的开始，中间还是之后出现？
- 有无刺痛？什么时候？刺痛是突发的、锐利的和无法预知的疼痛，是游离体交锁的特征性表现。走路时大腿前方感觉到严重的刺痛。
- 运动时是否伴随弹响声？弹响可能提示游离体或髋臼盂唇撕裂。
- 咳嗽疼痛？提示腰椎间盘或骶髂关节炎的病变。
- 有无不稳定的感觉？改变臀部区域解剖关系的任何疾病均可能导致不稳定性，如先天性脱位，髋内翻或骨骺滑脱。一些神经系统问题如第 5 腰椎神经根麻痹涉及的臀中肌或第 3 腰椎神经根麻痹涉及的股四头肌问题也可导致髋关节疼痛。
- 是否有功能障碍？站起来或开始走路时发僵，或无法穿鞋。这些都与关节相关。
- 身体其他部位是否有症状？一些系统性疾病的可能性，如类风湿关节炎或强直性脊柱炎。

## 四、检查

### （一）步态

当患者进入房间时，观察步态。疾病会影响髋关节或下肢任何关节，在行走时变得特别明显。患者为了避免疼痛出现保护性步态。骨盆的适度运动可补偿僵硬的髋关节。臀中肌或臀大肌肌无力时,可存在髋关节外展或伸直。

患者的面部表情可表现为：如因不眠而憔悴。当患者脱衣服时,应注意痛苦或尴尬的表情。

### (二)姿势

评估下腰部、骨盆和下肢的姿势,患者姿势的细节观察与腰椎章节一致。

### (三)髋关节定位

髋关节的定位可以提供有关病理状况的信息。在急性关节炎和严重的骨关节病中,髋关节通常处于屈曲状态,可以通过骨盆前倾和腰椎前凸进行代偿。股骨外展并外旋,使得膝盖和足的位置也旋转。但下肢过度外旋(外八字形状)也发生在股骨颈后倾外旋或股骨上骨骺滑脱和骨盆扭转。

髋骨的后旋也可能是造成腿部轻微外旋的原因。相比之下,内八字是股骨颈前倾的结果。

第 3 腰椎神经根引起疼痛时,患者也可采用屈曲位缓解神经根的疼痛。过度内旋与内收的组合是典型的非器质性原因。

### (四)肌肉形状

观察臀肌、腘绳肌和股四头肌的形状,注意单侧或双侧的肌肉萎缩。

### (五)皮肤皱褶

最后,评估臀肌褶皱和腹股沟皮肤皱褶。它通常是对称的。不对称的褶皱可能是某些解剖学改变的结果,如肌肉萎缩,骨盆倾斜,腿长差异或先天性髋关节脱位等。知识点 45-3 总结了检查内容。

**知识点 45-3**

**检查内容**
- 观察
  - 步态
  - 表情
  - 异常动作
- 臀部的姿势 / 位置
- 轮廓

## 五、功能检查

### (一)初步检查

做臀部和髋关节临床检查之前,需初步检查腰椎和骶髂关节,确认是否存在病变。

### (二)基本功能检查

常规临床检查包括 15 项功能测试(表 45-1)。如果有特殊体征或病史,则可以补充检查。

1. 仰卧位

(1)被动活动：检查被动屈曲的范围、疼痛和末端感觉、内外侧旋转、内收和外展,要进行双侧对比。

①被动屈曲：向上屈曲一侧膝髋关节,直至大腿接触到腹部(图 45-2),观察对侧髋关节是否随之屈曲而离开台面。平均移动范围是 140°,活动度较大。其中 30°的活动范围是由骨盆进行的,与腰椎关节联合处旋转。骨盆的这种向后倾斜导致另一侧大腿伸直,当对侧大腿伸直受限,大腿随之明显屈曲(Thomas 髋关节屈曲挛缩试验)。

表 45-1　十五项功能检查

| 仰卧 | 俯卧 |
| --- | --- |
| **被动检查** | |
| 屈伸 | 外展 |
| 内旋 | 双侧内旋 |
| 外旋 | |
| 内收 | |
| 外展 | |
| **抗阻检查** | |
| 屈曲 | 双侧外旋 |
| 伸直 | 双侧内旋 |
| 内收 | 屈膝 |
| 外展 | 伸膝 |

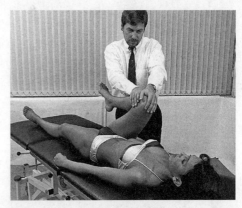

图 45-2　被动屈曲

②被动旋转：将髋关节和膝关节弯曲至 90°以检查旋转运动(图 45-3)。测试人员一只手置于膝盖上方稳定股骨,另一只手抓住小腿远端,进行内侧和外侧旋转运动。在髋关节内旋和外旋的终点,可感受到囊性弹性感。被动旋转的平均角度为 60°,内旋角度为 45°。严重的髋关节炎时很难感受到囊性弹性感。

在髋关节炎和关节病中,旋转角度局限在 90°,虽可外旋,但内旋受限。早期关节炎或关节病中,首先内旋受限,之后发生屈曲受限。在关节炎或关节病中,内旋是最痛苦的被动运动。在滑囊炎或关节游离体中,囊性弹性感较软。通常在这两种疾病中,内旋疼痛感可能是唯一的临床表现。

③被动内收：将一侧腿抬起后,另一侧进行内收(图 45-4a),平均移动范围为 30°。正常关节中,可由髋部外侧的肌腱和肌肉拉伸引起弹性感觉。产生髋部外侧疼痛时,应该考虑髂胫束病变。如果发生抗阻运动的疼痛,可

能要考虑臀肌滑囊炎。

④被动外展：检查者两只手位于大腿内侧和背侧，尽可能在股骨远端。膝关节屈曲90°，尽可能消除关节挛缩对运动的影响，即半腱肌、半膜肌和股薄肌。另一只手固定骨盆（图45-4b）。

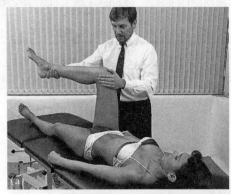

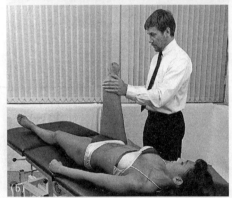

**图45-3 被动旋转**
（a）内侧；（b）外侧。

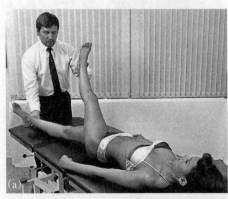

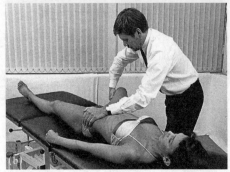

**图45-4 被动内收（a）和外展（b）**

完全被动外展运动时，髋关节内侧是拉紧的，外侧在大转子和髂骨之间受压。在关节炎和关节病中，由于肌肉痉挛和骨与骨之间的接触，导致活动受限。

（2）抗阻运动：包括抗阻旋转、抗阻伸直、抗阻内收和抗阻外展。臀部肌肉病变比较少见，抗阻外展或伸直疼痛通常是由周边肌腱或囊的压迫导致。髋部肌肉拉伤多见于年轻成年人运动损伤。

①抗阻屈曲：髋关节屈曲90°，双手置于大腿内侧和前方，当患者试图屈曲大腿时对抗压力。另一条腿支撑膝关节90°屈曲。为了稳定髂骨，检查者将一侧膝盖顶住坐骨结节（图45-5a）。注意观察疼痛与肌无力，要与健侧进行对比。该试验在以下方面可获得阳性结果。

• 如果是单纯疼痛，可能的病变是：腰大肌、缝匠肌或股直肌；也有可能是闭孔疝。

• 小转子撕脱性骨折、腹部肿瘤浸润腰大肌或股骨近端淋巴结可导致疼痛和肌无力。

• 腰肌麻痹尤其是第2腰椎神经根性瘫痪可导致无痛感和肌无力。如果瘫痪是双侧性，应该首先怀疑是第2腰椎水平的肿瘤。

②抗阻伸直：该试验针对臀大肌和股后肌群，髋关节稍屈曲、膝关节保持伸直。检查者将双手置于脚踝施加阻力（图45-5b）。注意疼痛与肌无力。

• 疼痛通常是由股后肌群病变导致，但臀肌滑囊炎或骶髂关节炎也可导致。

• 肌无力通常为第1骶神经根的病变。

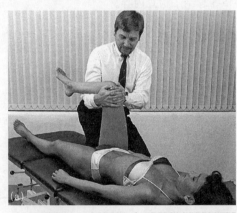

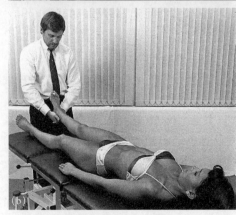

**图45-5 抗阻屈曲（a）和伸直（b）**

③抗阻内收：检查者将拳头置于患者双膝之间，让患者挤压（图 45-6a）。

• 疼痛通常由大腿长收肌病变导致，骨折、耻骨肿瘤浸润和骶髂关节病变也可引起疼痛。

④抗阻外展：将髋关节置于稍外展位置，检查者在踝关节部位抵抗外展活动（图 45-6b）。该试验主要测试臀中肌、臀小肌和阔筋膜张肌的活动。

• 疼痛通常是深层结构的压迫导致的，如臀大肌滑囊炎或者骶髂关节炎症或压迫的结果。

• 肌无力是第 5 腰椎间盘突出导致神经根麻痹引起的，也可能是某些解剖异常如先天性髋关节脱位、髋内翻引起，这时肌肉起点与止点更相近，使得收缩能力下降。

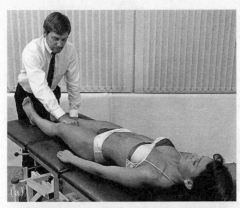

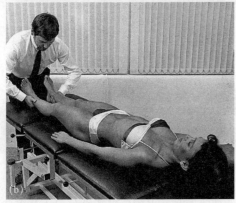

图 45-6 抗阻内收（a）和外展（b）

2. 俯卧位

（1）被动运动：包括两种被动运动。

①被动伸直：检查者一只手放在臀中部，另一只手抓住髌骨上方大腿内侧。该试验通过双手反向同时移动而进行。膝关节应保持伸展，避免股直肌张力。通过用力下压骨盆，防止骶髂关节和腰椎受到压力（图 45-7）。平均运动范围是 30°。正常感觉是囊性弹性感，关节炎或关节病时伸直是受限制的运动之一。

②被动外旋：在仰卧位同时检查两侧髋部，进行独立评估。膝关节弯曲成一定角度，分别压迫双侧下肢，使得膝关节旋转（图 45-8）。应该注意确保臀部保持在水平位置。

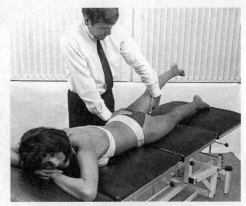

图 45-7 被动伸直

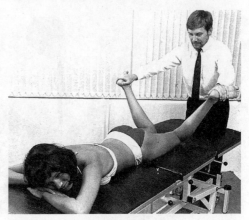

图 45-8 被动外旋

应注意内旋受限。

• 这是早期关节炎发作时首先发生的限制性运动。

（2）抗阻运动：包括四种抗阻运动。

①双侧抗阻内旋：将膝关节弯曲成一定的角度，检查者双臂交叉，将手按在患者双踝内侧（图 45-9a）。

• 疼痛可能是股方肌肌肉拉伤导致。如前所述，更常见于炎性滑囊受压。

②双侧抗阻外旋：检查方法与上面相同，但双手在外踝处进行抵抗（图 45-9b）。它可造成股后肌群、阔筋膜张肌、臀大肌和臀小肌内侧的张力。也更常见于炎性滑囊受压。

③膝关节抗阻屈曲：该试验测试股后肌群，膝关节置于 70° 屈曲位置。检查者一只手固定髂骨，另一只手按压小腿远端（图 45-10a）。

• 疼痛通常是由于半腱肌、半膜肌或股二头肌病变引起的。坐骨结节的疼痛表明这些肌肉的肌腱炎或骶髂关节韧带的病变。

• 肌无力通常是第 5 腰椎间盘突出引起第 1 和第 2 骶神经根麻痹导致。

④膝关节抗阻伸直：该试验主要测试股四头肌。膝关节保持 70° 屈曲。检查者一只手固定大腿，将小腿置于另一只手的肘部做抗阻伸直运动（图 45-10b）。为了能够承受最强的伸直，可以抓住稳定臂。

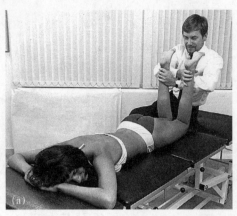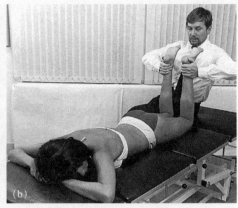

**图 45-9　双侧抗阻内旋（a）和外旋（b）**

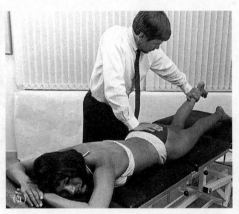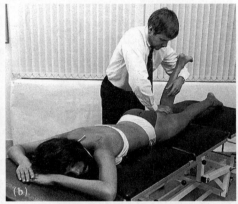

**图 45-10　膝关节抗阻屈曲（a）和伸直（b）**

- 疼痛通常来源于大腿股四头肌的病变。
- 肌无力通常是第 3 腰椎神经根的病变。

## 六、触诊

当怀疑肌腱炎时，进一步双侧对比寻找压痛点。抗阻试验阳性时进一步触诊，明确确切的病变部位。在滑囊炎中，触诊提供的帮助很少。它对抗抗阻运动，有助于表明肌肉与滑囊的关系。

## 七、附加试验

如果有相关体征或病史，应进行附加试验。

股动脉搏动触诊：股动脉在腹股沟韧带下方可触及搏动，位于髂前上棘和耻骨联合中点。

被动屈曲／内收联合试验：应仔细解释此试验，因为它包括几部。它可能是股直肌肌腱炎和腰大肌滑囊炎的局部表现。它意味着病变处于受压位置。该试验对于髋关节炎和骶髂关节炎患者也会表现疼痛。

俯卧位时大腿的持续主动伸直：该试验（图 45-11）持续几分钟，可引发由髂总或髂内动脉闭塞导致的间歇性跛行引起的臀部疼痛。

## 八、辅助检查

无既往临床诊断时的辅助检查结果可能会产生误导。

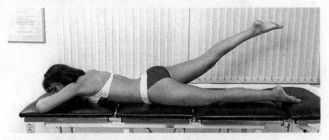

**图 45-11　俯卧位大腿持续主动伸直**

例如，无症状的骨关节病，可在 X 线片上观察到，但不产生疼痛，或关节游离体时，X 线片显示关节病，但不是关节软骨的部分剥脱。但是，如果有症状和临床体征，辅助检查是重要评估手段。

特别是在以下情况中。

- 儿童髋关节病变。
- 可疑无菌性股骨头坏死。
- 髋部的阳性体征。

在这些情况下进行放射线，计算机断层扫描（CT），磁共振成像（MRI），超声检查或关节镜检查以确认或排除某一特定疾病。

近几十年来两种诊断技术变得非常普遍。超声波检查是检查关节腔内液体重要的方法。也是评估肌腱与肌肉撕裂的程度和定位滑囊炎非常有用的辅助方法。但是，这种方法需要大量的临床经验和检查者的技巧。

髋关节镜是髋关节病变（游离体、滑膜囊和髋臼上唇）非常重要的检查方法。大腿和髋关节检查总结如知识点 45-4。

 **知识点 45-4**

**检查总结**
**初步检查**
- 腰椎
- 骶髂关节

**基本功能检查**
- 仰卧位
  ○ 五种被动运动
  ○ 四种抗阻运动
- 俯卧位
  ○ 两种被动运动
  ○ 四种抗阻运动

**触诊**
- 肌腱炎
- 滑囊炎

**附加检查**
- 触诊股动脉搏动
- 被动屈曲 / 内收
- 大腿持续主动伸展
- Trendelenburg 试验

（冬　梅　翻译）

447

# 第 46 章

# 髋部和臀部临床检查的解读

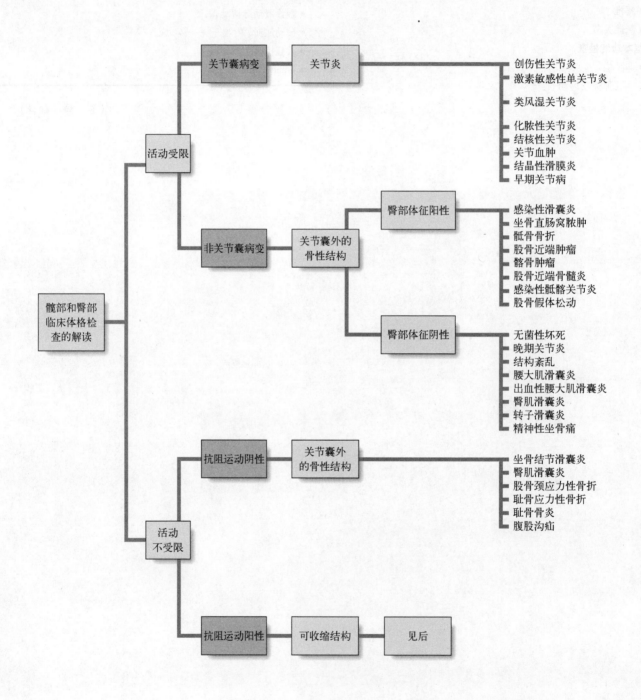

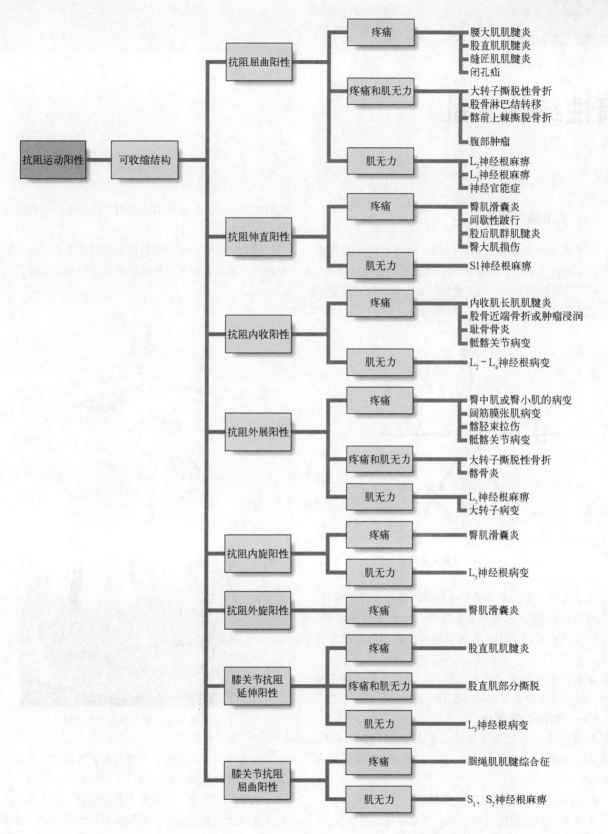

（冬　梅　翻译）

# 第 47 章

# 惰性结构紊乱

## 一、关节囊受限模式

髋部关节囊受限模式是指内旋、外展和屈曲的严重受限，伸展轻度受限，内转和侧外转几乎不受限（图47-1）。对于进展性关节炎，常不能外展和内旋，合并屈曲和伸展明显受限。

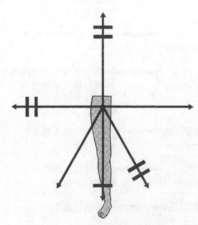

图 47-1　髋部关节囊受限模式

儿童或青少年的髋部关节受限模式常提示严重疾病。最轻的活动受限也应引起足够重视，让孩子卧床休息，并进一步排查诊断病因。在关节囊炎病因明确之前禁止负重。

如果关节受限模式出现在髋部，并且抗阻运动不受影响，需要考虑涉及这部分内容的情况。

### （一）创伤性关节炎

与单纯受伤相比，这种情况更多发生于僵硬关节。当发生于儿童时，需要考虑一过性关节炎或股骨头坏死（Perthes' disease）。

### （二）单关节激素敏感性关节炎

患者主诉第3腰椎非常疼痛，开始是在劳累后发生，后期在夜间也会发生。在早期，仅有轻度的活动受限，症状逐渐明显。最终感觉肌肉痉挛和抗阻运动受限。

早期影像学检查无阳性发现，关节炎进展期可以看到关节间隙变窄。如果这种异常不进行治疗，之后有进展成早期骨关节炎的风险，情况变得复杂。

在肩部、膝部和肘部的特发性单关节关节炎，真实

病因尚不明确，但在关节内注射类固醇类药物后症状立即并永久消失。

技术：注射。尽管到达髋关节有许多不同的方法，但是髋部外侧没有重要的血管或神经，是最安全的入路（图47-2）。

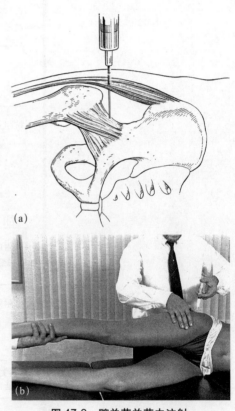

图 47-2　髋关节关节内注射

患者采取健侧卧位，下肢伸展，膝盖之间放置一个小靠垫，或者支撑住大腿。这样可以使髂胫束放松，并且使转子上缘更易触摸。股骨处于解剖位置，且大腿不可以内旋。在这个位置上，转子边缘垂直位于髋臼上。选取边缘中心，用7cm针垂直向下刺入。进针4～7cm深，感觉针尖刺破关节囊厚韧带结构，在穿过股骨颈骨头时，注射曲安西龙50mg。在注射药物时不会感到特别的阻力，但是患者可能感到沿腿部向下的疼痛。

尽管在给药后12个小时内会出现疼痛，但是第二天开始症状会明显改善，第二天晚上患者可能会迎来几个

月以来第一个不受疼痛困扰的睡眠。2周以后重复注射。需要告知患者2周内避免繁重劳动或锻炼。通常情况不会复发。

### （三）类风湿性疾病

在类风湿性疾病中，髋部受累往往发生在疾病的进展晚期。

对于强直性脊柱炎，关节炎波动性进展，直到髋部几乎完全固定于屈曲状态。除了系统治疗，病情加重时可以关节内注射，但是反复注射激素时需警惕类固醇性关节病，每年注射不应超过3次。在症状缓解期，轻柔的伸展有助于对抗关节的进展性僵硬。

对于风湿性多肌痛，在疾病早期肩部和髋部均受累。系统治疗可迅速减轻症状和体征。

### （四）化脓性关节炎

一般来说，这种情况多是血行感染，有时也可能是关节腔注射的后果。髋部的化脓性关节炎不仅是关节的灾难，也可能危及生命。

急性疼痛，合并发热和明显的关节囊受限，这时需考虑这个疾病。

需要立即进行局部抽吸术和全身抗生素治疗。

### （五）结核性关节炎

当出现单关节关节炎隐性起病且进展缓慢，合并肌肉萎缩时，需考虑结核性关节炎。关节囊受限明显，有时髋关节固定于屈曲位。开始时，可以没有全身症状或症状轻微。

影像学和关节液检查可以明确诊断。

### （六）假性痛风和痛风

该病很少累及髋关节。如果出现急性髋部疼痛，伴明显的关节囊受限，尤其是有其他关节急性疼痛病史时，需考虑此病。关节液中发现结晶可以明确诊断。

### （七）中年人的单关节炎

Cyriax描述了这一疾病。没有特殊原因，中年患者在劳累时出现大腿前侧疼痛。临床检查仅发现髋部轻度关节囊受限，表现为内旋和屈曲轻度受限。髋部影像学检查没有阳性发现。症状可持续数月没有缓解。关节内注射曲安西龙似乎无效，但是病灶对拉伸关节囊的反应很好，可以快速且永久减轻疼痛。

### （八）骨关节炎

**1. 病因** 髋关节炎形成最可能的原因是髋部不能耐受机械应力。文献中描述了原发和继发性关节炎的区别。

继发性关节炎缘于髋部已存在异常，如Perthes病、髋臼发育不良和无菌性坏死。迅速进展的骨关节炎通常是由无菌性坏死引起的。

如果骨关节炎是由不确定的软骨或软骨下骨异常引起的，这种情况称为特发性或原发性。原发性骨关节炎非常少见，在 > 90% 的病例中，可以确诊已存在髋关节异常。

髋部骨关节炎的发生和进展应该是由于以下因素持续作用引起的，如关节软骨损伤、软骨下骨的改变、关节囊僵硬，神经肌肉系统功能失调和关节囊液化学成分改变。

（1）软骨纤维颤动：关节软骨是黏弹性物质。在负重时轻度变形。它的主要作用是传递关节压力值下面的骨结构，使关节活动的摩擦阻力最小化，最大化负重时的关节接触面。

张力可能引起胶原网络蛋白多糖的丢失。这就导致拉伸强度下降，引起关节软骨纤维颤动。

（2）软骨下骨：关节软骨的健康依赖于骨软骨下的机械特性，关节软骨和软骨下骨的弹性不连续性越大，会产生越大的剪切应力。软骨下骨的僵硬会增加关节软骨受损的可能性。

（3）关节囊：滑膜炎症也可能是关节软骨退化的原因，炎症反应时，结缔组织激活肽和分解产物释放出来，对关节软骨和软骨下骨有负面影响。

此外，关节囊的僵硬，常见于关节炎的早期阶段，对于疾病进展起到作用。由于缺乏松弛，软骨表面的正常滑动发生改变，造成负荷分布的改变，使关节特定部位的应力增加。

（4）关节滑液：关节滑液的组成可能促进骨关节炎的进展，黏弹性的降低激发关节表面的摩擦力。另外，制动也会减少透明质酸的水平，可能加重骨关节炎的进展。

（5）肌肉功能障碍：在髋部骨关节炎中，肌肉功能障碍和神经肌肉失衡非常常见。这会引起关节在异常状态下工作，导致髋部骨关节炎的进展和持续。腰大肌、内收肌、阔筋膜张肌和股直肌的紧张和过度活动在髋关节病中很典型，臀肌趋向于无力和受抑制。

关节结构改变的持续相互作用造成生理失衡，起始退行性变的进程。持续有力尝试的修复退行性变，造成关节功能紊乱进一步加重，形成恶性循环。血管增多，软骨下骨软弱，疲劳骨折，局部区域塌陷，股骨头变平和骨赘形成，这些情况将不可避免（图47-3）。这整个过程可能导致关节迅速破坏，但是，也并非总是如此，也可能有自发的临床和影像学改善。

**结论**：骨关节炎是"关节衰竭"，类似于"心脏衰竭"。病因多样，但是关节的每个组成部分（软骨、软骨下骨、滑膜液和关节囊）在发病机制中都起一定作用。

**2. 症状和体征** 尽管进展性髋部关节炎的诊断比较容易，但是早期阶段的诊断比较困难，而且有时临床症状和影像学检查存在显著差别。

（1）症状：疼痛位于 $L_3$ 部位（腹股沟、大腿前侧、膝盖和腿部直到踝关节）。有个独立的受累部位位于骶髂关节不应被忽视，因此髋关节炎的患者也可能表现为单侧下背部疼痛。

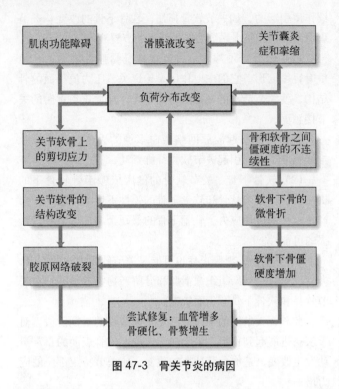

图 47-3 骨关节炎的病因

在早期阶段，疼痛仅出现在运动时和运动后，但是后期症状持续，并可能影响睡眠。髋关节病的夜间疼痛和关节囊压力增高和关节挛缩有关。如果患者提到正常行走时感到剧痛，需要考虑可能并发关节游离体的嵌入。

（2）体征：体检经常发现关节囊受限，内旋受限最明显，屈曲、伸展和外展一定程度的受限，但是也不总是这样。很多髋关节炎患者表现为其他形式运动受限，如内旋和外旋的严重受限。一般来说，早期骨关节炎的临床症状和进展期有显著区别。

早期阶段仅有关节囊僵硬，没有更多的关节软骨受损或骨赘形成。临床表现为关节囊受限和轻度弹性感觉。通常，内旋是疼痛和受限最明显的，接下来是屈曲、外展和伸展。

进展阶段会出现严重受限，累及所有旋转运动。在极端个例会形成铰链关节，仅能够在一个斜面上屈曲和伸展，被迫屈曲时股骨向侧方移动。感觉很痛苦，并且可以触及明显的捻发音。当进行肌肉长度测试时，有时可以检测到肌肉僵硬。

3. 影像学 髋部骨关节炎必须是临床诊断，完全依赖影像学检查判断功能受损及决定最佳治疗方案是不明智的。首先，疼痛程度、关节灵活性和影像学表现缺乏相关性。其次，患者症状可能因髋部其他病变或髋部周围病变引起。有些病变（如游离体、腰大肌和臀部黏液囊炎）影像学检查不能够发现。如果影像学检查缺乏完整的病史资料和适当的髋部临床检查，这些情况可能被漏诊，无痛性关节炎将被归咎为疼痛的原因。

髋关节炎的影像学变化是：股骨头和髋臼的软骨下硬化，关节间隙变窄，股骨头畸形，边缘骨赘，股骨头和髋臼的囊性变化。影像学改变按照严重程度分为 4 级

（Kallgren1-4）。根据股骨头的移动方向，髋部骨关节炎的经典类型包括 3 种影像学改变。

• 大多数髋部骨关节炎表现为股骨头的上外侧迁移合并髋臼唇外侧边缘局部软骨损伤和关节中下部扩大。Cameron 和 MacNab 认为，这种形式的骨关节炎主要与关节囊受限有关，并且对关节囊拉伸反应良好。

• 中轴位移动占 10% ～ 15%。这主要与股骨和髋臼唇下边的严重骨赘形成有关。

• 另外 10% ～ 15% 的髋关节炎没有移位，这与上部同轴线的软骨间隙消失和同轴位骨赘形成有关（图 47-4）。

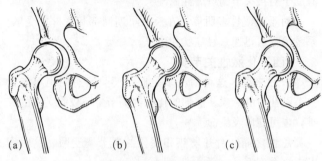

图 47-4 股骨头的移位
（a）上外侧移位；（b）无移位的髋关节炎；（c）中轴位移位。

4. 治疗 骨关节炎的早期治疗非常重要。有证据表明，髋部运动减少（从关节囊紧张和肌肉失衡）进一步增加软骨和软骨下骨的退行性改变。几项研究证明，运动有助于改善疼痛和失能。因此，治疗选择使关节的拉伸（Grade B 活动），关节注射治疗适应证很少。在晚期或快速进展性骨关节炎，非手术治疗无效，需进行手术（知识点 47-1）。

---

**知识点 47-1**

**髋部骨关节炎的治疗**
**早期和（或）慢性进展性骨关节炎**
关节囊受限性，韧带样的感觉，缺乏粗捻发音
• 关节囊拉伸 - 成角运动
  ○ 屈曲时
  ○ 伸展时
  ○ 内旋时
• 牵引（手动或机械）
  ○ 最大限度放松体位时
  ○ 其他体位时
• 肌肉再教育
  ○ 拉伸缩短的肌肉
  ○ 激活受抑制的肌肉
  ○ 步态控制
• 关节内注射
**晚期和（或）快速进展性骨关节炎**
非关节囊受限模式，坚硬的感觉和捻发音
  ○ 手术
  ○ 关节内注射可能临时缓解

---

（1）关节囊拉伸：一般认为，早期拉伸紧张的关节囊可能有助于预防关节损伤，或者至少减慢进展速度。因此，拉伸是该病早期阶段的治疗选择。根据临床表现决定开始治疗的时机，早期关节炎出现轻度症状往往对该治疗反应良好。对于存在严重活动受限、僵硬感觉和捻发音的晚期关节炎该治疗无效，因为这些情况临床表明严重软骨损伤和大的骨赘形成。

尽早开始拉伸治疗至关重要。坚硬和火烧似的关节囊是负重分布改变的一个原因。并且，僵硬关节囊的过度使用继发连续反应，造成创伤性炎症和疼痛。

治疗每周 2 ～ 3 次，10 ～ 20 个周期。关节向各个方向活动，包括屈曲、伸展和内旋，每个方向 5 ～ 10 分钟。活动后患者可能感到轻度疼痛持续 1 ～ 2 小时。对于治疗师来说，这是一个重要的判断标准，可以根据患者感到疼痛加重持续的时间来调整治疗力度。治疗后轻度疼痛持续 1 ～ 2 小时是可以接受的。如果患者感到疼痛加重 1 ～ 2 天，说明关节活动过度了。如果没有治疗后疼痛或症状改善，下次应增加力度和持续时间。

治疗效果不是显著增加运动幅度，而仅是减轻疼痛。夜间疼痛，甚至是持续数个月的疼痛，通常在几次关节拉伸治疗后能够消失。在疾病早期阶段使用，拉伸治疗常能获得几年的症状缓解，但是需要每年 1 ～ 2 次重复拉伸运动以使关节囊尽可能的保持活动。

①被动屈曲技术：患者半卧位，治疗师站在患者患侧膝盖位置。在舒适的基础上尽可能地屈曲髋部。一个手放在膝盖下方，另一只手向下压住对侧大腿下方。稳步增加膝盖压力，髋部被动屈曲（图 47-5）。这个位置保持时间尽量长至患者可接受的范围（如 1 分钟）。压力逐渐减轻，让患者休息一下，然后重复。

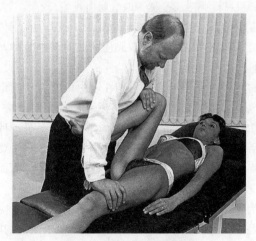

图 47-5　被动内旋右侧髋部

②被动伸展 -1 技术：患者俯卧位，治疗师站在患者大腿位置。为避免腰椎受压，当伸展髋部时保持患者骨盆置于床上至关重要。因此，治疗师的一只手放在臀部下方，以阻止下背部和骶髂关节的运动。另一只手从内侧抓住大腿的膝盖上方。两只胳膊要保持住，使身体向侧面弯曲，然后治疗师向上拉患者的大腿，向下推患者的骨盆（图 47-6）。

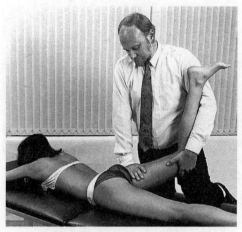

图 47-6　被动拉伸右侧髋部 -1

③被动伸展 -2 技术：有些老年患者俯卧位有困难，需要选择另一种方法。患者平卧位，头部用垫子支撑。患侧臀部尽量被动屈曲，使骨盆倾斜，另一侧大腿从床上抬起。这时在持续下压健侧膝盖上方的情况下，可以充分被动伸展患侧（图 47-7）。

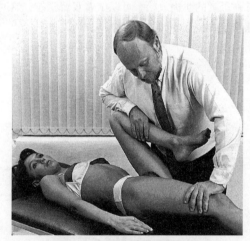

图 47-7　被动拉伸右侧髋部 -2

④被动内旋技术：患者采取俯卧位，患侧膝盖弯曲至合适角度。治疗师站在患者患侧骨盆位置，同侧的手压在髂骨上，另一只手放在内踝，使髋部内旋。骨盆旋转使髂嵴向对侧后方移动。对骨盆施加的压力也使髂嵴向下移动。当患侧大腿被固定在旋转位置，这个向下的压力会增加患侧髋部的外在压力（图 47-8）。

（2）牵引：牵引（手动或机械）是关节囊拉伸的另一种方式。

手动牵引有两种方式，膝盖伸直位时通过踝部进行牵引；如果腿部屈曲超过 90°，则通过大腿近端进行牵引。由于半球形髋臼的方向，股骨头可向下、向前和侧方移动。

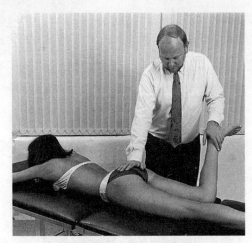

**图 47-8 被动内旋右侧髋部**

由于关节的位置不同，关节囊的有些部位牵拉更显著。

①牵引 1：患者靠近床边平躺，为避免骨盆向下或侧面牵拉，或向上抬离床面，需要用两只手固定，一只手放在腹股沟处，另一只手横放在骨盆处，正好在髂前上棘前上方的下部。

治疗师抓住患者的脚踝，根据髋臼的方向，向下、向侧位、向前以最大限度地使关节囊放松，使腿部 30°屈曲，30°外展和轻度外旋。

治疗师向后倾斜站立，双臂伸直（图 47-9）。一旦治疗师感到患者的肌肉放松，可以试着双臂猛拉，这时患者可以感到股骨头和髋臼的轻度分离。

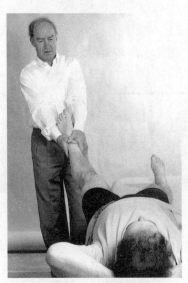

**图 47-9 手动牵引**

②牵引 2：治疗师坐或站在患者骨盆位置，患者腿部屈曲至少 90°且轻度外旋。治疗师双手抓住腿的上部（图 47-10a）。顺着髋臼的方向向下、侧方和前方牵引。

使用带子可以很大程度上减轻治疗师的负担。双手抓住腿部膝盖位置(图 47-10b)。向后倾斜身体起到牵引作用。

牵引 2 不适合操纵关节。

必须注意只有当骨盆固定时髋部牵引才有效，否则，

腰椎会代偿性的活动。因此，可以使用两条固定带。一条用来抵抗骨盆尾部活动，另一条抵抗骨盆向前和侧方移动。

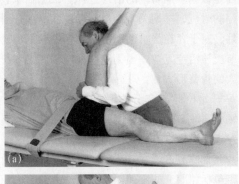

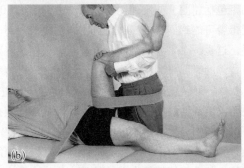

**图 47-10 机械牵引**

（3）肌肉再教育：为了纠正肌肉功能障碍和神经肌肉失衡，很多作者提倡选择性激活受抑制和弱的肌肉，拉伸紧张、缩短的肌肉。因为紧张、过度激活的肌肉干扰受抑制肌肉的激活，所以第二种拉伸更为重要。慢慢拉伸这些肌肉（通常包括腰大肌、阔筋膜张肌、股直肌）而不拉伤关节。

采用低负荷的训练激活受抑制的肌肉可以避免累及其他肌肉。推荐尽量采取功能位进行锻炼。为达到这个目的，提倡进行闭链训练，这样负重组分可以有效刺激关节周围的机械性刺激感受器，改善肌肉收缩。

髋部伸直肌群可以在仰卧位激活，腿部放在床边，髋部伸直，膝盖 90°屈曲。双脚压向地面以协助臀大肌和臀中肌的后部伸张。

臀部外展肌群的激活，坐在床边角处，一条腿伸直接触地面，靠这条腿支撑身体，激活臀部外展肌群。两脚距离 25cm 站立，对抗健侧骨盆的压力，这是另一种有效地激活同侧臀部外展肌群的训练方式。也可以通过要求患者下降和抬起健侧骨盆达到目的。双手放在身体两侧的椅子上支撑身体以减轻负荷。

为了减轻对一侧肢体的损害，开始时健侧手持行走手杖是必要的。这样可以减少同侧髋部外展肌群的收缩，减少对关节的压力。

最后，必须注意任何躯干或下肢产生的损害可能影响到髋关节疾病的进展和持续，如腰椎僵硬、双下肢不等长及膝关节、踝关节或距下关节功能紊乱。

（4）关节内注射：如果由于创伤性关节炎叠加与僵硬关节囊，患者症状亚急性加重，一次关节内注射 50mg

曲安西龙可以减轻创伤性炎症和疼痛，但是不能增加活动。为了避免关节病变，不能反复进行注射。

并且，关节内注射透明质酸对于进展性髋关节炎患者似乎是安全有效的治疗方法，可以显著减轻疼痛指数和失能指数，减少镇痛药的使用。

（5）手术：活动性好的髋关节疼痛建议行 McMurray 股骨粗隆间截骨术。这样可以在保持"自然"髋关节活动范围的同时减少疼痛。

对于进展性骨关节炎建议全髋置换。这在美国是最常用的手术方式，每年超过 280 000 例。大量文献报道对于进展性髋关节病患者，全髋置换有助于减轻疼痛、改善功能和患者生存质量。假体由两部分组成：髋臼有金属外壳和塑料内窝组成，股骨部分由金属制成替换股骨头。

人工髋关节置换有两种主要类型：骨水泥型和无骨水泥型。骨水泥型全髋置换用骨水泥来确保植入，而无骨水泥型骨骼直接和假体愈合。通常根据年龄、体重和生活方式进行选择。骨质量较差且活动少的患者适合性骨水泥型全髋置换术。

假体的寿命在 15 ～ 20 年。在瑞典，有或无骨溶解的无菌性松动是最主要的问题，占翻修患者的 71%，但是近 15 年来发生率下降了 3 倍，10 年发生率仅有 3%。然而，髋臼组分的长期耐用性仍然是一个重要问题。

关于年轻、活动多的患者中置换失败的问题，以及保留骨骼以备将来修复手术的要求，出现了髋关节表面置换术。这与全髋置换不同之处在于股骨头不被截骨，而是表面被置换，从而保存了股骨骨量，这样理论上可以减少将来翻修手术的发生率，改善患者预后。

5. 非关节囊型　非关节囊型的髋部临床检查提示关节本身损害或附近组织的功能紊乱，如臀部和腹股沟。直腿抬高试验和抗阻运动有助于区分两种可能。

臀部的严重损伤特点是体征很有趣，称为"臀部体征"，在知识点 47-2 中做了总结。髋部的非关节囊型损伤包括游离体、滑囊炎和股骨头无菌性坏死。

---

**知识点 47-2**

**"臀部体征"**
● 髋部被动屈曲受限程度重于直腿抬高
● 其他髋部活动受限表现为非关节囊型
**损伤**
● 化脓性滑囊炎
● 坐骨直肠窝脓肿
● 骶骨骨折
● 股骨上段赘生物
● 髂骨赘生物
● 股骨上段骨髓炎
● 化脓性骶髂关节炎
● 股骨假体松动

---

## 二、非关节囊受限模式

### （一）臀部体征阳性的功能紊乱

Cyriax 所描述的这一临床综合征经常提示病变主要在臀部。

臀部体征特点是膝部屈曲时髋部被动屈曲受限和（或）疼痛重于膝部伸展时（即直腿抬高，图 47-11）。其他髋部的被动运动是非关节囊型。这个奇怪的体征主要涉及臀部。如果髋关节本身受到影响，直腿抬高试验不会受限，除了总体关节屈曲不能超过 90°。如果神经根、坐骨神经或腘筋受到影响，膝部屈曲时髋部屈曲不会疼痛或受限，因为这时不会牵拉这些结构。事实上，两种运动均受限且疼痛，提示臀部其他结构受累。

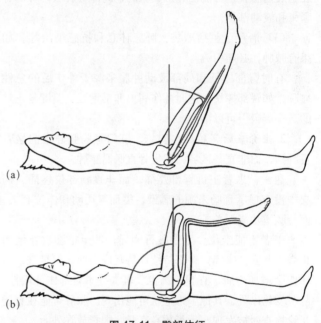

**图 47-11　臀部体征**

髋部被动屈曲受限程度重于直腿抬高。

臀部疼痛综合征时检查臀部体征非常重要。因为疼痛可能没有其他特征性的表现，仅能通过比较直腿抬高试验和髋部被动屈曲运动的区别，以发现臀部功能严重紊乱。当这种典型的体征出现时，必须进行的被动和抗阻运动检查。被动运动能发现非关节囊型，通常能够完全内旋。由于患者疼痛增加，检查者只能停止运动检查。有些抗阻运动因为增加了受损组织的张力而非常疼痛。通常，抗阻运动和内旋是最痛的。触诊可以发现疼痛肿胀。

为明确诊断，必须注意整体温度，需要进行直肠检查和影响学检查和（或）骨骼扫描。

1. 化脓性滑膜炎　这是到目前为止最常见的引起"臀部体征"的病因。这种情况通常发生于肌间注射预防接种后，血型播散也有可能，尤其是在老年人。

（1）病史：病史通常非常简单，仅有臀肌疼痛向下波及大腿后侧，到膝部再到小腿。在开始几小时或几天，休息后疼痛可缓解，运动时加重。咳嗽时没有影响。这些特征不会引起对臀部病变的关注，而是提示髓核病变。

（2）临床检查：患者有跛行步态，似乎患肢不能承受体重。这一主要体征与轻度不适形成鲜明对比，是给检查者的第一个提示。

腰椎检查显示屈曲受限，有时受限指向疼痛侧。脊柱向前屈曲时受损组织张力增加而引起疼痛增加，这是合理的。其他腰部运动无受限和疼痛，只有直腿抬高试验疼痛和一定程度受限。

临床检查结果与椎间盘突出的典型表现相一致，因此很容易误诊。如果检查髋部被动屈曲，臀部体征会马上出现。

局部温度上升和触诊提示疼痛位于大转子的上后方。在进展期患者，可能已经形成脓肿，局部有肿胀，臀部有紧张和波动部位。

（3）治疗：包括冰袋，卧床休息和抗感染治疗。如果有脓肿，必须引流。

有时臀部体征和局部波动肿胀来源于外伤后的急性血肿：如臀部摔伤。这时外伤病史非常重要，温度是正常的。穿刺吸引可以治愈。

2. 坐骨直肠窝脓肿　偶尔，肛门直肠脓肿指向坐骨直肠窝，而非直肠区域，即坐骨直肠窝脓肿。

通常，患者主诉臀部疼痛，而非直肠部位疼痛，病史中没有提示直肠来源的感染，疼痛与运动和体位有关，而与肠道功能无关。

患者不能坐位。患者跛行明显，甚至把脚放在地面也会引起剧烈疼痛。臀部持续保持轻度屈曲，但是进一步屈曲会增加疼痛，直腿抬高也一样，提示臀部体征阳性。除了发热以外，其他中毒症状可能出现。脓肿可能在直肠指诊检查时被发现，示指放在直肠，拇指放在外面。

外科治疗包括立即切开和充分引流。

3. 骶骨骨折　骶骨骨折与疼痛、肿胀、瘀斑和触诊敏感。出现神经系统症状时，诊断往往不难。但是，如果骨折线位于骶翼，神经系统受损症状不会出现。由于骶髂韧带的位置，骨折仍然是稳定的，常常容易被漏诊。患者常归因于局部挫伤，有时仍然继续活动。

对于老年女性的自发性骶部不完全骨折诊断更加困难。

行走和站立时疼痛，坐位或卧位时也有局部触痛。咳嗽和喷嚏时也会疼痛。仔细的临床检查可以发现臀部体征。骶髂关节测试非常疼痛。直肠指诊骶骨时，前部和后部同样疼痛是骶骨骨折的重要体征。

因为骶部是弯曲的，影像学诊断往往比较困难，因此前后位和侧位片很有帮助。

如果骨折明显移位或有神经损伤，必须进行外科复位和固定。如果是简单骨折，治疗包括血肿吸引，虽然无论患者是否休息，都会形成无畸形的骨性愈合，但是建议

休息 4～6 周。

4. 股骨上段的肿瘤　股骨上段的转移瘤或原发肿瘤引起臀部和大腿的疼痛加剧。短暂病程中，会出现严重的功能丧失，患者不能负重。休息时也有疼痛。

体格检查发现臀部体征。如果损伤位于小转子附近，抗阻髋部屈曲活动时疼痛无力。疾病进展阶段大腿肌肉显著萎缩。诊断依靠影像学证据。

5. 髂骨肿瘤　患者主诉臀部进展性疼痛，不仅是在活动时（患者仅能在协助下跛行），休息时也疼痛。臀部体征阳性，但是其他被动运动正常且几乎没有疼痛。有些抗阻运动是疼痛和无力的，可以看到显著的肌肉萎缩。剧烈疼痛和全幅度的被动运动相对比，以及臀部体征的出现，使诊断更明显。影像学可以证实诊断。

6. 股骨上段的骨髓炎　当局部症状和体征伴随高热和中毒表现时应怀疑骨髓炎。有时，患者没有发热，仅有局部症状，臀部和大腿持续和逐渐加重的疼痛。患肢跛行提示重度关节炎，但是进一步临床检查提示髋关节非关节囊型病变，臀部体征阳性。疾病早期影像学检查可能阴性，如果临床可疑，应该进行骨扫描检查。

7. 脓毒性骶髂关节炎　这种疾病常发生于年轻患者。易感因素包括免疫抑制治疗、药物成瘾和分娩。除了臀部体征阳性，骶髂关节牵引试验也非常疼痛。发热和疾病状态与关节局部疼痛共存。

放射影像学检查在早期阶段仍然阴性，CT 检查或骨扫描通常能证实诊断。

8. 松动的股骨假体　髋关节置换术后的患者出现臀部体征可能提示股骨假体松动。影像学诊断比较困难，常被假体遮盖。

### （二）髋部无菌性坏死

髋部无菌性坏死（骨坏死、缺血性坏死和无血管性坏死是同义词），表现为骨髓缺血坏死和股骨头松质骨坏死为特征的骨关节紊乱。骨修复时，负重骨变弱变平，甚至可能塌陷。这会进一步导致髋部骨关节炎的快速进展。在儿童称为 "Perthes' disease"。

成人髋部无菌性坏死首先在德国文献中被描述。存在两种：一种是创伤后（合并骨折或错位），另一种是特发性。后者是近几十年来实验和临床研究的主要对象。研究发现，发病率升高，这可能与诊断技术提高有关。1971 年，Streda 教授提到这种疾病并不少见，他发现 68% 的骨关节炎患者既往已存在骨坏死。

1. 病因　一直以来，髋部非创伤性骨坏死的病因被认为是进行性缺血造成的，即股骨头动脉血供受阻。实验和临床研究发现，其他机制也可导致骨坏死。无菌性坏死经常发生于应用大剂量激素治疗的患者和滥用乙醇的患者，提示其对骨细胞的直接毒性作用。这就造成局部炎性分泌物和骨内骨髓压力增加。骨内骨髓压力增加传递到骨内小静脉和毛细血管，引起血流减少。骨内压力增加不能

被代偿，引起不可逆的循环干扰，接下来是组织损伤，进一步使后果放大。问题是在这一过程开始几个月后骨坏死才会有影像学的表现，严重和持续缺血造成不可逆的骨坏死。并且，不是坏死本身，而是缺血引起的组织反应表现在影像学上。由于这些原因，常规的影像检查对于早期诊断没有帮助。但是，如果要避免股骨头严重受损，疾病早期阶段的诊断和治疗非常重要。

2. 诊断　无菌性坏死常发生在相对年轻的患者（特发性患者平均年龄 20—50 岁）的早期诊断非常重要，晚期阶段的治疗常常无效。

50 岁以下人群任何突发和进展性腹股沟疼痛（最后延伸至 $L_3$ 部位），应该立即考虑到开始无菌性骨坏死的可能性，特别是当症状（疼痛）和体征（髋部活动范围正常）不一致时。

传统的影像学技术（X 线片和 CT 片）对于早期诊断无效，需要使用其他检查方法。

（1）骨扫描：在疾病最早期通常显示放射性核素摄取的增加，敏感度 70%。需要两侧对比。

（2）磁共振检查（MRI）：现在，MRI 是无菌性骨坏死最敏感的无创性检查方法，所有图像序列上显示有低信号强度的外环，代表性的是在股骨头的上部，描绘出骨髓中心区域的轮廓。在 T1 加权像上外环最清晰。因为经常累及两侧髋部，有必要进行两侧的扫描，而不仅是有症状的一侧。MRI 的敏感性在 75% ～ 100%。

3. 分期　无菌性骨坏死分为两种分级方法，一个是基于放射影像学（表 47-1），另一种是根据 MRI 信号强度（表 47-2）。

**表 47-1　股骨头骨坏死的分级**

| 阶段 | | 临床特征 | 放射影像学征象 | 骨扫描 |
| --- | --- | --- | --- | --- |
| **早期** | | | | |
| 0 | 临床前 | 0 | 0 | 摄取减少 |
| I | 放射影像学前 | + | 0 | 摄取增加 |
| II | 股骨头变扁或死骨形成前 | + | 弥散性骨痂形成、硬化或囊肿 | + |
| **晚期** | | | | |
| III | 塌陷 | ++ | 变扁<br>新月征<br>股骨头轮廓破坏<br>死骨 | + |
| IV | 骨关节炎 | +++ | 轮廓扁平<br>关节间隙减小<br>股骨头塌陷 | + |

adapted from RP Ficat.

**表 47-2　无菌性骨坏死的 MRI 分级**

| 分级 | T1 | T2 | 定义 |
| --- | --- | --- | --- |
| A | 亮 | 中等 | "脂肪"信号 |
| B | 亮 | 亮 | "血液"信号 |
| C | 中等 | 亮 | "液体"或"水肿"信号 |
| D | 暗 | 暗 | "纤维化"信号 |

Ficat 和 Arlet 的分级方法是基于临床体征、放射影像学表现和扫描。应用 CT 检查软骨下透光区可以提高放射影像学分阶段的方法准确性，CT 不能描述早期的骨髓异常。

（1）阶段 0：这个阶段是理论上的，临床前和影像学前的阶段。

（2）阶段 I：最早期的临床特征是突然腹股沟疼痛（有时指向 $L_3$ 区域），经常夜间疼痛，负重时疼痛增加。咳嗽可能加重。

临床检查发现运动幅度正常。有时有非关节囊型的疼痛，在外旋和屈曲运动末时疼痛。这可能提示腰大肌囊肿或游离体。有时脚跟一个有力的轴向和向上的打击可能引起腹股沟疼痛。

标准前后位和侧位影像学检查完全正常，但是骨扫描显示放射性核素摄取增加。MRI 表现阳性。

（3）阶段 II：早期放射影像学阶段可持续数个月，临床症状和体征持续或加重。放射影像学改变尽管轻微，但是开始出现轻度弥漫性硬化和轻度脱钙，可以是总体改变或小囊肿改变。骨扫描显示摄取增加，MRI 表现阳性。

（4）阶段 III：$L_3$ 疼痛增加。患者跛行或靠手杖行走。临床检查显示轻度关节囊型，有力的轴向推向脚跟可引起疼痛。

这个阶段特点是有特征性的放射影像学表现：半月形线，由于软骨下骨折和阶段性股骨头压扁而出现。随后，死骨片显现，股骨头变形。

（5）阶段 IV：这是无菌性坏死过程的最后阶段。临床表现为严重关节炎。放射影像学图像显示关节炎，重叠在变形的股骨头上。

MRI 对于无菌性骨坏死的分级是根据坏死黑线内骨髓中心的信号强度来定的。放射影像学掩盖的无菌性坏死通常是 MRI 上表现为 A-C。与放射影像学不同，MRI 分级对于预测股骨头压扁的预后没有预测意义。但是，MRI 对于坏死病变部位大小和位置的判断与预后相关。

4. 治疗　非创伤性髋关节骨坏死有效治疗最主要的因素仍然是早期诊断。

晚期无菌性骨坏死患者最后通常需要行全髋关节置换术，有些患者如果能够早期诊断（塌陷前阶段），已经进行保髋手术。可以应用多种药物，如降脂药、抗凝药、血管舒张药和双膦酸盐。这些药物的应用是考虑到骨坏死特殊的生理危险因素，如脂肪栓塞、脂肪细胞肥大、静脉栓塞、骨内压力增加和骨吸收。

早期骨减压（股骨头髓芯减压术）是不可逆损伤发生前，早期治疗的选择。髓芯减压的基本原理是由于缺血性坏死的病因涉及髓内压力增加。髓芯减压的目的是减小髓内压力，以减轻或逆转缺血性坏死的进程。皮质骨移植可以和髓芯减压术一起进行，以为软骨下骨和关节软骨提供结构支持，并且在修复过程中预防塌陷。一项包含24项研究的 Meta 分析纳入 1206 例髋关节髓芯减压术治疗的患者，有或无松质骨移植，总体临床成功率是 63.5%（33%～95%）。少于 33% 的患者在后续随访中需要髋关节置换术或保髋手术。

在阶段Ⅲ，进行截骨术可以使髋关节坏死或塌陷的部分旋转而不再负重，用一段股骨头关节软骨替代制成健康的骨骼。除了生物力学效应，截骨术也可能减轻静脉压，并减少髓内压力。

髋关节无菌性骨坏死的症状、体征、检查和治疗在知识点 47-3 中进行了总结。

 **知识点 47-3**

**髋部无菌性骨坏死总结**

**症状**
- 年龄在 30—50 岁
- 经常有激素治疗史或乙醇滥用史
- 负重时突发腹股沟疼痛和 $L_3$ 部位疼痛
- 有时夜间疼痛

**体征**
- 走路跛行与髋部正常活动或轻微非关节囊型体征
- 向上提脚跟有时引起疼痛

**检查技术**
- 早期阶段：MRI（放射影像不能提供可靠信息）
- 晚期阶段：放射影像

**治疗**
- 早期阶段：髓芯减压术和修复后休息
- 晚期阶段：截骨术或关节成形术

---

### （三）股骨头的应力性骨折

股骨头应力性骨折并不少见。常出现运动员、新兵和老年人，有特殊的症状和体征。然而，很容易被漏诊。

患者表现为不间断的，局部髋关节和腹股沟疼痛，没有明确创伤病史或每日活动明显增加史。同髋部无菌性坏死的早期阶段一样，症状明显（局部疼痛和跛行）与临床体征轻微不符。

髋部非关节囊型可以全幅度且无疼痛的屈曲和伸展，但是髋部在内旋和外旋末时会剧烈疼痛。抗阻运动没有疼痛。开始时放射影像学可以阴性。

股骨头自发性应力性骨折早期诊断可以根据骨扫描显示局部放射性核素摄取增加。MRI 是早期股骨颈应力

性骨折更准确的诊断工具。

未发现的自发性骨折后遗症是股骨头下骨折错位，成角畸形和缺血性坏死。

治疗依靠对损伤的放射影像鉴别诊断。横向应力性骨折可能不稳定，推荐立即内固定。压缩性应力性骨折预后较好。几周内限制负重足以减轻症状。只有当小梁骨质量严重减少时才给予预防性内固定。

### （四）髋部的内部紊乱

髋部的内部紊乱并不少见，但是常被忽视。常常由游离体、髋臼唇撕裂部分或滑膜炎的局部冲击引起。

Cyriax 建议，继发于创伤或骨关节炎小块脱落的关节软骨会变成关节游离体。当碎片位于关节囊折叠处，位于股骨颈水平时，没有伤害和疼痛，但是当夹在髋臼边缘时，会引起突然刺痛。

关节镜检查时，Dorfmann 和 Boyer 发现有髋部内部紊乱症状的患者股骨颈前部和前下方有时会有局部滑囊炎。他们猜测这可能是因为腰大肌肌腱对关节囊的冲击。

近来关节镜研究显示，大多数内部紊乱可能是由于髋臼唇撕裂。后者是由变宽的颈和髋臼缘之间的反复接触造成的。大多数撕裂是径向的，位于髋臼前部，多像标签一样而非大块撕裂。解剖学研究发现，髋臼上唇由丰富的游离神经末梢支配，能够感受痛觉。这可能引起直接的疼痛反应。

1. **症状** 髋部内部紊乱的特殊感觉是出现"剧痛"，腹股沟或转子区的一种尖锐的剧烈疼痛。在正常行走或下楼梯时疼痛突然出现。患者感到疼痛放射到大腿和膝盖，腿部感到好像要摔倒。有时疼痛马上消失，或者患者需要用好腿站一会儿。没走一步都可能重复剧痛，100m 以后疼痛消失，或开始几周内不再疼痛。如果患者一天内多次剧痛，可能造成严重残疾，因为这种疼痛可以发生在任何时候，没有先兆，也没有任何可以预防的方法。

2. **体征** 正常关节的游离体和骨关节炎关节出现游离体体征是不一样的。

不合并骨关节炎的关节检查时可以全幅度活动，仅在一或两个运动末时有一些不适，通常是外旋和屈曲时。这两种运动在腰大肌滑囊炎时也会有疼痛，鉴别诊断依靠是否有剧痛和运动末感觉的轻微区别。有些作者报道，通过称为"Thomas"测试的方法成功诊断撞击损伤。这涉及屈曲和外旋，然后到外展的程度。髋部移动至伸展、内旋和内收。阳性测试结果指可感知或听到的咔嗒声和产生疼痛。

游离休常常是骨关节炎的并发症。然而，由于这些患者主诉的剧痛常被忽略，仅关注影像学检查，因此常被漏诊。检查发现关节囊型改变和活动末僵硬，而且有一或两个运动可能运动末感觉柔和，但引起疼痛。有时仅表现为关节囊型骨关节炎，此时诊断完全依靠剧痛的病史特征。

目前髋关节影响检查的方法包括关节造影和 MRI，

对于髋臼唇撕裂的直接诊断率很低（敏感性在 13%～24%）。间接 MRI 诊断髋臼唇撕裂包括大的 α 角，股骨颈骨性肿块形成，髋臼加深，后下方和前上方软骨损伤。

3. 治疗　手法复位后获得即刻和通常是持久的症状缓解，可以最终证明游离体的存在，即游离体已移至关节内，在活动时不再被夹住。

（1）游离体复位 -1 技术：复位时三种活动同时进行：牵引时进行伸展，同时内旋或外旋。

患者平卧于矮床上。在整个过程中，助手压住两侧髂前上棘以固定骨盆在诊疗床上（图 47-12）。为预防局部疼痛，在手和髂嵴之间可以放一层厚的泡沫垫。对髂前上棘的压力应该向下向头侧，以抵抗牵引力。

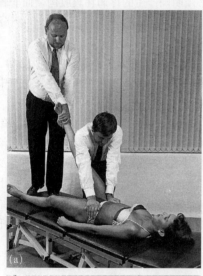

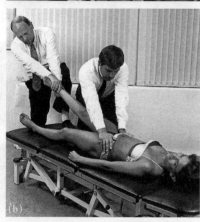

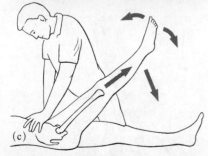

图 47-12　髋关节游离体复位 - 技术 1：操作者开始（a）和结束（b）

操作者站在床尾，抓住患者的脚踝，根据需要旋转的方向选择方式。

①内旋：对侧手握住脚跟，另一只手放在小腿远端踝部（图 47-13）。手的位置对于旋转时保护脚踝韧带非常重要。操作者抬起伸直的腿 70°～80°，并向后倾斜身体，尽量达到最大的牵引力。一旦感到肌肉放松，操作者逐渐下床，同时旋转并猛拉，以达到完全内旋，然后回到中立位置。伸展状态下重复操作 3～4 次。

②外旋：身体同侧手抓住脚跟。脚放在合适的角度，另一只手握住脚内侧（图 47-14）。操作者抬起患者腿大约 70°后向后倾斜。感到肌肉放松时，操作者向后向下移动，同时外旋患者腿部，在旋转结束时猛拉一下，然后恢复至中立位置。伸展状态下重复操作 3～4 次。

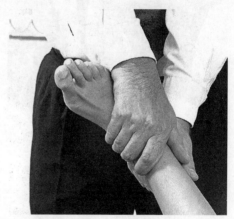

图 47-13　内旋时手的位置

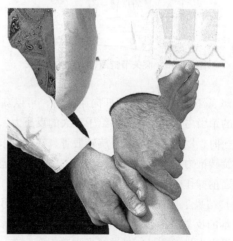

图 47-14　外旋时手的位置

一般来说，首先在最舒适的方向操作，每次操作后，重新检查关节是否改善。然后重复最有效的旋转方式。

需要重视两个技术要点。

• 旋转必须达到最大的幅度。因此，从中立位置开始，旋转腿部直至有末端感觉为止。然后回到起始位置，重新开始同样的动作。

• 伸展过程中注意保持牵引力。在整个操作过程中，都需要保持强大牵引力直至关节完全伸展。因此，操作者保持一只脚在床上，以保持足够牵引力。

（2）游离体复位-2技术：如果之前的操作不能是半脱位的游离体复位，应该尝试另一种技术，通过以另一条腿为杠杆，可以得到更强的牵引力和旋转。

患者平躺于矮床上。助手握住患者骨盆，用全身的重量压在两侧髂前上棘上。操作者将对侧脚踩在床上，患者的臀部旁边，然后把患者弯曲的膝盖背侧放在操作者大腿上。对侧手握住膝盖，另一只手握住脚踝（图47-15）。

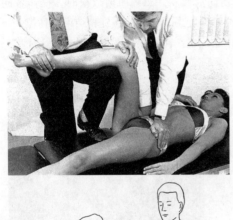

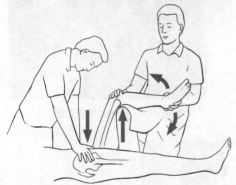

**图47-15　髋关节游离体复位-技术2**

当患者下面的腿当作杠杆向下压时，可以获得髋部非常大的牵引力。同时，助手给予最大的反压力。当感到肌肉放松时，以患者腿为杠杆旋转骨盆。在旋转末尾，施加快速旋转推力。可以随机选择旋转方向，但是通常首先选择在之前操作中最有效的旋转方式。

（3）结果：操作会有惊人的效果。患者不再有引起走路困难的反复剧痛。2/3诉髋部剧痛的患者治疗效果良好。如果出现骨关节炎，骨关节炎本身不会改变，但是很少引起症状，除非是长时间行走后的轻微不适。一般来说，2～3次操作足够了。如果仍然没有获得改善，患者应该行关节镜检查。

> **⚠ 警告**
>
> 因为牵引和旋转力非常大，对于老年人绝对不能实施该操作，以防引起股骨颈骨折。

## （五）腰大肌滑囊炎

腰大肌囊是人体最大的一个滑囊，位于小转子，髂腰肌的肌腱部分和髋关节前囊之间，大约有7cm长，4cm宽。

滑囊起源于第2和第3腰椎水平，因此疼痛经常位于腹股沟、大腿前侧、膝盖和腿部。常出现在走路和一些特殊运动时，如交叉腿。如果不治疗，可以持续很多年。

这种损伤常被忽视，症状经常被误以为是影像学上可见的轻度关节病引起的，而忽视了腰大肌滑囊的问题。临床检查显示为非关节囊型，侧旋疼痛，终末感觉轻微，屈曲结束时轻度疼痛。有时伸展和内旋时结束时也有疼痛。屈曲时被动内旋可以作为辅助检查，此时由于挤压滑囊而最为疼痛。这个检查也引起骶髂韧带和臀部组织的强力拉伸，因此必须明确产生的疼痛在腹股沟，而非臀部牵拉的不确定感觉。抗阻运动没有疼痛。可以感觉到滑囊增大，有时在风湿性关节炎时也会出现。

需要与髋部游离体和早期无菌性坏死进行鉴别诊断。前者患者主诉突然阵痛，后者经常功能受损与中等体征不符合。

局麻下行诊断性注射可以消除临床体征有助于证明诊断。这种注射可以重复一次或两次，经常有治疗作用。

1.注射技术　患者半卧位，保持腿部伸展，使腹股沟部位组织放松。有三个可识别的标志：髂前上棘、股动脉和大结节。从髂前上棘画一条垂直线，从大结节尖部下方5cm画一条水平线。从交叉点处进针，正好在腹股沟血管侧面。

一根7cm长的针连接50ml注射器，装入0.5%普鲁卡因。针刺入注射点，以45°从上内侧刺入（图47-16）。

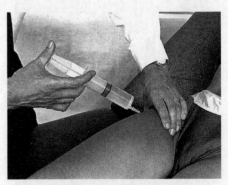

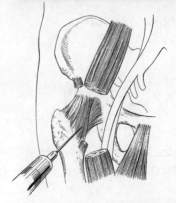

**图47-16　腰大肌滑囊注射**

同时，另一只手持续触摸股动脉以保护腹股沟血管。针尖到达骨的部位就是注射部位，位于股骨头和股骨颈连接处，采用经典的退出和再进入的方法。如果针尖刺穿滑囊，必须退出一点儿，直到药物能够无阻力地注射。

2. 结果　无论症状持续多长时间，诊断性注射经常有持续性的疗效。如果必要，注射可以重复一或两次，间隔 1 周。如果注射仅暂时起效，没有持续缓解，下次在同一部位应该注射曲安奈德 50mg。

### （六）出血性腰大肌滑囊炎

与肩部出血性滑囊炎一样，这种情况有时发生在老年人。患者往往在腿部侧滑时伤到髋部，立即出现大腿和膝盖前面剧烈疼痛。自发性出血并发色素绒毛结节性滑膜炎也有报道。

检查显示非关节囊型，90° 屈曲受限，外旋和伸展明显受限，但是可以完全内旋。可以全方位抗阻运动，没有疼痛。有时在腹股沟处可触及肿胀。穿刺吸引有助于诊断，也是治疗需要。

### （七）臀部滑囊炎

这种综合征也称为"大转子疼痛综合征"，是肢体假性疼痛最常见的原因之一。这种情况最常发生于中老年女性，并且几乎没有自发性治愈的倾向。患者通常 40—50 岁，主诉臀部或转子处疼痛，放射到大腿后外侧，以及小腿肌肉和外踝处疼痛。与椎间盘损伤引起的疼痛不同，症状与坐位无关，而与行走、持久站立或变换为站立姿势有关。坐位时患肢交叉或爬楼梯时症状也会加重。患者没有游离体的典型疼痛症状，但是在特定运动时会引起剧烈疼痛至腿部。有时患者采取患侧卧位时有夜间疼痛。坐位时疼痛的腿交叉至另一条腿时也会引起疼痛。咳嗽时没有疼痛。长期持续的腿部疼痛与髋部运动有关，没有椎间盘损伤的典型症状，这些均提示臀部滑囊炎的存在。

非关节囊型可以全幅度运动，但是有些运动会疼痛。有些抗阻运动由于压迫滑囊可能引起疼痛。被动外旋和被动外展和抗阻外旋或抗阻外展时疼痛是典型症状。抗阻髋部运动可能是由于滑囊受压引起的。但是，近来组织病理学研究发现大转子疼痛综合征可能同时存在肌腱病变和滑囊病变。

大部分受累滑囊在大转子附近，以及臀大肌和臀中肌之间（图 47-17）。

定位依靠触诊，大致部位可能由一般体格检查推出：当被动内旋和抗阻外旋都引起疼痛，提示梨状肌嵌入的滑囊受累；如果被动外展、被动屈曲和抗阻外展时疼痛，提示臀中肌和臀大肌之间的滑囊有问题。通过触诊得出结论要谨慎。由于臀部受累组织在深处，如果给予相当大的压力，正常臀部也会出现疼痛，因此比较患侧和健侧非常重要。

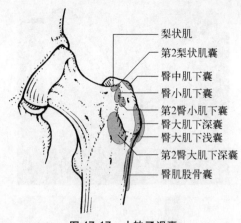

梨状肌
第 2 梨状肌囊
臀中肌下囊
臀小肌下囊
第 2 臀小肌下囊
臀大肌下深囊
臀大肌下浅囊
第 2 臀大肌下深囊
臀肌股骨囊

**图 47-17　大转子滑囊**

在过去的几十年，利用超声和 MRI 检查大转子区域的病变越来越多。需要提出的是，有些研究在无髋部症状者发现了臀部的影像学异常，有时多达 60%。因此，不能完全依靠这些检查结果来诊断。

诊断可以靠局部麻醉。注射后，如果原来引起疼痛的运动不再疼痛，则已找到病灶。这种诊断性注射通常效果会持续一段时间，因此患者应该一周后再来复诊。如果疼痛持续缓解，每次间隔一周可以重复 2 ~ 3 次注射。如果没有治疗效果，在同一部位注射 50mg 曲安西龙。这种注射可能也需要重复 1 ~ 2 次，但是每次间隔两周。有时会遇到难治性病例，虽然注射可以使症状缓解 2 ~ 3 周，但是接下来会复发。臀部的手术探查非常困难，常没有治愈效果，这时最好是承认治疗失败，希望患者能够自然缓解。

1. 注射技术 1　当患者出现非常局限的滑囊炎，常选用外侧入路（图 47-18）。患者俯卧位，医师坐或站在患侧。0.5% 普鲁卡因 50ml 的注射器连接 7cm 针头。定位压痛点，水平刺入直至达到髂骨，然后后退 1 ~ 2cm，运用传统注射技术，在不同角度后退和重新刺入，以浸润大面积区域。

2. 注射技术 2　如果滑囊炎定位于转子的上内缘，此时必须用这个技术。患者俯卧在床上，患侧大腿垂直向下放在床边，弯曲的膝盖下面放一支撑物。髋部最好轻度内旋以使转子内部更易触及。在这个位置，可以容易地从上方触及转子的上部。

找到压痛点。针从上方中间向下刺入，直到针尖接触骨头。然后轻轻后退，用 0.5% 的普鲁卡因 50ml 浸润受损部位。

### （八）转子滑囊炎

转子囊位于转子尖的侧面，髂胫束和骨头之间，与臀中肌和阔筋膜张肌插入的位置水平（图 47-19）。尽管转子滑囊炎也可发生于长跑运动员的过度使用，局部受打击后也会引起炎症。40—60 岁人群发生率最高，且女性更常见（男：女比例为 1：10）。

症状表现为走路或跑步时转子区域的疼痛加重，向

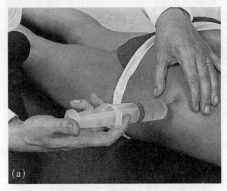

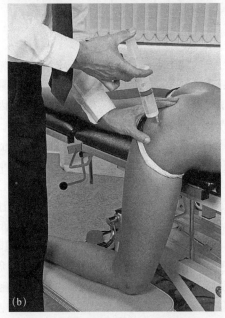

图 47-18　臀肌囊注射技术 1（a）和技术 2（b）

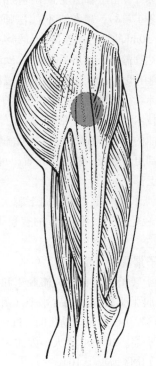

图 47-19　转子囊的定位

膝盖侧方延伸。上楼时最痛。偶尔患侧卧位时也会疼痛，影响睡眠。

临床检查显示非关节囊型，外旋疼痛明显，有时受限，但是当髋部和膝盖伸直时，外旋测试没有一点疼痛。被动外展也可能疼痛。除了外展时，抗阻运动没有疼痛。触诊发现转子外侧有压痛点。

**注射技术**　患者俯卧，找到压痛点，7cm 长的针局部刺入。针尖穿过髂胫束到达骨，针部分后退，在骨和肌腱组织采取经典方式注射，开始可以用 0.5% 的普鲁卡因 20 ～ 30ml 来证明诊断。如果效果不持久，可以用 50mg 曲安西龙代替。

与急性三角肌下滑囊炎相似，也可发生在转子囊。患者主诉转子区域严重且快速加剧的疼痛。临床检查为非关节囊型，外旋受限，且有转子区域有触痛明显点。影像学经常发现钙化。治疗包括全滑囊壁局部注射曲安西龙，与急性三角肌下滑囊炎类似，疼痛会有迅速和持久的缓解。

### （九）坐骨滑囊炎

坐位时坐骨结节和椅子硬面之间挤压，造成坐骨滑囊疼痛。由于这种情况不太常见，临床医师在遇到坐骨疼痛患者时不会首先考虑这种病。当患者主诉臀部疼痛，坐位时出现，站立时立刻减轻，首先考虑下位腰椎椎间盘病变。然而，坐骨滑囊炎时，患者臀部一接触椅子，就立即感到疼痛。椎间盘病变时坐位时或患者站起来时疼痛逐渐加重。如果常规的腰椎、骶髂关节和臀部检查没有阳性发现，需要考虑这一诊断。唯一的临床表现是坐骨结节的局部疼痛。局部麻醉有效有助于诊断，但是注射很少有持久疗效。治疗包括 1 ～ 2 次注射曲安西龙 20mg，以及避免进一步压迫。

### （十）心因性疼痛

有时髋部或臀部疼痛没有器质性病变，可能是心理因素造成髋部运动功能几乎丧失。"癔症"是指患者坚信症状真实存在。如果患者假装疼痛和失能，则称为"诈病者"。

心因性疼痛影响髋部，正如其他髋关节器质性病变一样，有特殊和典型的症状。患者走路步态值得注意，髋部固定于内旋姿势，与关节囊型外旋固定完全相反。如果发现这种步态，则应立刻引起怀疑，患者接受从腰椎到脚趾的全面检查。常规检查应该先从与髋部不相关的运动开始，如脚踝和足。当给予几次测试（如足部运动）后，几乎没有心因性疼痛的患者能够拒称髋部疼痛。最后，检查髋部时，其他多项不一致将被发现，被动髋部屈曲 90° 受限，但是可以全方位旋转，或者仰卧位时腰大肌完全无力，但是患者下床时不需要用手抬起肢体。如果运动时受限明显，在受限方向给予持续压力。最后，可以承受全方位运动而没有疼痛，则证明这种受限是故意的。

髋部非关节囊型病变的鉴别诊断见表 47-3。

**表 47-3　髋部非关节囊型病变的鉴别诊断**

| 顺序 | 诊断 | 治疗 |
|---|---|---|
| **主要紊乱（都有阳性臀部体征）** | | |
| 化脓性滑膜炎 | 肌间注射<br>体温升高<br>局部肿胀 | 抗生素 |
| 坐骨直肠窝脓肿 | 不能坐<br>体温升高<br>直肠检查 | 手术 |
| 骶骨骨折 | 双侧臀部体征<br>骶髂关节测试阳性<br>影像学 | 休息 |
| 股骨上段肿瘤 | 残疾加重<br>抗阻屈曲疼痛无力<br>影像学 / 骨扫描 | |
| 髂骨骨髓炎 | 疼痛增加<br>旋转正常<br>影像学 / 骨扫描 | 抗生素 |
| 股骨骨髓炎 | 症状和体征不符合<br>影像学 / 骨扫描 | 抗生素 |
| 化脓性骶髂关节炎 | 体温<br>骶髂关节测试阳性<br>骨扫描 | 抗生素 |
| **次要紊乱** | | |
| 游离体 | 剧痛<br>经常在屈曲末和外旋末疼痛 | 推拿手法 |
| 游离体并发骨关节炎 | 剧痛<br>无关节囊型疼痛<br>有些运动疼痛是非关节囊型 | 推拿手法 |

| 顺序 | 诊断 | 治疗 |
|---|---|---|
| 髋部无菌性坏死 | 糖皮质激素或过量乙醇摄入<br>腹股沟突然疼痛 / 夜间疼痛 /<br>　咳嗽、喷嚏时疼痛<br>症状和体征不符合<br>早期阶段轻度非关节囊型 /<br>　轴向挤压时疼痛 | 早期诊断非常<br>重要<br><br>早期阶段：髓<br>芯减压 |
| | 依靠骨扫描 /MRI 或骨功能检查<br>晚期：严重骨关节炎 / 影像学<br>证据 | 晚期：截骨术<br>或髋关节成<br>形术 |
| 腰大肌滑囊炎 | 大腿前侧疼痛<br>非关节囊型全活动度<br>抗阻运动无疼痛 | 普鲁卡因或氟<br>羟氢化泼尼<br>松注射 |
| 出血性腰大肌滑囊炎 | 老年患者 / 受打击或摔倒<br>突然腹股沟和大腿疼痛<br>屈曲 90°受限<br>超声回波描记术 | 穿刺吸引术 |
| 臀部滑囊炎 | 臀部和大腿后外侧疼痛<br>全活动度，有些运动在末期疼痛<br>有些抗阻运动疼痛<br>局部触痛 | 普鲁卡因或氟<br>曲安西龙注<br>射 |
| 转子滑囊炎 | 转子和大腿外侧疼痛<br>被动外旋疼痛和受限<br>局部压痛 | 普鲁卡因或曲<br>安西龙注射 |
| 坐骨滑囊炎 | 坐位局部疼痛，站立时立刻减轻<br>腰椎和骶髂关节和髋部关节<br>　检查完全阴性<br>局部压痛 | 曲安西龙注射 |
| 心因性疼痛 | 内旋时跛行<br>多种不一致 | |

（卢艳慧　翻译）

# 第 48 章

# 肌体收缩结构疾病

臀部区域疼痛常由腰椎、髋关节或骶髂关节损伤所致。肌肉损伤极其罕见。如为抵抗性活动引起的臀区疼痛，尤其是当一个或多个被动活动时可引发疼痛，则极有可能是臀部黏液囊炎。

腹股沟区疼痛常由肌腱或肌肉损伤所致。这很好记忆，但腹股沟区疼痛也可以是因为腰椎损伤、髋关节损伤或较不常见的骶髂关节损伤。腹腔内病理状态也可以引起腹股沟区疼痛，如阑尾炎、妇科疾病、腹股沟疝或股疝。

## 一、抵抗性屈曲

这部分内容主要检查腰大肌。然而，当其他协同肌肉（如股直肌、缝匠肌、阔筋膜张肌）及其他内收肌可做肌肉收缩时，腰大肌扭伤或无力可无明显表现。

### （一）疼痛

如果抵抗性屈曲明显并表现出疼痛，则应考虑以下情况。

- 以下肌肉的肌腱炎。
  - 腰大肌。
  - 股直肌。
  - 缝匠肌。
- 闭孔疝。

1.腰大肌肌腱炎　腰大肌肌腱炎并不常见。常因急性髋关节过伸或累积性损伤起病。全髋关节置换术后的疼痛也可能由于髂撞击综合征所致，但并不常见。病变损伤常位于股三角区，手指触诊时常可扪及。病变位于腹股沟韧带下方，中间是跳动的股动脉，侧面是缝匠肌。

治疗：深部横向按摩非常有效。超声波引导下髂腰肌肌腱膜周围注射类固醇已被证实是一种安全且有效的治疗方法。

深部按摩：患者在治疗椅上坐直，髋关节 90°屈曲，膝关节伸展，在仰卧位下髋关节伸展，由于组织层叠拉紧，手指不可能穿透至足够深。治疗师面向患者大腿，坐在患者旁边，示指和中指放在股三角区疼痛的肌腱上，其后方为股动脉，中间为缝匠肌。拇指作为支点，放在髋关节外侧（图48-1）。横向按摩是由手腕及手肘的屈伸，联合肩部的外展-内收的运动进行的。在某些急性病例中，发病后第一天即可开始治疗。然而，真正的深部按摩不应超过

1分钟且需每日重复，并逐渐增加治疗时间。在第二周时，治疗应隔日进行，按摩应足够深并持续15分钟。2周后应有较好的疗效。慢性拉伤需15分钟摩擦按摩，一周2～3次，根据治疗结果的不同而确定疗程。通常而言，持续多年的疼痛会在6～8个深部按摩疗程后起效。治疗十分疼痛，但在目前看来，没有替代疗法。找到受伤的点并不是一件容易的事，常需检查者对局部区域解剖的知识的良好掌握。

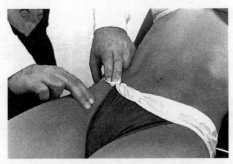

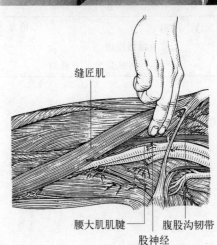

缝匠肌　腰大肌肌腱　腹股沟韧带　股神经

**图 48-1　腰大肌肌腱的深部横向按摩**

2.股直肌肌腱炎　常表现为抵抗性屈曲疼痛，尤其是当膝关节伸直时进行试验时（主动直腿抬高试验）。俯卧位下，膝关节抵抗性屈曲疼痛。在"膝关节抵抗性伸展"（见第 54 章）进行讨论这种损伤。

3.缝匠肌损伤　缝匠肌损伤较罕见，常见于足球运动员。髋关节抵抗性屈曲常疼痛，尤其是加入弯曲的膝关节外旋时疼痛常加剧。触诊可推断出损伤病变局限，常位

于腱骨膜缝处或肌腱远端 1～2cm 处。治疗包括深部横向按摩，如果损伤位于腱骨膜，1～2 次的曲安奈德浸润也需加入治疗方案中。

在年轻运动员（15—18 岁）中，其骨骼发育尚未成熟，髂骨的前上撕脱骨折较肌肉撕裂或肌腱炎更常见（见疼痛伴无力）。

4. 闭孔疝　好发于体型较瘦的年长女性，常有近期体重下降、顽固性便秘或慢性呼吸系统疾病史。患者诉麻木或针尖样疼痛，最终积累为大腿前中侧区至膝关节处的强烈疼痛。这些表现是由于闭孔处腹膜折叠，使闭孔神经受压引起的。内收肌反射消失提示闭孔神经运动传导受损。髋关节抵抗性屈曲疼痛可能是由于腰大肌压迫疝。患者呈 Trendelenburg 卧位 2 分钟后屈曲抵抗消失，则可做出鉴别诊断。重力的作用下可减少脱垂，而腰大肌的主动收缩不再挤压腹膜引起疼痛。

### （二）疼痛伴无力

抵抗性屈曲下引起的疼痛和无力可见于以下情况。

1. 髂前上棘撕脱性骨折　由于年轻患者的肌腱较其软骨生长中心更强韧，撕脱性骨折在骨骼尚未成熟的运动员身上较成年人更常见。在成年人中发生的缝匠肌肌腱炎中所承受的压力可使青年人的髂前上棘撕脱性骨折。由于有厚厚的骨膜的保护，这种骨折并不会有较大的骨折错位。

这种病变在青年短跑运动员、足球运动员及跳高运动员中很常见。在跑步过程中，患者常感到腹股沟区及大腿上部突然的疼痛。从这一刻起，患者常无法移动，运动员常一瘸一拐地从跑道上离开，甚至走路都很痛苦。临床查体可见抵抗性屈曲、抵抗性髋关节外旋及抵抗性膝关节屈曲均疼痛。触诊示髂骨棘缝匠肌连接处瘀斑并触痛。影像学显示髂骨嵴有轻微分离征象。治疗主要依靠自行恢复，通常需 2～3 周时间。在此期间，无必要严格卧床休息。活动应在疼痛忍受范围内进行，但仍需临床检查完全阴性后再进行体育活动。

2. 小转子突起撕脱性骨折　这种病变常见于学龄期男孩及年轻运动员。病因常为积累性病变，所以这种病变无急性起病。患者常诉行走时腹股沟区疼痛。临床检查示被动运动在正常范围内，抵抗性屈曲较弱并且患者诉疼痛。这种情况下应进行影像学检查，影像学结果通常为小转子分离。对于大多数患者而言，2～3 周的半坐卧位休息足以让他们的情况好转。当患者可无痛行走时，允许患者站立。

3. 腹部恶性肿瘤　恶性肿瘤浸润至腰大肌尽管罕见，但也是髋关节屈曲无力及髂窝疼痛的病因。

4. 股骨上段恶性肿瘤转移　病变表现为无力和大腿疼痛，并伴有髋关节显著关节表现，有"臀部征"表现。

### （三）无痛性无力

1. 腰神经根麻痹　在第 2 腰椎间盘突出的患者中，尽

管较罕见，但第 2 神经经根麻痹常表现为无痛性无力。第 3 神经根麻痹临床体征不明显，并伴有股四头肌无力。

2. 神经官能症　患者常诉后背部及大腿疼痛，体查时常见髋关节屈曲无力。诊断只能在患者的临床体征和病史不吻合的时候才可确诊。

3. 严重非特异性疾病　由于在第 2 腰椎水平很少见病变，髋关节屈曲的无痛性无力应引起注意，考虑严重的非特异性疾病，如炎性疾病或恶性肿瘤。

## 二、抵抗性伸展

### （一）疼痛

抵抗性伸展引起的疼痛很少与臀大肌有关，臀大肌损伤常发生在直接攻击之后，在数日后自行好转。然而，臀大肌收缩可压迫臀大肌囊炎，（通过压力的传导）间接地引起钝痛。长时间的臀大肌收缩可引起一种特殊的跛行。

如存在后腿肌腱炎或骶结节韧带扭伤，膝关节的抵抗性屈曲也会变得疼痛（见"膝关节抵抗性屈曲"章节）。

1. 臀大肌囊炎　为抵抗性伸展疼痛的常见病因，尤其是一个或多个被动运动可引发疼痛时（见"臀大肌囊炎"）。

2. 臀跛行　跛行是下肢周围血管征的体征表现。通常局限为走路时疼痛（疼痛，感到步伐沉重，痉挛或烧灼痛），站立数分钟后疼痛消失，并在行走至相同距离后疼痛再次发作。通常而言，在小腿腓肠肌和（或）大腿出现疼痛，但有时会局限在臀区，这是由于近端动脉狭窄所致（主动脉、髂总静脉、髂内动脉和臀动脉分支）。主要的病史为步行时臀区疼痛致患者不得不停止，1～2 分钟后缓解，而当患者继续前行时疼痛又一次发生。常规临床检查通常为阴性。俯卧位下，髋关节的主动伸展试验可使患者感到臀区疼痛。当狭窄位于下腹动脉或臀动脉时，由于没有对髂动脉实质性的损伤，股动脉搏动减低可不明显。动脉狭窄可通过多普勒超声或血管动脉造影确诊（图 48-2）。

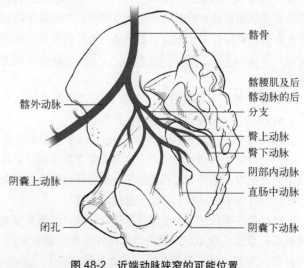

右侧标注（从上到下）：髂骨、髂腰肌及后髂动脉的后分支、臀上动脉、臀下动脉、阴部内动脉、直肠中动脉、阴囊下动脉

左侧标注（从上到下）：髂外动脉、阴囊上动脉、闭孔

**图 48-2　近端动脉狭窄的可能位置**

## （二）无痛性无力

抵抗性伸展下无痛性无力提示第1骶神经根麻痹。在某些特例如臀大肌广泛麻痹下，可发现有"伸肌"或"臀大肌倾斜"；患者为维持髋关节伸展态，走路时会身体后倾。

## 三、抵抗性内收

### 疼痛

1. 长内收肌　局限于腹股沟区的抵抗性外展疼痛通常是由于内收肌。长内收肌、大内收肌、短内收肌和耻骨肌均为髋关节的内收肌，在这些肌肉中，最容易在运动中损伤的是长内收肌。

产生急性损伤的通常为快速切削运动，这种运动可以产生一个力量较大的离心收缩肌力。急性损伤在足球运动员中很常见，常造成在场地突然摔倒，而这将会拉伤或撕裂肌肉或肌腱纤维；或者，这个损伤为积累性损伤，如在滑冰中或篮球防守中的重复性内收-外展运动。在跳高运动员和芭蕾舞蹈员、中年板球投球手或冰球运动员中也有报道。除此以外，在赛马运动中也是十分常见熟知的损伤（骑手扭伤）。

疼痛主要由抵抗性外展引起，但是被动内收也有可能感到疼痛，主要是因为外展时会损伤肌肉纤维。通常不需要影像学检查。然而，尽管需要医师进行操作，超声检查可以帮助确诊。

病变损伤的可能的三个位置。

- 腱骨膜。
- 肌腱。
- 肌腹近端。

病变的具体位置需触诊确定，最常见于肌腱，常在耻骨下几厘米处，其次见于腱骨膜。例外情况下可见于肌腹的上端。

（1）鉴别诊断：尽管抵抗性外展引发的腹股沟区疼痛通常提示长内收肌损伤，但并不是所有情况都是如此。强烈的外展间接地拉伸骨盆环的骨和韧带，如果这个区域存在病变，则传导的压力会引起疼痛。关于耻骨损伤的详尽讨论在线上章节"腹股沟疼痛"。以下的三种病变最为重要。

①耻骨·骨折或恶性肿瘤：外展肌触诊常不能得出结论，而影像学检查则会提示有病变存在。

②耻骨骨炎（耻骨联合体骨膜炎）：由于重复的在耻骨联合中对耻骨的剪切作用下，这常发生在足球运动员和竞走运动员中。触诊外展肌通常不能得出任何结论，但耻骨联合常有触痛（见线上章节"腹股沟疼痛"）。

③骶髂关节病变：由于髂骨和骶骨分离，骶髂关节炎或骶髂关节拉伤也可以是髋关节抵抗性外展疼痛的病因。臀区常有疼痛，骶髂关节的情况就要值得注意了。然而，在某些情况下，疼痛位于腹股沟或腹股沟区，则给诊断造成了一定的麻烦。

（2）治疗：深部横向按摩在腱损伤或肌腱损伤中疗效较好，而腱骨膜损伤可通过摩擦按摩或曲安奈德浸润治疗。局部麻醉浸润或深部摩擦按摩对肌肉损伤治疗效果较好。

治疗应与足够的休息以避免相关结构的进一步拉伤相结合。在有些久病的病例中，可考虑手术治疗。手术过程包括从长内收肌的耻骨起源处分离其肌腱。治疗效果目前观察较好，治疗8周后大多数运动员可重返赛场。

①深部按摩技术：患者采取半卧位，患肢取轻微内收外旋位。治疗师坐与患者膝关节平齐的水平线上，面对患者。在治疗肌腱损伤中，用拇指、示指和中指抓住受损区域（图48-3）。内侧手绘式进行按摩。在手指移动范围应充分覆盖受损区域，重复进行按摩。

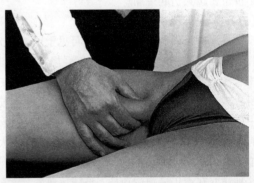

**图48-3　对内长收肌进行深部横向按摩（肌肉肌腱连接处）**

在腱骨膜损伤患者中，应用中指辅助压住示指放在耻骨上（图48-4），用肘关节的屈伸动作和肩关节的内收-外展动作进行按摩。

在急性期，治疗应短暂而不激烈，最初几天应天天进行，之后可隔日进行。

治疗早期如无长时间的深部按摩治疗，如20分钟，每周1～2次的治疗，则有可能形成永久瘢痕。

目前病例和慢性病例中，这种治疗效果较好。在患者转为无症状前，尽量避免用力。

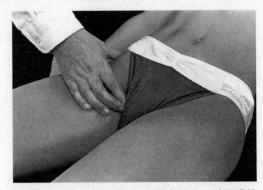

**图48-4　对长内收肌进行深部横向按摩（腱骨膜处）**

②注射技术：在较高的治疗床上，患者取半卧位，大

腿置于轻微内收位。注射位置为耻骨的腱骨膜交界处。注射器取 4cm 针头，注射曲安奈德。触诊手指位于骨膜上，针入手指的远端，向前进入针头直至针头与骨接触（图 48-5）。轻微退回针，并在周围不同方向重新推入，直至整个区域均浸润药物。同时，触诊手指维持在原位，以便确认是否有药物注射后的皮丘。

如果 2 周后患者的抵抗性外展试验仍为阳性，则需再进行一次浸润注射。

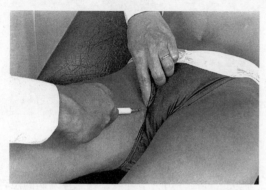

图 48-5　腱骨膜连接处进行长内收肌浸润注射

## 四、抵抗性外展

### （一）疼痛

髋关节内收肌损伤十分罕见。髋关节的抵抗性内收疼痛是由传导压力至发炎的黏液囊（臀肌和股骨转子）或骶髂韧带拉伤所致，诊断很难达成。

1. 臀中肌和臀小肌群　肌肉拉伤极为少见。抵抗性内收引起的局限性疼痛常由在臀肌收缩时压迫发炎的黏液囊所致。如被动内收也会引起疼痛，则基本上可诊断为黏液囊炎，因为被动外展时，髂骨和大转子之间的黏液囊受压，引起了疼痛。

2. 筋膜扩张肌损伤　这种积累性损伤可见于舞者和运动员。骨盆倾斜或其他活动如习惯性沿一个方向跑步（"缺点腿"）对髂胫带的不断增加的压力是主要病因。骨盆嵴和转子之间常有局限性疼痛。病症较有特征，腰椎检查示在躯干扭转至无痛的一侧时产生疼痛，尽管另一侧的腰椎活动良好。被动和抵抗性髋关节活动正常。抵抗性内收常为无痛的，尤其当患者取髋关节内收的仰卧位时。怀疑患者扭伤张肌时，应使患者取侧卧位，髋关节屈曲 45°，进行抵抗性外展试验。或者进行附加试验：患者站立位，双腿交叉，患肢在后，身体向无痛侧倾斜，使全身的重量附在患肢上。疼痛提示筋膜扩张肌损伤。触诊提示疼痛的点位于髂嵴和大转子间。

治疗：局部筋膜扩张肌损伤的治疗为深部横向按摩。

手法：患者向健侧侧卧，患肢伸直并轻微外展以拉伸髂胫束。健侧腿弯曲至 45° 使骨盆稳定。治疗师站立与患者臀部水平，背向患者。两个拇指放在受损区域上，其他手指放在拇指对侧以给予一个支力。用拇指沿髂胫束方向横向进行摩擦按摩（图 48-6）。

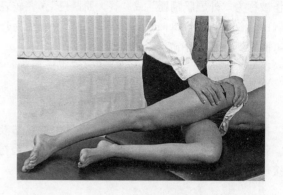

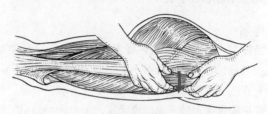

图 48-6　对阔筋膜张肌进行深部摩擦按摩

同时，手肘轻外展，协同肩关节屈曲动作。继续深部摩擦按摩 20 分钟，每周 2 次。即便是长期未治疗的病例，经过不超过 6～8 周的治疗，也可达到满意的效果。

3. 髂胫束拉伤　这种病变损伤也被称为"侧髋髋关节综合征"，常由于髂胫束向大转子后方滑动造成，多见于跑步的人、舞者和篮球运动员。

除了可以听到啪啪声外，综合征的典型特征是大转子区域疼痛，并向臀区和大腿区转移。患者常感到疼痛，并在走路时将手放在大转子区。临床查体髋关节示与髂胫束下方的黏液囊发炎症状相似。

非手术治疗为曲安奈德浸润。在某些难治病例中，需进行手术。手术过程包括切除髂胫束与大转子重叠的椭圆形部分。

4. 骶髂关节　MacNab 指出，骶髂关节也有可能是一个疼痛的来源。当臀中肌收缩使髋关节内收时，可将髂骨向远离骶骨的方向分离。在没有髋关节疾病的情况下，抵抗性内收下肢造成骶骨关节疼痛高度提示骶髂关节疾病。

### （二）疼痛与无力

在青少年身上，外展无力常提示大转子撕脱性骨折，但也有可能是髂骨关节炎。常见于长距离跑步的年轻人中，在髂骨关节炎基础上臀中肌和筋膜扩张肌反复收缩，使这类人群好发。

### （三）无痛性无力

无痛性无力通常有神经源性病因，即臀中肌无力常由于第 5 腰神经根麻痹。这也常在髋关节病和股骨颈疾病中常见，致使大转子增大，如突入关节窝，髋脱离，先天发育异常及股骨颈骨折后愈合对位不良。抵抗性内收肌力不足，骨盆转子肌在行走时无法起到稳固骨盆的作用。为保持重心在髋关节，患者常需向患侧倾斜行进。这种倾斜动作被称为"外展肌蹒跚"或"臀大肌蹒跚"。在较轻的病例中，仅可见 Trendelenburg 步态，其显著特征为骨盆向离地的脚一方倾斜前行。

## 五、抵抗性内旋

### 疼痛

抵抗性运动中疼痛较为罕见，通常是由于臀黏液囊炎。肌群（臀中肌、臀小肌纤维和阔筋膜张肌）只会在有直接攻击造成淤血的情况下才会受损。

## 六、抵抗性外旋

### 疼痛

当疼痛产生时，首先怀疑股四头肌、孖肌和梨状肌受损。但是，在有些直接损伤中，这些肌群并不受影响。在髋关节抵抗性外旋过程中，常由于这些肌肉收缩，使发炎的臀黏液囊或大转子黏液囊受压，压力传导后引发疼痛（见"臀黏液囊炎"章节）。

## 七、膝关节抵抗性外展疼痛

### （一）疼痛

股直肌肌腱炎常造成腹股沟区疼痛，占腹股沟损伤的12%。通常是一种积累性损伤，由于长时间、重复性的强度训练或足球中的高强度射门训练。疼痛由膝关节的抵抗性屈曲而非髋关节的运动引起，尤其是患者取卧位，其髋关节呈伸展状态时。完全被动屈曲髋关节可引起疼痛，尤其是当屈曲和外展同时进行时，疼痛更明显。疼痛部位可定位于股骨上段和髂骨前侧中间。除此以外，完全被动旋转髋关节，将膝关节再屈曲90°时，有时可引起局部区域疼痛。

此种病损位于髂嵴的上端的下方（肌腱的体部）。肌腹近端常有触痛。主要治疗方法是深部横向按摩或曲安奈德浸润。

在成年人中可能会引起肌肉拉伤的力度可在青少年中转为撕脱性骨折。骨折主要发生在突起处，之后可与下方的骨分离。由于周围覆盖骨膜，骨折常不会广泛错位。大多数患者经过 6～10 周的休息后有较好的疗效。

股四头肌肌腹的损伤在膝关节的章节里进行讨论（见第54章）。

1. 鉴别诊断 股直肌肌腱炎应与第2、3腰神经根损伤进行鉴别，通常腰神经根的损伤会导致关节盘的损伤。患者主诉大腿前侧疼痛。患者取仰卧位，屈曲膝关节可诱发疼痛。然而检查肌力时常无疼痛，尽管肌力渐弱。在诊断不明时，可考虑皮下局部麻醉给药以明确诊断。

2. 治疗 深部横向按摩肌腱或曲安奈德浸润治疗常常有效。

①深部摩擦按摩医技：患者坐在治疗床上，髋关节伸展位，使治疗师的手指可更好地触诊至较深的组织。治疗师面向患者大腿。肌腱疼痛常位于前上髂嵴8cm处，以缝匠肌为中间缘，阔筋膜张肌为后缘。2～3个手指放在肌腱中间，拇指放在大腿外侧作为支点（图48-7）。

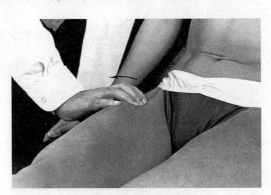

**图48-7 股直肌深部按摩**

不断重复横向在肌腱上移动手指完成按摩。在此过程中，腕关节伸展，肩关节外展。在急性发病的患者中，应从起病起就进行按摩治疗。在这个时期，深部按摩不应持续超过1分钟，应天天进行，慢慢增加按摩时间。第2周起，治疗应隔日进行。慢性病例中，治疗应持续20分钟，每周2次。通常治疗6～8个疗程后开始恢复。在此期间，应避免进行有可能加重疾病进展的活动。

②浸润技术：患者取半卧位，注射点取缝匠肌和阔筋膜张肌三角中的骨腱膜连接处。注射器安装4cm针头并充满2ml曲安奈德。针头插入触诊手指的远端并一直向前推直至推到骨。反复回退针头并在不同方向进行浸润，直至整个区域都浸润药物。同时，触诊手指保持在原位以确定是否有药物皮丘。如2周后患者的抵抗性外展试验仍为阳性，则考虑进行第2次注射。

### （二）疼痛与无力

主要原因是部分肌肉撕裂。

### （三）无痛性无力

股四头肌无痛性无力发生在第3腰神经根受压。如果是双侧无力，则应考虑肌病或肌炎。

## 八、膝关节抵抗性屈曲

### （一）疼痛

膝关节抵抗性疼痛提示绳肌群受损（二头肌，半腱肌，半膜肌）。腘绳肌肌腹损伤在膝关节章节中进行讨论（见第54章）。肌腱和腱骨膜损伤也会引起臀部区域和大腿的疼痛，通常称为"腘绳肌综合征"。

腘绳肌综合征常见于跨栏运动员和芭蕾舞蹈演员，在快速加速运动和短距离冲刺中的运动员（如篮球运动员、网球运动员和足球运动员）中也常见。腘绳肌拉伤的病因尚不清，但目前大多数学者认为腘绳肌群和股四头肌的肌力失衡是主要的病因。腘绳肌综合征的临床表现为下臀部区域的疼痛并放射至大腿后区至腿弯处。当患者进行腘绳肌的运动（如短跑冲刺或跨栏）时，即可引发疼痛。疾病的另一个主要特点为取坐位时患者也会感到疼痛。开车时可引发疼痛，是因为局部压力过大，引起腘绳肌张力增加，从而引起疼痛。

临床检查示膝关节抵抗性屈曲疼痛，髋关节抵抗性伸展疼痛。直腿抬高试验可达全范围，但在极限位置时变得疼痛难耐。Pecina"擦鞋试验"可诱发疼痛：嘱患者模仿在门口鞋垫上进行擦鞋的动作；腘绳肌在此时被拉伸但又处于收缩状态，可引起疼痛。

在肌腱或腱骨膜触诊均可引发触痛。可在肌腱上 5cm 范围内引发疼痛。腱骨膜的损伤常位于坐骨粗隆。

1. 鉴别诊断

（1）第 1、2 骶神经根损伤：肌腱炎应与以下疾病相鉴别，这些疾病通常与第 5 腰椎间盘突出相关。患者诉大腿疼痛伴腰椎屈曲时疼痛或直腿抬高疼痛，但检查肌力时无痛。局部压痛阴性。怀疑骶神经根损伤时，应予以皮下局部麻醉。

（2）坐骨滑囊炎：抵抗性运动在坐骨滑囊炎中常为无痛。局部有压痛，提示黏液囊病变。

2. 治疗　病变在肌腱损伤时，需要深部横向按摩或曲安奈德浸润。长期的病变需手术介入。

（1）深部摩擦按摩技术：患者取侧卧位或一侧髋关节和膝关节呈 90° 放置在椅子上的平躺位。这个体位可使臀大肌向前移动，使坐骨粗隆可触及。同时，这个姿势也可使肌腱充分拉伸，否则肌腱松弛，位置很深不利于进行按摩。治疗师站在患者身体同侧，于患者髋关节同一水平线。将 2 ～ 3 指置于受损区域中线处并在肌腱来回按摩。肩关节不断内收 - 外展活动，腕关节轻微屈曲 - 伸展状态。

拇指施加一定压力，作为支点放在大腿外侧（图 48-8）。按摩约 20 分钟，每周 2 ～ 3 次。新发病例常在 2 周内有较好疗效。慢性病例需 2 个月左右起效。对慢性病例而言，类固醇浸润注射治疗是一个较好的选择。

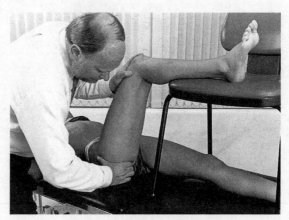

**图 48-8　深部按摩腘绳肌肌腱**

（2）浸润技术：除了髋关节屈曲状态以外，腘绳肌起于坐骨，被臀大肌覆盖。为了使注射可触及，患者需采取俯卧位，骨盆取高位，此时臀下缘远端即可触及腘绳肌。

临床医师站在患者髋关节旁，寻找触痛点。5cm 针头的 2ml 注射器充满曲安奈德。针从远端进入，直行至接触到骨。轻微退回针，并在周围不同方向重新推入，直至整个区域均浸润药物。如 2 周后抵抗性屈曲试验仍阳性，则需第 2 次注射。

**（二）无痛性无力**

膝关节屈曲的无痛性无力常见于 $S_{1,2}$ 神经全根综合征。

髋关节区域和臀部区域的收缩组织疾病总结见表 48-1。

**表 48-1　髋关节区域和臀部区域的收缩组织疾病**

| 试验 | 疼痛 | 疼痛伴无力 | 无痛性无力 |
|---|---|---|---|
| 抵抗性屈曲 | 腰大肌肌腱炎 | 髂前上棘撕脱性骨折 | $L_2$、$L_3$ 神经根 |
|  | 股直肌肌腱炎 | 小转子撕脱性骨折 | 神经官能症 |
|  | 缝匠肌肌腱炎 | 腹部恶性病变 | 严重的非典型疾病 |
|  | 闭孔疝 | 股骨上端转移 |  |
| 抵抗性伸展 | 臀黏液囊炎 |  | 第 1 骶神经根麻痹 |
|  | 间歇性跛行 |  |  |
|  | 腘绳肌肌腱炎 |  |  |
|  | 骶结节韧带拉伤 |  |  |
| 抵抗性内收 | 内长收肌损伤 |  |  |
|  | 耻骨骨折 / 恶性病变 |  |  |
|  | 耻骨炎 |  |  |
|  | 骶髂关节病变 |  |  |
|  | 髋关节病变 |  |  |

续表

| 试验 | 疼痛 | 疼痛伴无力 | 无痛性无力 |
|------|------|-----------|-----------|
| 抵抗性外展 | 臀黏液囊炎<br>阔筋膜张肌损伤<br>骶髂关节损伤<br>髂胫束拉伤 | 大转子撕脱性骨折<br>髂骨关节炎 | 第5腰神经根麻痹<br>大转子高位 |
| 抵抗性内旋 | 臀黏液囊炎（阔筋膜张肌） | | |
| 抵抗性外旋 | 股四头肌损伤<br>黏液囊炎<br>臀大肌或臀中肌损伤 | | |
| 膝关节抵抗性伸展 | 股直肌肌腱炎 | 股直肌部分撕裂 | 第3腰神经根麻痹<br>肌病<br>肌炎 |
| 膝关节抵抗性屈曲 | 腘绳肌肌腱炎 | 腘绳肌部分撕裂 | 第1、2骶神经根损伤 |

（王 春 肖 军 谢金凤 王 亮 翻译）

# 第49章

# 髋关节疼痛总结

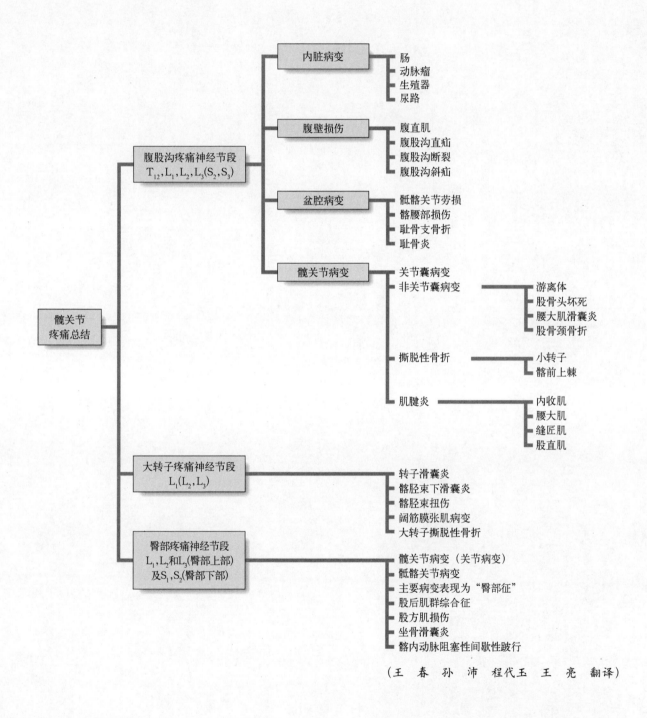

髋关节疼痛总结

腹股沟疼痛神经节段 $T_{12}$, $L_1$, $L_2$, $L_3$($S_2$, $S_3$)

- 内脏病变
  - 肠
  - 动脉瘤
  - 生殖器
  - 尿路
- 腹壁损伤
  - 腹直肌
  - 腹股沟直疝
  - 腹股沟断裂
  - 腹股沟斜疝
- 盆腔病变
  - 骶髂关节劳损
  - 髂腰部损伤
  - 耻骨支骨折
  - 耻骨炎
- 髋关节病变
  - 关节囊病变
  - 非关节囊病变
    - 游离体
    - 股骨头坏死
    - 腰大肌滑囊炎
    - 股骨颈骨折
  - 撕脱性骨折
    - 小转子
    - 髂前上棘
  - 肌腱炎
    - 内收肌
    - 腰大肌
    - 缝匠肌
    - 股直肌

大转子疼痛神经节段 $L_1$($L_2$, $L_3$)
- 转子滑囊炎
- 髂胫束下滑囊炎
- 髂胫束扭伤
- 阔筋膜张肌病变
- 大转子撕脱性骨折

臀部疼痛神经节段 $L_1$, $L_2$和$L_3$(臀部上部) 及$S_1$, $S_2$(臀部下部)
- 髋关节病变（关节病变）
- 骶髂关节病变
- 主要病变表现为"臀部征"
- 股后肌群综合征
- 股方肌损伤
- 坐骨滑囊炎
- 髂内动脉阻塞性间歇性跛行

（王 春 孙 沛 程代玉 王 亮 翻译）

# 第十篇

# 膝 关 节

# 第 50 章

# 膝关节的临床检查

## 一、疼痛

### （一）膝关节牵涉痛

膝关节前部受第 2、3 腰神经节支配，髋部疾病及第 3 腰椎神经根病变容易引起该区域的牵涉痛。当怀疑膝关节疼痛时，习惯性的诊断部位是患者主诉的模糊区域，同时沿着大腿前方向上放射。当被问及确切的疼痛部位时，患者指向整个髌上区域和大腿前部。当膝关节前部无确切部位疼痛时，而主诉膝关节疼痛的儿童，必须立即检查腰椎和髋关节，尤其是患有髋部疾病，如无菌性坏死或骨骺分离。另一个常见的错误是老年人因膝关节痛而行膝关节 X 线检查后，诊断为膝关节的骨关节炎，忽略了髋部疾病。

膝关节后方由第 1 和第 2 骶神经支配。第 1 和第 2 骶神经根及骶髂关节病变可导致膝关节后方疼痛。同样，患者无法准确指出疼痛部位。疼痛分布仍然模糊，沿大腿向上或向下放射到小腿。也没有相关创伤史。年轻成人原发性旁侧型椎间盘突出，或者老年人椎间孔狭窄，均可压迫 $S_1$ 的神经根，从而导致膝关节后部疼痛。由于早期背痛或臀部疼痛症状不明显，因此人们不会立即怀疑可能存在腰椎病变。再次，详细询问病史有助于诊断。原发性旁侧型椎间盘突出的患者在坐位和咳嗽时会引起膝关节疼痛，而行走时无症状。椎管狭窄压迫神经根时，疼痛主要发生在行走和站立时，而弯腰时疼痛通常可缓解。

### （二）膝关节本身的疼痛

膝关节的病变通常可由患者在膝关节处准确定位。有时嵌顿的游离体合并膝骨关节病会导致小腿和大腿上部疼痛，但这是相当特殊的情况。

## 二、病史

膝关节的病变总是难以评估，需要综合所有可能有关的因素来做出正确的诊断。首先，病史是最重要的因素，如知识点 50-1 所概述。Cyriax 曾经说过，"在询问病史后没有得到诊断的患者，在临床检查后也很难得出正确的诊断"。

---

**知识点 50-1**

**膝关节病史概要**
- 年龄、性别、职业和运动史
- 疼痛部位
- 发病
- 外伤史
  - 受伤的过程
  - 当时的症状
  - 24 小时后的症状
- 无外伤史
  - 症状是突然发生还是逐渐出现
  - 有什么影响因素
- 病情进展
  - 缓解 / 加重
  - 部位改变
  - 治疗及效果
- 当前症状
  - 部位
  - 肿胀
  - 对运动的影响
  - 不稳定性
  - 刺痛
  - 捻发音

---

在病史中年龄是一个非常重要的因素，因为膝关节的某些疾病只发生于某个特定年龄。例如，一个青年人膝前疼痛可能是胫骨结节骨骺炎，而一个 30 岁的运动员则通常是髌下肌腱炎，如果为 50 岁女性则应考虑髌股关节病。如果一个 17 岁男孩出现膝关节内紊乱的症状，那么几乎可以肯定为骨软骨炎，而相同情况发生在 25 岁的运动员中，可能会考虑为半月板损伤，如果为 60 岁的女性，很可能为关节内游离体嵌顿。

临床中，医师应注意要询问患者职业及运动史。

在膝关节病变中，有三个重要症状可以提供大量信息："绞锁"，"刺痛"和"脱膝感"。由于患者不能完全理解这些词语的含义，且经常将它们混淆。因此，医师在询问病史时让患者详细描述确切症状至关重要。

- 关节绞锁：某次运动时膝关节活动突然受限（伴有

疼痛),膝关节可被限制在屈曲位(伸直受限)或伸直位(屈曲受限)。

• 刺痛:感觉到突然而尖锐的疼痛。例如,患者在行走过程中感觉膝盖内侧突然剧烈的疼痛,继而疼痛立即消失,可继续正常行走。

• 脱膝感:这是一种典型的不稳定的感觉 - 突然的无力感。患者会感觉在进行某一特定运动时膝关节仿佛不能承受身体的重量,膝盖往往会有"虚脱"的感觉。

医师要系统而准确地得出诊断,除了在检查时重视患者症状,发病当时的情况同样重要。

1. 发病

• 什么时候开始的? 是急性、亚急性还是慢性的?

• 怎么发生的? 有无诱因或外伤史?

(1) 如果有外伤史

①描述受伤过程。

• 受伤时身体和腿处于什么体位?

• 是什么样的外力作用于膝关节?

②描述受伤当时的症状

• 最初的疼痛部位是哪? 在关节一侧还是整个关节或者关节内部?

• 是否伴有关节肿胀? 伤后立即肿胀还是过了一段时间后出现肿胀? 伤后当时立即肿胀多是出血造成,表明损伤较严重,如果过一段时间后出现肿胀,则是滑膜反应所致。

• 是否有脱膝感? 是立即出现还是过一段时间后出现?

• 是否有关节绞锁? 如果有,膝关节是锁定在屈曲位(这是半月板病变的典型表现)还是伸直位(关节炎中脱落的游离体嵌顿)? 膝关节如何解除绞锁? 通过手法复位(半月板)还是自发(游离体)解除?

• 受伤后是否还能行走?

(2) 如果无外伤史

• 疼痛是突然出现还是逐渐出现的?

• 第一次出现疼痛时在做什么?

• 描述最初的症状,包括部位、肿胀、关节绞锁或功能丧失(见上文)。

2. 病情进展 对于慢性患者或有外伤史的患者,准确了解症状的进展很重要。

• 疼痛是否从关节的一侧变为另一侧或疼痛是否扩散? 疼痛从关节的一侧移动到另一侧是关节内存在游离体的特征:疼痛部位随着游离体的移动而改变。

• 关节肿胀的发展过程是怎么样的?

• 关节功能丧失时间?

• 治疗方法是什么? 效果如何?

• 是否复发? 如果复发了,原因是什么? 复发后病情是如何进展的?

3. 当前症状 最后,讨论一下当前的症状。

• 描述确切的定位。

• 引起疼痛的原因。

• 是否有夜间疼痛或晨僵? 夜间疼痛通常表明高度活动的炎症,它发生在急性韧带病变、关节积血和关节炎中。持续时间较长的晨僵通常是风湿性炎症的指征。

• 疼痛对上、下楼有什么影响,哪个更受影响? 下楼不仅会增加伸肌群的负荷,还会增加后交叉韧带和腘肌腱的负荷。当游离体嵌顿时也会出现下楼时膝关节疼痛症状。

• 有无刺痛? 通常,刺痛意味着存在游离体或半月板病变。

• 有无脱膝感? 是真的有脱膝感还是觉得可能有?

• 膝关节是否有咔嗒声或捻发音?

• 是否有其他关节受累?

采集病史后还必须询问患者的一般健康状况。

## 三、查体

### (一)站立位

站立位时首先观察患者的双下肢。从前面可观察股骨力线、膝内翻、膝外翻、足内旋及髌骨力线。一些儿童的膝外翻畸形是正常的,随着生长发育而逐渐消失,如果是由足跟外翻或前脚掌内翻导致的,可以采取适当的治疗措施。老年患者过度的膝外翻畸形可能提示变形性骨炎。从侧面观察可发现膝关节是否存在过伸或屈曲畸形。观察胫骨扭转是站在患者膝关节上方并沿着胫骨结节和胫骨前嵴向下看,然后将膝关节的冠状面与连接内外踝的一条假线进行比较。胫骨扭转在 0°～40° 是正常的。

### (二)坐位

髌骨视诊时,患者坐在检查台上,双腿自然下垂,膝盖屈曲 90°。检查者先从侧面观察膝关节来评估髌骨位置和胫骨结节和髌韧带的位置。然后,患者双膝并拢,检查者从前方观察进行视诊。通常髌骨面是水平向前的。髌骨错位被视为髌骨"向上看"并超过检查者的肩膀。

### (三)仰卧位

仰卧位是观察膝关节肿胀的最佳体位。

弥散性肿胀表明存在关节积液和(或)滑膜肿胀。对于晚期关节炎或大量积液患者,查体时可允许膝关节稍屈曲。

伴有肌肉萎缩的弥散性肿胀可能表明关节炎症较重且病史较长。皮肤红肿表明败血症或痛风。

局部肿胀是局部骨性膨出、囊肿或滑囊炎引起的,如髌前或髌下滑囊炎、半腱囊、内侧副韧带下的滑囊炎症、外侧或内侧半月板囊肿或 Baker 囊肿。

## 四、功能检查

膝关节的常规临床检查包括 10 次被动运动,2 次为关节,8 次为韧带,2 次为抗阻运动(表 50-1)。如果有迹象证明，或者怀疑半月板病变或不稳定，可以进行补充试验。触诊仅在功能检查确定的结构上进行，因此仅在功能检查后进行。然而，在功能检查之前可进行关节温度、积液和滑膜增厚的触诊。

表 50-1　膝关节功能检查

| 检查 | 运动 | |
| --- | --- | --- |
| 1. 检查关节皮肤温度、肿胀、滑膜增厚 | | |
| 2. 检查关节运动 | | |
| 关节 | 屈曲 | 伸展 |
| 韧带 | 内翻 | 外翻 |
| | 内旋 | 外旋 |
| | 前抽屉试验 | 后抽屉试验 |
| | 内侧剪切应力试验 | 外侧剪切应力试验 |
| 抗阻试验 | 抗阻屈膝（抗阻内旋） | 抗阻伸膝（抗阻外旋） |
| 3. 再次检查关节皮肤温度、肿胀、滑膜增厚 | | |

## （一）关节的两种主要运动

与肘关节一样，膝关节旋转受限仅限于晚期关节炎。因此，伸展和屈曲（图 50-1）是用于测试关节活动性的两个运动。

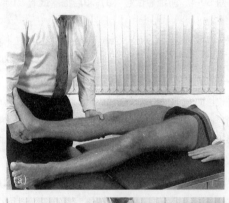
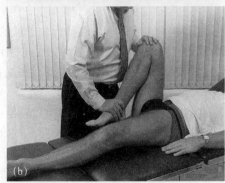

图 50-1　伸膝（a）和屈膝（b）

1. 伸膝　正常膝关节可伸直，直至胫骨与股骨成一条直线，一些年轻人可能存在膝过伸现象，这是正常的。伸膝时受到前后交叉韧带和后关节囊的限制。末端活动的感觉是坚硬的。

伸膝过程中对末端活动的感觉的评估非常重要，需要用正确的方法进行测试。检查者一只手抓住患者足跟，另一只手的手指支撑膝盖，而拇指在髌骨下方挤压胫骨，上抬脚跟和下压胫骨同时进行，从而完成快速、短促的伸膝运动。

2. 屈膝　正常膝关节可屈曲至足跟触及臀部。屈膝通常受到大腿和小腿肌肉之间相互作用的限制，因此末端感觉是关节外类型 - 柔软。

正常膝关节屈伸时是无疼痛的。如果屈伸时出现膝关节疼痛，表明游离体嵌顿，或半月板撕裂，或股骨关节边缘的局部侵蚀。髂胫束的病变（摩擦综合征或滑囊炎）也可能出现疼痛，这是由于髂胫束与股骨外侧髁产生摩擦而引起疼痛。

## （二）韧带的八种次级运动

1. 外翻应力试验　在股骨外侧髁上施加反向力来进行强的外翻运动可以检查内侧副韧带（图 50-2a）。这项试验通常是在膝关节完全伸直状态下完成。当过度牵拉导致轻度扭伤或者膝关节轻度不稳定时，在膝关节轻度屈曲（30°）时重复试验，则疼痛和松弛可能更好地解除。

2. 内翻应力试验　在股骨内侧髁上施加反向压力来进行强的内翻运动可检查内侧副韧带（图 50-2b）。同样，可以在微屈膝（30°）时重复试验。

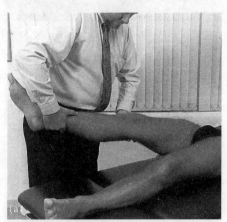
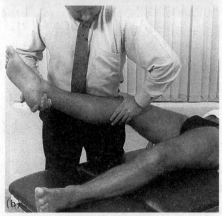

图 50-2　外应力试验

（a）内翻；（b）应力试验。

3. 外旋 膝关节外旋运动会牵拉内侧冠状韧带和内侧副韧带的后纤维。患者屈膝成直角,足跟置于椅子上,为了防止臀部旋转,检查者将对侧肩部靠在患者膝盖上,同时手臂置于患者小腿下方,手握住患者足跟。另一只手握住患者足底内侧并向上提,这样,以患者足部杠杆进行外旋运动(图 50-3a)。正常的末端活动的感觉是弹性的。

4. 内旋 内旋会对外侧冠状韧带和前交叉韧带造成压力。患者臀部和膝盖弯曲成直角,检查者对侧前臂支撑患者小腿,双手紧握患者足跟,使患者足背屈,通过两个手腕的组合运动,使患者腿部转向内侧旋转(图 50-3b)。为了保护足踝的外侧韧带,要点是在足踝处施加压力而不是超过跟骨关节线。正常的末端活动感觉是弹性的。

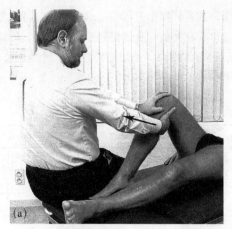

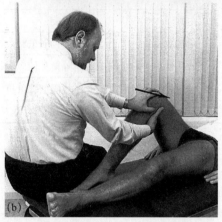

图 50-4 前抽屉试验(a)和后抽屉试验(b)

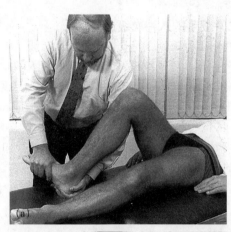

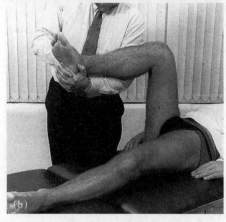

图 50-3 外旋(a)和内旋(b)

5. 前抽屉试验 膝关节屈曲成直角,检查者坐于患者足背部,一只手放在患者髌骨上,另一只手置于胫骨上部后方,如果前交叉韧带损伤,则用力向前推拉小腿时会出现疼痛(图 50-4a)。30°屈曲位的前抽屉试验("拉克曼试验")似乎能更精确地显示前交叉韧带的拉伸或断裂(见第 53 章)。

6. 后抽屉试验 检查员同样坐于患者足背,一只手放在胫骨结节上,另一只手放在膝盖后面,向后用力推拉小腿,后抽屉试验可检测后交叉韧带的完整性(图 50-4b)。在正常关节中,胫骨不会发生任何移动,并且试验过程中不会出现疼痛。

7. 内侧剪切应力试验 患者屈膝成直角,检查者坐在患者对面,双手交叉,将一手掌根放在患者胫骨外侧髁上,另一手掌根放在股骨内侧髁上。通过施加强力,使胫骨在股骨上向内侧移动(图 50-5a)。当存在关节内游离体时可能会引起疼痛。当外侧半月板撕裂时,这项操作可将半月板的一部分移位到股骨髁的另一侧,继而听到咔嗒一声,整个被动伸直状态立即解除。

8. 外侧剪切应力试验 动作与内侧剪切应力试验相反。检查者一只手的掌根放在外侧股骨髁上,而另一只手的掌根放在胫骨内侧髁上(图 50-5b)。施加强的剪切力使胫骨横向移动到股骨上,当存在游离体或内侧半月板纵向撕裂时,可引起咔嗒声。当存在后交叉韧带的损伤时,也可引起疼痛。

**(三)收缩结构的两种对抗运动**

为方便起见,在患者仰卧的情况下测试抵抗屈曲和伸展运动,但如果俯卧位,则可以施加更大的力。

1. 抗阻伸膝 患者微屈膝,检查者将一只手放在患者膝盖下方,另一只手放在胫骨的远端,对抗患者的伸膝动作(图 50-6a),注意患者有无疼痛和乏力。如果有任何疼痛,可能是股四头肌病变,如果存在任何乏力感,则表明存在支配神经的损伤,通常是第 3 腰神经根。髌骨骨折或肌腹部严重破裂时会出现疼痛和乏力感。

2. 抗阻屈膝 臀部和膝盖弯曲成直角,检查者双手

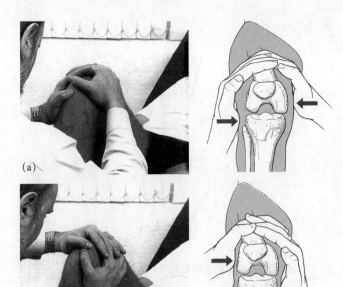

**图 50-5　内侧剪切应力试验（a）和外侧剪切应力试验（b）**

支撑患者足跟，当患者试图向下压脚跟时，检查者施加方向作用力（图 50-6b）。

如果屈曲时出现疼痛，则需进行重复试验，这时需膝关节完全伸直，可提示胫腓韧带和后交叉韧带的损伤。然后，在患者坐位、膝盖保持被动屈曲位时进行抗阻内旋和外旋试验，该试验可区分外旋肌（股二头肌）和内旋肌（半膜肌、半腱肌和腘肌）。

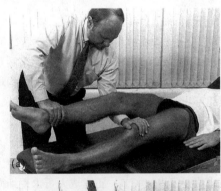

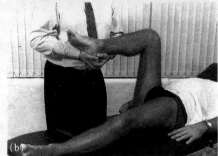

**图 50-6　抗阻伸膝（a）和屈膝（b）**

## 五、触诊

在临床检查之前，应对静止状态下的膝关节进行温度、积液的触诊，在临床检查后对滑膜增厚、压痛、温度

及结构异常进行触诊。最后，在关节运动过程中触诊摩擦感（知识点 50-2）。

>#### 知识点 50-2
>
>**触诊**
>- 积液（三种检测方法）
>- 皮肤温度
>- 滑膜增厚
>- 结构异常
>- 摩擦感
>- 压痛

### （一）积液

膝关节积液是许多疾病（创伤、炎症或结晶）常见的体征。因此，"膝关节积液"只是一个疾病的征象，而不是一个诊断。可以通过三种方法来检测关节中的积液。

1. 浮髌试验　这是检查膝关节积液的经典方法。检查者一手按压髌上囊，将液体挤向髌骨下方，同时，另一只手的拇指和中指按压膝盖内侧和外侧的凹陷处，直至所有液体都被挤在髌骨和股骨之间，接下来，下方手的示指将髌骨向下推（图 50-7a）。如果膝关节有积液，则能感觉髌骨的移动。当它碰到股骨时，会有一种明显的碰撞感，然后髌骨被迅速向上顶起。如同在一杯水中向下推动冰块的感觉：虽然髌骨被挤压向下，但是液体的压力立即使髌骨向上移动以抵触按压的手指。正常情况下，浮髌试验阴性。

2. 积液诱发试验　检查者将一手拇指和示指放在患者膝关节的两侧，紧贴髌骨外侧，另一手拇指和示指挤压患者髌上囊，将所有液体向下推到髌骨下方，这时下方触诊的两个手指会被迫分开（图 50-7b）。这种检查方法很敏感，甚至可检查出非常少量的积液，经验丰富的医师可通过这种方法区分积液是血性的还是清亮的。当积液为血性时，会有如同果冻一样的整体波动感，而清亮的积液则有像水一样的流动感。

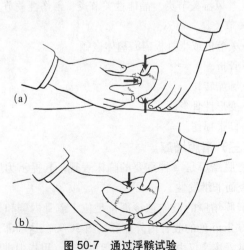

**图 50-7　通过浮髌试验**

（a）积液诱发试验；（b）检测膝关节积液。

3. 通过诱发积液进行视觉检查 严格意义上讲，这种方法不属于触诊范围，而是依赖于视觉来完成。检查者用一只手的手背在膝关节外侧凹陷处和髌上囊向上推挤，使关节腔内的液体向上、向内移动（图 50-8a）。当积液较少时，所有的液体都移动到髌上囊的内侧部分，而外侧凹陷处是空的，并可看作是髌骨和股骨外侧髁间的凹槽，然后用手背在髌上囊和内侧凹陷处向下推挤，会将液体挤向外侧（图 50-8b），呈一小的突起。这是检测膝关节积液最准确的方法，可检测出只有 2ml 或 3ml 的积液。

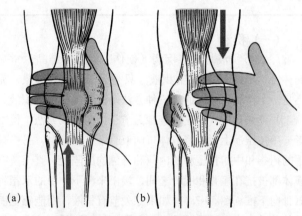

**图 50-8 通过诱发积液进行视觉检查**

（a）向上推挤外侧凹陷使液体向上、向内移动；（b）向下推挤内侧凹陷，使液体向外侧移动，从而形成小的突起。

### （二）皮肤温度

在进行关节功能检查前后应进行关节温度的触诊。

无论是全身发热还是局部皮温增高，均表明病变正处于活动期。广义全身发热提示滑膜炎，局部皮温增高有时只能在临床检查后才能发现，通常表明局部病变。以下情况下可出现发热或局部皮温增高。

- 关节内出血。
- 近期外伤或手术。
- 类风湿关节炎、晶体性关节炎、创伤性关节炎或细菌性关节炎。
- 关节内或半月板内游离体嵌顿。
- 骨折。
- 肿瘤转移。
- 变形性骨炎。
- 韧带损伤。

### （三）滑膜增厚

滑膜增厚是一种重要的临床表现，其提示为原发性滑膜炎而非继发性。

滑膜增厚的最佳触诊部位是位于髌骨内侧和外侧边缘后方 2cm 处的股骨内外侧髁（图 50-9）。这一部位的滑膜非常表浅，仅由皮肤和皮下脂肪覆盖。用指尖进行滚动触诊。正常情况下滑膜不能触及，滑膜增厚时可触及较致

密的结构。

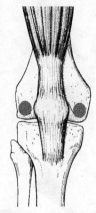

**图 50-9 肿胀的滑膜在股骨内外侧髁处最易触及**

### （四）畸形

骨折后或存在骨赘时，可触及骨性畸形。以前的 Osgood-Schlatter 胫骨结节骨骺炎可导致胫骨结节突出。长期的髌下肌腱炎可能导致髌骨尖端出现骨性突起。髌上囊中的钙化区域可明显增厚，但无临床意义。胫骨变形性骨炎时，锐利的胫骨平台前缘变得模糊，并伴有局部皮温增高。

整个膝关节均可触及肿胀。

有些肿胀在伸膝时更明显，而有些肿胀可通过屈膝而得到缓解。神经节及肌腱或半月板囊肿触诊时有紧张甚至坚硬感。炎症的滑囊触诊起来更柔软，当用双手触诊时通常会有波动感。

### （五）压痛

经询问病史及功能检查明确病变部位后，可进行压痛的触诊，压痛点提示存在该部位的病变。当触及压痛时必须双侧膝关节进行对比。由于大多数病变结构均可触及压痛，因此可为疾病的诊断提供较高的准确性。

### （六）活动关节的触诊

这可以给出关节软骨的相对表面状态的概念。但是，需要注意的是，捻发音、爆裂音及弹响声可能会出现在无任何疼痛或功能障碍的关节。正常成人可出现细微的捻发音。然而，粗糙的捻发音提示关节软骨表面已明显破坏，骨与骨之间的摩擦音表明软骨已被完全侵蚀。在髌股关节病中，患者下蹲时会感觉明显的捻发音。

## 六、附属结构检查

知识点 50-3 中总结的这些试验方法仅在采集病史或临床检查后需要时才进行。因此，只有当患者主诉有关节绞锁时才进行半月板的检查。

当患者主诉脱膝感，或在常规功能检查过程中发现关节松弛的表现时可进行关节稳定性检查。如果患者主诉膝前疼痛或有髌股关节功能障碍表现时，可进行髌股关节的体格检查。

知识点 50-3

**膝关节附属结构的体格检查**
- 双膝被动内旋和外旋
- 抗阻内旋和外旋
- 稳定性检查
- 半月板检查
- 髌股关节检查
- 下蹲试验

## （一）双膝被动旋转试验

双膝同时运动可对比两侧膝关节的旋转幅度。患者俯卧位，双膝屈曲成直角，检查者站在检查床末端，握住患者双足并使其背屈，然后同时向外或向内旋转患者双脚来进行外旋或内旋功能的检查。注意比较两侧旋转幅度及活动末端感觉。

## （二）抗阻内外旋转试验

患者坐于检查床上，双腿自然下垂，屈膝成直角，检查者双手固定一侧足部并使其背屈，让患者分别向外和向内用力。内旋试验可检查腘绳肌和腘肌的功能（图50-10a），外旋试验可检查股二头肌和上胫腓关节的功能（图 50-10b）。

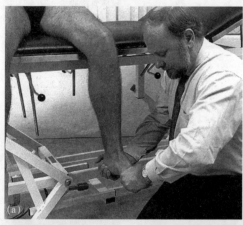

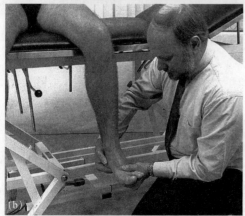

**图 50-10　抗阻内旋试验（a）和抗阻外旋试验（b）**

## （三）下蹲试验

当怀疑存在髌股关节病变时可在患者下蹲位时进行触诊，触诊时明确是否有捻发音，这是髌股关节紊乱的典型征象。

## （四）其他检查

第 52 章、第 53 章和第 54 章分别描述了针对关节囊和韧带的不稳定性、半月板损伤和髌股关节紊乱等病变的检查方法。知识点 50-4 总结了膝关节的临床检查。

知识点 50-4

**膝关节临床检查总结**

**视诊**
- 站立位
- 坐位
- 仰卧位

**基本功能检查**
- 膝关节的两种主要运动
  - 被动屈膝
  - 被动伸膝
- 韧带的八种次级运动
  - 外翻应力试验
  - 内翻应力试验
  - 外旋
  - 内旋
  - 前抽屉试验
  - 后抽屉试验
  - 内侧剪切应力试验
  - 外侧剪切应力试验

- 两种抗阻运动
  - 抗阻伸膝
  - 抗阻屈膝

**触诊**
- 积液
- 滑膜增厚
- 畸形
- 压痛
- 运动关节的触诊

**附属结构的检查**
- 双膝被动内旋和外旋
- 抗阻内旋和外旋
- 稳定性检查
- 半月板检查
- 髌骨关节检查
- 下蹲试验

（董红宇　李旭艳　翻译）

# 第51章

# 膝关节临床检查解读

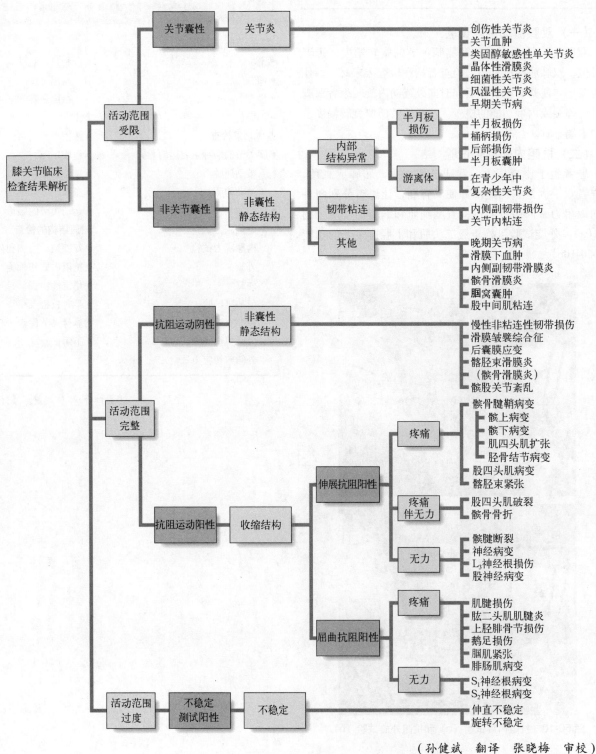

关节囊性 → 关节炎 →
- 创伤性关节炎
- 关节血肿
- 类固醇敏感性单关节炎
- 晶体性滑膜炎
- 细菌性关节炎
- 风湿性关节炎
- 早期关节病

活动范围受限

内部结构异常 → 半月板损伤 →
- 半月板损伤
- 桶柄损伤
- 后部损伤
- 半月板囊肿

游离体 →
- 在青少年中
- 复杂性关节炎

非关节囊性 → 非囊性静态结构 → 韧带粘连 →
- 内侧副韧带损伤
- 关节内粘连

其他 →
- 晚期关节病
- 滑膜下血肿
- 内侧副韧带滑膜炎
- 髌骨滑膜炎
- 腘窝囊肿
- 股中间肌粘连

膝关节临床检查结果解析

抗阻运动阴性 → 非囊性静态结构 →
- 慢性非粘连性韧带损伤
- 滑膜皱襞综合征
- 后囊膜应变
- 髂胫束滑膜炎
- （髌骨滑膜炎）
- 髌股关节紊乱

活动范围完整

伸展抗阻阳性 → 疼痛 →
- 髌骨腱鞘病变
  - 髌上病变
  - 髌下病变
  - 肌四头肌扩张
  - 胫骨结节病变
- 股四头肌病变
- 髂胫束紧张

疼痛伴无力 →
- 股四头肌破裂
- 髌骨骨折

无力 →
- 髌腱断裂
- 神经病变
- $L_3$神经根损伤
- 股神经病变

抗阻运动阳性 → 收缩结构

屈曲抗阻阳性 → 疼痛 →
- 肌腱损伤
- 肱二头肌肌腱炎
- 上胫腓骨节损伤
- 鹅足损伤
- 腘肌紧张
- 腓肠肌病变

无力 →
- $S_1$神经根病变
- $S_2$神经根病变

活动范围过度 → 不稳定测试阳性 → 不稳定 →
- 伸直不稳定
- 旋转不稳定

（孙健斌　翻译　张晓梅　审校）

# 第 52 章

# 静态结构紊乱：关节囊性和非关节囊性

## 一、关节囊性损伤

膝内正常关节囊屈曲明显受限，伸展轻度受限；屈伸比大约 1：10（图 52-1）。因此，伸展 5° 相当于屈曲 40°～60°，10° 相当于 90°～100°。旋转范围受限仅见于关节炎的晚期。最近，一项关于膝关节炎的研究中提出的膝关节关节囊性活动受限的概念。

很多情况可以导致膝关节囊活动受限，可以根据病史和体格检查进行鉴别。因此，创伤或非创伤、慢性或急性起病、滑膜增厚、红肿、夜间疼痛等都是关节囊紊乱的重要特征。

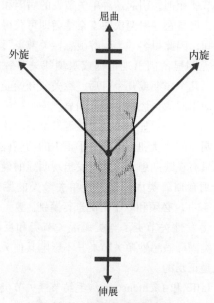

**图 52-1 膝关节的囊膜图示**

### （一）创伤性关节炎

关节囊外伤不可避免的导致创伤性关节炎。根据疼痛部位和性质评估，这种创伤可能是弥散的（内侧副韧带急性损伤）或轻微的（冠状韧带损伤）。

诊断相对简单：外伤后出现囊性变化、少许渗出，但无关节囊增厚。需要注意不能忽视外伤性关节积血。当出现膝关节出血时，必须立即进行诊断性穿刺。如果穿刺确定存在出血，不仅提示病变严重，而且必须把积血完全吸出。另一方面，如果穿刺液是澄清的，抽取关节积液没有意义。因为关键在于解决原发病，而不是关节积液。因此，

对于积液澄清的创伤性关节炎，只要治疗原发的基础疾病即可。

### （二）风湿性和反应性关节炎

风湿性关节炎是膝关节炎的常见原因。这类疾病的典型表现是受累关节呈对称分布（图 52-2）。

反应性关节炎是继发于全身感染引起的关节炎症反应，但关节积液是无菌的（克罗恩病、瑞特综合征、无菌性淋球菌关节炎）。关节炎可以是单发的，也可能以非对称方式累及其他关节。

对于反应性关节炎和类风湿关节炎，关节腔内注射类固醇激素治疗可以达到较好的疗效，但只能短期缓解。如果在负重关节过于频繁应用激素可能导致关节病变。因此，关节腔内激素注射每年不超过 2 次或 3 次，这足够让患者缓解疼痛。尽管如此，最近 Balch 等的研究报道质疑反复关节腔内激素注射的危险性。在 65 例风湿性关节炎患者中，给予每人每月至少 15 次，最多 167 次的注射干预治疗，在后来的研究中只有 2 例被证实出现严重关节炎。

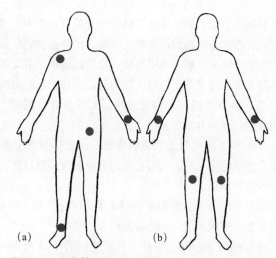

**图 52-2 反应性（a）和风湿性（b）关节炎累积模式**

### （三）骨关节炎

膝关节严重变性的主要原因是负重的分布紊乱。例如，当患者因半月板撕裂而反复遭受内部负重分布紊乱的冲击，青春期就存在的足外翻畸形，或由于负重不均或重复剪切拉力导致的连续不全性骨折都可以引起早期骨关节

炎的发生。半月板去除后，由于半月板的承重作用消失，股骨踝骨的压力集中在胫骨平台上更小的区域，容易加速关节的磨损。膝关节常常受到关节畸形的影响，随之发生明显的骨关节炎。老年人内踝的无菌性坏死被认为是导致骨关节炎迅速加重、引起临床症状的原因。

关节软骨丢失、软骨下骨结构改变、反应性的骨赘生物形成普遍认为是典型的退行性膝关节炎的影像学改变。病变可以局限在外侧、内侧或髌股间室或者整个关节受累（图52-3）。

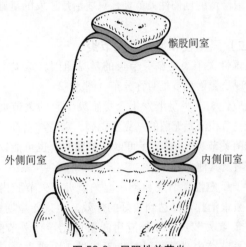

髌股间室

外侧间室　　　内侧间室

**图 52-3　局限性关节炎**

虽然膝关节炎很常见，但它的患病率明显被高估。原因很简单：膝关节疼痛的中老年患者，X 线常显示软骨退行性病变的影像学证据。随着年龄的增长往往出现关节间隙变窄、骨赘，这些生理性改变并不导致功能损害。因此，有症状的骨关节炎并不以 X 线的改变作为诊断依据，而是依据临床检查的阳性体征。轻微的骨关节炎并不引起症状，只有在软骨分离的严重骨关节病，才会出现症状。通常所称的"骨关节病"并不准确，它可以是单关节类固醇敏感的关节炎或者是受影响的游离体。两种情况在有骨赘的中老年患者 X 线检查均可呈现，如果没有合理的、全面的临床检查容易漏诊。

骨关节炎的症状是负重时疼痛，休息时缓解。在软骨完全磨损的全关节，有时可能出现由胫骨骨静脉压力增加导致的夜间痛。

非复杂的膝关节炎的典型的临床特征有关节冷凉、无滑膜增厚、有关节囊性的活动受限。

最终感觉多骨感，僵硬。在严重的骨关节炎中，囊性运动受限明显的患者可以出现骨摩擦产生的嘎吱声。

尽管如此，有一些严重的骨关节炎是局部病变，也可以没有典型的囊性受限的表现。这往往出现在髌股间隙局限性骨关节炎：被动屈曲可能明显的受限、伴有疼痛，但被动伸展仍然正常。在这种情况下，屈伸运动常伴随粗糙的捻发音。

骨关节炎的主要治疗方案是非甾体类抗炎药物（NSAIDs）和关节内激素注射。NSAIDs 有助于缓解症状，但存在严重的临床不良反应。据估计，每年美国有 3300 例老年人由于 NSAIDs 死亡。关节内激素注射可以改善症状但这种获益是暂时的。如果激素注射太频繁，存在长期关节病变恶化的风险。在过去十年中，发表的一些关于关节内注射透明质酸疗效的研究给人们带来了希望。透明质酸是健康关节液和软骨组织的重要组成部分。因为其高黏弹性，被认为是通过润滑作用保护膝关节软骨和软组织表面，使关节具有黏弹性。因为关节内透明质酸浓度低于膝关节的滑膜液，关节内注射透明质酸可以作为恢复膝关节黏弹性特性的一种方法，因此可以缓解症状，改善关节功能。透明质酸与生理盐水、糖皮质激素对膝关节骨炎的影响随机双盲研究证实，每周 5 次间断关节内注射透明质酸钠疗效优于安慰剂组，患者耐受性好。膝关节骨关节炎症状减轻持续 6 个月。透明质酸对大多数患者治疗有效且不良反应小，被认为可用于治疗骨关节病的备选药物。

当病情进一步加重，关节置换是唯一的解决方法。

**（四）类固醇激素敏感性单关节炎**

Cyriax 描述了膝关节的单关节炎，与肩关节、肘关节的单关节病相似。引起这种单关节炎的病因和发病机制仍不清楚，但是在注射两次曲安奈德后即可获得缓解并维持较长时间，因此得名"类固醇敏感性关节炎"。

患者无明显诱因出现单侧或双侧膝关节肿胀，起初完全无痛，几个星期或几个月后，膝关节开始受累。疼痛不是由运动引起的，经常是夜间明显。

早期临床检查只显示广泛的皮温升高，液体和滑膜增厚。这些明显的症状和体征与几乎正常的功能检查形成强烈对比。只有在晚期患者中会继发出现明显的囊性病变。

1. 鉴别诊断　类固醇敏感性单关节炎的鉴别诊断总结如下表 52-1，必须和以下情况进行鉴别。

（1）多发性关节炎：与类风湿关节炎和反应性关节炎不同，类固醇敏感性单关节炎并不影响其他关节，实验室检查也是正常的。

（2）Jaffé 和 Lichtenstein 绒毛结节性关节炎：是一种以明显的滑膜增生和囊壁增厚的复杂性关节炎。这种类型的关节炎常导致自发性和复发性关节积血。情况允许可以行关节镜活检。类固醇注射通常无效，建议行关节滑膜切除术。有报道，关节内注射噻替派也是行之有效的。

（3）中年，伴有游离体的复杂性关节炎：可能是很难以鉴别的，其明显特征是突然出现的剧痛、局部温暖、无滑膜增厚。长期持续存在的关节炎可以引起继发的股四头肌萎缩使得膝关节减弱、爬楼困难。所以剧痛并不是个好的征象。唯一确诊标准可能是滑膜增厚，通常不易确定，尤其在中年妇女皮下组织已经有些加厚的情况下，可以对疑似游离体进行操作；如果几次尝试不成功，应进行关节内注射。

（4）痛风和假性痛风：急性发作，是直观、严重关节炎类型。

表 52-1　膝关节囊性紊乱的鉴别诊断

| 类型 | 紊乱 | 症状 / 体征 |
| --- | --- | --- |
| **单发关节炎** | | |
| 急性发作 | 关节血肿 | 外伤 |
| | | 血友病 |
| | | 自发性 |
| | 细菌性关节炎 | 关节内注射 |
| | | 诱发因素 |
| | | 发热疾病 |
| | 痛风 / 假性痛风 | 典型 X 线 |
| | | 典型的抽取物 |
| 慢性发作 | 类固醇敏感性 | 典型病史 |
| | | 滑膜增厚 |
| | 关节病 | 硬端感觉 |
| | | 无积液 |
| | | 无化膜增厚 |
| 剧痛 | 游离体 | |
| | 复杂性关节病 | |
| **多发关节炎** | | |
| 对称分布 | 类风湿关节炎 | |
| 非对称分布 | 反应性关节炎 | |

2. 治疗　类固醇敏感性关节炎的治疗方案是间隔 2 周进行曲安奈德注射，每次 40mg，共 2 次（图 52-4）。

技术：类固醇激素敏感性单关节炎的注射。

患者平卧在沙发上，保持股四头肌放松（图 52-4a）。如果是严重的关节炎，为了让膝关节达到轻微的屈曲，需要在膝关节下放置一个小垫子。操作者站在对侧膝关节水平位置。一只手将髌骨推高向操作者方向，这可以使得髌骨内侧缘更加突出。5ml 注射器抽取类固醇激素用 4cm 长的针头固定，针头靠近髌骨上边缘，沿着髌骨边缘和股骨内侧髁水平进针（图 52-4b）。关节腔内深度大约 2cm。

## （五）晶体滑膜炎

1. 痛风　25% 的痛风患者可以发生急性膝关节炎。明显的疼痛、红肿，给鉴别细菌性关节炎、关节血肿和假性痛风增加了困难。有时需要关节积液分析来进行鉴别。

2. 假性痛风　焦磷酸钙晶体被认为假性痛风关节炎的诱因。软骨钙质沉积是指在放射线可见关节软骨上的钙沉积。

这种疾病可能是家族性的，而且通常与多种代谢紊乱有关，如血色素沉着症、甲状旁腺功能亢进、黄褐病和

糖尿病，在透析患者中也会出现。

患者发病年龄多在 60 岁以上。90% 的假性痛风患者在膝关节发病，表现为急性和反复的关节炎发作，如未经治疗可持续 1 ～ 4 周。X 线片可显示关节软骨或半月板硬性钙化。

假性痛风关节炎最佳治疗方案是关节内注射曲安奈德。此外，可以口服抗生素。

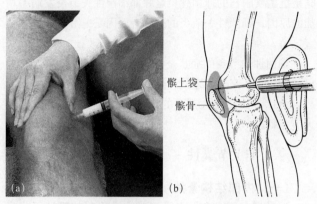

图 52-4　膝关节内注射（a）；注射部位（b）

## （六）关节积血

1. 外伤后的关节积血　外伤后关节积血通常意味着严重的损伤，最常见于交叉韧带破裂或关节内骨折。有时是关节囊直接挫伤的所致。

患者多陈述在外伤后 2 ～ 3 分钟出现膝关节疼痛肿胀。肿胀速度与疼痛的严重程度平行，一般提示关节内血肿。血液立即填满关节，是一种强烈的刺激。几周后关节内残留积血可引起严重的关节炎和关节软骨的腐蚀。应该立即清除积血。数日后仍可能需要抽取残存的血性滑膜积液。

2. 血友病　大约半数以上的血友病患者关节积液发生在膝关节。典型患者常于青春期无明显诱因出现、突发的膝关节肿胀和疼痛。临床检查可见膝关节红肿，严重的关节囊性功能紊乱（弯曲受限 90°、伸展受限 70° 以上）。即使在发病后几周仍然存在活动受限。轻度出血时，患者可能并不知道是血友病，但出现无损伤诱因的急性关节肿胀、发热和明显的囊性结构异常应该怀疑本病。关节液抽取可以显示关节积血，但仍需要对血液进行实验室检查才能确诊。

3. 老年人自发性关节积血　老年患者突然出现的关节疼痛、肿胀，无既往关节损伤，通常是关节内出血引起的，可能由于关节内静脉破裂造成的。特别是患者接受抗凝治疗时，需怀疑有无自发性关节出血。

治疗主要是抽取关节积液，数日后重复治疗。

4. 绒毛结节性滑膜炎　关节积液可发生于绒毛结节性滑膜炎。局部色素绒毛滑膜炎是罕见病，可以影响任何一个关节，但最常发生在膝关节。治疗通常是关节镜下病灶切除。

### （七）细菌性关节炎

膝关节细菌性感染是非常严重的疾病。如果治疗不得当，不仅导致全关节的功能减退，而且可以威胁生命。

细菌性关节炎由尿道炎、膀胱炎、皮肤感染或牙龈脓肿等感染病灶经血液传播。特别是当机体免疫力低下时：糖尿病、类风湿关节炎、肾功能不全或免疫系统缺陷都可能是机体免疫力低下的原因。静脉药瘾、淋球菌感染，尤其是抗生素耐药的球菌感染是膝部细菌性关节炎发病率增加的原因。细菌性关节炎的另一个原因是关节内有机物的直接植入。

细菌性关节炎的症状是亚急性疼痛、红肿、全关节型。局部症状包括高热、寒战、恶心。

治疗方法是用大剂量的抗生素静脉注射和每日的膝关节穿刺。

## 二、非关节囊性

### （一）内部结构紊乱

1. 引言　股骨和胫骨的正常运动引起的机械干扰导致关节腔内软组织的冲撞，通常称为"膝关节内紊乱"。游离组织由半月板附件、半月板脱落的软骨组织、关节软骨和骨碎片组成，剥脱性骨软骨炎也是如此。

关节内紊乱导致的症状和体征非常典型。突然发作的局部的机械性疼痛。"交锁关节"和剧痛是典型的症状。前者指突发的、因疼痛而导致的活动受限；后者是负重时突然的、不可预见的剧烈疼痛。

临床体征是非囊性病变和典型跳跃感或有弹性的终末感。后者通常在被动伸展时被发现。

全面的临床评估可以提供足够的信息来明确内部病变。普通 X 线对于诊断内部结构紊乱没有帮助。关节镜检查有助于诊断，但在没有进行完整的术前检查之前不能进行。

2. 半月板病变　半月板病变可分为先天性畸形、创伤性疾病、囊肿和代谢紊乱。

（1）先天性畸形：先天性盘状外侧半月板是最常见的先天性畸形，并伴有病理性后遗症。尸检发生率在 0 ～ 7%，但多数都不会有症状。似乎只有里斯伯格韧带型的盘状半月板病变才有症状。这种类型典型表现是缺乏后囊附件和儿童期表现为"弹响"膝：屈膝时半月板在外侧间室前卷起，导致了摩擦和移动增强；伸膝时卷起的半月板成为向前的阻碍，直到突然听到"咔嗒"的响声（图 52-5）。

这种疾病影响儿童和青少年。临床症状为膝关节侧面的内部结构紊乱。临床检查中在伸展10°～20°时听见声响并出现膝部明显改变。超声或磁共振成像检查（MRI）可以确诊。

先天性盘状半月板的治疗是完全或部分半月板切除术。

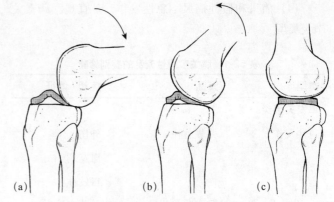

**图 52-5　盘状外侧半月板**
（a）屈曲卷起的半月板延伸受限；（b）直到缩小至"咔嗒"；（c）允许完全伸展。

（2）外伤性半月板损伤：由于急性损伤或年龄依赖的渐进性退行性变导致半月板内胶原纤维的破坏（图 52-6）。可以是水平分离或纵向分离。

①纵向撕裂：是半月板最重要的临床病理状态，通常由于正常的半月板过度用力所致。横向撕裂较纵向撕裂少见。后者经常导致半月板内缘变薄，当其分离时造成桶柄状撕裂是膝关节交锁症的特征。周围型的纵向撕裂被定义为发生在半月板滑膜交界处 3mm 以内，约占所有纵向撕裂的 30%。未经治疗的周围型撕裂大部分会自愈。

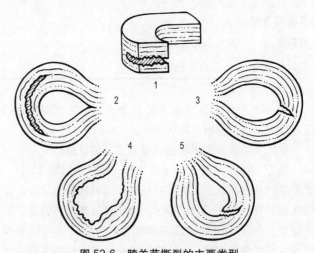

**图 52-6　膝关节撕裂的主要类型**
1. 水平；2. 纵向；3. 横向；4. 变性；5. 皮瓣。

内侧半月板由于活动度小，比外侧半月板更容易损伤。内侧半月板与内侧副韧带紧密相连，内侧冠状韧带附着半月板至胫骨，长度仅 4 ～ 5mm。但是，外侧半月板是腘肌腱从外侧副韧带分离出来，其冠状韧带较长（13 ～ 20 mm）。这种活动度差异是造成内侧半月板撕裂较高的原因。

典型的纵向撕裂导致桶柄状损伤，常发生在 15—30 岁。损伤机制如下：屈伸运动时半月板随胫骨移动，半月板附着在胫骨上，但在旋转运动时它们随股骨髁运动。联合运动时，两个半月板正常的运动被限制在胫骨和股骨之间。这情况通常发生在一个足球运动员试图将球踢向一侧时，在轻度屈曲和承重的膝关节上重度扭伤：在固化的胫骨上强大的股骨旋转力导致了软骨的破坏。也有人认为，半月板损伤可能是膝关节不稳定，尤其是前交叉韧带损伤后的结果。

桶柄状撕裂的典型患者，通常是年龄在 16—30 岁的男性足球运动员，在有力的负重剧烈旋转过程时感到痛苦难忍和局部疼痛，通常发生在膝关节内侧。膝关节失去控制，患者摔倒在地。当患者再次站起时，膝关节可以屈曲，但不能伸展，也不能被迫伸展。只有当患者、教练或医师结合旋转和伸展运动，迫使膝关节活动后，完整的伸展才能恢复。在听到咔嚓声后，马上可能恢复完全伸展。复位后膝关节肿胀疼痛 1～2 天。1～2 周后，只要膝关节负重的时候不扭转，患者可能会发现膝关节已经"治愈"。如果负重时扭转，膝关节疼痛再次出现，像以前一样不能伸直。同样，只有当膝关节被复位后，运动受限才会消失。

制动的生物力学基础是，在正常的膝关节中，副韧带和关节囊的后部在伸长时都变得绷紧。当韧带松弛的时候，胫骨和股骨的高度接近，并且阻止超过 180° 伸展。在完全伸展的情况下，两块骨之间没有一块移位的软骨，因此运动一定会因为它的存在受到一定的限制。在局部屈曲时，突然锁定膝关节，手法操作后立即解锁是桶柄状撕裂的特征性表现。

②水平和后角裂隙：一般认为，这些病变是由正常的力量作用于退化的半月板所致。这种退化的裂隙损伤一般常见于 40 岁以上的人群，经常发生在半月板后角。这些常见的情况普遍认为是膝部退行性病变的一部分。

后角裂隙不像纵向撕裂那么容易察觉。例如，患者发现，当膝关节扭转时，在关节后部通常会感觉到有东西"滑落"。这时很难伸直，但晃动腿部或踢腿后，听到咔嚓声，膝关节功能恢复正常。有时患者会给出不同的病史：在负重时轻微的旋转和弯曲——如下车时会产生一种不舒服的咔嚓声，但伸直腿后马上恢复。

③诊断

▲伴有移位的撕裂：纵向的垂直撕裂，最有用的病史是：患者描述当负重扭腿时听到咔嚓声，伴有局部单侧疼痛感、膝关节锁定在屈曲位。帮助膝关节伸直的所有努力都徒劳无用。

患者进入房间的特征步态是：受膝关节弯曲的影响，单腿跳跃，足部弯曲收缩、脚趾尖接触地面。

临床检查可见关节皮温较对侧升高、轻微肿胀。屈曲正常或由于创伤性关节炎导致屈曲轻度受限，但伸展受限 5°～10°，查体具有特征性的弹性感。远离损伤旋转而不是损伤侧旋转，可产生疼痛。

因为冠状动脉韧带同时损伤，触诊受累侧的关节线通常很软。

一个中年患者出现半月板后部移位时，腿或许可以伸直但非常痛苦，表现为末端弹性阻力。此类病变触诊时无压痛。半月板水平损伤时，在关节线上形可见、活动的、可触摸的"标记"。手指按压通常可以使它减轻，但很少能够持续减轻。

▲ 原位撕裂：如果半月板受损一段时间后才发现，患者膝关节功能可能表现正常或仅表现为冠状韧带扭伤。另外，患者有轻微后角的损伤，但常规功能检查正常。在这种的情况下，以下测试可以用来找出半月板破裂的迹象（图 52-7）。

▲ 测试 1：膝关节完全弯曲。检查者用示指和拇指分别放在患者膝关节髌下两侧，与关节线水平。另一只手卧住患者后脚跟，将腿迅速来回旋转。当听见关节线处感到咔嚓声时，应怀疑半月板撕裂。

▲ 测试 2：膝盖完全屈曲和旋转。一只手放在膝盖上，示指与关节线平齐，示指放在被检查侧。检查者慢慢地伸展病人的膝盖，并保持旋转的压力。随着伸展进行，可能感到半月板撕裂的咔嚓声。通常发生在几乎完全伸展时，腿部接近中间位置。这个测试也可以改良，增加内旋压力或外翻压力，被称为麦氏测试。

▲ 测试 3：膝保持弯曲，检查者用弯曲的拇指指尖自上向下通过患者受影响的关节线。当勾住半月板的边缘向下拉，如能跳回原位应怀疑可能存在半月板撕裂。通常情

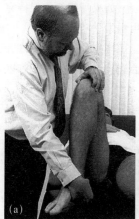
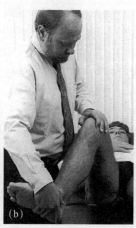
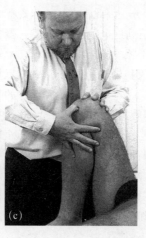

图 52-7　（a）测试 1：在完全屈曲的旋转过程中检测咔嚓声；（b）测试 2：在外部旋转下的伸展运动中检测咔嚓声；（c）测试 3：移位边缘的触诊

况下可听见咔嗒声。

▲测试4：内外侧的剪切应变在体格检查章节中讨论。膝关节呈直角弯曲。检查者坐在沙发脚下，手指交叉放在患者的膝上。然后施加强力的剪切应变力，使胫骨侧面或内侧在股骨上移动。这种剪切病变也许能产生疼痛，甚至将松弛的半月板移位至髁突的另一侧。随着被动伸张的完全消失，可以听到咔嗒的声响。这个测试可引起半脱位，半月板撕裂显而易见，所以操作后必须给予复位。

▲测试5：如果是水平分裂，在关节线上突出的地方感觉到软骨的"标记"，可以通过触诊的手指将其推回到原位。完全伸直后，不适感立即消失，但很容易复发。如果是这种情况，患者可以学习给自己"操作"。

④关节镜检查：近几十年来，关节镜检查使半月板撕裂的诊断和治疗变得更加容易。但是，关节镜检查并不能取代临床检查。如果前期没有进行全方面的功能检查，常规的关节镜检查容易导致错误的结论和治疗。因为膝关节病变非常普遍，且多发生在中年人群，很可能在"例行"的关节镜检查时偶然发现膝关节撕裂，但这却并不是导致疼痛的原因。例如，如果患者有内侧韧带、冠状韧带的慢性韧带损伤，在临床检查诊断前做了关节镜检查，那么发现半月板撕裂可能被认为是导致疼痛的原因，但事实上没有必要切除。

关节镜的应用使人们普遍认为膝关节内的慢性疼痛来源于关节内部本身。但是，更容易导致疼痛的是周围的韧带损伤，这需要通过彻底的临床检查证实。像古德费洛相信（"犹豫的人得救了"）一样，我们相信通过关节镜检测半月板撕裂准程度几乎接近100%，但将膝部症状归咎于半月板病变时仍需要考量。膝关节半月板病变的诊断需要与临床表现相结合，关节镜可作为辅助检查手段。

⑤治疗

▲手法复位：患者出现半月板移位时应立即手法复位。手法复位不是完全无痛的，有时可能需要麻醉，尤其是病人紧张或焦虑时。虽然有学者建议全身麻醉，但关节内注射2%利多卡因5ml后足够缓解疼痛。

▲开始阶段。患者仰卧在沙发上，将臀部和膝部弯曲成直角。努力鼓励患者尽可能放松肌肉。因内侧半月板移位，操作者必须尽可能地打开膝盖的内侧部分。因此，在整个过程中须施加强烈的外翻压力。为了达到这个目的，操作者一只手放在膝盖的外侧，把拇指置于膝关节背侧，拇指位置对于控制膝关节伸展非常重要的。另一只手围在脚后跟上。在操作过程中来回旋转腿部。

▲准备阶段。臀部略向内侧旋转，膝部施加强烈的外翻压力（图52-8）。保存这个体位，反复进行伸展运动，注意不要超过伸展范围的极限。例如，如果伸展范围受限10°，那么运动应该在大约伸展15°的时候停止。为了确保这一点，将拇指放置于腘窝处，可以在操作过程中起到刹车的作用。以这种方式进行几次屈曲和伸展运动后，

就可以增加膝部快速地来回旋转。

▲操作。快速重复进行这些动作。当患者最放松的时候，迅速用力进一步增加伸展。在膝关节伸展结束时，用手强力、快速、向下和向内施加压力来实现。当完全伸展时，轻轻一击就表示复位，此时膝关节的伸展立即变得自主。

如果操作成功后出现冠状韧带扭伤的症状，应采用深部横向按摩法。进一步夹板或固定对撕裂的愈合没有用处。

▲自然病程：半月板受损本身不引起疼痛，因为半月板本身完全不敏感。反复的脱位和半脱位引起的韧带病变可以造成疼痛。Noble和Hambden在一项尸检研究中发现，50岁以上人群60%存在半月板撕裂，而50岁以下人群占19%。

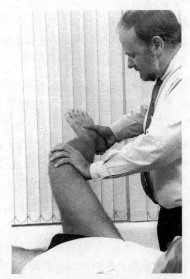

图52-8　内侧半月板移位手法复位

许多疼痛是由于冠状韧带扭伤引起的半月板不全脱位所致，认识到这点非常重要。如果患者既往有半月板损伤史，出现持续的局部疼痛，活动度完整且感觉正常，要高度怀疑冠状韧带扭伤，并给予适当的治疗。手术成功后，减少的软骨碎片不会引起半脱位，患者达到痊愈。Casscells等强调，不是所有的半月板撕裂都需要外科治疗。无症状的半月板撕裂，需要应用关节镜检查鉴别韧带损伤。无症状的半月板撕裂不需要修复，因为以后也不会出现症状。此外，实验室研究表明，如果周围纤维保持完整，撕裂的半月板可具有正常的生物力学功能。

▲外科：虽然半月板手术不应该轻易进行，但允许膝关节反复受损并不明智，因为这会引发过早、复杂和难以治疗的骨关节炎。

选择方案有半月板全切术、部分切除术或修补术。半月板全切术可致关节软骨完整性丧失，关节稳定性受损。因为长期随访效果不满意，不再被认为是治疗选择。取而代之的治疗方案，在技术可行情况下，将游离碎片或半月板外侧移除，只保留冠状韧带。这种方案并不增加胫骨的负重压力，半月板外缘仍然可以承受重量，进而保护关节

软骨，使其发挥着稳定关节的有益作用。经验丰富的医师使用关节镜行部分半月板切除术，关节损伤更小，只需要卧床 2 天。后续的关节功能和运动的恢复也更快。一些长期随访的研究也显示了这种技术优于全膝关节切除术。

近年来，半月板外侧缘相关血管的缝合已被证明可以促进纤维组织愈合。半月板修复目前被认为是治疗半月板外侧 1/3 处单个、垂直、纵向撕裂的首选。如果纵向撕裂不到 3cm 长，距边缘 3mm 以内，膝关节组织无退化，修复术可预期良好的远期效果。韧带不稳定是修复的相对禁忌证。如果存在前交叉韧带功能不全，再次撕裂比率接近 40%，因此在同一次外科手术中应进行前交叉韧带重建。

（3）半月板囊肿：半月板囊肿形成几乎总是发现在外侧半月板；内侧半月板囊肿极为罕见。因为半数的半月板囊肿合并撕裂，所以囊肿形成与半月板破裂显著相关。

患者有膝关节内部结构紊乱的病史，或久站后出现局部疼痛。

临床检查显示膝关节活动范围及终末感觉正常。韧带检查结果阴性。在完全伸展后触诊关节线时，囊肿可以被触摸到，类似小而稳固团块，其大小依膝关节位置而不同，通常在屈曲 20°～30° 时候最显眼，完全屈曲时消失（皮萨尼的"消失"征象）。在关节线或囊肿上方可以引发轻微的压痛。磁共振成像可以明确诊断。

采用囊肿穿刺术治疗。因为囊肿经常是分隔的，用粗针从不同方向插入囊肿非常重要。如果囊肿复发可以行关节镜治疗。

（4）影响半月板的代谢紊乱：影响半月板最重要的代谢紊乱是软骨钙质沉积病。最近的一项随机尸检研究发现，在检查半月板时，7% 的半月板含有焦磷酸钙二水合物晶体。半月板软骨钙质沉积病在本章前一节讨论。

**3. 年轻患者中的游离体**　青少年和青壮年膝关节中可形成多发的游离体。通常由于软骨炎剥脱导致，有时也来源于软化的髌骨或很小的软骨碎片骨折。

关节软骨剥脱是众所周知的原因，发病机制尚不清楚。13 岁以下青少年患者可能由于骨化异常导致。但是，在青少年或成年患者中，创伤在病变发展中起重要作用。75% 以上的软骨损伤发生在股骨髁内侧面。10%～15% 在股骨外侧髁，不到 10% 的患者双侧损伤。

只要骨软骨损伤保持稳定并嵌在髁突上就很少出现症状（图 52-9）。负重时由于内侧髁的压力会诱发轻微疼痛。只有当碎片变成游离体时，才会出现间歇性疼痛和关节锁定症状，通常发生在 16—20 岁。

病史很突发，膝关节短暂固定在伸展位。患者发现在行走时膝关节突然不能活动。患者想弯曲膝盖，但膝关节却固定在伸展位。如果在运动时出现，通常患者会跌倒在地。当再次尝试弯曲时，可能立即恢复并行走。接下来几天出现疼痛和创伤性关节炎。这个现象反复发生，疼痛的位置会有所不同，表明游离体转移到关节的其他部位。

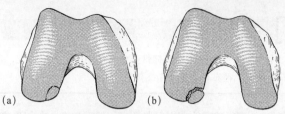

**图 52-9　在左膝股骨内侧髁外侧面的稳定骨软骨损伤（a）和游离片段（b）（内部视角）**

关节内部紊乱可表现为外伤性关节炎：关节发热、关节积液、轻微的关节囊性变。韧带检查正常，且没有局部压痛。有时游离体可以在髌上袋被感知。Wilson 利用下面的检查协助诊断：膝关节向右弯曲成直角，使胫骨内旋；检查者慢慢伸展膝关节，伸展大约 30° 时可能会出现疼痛，可能是由于内髁压迫胫骨棘病变引起的。

游离体有骨核，因此可以通过 X 线片看到。在真正的剥脱性软骨炎患者中，前后位和胫骨隧道也可以看见股骨内侧髁外侧间隙。

相对休息 6 个月后，剥脱性稳定骨软骨炎成功治愈率为 50%。但是，幼年性剥脱性软骨关节如果出现关节软骨表损害，自行愈合率低，进一步损伤风险很高。大部分外科医师推荐对于所有不稳定幼年性剥脱性软骨炎需要进行手术稳定。采用方法取决于病变的大小和碎片是否嵌入。有时可以用关节镜去除游离碎片。

表 52-2 总结年轻患者半月板撕裂和游离体鉴别诊断与治疗。

**表 52-2　年轻患者半月板撕裂、游离体的鉴别诊断和治疗**

|  | 游离体 | 半月板纵向撕裂 |
|---|---|---|
| 年龄组 | 青少年或年轻成人 | 年轻成人 |
| 锁定 | 伸展 | 弯曲 |
| 解开 | 自愈性 | 人工操作 |
| 检查发现 | 创伤性关节炎<br>放射检查阳性 | 关节缓解后<br>创伤性关节炎<br>冠状韧带扭伤<br>关节锁定时<br>伸展受限<br>弹性限制 |
| 治疗 | 外科治疗 | 手法复位<br>（冠状韧带深度摩擦）<br>外科治疗 |

**4. 游离体合并骨关节炎**　与大众认知相反，膝盖轻度或中度的骨关节炎不会导致症状。然而，如果出现骨性关节炎，关节软骨面很粗糙。很小的碎片可能剥脱。或者退化的小块膝关节软骨可能脱落，掉入关节间隙中。这种游离碎片可在关节后部的无害的位置，或在髌上袋，有时也会影响关节表面，占据空间，诱发韧带过度伸拉，导致局部疼痛。

当一个中年人或老年呈现出韧带扭伤或外伤性关节炎表现，但无外伤史，很有可能患有游离体。

（1）病史：游离体病史很典型。一般发生在中老年患者，无诱因出现单个膝关节肿胀、局部疼痛，经常发生在膝关节内侧，行走时疼痛。有时疼痛在关节外侧或者关节右侧，但不会是全部关节。疼痛有时会蔓延到大腿远端或腿的近端。如果疼痛从关节一侧转移到另一面，容易诊断，因为疼痛部位变化表明受伤位置是变动的（位置自由）。

患者惧怕下楼，担心发作性剧痛导致膝关节活动受限。因此，通常是一步一个台阶，牢牢地把住扶手下楼。常规步行时，较少出现疼痛或不稳定感。如果膝关节剧痛表明膝关节受到短暂挤压，在中年人中几乎能够确定诊断游离体的存在。

疼痛可在夜间发生在膝盖内侧。一种可能的解释是当患者侧卧膝盖合拢时，内侧冠状韧带受压所致。

（2）体格检查：体征因关节游离体碎片位置的不同而多样，需要注意以下情况。

• 局部皮温增高：患侧关节局部皮温升高。如果体格检查时关节处皮温正常，可以进行功能性测试并在结束时重复触诊，会发现局部皮温增高，这是由于在检查中对关节施加轻微压力引起的。

• 积液：通常存在一些积液。

• 非囊性：通常是非囊性病变。当伸展受限5°且屈曲不受限，或者屈曲受限30°，但伸展完全正常，应该怀疑是内部结构紊乱导致的关节活动受阻。典型的非囊性变并不常见，一般来说症状非常轻微。可以充分伸展但伴有疼痛，与对侧相比有更光滑的终末感，而屈曲时无疼痛且范围正常；或者，完全伸展且没有疼痛，但屈曲轻度受

限，伴有局部疼痛和柔软的最终感。换句话说，就像关节炎患者引起的肌肉痉挛，阻止它并不难，但因为存在疼痛的限制因素，感觉好像会继续发展。

• 内翻运动损伤关节内侧：这表明在内侧间室存在占位性病变；或者，关节外侧或内侧的剪切应变可能损伤关节的内外侧。检测中应注意不要按压关节内侧的副韧带。

• 局部疼痛或韧带测试阳性：在活动范围边缘有局限性疼痛，部分韧带测试结果阳性。一般来说，外翻切力和外部旋转伤伤内侧。内侧副韧带触诊非常柔软。局部皮温高，关节积液和无滑膜增厚，这些发现通常是韧带扭伤的特点。但是患者并没有外伤史。推断如果韧带并没有受到外力牵拉，那么损伤原因是来自于关节内部：当小软骨游离体在股骨髁和胫骨平台之间移位时，韧带被损伤。伸展关节时，游离体对韧带造成压力。Cyriax称之为"没有外力的损伤"。

如果体格检查诊断为游离体所致，则应该试图将软骨碎片转移到不干扰关节活动的部位。如果复位后症状和体征立即消失，也可以明确诊断。

（3）特殊检查：老年患者的膝关节常有骨关节病的放射学表现。如果游离体完全由关节软骨组成，则X线下并不可见。如果依靠X线而不是临床检查诊断骨关节炎，可能导致临床特征被忽视，患者被误诊患有膝关节炎。急性起病和发热常被错误的贴上了进展性骨关节炎"急性发作"的标签。

在诊断性关节镜检查中很难发现小的游离体。然而，经此外科操作后，患者症状和体征常常意外得到改善。很可能是通过关节镜检查，引流液无意中冲走了游离体，使得患者症状改善。

（4）鉴别诊断（表52-3）：老年人出现的自发性膝关节骨坏死，通常发生在股骨内侧髁。这种情况经常导致持续关节疼痛，夜间加重，疼痛不剧烈。在病情发展的前几个周，临床检查和X线检查都是阴性，早期的诊断依靠骨

表 52-3 膝部受游离体影响的复发性关节炎的鉴别诊断和治疗

| | 骨关节炎 | 类固醇敏感性单关节炎 | 游离体 |
|---|---|---|---|
| **病史** | | | |
| 急性起病 | 一般性疼痛，负重时全关节出现 | 逐渐，全关节的疼痛和肿胀 | 突发、局限性疼痛 |
| 静息疼痛 | 无 | 有 | 刺痛/忧虑，有时局部疼痛 |
| **检查** | | | |
| 积液 | 缺少 | 存在 | 存在 |
| 皮温暖 | 无 | 普遍 | 局限 |
| 滑膜增厚 | 缺少 | 存在 | 缺少 |
| 分型 | 微囊型 | 囊型（±） | 非囊型 |
| 末端感觉 | 硬 | 肌肉痉挛 | 柔软 |
| 其他 | 捻发音 | | 内翻疼痛或剪应紧张韧带试验疼痛 |
| **治疗** | | | |
| | 透明质酸、外科 | 注射2次曲安奈德 | 手法复位 |

扫描或者磁共振成像。治疗方案是近端截骨或假体置换。

然而临床最常见的错误是把患者的游离体误诊为骨关节炎或激素敏感性单关节炎。因为这些病变发生在中老年人，症状有时很轻，区别并不是那么明显。如果对诊断存在质疑，正确的做法是对膝盖进行用手法操作，看症状是否有改善。

（5）治疗：膝关节游离体嵌顿一旦被确诊，必须进行治疗。治疗真正目的是，把胫骨和股骨关节表面之间的游离体移除到不引起关节疼痛的位置，如后隐窝。为了确保胫骨和股骨之间的空间，整个操作需要在强烈的牵引下进行。

①第一步操作：对游离体执行手法操作的原则。

• 牵引力尽可能的强。

• 操作开始时保持韧带在一个放松的位置（膝关节屈曲位）。

• 在伸展运动时，膝关节被旋转 3 ～ 4 次，首先是一侧，如果没有改进效果，然后旋转向另一侧。

▲ 起始部位：患者俯卧在低位的躺椅上，助手把住大腿使患者膝关节沿腘窝向上弯曲成 90°。操作者站在患者膝关节水平。身体同侧的手抓住跟骨。另一只手放在脚背上，这样第 2 掌骨压在距骨颈部（图 52-10a）。牵引的整个过程中同时对距骨和跟骨施压，保持足部背屈（图52-10b）。

操作者把对侧的足放在躺椅上，让患者的膝盖朝前。患者的大腿从躺椅上抬起，足背钩住操作者膝盖。这时助手按着大腿，尽可能的向下施加压力。这样保证了松弛的韧带上最大的牵引力作用，并且可以分散在关节表面。这个需要维持几秒钟，直到操作者感觉到股四头肌松弛，胫骨从股骨分离。

▲ 操作：操作者现在将腿从躺椅上移开，侧身在躺椅的末端，尽可能把足（相对患者）向远处拉伸（图 52-10c）。这样做可以确保整个操作最大的牵引力。伸展伴随着一系列的全方位的内旋或外旋（图 52-10d）。为了达到此目的，必须联合使用肩部和肘部，才能达到旋转的目的。最终感觉将再次用来指导判断膝关节全范围是否恢复。操作中，首先向一侧旋转，如果不成功，则转向另一侧。正在按住腿的助手感觉到一点撞击，提示已经复位，但操作者察觉不到任何感觉。每次操作后，无论膝盖是否有撞击，都需要再次检查膝关节。如果人工操作有改善，那么继续重复上述操作。

▲ 结果：如果操作未完全减少游离体的撞击，则必须尝试其他技术。

这个操作是无痛的，每个疗程可以重复 10 ～ 20 次，即便这种情况存在几个月的时间，通常 1 ～ 2 个疗程就可以完全缓解。

②第二步操作：如果上述操作使屈曲只得到部分改善，但并没有完全解除游离体对身体的影响，那么接下来

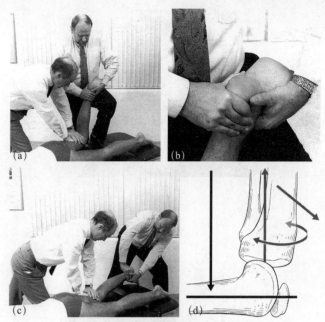

图 52-10　膝关节嵌顿游离体第一步操作

需要使用杠杆的技术。将腕部放于膝关节背侧，强迫屈曲股骨上的胫骨，使胫骨从关节表面分离，从而为游离的碎片腾出空间。

▲ 技术：患者仰卧位在躺椅上。操作者将一只手腕放在胫骨和股骨之间的腘窝里，同时另一只手按住胫骨远端。膝关节尽可能弯曲至最大（图 52-11a）当出现强大的韧带阻力时表示已经出现松弛部分，这时胫骨在很小的推力下可以快速达到更大的屈曲。可以感觉到咔嗒一声。然后再次体格检查是否有进一步好转。

如果此操作失败，在旋转过程中可以重复相同的动作。操作者可以在腘窝放置结实的绷带（图 52-11b）双手握住脚和手腕。被迫屈曲增加旋转运动。首先尝试向一侧旋转，如果失败，则尝试转向对侧。

每次旋转后，检查伸展范围是非常重要的。因为膝关节完全且无痛伸展比部分屈曲更重要。如果屈曲范围改善但是伸展疼痛且受限，那么应该立即停止操作。

③第三步操作：如果第一步操作没有达到完全及无痛伸展时，那么我们要使用这个操作。大多数情况，伸展是不受限制的，但是伴有疼痛和末端感觉改变。

技术：患者取仰卧位，操作者在膝关节水平站立，使膝关节弯曲成直角，同时臀部屈曲并外旋。一只手置于膝盖内侧，另一只手在胫骨远端外侧，用这种方式达到强大的内翻运动（图 52-12）。

操作者保持内翻压力，需要患者配合使膝关节要积极而缓慢的伸展。在接近完全伸展时，尽可能地保持这种内翻压力，操作者增加快速拉伸至完全伸展。如果最后的拉伸伴有显著疼痛，在患者反复伸展后，这个动作只能做几次。

每次操作后都应该再次进行复查，最终感觉将表明是否已经复位（图 52-13）。

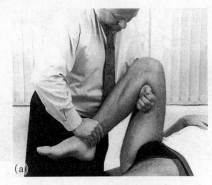

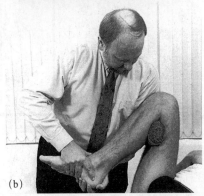

图 52-11　膝关节嵌顿游离体的第二步操作：两种方法演示

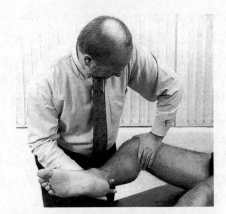

图 52-12　膝关节嵌顿游离体的第三步操作

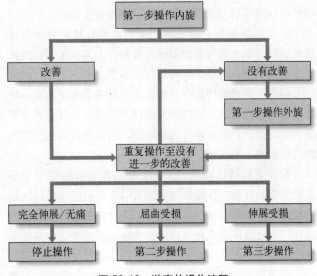

图 52-13　游离体操作流程

④治疗后注意事项：在接下来的几天，患者必须每天重复几次上述的操作。患者坐在低位躺椅或者是地面上，膝关节屈曲，臀部外旋。足部外侧边靠在地面。强烈按压膝盖内侧，同时积极伸展腿部，这样做可以在积极伸展时达到内翻运动的效果（图 52-14）。将足部外侧缘靠在地板上，可确保内翻压力所需的反压力。在几乎完全扩展时，给予一个小的推动力。

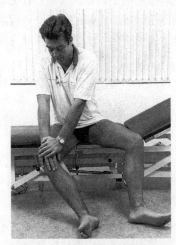

图 52-14　患者治疗后的锻炼

⑤结果：经过 1～2 次操作大部分游离体合并的骨关节炎可以减轻。韧带劳损或轻微的骨关节炎无须后续治疗。因为不需要特殊的治疗，在几天后会自己恢复。游离体嵌顿可复发的，主要发生在跪着或保持膝盖弯曲一段时间后。因此，应该告诉患者不要蹲着或双腿弯曲缩在下面坐在沙发上，女性经常采用这种坐姿。

### （二）滑膜皱襞综合征

滑膜皱襞是膝关节胚胎分隔壁的残留物。近年来，关节镜术使滑膜皱襞的存在凸显出来。超过 20% 以上的膝关节存在滑膜皱襞，但是只有发生病理变化时才会引起疼痛或残疾。损伤和过度拉伸被认为是导致这些病理改变的原因。

虽然滑膜皱襞有很多类型，但是髌骨中部或内侧皱襞（图 52-15）似乎导致了大多数问题。

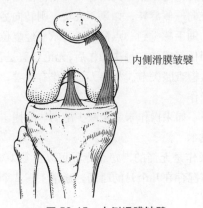

内侧滑膜皱襞

图 52-15　内侧滑膜皱襞

1939 年，Lion 最早报道了皱襞病。它起源在膝关节内侧壁上，并向下倾斜至滑膜，插入滑膜并覆盖内侧髌下脂肪垫。屈曲时，它在内侧髁上滑行，就像挡风玻璃上的雨刷，在正常情况下是无害无痛的；但是，如果皱襞出现病理改变或者内侧髁已经出现关节改变，可以引起症状。

当髌骨和股骨内侧髁之间出现炎性皱襞时，会出现突发的剧烈刺痛。有时在伸展后会有疼痛和轻微异常的终末感。在屈伸过程中，当内侧髁上的软骨缺损上覆盖了受损和增厚的皱襞时，就会出现疼痛的弧线，外旋运动会加剧疼痛。

根据屈伸时局限疼痛史或是伸展末端疼痛的特点临床诊断症状性内侧滑膜皱襞。检查者在拇指的作用下推动轻微（45°）弯曲的膝关节内侧囊，皱襞有时可以被察觉到。当这个推动产生疼痛，可以局部注射曲安奈德 20mg。一些作者报道，膝关节屈肌和伸肌柔韧性训练得到了良好的效果。如果症状持续存在，可以行关节镜下切除术。

因为内侧板的存在是正常的，所以在将症状归因于此时应该慎重。诊断更应该侧重于临床，而不是依赖于关节镜下的意外发现。

### （三）关节内粘连

有一个不常见的膝关节疾病，特点是屈曲的限制越来越大，而伸展仍然是完整、无痛的。这种情况经常发生在手术后或者是意外的扭伤后，Cyriax 把它称之为关节内粘连。

病史如下：膝关节内侧的手术或非典型扭伤（过度伸展或过度屈曲）引起了病变。尽管进行有力的物理治疗，但膝关节僵硬逐渐加重，且几乎没有疼痛，主要症状是无法弯曲关节。在最初的几周内，屈曲消失 15°～30°，一个月后屈曲消失约 90°。屈曲范围逐渐减小，伸展仍保持充分和无痛。最后，膝关节可以变硬，屈曲范围为约 45°，伸展仍然是充分的。

临床检查立即显示出严重的非囊型病变。此外，关节是凉的，无肿胀；也没有任何囊膜增厚。结合非囊型变、严重限制屈曲且没有局部体征这些显而易见的特点，非常容易识别关节粘连，特别是如果有创伤或手术史。

唯一可能与关节内粘连混淆的病变是 Stieda-Pellegrini 病，其中内侧副韧带钙化可导致类似的局部屈曲受限。放射线检查可以帮助诊断。

治疗：轻度强迫并不能阻止屈曲的渐进性下降，除了对屈曲进行强力的操作，任何非手术治疗都是徒劳的。当患者采用俯卧位时，最容易使膝盖受力。

技术：操作者站在膝关节水平，使膝关节尽量弯曲。肘部弯曲绕过胫骨远端。另一只前臂放在膝盖后部，置于腘窝上方。双手固定。从患者身体侧向头部弯曲。操作者手臂保持静止，这样能获得较大的力量。一只手臂作用在大腿上把膝盖固定在沙发上，另一只手臂用胫骨作为操作杆。操作过程中尽可能用力，使整个身体的快速侧弯。粘

连组织中经常可以听到撕裂的声音；如果操作后立即恢复屈曲，进一步证明有粘连的存在。

随访：操作后 24 小时内的疼痛比操作前明显，并出现明显的关节炎症状：关节温度高、关节积液都证实是关节炎反应。接下来几天，为了需要保持屈曲的幅度，需要常规主动和被动的功能锻炼。当关节炎加重、严重关节疼痛时，可以关节内注射曲安奈德 50mg 减少创伤性关节囊炎。

### （四）滑膜下血肿

大腿前面剧烈的击打可以导致髌上袋和股骨前部之间局部血肿形成（图 52-16）。屈曲是受限的，但可自主伸展。

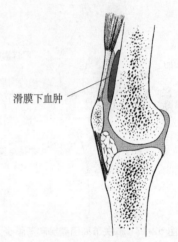

滑膜下血肿

**图 52-16　滑膜下血肿**

典型的病史：髌骨上方严重撞击立即引起疼痛和局部肿胀。

临床检查可以发现膝关节温暖、肿胀。完全伸展但在伸展末期出现疼痛。被动屈曲时严重受限，在髌骨上有局限性疼痛。不伸展就没有疼痛，这提示股四头肌肌腱和髌骨都不是疼痛的原因。触诊提示存在关节液体，并在髌上袋中有坚实的、柔软的肿胀。

从关节抽取的液体是澄清的或轻微血染。抽取液体后关节活动范围没有进一步改善，这说明关节积液是继发表现。如果针刚好在髌骨上方，向着股骨方向通过，血肿内血液流出可以确诊。重要的是，要注意到只有在最初的几天内，才能抽取液体，因为血肿会迅速机化。

抽吸液体后，为了防止膝关节粘连，接下来的时间应该活动膝关节。

### （五）股中间肌粘连

股中间肌在股骨骨折后可能与股骨粘连，导致严重的屈曲受限。只有外科手术才能达到满意效果。

### （六）后关节囊损伤

膝关节有重度伸展史。当创伤性关节炎消退，屈曲完全且无痛，但持续伸展可引起膝后疼痛。其余的膝关节临床检查提示正常，因此排除前后交叉韧带和后交叉韧带

的牵拉。如果损伤长期存在，X 线表现为典型的后囊轻度钙化。

治疗包括在适当的地方注射曲安奈德、方法与后交叉韧带后部病变作用相同。

1. 囊肿和滑囊炎 局部肿胀可能以非囊型方式限制运动，这一点非常重要，需要注意（图 52-17）。如内侧副韧带下面的囊肿，髂胫束道下的囊肿或髌前囊肿，每个都可引起一种特定的模式。

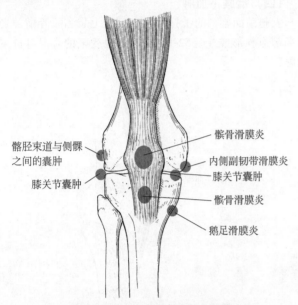

图 52-17 膝关节周围囊肿和滑膜炎

髂胫束道与侧髁之间的囊肿
膝关节囊肿
髌骨滑膜炎
内侧副韧带滑膜炎
膝关节囊肿
髌骨滑膜炎
鹅足滑膜炎

2. 内侧副韧带滑膜炎 患者通常是中年人，并抱怨没有任何原因下出现的膝盖内侧局部疼痛（图 52-18）。活动时疼痛加重，休息时缓解，可能出现夜间疼痛。没有内部紊乱的症状表现：如刺痛、锁膝和害怕走路。很少自愈。我们的一个患者症状持续有 6 年。

临床检查显示冷关节，没有积液或滑膜增厚。伸展正常，屈曲可以轻度受限 15°～45°，终末感觉柔软，疼痛是限制因素，严格局限在膝关节内侧。外翻应变和侧向旋转时有疼痛。触诊时可感觉关节水平上，内侧副韧带下有肿胀固体，非常坚硬以至于被误诊为骨赘。与半月板囊肿不同，这个突起不会在屈曲时消失，但是会增大并变得更加牢固，特别是当它位于韧带的背侧时。

慢性韧带损伤与内侧副韧带下滑囊炎的鉴别是很重要的，它们的特征非常相似。韧带损伤，鉴别因素是创伤史和明显肿胀的缺乏。所需的治疗——深层的按摩和推拿无疑会使滑囊炎加重，因此应该认真进行鉴别诊断。在有疑问的情况下，MRI 能很好地证明内侧副韧带下聚集的积液。

治疗是抽吸术。因为积液很黏不容易抽出，应该用一个较大的针（19G×4cm）。在关节腔内注射曲安奈德 10～20mg，可以预防症状的早期复发。抽取后，膝关节弯曲可能立即恢复，疼痛消失，经常可以达到永久的治愈。

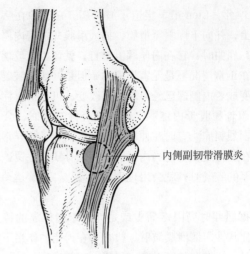

——内侧副韧带滑膜炎

图 52-18 内侧副韧带滑膜炎

3. 髌骨滑囊炎 髌前滑囊炎是目前最常见的滑囊炎，尤其发生在工作必须反复下跪的患者中（如园丁、砖瓦匠）。膝关节髌下囊也可能会发炎（牧师的膝盖）。

患者主诉膝关节前部疼痛和肿胀。简单的体格检查即可诊断。如果肿胀加重，由于拉伸囊肿和皮肤所致的疼痛，导致屈曲受限。触诊显示，积液位于皮肤和髌骨之间。热存在提示囊内出血，而热和红肿提示脓毒症的可能性。

应该进行积液抽吸术，确定积液的性质。如果囊肿反复出现，必须考虑手术切除。

### （七）髂胫束道与侧髁之间的囊肿

囊肿可以在髂胫束下方形成，并跨越外侧髁。常见于长跑运动员、骑自行车者、滑雪者。患者主诉行走或跑步时的局限性疼痛。临床检查显示屈曲 30° 的疼痛弧。膝关节没有屈曲和伸展受限。在髁突和髂胫束之间可以触及肿胀。

这个部位的滑囊炎必须与紧张性髂胫束带鉴别，后者也发生在运动员身上，引起膝外侧局部疼痛。在这种情况下，疼痛是由病变本身引起的，伸展受限和侧向旋转的不适可以证实。

首选抽吸术，局部浸润皮质类固醇激素作为补充。如果病情对这些治疗没有反应，应该在韧带后 2cm 处横向切开。

1. 鹅足滑囊炎 位于鹅足点上方（缝匠肌、股薄肌及半腱肌）与胫骨内侧副韧带之间。这种囊性炎症通常发生在长跑运动员身上。

临床检查显示活动完全。有时屈曲受阻或内旋时可以产生疼痛，因为这些运动挤压囊肿。囊性组织可在内侧副韧带胫骨插入处触及。

治疗上可以采用局部抽吸术和曲安奈德药物浸润。

2. 半月板囊肿 无症状囊肿不需要治疗。如果症状出现，可以采用抽吸术治疗（见上文）。

3. 腘窝囊肿 如果囊肿在膝关节后部形成，结果可能导致屈曲受限。最终的感觉类似软组织。仅有轻微的疼痛。

治疗包括抽吸术，很少需要外科切除。

（孙健斌 翻译 张晓梅 审校）

# 第 53 章

# 关节静态结构异常：韧带损伤

## 一、引言

膝关节韧带损伤十分常见。膝关节无相应的肌肉覆盖，易受直接损伤。另外，膝关节承受的非直接应力大，而关节本身的主动或者被动的稳定结构所能提供的对抗力小（图53-1），不能为其提供足够的保护作用。其他运动损伤很少像韧带损伤一样受到如此关注。内侧副韧带或冠状韧带的任何挫伤，即使很轻微，也会导致严重问题。膝关节外伤需受重视，因为一旦疏忽，不仅会出现关节不稳定，还会出现关节粘连。

不同类型损伤的治疗方案大有不同。由于膝关节外伤形式广泛，韧带损伤程度不同，合并伤不同，治疗方案很难固定。经典教科书中，对于轻微韧带扭伤，建议制动治疗；而对于严重韧带扭伤或者有合并伤者，建议手术干预，尤其对于年轻的运动员或者可能出现关节不稳定者。而我们始终不推荐制动。重度Ⅲ级损伤（如下）的年轻运动员和可能出现关节不稳定者，应该接受手术治疗。因某种原因未行手术，则应该及早进行关节活动及深部横向按摩功能锻炼。该方案能提供外伤愈合所需的迅速、适当的物理刺激，防止关节粘连，避免形成永久性关节活动受限。

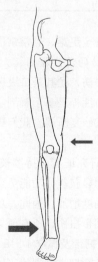

**图53-1　膝关节承受外力：接触性（小箭所示）和非接触性（大箭所示）**

### （一）分类

多数学者根据严重程度将韧带损伤分为Ⅲ级：Ⅰ级为

轻度过伸造成韧带内微撕裂；Ⅱ级为严重扭伤造成韧带纤维部分撕裂；Ⅲ级为韧带完全撕裂。我们认为，这种分类方法相当随意，尽管能够区分出微小损伤和严重毁损伤，但对Ⅰ级和Ⅱ级损伤的区分显得较为主观。

也可以根据损伤的韧带结构进行分类。内侧副韧带和前交叉韧带损伤最常见。往往二者同时出现或合并内侧半月板完全撕裂，即"膝关节损伤悲哀三联征"，或者"O'Donoghue 三联征"，或合并外侧半月板撕裂。外侧副韧带和后交叉韧带损伤罕见。根据我们的经验，内侧冠状韧带撕裂很常见，且常被误诊为内侧副韧带撕裂或半月板损伤。

也可以根据膝关节扭伤发生的时间，分为急性、亚急性和慢性。

- 急性：损伤不足2周。
- 亚急性：2～6周。
- 慢性：超过6周。

时间分类法对选择治疗方案很重要（表53-1）。

**表53-1　根据严重程度、累及结构及时间进行韧带损伤分类**

| 严重程度 | 结构 | 时间 |
| --- | --- | --- |
| Ⅰ级：轻度过伸 | 孤立扭伤 | 急性：不足2周 |
| Ⅱ级：部分撕裂 | 合并伤 | 亚急性：2～6周 |
| Ⅲ级：完全撕裂 | 合并半月板撕裂 | 慢性：超过6周 |

### （二）诊断

在韧带损伤的诊断上，尽管关节镜技术应用广泛，但临床诊断仍然很重要。损伤急性期，病史和体格检查能帮助检查者区分出轻度和重度损伤。如果明确患者存在损伤的症状、体征，则可按需通过关节镜检查进一步评估。

损伤慢性期，仅仅通过全面的功能检查就能诊断出关节粘连或评估膝关节不稳定的程度。

1.病史　了解（知识点53-1）详细的受伤机制十分重要，尤其对于膝关节急性期扭伤。

- 外伤史：了解外伤时间、外伤时关节所处位置、暴力类型，暴力作用在关节上的位置及方向？
- 首发症状：外伤后首先出现的症状？首先出现疼痛的位置？是否肿胀？是否立即出现由于关节交锁或不稳定

引起的活动障碍或者患者是否能够继续活动？是否很快出现疼痛、肿胀、活动障碍？

• 症状演变：在最初几天疼痛、肿胀、活动障碍如何变化？

• 治疗：接受何种治疗及疗效如何？

对于膝关节慢性扭伤者，要明确以下情况。

• 疼痛：是否仍然存在疼痛？疼痛位置及发生时间？

• 肿胀：是否有膝关节肿胀？

• 关节不稳定：是否有任何关节不稳定或者打软腿的感觉？

 知识点 53-1

**膝关节外伤史**

| 外伤史 | 关节位置 |
| --- | --- |
| | 暴力方向和程度 |
| 首发症状 | 疼痛位置 |
| | 肿胀 |
| | 活动障碍 |
| 症状演变 | 疼痛、肿胀 |
| | 活动障碍 |
| 目前问题 | 是否疼痛？位置？诱发因素 |
| | 肿胀 |
| | 是否有关节不稳定？诱发因素 |

2. 检查　参照第 50 章功能检查方法。

急性期，创伤性关节炎引起的关节囊肿胀掩盖韧带试验结果，影响受伤程度评估。亚急性期和慢性期，关节囊肿胀明显消退，韧带完整性试验能提供更多诊断信息。常规检查有时可发现韧带松弛，此时需进一步行韧带试验评估关节稳定性。有时关节稳定性尚可，但存在疼痛和关节活动受限，则意味着愈合组织与周围形成粘连。

（1）急性韧带损伤：膝关节急性韧带损伤时，病史可首先提示严重程度。严重扭伤后数小时出现剧烈疼痛、明显的关节囊肿胀、肌紧张，不能配合韧带试验。获得详细病史对于区分严重损伤与一般损伤很有价值（表 53-2）。

表 53-2　急性韧带损伤：严重和次严重损伤病史比较

| | 严重损伤 | 次严重损伤 |
| --- | --- | --- |
| 功能受损 | 立即出现活动受限，不能继续运动或活动 | 大多数疼痛消失，短时间后可继续运动或活动 |
| 肿胀 | 即刻或在1小时内出现，提示关节血肿 | 外伤后数小时内出现，伴随活动障碍，疼痛 |
| 关节不稳定 | 是 | 否 |
| 关节抽吸液 | 可能为血性 | 清亮液体 |
| 可能诊断 | "O'Donoghue 三联征"？孤立的交叉韧带断裂 | 孤立的侧副韧带、冠状韧带或交叉韧带扭伤 |

如果病史提示为严重损伤，尤其患者为运动员，行关节镜评估是明确的选择。相反，对于较轻微的损伤，推荐保守检查方法。

（2）慢性韧带损伤：区分韧带完全断裂还是慢性持续性韧带炎导致的关节不稳定十分重要，因为二者治疗有很大差异。再次强调，病史和临床检查是区分上述情况，评估关节不稳定程度的首选方法（表 53-3）。

创伤后膝关节粘连有如下症状和体征。用力（强力）或者起步后膝关节疼痛（如清晨或久坐数小时后）。有时伴轻微水肿。一般步行不产生疼痛。查体提示关节轻度活动受限，韧带试验阳性，局限性压痛阳性。关节不稳定的特点为在无意持重运动时出现"打软腿"的感觉，伴疼痛不适，有时持续 1～2 天。关节不稳定的附加试验通常可检查出现韧带功能不全的类型和程度。

治疗慢性韧带扭伤，不论是关节粘连还是慢性持续性韧带炎，都相对简单并有迅速、持久的疗效。

表 53-3　慢性韧带扭伤和关节不稳定的鉴别诊断

| | 慢性韧带扭伤 | 关节不稳定 |
| --- | --- | --- |
| **病史** | | |
| 关节僵硬／"打软腿" | 静息后关节僵硬 | 无意持重运动时"打软腿"感 |
| 疼痛位置 | 运动中或运动后出现膝关节局部疼痛 | 首次不稳定感后全关节轻微不适 |
| 肿胀 | 部分患者反复肿胀 | |
| **临床检查** | | |
| 压痛 | 韧带试验 | 无 |
| 范围 | 有时以非囊型局限 | 有时活动范围增加 |
| 不稳定性 | 无 | 通过附加试验诊断 |

治疗膝关节不稳定更难，且常常需要手术干预。

3. 早期关节活动的治疗原则　大多数整形外科医师认为，膝关节韧带损伤，尤其是Ⅲ级韧带损伤，常需要制动或手术修复。理由纯粹是基于解剖学考虑：断裂的韧带通过制动或手术方式修复断端。我们更倾向于早期关节活动和功能康复锻炼。

过去几十年的研究证实，持续被动运动对损伤的结缔组织修复再生有明显获益。功能负重情况下，胶原纤维向纵向延伸，机械强度增加。因此，功能康复非手术治疗推荐用于所有冠状韧带扭伤、所有孤立Ⅰ、Ⅱ或Ⅲ级内侧副韧带扭伤、后交叉韧带及孤立Ⅰ、Ⅱ级前交叉韧带损伤。然而，合并伤和前交叉韧带撕裂伴正轴移现象者，可选择手术治疗。关节活动不仅能很好地促进韧带修复，也能阻止修复结构内或周围韧带粘连，及早进行关节活动的另外一个好处是加强肌肉力量和本体感受反应，确保关节活动稳定性。

这项适用于新发的孤立韧带撕裂的功能康复非手术疗法，首次由 Cyriax 提出，目前得到很多学者支持。数项研究表明，对于孤立性内侧副韧带损伤，尤其是 I 和 II 级者，非手术疗法与手术疗效相当。III 级内侧副韧带扭伤非手术治疗效果与手术治疗效果相当，但是恢复得更快。

Jones 等治疗了 24 例孤立 III 级内侧副韧带损伤的高中足球运动员。通过给予增加肌肉强度和灵活性的锻炼方案，进行关节活动。22 例患者达到膝关节稳定，平均恢复时间为 29 天，平均 34 天后返回赛场。在一项包含 21 例 III 级内侧副韧带撕裂的长期研究中也得出类似结论。总体来说，如果没有合并前交叉韧带损伤，非手术治疗完全性内侧副韧带撕裂效果相当成功。

然而，在提倡及早关节活动的同时，面临一个普遍的难题：即轻微活动后关节疼痛和严重的创伤性关节炎是阻碍关节活动的巨大障碍。如果是踝关节韧带损伤，有两种解决办法。

•局部注射小剂量曲安奈德，尽快消炎、镇痛，以便关节活动。

•如 Cyriax 所建议，通过深度横向按摩将韧带移动到骨骼上而不是像普通活动中那样在韧带下移动骨骼，从而为纤维组织再生提供机械刺激。

长期和慢性韧带损伤时，瘢痕组织不适当的生长在愈合组织的内部或周围，可通过深度摩擦按摩，或者推拿来减少粘连组织，促进纤维纵向排列。

## 二、孤立扭伤

### （一）内侧副韧带

内侧副韧带阻止膝关节外翻，通过后部纤维，限制胫骨外旋。这对于理解判断内侧副韧带撕裂的韧带试验很重要。

1.诊断　内侧副韧带损伤在膝关节韧带损伤中最常见。经典的受伤机制为膝关节部分屈曲、外旋位时剧烈外翻，通常发生在足球或美式足球运动时，运动员承重的膝关节外侧突然受到踢或撞击时。患者听到一声噼啪声，突然感到膝关节内侧疼痛。多数疼痛很快消失，运动员很可能继续比赛或可以离开球场。起初，膝关节不肿胀，仅有轻微活动障碍。数小时后，随着肿胀加重，疼痛加剧，出现活动障碍。次日不能站立，需要拄拐。

查体可见膝关节红肿、热及关节积液。膝关节肿胀，肌紧张，关节活动受限：可能为伸展 5°～10° 受限，屈曲 90° 受限。急性期不适合韧带试验，但患者能体会到膝关节内部最先扭伤，沿着韧带检查容易发现局部压痛点。

韧带撕裂可出现在近端、韧带中部或远端近胫骨处（图 53-2）。韧带中部撕裂最常见，因为累及韧带深部胫骨和半月板部分，也最具有破坏性。因为骨附着处撕脱需要手术治疗，近端撕裂时，需要完善影像学检查除外骨附着处撕脱。

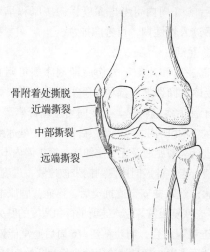

骨附着处撕脱
近端撕裂
中部撕裂
远端撕裂

**图 53-2　内侧副韧带损伤**

内侧副韧带损伤的自然史如下：急性期出现创伤性骨关节炎，持续 2 周。之后亚急性期持续 4～6 周，活动受限逐渐消失。尽管关节内温度仍高，水肿逐渐消退。外翻应力试验（0°～30° 屈曲）可引起疼痛。如果韧带完全断裂（III 级），能检测到关节活动范围过大，需要进一步行关节稳定性试验。

2～3 个月后，创伤性关节炎完全消退。此时，可能出现以下三种情况。

•愈合良好，韧带强壮，无粘连。

•韧带永久性延长，导致关节不稳当。

•韧带粘连，遗留反复、局限活动受限。

如果韧带和周围组织之间形成异常的贴壁瘢痕，任何用力都会再次扭伤受损的韧带。这种情况病史很典型：一般步行甚至跑步时无症状，剧烈运动时膝关节内侧出现局限性疼痛。静息一段时间后关节僵硬。体格检查提示非关节囊肿胀所致活动受限，通常为完全伸展时疼痛及屈曲位 5°～10° 受限。外旋和外翻时膝关节内侧疼痛。其他韧带试验无疼痛，未发现不稳定性。抗阻运动强有力且无痛。除非患者过度用力后来诊，通常膝关节无积液、温热感。沿着内侧副韧带有压痛，位置常在关节线上。然而，如果运动范围不受限，且既往有慢性扭伤史体格检查提示为内侧副韧带损伤，压痛点常位于内侧副韧带股骨端。

佩 - 施病：有时膝关节内侧扭伤后内侧副韧带出现异位钙化。外伤后 4～6 周，出现关节屈曲进行性受限，伴僵硬感时应怀疑该病。影像学检查可见股骨内侧髁内侧钙化。非手术治疗无效，据报道手术治疗效果肯定。自行恢复需要 6 个月到 1 年。

2.治疗　所有内侧副韧带的 I 级和 II 级（部分撕裂）扭伤，以及孤立 III 级扭伤（完全撕裂）均应非手术治疗。仅推荐对于内侧副韧带合并半月板和（或）前交叉韧带损伤的患者行手术治疗。

根据外伤时间选择治疗方案，参照知识点 53-2。如患者在外伤后 24 小时内就诊，可考虑予局部注射曲安奈德。外伤后前 6 周内可考虑深度横向按摩和早期关节活动。6 周后进入慢性期，可考虑推拿。

（1）急性期

①局部注射和冰敷：外伤后即刻冰敷可阻止炎症反应扩散。接诊后撕裂处局部尽早予小剂量曲安奈德(20mg)注射。由于注射疼痛明显，必要时可予局部麻醉。

之后的 24 小时内，患者继续卧床，外伤处冰敷。次日，强烈鼓励进行关节屈曲及无负重伸展。第 1 周内不应尝试完全伸直膝盖行走；伸展时内侧副韧带被拉紧，过度伸展外伤处可能有害。经过曲安奈德抗炎后，疼痛、肿胀很快消退，1～2 周步态恢复正常。应该鼓励步行和适度的膝关节活动，有助于促进组织愈合，防止粘连。6 周后通常能恢复运动。那时，运动不受限，韧带试验阴性。最初开始恢复运动的几周内推荐使用保护性支具，尤其是接触性运动。

### 知识点 53-2

**内侧副韧带扭伤的治疗**

| 急性期 | ● 注射曲安奈德（外伤后 24 小时内）+ 主动关节活动 |
| --- | --- |
| | ● 深度横向按摩 + 无痛范围内关节活动 |
| 亚急性期 | 深度横向摩擦按摩 + 温和被动屈曲 / 伸展 / 外旋运动 |
| 慢性期 | 剧烈深度按摩之前，在关节受限方向推拿 |

②渗透技术：注射患者仰卧位，膝关节下垫枕头，医师站在患肢膝关节内侧，定位，抽取 2% 利多卡因 1ml 与曲安奈德 20mg 的混合物，水平进针（图 53-3），使药物浸润整个疼痛区域。

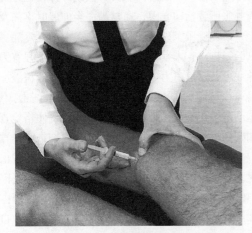

**图 53-3　内侧副韧带注射**

③按摩：由于类固醇注射，即使很小剂量，抗炎同时可能影响断裂韧带的愈合。如果患者为年轻或者专业运动员，最好选择另一种治疗方式。深部按摩从开始应用即是不错的选择，如果手法正确可获得肯定疗效。

按摩可达到双重目的：防止韧带纤维粘连骨，促进

组织愈合。由于急性期粘连还未形成，有必要进行仅 2 分钟的屈曲和伸展方向深部按摩。准备阶段先予轻柔按摩，随后进行轻微的表面按摩（使韧带放松），整个过程可能需要 20 分钟。进入亚急性期第一周，每天予深部按摩。

如果按摩充分，膝关节屈曲范围在开始的几天内明显增加。应该鼓励患者步行和积极活动，但第 1 周应避免伸展至最后 20° 及屈曲至最后 60°，防止韧带过度拉伸。可使用部分移动支具保护关节，通过冠状带阻止关节过度外翻。

深部按摩手法：患者仰卧，准确定位。首先进行伸展，其次进行屈曲按摩。治疗师将示指放在定位点，常位于关节线上韧带中部。中指置于示指之上，拇指置于关节外侧作为支点（图 53-4）。通过腕关节的伸展，推动示指在韧带前方按摩。松手、屈曲手腕使示指回到起始位置。

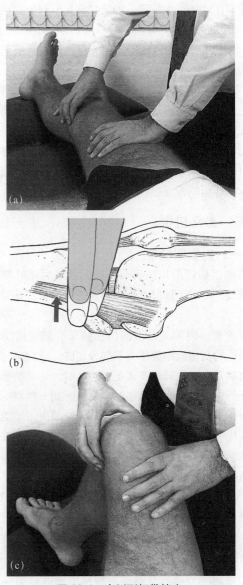

**图 53-4　内侧副韧带按摩**
（a），（b）伸展位；（c）屈曲位。

（2）亚急性期：在亚急性期，按摩更充分，时间更长，方法同急性期（参考图 53-4）。通过移动韧带使其跨过骨

骼，模仿骨骼在韧带上的正常运动。按摩结束后，治疗师轻微屈曲、伸展、外旋膝关节（被动运动）。为了防止大腿肌肉萎缩，随后需要进行抗阻锻炼。每周 3 次，持续 2 周的治疗通常可完全康复。跑步恢复正常后即可考虑恢复竞技运动，这一过程可能需要 6 周时间。

（3）慢性期：慢性期首次就诊时，骨骼和韧带之间已经形成粘连，在已经形成的关节活动受限中很常见，而如果一开始治疗方法得当，一般不会出现粘连。治疗原则是阻止异常粘连，恢复膝关节正常活动度。因此，对受影响的韧带进行强化深部摩擦按摩需 20 分钟：10 分钟尽可能屈曲，10 分钟尽可能伸展（参考图 53-4）。这种按摩可以放松受影响的韧带。目前在多方面尝试推拿治疗。在正常活动范围内推拿很重要，过度拉伸对恢复关节活动度无用，且可能产生关节不稳定。

①推拿手法：推荐 4 种推拿手法。

▲屈曲推拿：患者仰卧或半卧位，臀部屈曲，膝关节尽可能屈曲。治疗师将与患者同侧的手按压在患者踝部。另一只手放在患者膝关节上（图 53-5a），用手指感受韧带的"撕裂感"。在屈曲末可感到韧带松弛，胫骨被向后推至不能进一步活动。听到一较大声响，表明粘连韧带撕裂。

▲伸展推拿：患者仰卧，膝关节尽可能伸展。治疗师站在患侧，膝关节抬至水平位。治疗师一手持患者足跟，一手环绕膝关节，紧靠髌骨下方（图 53-5b）。膝关节轻度屈曲，突然强力、快速将膝关节拉至完全伸展。听到一声微小的声音，意味着粘连松解。

▲横向（外旋）推拿：患者半卧位，臀部屈曲，膝关节屈曲 90°。治疗师站在患者患侧，与患者同侧的手紧握着患者足跟，足放置在睡床上，背屈，内侧与治疗师前臂对抗。对侧手稳定膝关节和股骨（图 53-6a）。以足作为杠杆，可以很轻松完成外旋。关节活动末出现韧带松弛，通过快速肩部内收活动完成推拿。

▲内侧（内旋）推拿：内侧副韧带粘连很少引起疼痛。如果出现疼痛，可考虑行内向推拿。患者半卧位，臀部和膝关节屈曲。治疗师站在患侧，抬高大腿，双手环握足跟。对侧手扣住脚内侧，前臂从腿后面绕过并支撑足（图 53-6b）。为了保护踝关节外侧韧带，固定腿的远端而不是足。

如果外侧手保持在跟骨和腓骨上，足的外侧韧带可受到保护。足尽量内旋，快速活动双手完成推拿。

②治疗后反应及疗效：推拿后关节活动度立即恢复且无痛，值得注意的是，关节无疼痛反应。推拿后的几天内，患者必须重复屈曲、伸展、旋转动作来保持重新恢复的关节活动度。

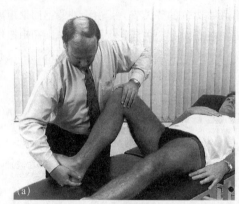

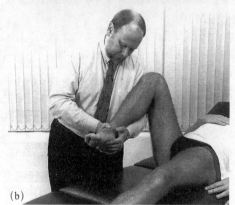

图 53-6 内侧副韧带粘连推拿治疗
(a) 外旋；(b) 内旋。

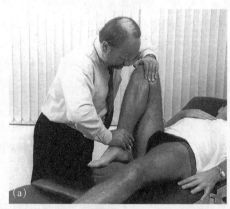

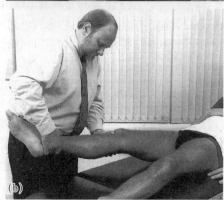

图 53-5 撕裂内侧副韧带粘连的推拿
(a) 屈曲位；(b) 伸展位。

通过下蹲时完成关节屈曲，通过承重时过伸运动完成关节伸展。通过承重时膝关节微屈完成内旋或外旋，通过上述使股骨在相对固定的胫骨上内旋或外旋。在接下来的数天内，每隔数小时重复上述锻炼。

通常，不论粘连持续多久，单纯推拿加上适当后续治疗就足以治愈内侧副韧带慢性粘连。内侧副韧带症状、体征及治疗总结如表53-4所示。

表53-4　内侧副韧带损伤总结

| | 症状/体征 | 治疗 |
|---|---|---|
| 急性期 | 典型病史<br>肿胀<br>关节囊型<br>3个局限 | 注射曲安奈德递增性主动活动，之后每日深部按摩 |
| 亚急性期 | 创伤性关节炎逐渐消退<br>外翻应力试验阳性 | 深部按摩（20min）每周3次，随后主动活动 |
| 慢性期 | 锻炼后局部疼痛，轻度活动受限，外翻应力试验阳性（外旋） | 深部按摩后进行推拿，适用于各种活动受限，随后主动锻炼 |
| 鉴别诊断 | 内侧副韧带滑囊炎<br>游离体 | |

## （二）外侧副韧带

1. 诊断　外侧副韧带很少出现扭伤。受伤机制为内翻暴力作用在外伸的膝关节上。由于外侧副韧带距离关节相对较远，扭伤时即刻关节症状不如内侧副韧带扭伤时明显。尽管膝关节出现温热、关节积液，轻微甚至没有关节囊肿胀。内翻应力时疼痛，触诊有压痛。

**医生检查表**

- 当内侧副韧带最上端，固定的部分受损，慢性期并不出现活动受限；推拿无效，不需要外力活动关节，仅局部深部按摩即足够
- 韧带应力继发于关节内部的游离体，深部按摩无效，推拿可能使病情加重
- 按摩和推拿同样会使韧带下滑囊炎加重；治疗主要是关节抽吸术

外侧副韧带损伤的自然史如下：急性期，轻度创伤性关节炎，持续2周。之后进入亚急性期，运动时出现疼痛和不适，关节囊炎进一步消退，内翻应力试验疼痛。外侧副韧带慢性扭伤不产生粘连，因此关节活动度不受影响，但剧烈内翻运动时疼痛。

2. 治疗　Ⅲ级外侧副韧带撕裂，尤其是合并后外侧韧带复合体断裂时，需要立即进行修复。孤立的Ⅰ级或者Ⅱ级外侧副韧带损伤非手术治疗。

（1）急性期：治疗包括注射曲安奈德（仅在发病48小时内）或者每日深部按摩。

（2）亚急性期或慢性期：仅深部按摩有效。因为不会产生韧带粘连，因此无须推拿。

（3）深部按摩手法：患者取仰卧位，膝关节伸直。治疗师站在患肢对侧。示指放置在韧带受损部位，中指放置

于示指上。拇指放置在膝关节内侧，作为支点（图53-7）。通过腕关节交替屈伸，示指将在韧带上来回移动，拇指保持不动。近期发生的损伤，如果局部压痛明显，有必要逐渐开始按摩治疗，需要进行2分钟的充分按摩准备。慢性扭伤者，每天20分钟，每周3次，持续2周的按摩可能有益。

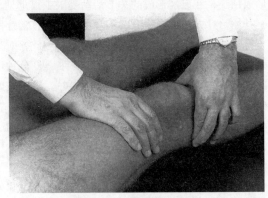

图53-7　外侧副韧带按摩

## （三）冠状韧带

Cyriax首先关注冠状韧带损伤，一种常见但多数情况下被漏诊的疾病，主要因为疼痛位置和性质与半月板损伤或者内侧副韧带损伤相似。近年来，MRI检查和关节镜检查证实存在冠状韧带损伤。治疗简单有效，且损伤常在1～2周深部按摩或1次注射后治愈。如果不治疗，3个月后可自发缓解，而部分病例则持续存在症状。

1. 诊断　冠状韧带扭伤经典的受伤机制几乎完全与半月板撕裂的受伤机制相同。患者回忆轻微屈曲膝关节时旋转，与半月板损伤类似，内侧较外侧多见。典型损伤发生在网球运动员猛烈、无意的扭转身体正手抽球时，由于股骨位于固定的胫骨上，如果脚固定在地面上，则内侧冠状韧带易受到过度拉伸。冠状韧带损伤与内侧副韧带损伤不同在于前者受伤后不会出现关节交锁。患者可以伸直关节，正常行走，常常能够继续打球。仅数小时后出现严重疼痛、肿胀及活动受限。

次日，患者跛行，查体可见创伤性关节炎：关节温热，积液，关节囊病变。当外侧冠状韧带过伸时出现内旋疼痛，内侧冠状韧带过伸时出现外旋疼痛。内翻和外翻应力试验均无疼痛，提示冠状韧带损伤。病变韧带压痛阳性，触诊时膝关节需要屈曲，旋离受损面。

亚急性期，关节囊肿胀缓慢消退，如果未给予恰当治疗，关节温热和积液将持续数月。此时，不仅外旋或内旋，而且被动伸展时疼痛，原因是膝关节完全伸直时半月板被迫向前，挤压发炎的韧带，产生疼痛。

如果未进行充分治疗，韧带损伤演变为慢性。尽管不会产生粘连，愈合组织内存在持续性自身炎症，导致反复、轻微的活动受限。

2. 鉴别诊断、病史、检查　与半月板损伤的鉴别诊

断非常重要，几乎完全依靠病史和体格检查。我们认为，未排除冠状韧带损伤前，不建议行关节镜检查。半月板损伤十分常见，并非均引起临床症状。尽管关节镜检查对于诊断半月板撕裂准确性为 100%，但是检测到的病变并非引起症状的原因。因此，半月板损伤与冠状韧带损伤的鉴别主要靠病史及体格检查。

尽管半月板撕裂和冠状韧带扭伤的受伤机制相同，但两者病史有明显不同。对于半月板半脱位，关节当时即不能被动伸展，而冠状韧带扭伤时，仅出现创伤性关节炎时影响关节伸展。

冠状韧带扭伤急性期，体格检查显示由于创伤性关节炎，伸展部分受限，而屈曲受限更明显（45°～60°）。最大限度伸展后感觉肌紧张。然而对于半月板损伤，伸展受限，屈曲不受影响，最大限度伸展后感觉有弹性阻力。冠状韧带扭伤亚急性期，伸展轻度受限伴疼痛，最大程度伸展时受牵拉。

3.治疗　不管冠状韧带急性、亚急性、慢性扭伤，治疗均需要深部按摩。尽管可以注射类固醇激素，但很难成功，因为几乎不可能准确地将药物注入半月板和胫骨之间的薄层组织。然而，以下两种情况可考虑冠状韧带局部注射：如果损伤位于胫侧缘，韧带插入处，且半月板切除术后问题持续存在时；位于交叉点的增生性瘢痕组织引起永久性问题，而曲安奈德浸润治疗效果很好时。

（1）冠状韧带内侧按摩手法：患者仰卧位，膝关节屈曲 120°。关节外旋使胫骨内侧髁远离半月板，冠状韧带内侧更易触及。物理治疗师坐或站立在患肢同侧，定位胫骨髁，确定病变位置。同侧手的示指放置在损伤处，中指放置于示指上，由于深部按摩仅在病变处起效，因此确定指尖位于冠状韧带上而不是其他位置很重要。指尖必须向下压在胫骨髁上，使冠状韧带在指头和胫骨髁之间移动。示指指尖保持水平，手指稍微弯曲，拇指放置在膝关节外侧面，作为支点。治疗师要确保示指垂直向下压迫，拇指尽量靠下肢远端。围绕拇指，沿着胫骨髁水平移动指尖（图 53-8）。通常，有向前移动示指的主动阶段及有示指回到起点的放松阶段。为了能使指尖有充分活动空间，治疗师坐或站立位置不能过于靠近患者，这样的话，整个按摩期间上臂、肘及腕关节均能移动。

（2）冠状韧带外侧按摩手法：方法同冠状韧带内侧按摩，但治疗师站立在患肢对侧。弯曲的膝关节向内旋，通过对侧的手来完成按摩。同样，示指指尖水平放置在受损韧带上。拇指放置在膝关节内侧门侧面下方作为支点（图 53-9）。通过活动整个上肢，推动示指沿着胫骨髁活动。

4.评论　急性扭伤，每日按摩 10 分钟；亚急性及慢性扭伤，每隔几天按摩 10～15 分钟。因为冠状韧带扭伤无其他治疗方法，因此必须保证按摩手法完全正确。为能正确触诊韧带，示指平放在韧带上，拇指位于相反

方向，尽量靠近下肢远端。如果这些原则都注意到了，不论急性还是慢性患者，经过 2～3 周治疗均可恢复。如果经适当按摩无效，需要怀疑诊断是否正确，患者需要立即复查。

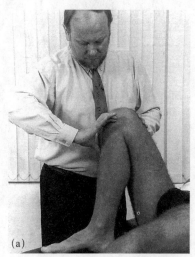

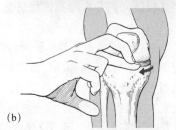

(a)

(b)

图 53-8　内侧冠状韧带按摩

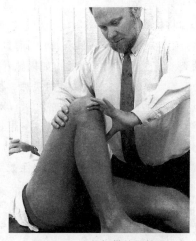

图 53-9　冠状韧带外侧按摩

冠状韧带内侧（外侧）局部注射方法：膝关节屈曲，外（内）旋。定位胫骨髁和损伤部位。1ml 注射器抽取曲安奈德 10mg，自上而下注入，直至骨表面。注射后药物分布在疼痛部位（图 53-10）。

（四）前交叉韧带

孤立的前交叉韧带撕裂可能由过伸应力和内旋引起。另外，膝关节位于外翻位，股骨内旋，轴移向股胫外侧区时也可出现。上述两种情况常发生在足球、篮球和排

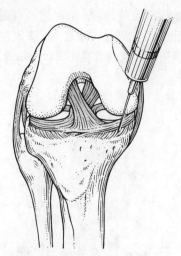

**图 53-10　冠状韧带内侧局部注射**

球运动中，当运动员减速时，快速旋转或转身或跳起后重重着地。接触性运动（如英式橄榄球，美式足球和柔道）中会出现前交叉韧带合并内侧副韧带，伴半月板撕裂。同时，半月板纵向撕裂可导致慢性前交叉韧带功能缺陷。

1. 诊断　外伤后立即出现关节肿胀预示着关节积血，提示韧带完全断裂。中度扭伤者，仅出现轻度创伤性关节炎。出血会对关节囊和软骨产生强烈刺激，需要尽快清除。如果是正在进行高强度运动的运动员，在探查到关节积血后，需进一步通过关节镜检查评估前交叉韧带的完整性。另外，MRI 作为可选的影像学检查，可以用于评估前交叉韧带的完整性。

进一步体格检查显示，不论未经调整或调整至 30°的前抽屉试验阳性或存在关节过度活动。而过度前后运动提示韧带断裂或拉长。前抽屉试验中如果患者仅诉疼痛，无关节不稳定，则提示存在韧带骨膜缘炎症。鉴别韧带炎与无疼痛但有韧带延长的韧带损伤非常重要。对于痛性炎症，不论新鲜或陈旧损伤，治疗主要为在韧带骨连接处注射曲安奈德 20mg。由于无法触诊，按摩不作为治疗选择。前交叉韧带扭伤自愈非常缓慢，需要数月至数年或永久不恢复。有时扭伤导致永久性韧带延长，出现关节严重不稳定。关节不稳定的问题后续会再次讨论。但有一点需要明确，前交叉韧带延长或完全断裂，并不总是引起永久性功能不稳定。膝关节的前稳定性维持不仅需要前交叉韧带，同样需要囊韧带，完整的半月板，股四头肌和骨筋膜肌良好的本体感受反射。

Messner 和 Maletius 回顾 22 例因前交叉韧带断裂引起部分关节不稳定的患者，平均病程约 12 年，与对照组相比无差异。

2. 治疗　治疗疼痛，但强度正常的前交叉副韧带需要 1～2 次局部注射治疗，不论急性期或慢性期，均应尽快给药。韧带损伤常位于韧带骨连接处，但有时很难判断病变在哪一端。如果质疑病变位置，则首先进

行前端药物注射，如果 1 周内无获益，则进行另一端药物注射。

（1）前交叉韧带前端局部注射方法：患者仰卧，膝关节直角屈曲。确定胫骨内侧髁、髌骨内侧和髌下腱的边界，选择髌骨下缘内侧作为穿刺点，位于胫骨缘上 3cm。用 5cm 针头向后、向内，指向胫骨骨脊（图 53-11）。针头在触及骨质前必须穿过致密结缔组织。如果当即触到骨质，说明针头未进入韧带内。到达正确位置后，在约 1cm² 的范围内注入曲安奈德 20mg。注意注射仅能在韧带骨连接处注射，即针头触及骨质处。

如果注射位置正确，2 周内即可完全恢复。如果症状仅部分缓解，需要再次封闭治疗，很少需要第 3 次治疗。

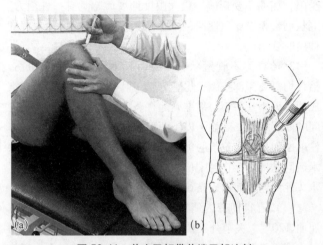

**图 53-11　前交叉韧带前端局部注射**

（2）前交叉韧带后端局部注射方法：患者俯卧，膝关节伸直，股骨内侧髁和外侧髁作为骨性标志，一手拇指置于外侧髁。前交叉韧带股骨连接处位于外侧髁内侧。通过向下的推力不能触及，针头必须呈水平位从内侧插入。6cm 的针头自内侧髁上进入，在外侧髁方向移动 30° 呈水平位，确保针头在腘动脉后方（图 53-12）。针头必须穿过坚韧的韧带组织后触及骨质，在腱膜联合点的不同位置缓慢注入药物。

很少需要超过 2 次注射。位置正确，则注射效果肯定。显然，封闭治疗对消炎、止痛有效，对关节不稳定无效。

### （五）后交叉韧带

后交叉韧带严重损伤的后果严重，因为该韧带形成膝盖旋转的轴。另外，多数后交叉韧带损伤的患者合并韧带和（或）软骨损伤。因此，韧带完全断裂常导致关节非常不稳定及膝关节功能受限。而汇入胫骨或股骨处轻微、孤立的扭伤并不会产生关节不稳定。然而，会由于疼痛产生永久性韧带自身炎症。这部分我们主要讨论轻度扭伤。如果存在关节积血，需要考虑严重损伤。后囊破裂出血可能掩盖症状。

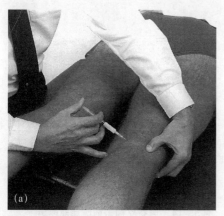

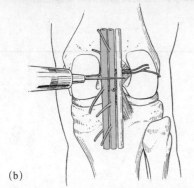

**图 53-12　前交叉韧带后端局部注射**

1.诊断　摩托车事故是最常见的原因，但近年来，运动（足球、滑雪）相关创伤增加。摩托车事故中常见的受伤机制为"仪表板"损伤：碰撞过程中股骨被推向相固定的胫骨。运动相关损伤由于严重关节过伸或者典型扁平足过度屈曲。后者为孤立性后交叉韧带扭伤最常见的原因。

外伤后数天内，体格检查提示创伤性关节炎，关节温热、肿胀，包含清亮积液。韧带试验阴性，但内旋未出现疼痛。后抽屉试验提示疼痛，而非韧带松弛。在股骨外侧剪切胫骨时产生疼痛，因为在膝关节 90°屈曲时韧带抵抗屈曲。通常，损伤位于胫侧缘。有时有小部分骨片撕脱，在 X 线中可看到。

最近几十年间，MRI 检查在诊断后交叉韧带损伤和证实联合伤方面十分准确。

创伤性关节炎消退后，后抽屉试验疼痛阳性，有时持续数年；未经适当治疗，患者不能跑步或运动。

2.治疗　后交叉韧带治疗取决于损伤的严重程度，伴随伤及韧带松弛的程度。孤立、部分后交叉韧带损伤（Ⅰ级和Ⅱ级）最好非手术治疗，而完全损伤（Ⅲ级）需要根据临床特征选择手术治疗。所有合并伤手术治疗通常效果好。近年来，数项研究证明，后交叉韧带孤立损伤，不伴关节损伤，非手术治疗非常有效，而且大部分孤立性后交叉韧带损伤的运动员最终能保留肌肉力量，返回赛场，未遗留任何功能受限。

如果没有关节不稳定，而是仅有疼痛，可考虑局部

进行 1～2 次封闭治疗；如果急性期予局部注射治疗，可避免可能持续数月的创伤性关节炎。

治疗效果显著，1 周后患者即可恢复活动：如踢足球。慢性扭伤者，封闭能提供相当好的结局。按摩达不到损伤部位，因此封闭治疗是唯一有效的治疗方案。由于后端较前端韧带更容易受影响，因此后端应该首先治疗。如果治疗 2 周后，症状未改善，则前端需要治疗。

（1）后交叉韧带后端局部注射方法：患者俯卧，膝关节伸直，找到骨性标志物股骨外侧髁，腘动脉和胫骨后缘。后者不能直接被触及，需要通过触诊前外侧端的关节线进行标记。

然后可以估计胫骨后缘的水平。后交叉韧带后端位于胫骨中点，向外侧延伸。使用 5cm 针从股骨外侧髁顶点进针，离胫骨表面约 2cm，向下、向内进针，约 60°至水平位。触诊的示指置于腘动脉和关节线上。侧方进针及触诊动脉髁避免误穿腘动脉。

进针至骨面前有穿透韧带的突破感（图 53-13）。如果进针无阻力，并且触及软骨，则提示已经进入膝关节，这说明进针太近了，针尖应该向更倾斜的方向移动直到穿过韧带，到达骨面。确切位置位于胫骨关节下缘，定位后沿着中外侧区进退法注入曲安奈德 20mg。

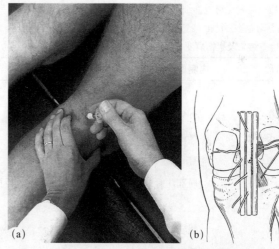

**图 53-13　后交叉韧带后端局部注射**

（2）后交叉韧带前端局部注射方法：患者仰卧，膝关节屈曲，定位股骨内侧髁及外侧髁。后交叉韧带前端位于内侧髁外面，表面覆盖髌骨，因此不能直接从上方触诊。

医师需要将拇指置于髌骨外缘，尽可能将髌骨向内上推开。使用 5cm 注射针，沿髌骨下缘进针，沿内侧髁向上推，直到触及骨面（图 53-14）。缓慢进针，直到感受到韧带阻力，继续进针，刺穿韧带到达骨面，缓慢推药。

膝关节韧带损伤总结如表 53-5 所示。

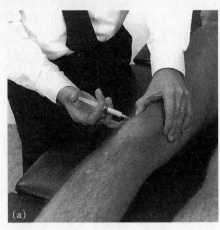
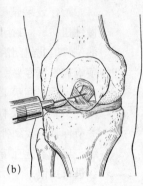

(a) (b)

图 53-14 后交叉韧带前端局部注射

表 53-5 韧带损伤总结

**急性期主要损伤（重度或合并伤）**

立即肿胀

立即活动受限

关节积血

**损伤**

交叉韧带断裂

悲伤三联症

**孤立性扭伤**

病史

受伤病史需要尽可能详细

肿胀和活动受限在外伤后某个时间出现

体格检查结果及根据病变分期选择治疗

| 阶段 | 内侧副韧带 | 外侧副韧带 | 冠状韧带 | 交叉韧带 |
|------|-----------|-----------|----------|----------|
| **急性** | | | | |
| 温、积液 | 有 | 有 | 有 | 有 |
| 关节囊式肿胀 | 严重 | 轻微 | 中度 | 轻微 |
| 局部压痛 | 有 | 有 | 有 | 无 |
| 治疗 | 局部注射或按摩 | 局部注射或按摩 | 按摩 | 局部注射 |
| **亚急性** | | | | |
| 温、积液 | 减轻 | 减轻 | 减轻 | 减轻 |
| 关节囊式肿胀 | 减轻 | 减轻 | 减轻 | 减轻 |
| 韧带试验阳性 | 外翻应力试验 | 内翻应力试验 | 旋转试验 | 抽屉试验 |
| 治疗 | 按摩和活动 | 按摩 | 按摩 | 局部注射 |
| **慢性** | | | | |
| 粘连情况 | 是 | 否 | 否 | 否 |
| 关节活动受限 | 是 | 否 | 否 | 否 |
| 治疗 | 推拿 | 按摩 | 按摩 | 局部注射 |

（南 敏 翻译）

# 第 54 章

# 收缩结构的障碍

## 一、伸展机制

### （一）股四头肌劳损和挫伤

股四头肌的肌肉撕裂是短跑运动员和足球运动员常见的运动损伤。冲刺过程中突然剧烈地收缩会破坏一些肌肉纤维，使大腿前方突然产生剧痛。另外，这种肌肉损伤也可能是运动中直接造成的挫伤（柔道或美式足球），也就是"肌肉痉挛"。

股四头肌急性损伤的患者往往会立刻感觉到疼痛，而这种损伤可以发生在踢、跳，或在跑步时突然改变方向时，剧烈疼痛与股四头肌功能的丧失有关。运动员在运动时大腿受热，有时痛感不强，会掩盖肌肉损伤的程度，之后渐渐感到僵硬、行动障碍和疼痛，如运动后的当天晚上和第二天早晨，患者出现跛行。

尽管膝关节屈曲时会疼痛，或者同时伴有活动受限（取决于肌肉撕裂的程度），但是临床检查显示髋关节和膝关节正常，伸膝抗阻较弱且伴有疼痛。通常，病变位于大腿中部的股直肌。受影响的肌腹有大面积的僵硬和痛感，有时可以通过触诊发现血肿。一些严重的病变甚至可以出现局部空虚的体征，尤其是 40 岁以上的患者中发生的髌上肌腱断裂。在这种情况下，不仅会疼痛，而且会伸展无力，患者伸膝＜ 30°。

超声检查是一种检测股四头肌结构和功能的可视化成像方法，能动态地显示肌肉结构并评估出血和血肿。

骨化性肌炎是大腿外伤的并发症之一，在青少年和年轻人中并不少见。约发生在 9% 的股四头肌挫伤患者，可能与五个危险因素有关（膝关节活动度＜ 120°、美式足球中发生的膝关节损伤、股四头肌损伤、延误治疗超过 3 天、损伤侧膝关节积液）。早期诊断很重要，超声检查是协助早期诊断的重要辅助检查。目前没有适当的治疗方法，但是病变会在 2 年内自愈，禁忌侧向按摩治疗。

1. 治疗方法　初期的出血可以通过弹性绷带和冰敷减少出血。挫伤后，保持股四头肌 120° 屈膝 24 小时，有助于缩短患者恢复体育运动的时间。

股四头肌轻微撕裂伤的治疗方法和其他部位肌肉撕裂的治疗方法一样。以 0.5% 普鲁卡因 50ml 封闭治疗。从第二天开始，给予深部横向按摩，随后在缩短的位置进行肌肉等长收缩训练。

严重的撕裂伤建议手术治疗，尤其是对膝关节伸肌有需求的运动员，尽早手术是非常关键的。

2. 股四头肌的深部按摩相关技术　患者取坐位，膝关节伸直，髋关节屈曲，膝关节最大限度伸展，使股四头肌完全放松。理疗师站在患者身边，一只手的手指置于病变的肌纤维深处，另一只手加大力度进行触诊，拇指横向放置作为支点，通过屈曲手指，向上做拉伸运动，按摩手指和股骨之间的所有肌组织（图 54-1）。结束时，手指略伸展回到损伤部位的下方，皮肤需跟随手指移动。因为这是一项非常费力的技术，需要 20 分钟左右的间歇休息。

按摩之后，等长收缩训练需要 5 ～ 10 分钟，同样，这一过程要在完全放松的姿势下进行，以防收缩对损伤修复组织施加的张力。给予患者深度的按摩和等长收缩的治疗，第一周每天一次，第二周是每隔一天一次。运动员复发的概率会增加，因此，患者在完成临床治疗前一周不应重新开始训练计划，患者应接受持续治疗，3 ～ 4 周后再逐渐恢复训练。

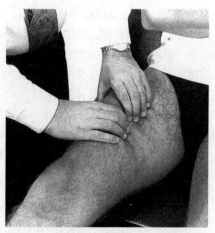

图 54-1　股四头肌轻微撕裂的按摩方法

### （二）股中间肌黏着

骨中间肌的黏着通常发生在股骨骨折后，膝关节严重屈曲受限，而另一个膝关节可以全方位运动，只能通过手术进行治疗才能达到理想效果。

### （三）髌骨的肌腱损伤

股四头肌腱有浅层和深层，浅层不受股四头肌的影响，由髌骨到胫骨结节。深层连接髌骨边缘周围，有效地使髌骨成为肌腱中的籽骨。肌腱病变不仅发生在骨的下方，而且还可发生在上、中和外侧边界等。髌骨的肌腱病变是一种典型的过度使用现象，多发生在排球、篮球、足球、田径等对腿部伸肌速度和力量要求较高的运动项目。1921年，Sinding-larsen和1924年Johansson最早报道了这一现象。Kulund和Ferrettil也报道了髌骨上缘的肌腱病病例。Cyriax描述了三个可能发生损伤位置：上边界（髌上肌腱病）、经典的"跳跃式膝关节"（髌下肌腱病）及髌骨两侧（股四头肌肌腱拉伸）。直到20世纪60年代中期，由于训练量增加和运动员的成绩要求提高，跳投运动引起的膝盖综合征越来越频繁。在过去的几十年中，这些病变呈现流行趋势，髌骨肌腱病变成为运动医学中心最常见的疾病之一，也经常导致运动员放弃运动生涯（图54-2）。

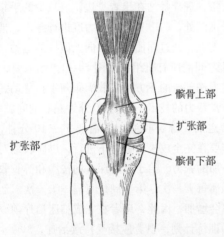

髌骨上部
扩张部
扩张部
髌骨下部

**图54-2 股四头肌肌腱分为髌骨上部、扩张部、髌骨下部**

病史显而易见：在运动过程中或运动后，膝关节前部出现局部疼痛。病情较轻时，活动之后疼痛轻微，而在严重的情况下，剧烈的疼痛会迫使运动员停下来，甚至在休息时、上楼或由坐位站立的过程中也会感觉到疼痛。疾病可以根据其症状分为四个阶段（表54-1）。

临床检查显示，正常的膝关节具有一个完整无痛的运动范围，并且韧带测试正常，只有在抗阻拉伸时是痛苦或不舒服的。当病史提示轻微股四头肌肌腱炎，抗阻伸展为阴性时，患者应在训练后立即重新检查，提示病变比较轻微。

**表54-1 股四头肌腱炎的分期**

| 时期 | 症状 |
| --- | --- |
| I | 活动后疼痛 |
| II | 开始时的疼痛，在活动中消失，然后重新出现 |
| III | 持续的疼痛，无法行动 |
| IV | 破裂后出现无力 |

触诊可以辨别损伤的位置，为了使触诊的手指可以触到更深层的肌腱，髌骨需要尽可能倾斜。

传统的放射照相技术对于诊断股四头肌腱炎没有帮助。然而，超声检查似乎对该疾病及分期有一定价值。

磁共振成像（MRI）可以发现肌腱肿胀、肌腱和软组织内异常信号。尽管如此，MRI的敏感性和特异性分别为75%和29%。对于症状较轻的年轻患者中，MRI可能并不能发现特异的改变，而对于年龄偏大的患者，活动期MRI表现得异常也可能存在于无症状的患者中。

髌骨肌腱病的非手术治疗包括休息、冰敷、患处加压和抗炎药物的治疗。其他治疗方式还包括电疗法、超声波、激光疗法和体外冲击波疗法。如果上述治疗的效果欠佳或无法缓解症状，通常建议手术，切开髌骨的肌腱，去除透明的炎性组织（通常是髌韧带的中间部分）。然而结果显示，该项手术成功率在58%～78%，因此开放性腱膜切除术的益处受到质疑。约50%的腱膜切开术中，恢复到伤前的运动功能水平和活动水平需要10个月之久。

肌肉离心训练作为肌腱病的一种治疗方法在近几十年获得了很好的疗效。1984年，Curwin和Stanish首先提出了该项技术，结果令人满意。该方案可以通过离心性蹲坐实施，训练过程中会有不同程度的不适，治疗期间运动员不应该继续运动。训练无痛的前提下，适当增加负荷（首先增加离心训练的速度，然后增加重量）。

可以通过局部的抗炎或横向按摩来治疗髌周病灶。在上边界和顶端，可以安全有效地使用曲安奈德进行局部治疗，依据使用原则在准确的部位使用小剂量（10mg/ml）进行局部注射。如果病变太大，局部注射治疗效果不好，则优选深度横向按摩。如果病变轻微但对按摩抵抗，可选择局部注射治疗。横向按摩髌骨两侧股四头肌肌张力增加的病变，效果较好，但局部注射治疗对此病变无效。

休息是治疗肌腱病的首要措施，患者应该于疾病完全缓解后再恢复到竞技状态。有效治疗后，为了防止复发，需要找出病因（不合适或者错误的训练计划或结构因素），并对其进行纠正。

如果疾病比较顽固，可以尝试一次或两次将硬化剂局部注射到骨膜边界进行治疗。

（1）髌上肌腱的按摩相关技术操作：患者取坐位，膝关节完全伸展，髋屈曲，使股四头肌完全松弛。髌骨倾斜，以便到达损伤部位。可以通过拇指的指腹或以拇指和示指向后按压髌骨的下极，使髌骨固定并且使上边界向上和向前。这样另一只手的中指可以更容易找到肿胀区域。在倾斜的髌骨下方移动手指去触摸直到深入骨下的腱纤维。深度按摩压迫髌骨上方和中指之间的肌腱（图54-3）。示指按压在中指上，拇指置于髌骨远处并作为支点。按摩是由整个前臂和手的往复运动组成，在肌腱纤维上进行横向按摩。按摩一般需要20分钟，一般情况下，10～20次按摩后才可达到预期的效果。

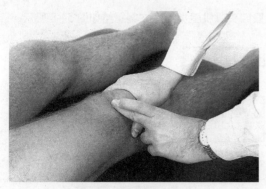

**图 54-3　髌上肌腱按摩**

（2）髌上肌腱局部注射疗法相关技术操作：患者取坐位，膝关节伸直，髋关节弯曲，使股四头肌完全放松，髌骨的固定如前所述，于髌骨上缘标记压痛点。压痛点通常位于内侧缘，很少位于外上缘，范围通常不超过 1～2cm，穿刺点选择损伤部位的中心上方 1.5～2cm。以 3cm 的针头装于 2ml 注射器，沿髌骨方向进针（图 54-4）。髌骨倾斜度越高，进针到达受累部位的概率越高。当针尖刺穿肌腱结构并接触骨面，开始缓慢注射，注射时会有一定的阻力，可以通过扇形注射法浸润整个区域。

可能在注射后 1～2 天出现不适，如果 2 周后，临床检查时仍有疼痛，需进行第二次注射，大多数患者 2～3 次注射后可以痊愈。

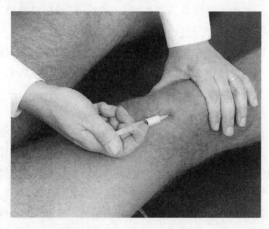

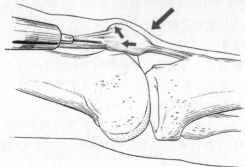

**图 54-4　髌上肌腱的局部注射治疗**
通过挤压髌骨下极（大箭）使髌骨倾斜（小箭）。

（3）股四头肌的深度按摩相关技术：股四头肌的拉

伸治疗效果并不理想，横向深按摩是唯一恰当的方法，只要按摩技巧正确，症状可以得到全面持久的缓解。

患者取坐位，膝关节伸展，股四头肌完全放松，治疗师坐于患者膝关节水平位置，以一只手的拇指将髌骨由远侧推向患侧，使髌骨的边缘向外突出，另一只手的小指尽可能地伸展。中指对无名指施加压力置于髌骨边缘下方，并向上按压，将肌纤维推向髌骨后方。注意手要充分发挥作用，操作手指在水平方向对髌骨边缘后施加压力。垂直的手指压在股骨上，而骨膜相接处没有按摩。手、前臂与胫骨水平一致，摩擦力是髌骨边缘水平运动产生的（图 54-5）。

每次按摩 20 分钟，每周 3 次，持续 2～3 周，病症基本上可以痊愈。

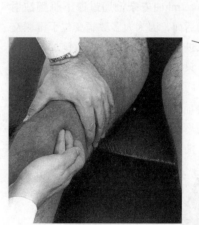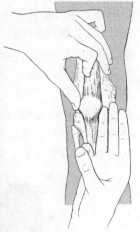

**图 54-5　股四头肌伸展的深度按摩**

（4）髌下肌腱的深度按摩相关技术：髌下肌腱炎是最常见的肌腱炎，病变位于髌骨下极 1～2cm 处。为了使该区域更容易被触诊到，按照以下方式在髌骨的上部施加压力并触摸。理疗师站在与伸展的膝关节同一水平，一只手置于髌骨正上方，使得拇指的指腹可以施加向下的压力，使髌骨稳定同时顶端向上倾斜，从而可以准确地寻找压痛点。以另一只手的中指按摩，用示指施加压力。拇指置于大腿近端，向上施加压力，挤压手指和髌骨之间的病变部位（图 54-6）。有时在顶端可触及大的骨赘，这时需要确定痛点在骨赘哪侧，通过强烈肩部的内收和外展运动拉动手指进行髌骨下缘的按摩。

每隔 1 天进行 20 分钟的按摩，一般 10～20 个疗程可以痊愈。如果 10 个疗程之后没有改善，则给予患者局部注射激素治疗。

（5）髌下肌腱局部注射治疗手法：患者仰卧，股四头肌放松。治疗师一只手按压髌骨的上缘，使得下极向远侧和上方移动，手指触及髌下肌腱，以上述描述的方法确定病变位置，必须要小心地触诊下极的边界。当骨赘存在时，定位病变位置应该谨慎。

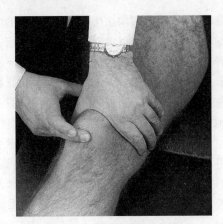

图 54-6 髌下肌腱的深按摩

一旦确定了确切的位置和边界，在病变区域选择穿刺点，病变区域中点下方 1.5 ~ 2cm 处，髌骨保持倾斜，以 3cm 针头的注射器含 2ml 曲安奈德通过髌下肌腱注射至骨面，达髌骨顶端的后面，因为大多数病变位于腱膜交界的深处，然后在下缘进行多点注射。注射时施加一定的压力以推动药物注入，只有在感觉到针尖抵到骨面时进行注射（图 54-7）。注射后，嘱患者休息 10 天左右。通常注射后 24 ~ 48 小时可能会有明显不适，2 周后如果患者仍然在关节伸展时感到疼痛，需要重复进行局部注射。通常需要 1 ~ 3 次注射才能获得全面和持久的缓解。

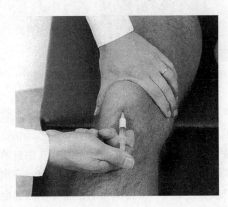

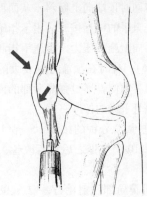

图 54-7 髌下腱的局部注射治疗,挤压髌骨使下极向上移动（箭）

回归运动训练必须是循序渐进的，并建议在运动开始的几周内制定的训练计划以对股四头肌不施加压力为前提，应该寻找影响复发的潜在的生物力学因素。

股四头肌肌腱炎治疗方案总结如图 54-8 所示。

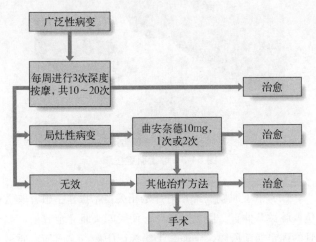

图 54-8 股四头肌肌腱炎的治疗方案

### （四）股四头肌腱断裂

髌上股四头肌肌腱断裂是一种少见的损伤。大多数患者是老年人，有时可能因其他因素影响（如轻度中风致使腿部残疾）为诊断带来困难，损伤机制通常包括受力过度或从负重位置快速伸展。基本特征是疼痛、肿胀、可触及的间隙及无法抗阻伸展，需要手术治疗。

### （五）髌下肌腱病变

髌下肌腱（髌韧带）炎不常见，只在风湿性疾病中发生，表现为腱鞘炎，有疼痛、水肿、纤维鞘壁增厚，需要沿肌腱表面，通过曲安奈德局部注射治疗。

髌下肌腱断裂可能是由急性或慢性过度牵拉引起的。肌腱拉伤也可能引起髌下肌腱断裂，退行性风湿病也可导致髌下肌腱断裂，需要手术治疗。

### （六）胫骨粗隆接合处的病变

1. 应力性骨膜炎 这种特殊的损伤有时会发生在运动员，抗阻伸膝时髌下肌腱出现疼痛。触诊到胫骨粗隆的确切位置，可以尝试按摩，但不一定有帮助，治疗主要是进行一次或两次少量曲安奈德局部注射。

2. 骨突炎 胫骨结节骨软骨炎或称"Osgood-schlatter 病"，多见于 10—15 岁的男孩。

典型症状是运动时或上楼时局部产生疼痛，疼痛使患者屈膝受限。临床检查发现膝关节抗阻伸展时局部疼痛，触诊可触到肿大的结节，疼痛和局部皮温升高。

X 线影像学利于确诊，并且有助于鉴别骨髓炎、动静脉畸形和骨肉瘤等疾病。

"Osgood-schlatter 病"的治疗推荐是减少体育运动，患者可于 2 年内自行恢复，常伴有膝关节永久性扩大的结节。

### （七）髌骨骨折

大多数髌骨骨折呈星状骨折，在坠落或由直接暴力导致（似仪表盘的破损）。过去的十年中报道了越来越多的与全膝关节置换相关的髌骨骨折病例。

临床检查发现有局部皮温高、异常摩擦感及局部淤血的关节。抗阻伸膝受限且伴有疼痛。关节型与股四头肌征象的结合提示股四头肌的受损，影像学可以协助诊断。

对于年轻患者，无并发症的骨折很快就会愈合，但预示可能会患有早期的骨关节病。如果无法达到准确复位和固定，则需考虑部分或全部的髌骨切除术，以取得满意效果。

除了患有骨质疏松症的老年人，髌骨横向骨折并不常见。患者创伤后，行走会产生疼痛感，由于包绕髌骨的关节囊没有破裂，避免了移位，致残可能性小。

## 二、髌股关节病变

### （一）引言

髌股关节疼痛是一种常见的症状，约 25% 的人群在他们生活某个阶段可能出现这样的疼痛症状，但关于膝关节前方疼痛的术语、病因和治疗目前在文献中并没有明确的共识。"膝前区疼痛"这个术语似乎涵盖了髌股关节所有相关的疼痛。排除了关节内病变引起的膝关节前区疼痛，如髌骨腱鞘炎或滑囊炎、皱襞综合征、胫骨结节骨软骨炎和其他其他罕见情况引起膝关节前区疼痛，这样的膝前区疼痛才能被称为"髌股关节疼痛综合征（PFPS）"。虽然"髌骨软化症"曾被用作膝关节前区疼痛的术语，但现在只被用于描述在关节镜或关节切开术中发现髌骨关节软骨有病理改变者。对于伴膝前区关节疼痛的"髌骨软化症"的诊断往往过于频繁，Stougard 在几乎每个尸检病例膝关节的髌骨后方均检测到软骨病变，Paar 和 Riehl 在几乎每一个手术的膝关节中均观察到了髌骨软骨的损伤。

髌股关节疼痛的病因尚不清楚，目前较公认的两个理论包括：机械和神经理论。

### （二）机械理论

大多数研究者都强调了股骨和髌骨关节面的协调性的重要意义。过去的十年中，人们认为髌骨周围软组织的功能失衡是髌骨缺损的主要原因。软组织功能的平衡在屈膝的前 20° 特别关键，其中髌骨相对于股骨的位置由内侧和外侧软组织之间的相互作用决定。在 20° 屈膝动作之后，髌骨与股骨接合，并且骨结构对髌骨相对于股骨的位置变得更重要。软组织功能的失衡使屈膝的前 20° 时髌骨偏离滑车，从而使关节周围组织承受异常压力，导致疼痛，这种不平衡可能是多种生物力学异常的结果。股内斜肌的无力被认为是导致髌骨半脱位的单一重要因素，而被动稳定结构通常在内侧比外侧作用更强。主动稳定主要靠股四头肌（股外侧肌和股内侧肌中央），股内侧肌纤维被功能性的分隔为股内侧肌长肌和股内侧斜肌（VMO）。后者在膝关节的主动伸展中并不起作用，但能使伸膝时髌骨稳定在滑车沟中。

VMO 是髌骨主动活动的稳定装置（图 54-9），因此 VMO 的作用时间和活动量对髌股关节功能的维持至关重

要，其活动的微小变化可能会对髌骨位置的维持产生巨大影响。肌电图（EMG）结果显示，在髌股关节疼痛的患者中，VMO 的收缩速度明显低于股外侧肌，而正常人两个肌肉的反射时间相同。最近的一项 MRI 相关的研究检查了髌股关节疼痛患者的 VMO，发现所有这些患者的 VMO 有不同程度的萎缩。虽然目前尚不清楚这种萎缩是否是由 PFPS 引起的，但两者之间有似乎有一定关系。

其他可能导致髌股疼痛的生物力学因素包括：外展力矩的增加、Q 角增大、异常的足部运动。Sica、Witvrouw 等的一项纳入 282 名参加体育活动的男女学生的回顾性研究中发现，四个参数与髌股疼痛发展之间存在显著的相关性：股四头肌缩短、VMO 肌肉反射时间的改变、爆发力下降、髌骨过度活动。

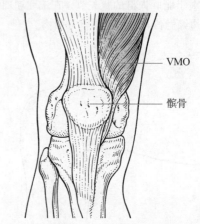

图 54-9 股内侧斜肌（VMO）维持髌骨的稳定

### （三）神经理论

关节软骨没有神经，所以触碰软骨表面时不会产生疼痛。因此有人认为，软骨下骨的刺激会产生明显的疼痛感。Scheider 等在 40% 的持续性髌股关节痛患者中观察到，增加患者髌骨的压力，就会产生疼痛感，给予髌骨钻孔术减压治疗，约 90% 的患者在术后 3 年疼痛缓解，这可能表明髌骨压力增加是引起疼痛的原因之一。

一些研究者试图寻找膝关节周围软组织疼痛的原因，在韧带内外两侧和髌下脂肪垫上发现痛觉神经纤维和一些标志物包括 S-100 蛋白、神经丝蛋白、P 物质和神经生长因子等的聚集。

目前研究认为：机械论和神经理论相辅相成，神经因素影响关节过度活动导致生物力学异常引起的症状的产生。

### （四）体格检查

需要强调的是，大多数膝前疼痛不是由髌股关节疾患引起的，而是由髌下、髌周或冠状韧带损伤引起的。因此，应首先进行基本的功能性检查。但如果有特殊的症状，基本功能检查是阴性的，要注意髌骨周围组织的检查。

1. 立位查体 首先观察患者站立位下肢是否对齐，四肢和髌骨的过度内旋内翻或外翻往往与伸肌结构异常有

关，过度伸膝会引起疼痛的产生。McConnell 指出，股骨内旋能够使小腿减震，而膝关节屈曲则不能。

2. 坐位查体　患者坐位时，膝关节90°弯曲，通过观察膝盖侧面和前面来评估髌骨的位置。侧面观（图54-10），髌骨位于股骨远端，髌骨近端与股骨前部平齐，髌骨的前部与胫骨轴平行。髌骨的上边缘位于股骨的前表面并面向天花板。正面观，髌骨的正常位置朝正前方（图54-11），这个位置上髌骨的"内侧面"和"外侧面"容易辨别，还要注意髌骨和髌腱相对于胫骨粗隆和胫骨嵴是否对齐。

然后评估 VMO 肌肉体积和嵌入程度。要求患者手握双膝屈曲45°，正常情况下，VMO 被认为是一种内收肌和内侧肌，起源于肌间膜并插入内侧髌骨边界上1/3～1/2。对于肥胖人群的膝关节，在主动屈曲45°时，沿髌骨的内边缘触诊可以触到该部分肌肉。

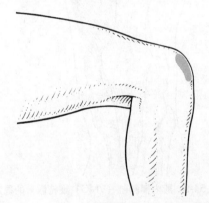

图54-10　侧面观，髌骨的近端与股骨上部平齐

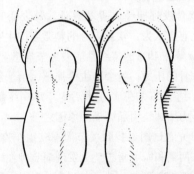

图54-11　正面观，正常位置的髌骨朝向正前方

3. 仰卧位查体　膝关节几乎完全伸展（将一个小垫子放在腘窝下），股四头肌完全放松，观察髌骨与股骨的相对位置。对于肥胖人群的膝关节，需要以一只手触诊髌骨边缘，观察股骨髁在横向滑行、正侧倾、前后倾和旋转时对髌骨的影响。最佳髌骨位置是膝屈曲至20°时，髌骨平行于股骨的额矢状面以及股骨内外髁的中央。

通过测量从髌骨中间到内侧和外侧股骨上髁的距离来确定髌骨滑动位移距离。髌骨在中间，通过比较内外侧髌骨边界的高度来检测倾斜程度，这两个边界应该与水平线相比较，同时评估髌骨下极前后结构相对于上极

的位置。

通过检查髌骨长轴相对于股骨长轴的位置来确定髌骨的旋转程度。

4. Q 角的测量　Q 角是髌骨中间两条假想线构成的角，从髂前上棘和胫骨粗隆到髌骨的几何中心构成的角度。男性的正常 Q 角为最大为10°，女性最多大为15°（图54-12）。

5. 髌骨的被动运动的检查　评估髌骨的活动度，最好是在膝关节屈伸 ±20°（膝关节置于垫子上或检查者的大腿上）时进行，股四头肌完全放松。检查者的拇指置于髌骨中部，示指位于侧方，首先向四周推动髌骨，然后推回中央。可以按髌骨的宽度划分为 4 个纵向的象限对移动度进行量化（图54-13）。在正常情况下，髌骨侧向移动不多于三个象限，但可以允许在一个象限范围内移动。当髌骨在中部移动时，应保持与股骨平行，且在运动的第一象限内不发生倾斜。在髌

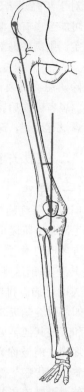

图54-12　正常的 Q 角
男性10°，女性15°。

骨的侧移过程中，检查者不仅要注意髌骨的移动，而且要注意其他情况，如当髌骨侧向移动滑过股骨的外侧髁，患者会突然收缩股四头肌，并将髌骨拉回。如果髌骨发生半脱位，这种反射动作就不会出现，并且是典型的半脱位的体征表现。

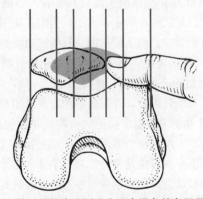

图54-13　按髌骨的宽度划分为四个纵向的象限量化移动度

6. 主动运动的检查　股四头肌主动收缩时密切观察髌骨与股骨的关系，髌骨应该是直向上或斜向上，过度的横向位移代表股四头肌的横向过度牵拉，被称为"侧向拉力征"（图54-14）。

膝关节屈曲时进一步检查，髌骨应保持在滑车的中

心。膝关节伸直时，略偏向滑车的髌骨处于完全伸展状态时，只要屈曲膝关节，髌骨就会向中间移动，位于滑车的中央。

髌股关节的临床体格检查的总结如知识点 54-1 所述。

**知识点 54-1**

**髌股关节的临床检查**
- 站立检查
- 坐着检查，膝盖位于沙发的边缘
  - 正面观
  - 侧面观
- 股四头肌收缩 45°屈曲
- 仰卧位检查
  - 髌骨位置：四个部分
  - Q 角
- 髌骨的被动运动。
  - 中外侧移动
  - 焦虑，恐惧
  - 中外侧倾斜
- 股四头肌的收缩
- 膝关节的屈曲

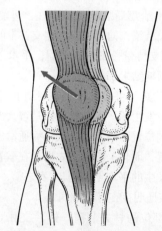

图 54-14　侧向拉力的标志：股四头肌收缩时髌骨横向移动

**（五）临床表现**

从临床的角度来看，对于骨骼发育成熟的患者，髌股关节病变分为三大类：髌股关节不稳定（半脱位或脱位），髌股关节疼痛与错位但无不稳定，以及髌股关节疼痛但并无错位。

1. 复发性髌骨脱位和半脱位　脱臼主要影响青春期女性，常表现为膝关节突然疼痛及活动受限。例：一位年轻患者摔倒在地上，膝外侧感觉有些不适，伸膝时经历一个巨大的咔嗒声之后关节立刻可以伸展。之后的几天开始出现膝关节肿胀、疼痛，进而产生创伤性关节炎。

更常见是膝关节半脱位，患者没有上述症状随时间的改变，仅仅表现为膝关节受伤后的内侧疼痛，是由内囊结构撕裂引起的，需要与内侧半月板损伤鉴别。

临床检查常常会发现脂肪垫和髌骨增大，伴股内侧肌的萎缩，Q 角减小。髌骨向外侧移动度增加（超过髌骨宽度的 3/4），并且在髌骨滑动过程中引发患者的不安情绪（图 54-15）。

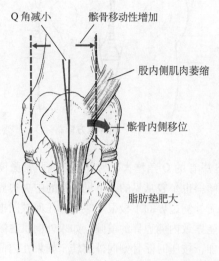

图 54-15　髌骨复发性半脱位的解剖变化

*治疗*　急性脱位或复发性脱位时，建议手术治疗，但手术治疗的前提是青春期骨骺闭合后进行，约 80% 的患者预后较好。

对于复发性半脱位，重视手术治疗的重要性，因为研究结果显示长期半脱位会造成关节的持续不稳定和后期的骨关节病。关节镜只在 40% 的病例中取得了满意的效果。髌骨股骨不稳定的患者推荐非手术治疗，外科手术及介入仅针对那些对非手术治疗反应不佳的患者。非手术治疗包括功能性股内侧肌修复训练，以及使用支具（见髌股关节疼痛综合征的治疗）。

2. 髌股关节疼痛综合征不伴关节半脱位　髌股关节疼痛综合征（PFPS）的疼痛来源不明，假设 PFPS 患者滑车沟内存在髌骨的侧向移位，这种移位可能是由多种因素造成的，包括下肢和（或）髌骨的错位、外侧软组织结构张力增加和下肢肌肉的不平衡性，都可能增加髌股关节的压力和引起疼痛。

髌股关节疼痛多见于年轻女性，常表现为活动时和运动后的膝关节的隐痛，特别是在下肢负重时（上下行走和蹲起）。膝关节通常在坐姿时也感到酸痛，有些患者会出现夜间痛。

常规的临床检查可以无特殊发现，活动无痛且不受限，末端感觉正常，抗阻伸膝时无疼痛感。通过仔细检查我们可能发现一些典型的异常，膝过度内翻或外翻常与髌骨的错位有关。评估髌骨位置首先采用坐姿，侧面观倾斜的髌骨位于对侧位置的外上方，所谓的"草蜢眼"髌骨（图 54-16）。

然后，嘱患者主动屈膝 45°评估股内侧肌。在股内侧肌肌肉萎缩的患者中，髌骨上部的内侧可触诊肌肉组织空虚。

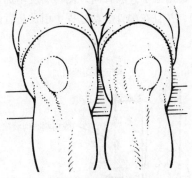

图 54-16　髌骨侧方倾斜

PFPS 患者的 Q 角增大，另外膝外侧肌紧张度增加使髌骨横向倾斜也是较常见的，可见髌骨的中央边界高于外侧边界，而外侧边界的下极很难触到，任何试图推动髌骨的尝试都能导致内侧边界的前倾。如果外侧肌在髌骨远端紧张度增加，按压时髌骨则向外旋转，如果在内侧肌紧张度高，髌骨侧压时则向内部旋转。外侧肌的紧张度增加表现为内侧位移减少：内侧位移仅为一个象限，表示外侧支持带的紧张程度，髌骨在人体活动是表现为横向位移。

在股四头肌主动收缩时（侧向牵引征）或者膝关节在坐位时主动伸展，髌骨的过度侧向移动提示侧向力占主导地位，它们也是 PFPS 的常见表现（图 54-17）。

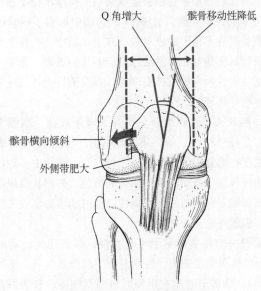

Q 角增大　　　髌骨移动性降低

髌骨横向倾斜

外侧带肥大

图 54-17　PFPS 的解剖改变

Merchant 和 Laurin 认为，膝关节分别屈曲到 45°和30°，通过放射学检查髌股关节是很有帮助的，MRI 也是测量髌骨倾斜度的准确且可重复的方法。

关节镜检查对 PFPS 的诊断价值并不高。对于无症状患者中软骨损伤的发生率非常高，以至于关节镜本身无法确定这些症状是否应归因于髌骨软化症。Hertel 在约 50%

的常规关节镜检查中发现了髌骨关节面的病变，Paar 和Schneider 也在关节镜检查中发现 67%的关节软骨明显受损。这两个研究表明，关节镜下观察到的所谓符合 PFPS改变可能并不是 PFPS，如果完全根据关节镜检查结果来诊断，可能会造成过度诊断。

治疗：有些患者疾病呈自限性，正如 Sandow 和Goodfellow 所证实的，20%以上的 PFPS 患者可自愈。54名患有 PFPS 的女孩中，随访 4 年只有 9 名患者长期无法参加体育活动。

文献中描述了 PFPS 治疗的多种方案。很明显，如果认为髌骨的移位是疼痛的原因，那么最初的治疗原则是设法使髌骨恢复正常的位置。通过外侧结构的牵拉和改变股内侧肌活动的方式，恢复正常的髌骨位置。

由理疗师被动拉伸，而最有效的拉伸是使用胶带，通过持续的低负荷，使组织的永久伸长。

对股内侧肌的功能训练包括股内侧斜肌（VMO）相对于股外侧肌（VL）的作用时间和强度，理想状态下VMO 应该比 VL 出现略早。这主要是通过负重运动实现的。有人提出，训练会引起神经系统的改变，使个体更好地协调肌群的活动，生物反馈机器对于促进这一过程有一定作用。在训练中增加臀部内收也会引起 VMO 活动相对于 VL 而言有所增加。

如果非手术治疗后症状仍然存在，可能需要外科治疗。推荐使用关节镜，同时切除外侧支持带的受累区域和（或）应用外侧支持带松解术。然而，手术之前应了解远期预后并不像预期结果那么好。

3. 髌股关节病　可能发生在髌骨骨折后，目前尚不清楚在骨关节炎发生前，髌骨软化症是否会出现，因为这两种情况的解剖位置不同。髌骨软化症通常出现在中间隆起部相邻的位置，而骨关节炎首先出现在髌骨内侧。内侧边缘软骨侵蚀发生的平均年龄是 20 岁之前，而 30 岁之前有 3/4 的人群被证明存在骨关节病。

正如其他部位的骨关节病一样，放射学的征象并不总与症状平行。有的时候，患者上楼时仅表现为膝关节摩擦或轻响。而有时，这些症状可能与髌骨软化症的症状很相似：当你在楼梯上行走、蹲坐或屈膝的时候会感到疼痛，下蹲时会有触痛，伴咔嚓声，治疗取决于症状的严重程度。

关节腔内注射透明质酸已被证明是髌股关节病的有效治疗方法，对缓解疼痛、功能恢复和患者整体状况有益。对于难治性患者，建议型髌股关节成形术。

## 三、髂胫束综合征

髂胫束是阔筋膜外侧的增厚部分，向下止于胫骨外侧髁，位于膝关节伸展时的前方和屈曲时的后方。阔筋膜张肌通过髂胫束进行工作，是膝的一个薄弱的外部旋转器和延展器。髂胫束摩擦综合征是常见于军人、骑自行车者和长跑运动员的一种损伤，其原因为膝关节的过度使用，是长跑运动员膝关节最常见的跑步损伤，发生率在1.6%～12%。

可能的发病机制是在重复膝关节屈曲的活动中（如跑步），髂胫束在股骨外侧髁上不断地向前和向后移动，反复摩擦从而引起了髂胫束的炎症（图 54-18）。因此，摩擦发生在屈膝 30°或略低于 30°时，刺激髂胫束产生炎症反应，或者是在髂胫束和上髁之间形成痛性黏液囊。

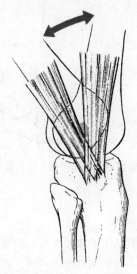

图 54-18　髂胫束在反复的屈伸运动中摩擦外上髁会导致髂胫束炎症

跑步时，运动员注意到膝外侧的疼痛加重，迫使他们停下来。在下坡或减速时，当脚与地面接触时，疼痛会更加剧烈。严重时疼痛可能会导致无法正常行走。

常规检查并未发现关节异常，但是当进行伸展和横向旋转时会感到阻力与不适。有时在 30°屈曲时，髂胫束在外上髁滑动时会出现弧形疼痛。当检查为异常的时候，可以进行简单确认检验。在 90°屈曲时，于髂胫束带上施加压力至外上髁，随着膝关节逐渐伸展，上髁区域在屈曲约 30°处出现疼痛，MRI 可能有助于确定诊断。

预防与治疗　预防措施包括避免距离过长的运动和山坡跑步，减少步幅。

大多数情况下，在髂胫束与外上髁之间的深部进行2～3 次曲安奈德局部注射是有效的，严重病灶可以考虑手术切除。

### 四、屈肌机制

当膝关节抗阻屈曲引起膝后疼痛时，可能是腘绳肌的损伤，可通过抗阻内外旋试验来区分是腘绳肌还是股二头肌的损伤。如果膝关节在抗阻屈曲时损伤，还要考虑其他情况，如腘肌拉伤、腓肠肌肌腱炎、后交叉韧带扭伤或胫腓关节损伤。

### （一）腘绳肌拉伤

腘绳肌有双重功能，包括伸髋屈膝（同心功能）作用及跑步时膝关节伸展对抗股四头肌的作用（偏心功能）。从静止状态到运动状态的突然转变可能是导致腘绳肌拉伤的主要原因。

腘绳肌损伤常见于运动员，橄榄球和足球运动员的运动损伤。通常来说，当短跑运动员离开起跑线或在足球运动中滑行时易发生损伤，这时运动员会感到一阵痉挛，随之而来的是疼痛和功能丧失。在肌腹的病变中，由于肌肉痉挛，直腿抬高因疼痛无法完成。俯卧位膝关节屈曲抗阻时产生疼痛，然后通过外部或内部旋转抗阻可以区分股二头肌损伤或内侧腘绳肌损伤。股二头肌短头的拉伤似乎是最常见，有时会出现肿胀、血肿。

治疗：损伤发生后，应立即使用弹性绷带和冰袋，轻度损伤与其他肌肉损伤的治疗原则相同。对于首诊患者，无论是在第一天还是一周后，以 0.5%的普鲁卡因 50ml 局部注射至损伤部位。患者取俯卧位，髋关节伸展，膝屈曲，以枕头支撑，使肌肉完全放松，这时容易确定位于深处的病变区域，这一区域在股二头肌短头损伤时不易确定。从第二天开始，每天进行深度横向按摩，同时进行等长收缩训练，直到痊愈。

腘绳肌按摩相关技术操作：该技术与股四头肌损伤非常相似，嘱患者俯卧位，髋关节伸直，膝关节被动弯曲至90°，这个位置使肌腹完全放松。治疗师坐或站立于患者肢体水平位置，一只手加压于另一只手的手指，深压损伤的肌肉组织，拇指横向放置在股骨上用作支点。腕部的伸展运动使屈指向上移动，并拉动纤维，感觉手指下滑动的纤维（图 54-19）。深度按摩可以通过在该运动结束时拇指周围的旋转运动而增加力度。该治疗很费力，一般按摩3 个周期，每次 5 分钟，总体不超过 20 分钟。

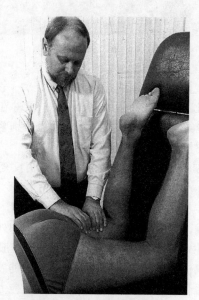

图 54-19　腘绳肌的深按摩

按摩后，应给予电动或主动等长收缩训练约 10 分钟。目的是尽可能横向扩张肌肉，而不会对愈合纤维产生应力，这可以防止复发或慢性劳损所致的腘绳肌粘连，让患者可以尽早恢复运动。

复发的可能性比较大，因此临床治愈后一周内应继续按摩和等长收缩训练，并逐步恢复运动，应该特别注意热身运动。

预防还应包括渐进性强化运动和活动前后的伸展运动。

### （二）股二头肌肌腱炎

通常是运动员过度运动导致的疾病，疼痛通常发生在膝外侧，除了膝外侧抗阻屈曲时的疼痛反应，功能性检查均为阴性，抗阻外旋也会产生疼痛。股二头肌肌腱也有压痛，通常发生在腓骨头部的肌腱处。

治疗包括横向深按摩，可以使用 20mg 的曲安奈德局部注射治疗，但只有肌腱接合处损伤发生时有效。

股二头肌肌腱按摩相关技术操作：嘱患者俯卧位，膝伸直。物理治疗师站在对侧与膝平齐的位置，找到腓骨头。示指置于损伤的肌腱上，拇指置于膝内侧（图 54-20）反向施力，以低幅、交替的腕关节屈伸运动来按摩，而拇指保持静止。

该治疗需要 20 分钟，每周 3 次，持续 3～6 周。

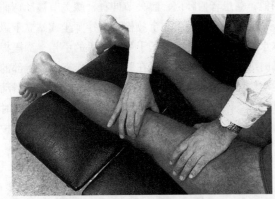

图 54-20　股二头肌肌腱按摩

### （三）上胫腓关节的损伤

打个比方，就如骑手的膝盖夹在一棵树与马之间时发生的错位或骨折。很显然，检查者必须特别警惕这类损伤，因为它们会导致腓神经麻痹。

胫腓韧带扭伤可在踝关节创伤后或由反复应力性损伤而来。

临床检查的结果与股二头肌肌腱炎相同。由于股二头肌的收缩，将胫骨向后拉，所以抗阻弯曲和外旋时会在膝外侧产生疼痛（图 54-21a）。但是，当检查股二头肌肌腱压痛时，没有任何发现。几乎抗阻屈曲和伸展也是无痛的，因为腓骨头是向上而不是向后拉，并且应力不再施加在胫腓韧带上（图 54-21b）。另外，腓骨头被动向后运动会引起疼痛，并且前胫腓韧带有触痛。

治疗方法是局部注射 1～2 次 20mg 曲安奈德，通常可治愈。

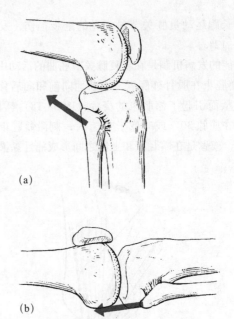

图 54-21　（a）抗阻屈曲和抗阻伸膝；（b）区分上胫腓关节和肱二头肌肌腱的损伤

### （四）鹅足损伤

比较罕见，但是如果膝关节抗阻内侧屈曲和内旋的痛感发生在膝内侧，就应该考虑此病变。通常在半膜肌插入处有触痛，横向深按摩可以缓解症状。需要牢记，半膜肌的一部分穿过后斜韧带插入内侧半月板后缘。因此，在后角的病变中，抗阻屈曲产生疼痛可能使临床表现更复杂。

### （五）腘肌张力的增加

如果膝关节外侧或后外侧抗阻屈曲和内旋障碍，则怀疑是腘肌肌腱或肌肉损伤（图 54-22）。

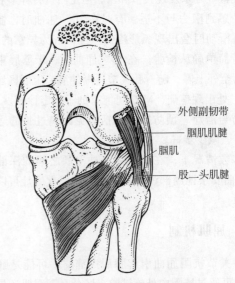

外侧副韧带
腘肌肌腱
腘肌
股二头肌肌腱

图 54-22　膝关节外侧解剖

腘肌腱起源于股骨外侧髁，深入到外侧副韧带，从外侧半月板分离，部分肌腱也附着在外侧半月板上，肌肉后方宽而短的肌腹插入胫骨侧面的腘窝中。虽然腘肌负责下肢的屈曲和内旋，但其主要功能是防止在步行或跑步的站立阶段，特别是在下坡或下台阶时，固定胫骨，防止股骨外侧髁向前滑动，这使得腘肌成为膝关节侧向活动和后外侧活动的稳定器，也解释了长跑运动员和下坡滑雪者腘肌损伤频率高的原因。防止股骨外侧髁向前滑动也是后十字韧带（被动稳定器）的功能，因此腘肌损伤的表现类似与后十字韧带的扭伤，只有仔细检查才能区分这两种病变。

腘肌局部疼痛和触痛进一步表明病变位于肌腱或肌腹。

治疗肌腱损伤给予 10mg 曲安奈德 1～2 次局部注射，治疗反应较好。另外，对尽管损伤结构的位置触诊比较困难，但是可以尝试对肌腱的起源和肌腱体进行深度按摩，肌腹的病变只有深度按摩有作用。

（1）腘肌肌腱按摩相关技术操作：患者仰卧位，膝弯曲至 90°，通过仔细触诊找到股骨外侧髁。在最突出的部位可以触摸到两个小骨突起，在它们之间有垂直向下延伸的凹槽。在这个凹槽里，腘肌肌腱的起源很容易找到并沿着其分布至发现至外侧副韧带下消失。如果起始处疼痛，应局部注射曲安奈德 1ml：将针头穿过关节囊和韧带至骨骼（图 54-23），然后在不同的区域多点注射，只有当针尖接触骨面时才可注射。

如果肌腱本身疼痛，应该在肌腱周围进行注射，而不是在只在肌腱一点。

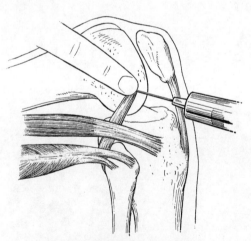

图 54-23 腘肌肌腱局部注射治疗

（2）腘肌的深度按摩相关技术操作：嘱患者俯卧位，膝关节略屈曲。理疗师站在患者患膝的侧面，一只手的拇指加压于另一只手的拇指上，放置在与肌肉纤维平行的损伤部位（图 54-24）。然后，通过双臂的旋转运动来产生较大的横向摩擦力，使得拇指在肌肉纤维上横向滚动，向头端和内侧方向运动。

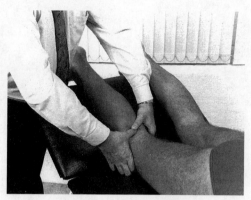

图 54-24 腘肌的深处按摩

## （六）腓肠肌的病变

腓肠肌起源的腱鞘病变非常罕见，只在骑自行车的人群中见到。抗阻屈曲和跖脚时膝盖后方出现疼痛可以协助诊断。经过仔细的触诊后，在疼痛的区域注射曲安奈德，通常预后较好。

膝关节抗阻屈曲的鉴别诊断如图 54-25 所示。

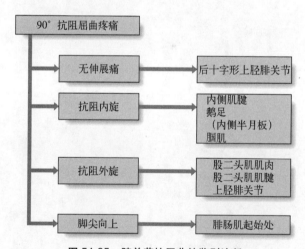

图 54-25 膝关节抗屈曲的鉴别诊断

（宋国娟 孙晓林 李 青 翻译 刘 媛 审校）

# 第十一篇

# 小腿、足踝

# 第 55 章

# 小腿、踝部和足部的临床检查

## 一、牵涉痛

### （一）足部牵涉痛

由足部以外其他部位（髋部、骶髂关节、腰椎）引起的疼痛，不仅引起足部牵涉痛，而最常见引起疼痛的部位主要涉及足部、踝部，下肢部位。足部牵涉痛的问题只出现在当脚部临床检查完全正常且行走后足部疼痛症状仍不改变的情况下。

### （二）足部引起的牵涉痛

因为足部是身体的远端部位，所以足部病变很少会引起牵涉痛（遵循牵涉疼痛的原则）。因此，足部或踝部疼痛通常能相当准确地反映在病变部位上。

## 二、既往史

虽然主要问题是当前哪里疼痛，但最好按照知识点55-1所示依次进行问诊。为了系统性找到问题所在，问诊应遵循下面给出的提示。

- 疼痛是什么时候开始的？症状是急性的，亚急性的吗？还是慢性？
- 疼痛是如何开始的？有没有受外伤？

如果受伤的话

- 理论上会引起什么症状？
- 受伤后当时的症状是什么？疼痛？肿胀？运动障碍？
- 在受伤后的几天里症状是什么？

如果没有受伤

- 疼痛是突然的还是逐渐加重的？
- 为什么会出现疼痛？是否有特殊情况吗？运动过度？

疼痛发生后几个月，疼痛、肿胀和功能障碍等症状有时在程度和部位上会有一些变化。医师也应该弄清患者目前已经接受的治疗程度及疗效。

- 自发病以来症状发生了什么变化？没有变化？逐渐恶化还是逐渐好转？病情反反复复？治疗后症状才减轻？
- 曾用了什么治疗方法？
- 疗效如何？
- 现在有什么问题？

患者目前的主诉症状应进一步调查。

---

**知识点 55-1**

病史询问内容
**目前的主诉是什么**
- 发病
- 创伤
- 无创伤

**病情发展**
- 更好
- 更糟
- 反反复复

**不适的症状**
- 疼痛部位
- 对运动的影响
- 夜间是否有静息痛
- 刺痛
- 间断疼痛
- 肿胀

---

- 你现在感觉到哪里疼痛？足的后部、中部还是前部？内侧、外侧还是整个关节？
- 休息时或夜间有疼痛吗？夜间疼痛表明炎症程度高。
- 有长期的晨僵吗？这也暗示了有严重的炎症。
- 什么情况下会感觉疼痛？常规步行还是常规跑步？普通运动能参加吗？

因为足部有问题时会在行走或跑步情况下导致疼痛不适感

- 行走和站立疼痛感是否一样？
- 能在不平坦的路面上行走吗？因为上楼梯和下楼梯要求正常的关节功能，值得问的是患者是否可以这样做没有问题。
- 疼痛是由特定的运动才能引起吗？
- 疼痛是在用力之前、期间还是之后感觉到的？
- 疼痛与你穿的鞋有关系吗？有时内置楔块会减轻或加重痛感。肌腱炎或足底筋膜炎患者，抬高脚跟会减轻这些组织受到的压力，因此可以减轻疼痛感。

进一步的问询应该确定是否存在突然刺痛的感觉或无力感。

• 你是否有刺痛，什么时候有？足部突然剧痛是非常重要的症状。这是一种主要发生在行走过程中突然的，剧烈的疼痛。应该将之与"无力感"加以区别。突然刺痛只是瞬间的疼痛，而不是无力、足部不稳的感觉。当患者意识到疼痛时，疼痛已经消失了。剧痛常常是因为关节游离体突然嵌入到脚踝或距下关节引起的。如果仅前脚疼痛，这可能是莫顿氏跖骨痛，或籽骨炎。

• 你有足部无力的感觉吗？如果是，请描述一下。真实的无力感一般在运动中才能感觉出来，踝关节或足部的不稳定性在运动中很重要。正常行走或在平坦路面上跑步很难感觉到有无力的症状。在偶然情况下，这是由于腓骨肌神经无力的结果，而不是韧带损伤问题。

## 三、检查

首先进行站立姿势下的检查。评估下肢形状：检查外翻或内翻畸形。正常踝间距离不应超过5cm。胫骨轻度外旋转是正常的，向外有轻微的向外旋转，脚趾约向外旋15°。超过此范围则是由于腓肠肌群过短引起的，并导致行走和跑步时运动受限。

接下来，要检查站立姿势下脚的形状。排查跟骨是否有外翻或内翻畸形。

然后检查足部纵弓：是否有畸形或扁平足。检查跗骨中段骨的形状和规整性，在足前段，特别注意足弓前段受限、蹈趾外翻、爪趾、锤状趾或距骨内翻。

在站立位置检查后，需要检查患者的步态和鞋子磨损的情况。

仰卧位姿势可以检查足部轮廓，形状，萎缩，皮肤颜色，肿胀，水肿、血肿、皮肤和指甲等状况，以及是否有硬结。

有时在站立姿势进行第二次特殊功能检查时，请按常规功能检查所示。

• 站着与躺着足部形状的变化。

• 在外力下足的哪部分有变化。

• 皮肤颜色变化（悬吊时呈红色，抬高呈现白色表示动脉供血不足）。

## 四、功能检查

足部是身体检查时最难移动的部分，因为是由大量紧密的结构，凝聚成一个紧凑的足部。在没有外力帮助下依次测试每个结构是非常艰巨的任务，需要大量的技术和人力。

在足部，临床试验包括18个动作（知识点55-2）。除了踮脚走路以外，临床检查都是在仰卧位体位下进行。依次对踝关节，距下关节，跗中缝，韧带和肌肉进行测试。

### （一）踮起脚尖

这种运动（图55-1）用于测试足部屈肌运动的机制。如果踮起脚尖疼痛，而外翻和内翻最大角度时却不痛，则

---

知识点 55-2

**足部运动检查总结**
• 踮起脚尖
• 踝关节的两种检查
  ○ 跖屈
  ○ 背屈
• 三项韧带检查
  ○ 榫眼检查
  ○ 内翻
  ○ 外翻
• 对距下关节的两种检查
  ○ 内翻足
  ○ 外翻足
• 跗关节六个检查
• 跖屈
  ○ 背屈
  ○ 内收
  ○ 外展
  ○ 旋前
  ○ 旋后
• 四种抵抗运动检查
  ○ 跖屈
  ○ 背屈
  ○ 内翻
  ○ 外翻

---

腓肠肌一定有问题。因为跖屈几乎是完全由腓肠肌收缩引起的。踮脚，可以特别检查腓肠肌的完整性，跟腱及其在跟骨上的嵌入情况。无论运动是强弱，无痛或痛苦都要记录下来。

如果踮起脚尖是疼痛的，比目鱼肌或腓肠肌问题通

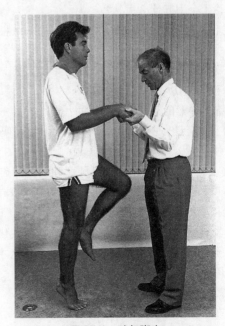

图 55-1 踮起脚尖

过下面的检查来区分。患者仰卧姿势，足部达到跖屈运动极限，先是膝盖伸直，然后弯曲成一定角度。膝关节弯曲可放松腓肠肌。但不会改变比目鱼肌的拉力。因此，膝关节屈曲疼痛暗示腓肠肌有问题。

如果跖起脚尖无力，可能的原因是神经病变。除上运动神经元损伤、腓骨肌萎缩和坐骨神经的直接损伤外，无痛性无力的原因是由于第1和第2骶神经根麻痹造成的。

跖起脚尖也是诊断跟腱断裂的重要方法。如果仰卧检查跖屈肌群时，患者能够不受跟腱断裂的影响而主动跖屈，这是因为屈鉧长肌、趾长屈肌、胫后肌和腓肠肌是完整无损的。

### （二）踝关节试验

踝关节的结构比较简单，在正常的情况下，跖屈和背屈进行踝关节检查。通过估计胫骨纵轴和足背长度来测量踝关节的活动角度范围。

1. *跖屈* 通常，踝关节跖屈可以达到足背与腿成直线的程度（图55-2）。跖屈受限于跟腱抵抗胫骨的作用，因此正常的跖屈最大角度时，胫骨背面是无力的。

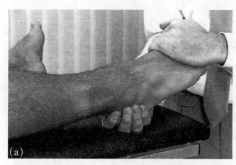

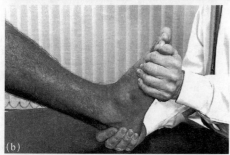

图55-2 跖屈和背屈手法

2. *背屈* 通常，踝关节被动活动后，足背和胫骨角度可以减小，使之 < 90°。

偶尔，背屈的范围受腓肠肌长度限制。因此背屈时，膝盖会稍微弯曲以放松腓肠肌。在一定位置时，背屈运动突然停止，是由于受到关节后囊牵拉作用与距骨头和胫骨表面前缘之间的骨连接的作用。踝关节正常背屈的感觉是无力的。

### （三）踝关节和足部韧带检查

1. *外侧韧带* 检查踝关节和足的外侧结构，检查者在完全跖屈过程中进行强烈的内翻运动。内翻运动使距下关节产生内翻足，并导致前足内收／旋后运动。这个检查

会拉伸所有在外侧和前侧的结构：踝关节、距下关节和跗骨关节外侧韧带，以及腓骨肌腱和趾长伸肌肌群。

手法：检查者的同侧手将腿末端内侧处固定（即检查者的左手在患者右腿上）。右手放在中足，手掌1/5放在足背上和同时手指环绕内侧边缘。右手开始向下、向内按压足背，同时，由于手指在中足的推力会出现旋后运动（图55-3）。

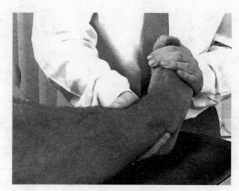

图55-3 外侧韧带检查

因为这一动作的范围在个体中存在着相当大的差异，所以两个足都要进行比较。需要记录运动的范围、疼痛和最大角度时的感觉。正常的末端感觉是无痛的。

2. *内侧韧带* 需要进行综合检测：踝关节完全跖屈，距下关节外翻，跗骨关节外展内旋。这些动作会拉伸三角肌韧带的前部和中部，胫骨韧带和跟骨韧带的前部。而另一边，距骨韧带后部却被挤压会有疼痛感。

手法：检查者用对侧手，将患者腿末端外侧处固定。而同侧手环绕过足。手放在第1跖骨上，手指环绕在足外侧边界。手用力使足脚跖屈和外翻。同时，手指用力使其内旋（图55-4）。

厚三角韧带及其中足结构使足往这个方向上运动非常吃力。因此，在这个组合检查中没有太多的运动。正常的最后感觉是无痛的。

3. *胫腓韧带* 对距骨在施加适当的力度使其产生一定强度的内翻运动，因其像楔子一样连接踝关节。从而检查胫腓韧带的完整性。正常情况下，坚固的胫腓骨侧支韧带可以防止胫腓骨分离。当韧带断裂或松弛时，通过腓骨

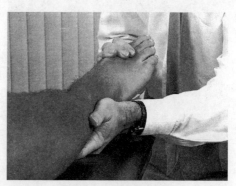

图55-4 内侧韧带检查

受到向外的挤压作用，当胫骨和腓骨瞬间分离时时，这种情况下很容易听到有咔嗒声，距腓韧带前侧或跟腓韧带断裂，这种检查都是非常必要的。同时记录左右足的不同。

手法：同侧手固定患者的腿内侧，只高于踝关节一点。手的这个位置很重要，同时给出向下的压力和不施压时探测出滴答声。对侧手抓住脚跟并有力、快速地推向内翻方向（图55-5）。

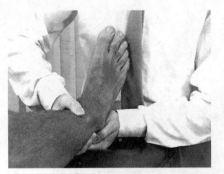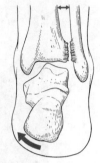

图55-5　胫腓韧带检查

### （四）距下关节活动性

内翻与外翻　为了使跟骨在距骨上移动，检查者必须尽量避免踝关节的任何运动。因为距骨滑车表面前面宽度比后面较小。背屈时距骨内侧和外侧表面密实的贴紧踝部。因此，踝关节必须施加外力，使其内翻与外翻运动时能够同时最大范围背屈。

手法：两只手紧紧地握在脚跟，手指在脚跟后紧紧扣住。背屈需要双手脚跟上施加外力（图55-6）。因为检查的是一个紧凑强壮的关节，可活动性很小，同时几乎不可能获得任何杠杆作用施加外力，所以检查者必须尽可能保持脚跟稳固。通过摆动身体的上半部，得到一个较好的关节运动范围是可能的。

正常内翻、外翻范围在20°～45°。两足的运动范围都需要进行比较。正常情况下关节运动正常是无痛。内翻运动也能检查跟骨韧带的完整性。

### （五）跗骨关节的被动运动检查

跖屈-伸展，旋前-旋后，外展-内收　因为足部的中段有很多骨头和关节，因此在关节运动时，因此很难只评价一种孤立运动。Cyriax将足中段划分为一个整体结构——跗骨关节。

由于解剖学特征，跖屈运动时会伴随少许内旋、背屈会伴随外展运动。

小腿、踝部和足部的临床检查总结在知识点55-3中。

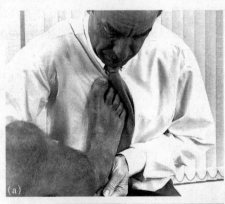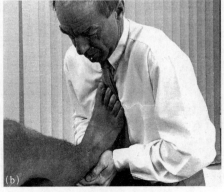

图55-6　内翻（a）与外翻（b）

---

知识点 55-3

**临床检查摘要**

既往史

**检查**

**功能检查**

- 踮脚起立
- 踝关节
  - 跖屈
  - 背屈
- 韧带检查
  - 榫眼
  - 外侧韧带
  - 内侧韧带
- 距下关节
  - 内翻
  - 外翻
- 跗骨关节
  - 距屈
  - 背屈
  - 外展
  - 内收
  - 旋后
  - 旋前
- 抗阻运动
  - 距屈
  - 背屈
  - 内翻
  - 外翻

**辅助试验**

- 联合运动
- 脚趾检查
- 不稳定检查

---

旋前和旋后也可以检查足中段的内侧韧带和外侧韧带。旋前可以检查跟舟足底韧带，而旋后和内收会使骰骨韧带和骰骨与第 5 跖骨之间的韧带处于挤压状态下。

手法：首先，足后段（踝关节和距下关节）必须稳定。因此，检查者使用对侧手用力拉在脚跟上，并用力使足进入外翻位置。这个牵引力使距骨进入背屈位置。因此固定踝关节，以及外翻位置时固定好距下关节。

同侧手环绕足前部，拇指放在距骨上方和手指在距骨轴下方。在这个位置上，检查者手臂旋前 - 旋后运动可以轻松地进行对足部进行距屈 - 背屈运动；检查者通过手腕内收 - 外展运动使足部进行内收 - 外展运动；检查者手臂屈伸可以使足进行旋前 - 旋后运动进行（图 55-7）。

### （六）抗阻运动

阻力运动检查是在适当位置进行，不允许关节有主动运动。检查者需要激发检查的肌肉等长收缩。为了避免错误的结果，在收缩过程中必须保持关节固定不动。因此，高效的固定技术是非常重要的。特别是内翻和外翻检查时的抗阻运动。

手法：为了在抵抗外翻的过程中稳定足部，患者的腿的内侧和末端被检查者同侧的手进行固定。检查者使用对侧的手在足外侧缘进行压脚检查（图 55-8）。

在抵抗内翻的过程中，与抵抗外翻是相反的：对侧手腿远端和外侧固定足部。同侧手，放在足部内侧缘，来进行压脚检查。

抵抗背屈运动用来检查胫骨前肌、姆长伸肌、腓骨肌。

抵抗距屈运动用来检查腓肠肌，胫骨后屈肌、长屈肌、趾长屈肌和腓骨短肌和腓骨长肌。

抵抗外翻检查腓骨肌的完整性包括腓骨肌和趾长伸肌。

抵抗内翻检查胫骨后肌、前肌、趾长屈肌、趾长伸肌，并可对腓肠肌进行轻微检查。

### （七）辅助检查

1. 背屈下外翻检查　在腓骨前下表面外伤性骨膜炎的病例中，使足跟外翻和背屈是再现疼痛唯一的方法。

2. 脚趾检查　当前脚受伤或者怀疑脚趾有问题时要进行姆趾或跖指骨关节的被动抵抗运动。

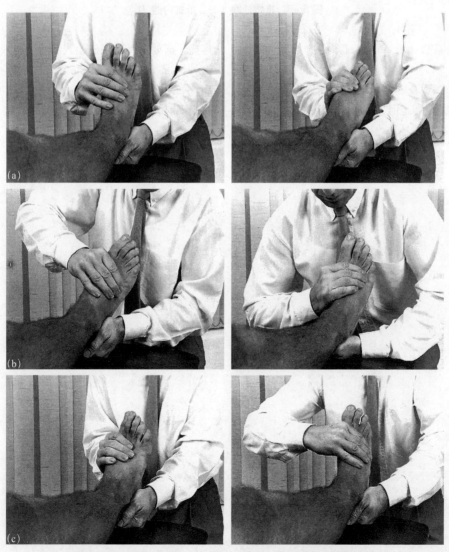

图 55-7　跖屈 - 伸展（a），旋前 - 旋后（b），外展 - 内收（c）

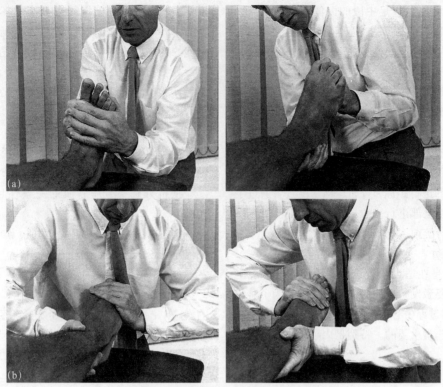

**图 55-8 抵抗外翻（a），抵抗内翻（b）**

3. 内囊韧带撕裂伤试验 这测试了距腓前侧韧带的完整性。

4. 有疼痛感的正常检查病例 脚部受伤有可能在临床检查上是正常的。可能是因为瞬时的外力不足以引起疼痛。这种情况发生在尤其是运动员和芭蕾舞者用力后感到疼痛，需要远大于任何检查者的外力来检查问题所在。在这种情况下，患者应该站起来证明哪一个特别动作会疼痛。如果只在施加外力时才有疼痛感，病人被要求疼痛引发出现时，再回来检查。

（翟武杰 王 亮 张金花 贾晓炜 孙 晶 翻译）

# 第56章

# 小腿、踝部和足部的临床检查解读

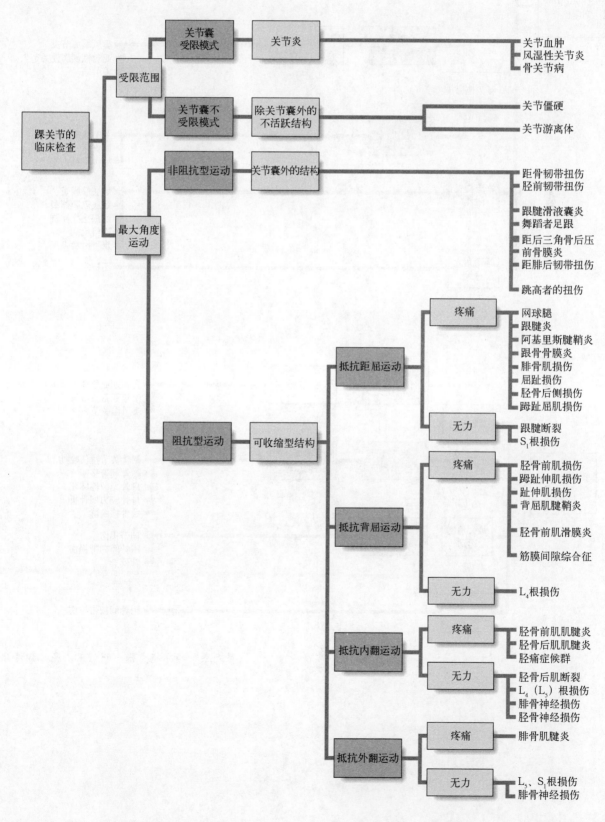

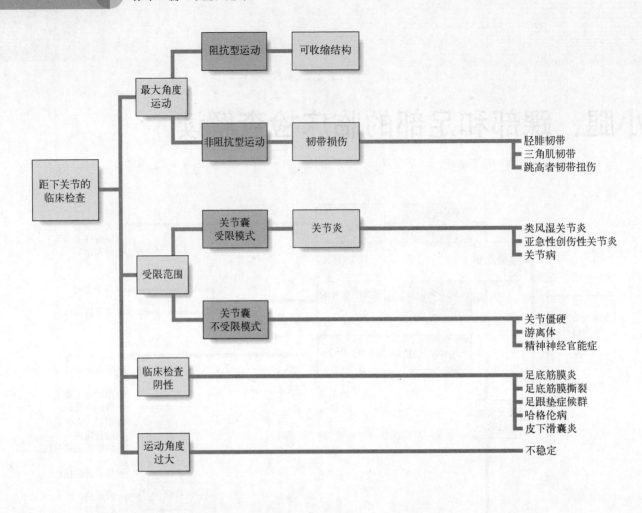

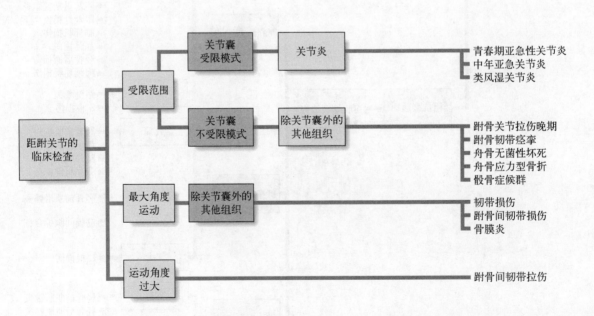

（翟武杰　郭亦超　张　明　王　亮　翻译）

# 第 57 章

# 小腿疾病

## 一、骨骼疾病

由于本书涵盖了身体运动部位的"非骨性"病变，因此很少关注骨骼疾病。然而，出于鉴别诊断的原因，还要记住，如果患者主诉持续的局部疼痛，在功能检查期间没有特殊的临床表现，应考虑骨病的可能性，需要 X 线片或骨扫描检查。Paget 病、转移瘤、原发性骨肿瘤和骨髓炎都是可能的。

年龄在 6—11 岁，主诉腿部弥散性疼痛，但临床检查正常的儿童常常被认为患有"生长疼痛"。

儿科医师对这种诊断频率的估计为所有儿童的 4%～20%。在最近的几十年中，已经提出了几个假设，但没有一个给出症状的良好解释。由于它发生在 6—12 岁，即在最大增长期间，"增长"不能成为痛苦的真正原因。无论疼痛的起源如何，它在 12 岁之后自然而完全地消失。

## 二、足底屈肌疾病

当患者抬起脚尖，是足底屈肌机制完整性的最佳测试，检查者会注意到是否有任何疼痛或无力。

### （一）疼痛

1. 网球腿　这是描述三头肌撕裂的常用术语。它最常发生在腓肠肌的内侧腹部，通常在肌腱连接处上方约 5cm 处。

这种疾病首先在 1884 年被描述，几十年来，它一直被认为是跖肌腱断裂，但对患有这种疾病的患者进行仔细的临床检查表明这是不正确的。

病史很简单。在剧烈收缩期间——例如，当开始冲刺，推车或举重时 ——患者经历了小腿突然剧烈疼痛。从那时起，患者在行走期间无法活动脚，需要在受影响的一侧抬起脚尖。

检查显示在对抗跖屈时出现疼痛，但没有无力。在仰卧位时，发现踝关节背屈明显受限。

伸展位置但膝盖弯曲时变得正常。这暗示了腓肠肌，其中一部分是撕裂周围的痉挛。在腓肠肌紊乱中屈曲和伸展膝关节之间的范围差异呈现恒定长度现象。小腿触诊显示内侧腓肠肌的压痛区域，如果病变是近期肿胀和血肿，或者如果它是陈旧周围硬结。在严重破裂后，可以触摸内侧腓肠肌的间隙。超声检查是显示病变大小和等级的首选

成像技术。

（1）鉴别诊断：虽然诊断很明显，但也要除外其他一些可能性。

① 跟腱高位断裂：尽管疼痛的相似和定位可能导致诊断混乱，但如果进行适当的临床检查，这种情况应该不成问题。在跟腱断裂的被动背屈期间，与网球腿的发现形成对比，弱抵抗且没有痉挛。如果有任何疑问，可以进行如下简单的测试：患者俯卧，脚悬空在沙发的边缘。检查员挤压小腿肌肉。如果跟腱完好无损，则脚会跖屈。当完全破裂时，不会产生任何移动。

② 小腿肌肉深部静脉血栓形成：从这种情况中鉴别诊断非常重要。已经描述了网球腿接受抗凝治疗的患者的实例，这加重了他们的病情，主要的病史差异在于发病。在深静脉血栓形成中，在固定后或坐下几小时后出现疼痛，而不是在小腿肌肉剧烈收缩期间。虽然被动背屈和抵抗性痉挛可能是痛苦的，但临床检查并未表现出有限的被动背屈。由于静脉回流受阻，小腿肌肉和腿部肿胀，足部变得水肿。触痛显示出其他差异：在血栓形成中，整个小腿肌肉触摸疼痛，有时可以在其内深处触摸疼痛的"弦"。

③ 贝克囊肿破裂：在长期存在的膝关节类风湿关节炎中，伴有滑液的慢性扩张会弱化后韧带，并且在运动过程中这些可能会破裂。膝盖突然疼痛，随后腿部肿胀和脚踝水肿，强烈暗示静脉血栓形成。因此，长期存在的类风湿关节炎和没有外伤史疑似诊断，可以通过关节造影证实。

④ 间歇性跛行：病史特征性是步行导致小腿疼痛，可通过休息来缓解。常规临床检查没有发现任何结果。可以发现足和胫后动脉的搏动减少或没有脉动。血管造影可证实诊断。

⑤ 后筋膜室综合征：患者通常是年轻男子，在运动后数小时出现小腿疼痛和肿胀。走路不舒服，增加肿胀。检查表明，足背伸并不难，也不会感到不适。小腿弥散性肿胀，皮肤呈红色，触感温暖。脚的被动背屈受到小腿肌肉弹性丧失的严重限制。触诊显示整个小腿肌肉均匀的压痛，没有任何局部的压痛区域，症状由肌肉缺血引起，由闭合的筋膜室内组织液压增加而产生。与网球腿的区别在于被动休眠的明显限制与几乎无痛的足背伸之间的差异。治疗方法是对深筋膜的外科手术。

⑥小腿放散痛：这通常是 $S_1$ 神经根受压的结果，无论是在年轻患者的第 5 腰椎水平处的髓核后外侧突出，还是在老年人的狭窄侧凹导致的压迫。当怀疑这些情况时，必须仔细记录且必须进行腰椎的临床检查。腰椎检查期间的阳性结果，以及足背伸无疼痛，可确诊。

（2）治疗：网球腿已经提倡不同类型的治疗。大多数建议部分或完全固定小撕裂和手术缝合严重破裂。在我们看来，这种情况的手术几乎不需要，并且石膏固定或捆扎带的部分或全部固定已经过时。采用这样的治疗，促进了慢性粘连性瘢痕的形成，这导致病情延误持续数月。在肌肉撕裂中治疗的目的是允许撕裂的纤维以如下的方式愈合，即形成活动的和功能性的瘢痕组织。如果粘连损害肌肉的正常增大，那么就会导致自身持续的炎症。肌肉腹侧病变（网球腿是一个很好的例子）需要一种不同的，更具功能性的方法。目标必须是尽快恢复受损肌肉的正常运动。这可以通过联合治疗来实现：早期压迫以减少出血量；接诊患者就立即用局部麻醉药注射和浸润；在接下来的几天里，肌肉的深度横向按摩和电刺激或主动收缩。在恢复期间，肌肉必须用凸起的脚跟垫保护，使患者在愈合期间能够使用未受影响的腓肠肌部位而不会产生压力。

①局部麻醉技术：一经接诊患者，无论是在事故当天还是数周或数月之后，在部分破裂部位诱发局部麻醉。患者俯卧，膝盖稍微弯曲，脚部跖屈，以使肌肉最大限度地松弛。将痛点定位于拇指和示指间（图 57-1）。如果有任何波动，则试图吸出血肿。一旦完成，通常注射 0.5% 普鲁卡因 30 ~ 50ml。因为痛点永远不会精确定位（轻微的压力不会显示肌肉深层的压痛，而强压力会在整个腹部受到伤害），而腓肠肌是一个大结构，必要时高达 50ml 的 0.5% 普鲁卡因，以达到目的。

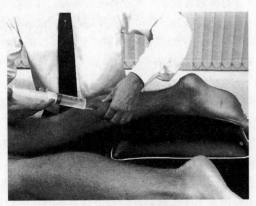

**图 57-1　网球腿局部麻醉浸润**

在注射后，疼痛停止，并且在几分钟内可以在足部进行更大范围的被动背屈。这表明先前的局限性是肌肉痉挛的结果。鼓励患者躺在沙发上时进一步上下移动脚。在注射后，切勿让患者站起来并将重物放在受影响的腿上，因为这可能会导致进一步撕裂。在患者站立和行走之前必须使用凸起的脚跟垫。

②垫高足跟：当患者正在练习非负重运动时，应制作软木垫并将其安装到鞋中。通过将重量放在凸起的鞋跟上，患者将能够使用暂时缩短的肌肉的未受影响部分，而不会使愈合口变得紧张。

在最初几天，可能需要 3 ~ 4cm 的脚跟垫。此后，随着处理和固化的进行，高度降低直到不需要垫。

③摩擦和电刺激技术：注射后第二天，给予患者第一次深度按摩和电刺激肌肉。

患者足部完全跖屈。治疗师坐在患者腿部的水平。手指放在患处的一侧，拇指位于腿的另一侧，以施加反压力。另一只手可以加强触诊（图 57-2）。横向按摩开始很深，通过将手指向上拉过受影响的区域，治疗师感觉肌肉纤维从手柄中脱离，直到仅保留皮肤和皮下组织。在第二阶段，手指稍微放松并向后移动到先前的深位置，在该位置再次开始相同的运动。该程序持续约 15 分钟。在按摩期间，手指不会相对于皮肤移动——手指和皮肤作为一个单元在肌肉纤维上移动。

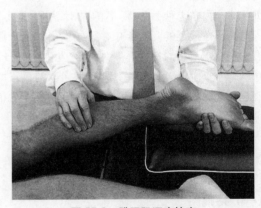

**图 57-2　腓肠肌深度按摩**

首先，轻轻按摩，5 ~ 10 分钟后，按摩力可以更深更强，但必须始终保持舒适。

每次按摩后，肌肉受到电刺激和主动收缩约 10 分钟，膝盖弯曲，脚部处于跖屈。深度按摩防止横向瘢痕组织形成。电刺激收缩确保肌肉腹部扩张而不会在愈合期间产生张力。

最初几天，每天给予按摩和电刺激，然后每周 3 次，并在症状停止后持续一周，以防止复发。

知识点 57-1 总结了网球腿的诊断和治疗。

④结果：当在创伤的最初几天内患者遵循该治疗方案时，可以预期在 3 周后恢复正常的体育活动。

肌肉腹部可触及间隙的患者有时会被转诊进行手术。然而，在我们看来，肌肉撕裂很少需要手术。这与腱断裂——如跟腱——通常需要外科手术干预形成鲜明对比。

2. 跟腱病　用于描述跟腱疼痛状况的术语非常混乱，如跟腱炎、肌腱炎和肌腱病等术语已被广泛使用。在本书

**网球腿总结**

**诊断**
- 急性发作
- 限制背屈
- 痛苦的踮起脚尖
- 典型的疼痛和压痛部位

**鉴别诊断**
- 跟腱高位断裂
- 深静脉血栓形成
- 贝克囊肿破裂
- 间歇性跛行
- 缺血性挛缩
- 放散痛 $S_1$

**治疗**
- 局部麻醉浸润
+ 足跟垫
- 第一周每天都实施深度按摩
+ 电刺激和主动收缩
- 每周深度按摩 3 次
+ 电刺激和主动收缩

---

中，我们使用术语肌腱病作为肌腱疼痛、肿胀和表现受损的一般临床表现。腱鞘炎和肌腱炎是该疾病的组织病理学特征。

跟腱问题在运动员和一般人群中非常常见。跟腱的肌腱炎主要是跑步者的问题，非运动的人在不明原因的运动后开始或不合适的鞋走了很长一段路也可能患有这种情况。尽管如此，通常发生在长跑运动员身上，并且毫不奇怪，在过去几十年中跑步人数的增加与跟腱病例数增加对应也就不足为奇了。一项运动医学中心对 10 年期间发生在 2002 年运动损伤的调查中，对跟腱的过度使用损伤是最常见的损伤第 6 位。跟腱病的终身累计发生率在久坐不动的为 5.9%，在优秀耐力运动员中为 50%。病变部位通常位于肌腱中部。偶尔在上部，很少发生在肌腱连接处。跟腱炎是多因素的，通常是解剖学和生物力学相结合的结果和不良的训练技术。最重要的病因是三头肌短，不良的伸展习惯和增加跖屈峰值扭矩。一些作者认为，可能还有一种血管因素促进这种情况。这可以解释病变通常位于腱中部，两个血管系统的交界处。在过去十年中氟喹诺酮类抗生素与跟腱炎的病因及肌腱断裂有关。跟腱炎的病史非常简单。足跟在行走或跑步期间或之后疼痛（第一阶段）。有时在劳累开始时会出现疼痛，一段时间后会出现疼痛，再次疲劳时出现（第二阶段）。或者，在运动期间存在持续且恶化的疼痛（第三阶段）。有时疼痛在用力后不会停止，在休息时持续（第四阶段）。然而，作为一个特点，疼痛在休息时会减轻，并且在跑步或行走时会增加，没有夜间疼痛。

临床检查显示，足背伸导致疼痛，尽管在轻微的情况下疼痛只是由于重复地抬起脚尖引起的。其他功能检查是完全阴性的，除了在腱膜交界处的病变，因为胫骨后部和跟骨上表面之间的肌腱受到影响。

因为我们提倡深度横向按摩作为这种疾病最有效的非手术治疗方法，而按摩只能在痛点进行，所以应该非常仔细地触摸肌腱以发现所有的区域，因为可能不止一个。病变几乎总是位于肌腱的内侧或外侧或两侧。很多时候，前表面会受到影响，但几乎后部不会受到影响。大多数病变位于腱膜上方 2 ~ 6cm 处，微观形态和宏观变化并不总是相同的。手术期间的观察结果可以描述两种不同的组织病理学类型：

- 腱鞘炎：炎症改变局限于腱鞘，腱鞘增厚并显示炎症改变，伴有大量结缔组织增生和腱鞘与肌腱之间的粘连。

- 肌腱变性：这是以肌腱组织本身的炎症和退行性变化为特征的，有时可以看到位于深部纤维的部分破裂，肌腱的浅表部分保持完整。可见扩大的结构变化的慢性纤维化肌腱

（1）成像方法：超声检查越来越多地用于检查跟腱损伤。这是一种快速，安全且廉价的方法来验证跟腱内病变的存在和位置，但是依赖于操作者经验。磁共振成像（MRI）可用于可视化肌腱的病理状况，但是昂贵且耗时。然而，完全依赖这些成像技术的结果是不明智的。首先，无症状跟腱的正常解剖结构可能会有所不同，这会导致延误诊断。其次，一些研究报告了多达 34% 的尸体标本，超声和 MRI 图像中的跟腱变化，但没有症状。

（2）治疗：治疗方法很多，最初的非手术治疗应该针对防止肌腱和腱鞘之间的粘连形成。冷敷和拉伸包括最近文献中提出的大多数治疗方法，并可能产生一些益处。冷疗法能够控制疼痛和水肿，以及减少局部血流和组织的代谢需求，从而有助于防止损伤部位的进一步组织损伤。已经提倡将跟腱的被动拉伸恢复正常的踝关节活动度并通过正常运动减少跟腱应变。

然而，这些疗法中没有一个解决了破坏粘连形成和恢复肌腱和腱鞘之间正常滑动的问题，这是慢性疼痛的主要原因。

①类固醇注射：皮质类固醇注射治疗跟腱病变的作用存在争议。一些报告显示令人失望的结果，注射也被归咎于导致跟腱自发性破裂。然而，小剂量曲安奈德局部浸润如果使用正确的技术（10 ~ 20mg）仍然对跟腱病有治疗作用。注射激素不会进入肌腱，而是分布肌腱和肌腱之间的表面。注射后，患者应避免在前 10 天内进行所有运动，之后可逐步恢复训练计划。如果 2 周后没有治愈，注射可重复一次。如果遵循此程序并使用正确的技术，如下所述，不应担心注射后的肌腱破裂问题。

▲ 注射技术：患者躺在沙发上，足部放置沙发边缘上背屈。这会拉伸肌腱，便于触诊受影响的区域。在 2ml 注射器中抽取曲安奈德 202mg。安装一个 5cm 的针头并将其置入离病灶约 3cm 处。它被推过皮肤并向上或向下移动，平行于肌腱，直到尖端到达病变的远端边缘。当针沿肌腱表面拉回时，给予注射（图 57-3）；重复 4～5 次，每次都是前一次注射处的一侧。如果针的尖端保持在肌腱表面，则在注射期间不会感觉到特别阻力。

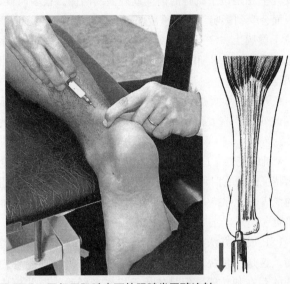

**图 57-3　平行于肌腱表面的跟腱类固醇注射**

②增生疗法：最近，在用跟腱注射硬化剂治疗的跟腱病患者的研究中已经描述了有希望的结果。在超声图像上，随着临床参数的改善，新生血管和肌腱不均匀性显著下降。

③手术：只有在休息和非手术治疗（深横向按摩）失败的长期病例中才应考虑手术治疗。所执行的外科手术完全取决于潜在的病理特征。

在单纯性腱膜炎中：腱筋膜和腓骨肌从肌腱连接处纵向分开到跟骨附着处，肌腱和鞘之间的粘连被松解。

在局灶性肌腱变性和肌腱部分破裂的情况下，切除肌腱的病变区域，并通过端对端缝合剩余的纤维束来修复肌腱。在切除退变组织破坏了肌腱的连续性。肌腱重建并用腓肠肌筋膜加固。

如果存在广泛的肌腱炎，则切除过多的瘢痕组织。一些作者声称，如果在肌腱之间植入碳纤维效果会更好。术后护理包括 1—4 周的非负重，然后 1—4 周的部分至完全负重，具体取决于病变的严重程度和外科手术的类型。在大约 85% 的病例中，结果良好至极好。

④跟腱的深度按摩：这是 40 多年前由 Cyriax 引入的，并且在我们看来，对于该病症是最好的非手术治疗，前提是正确给予：在正确的点，采用良好的按摩技术，每次 20 分钟，定期（每周 3 次）。在治疗期间，患者必须休息。

▲ 技术：对肌腱内侧和外侧边缘的患者，面朝下躺在低矮的沙发上，脚伸出沙发边缘。治疗师坐在脚下，通过对侧膝盖的轻微压力将鞋底推入背屈。在正确的位置，根据病变的程度（图 57-4a），在两个手指和拇指之间抓住肌腱。施加肌腱下的轻微压力并向上拉动手，直到手指滑向肌腱的后方（图 57-4b）。在这个按摩的最后阶段，只抓握两个手指之间的皮肤。现在压力稍微释放并且手指被向下推，直到它们位于起始位置，并且可以重复整个过程。循环重复约 15 分钟。

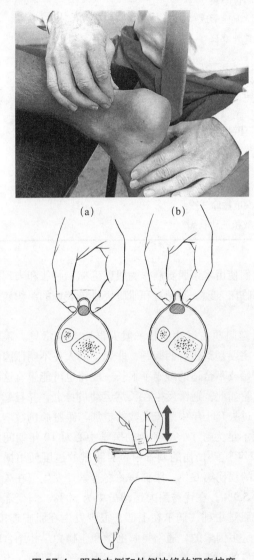

(a)　　　　(b)

**图 57-4　跟腱内侧和外侧边缘的深度按摩**

在按摩期间，手指和皮肤作为整体在肌腱上移动。如果患者的皮肤和治疗师的手指之间有任何移动，按摩将被作用患者的皮肤，并且如果剧烈，将很快引起水疱。

必须给予足够的横向按摩力，这意味着往复运动的幅度必须足够大，以确保按摩是最重要的。这是确保每根纤维与其相邻纤维有效分离的唯一方法。

尽管对跟腱的深度摩擦对患者来说是不舒服的，特别是在开始时，它绝不应该是无法忍受的痛苦。真正的是在没有太大压力的情况下提供足够的按摩力。按摩是痛苦的事实并不能保证按摩是正确的。

▲按摩肌腱前部技术

应始终找到所有的痛点。

患者面朝下躺在沙发上，但是比以前的技术更靠近沙发，以便允许足部采用完全的识别位置。然后松弛的肌腱具有良好的内侧移动性。拇指放在另一侧，检查员将肌腱推到侧面，尽可能远。现在可以用另一只手的无名指的尖端到达肌腱相对侧的前部。无名指被无名指加强，而小指则被挡住，以免扰乱内旋-旋后运动。这种运动是在肘部弯曲并且手指，手和前臂与患者腿部成直线的情况下进行的。

摩擦分两个阶段进行。首先，将指尖置于肌腱深处，前臂处于略微向前的位置（图57-5a）。压力在背侧和内侧方向施加；同时，手臂完全旋转，直到外侧纤维在指尖下方逃逸（图57-5b）。小心不要将手指移到皮肤上，而是将皮肤和指尖作为一个整体移动。现在压力略微释放，指尖在前一个位置被替换，因此可以重复整个过程。往复运动执行15分钟。不得让手指在皮肤上滑动，以避免形成水疱。

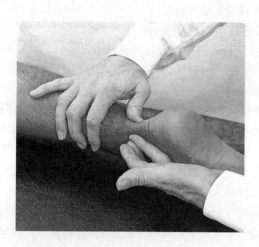

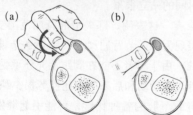

(a)　　　　(b)

图 57-5　对跟腱前部的深度按摩

在整个手术过程中，必须有足够的力度，这可以通过肘部良好的旋前旋后运动来实现。

▲技术：在肌腱附着处的肌腱的腱膜处的按摩与跟骨的上表面平齐。与早期技术一样，肌腱必须放松；因此，患者在沙发上向上移动，使足部完全恢复。

肌腱在治疗师的手指和跟骨的上表面之间被压缩。用双手在一个足跟周围用一个示指做一个圆圈，另一个用另一个示指加强。两个拇指都在足底表面交叉。向下按压挤

压手指和跟骨之间的肌腱。通过沿相反方向移动前臂来执行深度摩擦。运动幅度必须足够大才能达到肌腱的整个宽度（图57-6）。

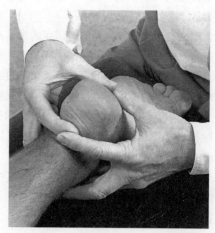

图 57-6　对跟腱附着处的深度按摩

深度按摩的结果。在正确的位置给予按摩，技术充分，深横向按摩的结果良好。通常，需要15分钟的时间表，每周3次，持续2～4周。在此期间，患者不应跑步或超过必要的走路。唯一的不足是在部分破裂周围的结节性瘢痕。我们的经验是，在肌腱深层肌肉纤维性变化的跟腱炎常常对非手术治疗无效，而没有明显变化的浅表病变对按摩反应很好。

⑤离心训练：最近，人们越来越关注使用离心负荷治疗慢性跟腱病（在离心收缩时，肌肉-肌腱单位随着负荷施加而延长。）1986年，Stanish等报道说，每天1次，为期6周的离心负荷计划导致44%的疼痛完全缓解，并且另外43%的患者症状明显改善。最近，其他人已证实离心负荷对跟腱中段病变的疗效，并且在前瞻性随机试验中也报道了高成功率（至少60%好或极好）。然而，离心训练功效的机制仍然未知。

（3）预防：通常会建议穿高跟鞋，减震高跟鞋和矫正外翻畸形。必须始终纠正外翻畸形以缓解肌腱上的过度拉伤。虽然这些措施肯定是有益的是，重要的是要记住它们仅用于预防，因为它们不会导致粘连部位的实质性和组织学变化。许多作者在跑步前都非常注意伸展运动的预防价值，虽然它们可能具有这样的价值，但当它们在实际病变中用作治疗时，单独使用拉伸技术的价值不应过高。拉伸是一种很好的预防方法，但根据我们的经验，它没有治疗价值。

3.跟腱炎　虽然跟腱没有鞘，但有时会在肌腱和"腱鞘"之间发生炎症，并产生跟腱的所谓腱鞘炎。这可为两种疾病所致：类风湿关节炎、强直性脊柱炎和黄瘤性腱鞘炎。

（1）类风湿关节炎和强直性脊柱炎：在这些情况下，轻度症状和明显体征之间的对比是显著的。同样重要的是要记住痛风有时会影响跟腱。主要的主诉不像在肌腱炎中

那样，在三头肌收缩期间疼痛，在局部压力期间疼痛，如脚跟贴紧鞋子边缘时。检查显示，抬起脚尖只是不舒服而不是疼痛，肌腱温暖、肿胀、触感非常柔软。局部治疗包括在鞘和肌腱之间注射曲安奈德20mg。该技术与跟腱炎的描述相同。

（2）黄瘤性腱鞘炎：跟腱是黄瘤病变的常见部位。可以看到类似的肿胀，并且在双手背部的伸肌腱上或偶尔在穿过足背的肌腱和尺骨和胫骨上部触诊到。上眼睑也可见小结节。走路时只有轻微的不适，抬起脚尖是无痛的。可以看到两个肌腱都变厚，并且触诊显示出肿大和弥漫性结节，结节触摸无痛感。治疗包括每日1.5g的氯贝丁酯或每日300mg的非诺贝特恢复正常的脂质代谢。

4. 跟骨神经炎　多发生在6—12岁的男孩中，患者主诉脚后跟剧烈疼痛，持续几小时到几天，症状可自行消失，但可重复出现。

### （二）缺陷

除了神经系统的损伤，通过抬起脚尖来检测足背伸屈结构无力。除了在本章末尾讨论的神经病变外，最常见的缺陷是跟腱断裂，最常见于30岁以上的运动员，撕裂位于血管化不良的关键区域，在跟骨附着处上方2～6cm。令人惊讶的是，这种简单且易于检测的状况通常在一段时间内未被诊断。30%～41%的跟腱断裂超过2周仍未确诊。病史是典型的。在突然收缩期间，如在冲刺开始时或冲刺期间，抬起重物或推车时，患者会伤到脚后跟。有一个瞬间，脚跟有钝痛。这样可以相当快速地缓解，但从那时起，患者发现只能在平坦表面上蹒跚而行，或者，可能没有三头肌的突然收缩，而是由于脚踝处的过度和突然的背屈导致的严重伸长。

当患者躺在沙发上时，临床检查显示很少。通常没有血肿或可见的增厚。被动运动是无痛的。敏锐者可能会发现过度的背屈。在仰卧，非承重位置，足背屈仍然存在，因为跖肌、屈肌腱和屈肌腱仍然收缩。然而，抬起脚尖，立即提示诊断。挤压试验也有助于诊断，患者俯卧，双脚悬在沙发边缘，当肌腱完好无损时，压迫三头肌会引起足部的跖屈，但在肌腱断裂时则不会。

1. 鉴别诊断　与网球腿的鉴别诊断非常简单。在内侧腓肠肌轻微撕裂的患者中，小腿疼痛并且脚处于跖屈位置。这与没有疼痛，无法跖屈及踝关节背伸范围增大（跟腱断裂特征）形成鲜明对比。

虽然突然疼痛和功能受限的病史可能表明踝关节扭伤，但如果临床检查得当，则不会漏诊跟腱断裂。

2. 治疗　关于跟腱断裂的最佳治疗方法仍存在争议。无论是非手术治疗还是手术治疗，似乎都可以获得满意的结果，但手术修复似乎可以提供更好的功能，愈后具有更好的力量和耐力，以及更低的再破裂率。非手术方法的优点是没有风险，如麻醉，感染，皮肤粘连和腓肠神经损伤。

文献中的报道表明，在喜欢运动，年轻，愈合要求高的人，应考虑手术修复，非手术治疗适合年长或久坐不动的患者。但是，非手术治疗也可以在喜好运动的患者中考虑，应该始终根据患者的诉求和康复个性化抉择治疗。对于跟腱修复没有单一的，统一接受的手术技术方式。大多数急性破裂已成功治疗，切除失活的肌腱组织和简单的端对端缝合。然而，各种增强手术，如用三头肌肌腱翻转移植物缝合，已经与简单缝合相结合，并取得了令人满意的结果。尽量减少开放手术相关的并发症，已经提倡经皮微创修复跟腱断裂的技术，据报道结果很好，尽管并非没有将手术失败和并发症一并讨论。

最近的一些研究报道了在擅长运动的患者中早期术后肌腱功能锻炼的益处，因为治疗结果不仅取决于修复方法，而且可能更重要的是通过术后早期功能康复来决定。非手术治疗包括8周石膏固定，足部处于马蹄足位置，然后再使用2.5cm足跟垫1～2个月。非手术治疗后增厚和扩大的瘢痕组织可按摩每周2次，2～3个月。然而，在破裂点处的纤维性肿胀似乎永远不会消失，并且一些功能受损可以是永久性的。可以得出结论，在喜好运动的患者中选择的治疗方式主要是手术修复。在中年或不太运动的患者中选择非手术治疗。

### （三）小腿屈肌短小

腿部肌肉短小导致马蹄足畸形，是脑瘫儿童最常见的并发症之一。有时，小腿肌肉短小是一个孤立的症状，很容易被忽视。

1. 病史　通常，父母会注意到孩子的步态。他们注意到，年轻人在步行或跑步时将脚向外转，采用了"卓别林"的移动方式。由于孩子在行走时不能背踝关节，脚必须向外转，才能起步。由于这不是最好的跑步技术，因此孩子比健康的同龄人跑得更慢。

有时父母也会注意到孩子站立后往往会向后倾斜。围绕重心的平衡是不正确的，这会导致肌肉疲劳。因此，孩子会抱怨长时间的站立很累。

2. 临床检查　这表明，踝关节的背屈范围受到限制。腓肠肌通常表现为踝关节背屈＜10°且膝关节伸展。

3. 并发症　由于患者不能在脚跟上充分承受体重，因此会出现跗骨过度活动和后来的疼痛性劳损。踝关节有限的背屈也可导致下肢的各种代偿，可能引起继发性问题，包括跟腱病变，扁平足，慢性跗骨病变和足底筋膜病变。与短肌腱相关的症状和并发症在知识点57-2中总结。

4. 治疗

（1）年轻患者：必须保护跗骨关节，以及足底筋膜和前足。因此，脚跟必须暂时垫起。教导孩子每天数次对比目鱼肌和腓肠肌进行伸展运动，持续2～6个月。这些可以延长小腿肌肉，使鞋子上的鞋跟垫可以被丢弃。比目鱼肌可以下列方式伸展，孩子进行膝关节屈曲运动并试图将脚跟保持在地面上（图57-7a）。一旦这可以轻松完成，鼓励患者进一步向前倾斜，以便更多地伸展比目鱼肌。为

**知识点 57-2**

**小腿肌肉短小**

**症状**

- 站立时疼痛 / 肌肉疲劳
- 脚的外转

**并发症**

- 跟腱附着点病变
- 跖骨痛
- 足底筋膜炎
- 跗骨中部扭伤和关节病

---

了伸展腓肠肌，孩子站在墙前，双脚完全背屈，膝盖伸展，脚跟留在地上。患者然后向前倾斜，保持膝盖完全伸展（图 57-7b）。

（2）成人：可以尝试相同的治疗，但拉伸小腿肌肉的过程是乏味的并且往往会失败。在这里，缩短只能通过提高鞋跟来补偿；或者，可以建议手术。最近，有关内镜延长腓肠肌的报道结果很好。

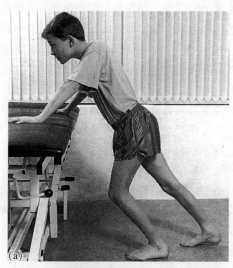

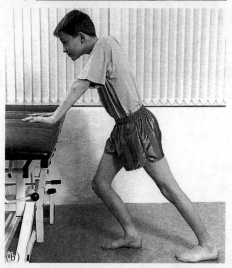

**图 57-7  拉伸左比目鱼肌（a）和左腓肠肌（b）**

## 三、背屈肌损伤

**疼痛**

如果对抗足背屈导致疼痛，先蹞趾，然后是其他脚趾，提示为肌肉病变：胫骨前肌，蹞长伸肌或趾长伸肌。进一步触诊精确定位，其可以在肌肉，肌腱或腱膜处。

肌肉的损伤对局部麻醉和深度按摩的反应同样很好（知识点 57-3）。每周 1 次，共注射 3 次，每次 10～30ml 0.5% 普鲁卡因，通常可获得良好的效果。按摩是根据一般原则给出的，它应该是深的和横向的，在放松的肌肉上有足够的按摩，每周 3 次，持续 6～10 个疗程。

 **知识点 57-3**

**背屈肌损伤治疗总结**

**肌肉**

- 10～30ml 普鲁卡因 0.5%
- 或每周 3 次深度摩擦，共 10 次

**肌腱**

- 每周深度按摩 3 次，共 10 次

**腱膜交界处**

- 1ml 曲安奈德（10mg/ml）
- 或每周 3 次深度按摩，共 10 次

---

对肌腱的损伤深度按摩有效，在伸展的肌腱上，每周 3 次，持续 6～10 个疗程。

腱膜交界处的损伤对深部横向按摩和 10mg 曲安耐德的神经阻滞有效。

1. 特殊情况

（1）缺血性挛缩或长伸肌腱：在胫骨中段骨折后，肌肉可能发展为缺血性挛缩或粘连。这导致恒定长度的现象。每次脚跖屈时，缩短的蹞指伸肌延伸到蹞趾，这被迫抵靠鞋尖。这可能导致蹞趾极度疼痛。治疗是第一跖趾关节水平的腱切断。

（2）趾长伸肌腱腱炎：长伸肌腱，这种罕见的情况发生在踝关节水平，通常是扭伤脚踝的后续结果。有时它被视为一种风湿病。除了疼痛外，还可以看到局部肿胀，偶尔也可以感觉到痉挛。在创伤性腱膜炎中，肌腱和鞘之间的 1ml 曲安奈德浸润和深度麻醉具有同样良好的效果。在风湿病的情况下，神经阻滞是缓解症状的唯一方法。

（3）胫骨前肌肌腱炎：蹞长展肌和前臂伸肌肌腱炎，在滑冰者、滑雪者和长跑运动员中病变是过度使用现象。在长距离行军之后，军队新兵中也有描述，他们不习惯穿着厚重的靴子。对抗背屈在脚踝前方疼痛。蹞趾和其他脚趾指向胫骨前肌的背屈活动不会疼痛，触诊未能显示胫前肌腱本身有任何压痛。如果触诊手指向上移动到肌腱连接处，则在骨骼附近检测到疼痛区域。如果脚轻轻地上下移动，可能会感觉到痉挛。治疗包括深度横向按摩，可以很

快解决这个问题：每隔 2 天进行 2 ～ 4 次治疗通常可以持久缓解。

对胫骨前肌的深横向按摩技术：治疗师坐在患者对面。用一只手将足部带入完全的外翻和外翻，以伸展肌肉。另一只手的拇指放在腿的内侧和病变处手指上（图 57-8）。拇指用作固定点，手指在胫骨前肌的前方横向移动。为了实现足够的按摩，通过肩部的内收运动进行运动。

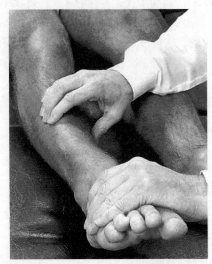

图 57-8　对胫骨前肌的深度按摩

前方筋膜综合征：这种疾病可能类似于间歇性跛行，但患者更年轻，身体活跃。在运动完之后，如踢足球大约 10 分钟，足背屈变得不可能，看起来像是一个下垂的脚。这伴随着腿前部的模糊疼痛，有时在脚背和内侧四脚趾针刺样疼痛。经过短暂的休息，肌肉恢复，疼痛和虚弱消失。当患者在休息时进行检查时，没有发现任何特殊情况：背屈强烈无痛，动脉搏动正常。在长期病例中，有时可能触诊腿部前方的筋膜疝。症状是由于胫骨、腓骨、骨间膜和胫骨膜形成的封闭筋膜室内组织液压增加所致（图 57-9）。在运动过程中，肌肉体积可能会增加 20%，从血流增加和毛细血管过滤增加。如果浅筋膜不足以容纳

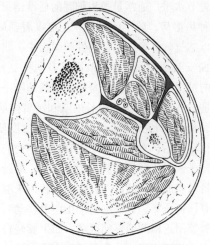

图 57-9　前筋膜室（颜色表示筋膜）

更大的体积，则肌内压升高至压迫胫前动脉的水平。这会产生相对的肌肉缺血，从而导致暂时的麻痹和疼痛。肿胀还可以通过中段的筋膜孔在其出口处累及腓浅神经，并引起足外侧的感觉异常。

休息几分钟后，血流恢复，症状消失。由于患者在发生之间无症状且无慢性功能障碍，因此一些作者更喜欢后缀"复发"而不是"慢性"来识别前筋膜室综合征。然而，如果肌肉的微小血管逐渐被细胞淤塞，这种疾病可能会变得不可逆转。

诊断：根据典型病史和临床检查阴性。但是，如果运动员在完成运动后进行检查，则临床检查将显示被动跖屈疼痛和背屈弱。触诊时前方也很柔软。

前筋膜室综合征的鉴别诊断：包括胫骨疼痛，应力性骨折，神经卡压综合征和跛行。诊断前筋膜室综合征的金标准是测量运动前后的室内压力，静息压力＞ 15mmHg，运动后 5 分钟压力＞ 20mmHg 可诊断筋膜室综合征。

急性和严重的前筋膜室综合征可能在胫骨骨折后发生或直接打击。在几小时内，中段的疼痛变得强烈，并且不能通过休息来缓解。皮肤有时变得有光泽和温暖。再加上可触知的柔软，这可能会给人一种蜂窝织炎的错误印象。发生这种错误是一种灾难，因为如果不立即进行诊断并且筋膜减压，则会发生缺血性坏死。然后会导致完全麻痹并产生永久性下垂。还有记录的双侧筋膜室综合征病例，长时间截石位置手术并发症。

治疗：除了改变患者的活动或训练计划外，手术似乎是复发性筋膜室综合征的唯一有效治疗方法。外科手术包括筋膜减压术。在急性病例中，必须尽快进行手术减压。与绞窄性腹股沟疝一样，座右铭是："在日落或日出之前进行手术"。Sheridan 和 Matsen 发现，筋膜室综合征发病后 12 小时内进行的筋膜切开术，68% 的病例功能正常。然而，在 12 小时后减压后，只有 8% 恢复了正常功能。

2. 无痛性背屈无力　是由本章末尾讨论的神经损伤引起的。

## 四、足内翻病变

### （一）疼痛

主要的足内翻肌肉是胫骨前后肌肉（图 57-10）。屈

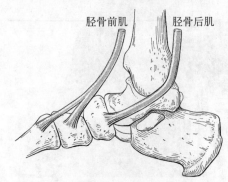

胫骨前肌　　胫骨后肌

图 57-10　主要的足内翻的肌腱和腱膜连接

肌腱和三头肌也是弱的内旋肌肉。

　　胫后肌腱炎通常是由于过度使用引起的，这种情况经常发生在距下关节的外翻畸形中。脚部内翻时疼痛和背屈时没有。因为胫骨后肌在抬高脚尖具有稳定后足的附加功能，所以该测试也可能是痛苦的。触诊然后揭示病变是否位于舟骨上，肌腱（踝内侧远端或近端或下方），肌腹或近端肌腱连接处。有时肌腱鞘而不是肌腱发炎，引起腱鞘炎。这偶尔发生在类风湿关节炎中。肌腱炎通常会在几次按摩后恢复，但必须纠正足跟的外翻畸形以防止复发。除非采用组合方法，包括深度按摩和矫正外翻畸形，并在脚后跟处进行支撑，否则外翻继发于外翻畸形所导致的疼痛将永远不会缓解。在类风湿性腱鞘炎中，在肌腱和鞘之间注射 10mg 曲安奈德。

　　1. **深度按摩技术**　该技术根据病变部位而不同：在内踝上方或下方。在两种情况下，患者躺在沙发上，臀部向外旋转，使得内表面朝上。

　　（1）按摩到胫骨后上部技术：治疗师位于患者足部的侧面。通过对侧手，足部固定在背屈中。由于肌腱位于胫骨后部与趾长屈肌腱之间，因此只有使用内旋 - 旋后技术才能达到适当的部位。因此，用示指加固的同侧手的中指平放在肌腱的受影响部分上，恰好在胫骨的边缘后面（图 57-11）。无名指和小指保持伸展。手指、手腕和前臂与胫骨成一条线。按摩被赋予旋后运动，其持续直到肌腱从手指逃逸。然后稍微释放压力并且手指通过旋前返回到原始位置。这种交替旋前 - 旋后运动持续约 20 分钟。通常 10 次，每周 3 次，足以解决这个问题。

　　（2）摩擦至胫骨后下部技术：患者的足背屈，治疗师与受累的足部保持水平。对侧手的拇指放置在脚的外侧。

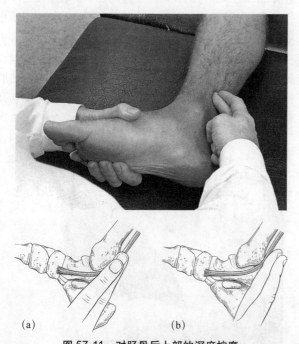

**图 57-11　对胫骨后上部的深度按摩**
（a）起始位置；（b）运动结束。

　　将一个或两个手指的尖端放置在肌腱的受影响长度上，就在它之外。现在使用拇指作为支点，在手腕上进行伸展运动（图 57-12）。手指骑在肌腱的整个宽度上，直到肌腱脱离压力。使用手腕的屈曲并且始终与皮肤接触，然后将手指移动到肌腱后面的原始位置，并重复整个过程。按摩持续 20 分钟，每周 2 次，持续 1 或 2 周。

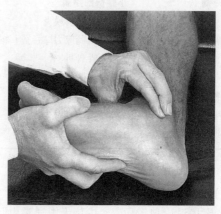

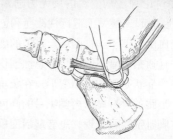

**图 57-12　对胫骨后下部的深度按摩**

　　2. **胫骨夹板**　在运动员和长跑运动员的胫骨后内侧边缘疼痛被称为"胫骨夹板"或"内侧胫骨应力综合征"。几个条件引起了很多争议。这个术语已经被用来涵盖各种各样的情况，如压力性骨折、骨膜炎和软组织炎症，美国医学会运动损伤分类委员会将胫骨夹板的名称限制为胫骨肌的肌腱病变。这种疾病在跑步者中表现为过度使用现象，是劳累性腿痛的最常见原因之一，占所有跑步伤的 6% ～ 16%。最常见的主诉是沿着中远端胫骨的下肢弥漫性疼痛，与出现相关。在早期过程中，运动开始时疼痛加剧，但在训练期间和停止运动后几分钟内逐渐消退。然而，随着损伤的进展，疼痛表现为活动减少，并可能在休息时发生。临床检查显示，在反复足内翻期间几乎没有疼痛。触诊显示，胫骨后肌的肌腱连接处的压痛和有时硬结，通常在其上部 1/3 和内侧 1/3 之间。鉴别诊断包括筋膜室综合征和应力性骨折。通过尖锐地敲击脚跟或敲击前胫骨引起疼痛，或者骨对于直接压力表现"柔软"。在最初的几周内，在平片上看不到应力性骨折，但可以用超声波检测到。如有疑问，可以骨扫描，轻易区分炎性外胫夹和应力性骨折。

　　该病对系列深横向按摩有效。连续 3 周每周注射普鲁卡因（10 ～ 20ml）也获得了良好的效果。

对于应力性骨折，单纯休息是有效的。通常需要暂停 6～8 周的训练。

知识点 57-4 总结了后腿和前腿疼痛之间的鉴别诊断。

### （二）缺陷

本章末尾讨论神经病变。内旋无力通常由胫骨后肌腱（TPT）破裂引起，继发于退行性改变和创伤。它通常位于内踝后侧血供不够不丰富区域。TPT 的破裂最初不会引起疼痛，并且通常患者不能回想起急性创伤。引起注意的可能性的主要症状是脚的逐渐变形。在负重期间出现的畸形三联征：足跟的外翻畸形内侧纵弓的高度损失前足的外展，由"多脚趾征"被发现，患者从后面检查时受影响的一侧看到更多的外侧脚趾。胫骨后肌腱断裂因此导致进展性，单侧，获得性扁平足，足跟外翻增加，距骨跖屈和距骨关节半脱位，难以发现胫骨后肌腱缺损。检查胫骨后肌，因为足部其他内旋肌的协同作用代替了破裂肌肉的力量。在脚尖上抬期间可以检测到肌腱的损伤。在正常的脚中，该测试显示典型的序列行。首先 TPT 使脚翻转并锁定脚跟和跗骨关节。然后三头肌拉动现在跟骨，跟部抬高，体重承载足部。然而，随着 TPT 的破裂，足跟处的初始内翻运动是不可能的，并且患者在外翻后跟抬高或者根本不会承载到足部。

非手术治疗包括内侧足跟楔形和纵弓支撑。患者年轻且喜好运动时必须考虑手术治疗。跖肌或伸肌腱移植物可用于修补缺损。最近，屈肌腱长肌腱转移到胫骨后肌鞘中已用于较大的缺损。

### 五、外翻病变

#### （一）疼痛

1.跟腱炎　如果脚的对抗外翻有疼痛，腓骨肌是有病变的。腓骨肌腱病通常是跑步者和滑冰者的过度使用现象。虽然也可能表现为踝关节扭伤的并发症。

由于肌腱病发生在任何地方，从下腓骨到第 5 跖骨基部，病变的确切位置只能通过触诊沿整个肌腱的压痛来揭示。

治疗：腓骨肌腱病很少局部化以通过类固醇注射治疗。然而，它对深度横向按摩反应很好。

①踝关节上方和下方的深度按摩技术：患者仰卧，腿向内侧旋转。治疗师坐在对面。脚被引入倒置；这拉伸了肌腱。现在，治疗师的同侧手的两个或三个指尖被放置在肌腱上。手指稍微弯曲，从而将肌腱压在腓骨轴上。将拇指放在小腿或脚踝的内侧以提供反压（图 57-13）。通过前臂的往复运动给予按摩，在此期间手指骑在肌腱上。按摩处于两个阶段：活动阶段，在此期间肌腱被按压和拉动；以及松弛阶段，手指被放置在先前位置以重新开始运动。

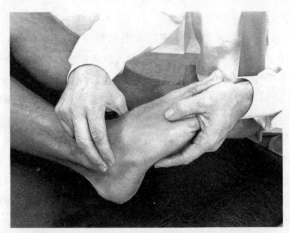

**图 57-13　对踝关节下方腓骨肌腱的深度按摩**

可能需要每周 3 次，每次 2～4 周。在治疗过程中，患者应避免锻炼，但不需要完全休息。效果确切。

②踝部水平的深按摩技术：治疗师坐在患者的脚旁，面对着它。足部保持倒置，并通过同侧手的轻微压力产生足底屈曲。治疗师握住对侧手和前臂与踝部对齐。用示指加固的中指放在腓骨肌腱后面的沟内（图 57-14）。用手指在肌腱后面开始按摩。施加压力，并且通过前臂运动，肌腱被压迫，它从手指中脱出并向后滑动。现在被旋转的手被重新回到肌腱后面的旋前位置，在那里运动重新开

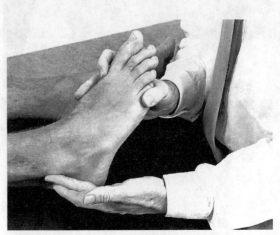

**图 57-14　对腓骨肌腱左踝部水平的深度按摩**

始。通过将前臂旋前旋后约15分钟来施加按摩。每周3次，超过3～4周通常足以治愈病变。

2. 其他病变

（1）踝关节扭伤：有时患者会在某些动作中抱怨轻微的疼痛，同时还有踝关节外侧的啪啪感。原因是腓骨后表面凹槽中的腓骨肌腱松动。当踝关节背屈并且在绷紧期间"滑动"感，它们向前滑过踝部。这种"踝关节扭伤"通常不痛，只是不舒服。然而，有时它是肌腱炎的起源。应始终首先进行非手术治疗，包括将肌腱保持在解剖位置，腓骨上支持带通过瘢痕愈合。如果仍有明显的不适，建议进行手术治疗。已经描述了不同的修复方法。通常，在外踝后面建立一个新的支持带，或者将跟腓韧带转移到腓骨肌腱的外侧。

（2）黏液囊肿：黏液囊可以在肌腱的鞘中形成。它导致局部肿胀并且可能伴有相当大的疼痛。诊断是显而易见的，因为肿胀位于鞘中，并且可以通过压力沿着踝部向上和向下波动。治疗是有效的。因为黏性流体具有高密度，所以除非使用宽口径针和大注射器，否则难以进行抽吸。有时可以去除多达50ml的液体。如果有任何疼痛，将1或2ml曲安奈德注入现在空的滑膜空间。有时这个程序必须一年左右反复进行。

（3）腓骨痉挛：这不是腓骨肌的内在疾病，而是由跟骨关节和中跗骨关节的关节炎引起的。如果关节炎治愈，痉挛立即消失。

### （二）缺陷

腓骨的缺陷通常是由神经损伤引起的。

## 六、导致足部神经功能受损的疾病

通过要求患者用一只脚站立，并且用脚尖抬高来最好地检测小腿肌肉的力量。轻微的无力只能通过重复抬起

脚尖，将一条腿与另一条腿进行比较来识别。在仰卧位进行测试背屈，外翻和内旋。如第55章所述。提供强大的抗压力非常重要，腿部处于中立位置。通常情况下，脚的外在肌肉非常强壮，检查者的力量无法超过它们的拉力。双侧都应该进行比较。

在中枢或上部运动神经元病变中，无力是严重的且分布在不同的肌肉和肌肉群上（表57-1）。

**表 57-1　足部神经无力**

| 肌肉 | 节段性神经支配 | 周围神经 |
| --- | --- | --- |
| 胫骨前肌 | $L_4$（$L_5$） | 腓深神经 |
| 趾长伸肌 | $L_4$，$L_5$ | 腓深神经 |
| 姆长伸肌 | $L_4$，$L_6$ | 腓深神经 |
| 腓骨肌 | $L_5$，$S_1$ | 腓浅神经 |
| 胫骨后肌 | $L_4$，$L_5$ | 胫神经 |
| 趾长屈肌 | $L_5$-$S_1$ | 胫神经 |
| 姆长屈肌 | $L_5$-$S_1$ | 胫神经 |
| 小腿三头肌 | $S_1$，$S_2$ | 胫神经 |

在神经根的病变（由椎间盘突出引起的坐骨神经痛）中，分布是分段的。在出现无力之前，各个皮区中存在或存在相当大的疼痛。虽然无力可能很重要，特别是如果涉及两个连续的神经根，还会进展。

在周围神经的病变中，无力遵循神经的正常传入分布。很多时候，疼痛似乎是无声的，没有受过神经支配的区域的疼痛。由于下肢周围神经的行为方式与神经干相同，感觉异常只会在神经压力解除时出现，而不是在实际压迫期间出现（见第2章中的释放现象）。

（李大伟　陶　笙　郭　聪　王　亮　翻译）

# 第58章

# 踝关节和距下关节疾病

## 一、踝关节

脚踝是一个非常简单的关节,只允许跖屈 - 背伸运动。通常在跖屈时与小腿呈一条直线,而在背屈时与小腿角度小于直角(图 58-1)。

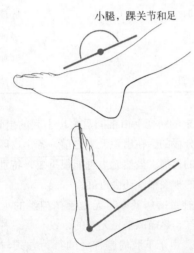

小腿,踝关节和足

图 58-1 足底屈曲(上)和背屈曲(下)的正常范围

### (一)囊型

踝关节的囊型限制了跖屈略多于背屈(图 58-2)。然而,对于小腿肌肉较短的患者,背屈活动无法达到关节范围的极限。这就提出了一个问题,即这种局限性是囊型还是非囊型的。在这种情况下,踝关节关节炎的临床诊断完全取决于末梢感觉。节段性屈曲受限和末梢感觉僵硬常常提示关节炎。如果由于小腿肌肉过短而无法达到完全的背屈,则可检测到柔软的末梢感觉。

**1. 类风湿疾病** 常影响其他跗骨关节,但在踝关节中很少发现。类风湿踝关节炎一般只会在类风湿疾病长期病变过程中发生,但银屑病关节炎和痛风是例外,这两种

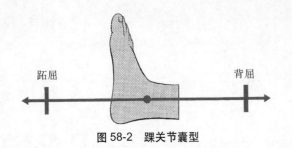

跖屈　　　　背屈

图 58-2 踝关节囊型

在踝关节炎中并不罕见。在没有明显病因的急性踝关节炎中,痛风发作总是被怀疑,尤其是中年男性患者。痛风发作的踝关节炎几乎占所有痛风患者的 50%。1 ～ 2 次注射 20mg 曲安奈德能达到很好的临床效果。

**2. 关节血肿** 在踝关节扭伤中很常见,一般发生在直接创伤后,如足球运动员。倒置性扭伤或直接外伤后踝关节的囊型常提示有关节硬化。因为血液对软骨是一种强烈的刺激物,容易引发早期关节疾病,因此需要立即抽吸关节内血肿。影像学上应该拍摄距骨的 X 线片或磁共振成像(MRI)来排除骨软骨骨折。

**3. 缺血性坏死** 是由于缺血导致的骨死亡。血液供应的缺失可能是由受伤(创伤相关的缺血性坏死)引起的,如脚踝扭伤、关节脱位或关节面骨折,或可能由某些危险因素(非外伤性缺血性坏死),如一些药物(类固醇),凝血障碍或乙醇滥用。最早的临床表现是发现伴有痉挛性末端感觉的囊型。MRI 是检测距骨缺血性坏死最敏感的技术,适用于放射检查结果正常但仍高度怀疑时。

**4. 骨关节病** 通常是剪切应变的结果,如胫腓骨骨折畸形愈合后。在距骨无菌性坏死后也有早期关节病的报道。在橄榄球、美式足球和柔道等反复发生严重踝关节扭伤的运动中骨关节病很常见,而且往往发生得较早。临床表现为囊型、末端感觉硬实。影像学表现为软骨丢失、距骨顶扁平、软骨下硬化、骨内囊肿和周围骨赘。

最好的非手术疗法是让患者的鞋跟高一些,这样走路时踝关节就不会有太大的屈曲。然而,对于疼痛性骨关节病的非手术治疗很少令人满意。有时注射 20mg 曲安奈德 1 ～ 2 次可能有帮助,但不应该重复太多次,因为担心进一步破坏关节造成类固醇性关节病。在过去的十年中,使用粘补(关节内注射高分子量透明质酸溶液以恢复滑膜液的流变性)治疗踝关节骨关节病是安全有效的。如果症状确实且病情恶化,关节融合术是唯一令人满意的治疗方法,而且通常是可以接受的,只要患者有适当的鞋子,可以毫无困难地行走。

**5. 踝关节注射或吸引技术** 这是一个简单的过程。患者仰卧位,膝盖弯曲,脚平放在治疗床上,使脚踝弯曲到一定程度的足底弯曲。这时内踝和胫骨前肌肌腱很容易辨认,在胫骨下屈曲和拉伸可以发现距骨。在胫骨边缘下方,内踝与胫骨前肌肌腱之间,插入 4cm 的针头(图 58-3)。当

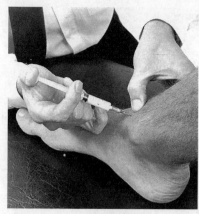

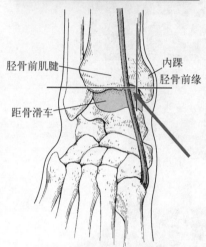

胫骨前肌腱　内踝
胫骨前缘
距骨滑车

图 58-3　踝关节注射的标志

它撞击软骨时，尖端位于关节内。

### （二）非囊型

1. 僵硬强直　足跖屈和背屈的限制通常发生在踝关节长期固定后。只有每天强有力的联合活动才能提供帮助。牵引和平移技术对这种固定后僵硬的治疗有很大的价值，一些报告说，关节镜检查能增加运动范围和缓解疼痛。

2. 关节游离体　软骨骨折（剥脱性骨软骨炎）是距骨穹丘软骨间骨折的典型表现。在大多数情况下，病因是倒置扭伤。通过放射学或 CT 进行诊断，有症状时可能需要手术治疗。然而，当只有松散的软骨碎片而没有骨片，且 X 线片是阴性时，诊断几乎只能完全根据病史。

患者主诉走路时踝关节疼痛，这种情况经常会发生，尤其是当脚踝屈曲时——例如，在走下楼的时候，突发踝关节剧痛和绞锁，适当抖甩关节后疼痛即刻消失并且能够继续行走。一天可能会有几次刺痛，或者几周都没有。在阵痛之间，没有疼痛或残疾的报道。有时患者说症状出现在严重扭伤脚踝后，而有时候没有任何创伤的情况下也会发生。

体格检查很难发现阳性体征，因为半脱位往往是一过性的，而且碎片是软骨，X 线检查结果也常常是阴性的。

如果忽略了典型的病史，几乎很难明确诊断。足跖屈曲时的刺痛，以及体格检查和影像学检查的阴性结果，应该提醒检查者存在踝关节游离体的可能。

（1）鉴别诊断：鉴别诊断包括距骨下关节的游离体、胫腓骨远端韧带缺陷、腓骨肌腱断裂或踝关节不稳定。

（2）治疗：目的是将软骨块转移到关节内使其不再半脱位。此操作在一个诊治过程中需要进行多次，且不可能立即评估结果。因为通常的临床标准在评估其他关节游离体时非常有用，在这里则完全不行。患者在操作的一周后重新评估，以确定刺痛的频率是否改变。如果结果没有改善，而且诊断也没有错误，可以尝试 Root 鞋，鞋跟的前楔使患者可以在足部完全屈曲的情况下行走。

操作技术：患者仰卧在长沙发椅上，脚跟正好与身体边缘平齐。患者将手臂伸展至头顶上方，助手握住患者的手，以便在操作过程中进行对抗（图 58-4）。

操作者对侧手放在患者脚跟下面，同侧手从内侧环绕足部，使操作手的第 5 掌骨接触到患者距骨的颈部，拇指放在足底一侧，以便以轻微的背屈向上按压足部。操作手现在向后倾斜，用最上面部分的手尽可能用力地拉。在固定的脚跟周围进行强烈的环绕运动，右脚顺时针，左脚逆时针。操作期间，助理提供对抗牵引。在同一时段内，环绕运动可以重复几次，而结果要到一周后才能评估。

### （三）其他非囊型的损伤

虽然踝关节的跖屈和背伸表现出全方位的运动，但在活动范围结束时可能会感到疼痛，这表明一个结构被挤压或拉伸了。

1. 前胫距韧带扭伤　这是一种罕见的损伤，由纯粹的跖屈应力引起。这种创伤造成的慢性疼痛可能会持续多年，但并不严重，除非患者是橄榄球运动员或足球运动员，需要足踝关节充分而无痛的屈曲运动。检查显示，完全被动跖屈时足踝前疼痛。但所有其他动作，包括抵抗脚趾的背伸，是无痛的。如果脚趾背伸的肌腱被推开，可以很容易地确定脚踝前部的压痛点。胫距前韧带是一个非常薄的结构，因此很难注射。然而，在这种情况下按摩是非常有效的。主要的困难是将肌腱推开，以到达连接距骨和胫骨的薄组织鞘。3～6 个疗程的深横向按摩通常足以治愈。在足球运动员中，由于韧带插入的牵引力，骨刺可能在距骨颈部的上表面形成，这个称为"足球脚踝"，通过 X 线片可以诊断。如果疼痛持续，可以通过手术切除骨刺。

2. 跟腱滑囊炎　如果位于跟腱、跟骨上表面和胫骨之间的黏液囊（图 58-5）发炎，那么极度在跖屈的情况下，在胫骨后侧和跟骨上表面之间挤压滑囊会引起疼痛。

跖屈会引起脚跟后部疼痛，但踮起脚尖时没有症状，因此可以排除跟腱的原因。触诊显示肌腱前的一个脆弱点，靠近跟骨的上缘。注射曲安奈德 1～2 次对跟骨滑囊炎的反应非常好。在跟腱前面的外侧或内侧有一个痛点，20mg 曲安奈德溶液注射入该区域，遵循正常的渗透规则：在一个三维空间上，进行多次插入和抽吸。如果两周后病情仍未完全治愈，则重复整个治疗过程。

3. 舞者的足跟（跟骨骨膜炎）　一般指胫骨下段骨膜

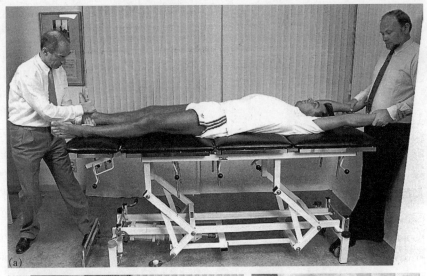

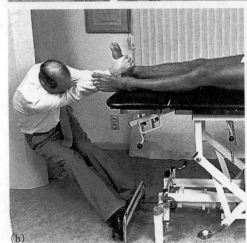

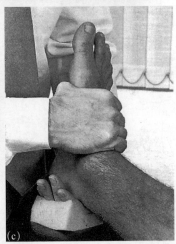

图 58-4 踝关节游离体的操作

起始位置（a）；操作（b）；细节（c）。

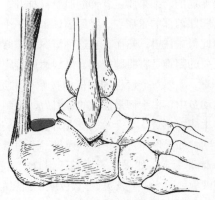

图 58-5 跟腱滑囊炎

挫伤，病灶位于软骨和骨周交界处，是由距骨后表面上缘的压力引起的。在芭蕾舞演员中多见，他们在训练过程中会在踝关节处形成过度跖屈的活动。通常是由于足尖工作的结果，距骨对胫骨后缘的重复接触导致骨膜挫伤。有时这种情况是由于单一剧烈的跖屈拉伸造成的，如足球运动员从身体下方踢球。患者抱怨跖屈时脚跟后部疼痛。临床检查中强迫足踝跖屈可以复制出过度的活动范围和疼痛。后骨膜炎必须

与滑囊炎区分开来。后者的足跟手感柔软，给人一种捏着一些组织的感觉，而后骨膜炎的足跟处，触感正常。唯一有效的治疗方法是用曲安奈德进行 1～2 次注射。这可以立即停止触痛，但必须向患者解释这种紊乱的机制，以便患者能够小心避免造成创伤。足球运动员必须采用另一种技术从下面踢球，舞蹈演员必须注意不要"过顶"脚。

局部注射浸润治疗技术：患者采取俯卧姿势，脚放在沙发边缘。胫骨的后关节缘大约在连接踝部的线上 2cm 以上。2ml 注射器内填充类固醇悬浮液，固定上长 4cm 的细针。跟腱被推向内侧（图 58-6），将针垂直向下插入，位于跟腱侧面。整个手术中最困难的部分是用针尖触摸并感觉骨骼（胫骨骨膜）让位于关节软骨的线。现在通过在整个软骨膜边缘上方放置一排小液滴来进行浸润。

4. 距后三角骨疼痛 极度跖屈时的后踝关节疼痛也可由距后三角骨的骨膜炎引起。这种位于距骨后方的副骨，约占总人口的 10%。有时小骨与距骨融合，然后被称为 Stieda 突（距骨后突）。在极端的足跖屈时，如在芭蕾舞或足球，距后三角骨可能被夹在距骨和胫骨之间，产生骨膜炎和疼痛。临床上的诊断是当被动地跖屈时出现踝

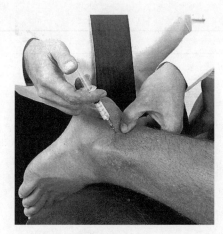

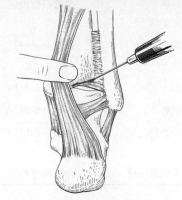

图 58-6　跟骨骨膜炎局部注射浸润

后疼痛，并伴有轻微的跖屈运动限制和难以结束的感觉。诊断可通过磁共振检查。有时在后三角可以触诊到疼痛的凸起。这不仅降低了背伸的运动能力，而且还抑制了姆趾的跖屈运动。这是由距骨后的纤维骨管中的姆趾长屈肌腱纤维化引起的。

　　治疗方法是用曲安奈德注射浸润。如果疼痛持续，可以考虑手术切除。

　　5. 前骨膜炎　舞者足跟的反面是胫骨前缘的骨膜炎。这是由于踝关节极端背伸运动时胫骨前唇对距颈的压力引起的。造成这种损伤的典型情况是，体操运动员双脚着地，但膝盖弯曲，使脚踝被迫进入极端的背伸状态。结果是脚踝前部立即疼痛。疼痛的尖锐部分消失了，但病灶不能完全愈合，使患者在极端的背伸运动中感到疼痛。在芭蕾舞演员中，不断重复和极端的背伸可导致胫骨前唇的骨膜炎。检查显示，在极端背伸时，踝关节前部有足够的运动范围。在轻微的情况下，只有当脚在负重期间背伸时才会引起疼痛（如双脚平放在地上时蹲下）。

　　治疗方法是沿胫骨前缘用曲安奈德浸润一次。这是触诊手指触及的范围，因此渗透很容易，结果很好。在复发的病例中，患者被转诊用于关节镜下移除骨性撞击。

　　6. 距腓后韧带的扭伤　距腓后韧带扭伤罕见（图 58-7）。如果检查者没有意识到病灶存在的可能性，诊断是很困难的。在常规的功能检查中，唯一痛苦的动作是足底在全足跖屈时的被动外翻——这一动作是为了测试三角韧带

的前束。如果疼痛是后外侧而不是前内侧的，很明显组织是被挤压而不是被拉伸的，这种情况是可以考虑的。

　　治疗的选择是将曲安奈德注射到韧带，一针能持久地缓解疼痛。虽然可以使用深横向按摩，但用指尖很难到达病灶。

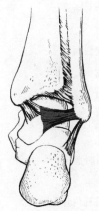

图 58-7　距腓后韧带的扭伤

　　7. 跳跃扭伤（横向骨膜炎）　这是跳高运动员造成的典型损伤之一。在运动员起跳前，双脚在外翻和背伸处用力扭转。除了踝关节内侧的病变（三角韧带的拉伤和胫骨后肌腱的延长）外，外侧的压迫也可能导致。在这种极端的运动过程中，跟骨前缘的上外侧会撞击腓骨的下边缘和前边缘并产生挫伤，导致外伤性骨膜炎。有时撞击会引起距腓韧带的慢性炎症，导致增生性瘢痕组织。

　　如果只执行标准的功能测试，则检查将一无所获。当怀疑有此病变的可能性时，采用背伸 - 外翻联合运动来重现疼痛（图 58-8）。如果这种手动压力不足以引起通常的疼痛，则要求患者站立，蹲在地上并将足跟扭转成外翻。触诊显示腓骨前下表面的局部压痛。

　　注射曲安奈德 1～2 次能完全缓解疼痛，前提是运动员避免遭受同样的创伤。通常情况下，鞋内需要一个轻微的内楔（0.5cm），以防止在"起飞"期间腓骨进一步挫伤。非手术治疗无效的患者需要关节镜清创。

　　表 58-1 总结了踝关节的病变。

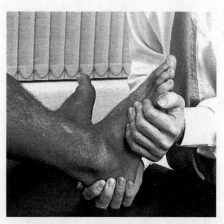

图 58-8　跳跃损伤的辅助试验

表58-1　踝关节疾患总结

| | 病变 | 症状 | 体征 | 治疗 |
|---|---|---|---|---|
| 囊型 | 关节血肿 | 外伤<br>夜间痛 | 关节囊<br>发热/波动感 | 抽吸 |
| | 类风湿关节炎 | 疼痛/晨僵 | 关节囊 | 曲安奈德浸润 |
| | 骨关节病 | 负重痛 | 关节骨擦音 | 垫高足跟<br>关节融合术 |
| 非囊型 | 强直僵硬 | 石膏固定后 | 跖屈-背伸受限 | 松解 |
| | 游离体 | 刺痛 | 活动范围正常 | 复位 |
| | 胫距前韧带扭伤 | 踝前疼痛 | 全跖屈时痛 | 深度按摩 |
| | 跟腱滑囊炎 | 踝后疼痛 | 全跖屈时痛<br>末梢感觉柔软 | 曲安奈德浸润 |
| | 跟骨骨膜炎 | 踝后疼痛 | 全跖屈时痛<br>过度活动 | 曲安奈德浸润 |
| | 距后三角骨骨膜炎 | 踝后疼痛 | 疼痛/跖屈受限 | 曲安奈德浸润 |
| | 前骨膜炎 | 踝前疼痛 | 全背伸时痛 | 曲安奈德浸润 |
| | 距腓后韧带扭伤 | 后外侧疼痛 | 全跖屈及外翻时痛 | 曲安奈德浸润<br>手术 |
| | 跳跃扭伤 | 前外侧疼痛 | 全背伸及外翻时痛 | 曲安奈德浸润 |

## 二、距下关节

距下关节仅在两个方向上运动：内翻和外翻。运动发生在距骨周围的一个轴上（图58-9），该轴与通过跟骨和第二跖骨的线成15°的内侧角。

### （一）囊型

距下关节囊型特征（图58-10）是累进性内翻限制，最终固定在外翻位置。外翻位置是由腓骨肌肉痉挛维持。

1. 类风湿性疾病　除了肌肉痉挛限制了向内翻的运动外，还存在局部发热和滑膜增厚。通常，跗关节也会受到影响。在类风湿关节炎中，关节炎常伴有其他关节的特

征性改变。当年轻患者出现距下关节关节炎时，应注意早期强直性脊柱炎的可能性。早期的关节炎表现在距下和跗中关节，这也是早期特发性关节炎的常见表现。如果是急性关节炎症，痛风应该被考虑到。

治疗：类风湿关节炎的病因应予以治疗。此外，注射到关节中的曲安奈德能很快缓解疼痛，即使运动范围不增加，患者也能享受几个月甚至几年的舒适。如果疼痛在短时间内重新出现，继续注射是不明智的。

注射技术：一个2ml注射器充满类固醇悬浮液，并配有一个薄的2cm针。由于可能有肌肉痉挛，关节被固定在外翻，以形成从内侧插入针的空间，这必须在距骨之上并且平行于关节表面完成。触诊手的示指放置在跗骨窦的侧端（图58-11）。针在触诊手指的方向上并且稍微向前移动。通常它在1cm后遇到骨头，然后必须对针进行操作，直到感觉到在没有阻力的情况下进一步滑动，这时尖端位于关节的前房内，注射1ml的悬浮液，然后将针部分抽出并重新向45°后方插入，进入后房，注入剩余的1ml。

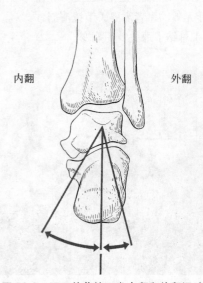

图58-9　距下关节的正常内翻和外翻运动

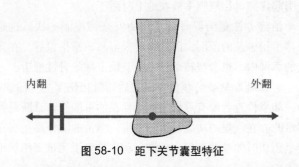

图58-10　距下关节囊型特征

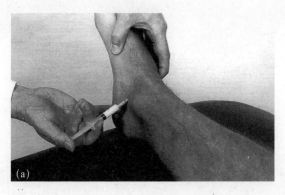

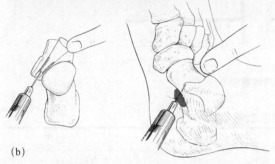

图 58-11　距下关节注射（a），在跗骨窦外侧开口的针相对于触诊指的方向（b）

是必要。因为即便存在运动范围的轻微限制，但仍具有良好的功能。

松解治疗技术：患者面朝上躺在沙发上，治疗师站在患者的脚下。手指在脚后跟处被紧握，并且在手掌之间尽可能强地抓住跟骨，肘部向前移动以便足背伸。这个位置（图 58-12）将距骨固定在榫眼中，通过将身体从一侧摆动到另一侧来进行松解，这种松解必须在每次就诊中重复 10 ～ 20 分钟，并尽可能保持最大的力量。

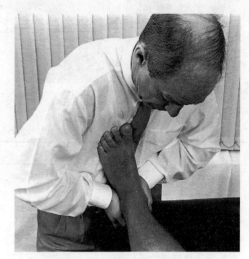

图 58-12　松解距下关节的强直

**2. 亚急性创伤性关节炎**　有时，在踝关节严重内翻扭伤后的恢复会因疼痛和踝关节和中足的运动受限而过度延迟。检查显示内翻运动的局限性是由腓骨肌肉的痉挛引起的。通常，跗中关节也会受到影响。触诊有时会触及距下关节和跗中关节的温热。如果未经治疗，这种情况可持续数月甚至数年。通常，容易做出创伤后粘连的错误诊断。如果不能发现距跟关节内翻限制、肌肉痉挛和局部温热，患者可能会被采用局部活动的操作来治疗，这会加重病情的发展。而且患有这种病症的患者通常被认为是精神不稳定，但应该记住，在投射到足部的心理障碍中，足跟总是固定在内翻而不是外翻。治疗包括注射 20 mg 曲安奈德 2 次，间隔 2 周。如果这种治疗失败，则将关节固定在石膏中几个月，尽可能多的内翻位置进行，有时可以在阻塞腓神经后进行。

**3. 骨关节病**　跟骨关节内骨折后的一种常见疾病。当在以前的骨折中检测到典型的硬端感觉时，在先前骨折的背景下进行诊断。疼痛通过保守措施是无法治愈的，包括关节内注射。关节内骨折后的持续性疼痛只能通过关节融合术来缓解。

**4. 痉挛性扁平足**　见本书其他章节。

**（二）非囊型**

**1. 僵硬强直**　石膏固定治疗胫腓骨骨折可明显限制距骨关节的运动。关节僵硬，内翻和外翻有相同的限制，但没有肌肉痉挛。一般情况下关节处于中间位置，不存在囊膜增厚和温热。治疗包括手动松解，这在技术上是比较困难的，因为没有杠杆，并且小的跟骨提供很少的受力。有时许多月的重复松解是必要的，但全范围的恢复并不总

**2. 游离体**　患者通常是在不平坦的表面上行走时经历刺痛，这可能意味着踝关节的不稳定性或不稳定的疼痛。另一种情况是，患者固定在外翻时可能有突然发作的刺痛，由腓骨肌痉挛引起。临床结果取决于何时进行检查。如果患者仅在某些运动过程中出现刺痛，则临床检查是阴性的。而如果患者在固定过程中出现，则会发现典型的外翻畸形和肌肉痉挛。关节疾病的鉴别诊断完全取决于病史，因为如果有游离体，患者表示疼痛和固定是间歇性的而不是永久性的。如果刺痛病史表明游离体在距下关节中有撞击，或者如果提到外翻固定时突然的反复发作，则必须立即尝试复位。通常，会立即成功，但软骨碎片很少永久地移动到不再缺乏半脱位的位置。因此，明智的做法是每隔几天重复复几次操作。如果没有获得永久性缓解，则建议进行关节固定术。

操作技术：患者俯卧位，脚的背部接触到治疗床的下边缘，轻微弯曲。操作者站在患者身后，用双手锁住脚后跟，拇指在跟骨的背面交叉。为了发挥最大的牵引力，把脚放在沙发腿上，身体向后倾斜。肘部与跟骨保持一致，腹部靠近病人的脚（图 58-13）。身体重量产生的牵引力通过前臂的内旋运动得到加强。外翻的动作是通过不断地将肩膀从一边甩到另一边来强迫关节的活动。在整个手术过程中，患者被告知要保持牵引的姿势，不要让身体向下移动。

表 58-2 总结了距下关节的相关疾病。

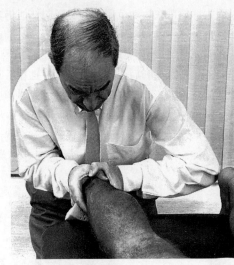
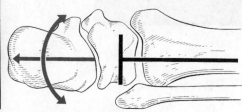

图 58-13　距下关节游离体复位

表 58-2　距下关节疾患总结

| | 病变 | 症状 | 体征 | 治疗 |
|---|---|---|---|---|
| **囊型** | 类风湿关节炎 | 起步缓慢<br>僵硬 | 发热<br>关节囊增厚<br>肌肉挛缩 | 曲安奈德浸润 |
| | 骨关节病 | 骨折后 | 末梢感觉硬 | 关节融合术 |
| | 亚急性创伤性关节炎 | 既往骨折 | 肌肉挛缩<br>发热 | 曲安奈德浸润<br>固定 |
| | 痉挛性扁平足 | 青少年<br>微痛 | 肌肉挛缩<br>跗中局限 | 减少负重 |
| **非囊型** | 强直僵硬 | 石膏固定后 | 内外翻受限 | 活动锻炼 |
| | 游离体 | 刺痛 | 活动范围正常 | 复位 |
| | 神经官能症 | 踝前疼痛 | 内翻费力 | |

## 三、足跟痛

### (一) 足后跟痛

有时患者有明显的足跟疼痛史，但在临床检查中没有发现。如果抱怨包括刺痛，注意可能在踝关节或距下关节有游离体。如果被提及有一种退让的感觉，脚踝的不稳定应该被怀疑。如果是牵涉痛，则应该考虑 $S_1$ 神经根受压或骶髂关节的可能。然而，如果患者在站立和行走过程中持续感到疼痛，但在临床检查中没有任何症状，足跟下组织发炎可能是原因。

1. 足底筋膜炎　最常见的中年人，男女受影响均等。危险因素包括肥胖和长时间站立或行走，特别是在硬地板上。在中年运动员中也更常见，其中约占 10%。由于纵向弓和筋膜典型的表现，诊断相对容易建立。患足底筋膜的患者在负重期间，在足底内侧部局部疼痛，坐或躺下后采取的第一步特别痛苦。足部和踝关节的功能检查是阴性的，唯一的阳性标志是深部压痛点的检测，通常位于跟骨的前内侧部分——足底筋膜的起源。压痛不是在骨膜下交界处，而是在筋膜的本体之间，位于跟骨和前脚之间。超声检查可客观地确认临床诊断，但通常不需要。

由于牵引性刺激，X 线照片上是常见跟骨的前边缘凸起，传统上被认为是导致疼痛的原因。然而，骨刺和疼痛之间没有关系，疼痛的原因是过度紧张引起的足底筋膜腱炎。骨刺的存在并不决定患者是否有症状，因为在足底筋膜炎明显症状的患者中经常没有发现骨刺。因此，X 线片对足底筋膜炎的诊断没有特别的帮助。

治疗：传统的非手术治疗方法包括使用脚后跟杯、脚后跟垫、夜间夹板、行走石膏、类固醇注射、休息、冰敷和消炎药。近年来，体外冲击波治疗（ESWT）被提倡用于治疗这种疾病。虽然在慢性足底筋膜炎的首个安慰剂对照试验中显示 ESWT 有不同程度的益处，但后续研究得出结论，在治疗结束后 3 个月时，冲击波治疗并不比传统物理治疗更有效。另一项研究表明，在治疗足底筋膜炎方面，皮质类固醇激素注射比 ESWT 更有效，成本效益是 ESWT 的数倍。

我们发现，减轻足底筋膜张力结合曲安奈德局部浸润在几乎所有的足底筋膜炎病例中都是有效的。减轻足底筋膜张力最重要的措施是将后跟水平抬高 5～10mm，这样在负重时前脚就会下降。这有双重效果：首先，它缩短了距骨与跟骨之间的距离，因此直接缓解了紧张的筋膜；其次，它消除了跟腱上的张力，因此间接地放松了筋膜上的张力。如果高跟鞋的上部表面是水平的，而不是像女鞋那样呈楔形，高跟鞋能立即起到缓解的作用（图 58-14）；在后一种情况下，先在鞋中放置一个较厚的楔子，使鞋跟的上表面保持水平。

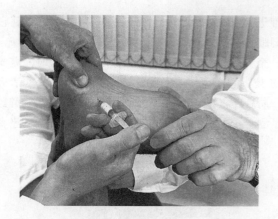

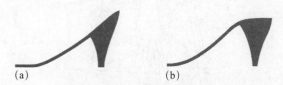

图 58-14　鞋跟的上表面不应倾斜（a）而应该平坦（b）

有时这种简单的矫正措施是不够的，曲安奈德必须被注射浸润局部组织。浸润之后一定要使用抬高的鞋跟。短足屈肌的加强也提供了良好的主动保护，防止进一步过度拉伸足底筋膜。

局部浸润的结果完全取决于它的准确性。在注射针头前，准确定位病灶的位置和病灶的范围是非常重要的。一些作者甚至建议将针头置于超声波下，尽管这是很少有必要。在特殊情况下，当非手术治疗失败，患者被送去手术释放足底筋膜，症状缓解方面效果很好。

浸润技术：患者俯卧在沙发上，膝盖弯曲成直角。治疗师站在与脚平的地方，一只手环绕着脚跟，拇指放在疼痛的部位。注射用曲安奈德，2ml 注射器，针（4～5cm 长）。沿筋膜内侧边界选择一个点，离病灶远 3cm。将针头插入远离病灶的地方的原因是覆盖在痛点上的皮肤太厚，无法消毒。此外，如果采用斜入路，针会以与筋膜纤维相同的方向插入，并直接指向腱膜接合处。患者的脚呈背屈状，使足底筋膜绷紧，为"针"创造了更多的空间，"针"的目标是触须部位的拇指。穿过阻力筋膜后，它接触到骨头（图 58-15）。这是一种很痛的注射，严重的疼痛将持续 24～48 小时，必须警告患者在这段时间里可能无法站立或行走。患者 14 天后再次检查，如果条件没有完全解决，可以进行第二次注射。另外，在局部麻醉下，脚后跟筋膜起源的肌腱切开术可能是必需的。这个小手术之后是几天的卧床休息和脚的短屈肌运动。

2. 足底筋膜撕裂　像跟腱断裂一样，足底筋膜撕裂主要发生在中年运动员身上，表现为在冲刺或跳跃时，中足突然疼痛，足底上有一块瘀斑。触诊发现在足底内侧有一个柔软而肿胀的区域。治疗方式是通过冰敷和抬高患肢以减少血肿和肿胀的发生，绷带包扎加上足部肌肉锻炼以支持内侧弓，尽可能快地使用深层按摩以防止粘连和疼痛

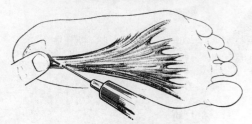

图 58-15　足底筋膜炎注射方法

瘢痕的形成。完全恢复时间一般 3～4 周。

3. 跟垫症候群　跟骨和足跟皮肤之间的足跟垫的炎症也被称为浅表足底筋膜炎。足跟垫（图 58-16）由脂肪组织和弹性纤维组织组成，包围在由纤维间隔形成的隔室中，这些将足跟的皮肤与跟骨骨膜连接起来，脂肪垫充当减震器，在直接打击或轻微受伤后会发炎。一般在鞋底的后部感觉到疼痛，特别是在负重期间。

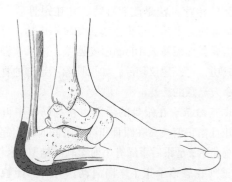

图 58-16　跟垫症候群的疼痛范围

除了足跟整个下表面均匀的压痛外，检查没有特别显示。最近的研究表明，足底跟痛综合征的足跟垫在轻压下比无痛侧足跟垫更硬，推测这是由于脂肪组织的性质改变所致。

治疗：足底筋膜炎的有效治疗措施，如抬高足跟和注射类固醇，在这种情况下是没有价值的。然而，将 10ml 局部麻醉药注射到跟骨表面和浅筋膜之间是有效的。

注射技术：患者俯卧位，膝盖弯曲成直角。医师站立在患者足端，用一只手环绕脚跟。一个 10ml 注射器充满 0.5% 普鲁卡因，连接 5cm 长针。针在跟骨和皮肤之间水

平推进（图 58-17）。然后将针尖插入几厘米，直到它位于脚跟的中心，溶液被注射到那里并扩散到整个区域，形成一个大的、紧张的肿胀。在最后 1ml 用力时，需要很大的压力。几天后病情开始好转。如果有必要，患者应该在一周后再注射一次。令人惊讶的是，几次注射麻醉药治愈了遭受长达数月或数年的持续和顽固性足跟痛的患者。

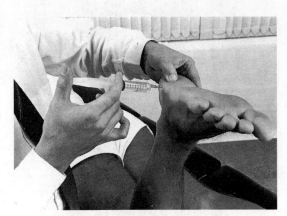

图 58-17 跟垫症候群的注射方法

4. 皮下滑囊炎 跟骨后部与皮肤之间没有解剖学囊，但在某些情况下可能会形成滑囊，特别是在穿着窄而不合适的鞋时。对跟骨硬边界的摩擦导致不定的囊，慢性刺激会使滑囊的壁和上覆的皮肤变厚。触诊发现跟骨后表面和上表面或跟腱下部有一非常压痛的点。囊通常可见发炎并可能含有一些液体。跟骨后上部的过度突出，再加上肿胀和疼痛的囊，被称为哈格朗德病。

最初的治疗方法是改变鞋背，并在跟骨后半部分引入橡胶垫，使上半部分远离压边。如果不成功，可以通过抽吸排出囊，然后渗入 10mg 曲安西龙。如果这种非手术治疗不成功，可以建议切除。如果切除了足够的骨，手术结果是令人满意的。

5. 皮下结节 在跟骨的后部，在浅筋膜中可能形成结节，并且当它们被夹在跟骨和鞋背之间时会引起剧烈疼痛。检查显示，足跟后下缘有小而柔软的结节，米粒大小，可以感觉到在触诊手指下来回滑动。有时只能触诊一个结节。

最初的治疗方法是为鞋子提供后间隙，尽管这对患者来说并不总是可以接受。在局部麻醉下通过皮下腱切断术对结节进行分割，简单易行并且效果良好。

### （二）韧带紊乱 - 踝关节扭伤

"脚踝扭伤"是足后部各种创伤性病变的总称。这是一种常见的运动损伤，包含了从韧带的简单应变到撕脱性骨折和骨折脱位。有时只有一个结构受伤，有时甚至几个同时损伤。

在本书中，将不讨论骨性病变或骨折脱位。但是，重要的是不要在常规临床检查中遗漏这些，应通过 X 线照相确认诊断。

踝关节扭伤根据致病性应力（内翻 - 外翻），受损组织（韧带、肌腱或骨骼）或损伤程度（Ⅰ级、Ⅱ级或Ⅲ级）及自致病事故发生以来所经过的时间（急性、亚急性或慢性）进行分类（图 58-18，知识点 58-1，表 58-3 和表 58-4）。

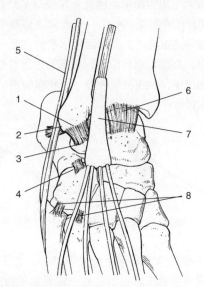

图 58-18 踝关节扭伤的部位（详见知识点 58-1）

知识点 58-1

**踝关节扭伤根据部位分类**

1. 距腓前韧带腓侧
2. 跟腓前韧带腓侧
3. 距腓前韧带距骨端
4. 跟骰韧带侧方
5. 腓骨肌腱
6. 胫距前韧带
7. 趾长伸肌腱
8. 骰骨 - 第 5 跖骨韧带、骰骨 - 第 4 跖骨韧带

表 58-3 踝关节扭伤根据伤后时间分类

| 分期 | 伤后时间 |
| --- | --- |
| Ⅰ 创伤性炎症 | 24 ～ 48 小时 |
| Ⅱ 修复期 | 48 小时至 6 周 |
| Ⅲ 粘连瘢痕 | ＞ 6 周 |

表 58-4 踝关节扭伤根据损伤严重程度分类

| 分级 | 损伤程度 |
| --- | --- |
| Ⅰ | 韧带拉长无肉眼可见断裂 |
| Ⅱ | 不完全或肉眼可见韧带断裂 |
| Ⅲ | 韧带完全断裂 |

涉及韧带的扭伤的严重程度通常以等级表示：Ⅰ级，纤维的轻微过度拉伸和伸长，宏观上没有破坏其完整性；Ⅱ级，严重的扭伤，部分韧带断裂；Ⅲ级，完全破裂。临

床上，损伤的程度总是难以评估，特别是在受伤后不久。即使是检查，如应力 X 射线照片、关键图和十字形图也不能始终提供准确的诊断。因此，本书不使用等级分类。

1. 内翻旋转性扭伤 踝关节侧方扭伤是最常见的急性运动创伤，约占所有运动相关损伤的 14%。据报道，这也是美国大学体育运动中最常见的伤害。参与足球、篮球、排球和长跑的运动员尤其受到这些伤病的困扰。

（1）机制：内翻性扭伤的起因通常是由于身体的重量迫使距骨旋转，并把前足扭转成旋后和内收时，对内翻的足产生的间接力。赫希和刘易斯证明，只要 5 ～ 8kg 的旋转力就会导致前距腓韧带断裂。

病变的部位在很大程度上取决于反转时跖屈的程度（图 58-19）。

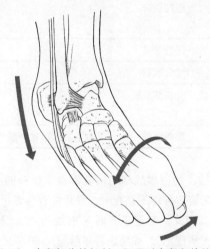

图 58-19 内翻扭伤的机制：跖屈时内翻和外旋增加

• 如果踝关节处于中立位置或在过度内翻运动期间略微背屈，则跟腓韧带受损。

• 如果在内翻应力期间踝关节跖屈，则距骨会参与运动并经历内侧旋转。这在距骨和腓骨之间施加最大的压力，并且前距腓韧带变得伸展。

• 当踝关节和距下关节发生间接暴力并且中足关节和前足也被扭曲成完全的侧面，伴有旋后和内收时，应力倾向于落在更远端的局部结构上，如跟骰韧带，插入短的第 5 跖骨或骰骨 - 第 5 跖骨关节处的腓骨肌腱。

• 在踝关节完全绷紧过程中，轻微或无内翻运动，前胫骨韧带或趾长伸肌腱可能受损。

大多数作者只提到了距腓韧带和跟腓韧带。然而，通常跟骰韧带、腓骨肌腱和趾长伸肌腱的损伤也是由踝关节扭伤引起的。

值得注意的是，在大多数踝关节扭伤的情况下，会发生病变的组合。最常见的关联是腓侧副韧带和跟骰韧带的扭伤。所有这些结构的损伤可以被患者正确地描述为"扭伤的脚踝"。重要的是要意识到，在所谓的内翻扭伤之后，不仅可以发生韧带，还可以发生骨质损伤。最常见的

病变是踝关节骨折（图 58-20）：在外踝处有牵引性骨折，在内踝处有压缩性骨折。第 5 跖骨基部的撕脱性骨折也并不罕见。很明显，如果病史或检查表明骨折，必须采取 X 线片。

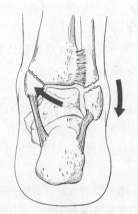

图 58-20 内翻损伤伴踝部骨折

（2）自然病程：在创伤后的最初几个小时内，无论病变的大小如何，都会产生伴有发热、疼痛、肿胀和功能丧失的创伤性炎症反应，持续数天。在此期间，受损组织和有毒物质被消除和稀释。很快，相邻完整结构的血液和淋巴管向内生长，同时成纤维细胞迁移，后者合成新的胶原蛋白并形成瘢痕。

已经充分确定的是，如果对愈合组织施加不充分的外部刺激，则瘢痕中的胶原纤维的排列是无序的。为了改善和加速纤维网络向有序层的发展，必须对组织施加一定的张力。固定也容易导致瘢痕粘连在囊壁和骨骼上。扭伤的踝关节然后进入一个慢性阶段：延长残疾几个月。有时，患者不会恢复。

踝关节扭伤的诊断和治疗遵循自然病程。

• 第一或急性阶段：创伤后的即刻创伤反应，伤后 24 ～ 48 小时。

• 第二或亚急性阶段：创伤反应消失；修复期从第 2 天到第 6 周。

• 第三或慢性阶段：瘢痕已明确形成；如果有粘连，6 周至 2 个月后会出现永久性残疾。

（3）诊断：没有什么比诊断踝关节扭伤更容易，但精确定位病变，以便估计损伤的程度和预测预后，并不是那么简单。经验丰富的医师进行彻底和细致的临床检查是准确诊断的最佳基础。不应过高估计技术检查的价值。

①急性阶段

▲病史：发生内翻损伤后突然疼痛，有时还会听到"啪"的声音，之后出现局部肿胀和疼痛，并伴有一定程度的功能障碍。如果出现夜间疼痛，还应该强烈怀疑血液病。如果患者无法立即站立在受影响的腿上，应考虑骨折。

▲临床检查：应该包括对脚踝和脚的正常检查。在短时间的踝关节扭伤中，临床检查有两个目的：可以检测严

重的病变并定位扭伤的确切部位。

● 为了检测急性踝关节扭伤的严重病变，在病史和临床试验中都有一些"警示标志"。这使得有可能确定具有高并发症风险的踝关节扭伤病例：撕脱性骨折、踝骨骨折、第 5 跖骨基底骨折、关节僵硬和外侧韧带完全破裂。

警示症状和体征

如果出现以下一种或多种症状和体征，应怀疑有踝关节扭伤的严重并发症。

警示症状：
● 年龄超过 60 岁（发生骨折的风险）
● 瞬时和持续无法承受重量（骨折）
● 最初 48 小时夜间疼痛（关节血肿）

警示体征：
● 踝关节或距下关节肿（关节血肿/软骨下病变）
● 外翻时剧烈疼痛（腓骨踝骨折受压）
● 抵抗外翻时的疼痛和无力（第五跖骨基底骨折）
● 踝尖端局部压痛（踝骨折）

● 足部被动运动过程中很少有疼痛（可能与更大范围的运动相结合）提示韧带完全断裂。

● 可以从测试被动和抵抗运动时出现的模式推断出病变部位的定位。一旦通过临床检查确定了扭伤部位，就可以寻求适当结构的压痛（重要的是通过研究临床试验而不是通过触诊进行诊断。在最近的病例中，肿胀和全身性压痛往往如此严重，以至于触诊不会产生可靠的信息）。

表 58-5 给出了急性韧带和肌腱疾病的模式。在组合病变（两个或多个韧带，或韧带和肌腱）中，临床检查可能更令人费解。表 58-6 总结了标准检查过程中出现的信息。

表 58-5　踝关节急性内翻扭伤后韧带和肌腱的损伤模式

| 组织结构 | 阳性试验 |
| --- | --- |
| **韧带** | |
| 距腓前韧带 | 跖屈扭转 |
| | 跖屈 |
| 跟腓韧带 | 扭转 |
| | 内翻 |
| 跟骰韧带 | 扭转 |
| | 内收旋后跗中关节 |
| 胫距前韧带 | 跖屈 |
| **肌腱** | |
| 腓骨肌腱 | 跖屈扭转 |
| | 外翻受限 |
| 趾长伸肌腱 | 被动跖屈 |
| | 足/趾背伸受限 |

▲ 辅助检查：X 线照相术：被广泛用于踝关节内翻

表 58-6　踝关节内翻扭伤诊断总结

| 阳性试验 | 病变部位 | 需警惕体征 |
| --- | --- | --- |
| 脚尖上抬 | 腓骨肌腱 | 受限：内踝或第 5 跖骨骨折 |
| 跖屈<br>背伸 | 距腓前韧带/<br>跟骰韧带 | 囊型：关节血肿 |
| 内翻<br>外翻 | 跟骰韧带 | 过度活动：完全撕裂<br>侧方疼痛：腓骨外侧撕脱骨折<br>中部疼痛：中间压缩骨折 |
| 跖屈旋转<br>跖屈外翻 | 侧副韧带和腓<br>骨肌腱 | 过度活动：完全撕裂<br>侧方疼痛：腓骨外侧撕脱骨折 |
| 跖屈<br>背伸<br>内收 | 跟骰韧带 | |
| 旋后<br>外展 | 跟骰韧带 | |
| 内收 | 跟骰韧带 | |
| 跖屈阻抗 | 腓骨肌腱 | |
| 背伸阻抗<br>旋转阻抗 | 趾长伸肌腱 | |
| 外翻阻抗 | 腓骨肌腱 | 无力：第 5 跖骨撕脱骨折 |

损伤的评估，约占事故部门所有影像学检查的 10%。然而，当临床警告标志不存在时，平片检查与骨折的预测价值相当差。因此，制定了普通 X 射线的决策规则，即所谓的"渥太华规则"。如果患者年龄超过 60 岁或者踝关节后缘或尖端有局部骨性压痛，或者患者在受伤后不能立即承受重量，则应要求脚踝和足部进行 X 线片检查。这条规则 100% 灵敏，40.1% 专门用于检测踝骨折，并允许减少 36% 的踝关节摄像检查。常规 X 线片对于完全性韧带断裂或关节僵硬症的诊断没有价值。为了诊断韧带完全破裂，已经提出了其他放射学检查：应力射线照相术（距离倾斜的评估）、超声和 MRI。

● 应力射线照相：距离倾斜（胫骨下缘与距骨上缘之间的角度，在内翻应力期间）不仅取决于韧带断裂的程度，还取决于麻醉的使用，施加的力度和 X 射线束的方向。压力图片的敏感性和选择性受到严重质疑。

● 超声：这已经被提倡用于评估急性踝关节韧带损伤，因为它允许对踝关节进行无创和动态评估。但是，超声波高度依赖于设备和操作员技能水平。

● MRI 扫描：除了阐明相关病症（检测距骨穹损伤）外，这些通常不适用于急性踝关节扭伤。值得注意的是，大约 30% 接受 MRI 检查的无症状患者前下距腓韧带异常。

我们认为，只有体征确定时，才建议使用 X 线片。不应进行应力射线照相，超声和 MRI，因为它们的诊断和预后值很差。此外，因为大多数严重（Ⅲ级）踝关节扭伤可以非手术治疗，如果发生残余不稳定，后期重建可以获得满意的结果，因此通过昂贵和潜在危险的检查早期发现严重的Ⅲ级病变已经过时。

②慢性阶段

▲ 病史：患者描述了先前的踝关节扭伤，可能在几周的固定后几乎完全康复。足部在功能上足以满足普通用途，但在剧烈或长时间使用后容易肿胀和疼痛。患者适合走路甚至跑步，但像足球那样的运动是痛苦的，特别是在比赛开始时和比赛结束后。这段病史可能表明，由于缺乏足够的活动，瘢痕已经形成了异常的附着物。另一种可能性是韧带扭伤已经恢复，但仍然存在慢性肌腱炎。另外，除了粘连和肌腱炎之外，在先前的踝关节扭伤之后的持续性问题也可能由不稳定性、固定僵硬或踝关节松动引起。

（4）临床检查：（表 58-7 和知识点 58-2）。

表 58-7　踝关节慢性内翻扭伤后韧带和肌腱的损伤模式

| 病变部位 | 体征 |
| --- | --- |
| 距腓韧带 | 被动距屈扭转：疼痛，轻度限制，末梢触觉紧 |
| | 跗中测试：阴性 |
| | 运动阻抗：阴性 |
| 跟骰韧带 | 被动距屈扭转：疼痛，轻度限制，末梢触觉紧 |
| | 被动跗中旋后：阴性 |
| | 运动阻抗：阴性 |
| 跟骰韧带 | 被动内翻：疼痛 |
| 腓骨肌腱 | 被动距屈扭转：疼痛 |
| | 跗中测试：阴性 |
| | 外翻阻抗：阳性 |
| 趾长伸肌腱 | 被动距屈扭转：疼痛 |
| | 跗中测试：阴性 |
| | 背伸阻抗：阳性 |

### 知识点 58-2

**慢性内翻损伤鉴别诊断**
**僵硬强直**
● 内外翻受限
● 其他临床检查：正常
**游离体**
● 刺痛
● 临床检查：阴性
**不稳**
● 临床检查：阴性
● 特殊检查：阳性
**亚急性创伤后关节炎**
● 距下关节囊型特征，腓骨肌挛缩

①粘连：这些可以在距腓骨和跟腱韧带处形成。在这两种情况下，在完全内翻和距屈时踝关节外侧都有疼痛。在跗中关节旋后期间的疼痛牵涉到跟骰子韧带，可能

会出现轻微的运动限制，并且末端感觉比未受影响的一侧更硬。测试抵抗动作时没有痛苦。

②持久性肌腱炎：在这种情况下，被动的距屈 - 内翻运动也是痛苦的，但末梢感觉是正常的。抵抗外翻期间的疼痛表明腓骨肌腱有缺陷。抗背伸时足部和脚趾疼痛是由趾长伸肌腱的炎症引起的。

③踝关节损伤后的其他持续性问题：这些包括不稳定性，创伤性关节炎，固定后僵硬和游离体的影响。早先已经讨论了固定后僵硬，创伤性关节炎和游离体。由于胫腓韧带和腓骨韧带的持续断裂或腓骨肌的延迟收缩，踝关节不稳定将在后面讨论知识点 58-3 总结了踝关节扭伤后持续性疼痛的鉴别诊断。

### 知识点 58-3

**踝关节扭伤后持续性疼痛鉴别诊断**
● 慢性阶段
　○ 粘连形成
● 肌腱炎
　○ 腓骨肌腱
　○ 趾长伸肌腱
● 不稳
　○ 接合不稳
　○ 韧带功能不全
　○ 功能性不稳
● 创伤性关节炎（距骨穹骨折）
● 游离体
● 强直

（5）治疗：如今，人们普遍认为早期活动和负重以及神经肌肉训练的"功能性治疗"是Ⅰ级和Ⅱ级扭伤的首选治疗方法。与石膏固定处理相比，这种方法获得了更好的结果。早期手术可能在短期内获得同样好的结果，但长期研究清楚地表明，当使用早期活动时，效果会更好。其他前瞻性和随机研究也显示早期功能治疗的最佳结果。

对于Ⅲ级踝关节扭伤，治疗仍然存在争议。一些外科医师建议手术修复，而另一些则倾向于非手术治疗。最近的研究表明，即使对于踝关节外侧韧带的完全破裂，选择的治疗仍然是功能性康复。一些前瞻性研究和荟萃分析表明，早期功能性治疗提供了最快的踝关节活动恢复，最早恢复工作和身体活动，而不影响晚期机械稳定性。一项针对 85 例急性Ⅱ级或Ⅲ级外侧韧带断裂患者的前瞻性和随机研究得出结论，功能性治疗无并发症，导致病假缩短，并促进早期恢复运动，而不是手术治疗。此外，二次手术修复，即使受伤多年后，其结果也与初级修复相当，因此即使是竞技运动员也可以接受初始保守治疗。

（6）早期活动：在踝关节韧带或肌腱断裂的处理中，大多数医生和外科医师在解剖学上得到解释：如果怀疑或

放射学确诊断裂，他们的方法是尽快通过部分或完全固定或通过早期缝合来修复缺损。他们在韧带扭伤中的治疗理念与骨折相同：固定两个分开的末端以形成坚强的瘢痕。这种解剖学思维方式与功能性现实并不对应。韧带的功能绝不能与骨骼的功能相比。骨骼必须坚固并具有坚固性。相反，韧带的功能是移动性。韧带必须允许运动并在某些限制之间进行运动。为了达到这个目的，韧带组织必须足够移动以在加强运动期间连续改变其位置。因此，瘢痕必须不仅足够强大以防止过度的不稳定性，而且还必须足够活动性以允许足够的运动。如果不是这种情况，并且如果在瘢痕和骨骼之间形成异常附着，则可能导致持久的功能问题。此外，固定减少了本体感受并增加了腓骨反应时间，从而增加了功能不稳定的机会。

因此，愈合韧带的早期活动对于完全康复是重要的。然而，在提倡这一点时，我们遇到一个主要困难：在严重的踝关节扭伤中，炎症反应的强度导致损害活动的继发效应。最轻微的运动也会引起疼痛，迫使患者固定关节和韧带。然而，再生原纤维在所有方向上迅速扩散，导致紊乱的瘢痕组织结构和粘连形成的可能性，这是在尽可能早的时刻开始动员的充分理由。问题可以通过两种方式解决：

● 尽快消除炎症和疼痛，以便患者可以开始动员锻炼（被动或主动）。这可以通过曲安奈德局部浸润到扭伤的结构中来完成。少量类固醇就足够了，没有导致韧带永久性无力的危险。

● 将韧带移到（静止）关节上。Cyriax 曾经说过："如果关节不能相对于韧带移动，因为疼痛和炎症迫使关节肌肉痉挛，则使韧带相对于关节移动"。相对运动是相同的，对再生原纤维的机械刺激也是如此。这可以通过在形成中的瘢痕处的轻微被动运动来实现，这也是应用于扭伤脚踝的深横向按摩背后的原因。

(7) 治疗程序：治疗方法的选择取决于病变的阶段（知识点 58-4）。

① 急性期（初始 2 天）：在确切点用小剂量的曲安西龙立即浸润的效果已经被证实。在受伤后越早渗透，结果就越有效。由于触摸最近扭伤的脚踝并不容易，因此必须通过准确的功能检查来确定病变的确切部位。

由于类固醇的抗炎反应加速了肿胀和创伤后炎症的消退，疼痛迅速减轻，并且从注射后第二天起可以感觉逐渐的功能改善。有时采用轻微外翻的简单捆扎，这可以给患者带来信心。胶带也可能带来"肌皮反射"，从而激活踝关节的本体感觉，从而防止扭伤的早期复发。捆绑带必须足够宽松，以使患者能够行走和移动踝关节。

如果患者在受伤后（几天后）拒绝浸润或就诊太晚，则应用深度横向按摩。首先给予一些轻抚，以减轻水肿并使指尖更容易接近病变。然后进行非常温和的按摩 10～15 分钟。目的只是为了使受伤的韧带麻醉，使患者能够承受 30 秒的更大按摩。按摩只有足够深才能将韧带

## 知识点 58-4

### 急性 / 慢性踝关节扭伤的治疗

**不完全韧带损伤**

急性损伤（＜ 48 小时）

  方案一
  ○ 10mg 曲安奈德局部浸润
  ○ "8" 字形绷带
  ○ 功能性治疗
  方案二
  ○ 预先轻抚后深部横向按摩，每日 30 秒，直至踝关节处于亚急性期
  ○ "8" 形字绷带包扎
  ○ 功能性治疗

**亚急性损伤**

● 轻柔主动活动后深部横向按摩，每日几分钟
● 功能性治疗

**慢性损伤（＜ 6 周）**

● 深部横向按摩后进行松解
● 功能性治疗

**肌腱损伤**

● 深部横向按摩
● 休息

移到下方的骨骼上，并为其提供必要的刺激，以便正确愈合。患者应每天治疗约 10 天至 2 周。在 2 次按摩之间，必须尝试短距离行走。重要的是要说明如何慢慢行走，正确的脚跟和脚趾步态并且没有跛行。

② 亚急性期：自损伤起 2 天后，用类固醇悬浮液浸润是没有用的。按摩是治疗的首选。将韧带移动到关节和骨骼上，模仿其正常行为，并对内生纤维提供机械刺激，从而防止它们黏附到周围组织。再次，首先应用轻按摩法，以减少水肿。温和的按摩会导致局部麻醉，然后使用几分钟更有力的按摩力，深深地施加到韧带撕裂的实际部位。在按摩之后，进行轻微的被动运动至可能范围的极限，这是不舒适但不是疼痛的范围。因此，重要的是要坚定但轻柔地进行运动，并通过观察患者的反应来防止过度的运动。除非治疗师不必要地粗暴，否则没有过度拉伤韧带的危险。主动运动遵循被动运动。必须说服患者在白天反复执行。主动运动是非常有用的，因为它们进一步起到深度按摩的作用，防止瘢痕组织形成异常粘连。主要的困难是让患者了解无痛范围比认为的多多少。

③ 慢性期：由于在没有足够运动的情况下愈合，已经允许瘢痕形成异常附着物。足部的功能足以满足普通用途，但长时间或剧烈使用后会产生疼痛和肿胀。唯一合乎逻辑且有效的治疗方法是通过松解来打破粘连。除了一些深度按摩之外，这很容易执行并且不需要麻醉。一次松解操作通常足以治愈导致连续残疾数月的慢性粘连。松解后，没有疼痛，不需要后处理。在做出松解操作决定之前，

必须确定诊断。很明显，导致腓骨肌腱炎的翻转扭伤不会受益于关节的松解操作。肌腱炎和慢性粘连的区别在于被动内翻期间的末端感觉和抵抗外翻期间的负面发现。另一种鉴别诊断是距下关节的"亚急性创伤性关节炎"。由于这种情况也可能是先前踝关节扭伤的结果，因此很容易将其误认为是创伤后粘连。在亚急性创伤性关节炎中，跟骰关节运动也存在一些限制，这是由于腓骨的痉挛引起的。然而，在慢性韧带粘连中，在距跟关节处的运动是正常的并且末端感觉不是痉挛性的而是刚性的。很明显，如果进行操作，关节炎会加重。

（8）肌腱损伤：如果肌腱受到影响，则不使用早期运动。在所有阶段，处理都包括深横向按摩。患者还应避免任何引起疼痛的运动。通常，病变对于注射类固醇而言太分散，但是如果一小段肌腱仍然难以按摩，则可以进行曲安奈德悬浮液的浸润。

（9）治疗技术

①距腓韧带和跟腓韧带的浸润：两种韧带的注射技术相同。患者仰卧在沙发上，下肢内旋，使外踝最上方。足部必须保持尽可能多的跖屈和内翻，以使针侧可触及侧面。在去除大部分水肿后，沿着踝的下边缘触摸压痛，并且从一端到另一端限定线。将 2ml 注射器填充曲安奈德，与一些局部麻醉药混合，接上一根 3cm 长的细针并插入远离腓骨边缘 2cm 处。此时，针在腓骨边缘的方向上几乎平行于韧带移动（图 58-21）。在韧带 - 骨膜插入时从端到端注射一系列小液滴，渗透整个柔软区域，仅在针接触骨头时注射是至关重要的。注射引起的疼痛仅有先前的检查和触诊时的一半，但是一些疼痛可能发生 1 或 2 天。从第二天开始，患者应该使用足部并且必须鼓励他们以适当的脚跟和脚趾步态行走，而不是跛行。

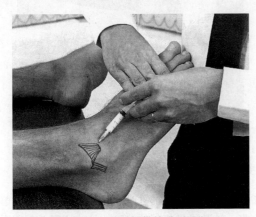

**图 58-21　距腓韧带的腓侧浸润**

②跟骰韧带浸润：患者采用仰卧位，肢体内旋，脚的外侧朝上。用一只手的前掌旋转并按压脚背以使韧带处于一定的张力下，沿着韧带的柔软性以下列方式寻求。治疗师将拇指的指间关节置于第 5 掌骨的基部，并朝向两个踝骨之间的中点方向。拇指尖现在正好位于外侧跟骰子韧

带上（图 58-22a）。沿着韧带的柔软线从头到尾标出。将 2ml 注射器填充类固醇悬浮液并装配到 2cm 长的细针上。针头插入韧带的外侧边缘（图 58-22b）。它首先移动到跟骨范围，沿着韧带的骨膜边缘放置一系列液滴。当针接触骨头时进行渗透，一旦跟骨边缘被渗透，将针稍微抽出并推到骰骨边界，在那里重复相同的程序。

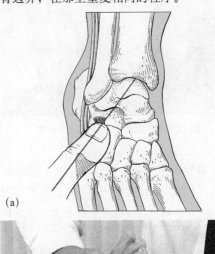

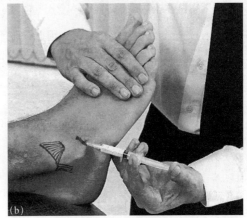

**图 58-22　跟腱韧带**

（a）触诊技术；（b）渗透。

③对距腓韧带腓骨范围的深度按摩：患者仰卧，腿伸展并向内侧旋转，使脚的外边缘朝上。治疗师坐在脚的内侧。使用对侧手，将患者的脚保持在矫正和内翻中。这个位置可以舒适地伸展韧带。在最近的扭伤中，首先给予一些轻柔的抚按，以便移动大部分水肿并更容易地定义骨性标志和触痛。由中指加强的同侧手的示指现在放置在病变部位。为了达到腓骨下的精确定位，前臂必须旋前，因此压力将向上和向内，并且韧带在手指和骨骼之间受压。拇指放置在内踝近端，以在按摩期间产生反压（图 58-23）。

通过在肩部的内收运动期间向前拉动手指来施加摩擦。然后轻微释放压力并且手指转到先前的位置，在那里重复整个过程。在急性扭伤中，按摩非常轻柔地进行，仅足够深以使韧带移动到下方骨骼上。轻微按压 15 分钟后局部会发生一些麻醉，然后可以进行另外 30 秒的适当按摩。必须在亚急性阶段进行更彻底的按摩。在慢性阶段，强烈和剧烈的摩擦力可以打破一些粘连，并使韧带麻醉，以便随后进行操作。

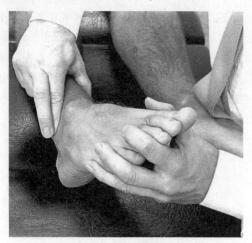

图 58-23　距腓韧带腓侧深度按摩

④对距腓韧带距骨范围的深度按摩：患者足部的位置与之前的技术相同。治疗师使用对侧手将脚稍微用于矫正和翻转，以伸展韧带，寻找距骨的颈部并识别韧带的插入点。另一只手的示指尖端由中指加强，位于距骨范围内（图58-24）。压力完全在内侧指向骨骼，因此前臂不会内旋。通过在韧带上来回拉动手来进行按摩，放置在脚的内

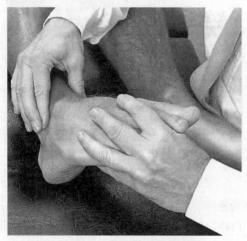

图 58-24　距腓韧带距骨侧按摩

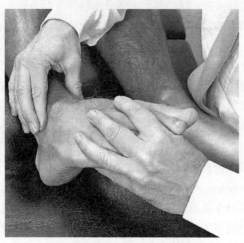

图 58-25　跟腓韧带腓侧按摩

侧的拇指充当支点。在急性扭伤中，按摩是温和的，而在慢性情况下，必须给予强烈的摩擦以麻醉韧带以便随后的操作。

⑤对跟腓韧带腓骨范围的深度按摩：患者仰卧，治疗师坐在脚的远端，并用同侧手将脚后跟固定在内翻位置。由中指加强的对侧手的示指放置在腓骨尖端下方。拇指固定在内踝上，以便产生反压力（图58-25）。通过腕部的屈曲-伸展运动赋予摩擦力。

⑥跟骰韧带深度按摩：患者面朝上，下肢伸展并向内侧旋转，脚的外边界朝上。通过使用上述技术触诊韧带（见图58-22a）。为了检查正确的位置，要求患者收缩腓骨肌腱，其应该仅仅位于指尖的足底。治疗师坐在脚的内侧，面向内侧。足部用对侧手稳定，迫使前脚进入内收和外旋。这使得跟骰关节突出并伸展韧带。另一只手的示指由中指加强，放在压痛点的关节线上（图58-26）。通过手指的垂直运动给予按摩，通过整个手臂的内收运动赋予摩擦力。这使得手指沿着关节线移动并且在横向方向上穿过柔韧韧带到纤维。在急性扭伤中，按摩力不大，目的仅仅是用10分钟的轻柔按摩来麻醉压痛区域，足够深度以使韧带略微移动到骨骼上。接着是30秒更彻底的按摩。在亚急性治疗期间，按摩可能更加剧烈，并且在慢性病例中，意图是非常努力地按摩摩擦，但仍然在舒适的范围内，作为后续操作的准备。

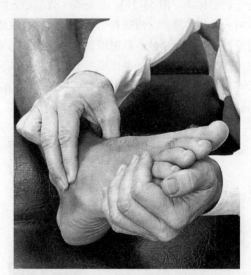

图 58-26　跟腓韧带腓侧按摩

⑦外侧副韧带粘连的处理：对于腓侧副韧带的前束和跟腱韧带，该技术是相同的。目的是破坏踝关节和跟骰关节处的粘连。在操作之前，必须在准确的位置进行剧烈的摩擦15分钟，以便使韧带分散。患者仰卧在高高的沙发上，腿伸展。操作者面向患者的脚，用同侧的手抓住脚后跟，并通过手臂的外展运动将其推入全内翻。在整个手术过程中，这只手的背部将保留在沙发上。将对侧手放在足背上，手指围绕第1跖骨的轴弯曲，手的掌后根放在足的

侧边缘上（图 58-27）。手必须同时做三件事：跖屈、内侧旋转和足内收。这三个运动必须同时、快速地进行，并且在范围的末端具有小振幅。尽管运动必须足够强以破坏粘连，但必须尊重生理范围。操作手必须同时是"马达和传感器"，并且末端感觉是操作的指导，通知操作者是否应该继续操作。

为了完美地实现这种三重运动，操作手外展手臂并弯曲肘部直角，手平放在患者的脚上。

- 手将脚向下压到地板上，这会引起跖屈。
- 如果操作手在脚的外边缘施加更大的压力，则强制进行内旋。
- 当操作手的掌根向内，在前脚的内侧围绕手指旋转时，获得脚的内收运动。

在整个运动过程中，肘部向下压向操作者。因此，除非在整个过程开始之前，操作者将肘部保持远离身体，否则在最终的运动中可以施加很少的力。操作不需要大幅度，向下、向内和旋转运动缓慢进行，直到黏附韧带的特征阻力变得可察觉。这时，再通过肩部的内收运动给出最后快速的强力推力，以恢复 1°或 2°的受损运动。操作

有许多禁忌证（知识点 58-5）。

### 知识点 58-5

**手法松解治疗的禁忌证**

- 运动及感觉功能正常
- 如果内翻扭伤导致腓骨肌腱炎，唯一合适的治疗方法是对腓骨肌腱进行深度横向按摩
- 急性扭伤
- 关节松弛，而不是粘连导致踝关节出现永久性或反复发作的问题
- 创伤后关节炎，偶尔发生在踝关节扭伤后

2. 复发性内翻扭伤 - 不稳定　患者经常描述在之前的内翻扭伤之后，踝关节很容易内翻，并且担心脚踝"掉下来"。它缺乏稳定性，并且经历了一系列轻微的扭伤。这对于对关节有很大要求的运动员来说更容易发生。踝关节不稳定，导致反复轻微扭伤，可能有不同的原因（图 58-28）。

- 远端胫腓韧带断裂，所谓的不稳定接合。
- 距腓前韧带永久性延长，踝关节前后不稳。

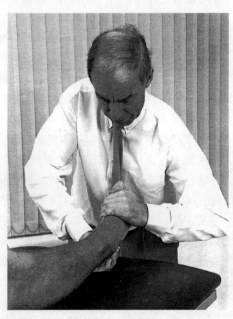
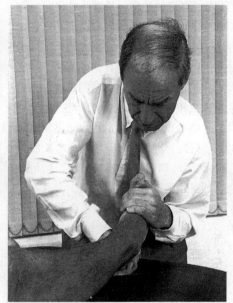
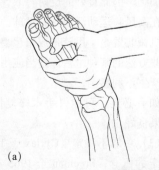
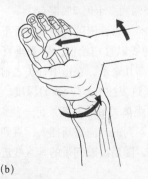

(a)　　　　　　　　(b)

**图 58-27　粘连性外侧韧带的松解**
操作开始（a）；操作结束（b）。

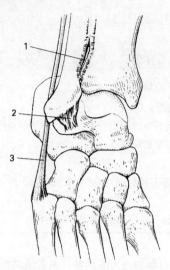

**图 58-28 踝关节不稳的原因**

1. 胫腓骨远端韧带断裂或延长；2. 距骨前韧带断裂或延长；3. 本体感觉缺陷影响腓骨肌群。

● 继发于踝关节韧带和囊的神经损伤的本体感觉缺陷。

结果，当踝部开始翻转时，腓骨肌的运动速度太慢，无法防止进一步扭伤。

（1）不稳定的接合：常见的抱怨是前一次扭伤后的"脚踝不稳"。患者发现脚很容易翻过来，通常会发出咔嗒声和踝关节瞬间剧烈疼痛。疼痛不会持续很长时间，过了一会儿，可以继续行走，踝关节只会感觉疼痛几天。临床检查显示除了接合处的阳性检查外，没有任何内容。如果远端胫腓韧带有破裂或伸长，可以证明内翻范围过大。当力被释放并且两根骨头再次相遇时，可以在脚踝处产生咔嗒声。如果在检查者的手指触摸两个踝骨的情况下重复这种内翻运动，则可以感觉它们分开。诊断可以通过 X 线照相确认。如果在强内翻运动期间拍摄 X 线照片，则可以看到胫骨和腓骨之间的关节间隙变宽。

硬化注射治疗：在将患者转诊进行手术之前，必须首先尝试这些注射，有时可以获得优异的结果。每周 1 次，注射 3 周。患者必须在另外 4 周内进行相对休息，以使注射的韧带变硬。在前后 X 线片上测量外踝尖端与胫骨关节面之间的距离，以及胫骨和腓骨各自的宽度，有助于使注射更容易（图 58-29）。韧带必须从后面和前面渗透，每次用 1.5ml 硬化剂与 0.5% 利多卡因 2% 混合。

▲ 从后面浸润治疗技术：患者俯卧，指示胫骨下缘和胫骨与腓骨之间关节线的线以直角绘制。针头垂直向下推，比这两条线的交叉点高几毫米。在击中骨头之前必须感觉到韧性韧带被穿透，这发生在约 3cm 的深度。如果针头立即撞到骨头，则其距离关节的一侧或另一侧太远：将针头稍稍抽出并以稍微不同的方向重新插入，直到它首先穿过韧带然后撞到骨头。随后沿着韧带的垂直线进行一系列的内部渗透。

▲ 从前面浸润治疗技术：患者仰卧。再次绘制两条线，

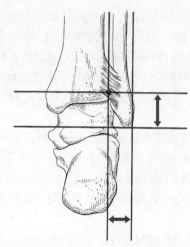

**图 58-29 硬化剂注射前 X 线片上绘制的界标和测量值**

使它们在前面相互交叉。现在从前面重复注射。这里，在插入针之前，伸肌腱长肌腱必须保持分开。同样，必须在碰到骨骼之前刺穿韧带。

（2）距骨前韧带韧带不全：患者既往有踝关节扭伤的病史，已经基本康复。然而，患者仍然担心脚踝"让路"，不能完全依靠患肢。常规临床检查没有显示任何内容，除了可能有更大范围的内翻运动。前抽屉试验可用于显示距骨前韧带断裂或伸长。

前抽屉试验诊断技术：脚踝保持轻微的跖屈状态，检查员站在另一侧，用同侧手稳定患者的小腿，对侧手环绕足部并向前移动足部。因此，滑车斜面的侧缘相对于外踝向前移动（图 58-30）。重要的是要注意到，在内踝的垂直轴周围不仅有向前滑动而且有距骨的内侧旋转。由于前踝韧带在踝关节的所有胫骨位置都很紧张，只有韧带不完整才能进行这种前移动。可以看到并感觉到距骨的运动。通常，当距骨向前移动时，会发现距骨和踝部之间的凹陷（图 58-31）。如果患有复发性踝关节扭伤的患者存在阳性前抽屉征，或者患者担心踝关节"失能"，则提示前距腓韧带松弛。然而，由于只有一半前抽屉阳性标志的患者报告踝关节不稳的症状。其原因可能是通过肌肉力量和良好的本体感受反射来补偿韧带松弛。因此，在标准检查期间从不进行前抽屉试验，只有在病史确定时才进行。

治疗：这种形式的不稳定性的非手术治疗包括本体感受训练，因此良好的反射将取代韧带不足的功能。设计用于在高风险运动活动（如足球、篮球）期间防止踝部扭伤的机械装置是：用胶带或布包裹脚踝、矫形器、高帮鞋或这些方法的某种组合。适当应用的胶带或矫形器不应对性能产生不利影响。

如有必要，可建议手术修复韧带撕裂，手术后期修复效果良好。

（3）功能不稳定：Cyriax 于 1954 年首次引入了功能不稳定的概念，Freeman 于 1965 年提供了实验支持。这个概念认为踝关节扭伤后的不稳定不仅仅是因为腿部和脚

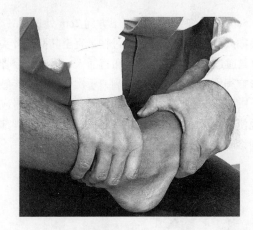

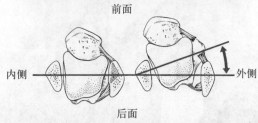

图 58-30　前抽屉试验对距骨前韧带韧带不全的诊断

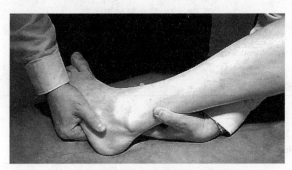

图 58-31　前抽屉试验阳性证实距骨前韧带韧带不全

踝肌肉无法提供主动保护的结果，而是外侧韧带断裂或伸长的结果。扭伤导致韧带和鞘膜神经损伤，导致长时间的感觉反射。腓骨反应时间的增加是造成进一步扭伤保护不

足的原因。然而，关节肌反射可以通过运动和协调练习在"摆动板"上进行训练。

训练过程始于跷跷板块或在一个平面内弯曲的倾斜板。在保持一条腿平衡的同时，患者试图阻止阻滞的任一端接触地板。重新获得本体感觉的下一步是在"摇摆板"上进行训练，首先是站立姿势，然后用脚尖和跳跃或者将一些重量加到摆动板上。复发性内翻扭伤也可能是由于神经功能不全导致的，腓骨肌肉强度不足以防止脚踝向内旋转。重要的是要记住，上运动神经元损伤的第一个并发症通常是踝关节的复发性内翻扭伤。另一种导致腓骨肌力无力导致踝关节扭伤的病症是坐骨神经痛伴第 5 腰椎麻痹。因此，应警告患有 $L_5$ 神经根麻痹的患者保护踝关节直至麻痹恢复。最好的方法是在鞋子的外边缘处穿浮动鞋跟。许多为运动员设计的跑鞋都有内置的浮动鞋跟，可以防止鞋跟处的内翻。然而，一个显著的事实是，在腓神经严重无力的某些情况下，如腓骨萎缩，踝部很少会反复扭伤。

（4）不稳定的鉴别诊断：经常发生脚踝扭伤和对脚踝"失能"的恐惧必须与脚踝和脚外侧的许多其他紊乱区别开来，这些紊乱会引起突然疼痛、咔嗒声和刺痛。

• 如果有既往扭伤病史，除慢性腓骨肌腱炎外，鉴别诊断为慢性韧带粘连（表 58-8）。

• 如果没有明确的先前踝关节扭伤史，必须区分踝关节和距下关节松动，"腓骨肌腱断裂"，慢性腓骨肌腱炎和跳跃扭伤等不稳定因素。

3. 外翻扭伤　踝关节外翻很少见。遇到这种情况时，应始终检查足部，以发现扭伤发生的原因。

（1）机制：三角肌韧带很强壮。踝部和足部的位置使得除非患者已经在脚后跟处具有外翻畸形，否则不会发生过度的外翻运动；或者，强外翻运动可以产生骨损伤而不是韧带损伤。三角韧带非常强壮以至于外翻损伤往往会导致胫骨踝撕裂而不是撕裂韧带。

（2）诊断：三角韧带的前束肌在组合的距屈 - 外翻运

表 58-8　足外侧复发性残疾的鉴别诊断与治疗

| | | 不稳定 | 慢性扭伤 |
|---|---|---|---|
| 病史 | | 连续几次轻微扭伤并残疾几天后踝关节容易翻转，行走时害怕踝关节"失能" | 日常生活正常，但在剧烈或长时间踝关节活动后往往会肿胀和疼痛<br>无急剧加重或刺痛 |
| 检查 | 1. | 距腓前韧带：常规检查提示关节内翻范围过度，关节囊末梢触觉正常或落空感，前抽屉试验阳性 | 1. 距腓和跟骰韧带粘连：全距屈和旋转时足踝外侧疼痛，轻度活动限制，末梢感觉紧，运动抵抗试验阴性 |
| | 2. | 不稳定接合：踝关节强烈内翻运动期时出现咔嗒声和疼痛，放射摄影显示在强力内翻时关节间隙的距离增加 | 2. 腓骨肌慢性肌腱炎：主动距屈旋转时足踝外侧疼痛，末梢感觉正常，外翻阻抗时疼痛 |
| | 3. | 感觉反射缺陷：$L_5$ 神经根麻痹或上运动神经元病变，腓骨肌肌力减退 | |
| 治疗 | 1. | "摇摆板"训练，平坦鞋后跟，贴扎或手术 | 1. 强力的深部按摩松解粘连 |
| | 2. | 硬化剂注射或手术 | 2. 深度的横向按摩每周 3 次，持续 2～4 周，完成治疗前禁止不必要的足部活动 |

动期间被拉伸。触诊显示病变的定位，其总是位于沿内踝下缘的韧带骨膜连接处。同时发生胫后肌腱炎通常伴有三角韧带扭伤。当强烈的内翻运动也会引起踝内侧的明显疼痛时，应该怀疑有撕脱性骨折。

（3）治疗：三角肌韧带前中束的扭伤可能会持续数月甚至数年引起疼痛。原因是，每当脚被放在地上时，患有外翻畸形足的患者会过度拉伸受损的胫骨关节或胫骨韧带。由于每一步都会引起新的紧张，因此束状撕裂永远不会有愈合的机会。"慢性"病变是由反复牵引造成的，因此，最糟糕的治疗方法是松解，这会使发炎的韧带过度伸展，将这种病变与踝关节外侧的慢性粘连进行比较是完全错误的。最初治疗是缓解紧张情绪，必须在脚跟和跗中区域下方安装支撑（1～2cm 厚），使跟骨处于中立位置并防止韧带进一步张紧。虽然它可以防止韧带进一步过度拉伸，但不总能治愈现有的炎症。因此，应将一些曲安奈德注入患处，迅速减轻炎症，从而治愈。在这种情况下，按摩完全无效。

局部浸润治疗技术：

患者仰卧，臀部和腿部向外旋转，足部保持外翻和轻微背屈，使内踝更加突出。通过仔细的触诊确定疼痛区域的精确部位和范围。在 2ml 注射器中装入 20mg 曲安西龙，安装 2.5cm 长的细针。在内踝下方约 2cm 处选择一个点，将针头插入此处并向上推动穿过韧带直至其撞到骨头（图58-32）。通过一系列部分取出和再插入，沿着韧带骨连接的受影响程度注射悬浮液的液滴，每次使针与骨接触。注射后，脚踝可能会疼痛 24～48 小时。同时，患者应尽可能少地使用受影响的足部承重（有关总结足部和踝部病变的鉴别诊断如表 58-9 所示）。

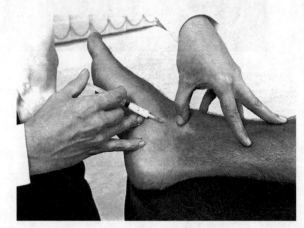

图 58-32　三角肌韧带浸润

表 58-9　足部和踝部相关疾病的鉴别诊断

| | 疾病 | 诊断 | 治疗 |
|---|---|---|---|
| **后侧疼痛** | 跟腱炎 | 抬脚尖疼痛<br>通过触诊、定位征与被动性跖屈辨认 4 种类型 | 深部横向按摩<br>曲安奈德 |
| | 跟腱腱鞘炎 | 症状与体征不符<br>局部发热、肿胀和触摸柔软 | 口服药物<br>曲安奈德 |
| | 筋膜下滑囊炎 | 被动跖屈疼痛 | 曲安奈德 |
| | 跟骨骨膜炎 | 被动跖屈疼痛<br>跖屈活动时部分松弛 | 曲安奈德 |
| | 距后三角骨骨膜炎 | 被动跖屈疼痛<br>跖屈受限 | 曲安奈德<br>手术 |
| | 皮下滑囊炎 | 检查正常<br>触诊疼痛 | 曲安奈德<br>矫形鞋<br>手术 |
| | 皮下结节 | 检查正常<br>触及硬的结节 | 皮下切除 |
| | 足底筋膜炎 | 典型症状及部位<br>功能检查正常<br>触诊疼痛 | 矫平鞋跟部<br>曲安奈德 |
| | 足跟垫症候群 | 典型病史<br>功能检查正常<br>触诊疼痛 | 普鲁卡因 |

| | 疾病 | 诊断 | 治疗 |
|---|---|---|---|
| | 距腓后韧带扭伤 | 被动跖屈和旋转时后外侧疼痛 | 曲安奈德 |
| | 胫骨肌肌腱炎 | 跖屈和内翻阻抗时疼痛<br>内踝后方 | 深部横向按摩 |
| | 跟骨骨突炎 | 12—16 岁儿童<br>间歇性疼痛<br>功能检查正常 | 休息 |
| **侧方疼痛** | 腓骨肌肌腱炎 | 被动内翻疼痛<br>外翻阻抗疼痛 | 深部按摩<br>曲安奈德 |
| | 腓骨肌腱囊肿 | 被动内翻疼痛<br>外翻阻抗疼痛<br>触摸肿大，可有波动 | 抽吸<br>曲安奈德 |
| | 弹响踝 | 类似腓骨肌肌腱炎<br>跖屈 - 背伸时触及肌腱弹动 | 手术 |
| | 跳跃损伤 | 典型病史<br>功能检查正常<br>附加试验：背伸时外翻 | 曲安奈德<br>预防 |
| | 侧副韧带慢性粘连 | 内翻损伤病史<br>内翻旋转疼痛<br>末梢感觉 | 松解 |
| | 距腓后韧带扭伤 | 被动跖屈及旋转时后外侧疼痛 | 曲安奈德 |
| | 踝关节不稳 | 内翻损伤病史<br>被动旋转时关节松弛<br>前抽屉试验阳性 | 摇摆板训练<br>手术 |
| **前方疼痛** | 胫距前韧带扭伤<br>前骨膜炎 | 既往跖屈损伤<br>被动跖屈疼痛<br>被动背伸疼痛 | 深部按摩<br>曲安奈德 |
| | 趾伸肌腱鞘炎 | 被动跖屈疼痛<br>趾背伸阻抗疼痛<br>波动感或捻发音 | 深部按摩<br>曲安奈德 |
| **中间疼痛** | 胫后肌肌腱炎 | 跖屈和旋转阻抗疼痛 | 深部按摩<br>曲安奈德 |
| | 跗趾屈肌肌腱炎 | 跖屈和旋转阻抗疼痛<br>跗趾屈曲阻抗疼痛 | 深部按摩<br>曲安奈德 |
| | 三角韧带扭伤 | 被动跖屈及旋转时疼痛 | 曲安奈德<br>支撑 |
| **关节疼痛** | 不稳定接合 | 强力内翻时咔嗒响及疼痛 | 硬化剂注射<br>手术 |
| | 银屑病性关节炎 | 关节囊型特征<br>局部发热<br>波动感 | 曲安奈德 |
| | 关节血肿 | 外伤<br>夜间痛<br>关节囊型特征<br>触摸柔软 | 抽吸 |

续表

| 疾病 | 诊断 | 治疗 |
| --- | --- | --- |
| 骨关节病 | 关节囊型特征<br>末梢感觉硬<br>捻发音 | 关节融合 |
| 踝关节僵直 | 关节固定后<br>屈伸受限 | 松解 |
| 踝关节内游离体 | 下楼梯时刺痛<br>临床检查正常 | 复位<br>Root 鞋 |
| 距下关节僵直 | 固定<br>内外翻受限<br>无肌肉挛缩 | 松解 |
| 距下关节骨关节病 | 骨折后<br>内翻受限<br>末梢触觉硬 | 关节融合 |
| 距下关节游离体 | 刺痛<br>外翻或大范围关节活动时卡顿 | 复位 |
| 亚急性创伤性距下关节炎 | 既往足部损伤<br>肌肉挛缩引起的内翻受限 | 曲安奈德<br>固定 |
| 单关节距下关节炎 | 无外伤<br>关节囊型特征和肌肉挛缩<br>关节局部发热、肿胀 | 曲安奈德 |
| 精神性疼痛 | 内翻时距下关节卡顿感 | |

（罗展鹏　张金花　汤玉萌　纪冉冉　王　亮　翻译）

# 第 59 章

# 跗骨关节失调症

跗骨关节是由距舟关节、跟骰关节、跗跖关节组成。在功能上，它们组成一个结构单元。跗骨关节能够产生六个方向的运动：背屈和跖屈运动、内收和外展运动、内翻和外翻运动。这些运动对于踝关节和距跟关节的稳定性起着重要作用，这一过程主要通过足部背屈和在脚跟强大的外翻压力下实现的。

由于跗骨关节表面有不同的倾斜度，背屈运动通常会伴随外翻运动，而跖屈运动会伴随内翻运动。对于跗骨关节，以第二块跖骨为旋转轴是可行的（图 59-1）。因为跗骨关节的特别构造，使得跖屈运动时跖骨会以第二块跖骨为中心进行靠拢。因此，跖屈运动时会增加横弓的曲率；相反，背屈运动会减小横弓的曲率。

## 一、关节肌群组织病

人体组织覆盖在跗骨关节上增加了内收、跖屈、内翻运动的极限（图 59-2）。足的中部极限状态会发生在外展和内翻运动同时作用下，这是因为腓骨肌群会发生痉挛。

### （一）青少年慢性关节病

首先引起人们注意这种疾病反映出腓骨肌的痉挛所导致的关节病。因此，这种病叫作痉挛性扁平足，这样命名其实是有一定的误解，因为，这种病症是由于关节外肌膜炎症导致而非肌群痉挛所致。痉挛从来不是主要原因而炎症为其病因。

过度运动会使跗骨关节负荷太重导致青少年扁平足关节病，主要发生在 12—16 岁的男孩，其他人群很少见。英国骨科医师 Dr. James Cyriax 指出，长时间站立为其关节使用过度的主要原因，而这个过程主要发生在从学校到工作的过渡阶段。跗骨关节和跟骨关节两边都会受到影响。

引起人们注意这种疾病的第一迹象是行走步伐笨拙不协调，而这种状况确并没有引起患者家长的注意。同时，这种关节病在站立的时候会有不适感，而在行走或者跑动状态下不会有疼痛感，在坐着或者躺着的状态下更不会疼痛。

1. 临床检查 根据多个检查数据得出，患有这种病的足部通常是瘦长形状，并且有一定的弓形足形态。足中到足跟的外翻畸形足通常是由于腓骨肌和指伸肌的痉挛所致。在站立状态下，腓骨肌建是一个突出绷紧的韧带，位于外脚踝后面和下面。

足部功能性检查显示出了距下关节内翻的极限及跗骨关节内收同时内翻的极限。这些足部运动的极限都是由

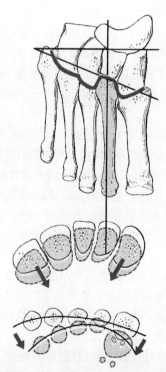

图 59-1　跗跖关节，围绕第二个距骨旋转是能可能的，因为跗骨关节的特别构造，使得跖屈运动时距骨会以第二块距骨为中心进行靠拢

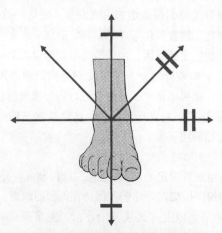

图 59-2　跗骨关节的关节运动图

于肌肉组织的痉挛所致。在长时间站立状态下，由于关节外组织的收缩可能会增加受限关节的运动极限。为了准确诊断，在平躺姿势下，检查关节外组织收缩状况下的肌肉痉挛是至关重要的。对于足部和脚踝的放射检查并不会反映出病变。

2. 自然发病过程　在两年以后这些症状都会减弱或者消失，但是到那时关节已经永久的变形。同时，不幸的是这也会经常导致足外翻扭伤、胫骨肌和长屈肌腱损伤。

3. 治疗　在发病早期，治疗的本质其实就是减轻关节的负重和支撑，英国骨科医师 Dr. James Cyriax 在书中提出治疗建议有：需要一个坐着的工作，一辆自行车代步，脚跟处放置一块楔形鞋垫，固定关节。

患者首先应该知道扁平足的发病原因，同时理解减轻关节负重是治疗的本质。患者应该保持坐着，必须寻找一份能坐着的工作，并且拥有一部自行车代步工具。

为了使足部的外翻畸形朝内翻方向改善，鞋子必须是能固定好楔形脚跟垫，同时患者要尽可能地穿戴无弹性的关节矫正带。患者必须要保持这种矫正治疗6—12个月，直到距下关节和跗骨关节能够再次获得大范围运动角度。当这种矫正能够规范治疗后，一般复发概率很低。

矫正治疗中，距下关节在腓骨肌群的牵扯下将会固定在外翻的位置，跗骨关节只能有一点轻微的运动。假如距跟关节和跗骨关节的韧带没有出现结构性的收缩变形，外翻的畸形是由于腓骨肌的痉挛所引起，可以采用石膏模型固定的方法，使足部固定在内翻的位置上。从膝盖到足部，都需要石膏固定，治疗时间为6周到2个月。为了获得矫正的效果，腓骨神经必须暂时固定在正常位置。

### （二）中年慢性关节病

中年关节病好发于40—60岁的超重妇女，关节负荷太重是主要的发病原因，有时候只是由于扭伤造成的。这个年龄段关节病引起的疼痛，运动受限及肌肉痉挛的病症要轻于青年患者。并且没有自然发病过程，不治疗的话关节并不会出现太多的改变，通常这种病持续2～3年。

通常说是关节炎是片面的。通过临床检查发现：距下关节和跗骨关节的覆盖组织形式发生了变化是致病原因。主要表现在：腓骨肌痉挛才是限制足后跟向内翻、足中部内收、外翻的主要原因。而关节的影像却是正常的。

治疗：如果只是一个关节受到影响，则外用曲安奈德渗透治疗就可以治愈，同时要进行预防措施防止复发。

如果是多个关节有问题，而这恰是常见的状况，有以下治疗措施可采用。

- 减轻关节的负重。
- 使用绷带固定关节，使足部保持内翻或者外翻状态。
- 采用医用脚跟垫使脚跟保持在内翻的状态。

如果采用以上方式规范治疗后，关节炎症可在6个月后消失，但是患者必须要防止关节的再次过度负重。

### （三）风湿性关节炎

风湿性关节炎或反应性关节炎会使关节受到攻击性伤害。如果关节炎非常严重，患者走路都会非常困难，会有强烈的疼痛感，睡眠会受到影响。

同样，对于外翻足和外展足的临床检查表明：关节滑液会增厚，关节组织发热、红肿。能够通过触诊发现，关节滑液已经渗透到关节腔外。

一般比较有效的治疗方法就是采用石膏固定关节的方法，关节疼痛感会减轻，但是如果移动石膏固定的关节的话，关节处依旧会有强烈疼痛感。

关节自然恢复的过程需要花费1～2年。在这期间，关节会逐渐固定在外展和外翻的位置。

## 二、无组织模式的关节骨骼研究

### （一）跗骨关节力学分析

如果在跗骨关节上施加一个压力，距肌就开始变形，慢慢不足以支撑足部保持纵向足弓。一段时间后，跗骨关节的韧带就会被拉扯，变长，发生炎症，从而产生疼痛感。韧带的延长会产生更多的运动，在负重过程中足底弓逐渐变平消失。结果，前足会产生背屈和外展。最后导致足的内侧成为着力点并加重了跟舟韧带的拉伸牵扯。没过多久，关节的过度运动及复位能力低将会导致关节骨骼外组织的炎症，最终导致关节组织结构的变化，形成关节炎。

1. 机制分析　为了更好地理解跗骨关节的压力作用机制，足部和脚踝要看成一个复杂的结构体，两者之间在保持关节位置和功能上相互影响。

最初，身体的重量是通过胫骨向下作用在距骨上。距骨是由跟骨来支撑的，两者之间是有一定的倾斜度的。胫骨与距骨之间有向中间和向前滑动的趋势，特别是距骨有马蹄形畸形或者跖屈运动肌群过短的患者。女性穿高跟鞋后，脚跟会倾斜，并且跟骨会使距骨有一个向前的推力（图59-3c）。

距骨向前和向内的力会使跟骨前内侧受到向内和向下的力。距骨向前的力会使根骨有外翻的倾向，从而导致跟腱太短（图59-3b）。距骨向下的力会使距跟舟关节发生背屈运动。而这种向下的力会使纵弓下陷同时跖侧韧带、足底筋膜承受更大的拉力（图59-3c），距骨向下的力及必然发生背屈的距跟舟关节会是造成足部畸形或者其他问题。

由于足部关节表面是不光滑的，以至于跗骨关节的每一个畸形会伴随着外展。距骨向下的运动是足中部外展畸形的起因。足部畸形和外展将会过度拉升足内韧带（跟舟韧带和跗骨关节外组织）。

跗骨关节背屈同时会引起距骨的外展。足外展是由于关节表面倾斜的后果。外展是由于距骨是圆锥形的，在足部背屈的时候距骨的头部会远离足中心。从而使足弓变平，引起八字脚。

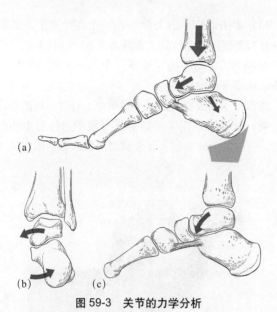

图 59-3　关节的力学分析

（a）距骨向前的力作用在跟骨上；（b）距骨受到向内的力反作用于跟骨；（c）距骨受到向下力会使纵弓下降，并增加跗侧韧带的压力。

　　因此，由于距骨向前和向内的滑动，会造成以下后果。

- 跟骨外翻及跟腱过短。
- 足中部背屈和外展使足纵弓变平，跗侧韧带和内侧韧带拉伸。
- 使足前部外展，距骨头展开、足弓变平。

　　到一定时候，足部的肌腱也会受到影响。胫骨后肌，足部第一个转换器，承受拉升力，会变的红肿、发炎。姆长屈肌不仅是一个转换器，并且，其位于载距突之下，具有特别的功能，作为一个跟骨前部的安定器，也会受到拉升牵扯，如图 59-4 所示。

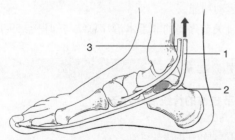

图 59-4　载距突（2）被姆长屈肌（1）向上提升支撑；胫骨后肌（3）

　　跗骨关节的受力后的各部分影响机制，如图 59-5 所示。

　　2. 临床检查　根据跗骨关节的疼痛病情发展，可分为三个等级来区分。

　　（1）姿势性疼痛：随着跖屈和背屈运动角度及外展和内收角度的增加，由于关节能不同角度运动，所以导致足部不是固定的，但是这种疼痛不是足关节的改变，也不会有肌腱组织的过度拉伸状况。这只是由于长时间站立或者走路所引起的肌肉疲劳，临床检查只发现关节组织的松弛。

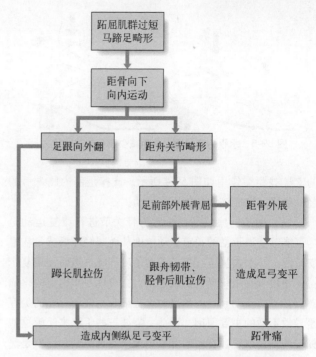

图 59-5　跗骨关节受力后各关节骨骼组织的变化

　　（2）跗骨关节组织拉伤疼痛：这种疼痛反映出关节组织和肌腱的炎症。由于关节过度运动及关节面是凹凸不平的，胫骨前肌和姆长屈肌的肌肉保护机制被破坏并导致炎症发生。也有过度负重造成的疼痛，发生在负重期间或者之后。足部畸形只是影响运动功能，不会出现结构上的改变。临床检查只反映出关节运动过度，并且在关节运动角度极限时的疼痛，特别是在足部旋转运动时。为了抵抗足关节超越极限角度和姆趾压制跖屈运动会出现疼痛感，这是由于足部胫骨后肌和姆长屈肌的炎症所致。

　　（3）结构性改变：由于足后跟前部的外展，足的中部开始起主要作用。距舟关节面开始出现骨刺，舟骨出现永久性下陷、疼痛，舟骨关节组织的拉扯状态。除了足部可见的畸形，足会永久性的出现外展和背屈状态，并且有一种旋转困难的感觉，同时舟骨关节肌腱组织的柔韧度也变低。

　　3. 治疗

　　（1）抬高足跟：足跟必须水平抬高（图 59-6），从而在关节承重时保持脚掌更大面积的着地的状态，中间楔骨可以位于正常位置，从而纠正外翻足畸形。如果姆长屈肌、载距突、胫骨后肌出现过短情况则需要做拉升康复运动。

　　（2）跖屈肌群过短症的康复运动：对于跖屈肌群过短症的患者给予一定的康复治疗（电流刺激或者对抗畸形手法），尤其是姆收肌、内收肌、姆短屈肌、趾短屈肌和足底方肌。这样的目的是为了让其适应牵扯，同时松解一些拉紧的肌腱。

　　（3）足旋后畸形的康复训练：对于足部有旋后畸形的也需要康复训练，锻炼这些肌群的肌力可以对抗外翻外展的畸形发展，非常强壮有力的姆长屈肌就起着非常重要

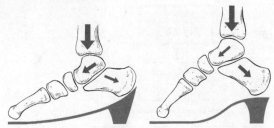

图59-6 水平抬高足跟，从而减少距骨向前的压力

的支撑载距突作用如图 59-4 所示。支撑足部内侧纵弓的胫骨后肌，也应该做加强康复运动。

（4）关节的康复运动：对跗骨关节进行康复运动是为了能够获得正常的关节运动角度从而减轻疼痛感。在最初阶段，必须大量进行关节活动角度训练。然而，重复牵拉，紧接着是组织撕裂的又愈合，会出现组织粘连的疼痛感。在关节活动到最大角度时这些细长韧带所存在的炎症是导致不适的主要原因。因此，需要一些手法来松解这些韧带的粘连状况。在关节完成角度康复训练后，这就是需要用手法来松解的关节部位。

4. 康复手段

（1）复位控制：患者仰卧在一个高沙发上，康复医师坐着面对患者的位置。这是由于康复医师需要周围环境没有障碍，才能用力纠正关节位置，一个正确的姿势是非常重要的。与患者脚跟同侧的手放在第 1 距骨的背面，与患者脚跟对侧的手放在第 4、第 5 距骨位置对应的足底，两手握紧足前部的背面和底面。足关节是处于背屈的姿势。如图 59-7 所示，通过肩膀和肘部的摆动使足前部做旋转运动，足背部的手用力压足内侧朝向医师，足底部的手向远离医师的方向用力压足底。这种康复活动有节奏的重复一段时间。

（2）类固醇渗透：有的患者会出现跟舟韧带持续性的疼痛，这是需曲安奈德渗透治疗，在 2 周后可以进行注射治疗。

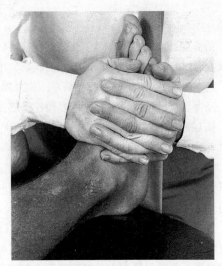

图59-7 通过一定手法使跗骨关节组织粘连剥离

（3）渗透治疗：患者仰卧在一个高沙发上，载距突和舟骨需要提前确定位置。在两者之间，比较柔软的组织能够触摸到。同时，需要准备一个 2cm 的细长的针，装有 2ml 曲安奈德的注射器。

触诊的手指放在软的韧带组织上，针位于踇趾和足骨头之间，针要对准跟骨的边界韧带组织，注射 1ml 曲安奈德，剩下的 1ml 要插入舟骨韧带部位渗透到组织里（图 59-8）。

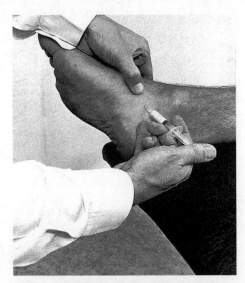

图59-8 对跟舟韧带进行类固醇渗透治疗

（4）深层按摩：如果踇长屈肌或者胫后肌腱错位，则需要通过深层摩擦来复位。具体见第 57 章。

（5）手术：如果非手术治疗失败，疼痛的跗骨关节就需要关节融合术来固定。在过去，三角关节融合术被广泛采用；现在，采用有限的单关节融合术，可以保护足跟更多的运动功能。

跗骨关节疼痛的非手术治疗总结与知识点 59-1。

**知识点 59-1**

**跗骨关节拉伤的传统治疗方法**
- 水平抬高脚跟位置
- 踇屈肌群过短症的康复运动
- 载距突和踇长屈肌的康复运动
- 关节的康复运动
- 韧带的渗透治疗
- 错位组织的深层摩擦治疗

### （二）无菌性坏疽

舟骨分离性骨软骨炎常发生在 4—12 岁男孩中，称为 Köhler 病。跗骨关节会出现疼痛和运动受限状况。诊断是通过 X 线片或者骨骼扫描诊断的。

发病的过程是缓慢的且是一种自限性疾病。根据症状来治疗并且要用石膏固定关节至少 3 个月。在至少平均

15 个月后，不管有无治疗，舟骨会重新构造，关节也重新恢复功能。

### （三）舟骨应力性骨折

舟骨应力性骨折占所有应力性骨折的 15%。这种骨折常常发生在跑步或者跳跃的运动员身上，在反复循环载荷的作用下，支撑内侧足弓的舟骨会受到疲劳性骨裂。人体力学分析得知，大步伐运动对足部冲击主要集中在舟骨靠近足中 1/3 处，并且这块区域血管也很少。这就解释了骨折明显发生在足骨 1/3 处。

舟骨应力性骨折通常发生在跑步运动员身上，同时足中背部疼痛会越来越强，内侧足弓偶尔会有放射性疼痛。

检查时，肿胀和组织变色不会出现，脚尖抬升可能会有疼痛感，主要是由于背屈、跖屈运动过量。临床上怀疑是由于足部 N 点所引起的，大概位于舟骨中央、镍币大小足背区域。疼痛感强烈的患者一般伴有舟骨应力性骨折。

早期可以通过超声检查，这是一个非常好的骨折检查方法。CT 检查是诊断舟骨骨折的最好方法，能够区分应力骨折和应激反应，从而做出精准的诊断。

无错位的骨折通过 6 周的石膏固定能够收到很好治疗效果。粉碎性骨折或者错位性骨折需要通过手术来复位固定关节。

### （四）骰骨旋转

腓骨长肌肌腱受到很大的拉力后会造成骰骨旋转脱位的发生（图 59-9）。骰骨外侧会向上倾斜，而内侧开始下陷。骰骨会固定在这个脱位的位置上，从而产生疼痛感。Newell 和 Woodle 发现，有跗骨是关节疼痛的运动员有 4% 伴有骰骨脱位疼痛。而对于有外翻足的患者更为普遍。

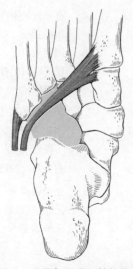

图 59-9　骰骨与胫骨肌的位置关系

诊断主要通过主观判断，但是必须根据患者的病史和体检报告。患者通常有长距离的跑步的历史或者是舞者，并且在运动后足中部外侧会有疼痛感。检查可以发现

足前部外翻的患者足背处会有一个很浅的凹陷。并且在骰骨足底长有明显的凸起。临床检查也显示出在大角度出跗骨关节运动时会有疼痛感，并且背屈和跖屈会受到一定约束感，在骰骨足底处向足背按压时也会有疼痛感。

通过 X 线、CT 和 MRI 检查很难诊断出结果，治疗方法主要通过关节手法康复治疗。

康复手段：手法复位。患者背对医师站立，用手扶着沙发或者椅子。膝盖以一定的角度弯曲。医师用双手握住足部，手指环绕在足前部的足背处，而大拇指环绕位于骰骨足底处（图 59-10）。医师则需要猛地向上提足背，同时踇趾用力向下按压骰骨足底处。医师的肘部应该尽量靠拢，手臂、手腕、手应该尽量放松。

对于长期站立的人，或者外翻足，需要一个矫正器防止复发是非常必要的。

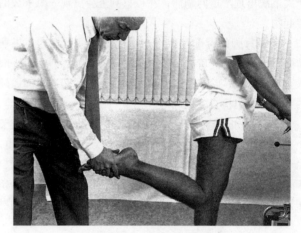

图 59-10　骰骨复位手法

### （五）跗骨关节病

舟骨骨裂、陈旧性骨突炎或者普通跗骨关节疼痛都能造成跗骨关节病。

骨折或者骨突炎会造成足部的严重畸形，并且使足骨位置改变。如果患有这种病，将会造成严重的后果，一个合脚准确的脚底钢护具可以减小移位骨关节的运动。如果采取这种方法没有改善问题，则可以考虑关节融合术。

然而，诊断结果为跗骨关节病其实不是一个恰当的名字，因为这常常是通过 X 线显示推断出来的。影像显示骨距舟关节面出现骨刺是由于跗骨关节长期受到拉力出现的。这并不是骨刺，而且不会因此造成不适，更不会引起韧带组织拉伤。如果韧带被拉伤，必须对跗骨韧带采取一定治疗措施，不管通过放射性检查是否有骨刺问题。

## 三、第 1 楔形跖趾关节损伤

第 1 楔形跖趾关节损伤不仅能够背屈和跖屈运动，同时也可以围绕第 1 楔形跖趾关节做出轻微的旋转运动。

在足关节功能的常规检查中，第 1 楔形跖趾关节的运动不能与距舟关节、楔舟关节运动区别开来。如果怀疑

第 1 楔形跖趾关节有损伤，则需要在常规检查后再进行单独检查。

由于此关节损伤所引起的问题。

- 骨关节病。
- 痛风。
- 突然疼痛。

### （一）骨关节病

这种情况通常是由于原先的骨软骨炎所造成的。这和骨软骨炎所引起的踇趾僵硬有相似之处。此病好发于青年人群，而且是女孩多于男孩。这种关节病是双向的且是有潜在的。有一天，患者突然发现穿比较紧的鞋使足背靠近内侧的小突起出现局部疼痛感。足的小突起位置在受到外力会有疼痛感，否则不会有不适感。很少出现患者突然在大概一星期两个足部关节出现疼痛和肿胀情况。在这个关节病出现严重问题后，在每只脚上会出现一个永久的突起物。

在每只脚的背部都会有一个明显的突出物。如果病情严重，则会伴随着关节的肿胀和局部疼痛感。临床一般检查不出问题，除非患者出现大角度背屈和跖屈运动僵硬的状况。放射检查才能确诊。

治疗：如果病情很严重，则需要休息几天，在关节负重的时候应该穿高跟鞋来减轻第 1 楔形跖趾关节负重。由于这种状态不会带来伤害，并且再次的疼痛感主要来自于系鞋带挤压皮肤和突出物的压力，所以治疗只需防治挤压足部。对于女孩来说，很容易找到不挤压此处关节的鞋子；同时，可以在足背覆盖毡垫圈。对于男孩来说，这也许不容易完成，如果不方便非手术治疗，则可以通过手术去除足背的突起物。

严重的第 1 楔形跖趾关节病会造成关节移位，使第 1 跖骨变形（错位在跖屈姿势）。这可能使第 1 跖趾关节出现跖骨痛，更多的，籽骨跖关节常常会发生损伤。如果发生这种状况（见前脚和脚趾的关节疾病），必须有一个支撑来分担第 1 楔形跖骨的负重。

### （二）痛风

对于痛风患者很少会出现自身系统攻击此关节的状况。即使是踇趾对应的第 1 跖骨。如果突然感觉疼痛，皮肤发热、变红，夜晚感觉疼痛明显，关节处有明显的压痛，则需考虑痛风。

### （三）不定期疼痛

运动员在短跑时有时会抱怨足内侧的会突然刺痛。这种状况常常出现在一场连着一场的比赛中，并且不是有规律地出现。在比赛期间检查足部，并没有发现异常和疼痛。然而，局部检查足部时发现疼痛并不是来自脚踝或者距下关节。当患者踮起脚尖时，第 1 楔形状距骨并不会出现半脱位状况。

有些关节内紊乱症是非常可能的，这是由于根据发生突然疼痛的历史情况和临床检查是完全正常的。

通过对踇趾持续的牵拉，每次用力到 10kg，30 分钟，一周 2～3 次可以获得非常好的疗效。

跗骨关节疾病的诊断和检查方法列于表 59-1。

表 59-1　跗骨关节疾病诊断和检查方法

| 分类 | 陈述 | 检查结果 | 治疗 |
| --- | --- | --- | --- |
| 青少年慢性关节病 | 男孩<br>步伐笨拙/轻微疼痛 | 腓骨痉挛 | 早期防治<br>有一份坐着办公的工作<br>抬高脚跟<br>固定关节<br>已患病时治疗<br>石膏固定 |
| 中年慢性关节病 | 40—60 岁的超重妇女 | 肌群痉挛<br>区别疾病：痛风和风湿性关节炎 | 适当的休息<br>固定关节和采用楔形鞋垫使足倾斜<br>曲安西龙渗透治疗 |
| 跗骨关节疼痛 | 足中部疼痛 | 足中外展 - 背屈畸形<br>无肌肉痉挛<br>第一阶段<br>随着关节角度增加足的摆动<br>大角度外展 - 背屈运动时会有疼痛感<br>最后阶段<br>结构性畸形<br>肌腱组织拉伤<br>旋后肌肉拉伤 | 抬高脚跟<br>跖屈肌群过短症的康复运动<br>关节固定术 |

续表

| 分类 | 陈述 | 检查结果 | 治疗 |
|---|---|---|---|
| 跗骨韧带痉挛 | 50—60 岁患者<br>锻炼过程出现疼痛感 | 关节大角度运动时出现疼痛<br>无肌肉痉挛<br>在关节活动角度范围内无痛感 | 用曲安西龙渗透治疗 |
| 舟骨应力性骨折 | 长跑运动员<br>运动中会增加疼痛 | 功能检查正常<br>通过超声检查局部组织 | 休息 |
| 无菌性坏疽 | 4—12 岁男孩 | 疼痛感和运动受限<br>通过 X 线检查诊断 | 护具治疗 |
| 骰骨旋转 | 在运动中出现关节疼痛 | 在足旋转运动中出现疼痛感<br>骰骨内侧组织有压痛 | 复位正骨 |
| 跗骨关节病 | 在骨突炎或骨折后出现严重畸<br>形 |  | 护具非手术治疗<br>关节融合术 |
| 第 1 楔形跖趾关节损伤 | 足背靠内侧有小突起，好发于<br>青年人群 | 通过检查发现未见异常 | 减轻关节负重 |
| 第 1 楔形跖趾关节痛风 |  | 突然感觉疼痛，皮肤发热、变红 | 药物治疗 |
| 第 1 楔形跖趾关节不定<br>期疼痛 | 运动员在短跑时突然疼痛 | 检查结果无异常 | 排除法诊断 |
| 跟骰关节慢性韧带粘连 | 由于脚踝组织拉伤，在运动中<br>或之后出现持续性疼痛 | 旋后、内收会出现疼痛感 | 复位正骨 |

（翟武杰　马伟凤　孙　沛　王　亮　翻译）